中国近现代中医药期刊续编

第一辑

上海医报（一）

王咪咪◎主编

2019年度北京市古籍整理出版资助项目

北京科学技术出版社

图书在版编目（CIP）数据

上海医报：全2册 / 王咪咪主编. —北京：北京科学技术出版社，2020.3
（中国近现代中医药期刊续编. 第一辑）
ISBN 978－7－5714－0666－0

Ⅰ. ①上…　Ⅱ. ①王…　Ⅲ. ①中国医药学—医学期刊—汇编—上海—近现代　Ⅳ. ①R2-55

中国版本图书馆 CIP 数据核字（2019）第300133号

中国近现代中医药期刊续编 · 第一辑　上海医报（全2册）

主　　编：王咪咪
策划编辑：侍　伟　白世敬
责任编辑：侍　伟　白世敬　陶　清　刘　佳　王治华
责任印制：李　茗
责任校对：贾　荣
出 版 人：曾庆宇
出版发行：北京科学技术出版社
社　　址：北京西直门南大街16号
邮政编码：100035
电话传真：0086-10-66135495（总编室）
0086-10-66113227（发行部）　0086-10-66161952（发行部传真）
电子信箱：bjkj@bjkjpress.com
网　　址：www.bkydw.cn
经　　销：新华书店
印　　刷：北京捷迅佳彩印刷有限公司
开　　本：787mm×1092mm　1/16
字　　数：478千字
印　　张：59
版　　次：2020年3月第1版
印　　次：2020年3月第1次印刷
ISBN 978－7－5714－0666－0/R · 2720

定　　价：1480.00元（全2册）

《中国近现代中医药期刊续编·第一辑》编委会名单

序

2012年上海段逸山先生的《中国近代中医药期刊汇编》（下文简称“《汇编》”）出版，这是中医界的一件大事，是研究、整理、继承、发展中医药的一项大工程，是研究近代中医药发展必不可少的历史资料。在这一工程的感召和激励下，时隔七年，我所的王咪咪研究员决定效仿段先生的体例、思路，尽可能地将《汇编》所未收载的新中国成立前的中医期刊进行搜集、整理，并将之命名为《中国近现代中医药期刊续编》（下文简称“《续编》”）进行影印出版。

《续编》所选期刊数量虽与《汇编》相似，均近50种，但总页数只及《汇编》的1/4，约25000页，其内容绝大部分为中医期刊，以及一些纪念刊、专题刊、会议刊；除此之外，还收录了《中华医学杂志》1915—1949年所发行的35卷近300期中与中医发展、学术讨论等相关的200余篇学术文章，其中包括6期《医史专刊》的全部内容。值得强调的是，《续编》将1951—1955年、1957年、1958年出版的《医史杂志》进行收载，这虽然与整理新中国成立前期刊的初衷不符，但是段先生已将1947年、1948年（1949年、1950年《医史杂志》停刊）的《医史杂志》收入《汇编》中，咪咪等编者认为把20世纪50年代这7年的《医史杂志》全部收入《续编》，将使《医史杂志》初期的各种学术成果得到更好的保存和利用。我以为这将是对段先生《汇编》的一次富有学术价值的补充与完善，对中医近现代的中医学术研究，对中医整理、继承、发展都是有益的。医学史的研究范围不只是中国医学史，还包括世界医学史，医学各个方面的发展史、疾病史，以及从史学角度谈医学与其关系等。《续编》中收载的文章虽有的出自西医学家，但提出来的问题，对中医发展有极大的推进作用。陈邦贤先生在

《中国医学史》的自序中有“世界医学昌明之国，莫不有医学史、疾病史、医学经验史……岂区区传记遽足以存掌故资考证乎哉！”陈先生将其所研究内容分为三大类：一为关于医学地位之历史，二为医学知识之历史，三为疾病之历史。医学史的开创性研究具有连续性，正如新中国成立初期的《医史杂志》所登载的文章，无论是陈邦贤先生对医学史料的连续性收集，还是李涛先生对医学史的断代研究，他们对医学研究的贡献都是开创性的和历史性的；范行准先生的《中国预防医学思想史》《中国古代军事医学史的初步研究》《中华医学史》等，也都是一直未曾被超越或再研究的。况且那个时期的学术研究距今已近百年，能保存下来的文献十分稀少。今天能有机会把这样一部分珍贵文献用影印的方式保存下来，将是对这一研究领域最大的贡献。同时，扩展收载1951—1958年期间的《医史杂志》，完整保留医学史学科在20世纪50年代的研究成果，可以很好地保持学术研究的连续性，故而主编的这一做法我是支持的。

以段逸山先生的《汇编》为范本，《续编》使新中国成立前的中医及相关期刊保存得更加完整，愿中医人利用这丰富的历史资料更深入地研究中医近现代的学术发展、临床进步、中西医汇通的实践、中医教育的改革等，以更好地继承、挖掘中医药伟大宝库。

李经纬 九十老人

2019年11月于中国中医科学院

前　言

《汇编》主编段逸山先生曾总结道，中医相关期刊文献凭藉时效性强、涉及内容广泛、对热门话题反映快且真实的特点，如实地记录了中医发展的每一步，记录了中医人每一次为中医生存而进行的艰难抗争，故而是中医近现代发展的真实资料，更是我们今天进行历史总结的最好见证。因此，中医药期刊不但具有历史资料的文献价值，还对当今中医药发展具有很强的借鉴意义。

本次出版的《续编》有五六十册之规模，所收集的中医药期刊范围，以段逸山先生主编的《汇编》未收载的新中国成立前50年中医相关期刊为主，以期为广大读者进一步研究和利用中医近现代期刊提供更多宝贵资料。

《续编》收载期刊的主要时间定位在1900—1949年，之所以不以1911年作为断代，是因为《绍兴医药学报》《中西医学报》等一批在社会上很有影响力的中医药期刊是1900年之后便陆续问世的，从这些期刊开始，中医的改革、发展等相关话题便已被触及并讨论。

在历史的长河中，50年时间很短，但20世纪上半叶的50年却是中医曲折发展并影响深远的50年。中国近代，随着西医东渐，中医在社会上逐步失去了主流医学的地位，并逐步在学术传承上出现了危机，以至于连中医是否能名正言顺地保存下来都变得不可预料。因此，能够反映这50年中医发展状况的期刊，就成为承载那段艰难岁月的重要载体。

据不完全统计，这批文献有1500万～2000万字，包括3万多篇涉及中医不同内容的学术文章。这50年间所发生的事件都已成为历史，但当时中医人所提出的问题、争论的焦点、未做完的课题一直在延续，也促使我们今天的中医人要不断地回头看，思考什么才是这些问题的答案！

中医到底科学不科学？中医应怎样改革才能适应社会需要并有益于中医的发展？120年前，这个问题就已经在社会上被广泛讨论，在现存的近现代中医药期刊中，这一类主题的文章有不下3000篇。

中医基础理论的学术争论还在继续，阴阳五行、五运六气、气化的理论要怎样传承？怎样体现中国古代的哲学精神？中医两千余年有文字记载的历史，应怎样继承？怎样整理？关于这些问题，这50年间涌现出不少相关文章，其中有些还是大师之作，对延续至今的这场争论具有重要的参考价值。

像章太炎这样知名的近代民主革命家，也曾对中医的发展有过重要论述，并发表了近百篇的学术文章，他又是怎样看待中医的？此类问题，在这些期刊中可以找到答案。

最初的中西医汇通、结合、引用，对今天的中西医结合有什么现实意义？中医在科学技术如此发达的现代社会中如何建立起自己完备的预防、诊断、治疗系统？这些文章可以给我们以启示。

适应社会发展的中医院校应该怎么办？教材应该是什么样的？根据我们在收集期刊时的初步统计，仅百余种的期刊中就有五十余位中医前辈所发表的二十余类、八十余种中医教材。以中医经典的教材为例，有秦伯未、时逸人、余无言等大家在不同时期从不同角度撰写的《黄帝内经》《伤寒论》《金匮要略》等教材二十余种，其学术性、实用性在今天也不失为典范。可由于当时的条件所限，只能在期刊上登载，无法正式出版，很难保存下来。看到秦伯未先生所著《内经生理学》《内经病理学》《内经解剖学》《内经诊断学》中深入浅出、引人入胜的精彩章节，联想到现在的中医学生在读了五年大学后，仍不能深知《黄帝内经》所言为何，一种使命感便油然而生，我们真心希望这批文献能尽可能地被保存下来，为当今的中医教育、中医发展尽一份力。

新中国成立前这50年也是针灸发展的一个重要阶段，在理论和实践上都有很多优秀论文值得被保存，除承淡安主办的《针灸杂志》专刊外，其他期刊上也有许多针灸方面的内容，同样是研究这一时期针灸发展状况的重要文献。

在中医的在研课题中，有些同志在做日本汉方医学与中医学的交流及互相影响的研究，这一时期的期刊中保存了不少当时中医对日本汉方医学的研究之作，而这些最原始、最有影响的重要信息载体却面临散失的危险，保护好这些文献就可以为相关研究提供强有力的学术支撑。

在这50年中，以期刊为载体，一门新的学科——中国医学史诞生了。中国医学史首次以独立的学科展现在世人面前，为研究中医、整理中医、总结中医、发展中医，把中医推向世界，再把世界的医学展现于中医人面前，做出了重大贡献。创建中国医学史学科的是一批忠实于中医的专家和一批虽出身西医却热爱中医的专家，他们潜心研究中医医史，并将其成果传播出去，对中医发展起到了举足轻重的作用。《古代中西医药之关系》《中国医学史》《中华医学史》《中国预防思想史》《传染病之源流》等学术成果均首载于期刊中，作为对中医学术和临床的提炼与总结，这种研究将中医推向了世界，也为中医的发展坚定了信心。史学类文章大都较长，在期刊上大多采用连载的形式发表，随着研究的深入也需旁引很多资料，为使大家对医学史初期的发展有一个更全面、连贯的认识，我们把《医史杂志》的收集延至1959年，为的是使人们可以全面了解这一学科的研究成果对中医发展的重要作用。《医史杂志》创刊于1947年，在此之前一些研究医学史的专家利用西医刊物《中华医学杂志》发表文章，从1936年起《中华医学杂志》不定期出版《医史专刊》。（《中华医学杂志》是西医刊物，我们已把相关的医学史文章及1936年后的《医史专刊》收录于《续编》之中。）这些医学史文章的学术性很强，但其中大部分只保存在期刊上，期刊一旦散失，这些宝贵的资料也将不复存在，如果我们不抢救性地加以保护，可能将永远看不到它们了。

上述的一些课题至今仍在被讨论和研究，这些文献不只是资料，更是前辈们一次次的发言。能保存到今天的期刊，不只是文物，更是一篇篇发言记录，我们应该尽最大的努力，把这批文献保存下来。这50年的中医期刊、纪念刊、专题刊、会议刊，每一本都给我们提供了一段回忆、一个见证、一种警示、一份宝贵的经验。这批1500万~2000万字的珍贵中医文献已到了迫在眉睫需要保护、研究和继承的关键时刻，它们大多距今已有百年，那时的纸张又是初期的化学纸，脆弱易老化，在百年的颠沛流离中能保留至今已属万分不易，若不做抢救性保护，就会散落于历史的尘埃中。

段逸山、王有朋等一批学术先行者们以高度的专业责任感，克服困难领衔影印出版了《汇编》，以最完整的方式保留了这批期刊的原貌，最大限度地保存了这段历史。段逸山老师所收载的48种医刊，其遴选标准为现存新中国成立前保留时间较长、发表时间较早、内容较完备的期刊，其体量是现存新中国成立前期刊的三分之二以上，但仍留有近三分之一的期刊未能收载出版。正如前面所述，每多保留一篇文献都是在保留一份历史痕迹，故对《汇编》未收载的期刊进行整理出版有着重要意义。北京科学技术出版社秉持传承、发展中医的责任感与使命感，积极组织协调本书的出版事宜。同时，在出版社的大力支持下，本书入选北京市古籍整理出版资助项目，为本书的出版提供了可靠的经费保障。这些都让我们十分感动。希望在大家的共同努力下，我们能尽最大可能保存好这批期刊文献。

近现代中医可以说是对旧中医的告别，也是更适应社会发展的新中医的开始，从形式上到实践上都发生了巨大的改变。这50年中医的起起伏伏，学术的争鸣，教育的改变，理论与临床的悄然变革，都值得现在的中医人反思回顾，而这50年的文献也因此变得更具现实研究意义。

《续编》即将付梓之际，恰逢全国、全球新冠肺炎疫情暴发，在此非常时期能如期出版实属难得；也借此机会向曾给予此课题大量帮助和指导的李经纬、余瀛鳌、郑金生等教授表示最诚挚的感谢。

2020年2月

目　录

中国近现代中医药期刊续编·第一辑

上海医报

提要　王咪咪

内容提要

【期刊名称】上海医报。

【创　　刊】1929年。

【发　　行】上海医报社。

【刊物性质】医药卫生刊物。

【办刊宗旨】介绍医药常识，提倡公共卫生，促进民众健康，传达医药新闻。

【主要栏目】卫生常识、养生保健、学术研究（包括经典著作、疾病讨论、基础理论等多方面内容）、药物研究、中西汇通、中医教育、振兴中医、医案医话医论、医药通讯等。

【现有期刊】第1～75期。

【主要撰稿人】王一仁、杨志一、张赞臣、王润民、沈仲圭、丁仲英、章次公、时逸人、尤学周、李健颐、许半龙、何云鹤、陈存仁、裘吉生、叶劲秋、丁福保、张锡纯、周小农、周禹锡、包识生、秦伯未、谢利恒、杨孕灵、程门雪等。

该刊现存两个合订本。其中一本为51～75期，每期8页。另一本没有刊物期号，但从页码和版心推测，应该为1～50期。

该刊介绍了许多卫生常识，内容广泛，如“受胎之原理”“急惊风”“饮酒一入房”“女子束胸之害”“砂眼之预防”“冻疮预防法”“妇女月经期卫生”“秋季却病要术”“谈夏秋卫生之要件”“水之清洁法”“为什么吃了饭不可以跳”“吸烟与生理之关系”等，都是读者喜闻乐见的内容。该刊除了介绍卫生常识外，还介绍了许多养生保健的知识，如“长寿秘诀”“平人摄生法”“摄生论”“淡食养生之研究”“胎前产后之摄生”“服补须知”“药疗指南”等，这些内容对日常的养生保健有较高的参考价值。

该刊对中医学术有深入的讨论，讨论内容有中医基础理论、疾病治疗、对经典著作的理解等。关于中医基础理论的讨论，有《发扬我国气化之学理》《三焦有名无实》《五行新解》《脾胃内伤论》《谈五脏之生理》《肾主水肾藏精的解说》《阳常有余阴常不足论》《自然界之六气》《五脏外通七窍论》《营卫解》等文章。这些见解虽是一家之言，但对今天的我们理解、学习中医基础理论仍有较高的参考价值。该刊对疾病治疗的讨论在当时也引起了业内人士的重视，如《春温浅谈》《温病浅说》《暑病概论》《痘症治疗要略》《脚气概论》《呃逆论治》《痉病谈》《湿温治验》《急慢惊风之治疗》《论肿疡之发源及治疗法》《癫狂痫浅谈》《春温治法四要》《臌胀病之大意义》《痹厥论治述要》《头痛疏证》《疫疹之新治疗》《痘疮要方释义》等。这些文章从理论、辨证、方药三个方面对疾病的辨证论治进行系统讨论，给当时人以启迪，对今人也有很大借鉴意义。该刊对伤寒的讨论也很深入，登载了很多名家的文章，且多为连载，如《伤寒与温病之交流》《伤寒与冬温之分别》《伤寒治疗新解》《伤寒要方略解》《〈伤寒论〉纲要》《伤寒温病热病说》《伤寒虚寒虚热之讨论》《伤寒病发于阳者六日愈、阴者七日愈之研究》《伤寒标本之研究》《伤寒结胸与痞证新解》《〈伤寒〉与〈金匮〉中风谈》《喻嘉言伤寒十六问》等。

该刊每期都设有药物和方剂专栏，此部分有许多对单味药物进行阐述的文章，如《人参的研究》《阿胶的研究》《桑叶之研究》《郁李仁之研究》《石斛之研究》《牡蛎之研究》《麻黄概略》《山药之研究》等，这些文章可以使读者对单味药物有更深入的了解；也有阐述某些药物对某一疾病功效的文章，如《论厚朴、麻黄、杏仁之治喘》《车前草治癃闭的效用》等，都可以向医者传递很多具有临床价值的信息。另外，还有一些对方剂进行阐述的文章，如《肾气丸解》《理中汤解》等，则从药物配伍、协同发挥作用方面给人以启迪。该刊除介绍一些常规疗法外，也介绍了一些民间疗法，代表性文章有《遗精治疗》《断乳奇方》《咳嗽不须服药方》《水肿神方》

等，文章里介绍的土单验方很有实用价值。

不同年代的期刊可以反映不同时期的医药新闻与医药舆论，如20世纪30~40年代，社会中出现了一股反中医的逆流。随着西医东渐，他们陆续发表了“中医不科学”“中医的理论都是错误、过时的”等言论，这必然会导致中医学者的奋起反击，故而出现了一批为中医之生存而抗争的文章，如《上海中医界之新气象》《中国医药不可废止之管见》《中医之内忧外患》《中医界所必争之二事》等。另外，当时由于受到西医的影响，人们对中医的一些理论又有了新的认识，如《思想主于脑不主于心》《中西医眼科观》《我对于脑之研究》《谈真菌》《中医之辨证与西医之验菌》《中西医之论肝》《气化与微生物》《〈内经〉中关于血液之学说》等，这些文章为研究中医开启了另外一扇窗。

《上海医报》也像其他报刊一样，设有一些不定期的小栏目，登载医论、医话、医案等文章，文章虽小，影响却不小。如《风满楼医话》《止愚轩医案》《四维斋医验》《补过斋治验》《祁阳友竹医寓随笔》等，内容丰富，对临床实践有指导意义，备受读者青睐。

《上海医报》与其他现存近代医刊相比较，学术氛围较浓，临床实用性更强。该刊能保存到今天，是中医界的幸事。

王咪咪

中国中医科学院中国医史文献研究所

傷寒與溫病之鑑別

王一仁

自來治溫病者。往往以傷寒之法例之。誤矣。溫爲陽邪。寒爲陰邪。陽邪宜辛涼。陰邪宜辛溫理也。亦勢也。仲景傷寒論。陽明篇中。亦頗俱治溫之法。惟大半屬於邪之入裏者。而於初起在表之法。缺焉。然世人以傷寒論無治溫法。一概抹煞。又是不通之論。邪入陽明經絡。以及入裏之症。何嘗不用白虎承氣哉。今且述溫病與傷寒之異點。

〔發熱〕傷寒發熱。必兼惡寒。且寒重而熱輕。溫病起時。即有惡寒。旋時化熱。乃熱重而寒輕。

〔口渴〕傷寒在表不渴。溫病初起即渴。入裏愈甚。

〔咳嗽〕溫病之邪。首先犯肺。肺氣不舒故咳。而傷寒邪客太陽之經。不關藏病。故咳嗽傷寒無有也。

〔胸悶〕溫邪首先犯肺胃。因溫邪卽屬風之邪。而屬於陽。陽邪從陽。必傷衛氣。人身之中。肺主衛。而胃亦爲衛氣之本。是以風溫外薄。肺胃內應。風溫內襲。肺胃受病。陽明病失其運輸之功。肺金失其清肅之令。肺胃病而痰火生。痰火生。而胸悶咳嗽諸症作矣。

〔身痛〕傷寒寒傷營。營衛不從。故遍體疼痛。溫熱傷氣。肺主皮毛。傷氣血凝。亦周身骨楚。是故身痛爲二者所同。而頭痛則異。

〔頭痛〕傷寒之頭痛。爲頭項强痛。因邪傷太陽之經也。溫病之頭痛。爲頭痛如破。因陽邪作脹也。

〔發狂〕溫熱傳變迅速。有朝病而夕即發昏。譫語而狂者。傷寒傳變稍緩。縱使發昏。必在三日以後。

〔臭氣〕傷寒初無病氣。待傳陽明。間有作者。溫病一病卽有病氣觸人。重者薰蒸床褥。

〔面色〕傷寒面色綳結光澤。溫病面色鬆緩垢晦。

〔舌苔〕傷寒舌多無苔。卽有白苔。薄而滑。溫熱初起。舌上便有白苔。且厚而不滑。入裏漸黃。

〔神色〕傷寒神清。心知所苦。溫病神昏。不知所苦。

〔脈象〕傷寒始必兼緩。兼緊。總不兼數。溫病在表。總必帶數。邪勢轉重。則洪大而數矣。

傷寒與溫熱病症。既有上述之異。故治法自有不同。傷寒在表。宜辛溫。仲景有麻桂二方。溫病宜辛涼。吳氏鞠通編銀翹桑菊二劑。傷寒始多傷人之陽。後轉陽明。亦有傷人之氣血。肺爲燥金。燥熱相合。氣陰受傷。所以溫熱大退。調理藏府。用益胃湯（沙參三錢麥冬五錢生地五錢炒香玉竹一兩冰糖一錢）與參麥湯加減。和胃養陰。養胃之陰。所以補氣之陰。而傷寒有從陽化。有從陰化。從陽化者。則養胃陰。從陰化者。卽振胃陽。主治權衡。可操醫手。

爛喉丹痧治療之異同

楊志一

夫爛喉痧云者。喉中腐爛而兼發痧也。丹痧云者。皮膚紅痧成片也。其病情似不相侔。而於病理治療上求之。實大同小異耳。蓋咽喉爲肺胃之門戶。亦肝胆之道路。皮毛爲肺經之所司。肌肉爲胃經之所主。風溫時氣之邪。同襲于肺胃之經。或引動肝胆之火。升騰於上。咽喉適當其衝。因而喉中腐爛。肺胃邪熱。蒸發於外。皮膚受之。因而發痧。或肝胆之火。不升于上。肺胃邪熱。但發于外。榮衛俱受薰灼。皮膚發出丹痧。由紅點而成片形。由一處及于全身。此爛喉痧與丹痧於病理上之大同小異也。爛喉痧初起。寒熱煩躁。咳嗽咽喉腫痛腐爛。苔黃或白。熱在氣分也。治宜解肌透痧。清宣上焦。如荊芥薄荷豆豉山梔牛蒡前胡射干馬勃甘草桔梗銀花連翹鮮竹茹鮮蘆根之類是也。及邪熱由氣漸入于

上海醫報

營。神昏譫語。舌苔光絳。乃可佐入犀角石斛元參赤芍之品。而透表之劑。仍不可缺。瘄痧初起。壯熱煩躁。衛之邪重。營之邪輕。肺之熱盛。胃之熱亦盛。治先解衛分之邪。清肺胃之熱。如生石膏葛根銀花連翹薄荷蟬衣杏仁桔梗黃芩之屬是也。及邪熱趨于營分。乃可佐以犀角地黃黃連丹皮赤芍之品。而清衛之劑。亦未可廢。一則側重清宣上焦。一則側重胃經。而歸重于辛涼透表。忌早投清營陷邪之劑。則無二致。此爛喉痧與瘄痧於治法上之大同小異也。總之。此二症均爲邪熱外泄之機。治有因勢利導之宜。衛有一分之邪。仍須先治其衛。即見舌絳無津。亦須於大隊生津清營藥中。加以清透之品。蓋熱邪由氣而漸入于營。仍望其由營漸出于氣。由氣而透出于表。絕非若陰虛白喉。一味養陰忌表所能比也。吾於此不禁歎內經在表者引而越之。及善治者治皮毛之說。誠千古之至言也。

通淋益精之良藥

張贊臣

■車前子之功能

凡淋病之由。不越乎濕熱相聚而成。蓋濕熱鬱遏膀胱。不能運化精微。清濁相混。而水道不清。故經曰。清陽出上竅。濁陰出下竅。清陽不升。濁陰不降。而成淋證矣。然先哲云。淋有五淋之分。氣砂血膏勞是也。若夫氣淋爲病。小便澁滯。常有餘瀝不盡。砂淋爲病。陰莖中有砂石而痛。溺不得卒出。砂出痛止。血淋爲病。遇熱則發。甚則溺血。膏淋爲病。溺濁如膏。勞淋爲病。遇房勞即發。痛引氣衝。此五者。亦皆濕熱鬱遏膀胱相聚而成也。宜用淡滲之藥通利之。車前子利水之品。乃云益精。何也。然男女陰道各分有二。一曰水道。乃膀胱濕熱之水。一曰精道。乃命門眞陽之火。故精道開。水道閉。水道開。精道閉。兩道不得並開也。水道開。則濕熱外洩。相火常寧。精道乃閉。車前子氣味甘寒。入於小腸經。甘者能補能緩。寒者能清能利。小腸與腎相爲表裏。此車前子所以能通淋益精之理也。

受胎之原理

王潤民

女子所以能受孕。在中國學說。其最古者。如易經男女媾精。萬物化生。乾道成男。坤道成女。至後論者甚多。大都不外兩精相搏。翕合而成胎之論。夫此論誠是也。然植物之生。必有種子。動物當亦無不然。迨後顯微發明。西人借其助力，始恍然於人生之來源。此從古未破之謎。遂一旦大白於世。始知男子睪丸中所分泌者。不僅有精液更有精細胞。(俗謂精虫)徒精不足以種子焉。女子子宮之上兩旁。亦更有卵巢及輸卵管。而卵巢之卵珠。實與精子細胞有等閒之重要。非精虫與卵珠相合不能成胎。嘗考男子之精虫。固生機活潑。人人皆知。而女子之卵珠。亦爲有機體。當其與精虫會合也。卵珠不自裂。必待攻入。而後兩體融合爲一。而後成胎。男子每射精一次。極其量不過五六公分。而精虫之數。據德醫 Rohlulor 氏之檢查。均有二百餘萬頭。精虫之發現人。則爲漢母氏在一六七七年。至卵珠之發見爲何人。則吾不能舉其名焉。男女媾合。使精卵會合爲目的。當交合之時。男子成熟之精。入於女性之卵。而與之融合。即附著於子宮之中。精子本有運動力。故一入女子生殖中。即能由膣門轉至輸卵管。其行走之速力。一分鐘約行一寸左右。其生活時間。約爲一星期。因其生活與運動之力。故能遠至輸卵管中。與卵子相會合。與卵受胎後。其胎卵雖乏運動力。然以輸卵管粘膜之毦毛上皮。能發生運動。故能將受胎之卵。送入子宮之中。於是此胎卵漸漸發育。即成胎胚矣。

冷罨與熱病

沈仲圭

西醫治療熱病。除內服解熱藥外。並用冰囊罨病者之身。設備完美之醫院。更有空氣甚寒之室。使病者居其中以鎭胸膈之煩熱。而助藥物之不逮。此正符吾國醫經「熱者寒之。寒者熱之」之古訓。原爲熱病正當之物理療法。乃淺識之士。輒詆毀之。不敢輕試。不知是法吾華四千年前早巳發明。素問五常政大論曰。「行水漬之。和其中外。可使必已。」漬浸也。言患熱病之人。當浸其身於冷水中。以除其熱。則病可立愈。本草綱目云。「傷寒陽毒。熱盛昏迷者。以冰一塊，置膻中良。」膻中。在兩乳中。以冰罨病人之膻中。猶西醫用冰帽。覆病人之額上。則其法較諸古昔。更爲進步矣。今且述一故事。以證冷罨對於熱病。確有偉効也。昔有程元章者。家本富有。僕婢甚衆。一婢曰梅香。忽病傷寒。醫治不愈。越數日。大熱如焚。口渴喜冷。胸次煩熱。手足躁動。粥飲不進。神志昏憒。元章謂不可治。舁入屋旁茅亭。以待絕命。明日天未曉。聞叩扉聲。羣謂鬼物。莫敢啓。婢曰。我梅香也。病已無事。乞即歸家。衆辨其音。果然。乃啓門。驚問其病何以頓愈。婢曰・昨日午夜。髣髴見一黑物。將濕泥草徧罨我身。環繞三四匝。便覺心下開豁。四肢清涼。全無所苦。始知身在茅亭中也。蓋茅亭傍池。池中多魚鱉。梅香於上年浴佛日。嘗購一大鱉放池中。含濕泥草罨其身者。即曩所放之鱉也。圭按梅香所患。乃陽明熱盛之症。陽明者。胃也。胃之神經。上通於腦。腦被熱灼。故現神志昏迷。手足躁動之象。按症論治。自以清熱爲第一義。外罨濕泥。亦退熱之一法也。事雖奇突。理實可信。泚筆記之。告我同志。

疔

陳耀堂

總論

疔瘡者。言其瘡如丁蓋之狀也。其形小。其根深。初起紅根白頭。腫痛者爲輕。麻木者爲重。由恣啖高粱厚味。或中禽獸之毒。或感四時不正之氣。阻於經絡。以及五臟內蘊火毒。血瘀毒滯。致生是症。發無定處。流生於骨節之間者爲輕。生於頭項胸背者較重。以五臟所生之疔爲最急。有朝發夕死之危。瘍科以疔瘡爲最不易治。亦惟疔瘡爲最易治。得其法。應手而愈。不得其法。倉皇不救。

名稱症狀

一、初生紅黃小皰。兼之煩躁舌强。多生於唇口及手掌指節間。爲心經毒火所成之火燄疔。

二、初起紫皰。繼則流血串筋。兼之神昏驚惕。多生於手足腰脊筋骨之間。爲肝經毒火所成之紫燕疔。

三、始而黃皰圍紅。兼之嘔吐肢痛。多生於口角腮顴眼胞上下。及太陽正面之處。爲脾經毒火所成之黃鼓疔。手

四、初起白皰根突。破流脂水。重則腮損咽焦。鼻掀氣急。每生於鼻孔及大指。爲肺經毒火所成之白刃疔。

五、初起黑斑紫皰。串膚攻肌。重則手足青紫。目精透露。每生於耳竅牙縫腰腎偏僻之處。爲腎經毒火所成之黑靨疔。

六、其他名目繁多。如顏部名顴骨疔。人中名人中疔。大指名蛇頭疔。發紅絲者名紅絲疔等類。不勝枚舉。

內治

甲、有畏寒發熱。身體拘急。脈象浮數等表象。當用火鬱發之之法。如薄荷牛蒡桑葉連翹金銀花地丁草甘菊花丹參等散表排毒。

乙、繼則口渴咽乾。煩躁不安。大小便閉。脈大有力等熱象。當用釜底抽薪之法。如大黃黃連黃芩黃柏山梔連翹等清熱通便。

外治

甲、未潰者。外貼釜墨膏中上硃峯散。或酥料。四圍敷釜

休散玉露散。菊花露調塗。

乙、已潰者。先用九一丹九寶丹提毒外出。腫未消者再可用藥敷之。

走黃 甲、風寒不避。飲食無節。以致疔瘡根脚放大。腫勢加增。紅暈散漫。將有走黃之狀。煩悶欲死。毒氣內攻。急用疔毒復生方挽救。如山梔牡蠣木通乳香沒藥銀花連喬等品治之。再吞疔科蟾酥丸。(服二—三粒)

乙、外用立馬回疔丹。插入孔內。提去熱毒。或能挽狂於旣倒。僥倖於萬一耳。

結論 疔瘡爲火毒。無論已潰未潰。先宜清化。不宜溫補。與癰疽治法。大有徑庭。

最流行之(蝦蟆瘟)

丁仲英

又名風熱痰—俗名耳根痰

▣詳細說明病理

▣切實指導治療

蝦蟆瘟。發於兩耳根。漫腫頗速。寒熱疼痛。牙齗不便開闔。寒熱不清。此感冒風邪。夾痰熱蘊結經絡。經久不治。熱邪內陷。頗多變化。輕者病溫病。重者成瘟疫。壯熱煩躁。神昏譫語等現象。當於初起病時。用清疎消散之法。予治此症。輒用薄荷。牛蒡。蟬衣。荆芥。防風。赤芍。大貝。姜蠶。馬勃。甘草。銀花。連喬等。外用金黃散。(中藥鋪有售)紅茶露白蜜調敷。身熱高去荆芥。加黃芩黃連。大便閉結加大黃芒硝。痰多加竹瀝竹茹。血分有熱加犀角丹皮。陰虛加花粉蘆根。無不應効。惟初起急治。易於消散耳。一得之愚。敢以供世。

急驚風

尤學周

▣又有緩急之分

▣發熱與不發熱爲別

小兒純陽之體。臟腑孺嫩。津液未足。一受風邪。津液易傷。津愈傷則邪愈熱。熱愈盛則津愈灼。故小兒發熱不退。而現哭泣無淚。面青鼻乾等象顯著。內部津傷。驚風將起。發作之狀。壯熱面赤。神志昏糢。搐搦反張直視。牙關緊硬。痰壅急促。治療不外清熱化痰熄風安神生津等法。其來勢雖凶猛。而病去亦速。另有一種身無寒熱。忽然角弓反張。唇口歪邪。四肢攣急。其來勢較上症稍緩。治之本易。察之非易。此症之原因。大抵由於平日臍中感受寒風而起。(故換尿布時宜十分留心不可使臍中吹風)小兒體質柔脆。風冷乘虛。易於進攻。風寒留於經絡。卽當氣血行於經絡時。正氣不能敵邪。邪正進退。故現搐搦攣急之象。時發時止。正與瘧疾邪留腠理。發有一定時刻者同。當治以發表劑。解散風寒。舒暢經絡。同屬急驚風症。有此寒熱表裏之分。病在裏屬熱。藥宜清化而不可推拿。邪在表屬寒。藥宜溫散而宜推拿。及施一切外治手術。世人一見驚風。不辨表裏。不分寒熱。熱症亦用推拿針灸。每每驚風卽愈。有手足殘廢之憾。寒症不識溫散。遂致不救。余可斷言曰。由前說之驚風。十中可愈八九。由後說之驚風。十中祇救二三。誤治而死者爲多也。

飲酒—入房

陳存仁

▣少腹痛之治法

▣脫陽症之急救

▣青年男女應加以注意

男女居室。人之大欲存焉。飛觴醉月。亦雅人之樂事。之二者。至足以悅人。不知節度。亦最足以禍人。知節者有利。過度者有害。可不愼乎。

飲酒

利——提醒精神。袪逐風寒。流暢血脈。陶冶性情。酬酢賓客

害——耗傷胃汁。消化不良。濕熱相蒸。上爲目赤。下爲淋濁。膨脹血脈。乾燥血液。痲木神經。智識退步。開泄皮膚。易冒風寒。

入房

利——調和陰陽。舒暢情慾。消滅沉思鬱恨。相火不亢。綿延嗣續。

害——精虛成勞。相火妄動。强中消渴。遺精白濁。腰痠脊痛。頭眩耳鳴。晴產難產。小兒不壽。

兩者相權。害多而利少。設飲酒而更入房。其禍患亦更有盛於此者。茲舉於下。俾知驚惕。

■少腹痛

酒酣耳熱之際。最宜靜心安臥。設舉行房事。惕然覺寒。此時風寒。已直中內部。乘精泄而踞留少腹。滯氣瘀精。少腹拒按。疼痛異常。設不幸病此。斷不可畏差不言。俾病增劇。而致變化。（新婚夫婦每有此繫）急用胡椒末攤少腹痛處。（無胡椒能力較緩）再以象皮熱水袋。納沸水熨之。輕者即愈。重者須服藥。如肉桂烏藥兩頭尖歸尾乳香沒藥等。辛溫流通之品。（如有寒熱。及夾雜別種病狀者。不在此例。）庶幾可以免害。

■脫陽

脫陽者。精泄不止也。惟男子有之。此病誤於飲酒與奮精神。神經心腦。已受一度之刺擊。再誤於縱慾太過。以致交合之際。精液流洩不止。此時元氣瞬息即脫。危險殊甚。故凡精泄不止。肢體灘軟。神識萎糊。凡女人見此情狀。急須抱定。切勿分身。急呵熱氣於對方口中。並以兩指捻住對方尾閭。（俗名尾巴骨。）幷皺對方人中。或頦部。使驚痛而醒。即可出險。再議調補。若女子驚脫而起。則男子十有九死。雖由自作孽不可活。然亦冤矣。酒色爲戕賊人身之唯一勁敵。吾友錢肇宇飲酒狹妓。以致走陽而死。回憶當時既不知愼之於先。又不識急救辨法。其死不亦大可憐哉。彼美國有禁酒之律。聖人有寡慾之訓。良有以也。

肺癰肺痿之分別及治法

張劍秋

肺癰

（原因）肺陰本虧。脾胃薄弱。健運無權。水穀入胃。不能化生津液。而行治節之令。肺陰虛則虛火熾。內損于肺絡。絡中之血。與肺胃之津。悉煅煉凝結而成痰濁。痰濁窒塞絡道。肺失清肅之令。痰濁久蘊化而爲熱。消灼肺津。以致肺津日損。釀而成膿。

（見症）咳嗽痰帶腥臭之味。胸滿隱痛。口干燥渴。且有臭味。惡寒煩熱。鼻塞不知香臭。動則氣急。

（治法）清養肺陰。降熱去瘀。通利絡道。如生地黃　京元參　川象貝　百合　甘艸　吉梗　當歸　蘆根　苡仁　冬瓜仁　天花粉　桃仁　橘絡　沙參　蛤殼　之類。

（簡單自療）甲、用鹹陳芥菜露。每早取半杯。以豆腐漿沖服。吐盡臭痰爲度。此方曾愈多人。頗著奇效。

乙、以活蛤蚌浸於淸水中。每晨取兩枚剖開。去殼肉。取蛤蚌殼中之水漱口。臭痰隨水吐出。日久自愈。

肺痿

（原因）萬物必賴其根本之滋養。而後得以榮潤。肺爲嬌嫩之臟。又爲五臟六府之華蓋。賴脾胃之津灌以滋養。脾土薄弱。消化力不强。津液來源減少。無以滋養肺葉。肺失蔭佈。則肺葉日痿。失其運行津液之功能。津液蒸凝而爲

涎沫。此乃自然者。倘有一種乃庸醫所造成者。𦛗葉原本乾燥。兼之津液不足。醫者誤以汗吐下蕩法治療。津液消耗殆盡。熱蘊上部。肺管窒塞。虛火日熾。成爲肺熱葉痿

(見症)咳嗽氣喘。音瘖不揚。涎沫甚多。日晡潮熱。臥則盜汗。肌膚枯燥。而不潤澤。久之遂使手足痿軟。

(治法)清養肺陰。潤燥生津。降逆氣而化痰。如生脈散(人參二錢——黨參三錢西洋參二錢代之亦可——麥冬四錢五味子八分

(簡單自療)常服百合湯。緣百合乃清養肺津之物。用以治肺痿。頗建奇功。

吞服鴉片煙斃命並非眞死

余彥怡

■救治有法■可以得活

鴉片煙之爲害。甚於洪水猛獸。生者驟服之。能使大腦機能痲醉。及使心藏發燥。感覺機能停止工作。結果四肢逆冷面色青白。氣絕身死。如發現上例各種現象。而身體仍柔軟者。此經絡藏府之氣未絕。心藏爲心胞絡。所保護。未受痲醉。倘有希望。速將尸身。仰面平臥於陰寒潮濕之地。切忌見日光。以箸撐開牙齒。以活鴨血。或醬油。涼水。頻頻灌之。再以冷水在胸部浸擦。髮須浸入冷水盆內。此法試驗多人。成績頗佳。若身體一鞕。即難治療。書至此。畏友胡君。爲余述及兩事。以作左證。有鄰人某甲。奉主人命往鄉間收租。誤作狹邪遊。所獲儘歸烏有。懼事洩。難以覆命。背人吞生煙畢命。田戶大恐。急足報甲主。速往理後事。至時已擱二日。甲復活轉。鄰女嬪於鄉。以所適非人。兼之嬌養慣。不堪翁姑虐待。暗服生烟畢命。翁懼禍。草草入殮。以暴病卒報女父。女父不信。致涉訟。開棺檢驗。見尸俯伏。驗係中烟毒所致。驗官以服毒致死。入殮雖草草。決無俯伏之理。舉以問仵作。據云。凡服烟致死者開棺檢驗。十中之七八。非俯伏。即側臥。因鴉片富於痲醉性。人誤服之。能使神經痲醉。智識及其他機能皆停止工作。一見四肢逆冷。面色青白即入殮。蓋以事發倉卒。欲報暴卒。以脫罪也。殊不知凡服毒者。心藏爲心胞絡所保護。工作雖停止。倘未受痲醉。迨各機能恢復後。必翻身求出。奈棺中空氣。只敷一翻身之呼吸。終至窒斃。名雖死於煙。實則死於窒。驗官大悟。胡子述竟。不覺長嘆。余曰。使田戶見某甲。吞煙畢命。即草草入殮。然後報甲主。甲雖得活。終必窒死此種慘狀。幾等活埋。願世之慈善家。廣爲宣傳。俾免致冤死。幸甚幸甚。

平人攝生法

管永年

喜康健而惡疾病。人之常情也。顧疾病爲人之所惡矣。而終不能免者何也。蓋疾病之來。在于人之不知不覺之中。飲食之不節也。風寒之不愼也。色慾之不寡也。處處皆能引動病魔之侵入。故欲免除疾病之發生。當處處留意。知攝生之法以下所述。不過就其大者而言之。遺漏之處。自知尙多。還望海內賢哲明達。有以垂敎焉。

(一)節飲食　語云。人爲生而食。非爲食而生。可見人之于食。祗求其不致枵腹而已。夫食物由口而入于胃。經胃之消化。上輸于脾。脾氣散精。上歸于肺。藉肺氣之擴張。行津液以四布。週身得其濡養。身體因而壽康。若飲食不節。則胃囊括大。脾藏受傷。失其運化之職。由是飲食停滯。飽脹欲死矣。雖有藥石可攻。然本氣傷矣。與其本氣受傷。孰不如食而知節。昔何文端公亦日行長安道上。而不倦。人問其故。曰食不飽耳。可知節食爲唯一却病良法。爲唯一强身妙劑。

蓋正氣得以流行故耳。

(二)愼風寒　風寒乃六淫之二。可以謂萬物之母。亦可以謂萬物之蠹。既能生人。亦能殺人。猶水能載舟。亦能覆舟。要知吾人每日忙忙碌碌。奔走衣食者。不嘗在風寒中討生活耳。而所以不病者。以人身自有一種抵抗力故也。抵抗力弱。風寒力强。則病。猶如時時行槍林彈雨之中。無時無刻不得不注意。偶一不愼。賊邪即乘虛而入矣。故古人有避風寒。如避矢石之說。可以知其害矣。昔邵康節有四不出。大風。大雨。大暑。大寒。是也。可知昔賢達人。對于攝生一道。誠有駕乎近世高唱衛生者之上矣。

(三)寡色慾　余每見年屆青春之人。正當發育之候。因慾念之衝動。而致于骨瘦如柴。面黃血衰者。廑矣。夫大有爲之青年。因性慾之斲喪。而墮其一生之事業。亦大可哀耳。吾今不憚煩勞。奉勸近世青年欲求一健全之體魄。欲達一偉大之事業。非寡慾不可。寡慾者。節慾之謂耳。夫精氣神。爲人身之三寶。氣生精。精生神。今精已受傷。倘望神之弈弈。其可乎。猶憶去年五年間。余世伯有一甥來其家。年約二十餘。尚未締婚。忽於前數年。一見美色。即不能自主。形神恍惚。夢寐迷離。恨不能一動爲快。精枯力竭。面黃血衰。幾如死人。人皆謂若再不治。將作九京人矣。是時余因與彼。未曾相識。故不敢遽爾前問。後向旁人詢而得之。即此一例。即可知精之寶貴矣。倘可任性任意。圖快一時而濫洩之哉。

(四)多運動　語云流水不腐戶。樞不蠹。言其習用之故也。物既然。人亦何獨不然。人身筋骨。不動則鈍。動則不鈍。如器械不動則銹。動則不銹。況運動又能助消化。則飲食不致停滯。津液由此常化。曷嘗覩乎鄉村野夫。日出而作。日入而息。而臻百年壽也。故運動一事。直接可謂消化丹。間接可謂强身丸也。較諸嘗世所謂人造自來血。麥精魚肝油等等。且有上矣。故宜多運動。如八段錦十二路譚腿。皆可練習。使筋骨利而肌肉生。如是者。期以一月。保可飲食增多。壽而且康也。年年來羸弱多病。藥爐茶鐺。幾爲終世之伴。感憤之餘。思有以强吾身者。後得友人之介紹。開始練習十二段譚腿。此六月間事也。至今祇有三月有餘。而飯量倍增。身體强壯。與昔日判若二人矣。不可謂非多運動之力也

養生詞

元次山之壽翁興

元次山。唐代文豪也。其集中有壽翁興一首。其詞易明。其旨深遠。可謂中年以上。與老年人之衛生寶訓。詞曰。

借問多壽翁。何方自修育。惟云順所然。忘情學草木。始知世上術。勞苦化金玉。不見充所求。空闘恣耽欲。清和存王母。瀏瀀無亂黷。誰正好長生。此言堪佩服。

按次山此詩。大旨謂生理。心理。俱以得暢自然之性而順適。草木如此。人體亦然。設或違逆天機。勞碌過度。以有限之精神。縱無窮之欲望。勢必殆矣。能藏修游息。凡事皆有秩序。則清和之氣長存。神志湛然。外物不擾。自可永其年。不啻游西王母之仙境也。壽翁之所以長生。其以此耳。願世人深味斯言。

民間治療

吐血效方

吳惠民

西瓜子壳一茶鍾。煎湯一碗。冲入藕汁一兩。心煩氣急者。再加清童便一兩溫服即止。此方爲孟河馬姓醫傳出。余已試驗多次。輕便易舉。頗著靈効。

洗凍瘡

沈靜珠

凍瘡俗名死血。爲寒天之普通皮膚病。每年於手足耳面。殊爲痛苦。余自得一洗法後。即脫離此種痛苦。除寬厚鞋襪。外用黃柏皮硝。（中藥舖有售）各等分。研細末。初起用皮硝七分。黃柏三分。未破紅腫者。柏硝各一半。冷水調搽患處。俟乾。以熱水洗去。再搽再洗。日三四次。一日停痛。三日全愈。若一腐爛。即纏綿難治矣。

消息

本欄專載上海醫藥界消息 取材翔實而便互通聲氣

藕

上海衛生局暫行停止登記醫士

須待國府衛生部宣布統一辦法後全國同時發記

上海中醫界。自前年孫傳芳勢力組織之淞滬商埠衛生局。採取已故滬紳李平書先生手訂之醫士開業試驗章程。一度登記後。得有執照行醫者三千人。每人洋二元。發執照一張。可憐歷時僅三月。黨軍到滬。軍閥打倒。局長逃走。從此模造紙所印。黃邊黑字之醫士開業執照。曇花一現。成爲歷史上之陳列品。黨治下之上海特別市市政府衛生局。開始舉辦登記醫生。將從前淞滬商埠衛生局醫士登記開業章程。加以改削。增費二元。改名上海特別市市政府衛生局管理醫士章程。已領照者。與未領照者。須一律登記。一次。二次。三次遲遲未見實現。據聞國民政府既統一全國。全國中醫。皆須登記。現各地衛生局。紛紛舉辦登記中醫。奈各地辦法不同。每易引起糾纏。兼之如某醫生已在廣州市衛生局登記。領有執照。轉至上海行醫。復須受上海衛生局登記。領有上海衛生局所發之執照。方可行醫。廣州衛生局所發之執照無形取消。同屬國民政府。青天白日旗下。不應有此矛盾辦法。聞已由國民政府衛生部議決。一方而通令全國衛生局。停止辦理登記醫生。一方面將徵求中醫界。釐訂統一辦法。一待訂成。全國同時舉行大登記。彼時一紙執照。到處可以行醫。吾人當拭目待之。茲值本報出版伊始。爰述登記始末之大略於右。以後爲何。容再詳之。

上海中醫協會成立

記者

固結團體 保障醫士

上海特別市中醫協會於十一月廿八日開籌備會先由夏應堂丁仲英蔡濟平等十餘人發起集合神州中醫中華之大醫會委員共同組織呈報醫生局核准在案于十二月十一日開籌備成立大會通過章程通告全市醫士一律加入將辦理盛大之宣傳工作爲醫士謀發展云

戒煙秘方

有意想不到之効力

虞天民

最近國民政府。對於雅片。以雷厲風行之手段。實行禁絕。而一般癮君子。皆以急急戒除爲念。而劣醫奸商。利用時會競作投機事業。創立醫院。發明丸藥。有效其不效。局外人不得之知。家君業醫。設藥肆於鄉。最近月餘中。見有人持無名之抄方。來購藥者日數十起。家君怪而問之。購者曰。此戒煙方也。價廉而效速。已戒除者數十人矣。家君即錄之。而命伯兄試之。（伯兄煙癮甚大）服四劑後。已見煙自厭。而飲食增加矣。家君知其方可特殊之功效。錄而由郵告余曰。此方甚驗。滬上不乏癮君子。有以此方試之。功德莫大焉。（按家君好佛）本報抱公開主義。不敢自私。故凡有靈驗效方。樂爲宣傳。今將該方錄下。

藥用

雲茯苓二錢　川斷肉二錢　甘杞子二錢　芫花　一錢

川鬱金二錢　鶴虱　三錢　煅牡蠣三錢　全福花錢半包

生甘草一錢　杏仁泥二錢　川杜仲三錢　粟殼　三錢

沉香片二錢　製半夏二錢　煅龍骨三錢　金鈴子二錢

生姜一兩搗

右藥用水煎好去渣。取頭二次汁。再加食鹽（炒）一兩。大烟灰錢半。微火再加煎透超前漫漫飲之。初次服藥湯五兩。足日減少。毫無痛苦。癮最大者祇需服三四劑。即不想吃烟了

按此方之功效。以學理藥理言之。嗜烟者陰液必傷。而腸胃中必積有宿垢。此方在滌盪宿垢。而參以營養之品。眞良方也。有癮癖者。不妨試之。

禁烟聲中

阿吳

——張之江薛篤弼之紙烟毒質分析談

最近國府。對於禁煙一事。以快力斬亂麻之手段。雷厲風行。實行禁止。不特裕利民生。亦且強種强國。吾意澈底禁絕之期。不難於最短期間卽可實現。

紙煙一物。亦含有多量之毒質。國府無申禁之明文。吸之者受其毒而不覺。可不痛哉。內部張之江薛弼篤氏。對於紙煙之毒質分析詳明。茲特錄之以告讀者。

其言曰。毋百兩乾煙草中。含有尼哥丁質二兩。是質性絕毒。與砒石無異、如滴一滴於兎身。兎卽立刻斃命。滴二滴於犬貓之舌。亦無倖免者。可見其毒之烈。此從科學上研究之結果也。至燃吸紙烟時。烟中所含之毒質。雖燃去若干。然仍有百分之九十三至百分之九十五。吸入血中。阻碍紅白血輪之活動。煙火吸入。鼻喉氣管與肺膜發炎。形成初期之肺癆咳嗽。故從生理上觀察。亦亟應戒吸也。聞張之江薛篤弼。在此次禁烟席上。竭力主張。提出討論。

人參之研究

趙藎臣編
章次公補

名　稱　神草　土精　血參

世界產地　日本產者。多用人工栽種。名爲東洋參。法蘭西產者。名爲西洋參。朝鮮產者。名爲高麗參。

本國產地　關東野生者最佳。福建者名新羅人參。太行山產者爲柴團參。潞安澤州產者名爲黨參。在古時代產者。功效特著。五台產者。名爲台參。功效尤著。惟產量最少。

形　態　高麗參苗一莖直上。葉于一柄。四五相對。生花紫色。上黨參苗。初生三四寸一椏對生五葉。五年後生兩椏。每椏五葉。未有花莖。至十年後生三椏。年深者生四椏。各五葉。中心生一莖。莖上端三四月開花細小如粟。花蕊如絲。紫碧色。秋後結子。七八枚如豆。嫩青熟紅名曰參子。翌年可種。亦可爲方劑之用。

習　性　參苗多生深山背陰潤濕之地。背陽向陰。其他普通植物。多背陰向陽。以受光熱而成長。

採取之法　土人上山採取之法。掘土一二尺。不使損其根莖。用水淸潔。以備製造。

採取時期 二月四月八月上旬採根。

炮製 竹刀刮。陰乾。勿令見風日。凡生用宜切碎。熟用宜隔紙焙之。或用純酒潤濕。切碎焙乾。煎煮宜忌鐵器。

性味 味甘微寒。

主治 (本經)補五臟。安神定魂魄。止驚悸。除邪風。明目益智。久服輕身延年。

(別錄)療腸胃中冷。心腹鼓痛。胸脅逆滿。霍亂吐逆。調中消渴止。通血脈。破堅結。令人不忘。

(甄權)五勞七傷。虛損瘦弱。止吐。消胸中痰。治肺痿及癇疾。冷氣逆上。傷寒不食。凡虛而多夢紛紜者宜之。

(唐李珣)止煩躁。變酸水。

(宋日華子)消食開胃。調中治氣•殺金石藥毒

(金張文素)治肺胃陽氣不足。肺氣虛促。短氣少氣。補中緩中。瀉心肺脾胃中火邪。止渴生津。

(明李時珍)治男婦一切虛證。潮熱自汗。眩暈頭痛。反胃吐食。虛瘧。滑瀉。久利。小便頻數。瘰癧。勞倦。內傷中風中暑。痿痺。吐血嗽血下血淋血血崩胎前產後諸病。

用量 大量五錢至一兩。中量一錢五分至三錢。小量五分至一錢五分。

功效 增進血液　升高體溫。

近世應用 脫血症。凡吐血衄血下血崩漏金瘡諸血減少者。諸小兒慢驚。痘瘍虛陷。　癰疽。已潰膿不厚。　產後。心悸怔忡脈結代。

藥徵考徵 主心下痞硬痞堅支結也。而不食嘔吐喜唾心痛腹痛煩悸等。所以爲其傍治矣。

(未完)

從生理學說到—生殖器—再談談—手淫—野合—遺精—白濁

—餘姚胡九功

(緒言)夫生理衛生之學。若精細論之。名詞殽雜。理論深奧。殊非一般無醫學常識之民衆所樂聞。今余用提要鈎玄之法。作最狹義而最普通之文字。願與讀本報之諸君。作一度之討論。生理衛生等學。早爲世界所推崇。而認爲人生必學之科。然吾華以數千年禮敎之束縛。沉泯禮海。泥信古法。凡孔老之言。惟命是聽。尊之循之。莫敢或違。直有等因准此之勢。間有論及情慾與生理上之文字。咸斥之爲不肖。王鳳洲輩之含怨九原。實由此也。迨及近世。科學昌明。醫藥二科。已上正直之軌道。故生理生育等學。亦因之由神秘而公開。昔日之以爲不可告人者。今則大廳廣庭而朗言之矣。余乃不避犯嫌。將生理衛生上所必需知者。一一筆之於此。隨感隨錄。言無次第。尚希讀者與諸明哲校正。

(生理學)生理學可分廣狹二義。。廣義之生理學。即理論人身所以生存之學也。狹義之生理學。質言之。即討論男女所以生殖之學也。我國名之曰生育學。亦稱孳生學。今姑舍廣而言狹。以使讀者易於領悟也。如吾人欲明男女所以能生育之理。則當先求生育學。生育學以卵子爲本。故欲研究生育學者。則當先言卵子之構成始。蓋天上地下。萬象森羅。凡屬產體。實皆起原於卵子。卵子成熟。而後得經輸卵管而達子宮。而後使胚子分裂而脫出。以爲精子攝入之路。

(未完)

思想主於腦不主於心

◉中國發明在西人之先

蔡濟平

思想主於腦、而舊學家則曰思想主於心、思想主於腦耶、主於心耶、此固當今急欲解决之一大問題也、曰思想主腦、主腦者、新學家所承認、舊學家所不承認也、舊學家不承認、則雖得新學之承認、終非普通之承認、無承認之効力也、不知思想主於腦、吾中國古人發明其原理、在無文字時代已得其斷定、則其承認、實先西人五千年也、腦之爲物有三、曰大腦、曰小腦、曰延髓、延髓通於脊椎、十二神經散布要津、各効所司之報告、達腦中樞府、以聽其主裁、主裁之大要、爲記憶、爲推理、(推理即思想)二者分曹任職、權限劃淸、不相統治、然所特以爲觀念之聯合其組成思想界之鉅觀者、厥爲腦細胞、腦細胞串通腦各部 視各部行走之司員、有事則命爲調查員、赴各部查其成案、而皺襞間見聞存積之印像、無不供其取求、故腦筋之作用、此項細胞、爲最用事、最得力也、雖然、思想之組織、雖主政于腦細胞、然運動其思想者、則仍在乎一心、腦力之靈活、純仰血液、血液之旋環、必依在右心耳心室之出入、分別淸濁、榮養于四體、滋潤于腦筋、不得心之收送、俾達於腦以生其活動、則腦細胞如魚失水、推理力周轉不靈、機輪無火、其又奚濟、故謂思想由腦、而絕不關係於心者、亦非也、然則舊學家之誤以思想主心者、亦有其故矣、血脈之入腦、平時爲勻細之收送、心際無特別之形容、至于思想、則腦間須血較多、須血多則心際之收送數、數則心與腦之交通急、在腦有沉思之意態 若相屬於心、其實搆思之時、思力恒自心際上迎於腦、至腦際而始得意見之成立、此其現狀、據料學之規則、一自捫心下微細之調查、思想之怪物、即自現形、不敢首鼠於腦之兩端、再施其詭譎、遊戲吾人之觀感、故夫舊學家之誤、特誤于粗淺之形容、而未一精密相體察耳、且夫思之爲字、從囟與心、囟腦蓋也、音信、囟心相屬則成思、古人造字之時、已具完全之解釋、當時學說之發明、可想見矣、後人不肖、不能彰闡其學理、遂令實義湮沒、改囟爲田、心田成思、生於心、一主於心矣、抑作者有言、吾中國古時、必大有理化學之依據、即如藥性之鑒別、皆非徒恃經驗之所得以考詳、若神農嘗百藥傳聞之所述、不然、凡所規定、無毫髮爽、吾祖宗之在當時、意者仙矣、

汗與血不同之點

王一仁

古方書中、多言血之與汗、異名同類、後人亦因之、以在內者爲血、在外者爲汗、似乎汗即是血、血即是汗、無差別矣、然考其來由、有不可以同類言者、內經云、心主血、血生於心、又云、腎主五液、入心爲汗、又云、汗者心之液、此皆言汗爲心之液、而非言心之血也、血生於心、藏於肝、總統於脾、而其源乃由於水穀之精氣、受於中焦、取汁變化、和調於五藏、洒陳於六府、以奉養生身者也、故汗者人身之津液、因腠理空疏、皮毛不能衛外而爲固、六淫之邪干之、故溱溱發出而爲汗、是汗乃人身陽氣之所化、故曰陽加於陰謂之汗、當云在內者爲氣、在外者爲汗、此可以氣言、不可以血類也、烏有以在外之汗、而可以與在內之血、混言之乎、人之一身、有涕淚涎唾便溺、皆屬一水之化、而發於九竅之中、故鼻之所出曰涕、目之所出曰淚、口之所出曰唾曰涎、二陰之所出曰便溺、而皮毛之所泄則曰汗、若汗可以血類之、則涕淚唾涎便溺、亦可以血言之矣、

冬令可畏之白喉

時逸人

■陰虛身體最易傳染

白喉初起、週身惡寒發熱、骨節疼痛、苔白無津、脈多浮緊、頭痛肢疼、咽喉乾痛、紅腫堅硬、或現白點、其全身症狀、與普通感冒相同、不知者、疑爲傷風小恙而忽之、迨至氣粗喘促、巳勢成燎原、無可措手矣、其發熱一二日後、表症自然消滅、或化壯熱神煩、或竟不熱、而神情怠倦、酣睡昏沉、尤爲斯症之特徵、其重要之點、厥爲白喉、白處成點成塊成條、四圍附著肌肉、揩之不去、抉之出血、色帶灰白、或粉白、且乾燥、與爛喉痧白腐而蔓延者有別、白喉既顯、寒熱反除、此病邪深入之象、脈象亦無一定、總以洪大絃滑爲順、細小濇濡爲逆、舌苔薄白或黃膩、始終無顯著之變化、惟舌質必紅而燥、斯乃血熱津傷之象、二便通否、於本症無甚關係、惟泄瀉太過、與祕結不通、亦屬非宜、當按法治之、普通白喉、未經藥誤、皆可救濟、惟最劇者、喉腫極疼且閉、飲水卽嗆、眼紅聲啞、白片滿佈、口噴臭穢之氣、此白喉最重之症、不易救治、

預防　當此熯燥之天令、病勢正鴟張之秋、希弗以下諸、爲無足輕重、而疎忽之、

一、將生梨蘿蔔青菓煎湯頻飲、或多飲流質、
一、戒烟酒炙炒葷腥、以蔬菜湯爲最宜、
一、衣服不宜過煖、並須寬鬆、
一、居室務求清潔、勿燒烟熬油、
一、勿晏臥、勿忿怒、老子所謂無搖爾精、無勞爾神是也、
一、窗戶宜常開以通流空氣
一、白喉之成、大都因腐敗空氣、穢濁水流、故空氣及水流宜預防之、

表裏寒熱虛實概論

周維翰

△是百病之總綱
△爲治療之原則

百病之生也、萬緒千頭、約而言之、不過內傷外感、而內傷外感之中、又復錯綜變化、不可捉摸、故欲從散漫之百病中、得一有統系之歸宿、曰、表、裏、寒、熱、虛、實而巳、故表裏寒熱虛實者、實百病之總綱目、治療之指南針也、今分別論之

夫寒者溫之、熱者淸之、凡略知醫者、宜無不知之、然造乎其極、仍不過溫之淸之、辨之能准、治之無誤耳、症之宜附子者、用桂心焉、症之宜石膏者、而用黃連焉、雖不當病、雖不能愈病、然病固無所損、治必有徵效、斷可知也、所慮病宜桂附、而用膏連、病宜羔連、而用桂附、則殺人不轉瞬、殊爲醫學羞耳、

夫寒熱之在表者、辨之宜審、而寒熱之在裏者、則辨之尤難、今試先言表症、

一爲惡寒病、宜於發汗、重者麻黃、輕者紫蘇、二爲惡風症、宜於解肌、重者桂枝、輕者荊芥、三爲風寒俱惡者、則桂枝麻黃荊芥、可兼用之、此理也醫、家多知之、惟黃麻枝桂、則敢用之者殊少耳、然亦有不見惡寒、且不知惡風、而衣較平人多、臥必擁其被、則亦表邪未罷之據、若不解其表、而惟以涼藥遏之、則往往見神昏譫語等症、誤治之源、多在於此、恐不知者、倘在多數也病至於神昏譫語、時醫多謂之熱邪內陷、深入心胞、而寒熱之因、益茫昧而難辨、倘更以牛黃、淸心丸紫雪丹珍珠散等遏之、勢必至神識昏迷、有時淸楚、而不能言語、不能飲食、馴至循牀模衣、溲溺自下等症、而病殆矣、

夫人昏譫語、固亦有因乎壯熱之內陷、上攻腦質、宜於牛黃丸紫雪丹、然亦有大不同之點、可得而辨焉、今分列之於下、

一、因於熱者、每不能寐、卽寐亦不久、兼有發狂等症、若因於寒者、其寐時必多、聲必較靜，

二、因於熱者、其口必渴、而嗜飲、若因於寒者、多不甚索飲卽與以飲則略飲少許、

三、因於熱者、其小便赤混、若因於寒者、則小便如故、或清或略黃、

三者之外、如有膠膩清白之痰吐出、則亦爲因於寒之一據、而醫家當此時、更必細詢其初起時病狀、與夫前後所服之方、則寒熱之因、尙非難辨、惟當此之時、非有桂附回陽之大劑、恐不能使陰寒之氣、化爲陽和、非有細辛麻黃達表之驍將、不能使內陷之邪、循經而出、恐非識胆俱優者、不能治耳、

惡寒之時、必兼有發熱、熱之微者、大都以辛溫散之、則熱亦隨之而出、若熱之壯者、則辛溫之外、必兼用清熱藥、清熱之輕劑、如麻黃杏仁、如桂枝白芍之類是也、清熱之重劑、如麻黃石膏、桂枝白虎之類是也、若但解其表、而不清其熱、則表症雖罷、而熱邪壯熾、遺患尙多、此白虎湯犀角地黃湯承氣湯諸方、所以設也、(按傷寒中太陽症甚多、原書俱在、故此不必詳述、)

然表症未罷時、如何熱必兼治、如何而熱可以不治、如何而宜於輕劑、如何而宜於重劑、則非口舌所能言、請以寒暑表爲斷、大都在華氏表百度以內者、不淸其熱可也、在百度以外者、用輕劑可也、在一百另三四度以上者、則用重劑可也、而重劑之分兩、則尤當視熱度之高低爲輕重、則醫家不可不知、

惟溫病中表症、大都不恒有、卽有亦甚微、故溫病條辨中、雖有桂枝湯法、然不過備一格耳、若誤服桂枝、則易致鼻衄失音等症、苟憎衣去被、口渴嗜飲、則銀翹散中之荊芥豆豉、亦爲禁劑、今之醫家、有通弊二焉、一習於寒涼者、雖有表邪勿顧也、一習於溫散者、雖無表邪勿知也、此二者得失俱參半、故能愈病、亦能加病、論其罪則一也、

（未完）

章太炎說 談虎色變之腸窒扶斯是西醫採取待期療法遷延釀成的

章次公

間嘗以事謁太炎先生、縱論至於醫、先生垂問西醫腸窒扶斯之腸出血、穿孔性腹膜炎、何吾土不多見也、予對以中醫治療傷寒、有曲突徙薪之妙、病在太陽、治卽愈於太陽、病在陽明、治卽愈於陽明、彼西醫治療傷寒、最初無特效藥、惟利用其待期療法、故其后有腸出血腹膜炎之弊、然則此二症者、均西醫因循有以誤之也、先生曰、此固然、按之實際、則猶不止此、夫西醫籍謂傷寒病之成因、起於傷寒桿菌、幷謂其菌喜宿於腸、此語（菌宿于腸）倒果爲因、當此症潛伏時期、桿菌或散布周身、決不在腸、何以言之、西醫謂此症潛伏時期、有頭痛四肢痠痛惡寒發熱戰慄等證象、此與太陽症絕類、麻黃桂枝、其效如響、然麻黃桂枝、非殺菌藥也、病之所以愈、或而周身桿菌、因汗而排泄於外、西醫於潛伏期時、見大便之秘者、輒以甘汞蓖麻子油下之、於是虛餒其腸、周身黴菌趁此攻襲、誤下之后壞病未見、又無良好之治、於是遷延時日、屯聚於腸之菌、逐漸滋長、遂造成腸出血腹膜炎之變、準此以觀、西醫談虎色變之腸窒扶斯、卽西醫遷延失治、有以致之也、不然、腸出血與穿孔性之腹膜炎、在西醫籍中、原因如何、症候如何、診斷豫后又如何、言之津津、何中醫絕少遇見、就吾土之經驗、以反證其學理，吾之所言、大致不謬、顧中醫於太陽症亦未嘗無誤下者、惟所用之藥爲硝黃枳朴、其力猛悍、其發也暴、其壞病爲結胸、西醫之下藥爲甘汞蓖麻油、發作性遲慢、病人受其害於無形之中、故同一誤下、而結果不同、以此隅反、中醫設誤用甘汞蓖麻油、治太陽表證、其結果之不良、可斷言之、

冬令食品

注意研究壯陽性的

羊肉問題

不知禁忌 反足傷人

尤學周

家畜類反芻動物之羊、爲冬令唯一補品、精美菜肴、然羊之種類頗多、以及心肝肺肉等分別、人之體質、亦隨先天或疾病之關係而不同、所以得其法、確能補益、不得其法、適足傷人、作吃羊肉的常識、祈注意之、

羊肉、性質大熱、頗能動火、與蒜薤同食、爲壯陽益腎之品、凡補助元陽之藥、類皆性質剛燥、遠不如血肉有情之羊肉、滋潤而且能益精補血也、人身以精血爲大寶、一切組織、皆賴精血之濡養、始得保其柔潤、故五勞七傷、婦人產後、血虛腹痛、中冷反胃、四肢不暖等病皆可煮食、白羊黑頭、黑羊白頭、及獨角四角者、皆有毒、食之令人生癰、

羊心、能補心、同氣相求、用以治膈氣頗効、以白羝羊之心最佳、中有孔者、切不可食、食之殺人、

羊肝、善補目、病後目昏、或失明生翳、不能遠視、神瞳散大等、頗爲合宜、可煮粥服之、古方有羊肝丸、治青盲內障、慨可想見、又婦人陰䘌、奇癢難忍、用肝切片、納陰戶中、引蟲外出、極驗

羊血、並無補益能力、但善解諸毒、若吞蜈蚣、水蛭丹石毒發、刺熱血灌之即吐出、(熱鴨血亦可代之)

羊乳、昔有友人病反胃、水穀不得進、調治無効、余勸其將羊乳、加姜汁數滴、頻頻熱飲、兩日能進粥湯、三日可食稀粥矣、蓋乳汁具潤胃溫中之功也、

羊肺、無甚功効、但自三月至五月之羊肺，其中有蟲、狀如馬尾、長二三寸、須除去之、誤食令人下痢、

羊腎、下焦虛冷、腰痠骨軟、久服始見功效、茲錄一驗方於下、

一、方名　羊腎酒、

二、藥味　生羊腰一對、沙苑蒺藜四兩、(隔紙微炒)桂圓肉四兩、淫羊藿四兩、(銅刀去邊毛、羊油拌炒)仙茅四兩、(用淘糯米汁泡去赤油)薏苡仁四兩、

三、製法　用滴花燒酒二十斤、(藥之分量、酒之多少、可照此例、而　減之、　)浸七日、隨量時時飲之、

四、功用　種子、延齡、烏鬚、黑髮、强筋骨、壯氣血、添精補髓、返老還童、治老人足痿、頗可配服、

羊髓、內服亦能益人、功効亦强、外用塗擦、潤澤皮膚、頗良、

時行病

冬溫

郭志道

冬溫者、冬應寒而反溫、感受溫氣而成、故名冬溫、考諸內經、金匱以及傷寒雜病等書、有傷寒而無冬溫、迨南陽葉出、始有其名、皆因冬令太溫、陽失潛藏、甚至桃李含葩、冰雪罕見、以致人身之氣、有泄而無藏、人或正氣有虧、則邪尤易感、茲將病之原由狀態主治、分述如下、

(一)(病源)　溫邪在表、

(病狀)　頭痛、無汗、發熱、惡寒、口渴、鼻乾、脈數、

(治法)　辛涼汗解、

(用藥)　桑葉三錢、牛蒡二錢、荊芥錢半、薄荷八分、杏仁三錢、豆豉三錢、連翹二錢、葛根錢半、蔞皮二錢

(二)(病源) 邪不汗解、漸傳氣分、

(病狀) 汗出惡寒、頭痛巳除、熱仍不解、咳嗽脅痛、煩悶口渴、舌燥、苔黃、

(治法) 清氣透

(用藥) 牛蒡二錢桑葉三錢叭杏三錢桔梗一錢銀花三錢象貝三錢蔞皮三錢甘草四分連翹二錢枇杷葉三錢白蘿蔔一兩

(三)(病源) 邪傳陽明氣分、

(病狀) 壯熱懊憹、渴飲汗多、舌黃尖赤、脈洪或數、

(治法) 清胃透邪、

(用藥) 沙參三錢石羔四錢知母二錢杏仁泥三錢桑葉三錢銀花四錢連翹三錢甘草六分

(四)(病源) 邪在肺胃、

(病狀) 煩熱神昏、脈數、舌赤苔黃、大渴引飲咳嗽、痰或帶血、身隱約發現斑疹、

(治法) 清氣透斑

(用藥) 玄參三錢沙參三錢石羔四錢桑葉三錢牛蒡三錢川貝二錢杏仁泥三錢銀花四錢連翹三錢茅根蘆根各一兩

(五)(病源) 熱邪傳營、

(病狀) 煩躁、口渴、熱盛、神昏、譫語、斑疹色紅、舌絳苔黃、

(治法) 清營透邪、

(用藥) 青蒿二錢白薇錢半丹皮錢半赤芍錢半玄參三錢沙參三錢連翹三錢鮮菖蒲四分竹葉卅張茅根兩扎

(六)(病源) 邪入血分

(病狀) 煩熱、譫語神昏、舌絳焦糙、唇焦齒垢、斑紫或黑、脈數或促、

(治法) 涼血透邪

(用藥) 犀角五分鮮石斛八錢鮮生地一兩赤芍二錢粉丹皮二錢玄參三錢連翹心四錢白薇二錢鮮菖蒲五分廣鬱金、錢半甘中黃六分至寶丹一粒(藥肆有售)藕一兩

(七)(病源) 陰傷風動

(病狀) 斑疹顯透、神迷妄笑、舌絳而乾、尋衣摸床、手足振顫、而煩熱、

(治法) 養陰却熱

(用藥) 羚羊角五分鮮石斛八錢西洋參三錢蛤粉阿膠三錢鮮生地一兩麥門冬五錢左牡蠣一兩鮮菖蒲八分炙甘草八分大麻仁三錢

(八)(病源) 邪盛正虛、

(病狀) 初起舌邊乾、神便昏、煩熱脈數、或叶或瀉、無熱神昏、多寐脈軟不食、

(治法) 甘涼養胃、倘吐瀉傷陽、則用甘溫和胃、

(用藥) 鮮石斛三錢麥門冬三錢西洋參一錢冬桑葉三錢金銀花三錢甘艸八分粳米一撮人參一錢姜半夏錢半廣陳皮一錢白茯苓三錢甘艸八分竹茹錢半穀芽三錢

(九)(病源) 熱結在腑、

(病狀) 舌黃脣乾、神昏譫語、煩躁、脈弦或伏、便閉腹硬、頻轉矢氣、

(治法) 微下存陰、

(用藥) 鮮石斛三錢鮮生地三錢生首烏三錢生錦紋二錢玄明粉一錢瓜蔞仁三錢

上海醫報

奇恆痢之危狀及治療

陳啓人

考方書痢症不至發熱如焚、嘔吐格食、及虛滑爲水穀直下不停者、雖腹痛欲死、純下鮮血、祇須調理壽善、決無生命之憂、惟奇恆痢則不然、病起時無異尋常痢疾、五六日後忽然聲啞譫語、不半日而逝、奇恒者謂其異于恆常也、吾人一屆秋天、偶或飲食失節、冷熱不調、痢固恒有、然無若痢之危險者、陳修園曰、嘉慶戊午夏、泉郡王孝廉、患痢七日、忽于寅午之交、聲微啞譫語半刻即止、酉刻死、榕蕖廣文觀凰之弟、患同前症、來延、自言伊弟痢亦不重、飲食如常、惟早晨咽乾痛、如見鬼狀、半刻即止、時屆酉刻、余以不必往診、令其速回看護、果于酉戌之交死、讀此二案、初疑如此重症、近來反不多覯、抑有而不識耶、因思即有之、莫不疑信邪祟、用史巫紛若、無暇及于醫藥、則病狀因此蒙昧矣、惟此病變化太驟、請醫果不及、因摘錄病狀治療于後、俾家喻戶曉、以備不虞焉、

原因　陽氣偏劇、陰氣受傷、故脈小沉濇、此非外感內傷、純係陰陽不和、故飲食如常、病變如疾風如霹靂也、張隱菴謂三陽猝然並至、三陽孤立莫當、

症狀　患痢六七日、起居飲食如常、忽然咽乾聲啞、譫語如見鬼狀、此際亟宜服藥、

療治　此症急宜瀉陽養陰、速服大承氣湯、可以回生、

大承湯方　芒硝　大黃　枳實　厚朴

小兒遺尿之自然療法

王以剛

患遺尿的兒童、父母很覺困難、遺尿不祇在小兒期中有之、重的到十八歲還有濕透寢牀的、平常的到四五歲或十三四歲、自然會止、遺尿的原因、可分爲三種、第一種可視爲小兒特有官能上的神經病、間或因爲括約筋衰弱、或痲痺的形狀發現、刺激於種種情事、起反射作用的、這種應先請醫生治愈病的部分、再着手矯正、第二種又可分爲四項、(甲)由患者自己的憂心、如今夜不可再遺尿、若再犯、又要被父母叱罵了、繼續暗示這種疑念、睡眠中、竟活動起來、成爲事實、(乙)因熟睡不醒、往往到誤事之後、因感着潮濕、才醒覺的、(丙)常嗅小便的臭氣、使感覺遲鈍、所以睡在濕被上、也不覺感着不快、(丁)因外界天氣寒冷、懶惰起牀引起遺尿的、第三種是因營養不良的緣故、矯正的法子、多給他些容易消化的滋養品、使行適宜的運動、日行海水浴或溫水浴、禁止刺激性物品入口、夜中應量時喚醒一次、叫他小便、老實說一句、身體健全的兒童、斷不會遺尿的、

口腔呼吸之危險

藹翁

一般人的呼吸、常用口而不用鼻、這是狠危險的、原來人的口內、有一種薄膜、這薄膜平常有津使他浸潤、故能行使辨味的職務、然假使呼吸起來、用口代鼻、那薄膜上面津液、一經了空氣的經過、立刻會變成乾燥的、薄膜一乾、辨味的職務、也因此發生影響、這是第一次層害處、據醫生的檢驗、凡害喉痛和其他喉症的人、百方之七十五都是因着口膜上枯燥而缺乏浸潤所致、這可算得口呼吸的第二層害處了、此外還有一個較大害處、就是空氣從口內吸進的時候、往往有微生蟲傳帶進去、微生蟲一到腹中、從此釀成疾病、自然也不消說了

照上所說、可見得適當的吸吸是用鼻子的、若不用鼻而把口來代庖、那就有種種的危害、原來從鼻內吸進去的空氣、非但不致有

枯燥的弊病、而且因着鼻毛之阻隔、空氣裏面、雖挨塵和微生蟲、也不會帶到腹裏去了、

人參之研究

趙蓋臣編
章次公補

前代記載　黄宮繡云、人參性稟中和、不寒不燥、形狀似人、氣冠羣草、能回肺中元氣于垂絕之鄉、功與天地並行不悖、是猶聖帝御世、撫育萬民、參贊位育、功與天地並立、此參之義所由起、而參之名所由立也、第世畏乎其參者、每以參爲助火助氣、凡遇傷寒發熱及勞役發熱等症、畏之不啻鴆毒、以爲內旣發熱、復以助火助熱之藥入而投之、不更使熱益甚乎、詎知參以補虛、非以塡實、其在外感、正氣堅強、參與芪朮附桂同投、誠爲助火彌熾、若使元氣素虛、邪匿不出、正宜用參相佐、如古參蘇飲、敗毒散、小柴胡湯、白虎加人參湯、石羔竹葉湯、黃龍湯、皆用人參內入、領邪外出、矧有並非外感、止因勞役發熱、而可置參而不用乎、夫參之所以能益人者、以其力能補虛耳、果其虛而短氣、虛而泄瀉、虛而驚恐、虛而倦怠、虛而自汗、虛而眩暈、虛而飽悶食滯等症、固當用參塡補、即使虛而嗽血、虛者淋閉、虛而下血、與虛而喘滿煩躁口渴便結等症、又何可不以虛治、而不用以參乎、況書有云、參與升麻同用、則可以瀉肺火、同茯苓則可以瀉腎火、同麥冬則可以生脈、同黃耆甘艸則可以退熱、是參更爲瀉火之劑、則參曷爲不用、惟在虛實二字、早于平昔分辨明確、則用自不見誤耳、潔古謂其喘嗽不用、以其痰實氣壅之故、若使腎虛氣短喘促、豈能禁而不用乎、仲景謂其肺寒而嗽勿用、以其寒束熱邪壅滯在肺之故、若使自汗惡寒而嗽、豈能禁而不用乎、東垣謂久病鬱熱在肺勿用、以其火鬱于內、不宜用補之、故若使肺虛火旺氣短汗出、豈能禁而不用乎、丹溪謂其諸痛不宜驟用、以其邪氣方銳不可用補之故、若使裏虛吐利、及久病胃弱、與虛痛喜按之類、豈可禁而不用乎、節齋謂其陰虛火旺吐血勿用、以其血虛火亢之故、若使自汗氣短、肢寒脈虛、豈可禁而不用乎、夫虛實二字宜相較、果其氣衰火熄、則參雖同附桂可投、如其火旺氣促、即參同知柏亦宜切忌、至于陰氣稍虛、陽氣更弱、而陰不受火熏蒸者、則可用參爲君、陽氣稍衰、陰氣更弱、而火稍見其盛者、則可用參爲佐、蓋陽有生陰之功、陰無益陽之理、參雖號爲補陽助氣、而亦可以滋陰血耳、是以古人補血用四物、而必兼參同用者、義實基此、非若黃芪性稟純陽、陰氣絕少、而于火盛血燥不宜、沙參甘淡性寒、功專瀉肺、而補絕少、玄參苦鹹寒滑、色黑入腎、治腎經無根之火、攻于咽喉、不能于氣有益、故書載參益士生金、明目開心益智、添精助神、定驚止悸、解渴除煩、通經生脈、破積消痰、發熱自汗、多夢紛紜、嘔噦反胃、虛嗽喘促、久病滑泄、淋瀝脹滿、中暑中風一切氣虛血損之症、皆所必用、至謂參畏靈脂、而亦有與參同用以治經閉、是畏而不畏也、參惡皂莢而亦有參同用以名交泰丸、是惡而不惡也、參反藜蘆、而亦有參同用以取涌越、是蓋借此之激其怒、雖反而不反也、然非深于醫者、不能以知其奧耳、但參本溫、積溫亦能成熱、故陰虛火亢、咳嗽喘逆

者爲切要焉、(未完)

從生理學說到生殖器—再談談手淫—野合—遺精—白濁(一)(續)

餘姚胡九功

再後得有受精之現象也、其次則言胚葉之發生、所以明卵子與男精合一後而成分溝之現象也、其中經過之序、約分三期、曰桑實期、曰胚胞期、曰小腹期、經此三期、而後發生所謂胚葉、胚葉亦可分之爲三部、曰外葉、曰內葉、曰中葉、此三葉、漸次變化、遂形成各部器官之組織、惟生殖器則因中葉變化發生之異同、而有男女二性之別耳、此男女生育之基本也、基本既明、而後可以言胎生之形態、所以支柱全身者曰骨、所以主身體之運動者曰筋、有血管以司血液之循環、有神經以司全身之知覺、及其他韌帶腱膜皮膚等等、以造成完全之軀體、此雖屬於解剖生理之範圍、然窮江海者探其源、樹拱木者植其芽、故余曰、生育學者、乃記載人類發生之歷史學也、

考男女兩性之別、距今百餘年前、生育之學未發明以前、百家騰說、各樹一幟、皆非人之非、是己之是、雖間有玄妙之創作、然終無精細確切之學理、降及近世、生育之學闡明、謂睪丸與卵巢、本爲同一之生殖腺、經若干之時日、乃漸漸發育、孰爲睪丸、孰爲卵巢、始各異其趨向、而遂成特異之變化、而同時在泌尿器經過中所現出之原腎管、轉化而爲男子之輸精管、而在女子、則由是分岐以成「繆爾列而氏管」而獨爲特異之發達、終至構成輸卵管、子宮及膣而止、東西洋言兩性生育之理、其說如此、轉而以觀吾國醫籍之所謂乾道成男、坤道成女、似是而非之論、其精粗之距離、直不可同日而語也、吾國生育之學、幼稚殊甚、即徵諸古籍、亦邈不可考、內難二經、或間有述及、然皆神話迷崇、令人不解、如男女構精、萬物化生、左男右女等等之謬談、以論人身之生理、虛言妄語、不一而足、雖有其書、不如無也、至於男女構精、成孕發育之流、雖俗流輩亦能言之、然皆知其當然、而不知其所以然、故欲究我人之所自來、則非求東西洋之生育學當然、而不知其所以然、故欲究我人之所自來、則非求東西洋之生育學莫爲功、以上所言、乃東西洋生育生理之大要也、所以力闢穿鑿虛妄之談者、非敢故立西說、鈎名沽譽、實爲正已往之舛誤、開未來之新經、是亦闡微顯幽、當仁不讓之意歟、知我罪我、是在讀者、我烏能強途人而問之、

碎語(一)

次公

學術只論是與非、眞與僞、而無所謂新與舊、蓋新之學術、何嘗卽是、何嘗卽眞、而舊之學術、未必卽非、更未必卽假、今日西醫界少許分子、加中醫以舊醫頭銜、眞是萬分不通、(不必客氣、西醫界裏通人本來有限、)而現中醫眞正價值、即在治療學上、治療是幾千年經驗的結晶、舊醫二字正所以表現中醫、推崇中醫、于中醫根本學術、絲毫無傷、吾人正宜感謝儕輩爲中醫作反宣傳也、或曰、西醫既稱中醫爲舊醫、于禮必當回敬、嗣后對于西醫將何所稱之、次公于是大笑而對、彼西醫時時稗販西說、處處對證治療、中醫自當尊稱之爲僞醫、

胃經之衛生

鄭泉

胃囊於人生之重大關係、盡人皆知、但胃病之種類甚多、如胃痛（俗名肝氣痛）胃熱胃寒胃脘癰等、病雖各異、要皆根據於胃、苟能實行胃經之衛生法、則未病者可免病、已病者可去病、年來患胃病者日益繁多、故不揣冒昧、略述輕而易舉、確有功効之胃經衛生法四則如下、閱者幸勿河漢斯言、若謂生食、冷食、硬食、而可健胃者、則非所敢附和也、

（甲）節制飲食　食物原為充饑、滋養身體、食物愈化盡、則滋養料愈足、在進膳時、而腹仍不覺餓者、即食物猶未化盡之顯狀也、此時最好勿食、使胃部得以從容消化、蓋胃為消化之器、苟不俾以休息、其能免夫不病乎、況夙食未出、新食又進、消化力將更不濟、故注意衛生者、日惟三餐、不另進食雜、且每食不令過飽、因食物愈多、所耗之消化力亦愈大、長此以往、胃力薄弱、諸病叢生、故飽食過度、非惟無益、且將有害、余嘗謂胃之知覺力、較人為靈、人有時尚不能辨別食品、不知節制食量、以為食量愈大、體力愈健、然胃則遇食物有毒、或過多不及消化時、非吐即瀉、以表示其不肯接納、孔子曰、君子食無求飽、其斯之謂歟

（乙）揀別食物　酒及菓品中之未熟者、菜之蒸調未透者、穀類之已蒸調而成或冷硬者、均以戒絕為妙、患胃病者、如能日服牛乳、薄粥、藕粉、及易於消化之品、而禁食生冷硬醃漬煎炒之物、則病自能愈、而不待藥石之力也、

（丙）佐以運動　飽食終日、無所運動、實為致胃弱之大原因、凡胃弱者、飯前如能略行勞力之事、以調劑之、則不久胃納自然暢快、俄國大文豪托爾斯泰伯、壽至八十有奇、嘗有言曰、余視勞動、殆如空氣之不可或缺、鄉野農夫、日惟粗菜淡飯、然能舉步矯捷、體力強健、彼日進珍饈者、反多面黃肌瘦、動輒之力、此無他、一則勞動操作、胃之消化力強、一則缺少運動、胃之消化力弱故耳、若能在膳前實行腰部運動、及八段錦、亦衛胃之一法也、

（丁）進食之法　食物進口、必須細嚼緩吞、使入胃後、易於消化、倘齒部有病、宜修補鑲整、他如食有定時、毋過飽、飯後不可即寢、不可劇烈運動、不可沐浴等、均須注意、早餐於起牀後過一小時為宜、餐前飲溫開水一杯亦妙、此胃經衛生之大法、日日行之、自可胃強身健矣、

遺精效方

沈仲圭

▲有夢無夢幷宜

遺精一症、最為難治、丁福保嘗謂泰西醫學、雖月異日新、但遺精之特効藥、尚付缺如、中藥如大補陰丸水陸二仙丹、方書言之鑿鑿、試服者鮮効果、茲於劉潛江本草述覓得效方一紙、亟為披露、以告同病、

樗白皮一兩黃柏三兩青黛三錢蛤粉五錢神麴五錢知母三兩牡蠣五兩為末神麴糊丸空心白湯下

（圭按）有夢而遺者、屬心火之熾、無夢而遺者、屬眞陰之虛、故其治療、一以清火為主、一以滋補為君、唯泄脫之病、總宜固濇牡蠣蛤粉樗白皮、皆以收濇精管、（遺精一久、精管擴大、）又恐收濇之品、不宜初起之夢遺、復以知柏清相火、青黛瀉肝火、火靖不妄泄、精固則陰可漸復、且蠣蛤樗皮、雖能固精、而性俱寒涼、不比五味子之溫酸、潼蒺藜之膩補、而為夢遺之忌也、稍佐神麴者、恐苦寒之物、不利脾胃耳、

民間治療

疬瘡特効藥

余彥怡

癩疬瘡蔓延了全身、十分不美觀、受人家的反感和厭惡、就是他—疬瘡—、可惡的毒性、傷害人的肌肉和血液、到了傳染全身時期、吃藥斷沒有大功効的、外治法呢、又不能把藥膏搽滿了一身、現在有一張很靈的方子、可以補救、寫在下面、

活水銀五錢　川椒一錢　楓子肉四錢　白樟冰二錢　蛇床子四錢
生明礬七錢　江子肉五錢　硃血竭二錢　合桃肉五枚

右方至中藥肆配藥、先研爲細末、加臘燭油四錢、猪油一兩、共和勻、分作七塊、每日貼一塊、貼於心窩下、吸收瘡毒、發出紅點、至皮膚作痛、全身之瘡痊愈、

按　疬瘡之痛苦、洵如作者之所言、此方乃以週身之瘡毒、吸收於心胸、使發出紅點、而疬瘡自結痂而愈、余數友曾試之均驗、眞效方也、

斷乳奇法

虞愛貞

山梔一個燒存性、雄黃二分、辰砂二分、輕粉一分、麝香一分、黃丹五分、共研極細末、俟兒睡、用蘇油將藥調勻、搽兒兩眉上、醒來便不思乳、如不効者、再搽必効、搽上之藥、聽其自落、

按　此方曾載於醫宗金鑑而人多忽之殊有奇效讀者不妨一試

離魂病

陳啓人

有人覺臥則身外有身、一樣無別、名曰離魂病、用人參（或以防黨參代）、龍齒、茯神、硃砂各一錢、臨臥煎服、三服愈、

按勞心多恐之人、易患此疾、蓋人臥則魂歸于肝、經曰、肝者謀慮出也、又恚怒氣逆則傷肝．凡多慮善怒之人、終必竭其肝、肝虛則邪襲、魂不歸舍、病乃作也、故須人參茯神之補體安神、龍齒硃砂之安魂鎮心、

咳嗽不須服藥方

陳啓人

款冬花二兩、佛耳草一兩、熟地黃一兩焙研末、每用二錢裝潔淨烟水筒上、如吸水煙然、吸煙嚥下、頃之、有涎吐去、兩服可愈、此方治一切咳嗽、不論久遠晝夜、無不效驗如神、好在藥品不貴、祈患者不妨一試之、

消息

醫士登記之統一辦法是否實現釐訂者究係何人請讀下文

上期本報、披露衛生局醫士登記消息、並述及國府衛生部、將釐訂全國醫士登記統一辦法、惜未詳述、致令讀者紛紛來函詢問、殊深抱憾、現據調查所得、該項辦法、係由國府某委員、（姓名容後查告）以個人意見、徵求滬友某中醫、（姓名與歷史尚未至發表時期、恕不詳告、一待可以發表時、本報當詳細述之）同意、即請該醫士晉京釐訂辦法、訂就後、交中央執行委員會通過、俾得早日施行、奈該醫每日門診近百號、不忍使抱采薪之憂者、無從問津、要求在滬擬訂、某委員已承認、不日即可擬就、本報當繼續調查、以告讀者、按登記中醫之辦法、係由中醫自訂、駕輕就熟、寬猛並濟、且該醫士久已蜚聲醫林、歷任醫界要職、著作刊行者數十種、此次出而爲吾醫界謀立足地、實爲吾中醫之大幸事、惟一事須告者、該項辦法、即使訂就、能否通過、西醫界是否反應、已成一問題、須待解決、總之、吾中醫處此風雨飄搖之際、理宜一致起來、振作精神、目光放遠、謀將來中醫地位發展計、打倒苟安惡習、方爲當務之急、

咽喉類症之鑑別

裘吉生

爛喉痧、以喉中白腐潰爛為據、如不腐潰者、祇名喉痧、不得名為爛也、喉蛾日久、亦能破爛、惟所爛之處、祇限於扁桃腺局部而已、西名扁桃腺炎、無甚危險、喉癰中期、亦能白腐潰爛、惟夾以膿血淋漓、身無斑痧為斷、爛喉風、咽喉亦白腐潰爛、惟兼有胸滿心煩、咽喉阻塞、氣促嗆咳為據、又身無瘢痧故也、纏喉風、症與前同、惟咽喉不潰、而腫處紅絲纏繞、甚或腫連頸項、、腫處經絡暴起、喉內之病、如絞如紮、且麻且脹、痰涎湧甚、斯病最急、白喉之白附著肌肉、揩之不去、抉之出血、與爛喉痧之白腐、浮於皮膚者、大不相同、又有形同白喉者、如火病白喉、白塊浮於肉上起也、喉中紅腫、飲食喜冷惡熱、舌苦黃黑、甚則大小便不通、病無已時、宜玉女竹葉羚犀角地黃之類、若寒症虛症白喉、喉中微痛、夜間稍重、或嚥唾則痛、飲水則不痛其色淡紅、間有白點、亦嵌於肉內、凹而不凸、大小便同於平時、舌苦嫩白、脈象沉弱無力、此因下焦虛寒、無根之火上炎、治宜溫腎祛寒、通脈四逆湯、加桔梗、此仲景古法也、若嫌其峻、可以清淺之法而易之、惟理中及八味地黃等方、前人雖有驗案可稽、然方藥病情、不能絲絲入扣、非可比腸胃、漫試其藥也、此種籠統之談、鄙人絕對的不敢隨聲附和、

喉症寒熱虛實之治療

許半盦

喉科一症、或云三十六種、或云七十二種、究其實、總屬個人少數之經驗、不足以包括全體、內經陰陽篇曰、天氣通于喉、地氣通于嗌、又曰、一陰一陽結、謂之喉痺、痺者、喉病之總名也、究其原因、則不離于四火、有外來之火、內生之火、有餘之火、不足之火、遠至人、又分別喉風、喉痺、喉痧、白喉、乳蛾、喉癰、鎖喉、纏喉、喉疳、喉癬、喉瘤之不全之數者、以喉風纏喉為最要、喉風痰鳴氣喘、喉間痰壅、氣難出入、須臾殺人、纏喉纏束喉間、呼吸不利、頃刻傷生、其他喉恙雖多、若治不中竅、恐難脫體、時作時輟、帶病終身、故治者、當認明寒熱虛實、不可不辨、大凡喉之為病、熱者十居八九、寒者十中一二、熱則易認、痛處紅腫、發熱口渴、喜冷畏熱、舌苦黃絳或黑、脈洪數、便閉溺赤、甚則大小二便不通、痛無已時、治法宜玉女竹葉石羔、或犀角地黃之類、清其實熱痰毒、此屬于熱者之治法也、寒則難明、喉中微痛、至夜稍重、或嚥唾則痛、飲水則不痛、其色淡紅、間有白點、亦嵌于肉內凹而不凸、大小二便、全乎平時、舌苦嫩白、脈象沈溺無力、此因下焦虛寒、無根之火上炎、治法宜溫腎祛寒、通脈四逆湯、或加桂枝等類、此屬于寒者之治法也、至于實者、其初起耳下一邊腫大、或兩邊腫連項頸、喉內疼痛如蠶、內外皆腫、此纏喉風也、外分不腫、內則腫滿、或破爛者、此爛喉風也、雖有赤白之分、急慢之異、而總屬血熱痰涎壅于內、風熱疫癘襲于外、治法宜散風清熱解毒化濁祛痰涼血等法、藥如吊痰湯之類、此屬于實者之治法也、虛者其原因皆由于腎水虧于下、火不潛藏、上越為患、其見症或痛或不或、渴不喜飲、苦光紅、脈象細數、宜六味丸之類加減、此屬于虛者之治法也、總觀上述、分別寒熱虛實原因見症治法、類別多端、將不為之參考云云、

替「陰陽」二字明定界限

王潤民

▲表明症狀之消極積極性質　▲為便利說明所用之術語而已

五行之說、為近世通人所詬病、流風所被、因並波及於陰陽、以為非一同打倒不可、吾謂陰陽二字、尚有研究之價值、不可與五行相提並論、惟須明定界限、不可漫無限制耳、請略言之、

古人對於陰陽一名詞、視爲含有神秘之意味、此實爲迷信之根源、又用此名詞、漫無限制、亦爲墮入魔道之大原因、如內經謂「陰陽者、天地之道也、萬物之綱紀、變化之父母、生殺之本始、神明之府也…」云云、似此誇張揚厲、直視陰陽爲神秘不可思議、縱極玄妙、試問於醫學何裨、宜其招人之排斥也、吾意陰陽云者、不過表明症狀之性質、蓋同一疾患、未必即發同樣症狀、有發陰性症狀者、有發陽性症狀者、如是而已、非有何種迷信存乎其中、此義惟日人和田氏言之最精、茲試錄其文如左、

陰陽二字、在醫語用之最廣、背爲陽、腹爲陰、腰以上爲陽、腰以下爲陰、表爲陽、裏爲陰、男爲陽、女爲陰、概言之、即積極消極之義也、爲風邪症、有發陰性症狀者、有發陽性症狀者、其症狀不同、治法亦異、例如風邪之爲陰性者、悉爲消極的徵候、脈沉伏、惡寒發熱、頭痛在中心、不在外表、皮膚汚穢蒼白、氣鬱悩動、好蟄居於一室、宜以陽性（熱性與奮性陽浮性）解熱劑振動之、若陽性症狀則反是、悉爲積極的、脈浮大、不惡寒而惡熱煩渴好飲、面色潮紅、肌膚滑潤、頭痛在外表、精神明爽、好出遊、愛眺望風景、觀人畜活動、宜以陰性（冷性鎭靜性沉降性）解熱劑降壓之、是故一病必具陰陽二面、對於陽性患者、誤用熱劑溫罨法艾灸等、對於陰性患者、誤用冷劑冰囊冷水浴等、則治法與病勢不相應、名曰逆治、則生變症、或非命而死、

觀於此文、則陰陽二字、不過表明症狀之消極積極性質、爲便利說明所用之術語而已、試問有絲毫迷信存於其中否、如此明定界限、不致流於浪用、且於用藥之標準上大有關係、若之何廢之、鄙意如此、未知高明以爲何如、

瘧病之特效藥

余鴻孫

瘧病之症、內經以夏傷暑濕、因得秋氣、汗出遇風、及得之澡浴、水氣舍於皮膚之中、邪氣與衛並居、故瘧成矣、熱多者謂溫瘧、寒多者謂寒瘧、單熱不寒者名曰癉瘧、單寒不熱者名曰牝瘧、兼暑者名暑瘧、兼濕者名濕瘧、挾痰者名痰瘧、挾食者名食瘧、又有挾瘴氣者名瘴瘧、病久正虛之勞瘧虛瘧、名目繁多、皆因其病狀與病因而各異、治療之法、不外乎熱者涼之、寒者溫之、清暑、燥濕、攻痰、化食、及扶正祛邪等、爲小柴胡湯、清脾飲、清暑散、四獸飲等法、因症施治、各有專效、客歲余於舊籍中、得一單方、於瘧病一症、確有特殊之功效、爰錄之以告讀者、

向日葵花瓣一把、（約四五錢）黑棗五枝、生薑三斤、

置潔淨碗內、加水令沒、飯上蒸透、於瘧發日清晨燉溫、服湯及棗、輕者一服即效、重者二服三服全愈、屢試屢效、

按格致彙編載、向日葵能收低濕處所發之疫氣、令人免瘧疾發熱、此方簡便而奇、傳諸貧苦無資之人、及鄉僻無藥之處、洵造福不淺矣、

再談婦人受胎之原理

吳虎

本報第一期中、王君潤民論婦人受胎之原理一文、發揮原委、惜議論週詳、余於合信氏（英人）所著之全體新論中、見其有對於胎產之種種、頗多所論列、特再錄之、以供合參、

女子尻骨盤肉前爲膀胱、中爲子宮、後爲直腸、膀胱溺管一寸、其下爲陰道、即產門也、產門肉理橫生、可寬可窄、其底銜子宮之口、陰水生焉、

子宮狀若番茄、倒挂骨盆之內、長二寸、底闊一寸三分、內容爲三角房、一角在口、兩角在底、底角有小孔、底孔有二筋帶懸之、此帶無力、即有下墜之憂、受胎之後、漸大而圓、七月至臍上、九月至胸下、娩後復縮小、

子宮之底、左右各出子管一支、與小孔通長二寸半、垂於子核之側、不即不離、子核者、在子宮左右離一寸、向內有帶與子宮相連、向外有筋帶與子管相繫、形如雀卵、內有精珠十五粒至十八粒不等、內貯清液、是爲陰精、女子入月之年、精珠始生、至月信絕、其珠化爲烏有、

男精入子宮、透子管、子管罩子核、子核咸動、精珠迸裂、陰陽交會、復入子宮、結成胚珠、子管漸大、胚珠漸行、數日之內、行至子宮、生膠粒以塞子宮之口、是謂受胎、

子核之內、裂一珠成一胎、裂雙珠即孿生、若子宮受病、子管閉塞、子核有恙、核無精珠者、皆不受孕、

受孕而胚胎生、十二日生毛、內涵清水、有兩小物浮其中、一圓一長、長者人也、圓者養胚之物也、積日彌大、積日彌小、胎盤生、此物即無矣、二十日胚形爲大蟻、三十日爲牛蠅、長四寸、身骨可辨、且有眼模、三十五日臍帶生、四十二日胚有口、四十五日初見四肢、六十日手足全、骨點始生、上有耳鼻、下有肛門、是爲受胎之始、長一寸、六十五日始生藏腑、九十日見全形、男女可辨、長二寸、胎盤成、至四月、內外皆備、長四寸、五月始動、六月長六寸、七月長八寸、骨節粗成、八月長一尺、睪九由腹落入囊、九月目始開、長尺二寸、十月胎足。(下略)

編者按此段論子宮之構造、及胎胚之形狀、詞簡而意深、與王君潤民之作合參、可謂相得益彰矣

表裏寒熱虛實概論(續)

周維翰

▲是百病之總綱

▲爲治療之原則

寒熱之在表者、其病猶淺、其治尚易、失事之最多者、其在裏之寒熱乎陰在裏之症、有內外俱寒者、失之毫釐、謬以千里、不可不分別論之也、

大抵內外俱寒之症、其外象必手足厥冷、或身拘厥、其脈必遲或緊、或浮微或沉細、其內必痛、有痛於頭者、有痛於腰腹、有痛於筋骨者、其衣必多、其被必厚、甚則戰抖、或吐或利、或嗜臥、甚則臥踡而囊縮、凡見此症者、皆傷寒論所謂直中三陰也、今之寒痧、及霍亂、大都皆此症、而四時之患者亦多、宜以薑附爲主治、而復視兼症以加之、若下痢者宜加白朮也、下痢而痛者、宜加木香也、若見嘔吐者、宜加半夏也、見頭痛者、宜加羌活也、欲其外出而達於表以散者、宜加麻黃葱白也、

若夫內外俱熱之症、其外象必面赤引飲、憎衣去被、其脈必洪數牢實、其舌苔必黃絳、或見白膩、(按溫症之苔、往往有白膩如粉者、爲熱極之據、今之醫家，易誤溼，不可不知、)其內必神昏、發狂躁急、見此症者、大都其病在陽明、宜辨其表裏虛實以治之、在陽明之表而實者、白虎湯宜之、在陽明之表而虛者犀地湯宜之、在陽明之裏而實者、承氣湯宜之、在陽明之裏而虛者、增液湯宜之、而溫病之重者、其熱皆由內而外、由陰而陽、必以生地爲主治、而隨其症以加之、非銀翹散之所能爲也、至於溫疫之症、一發燎原、表裏俱實、則非大劑之膏、連、犀、地、硝、黃、必不以足以殺其勢、以上二症、不患醫家之無識、特患醫家之無膽、若不可無膽而又不可無識者、則爲假熱假寒症、假熱者、外熱內寒症、又所謂陰盛格陽症也、多面赤、身熱、咽痛、乾嘔、苟辨之不細、識之不確、則俟藥下咽、易於致命、非與諸症參觀細察、不能得其眞相、一宜辨其脈、脈必沉細、或細而欲絕也、二宜辨其熱、以寒暑針含之、必不至一百〇三度以上也、三宜辨其飲、凡患此症者大都不渴、與以飲、則飲少許、不致飲、亦不索也、即有索飲者、亦斷不至引飲無度、四宜辨其小

便、或見其清或覺其長、或略見黃色、然斷不至於赤澀、五宜察其大便、或見下、利或見便…、雖未必能多、然必不至於燥結、六宜察其神氣、其性必較靜、其寐必較多、其衣被必不嫌、其手足厥冷、其痰狀必膠膩、七宜察其以前之治法、凡服清熱藥者、其病勢必日見其重苟不憚煩碎二體察、則病情雖幻、當亦無所遁、治之之法、宜先以四逆湯輕劑以試之、然後繼以桂附之重劑、總以藥之力、能加乎病勢爲斷、若病重而藥輕、竊恐其無效也、然又有上實下寒症者、或面赤神旺、或不能臥下、或夜不能寐、或多言而躁、或易於動怒、或口碎齦糜而咽痛、或頭易眩暈、如坐舟車、或痰見灰色、往往以桂心桂皮治之而全愈、

至於溫病之重者、又多假寒之症、其最多者爲厥逆、或兩手冷、或兩足冷、或四肢皆冷、甚則通體皆冷、與寒症之厥逆、頗易相混、所特異者、此必面目俱赤、而寒症無之也、此則由壯熱而厥、寒症則始病即厥也、凡溫病之厥逆、其病所尙在陽明、其裏熱者、以承氣下之可也、其未實者、以增液湯之可也、熱漸去、則肢漸溫矣、若夫瘟疫症、則甚有遍體皆厥　兼見飲熱惡冷、胃出冷汽、周身如冰、色如蒙垢、苔膩如粉、便清洩白、甚或有清水直瀉、完穀不化等症、皆爲火極之據、雖不恆見、而察其內證、則氣噴如火、譫語煩渴、咽乾唇裂、苔黃黑、心腹痞滿脹痛、舌捲囊縮等狀、苟一爲所欺、禍不旋踵、

此諸症者揭其綱、要不過寒熱兩端、論其治、仍不過溫涼二法、然欲辨之無悞、治之必效、則雖聖神工巧之醫、舍此更無餘蘊、僕不敏、敢斷言之曰、中醫所能自立之理、首在乎寒熱、而次在乎虛實、試更申論之、

頭痛漫談

張劍秋

一證而病源各異醫者宜臨證詳察此一定之理也即以最普通之頭痛一證而言亦可分爲數種今略述之

表邪 表邪外襲、先由太陽受之、太陽之脈上額交巔入絡腦、還出別下項、連風府、頭爲三陽之通位、表邪客之、榮衛不和、太陽之絡有所障礙、不得如常、以致作痛、表邪頭痛、必連及項頸、兼見發熱惡寒、苔白脈浮等、治法宜疎解表邪、爲荊芥錢半、豆豉三錢、豆卷三錢、薄荷一錢、防風錢半、高禾本錢半、桂枝八分、等、

裏邪 太陽之邪不得從外而達、傳入陽明胃腑、挾腸中濁垢凝滯膠固、若再不從下而解、勢必化燥、燥熱薰蒸于上、則頭作痛、裏證頭痛、痛而且脹、兼見腹痛拒按、壯熱口渴、苔焦黃或黑、脈硬等治法宜逐穢下行、仲景承氣之類、川軍三錢玄明粉二錢、枳實錢半、厚朴一錢、瓜蔞三錢、等

肝陽 肝爲風木之臟、體陰用陽、賴腎水以滋養、腎陰不足、肝木失於涵養、肝陽化風、升騰上擾清空、故頭內作痛、肝陽頭痛、痛而且眩、或偏左、或偏右、兼見眼花耳鳴、苔黃脈弦等　治法宜平肝潛陽、霜桑葉三錢甘菊花三錢、黑穭豆衣三錢、薄荷炭一錢、明天麻一錢、石決明四錢、潼夕利三錢之類

疫證 疫乃燥熱之氣、而且傳染性、感人最速、頭爲諸陽之首、位居至高、凡燥熱之氣、性多上炎、燥熱盤居於內、爲籠之蒸、以致作痛、疫證頭痛、痛而如劈、沉不能舉、兼見兩目昏暈、嘔吐自利、苔黃脈數、治法宜大清疫毒、白虎清瘟敗毒之類石羔四錢川連四分、知母三錢、犀角一錢、生地三錢山梔錢半、黃芩錢半其皮錢半、竹葉卅張、赤芍二錢、連翹三錢、等

陰虛 陰以陽護、陽以陰守、陽有餘則陰不足、陰有餘則陽不足、此自然之理也、陰液虧耗、陰不斂陽、虛火上浮、清竅被擾、兼見潮熱煩渴等證、舌質紅脈濡小、治法宜育降增

水、六味丸之類、（山藥、山萸肉、地黃、丹皮澤瀉、茯苓、）

陽虛　人身津液之產生、賴腎中之眞陽、以蒸騰之陰液、得陽氣之蒸騰、方能化而爲津爲液、以柔養臟腑，陽氣得陰液之灌輸、方能展其所長、故津液之產生、乃陰液陽氣互助之成績也、若下元眞陽衰微、則不能蒸騰氣化、陰液既不爲陽氣蒸騰、則凝聚於上、清空被塞、兼見背脊怯冷、四肢欠溫、苔白脈沉等、治法宜振助腎陽、人參一錢、附子一錢、龍骨三錢、牡蠣三錢、肉蓯蓉三錢、益智八分、補骨脂三錢、等

陰陽並虧　陽不能蒸騰氣化、陰無以灌輸膀胱、若鍋釜之水火俱無也、陰不能濟陽、陽不能護陰、勢必兩者脫離、虛陽上浮、濁陰迷、[illegible]身上潮熱、而四肢欠溫、苔脈伏等象、治法宜陰陽並補、附桂八味丸之類、（六味丸加附子肉桂）

車前草治癃閉之特效

沈仰慈

▲一味草藥

▲打倒西醫

癃者小便不利、即滴瀝不爽也、閉者小便不通、即點滴難洩也、吾醫察症審因、治法多端、曰分消法、三焦者決瀆之官、水道出焉、因溼壅三焦、水道不利、以致癃閉者、以通草、滑石、薏仁、茯苓、車前、分消之、曰宣通法、因溼熱之邪、阻滯經府氣分者、以石膏、杏仁、厚朴、防已、大腹皮、海金砂、六一散宣通之、曰清降法、因心火鬱結·致溺短而痛者、以導赤散加滑石清降之、曰潤肺法、因肺氣燥涸、不能生水、氣化不及膀胱、以生脈散加沙參、茯苓、桑皮、車前、清潤肺氣而通之、曰滋腎法、因腎水燥涸致小溲不利、以知母、黃柏、黃芩、澤瀉、通草、滋腎滌熱而導之、曰探吐法、因上焦氣閉、不能通調水道、下輸膀胱、以沉香、木香、枳殼、陳皮、小茴、木通、煎湯探吐、氣通則溲自行也、曰升舉法、因氣虛下陷、升降失常、及孕婦胎重壓胞、小水閉者、以補中益氣湯升舉其氣、氣升則水降、如滴水之器、閉其上則下自通矣、內經曰胞移熱於膀胱則癃、張仲景曰陰虛則小便難、朱丹溪曰小便濇者、血因水燥、下焦血氣不得降、而滲泄之令不行也、宜補陰降火、李東垣曰、小便不通、有氣血之異、如渴而小便不通、熱在上焦氣分也、宜清肺氣、如不渴而小便不通、熱在下焦血分也、宜滋腎水、又曰血分燥濇、致氣不通而竅閉、宜導氣除燥，凡此先哲發明之治法、全在醫家之診斷擇用　而尤在病人之詳述症狀，症與法合、固有效如桴鼓者矣、若夫世俗流傳單方之神效、則莫如吾最近聞之車前草一則、西門路潤安里林君、夏秋間、患小便閉塞、脹滿難忍、邀西醫治之、西醫用橡皮細管通於尿道、溺得大泄、頗覺暢快、但一日不用橡皮管通接、則脹滿欲絕、於是上午通一次、醫費規元五兩、夜間通一次、醫費規元十兩、久之耗費多、而病不愈、頗以爲苦、或呈以車前草搗汁飲、可通小便、姑信之、專人往田野間覓得車前草、搗汁半杯、沖水一碗飲之、小便竟暢、不復閉塞、其病爽然若失、林君語人曰、不圖一味草藥、乃有若是神效也、於是西醫生每日規元十五兩之診金、遂爲中斷、林君之友語余如此、余笑曰諺有「一味單方氣死名醫」其是之謂乎、

談橄欖

余彥怡

橄欖爲喬木果食類、於醫學上有相當之價值、今以研究所得、分

列於下、

（一）出產　熱帶各地皆有出產、如出於西藏者、爲珍品、「名藏青果」時、醫於喉科藥方中、每加此味、

（二）形態　葉爲奇數羽狀複葉、花攢簇成穗狀、枝節間有脂如膠、實（即橄欖）尖而長、色青、可生食、蜜漬鹽藏亦佳、

（三）性味　味酸而甘、性平、

（四）主治　開胃、淸肺、下氣、解酒、生津、止煩渴、治肺邪熱、咽喉痛、

（五）特效

（一）牙齒風疳、用橄欖燒末、研、入麝香少許、

（二）中酒、魚、野蕈、河豚、魚、鼈、等毒、搗汁服、無不立效、

（三）魚骨鯁喉中、或鱠食成積、用橄欖核磨汁服、

（四）腸風下血、用橄欖核燒研存性、米湯服、

（五）咀嚼嚥汁、可防喉痛喉痧、

（六）手足凍瘡、用橄欖核燒末油調、

（七）下疳腐爛、用橄欖核燒存性、研、油調敷、

（八）口唇燥痛、用橄欖仁研爛敷、

（九）脚上凍瘡破潰、用橄欖燒灰存性、爲末、加輕粉油調塗

（十）淸解煙煤毒、武進名醫謝利恒先生、謂滬上人烟綢密、而煤氣獨重、（吾人晨起時、覺鼻孔中有黑垢者、即吸入之煤氣所致、）宜常服靑龍白虎湯、所謂靑龍白虎湯者、即靑橄欖與蘿蔔二味、

（六）結論　此物爲淸解之品、入於肺胃、以淸香而小者爲良、大而酸澀者不可食、其兩頭之尖端、食時宜切去、因其性熱也、又市上所售者、大都用礬水浸過、以其能保護其常靑之顏色、但礬水性澀、且燥烈、非徒無益、且有害之、而於喉痛等症、且有極大不利、故市上售來之物、宜細細辨之、其色稍黃有黑點者、即其日期巳久、巳經礬水浸過、即不可食、即靑者亦宜用水洗淨、方免危險、

人參之研究

近人研究

趙藎臣編
章次公補

高思潛曰、人參之有效成分、至今尙未得充分之報告、卡里苦司氏、就北美產人參、而研究其成分、發見噴那寬依龍、其後日人藤谷功彥氏、就朝鮮產及日本產人參而研究之、亦得同樣之結果、又日人朝比奈泰彥、及田文太兩氏、于鬚人參中、發見撤帕凝、井上圓治氏所研究之人參、亦得一種糖原質、爲撤帕凝之屬、

由發見噴那依龍者之報告、此藥之價値殆與甘艸相同、由發見撤帕凝者之報告、謂在藥物學上、毫無趣味、吾人對此、當須知彼等化驗之結果、無充分之成績其所報告、當然不能有多大價値、取供參考、未始不可、若根據其說、以反駁中醫、則斷斷不能、

人參爲中藥中最著名之强壯藥、能恢復身體、及神經之疲勞、且有健胃之效、其有效成分、在化驗上、雖未能顯出、然于臨床上、則實例甚多、古今關于人參治驗之案、殆不勝枚舉、即近日之業西醫者、亦有不復迷信西醫之說、而謂人參在臨床上實有效驗、富田長壽成氏之人參報告云、脈微弱而易壓迫者、用之則血壓漸增進、用脈波計、見脈波漸漸高起、此即人參

大補氣血之顯徵也、

藥學家猪子氏之言曰、人參爲興奮强壯藥、爲漢醫所珍重、然徵諸病床上、無顯著之效、在病症危急時毫無作用、雖數日至數週接續服之、始覺榮養稍佳、氏之此言、最可訾議、爰條辯之于下、

(一)凡補藥之獲效、非旦暮可期、不若吐瀉發汗等藥、可以隨服而隨應也、人參在病床上無顯著之效力、何足爲病、

(二)人參在病症急時、愈顯其效力、如獨參參附之應用、即其鐵證、氏之此言、蓋慢會人參宜于百病、且只使用單味故耳、不知濕病之宜用人參者、數本不多、即宜用者、亦有配合之妙、如參附湯、配以附子、三才丹、合以地黃天冬、其他方劑、以人參爲主、而加以配合者不可勝數、蓋必君臣佐使備、而後始能與之泛應曲當耳、今當病症危急之時、不問其原因、如何一概以人參投之、所云毫無作用、亦無怪其然耳

(三)接服數週、始覺榮養稍佳、凡强壯者然也、猪子博士爲日本惟一之漢藥研究家、著有和漢藥論、死年甚早、若天假之年、吾知其對于和漢藥物、必有極大且多之發明、且因繼續化驗之故、對于早年未定之說、亦必能自行矯正之也、

上期第十三頁題目中章太炎下之先生二字及腸實扶斯下之腸出血四字被手民漏去特爲更正並此道歉

從生理學說到——（二續）　餘姚胡九功

生殖器——再談談——

手淫—野合—遺精—白濁

(生殖器)　生殖器、男女皆有、惟其構造與功用、各有不同、今略分而言之、

男性之生殖器、其重要部分在睪丸、女子之生殖器、其主要部分在卵巢、使睪丸所製之精蟲、與卵巢所生之卵珠會合之器、皆可統稱之曰生殖器、男性之生殖器、可分爲內外二部、

(甲)內部又可分睪丸、副睪丸、輸精管、精囊、四類、

(一)睪丸位居陰囊之內、爲一對長圓形之有機腺體、其構造爲睪丸白膜與細精管組織而成、其內必又分爲十餘隔之小層、功用專爲造精、至春機發動期、則睪丸中之精液細胞、分化而爲端液、

(二)副睪丸位在睪丸之後上部、其形細長而扁平、爲纖維膜及固有膜構造而成、其用與睪丸略同、

(三)輸精管位在陰囊及小骨盤之內部、曲折行於膀胱之後、爲平滑筋之一膜管、其構造爲纖維膜筋纖膜粘液膜三者互合而成、其用爲精液之入於精囊者、皆賴此輸精管之力以輸送之、

(四)精囊位在膀胱底之兩側、攝護膜之後方、列於膀胱底及肛門之間、其長度約三英寸以上、捲縮於長徑出後不等之管膜、其構造同於輸精管、其用專爲儲蓄精液、睪丸製成精液後、乃由輸精管運送至精囊而貯之、以備交合時放射之需、

(乙)外部又可分爲攝護腺、莖底後腺、陰莖等三類、

（一）攝護腺位在膀胱之尖端、圍於尿道之始部、其形爲果栗大之腺體、爲纖維膜、筋組織、腺質、三者搆合而成、而開口於射精管、其功用爲分泌一種透明粘液之膠液、混合精液之分泌物、放出一種强有力之臭氣、交合射精之時、此物亦同時放出之、此液即俗呼所謂淫水是也、

（二）莖底後腺在尿道之角韌帶兩葉之間、大如豌豆、由葡萄狀腺所搆成、其用爲分泌粘稠之液、此液或呼之曰潤道水、

（三）陰莖在骨盤前部、陰囊之上、其形爲圓柱、爲海棉體白膜與外皮所合搆而成、陰莖之前頭肥大部、形類烏龜之頭、故吾國俗呼之曰龜頭、其根部名曰陰莖根、根之內部、名尿道球、前端爲海綿體部尿道、其中有尿道腺及多數之細窩、又陰莖外面之皮、名曰包皮、幼時包於龜頭之外、及春機發動期、龜頭則漸次脫出、顯露於包皮之外、亦有終身不脫出者、此係成理上之不同、勿不疑懼、其用爲交合之要具、勃起之時、莖部之血管擴張、全身血液、皆下行彙叙於海綿體、空隙、若一再磨擦抽動、則自然生一種美快之感、此感覺至於極度、則精囊立時收縮、精液即由尿道能射出矣、

嬰兒之危險

葉一得

▲曲肱枕兒有三弊

▲產婦保姆應注意

產婦與嬰兒分寢、在吾國之習慣、此風屬未能實行、父母愛其子女、亦人情也、故嬰兒寢時、其母爲抱之懷中、以手曲肱枕之、唯恐其被蓋之不週、而失於防範、殊不知曲肱枕兒、有三弊存焉、爲產婦保姆者、可不加意及之耽、今以研究所得、錄之於下、

（一）防悶斃　產婦曲肱枕兒、必側身而臥、用手臂挽兒、抱之貼緊夜深熟睡、若嬰兒啼哭、即以乳頭塞乳於嬰兒口中、母產此時似明似昧中、已不知嬰兒之何若、而嬰兒口含乳頭、鼻孔緊貼產母之與產母乳部貼緊、若產母抱之太緊、則嬰兒鼻部愈力、於是嬰兒之呼吸不得暢爲時稍久、則呼吸斷絕焉有不悶斃者乎、

（二）腦門易受鼻風　人鼻中呼出之氣、名曰鼻風、此風甚微、本不能致痛也、小兒腦門未長滿、此處最易受風、故有留髮護之、惟夜間母子同睡、曲肱枕兒、則兒頭在母胸前哺乳、其腦門、正當母鼻之下、接受鼻風、夫腦門爲嬰兒要害之區、小兒熟睡毛孔正開泄之時、產婦之鼻風、緊承嬰兒之腦門、（此風近鼻則聚、亦甚有方、）久久吹之、則風入於腦門、即處驚風等症、（編者按中醫謂驚風多屬火痰而醫謂抽搐屬於腦、鼻風吹入腦門致驚信然、）

（三）兒頭易生熱癤　曲肱枕兒、除上列二弊外、尙有兒頭易生熱癤、夏日兒頭滿生熱癤、均以其爲血熱暑熱、曲肱枕兒、實極大原因、蓋兒頭本熱、婦人手臂亦熱、以臂枕兒、兩熱相合、故至夏日、易生熱癤也、

女子束胸之害

趙子剛

女子之束胸、始自遜淸、至今爲甚、緊束兩乳、便不膨脹、自爲美觀、然不知於生理上、大有害焉、蓋女子之乳、隨身發育、而成半珠狀、以預將來產後之授乳、今既兩乳緊束、何可授乎、富貴之家、雖可僱用乳婦、然非徒無益于嬰兒、恐反招其害、夫不觀鄉間、貧苦之家、嬰兒之强壯乎、殊不知乳腺與生殖器、有密切之關係也、乳腺與生殖器、並行發育、至破瓜期而肥大、姙孕之中、分泌初乳、至產後分泌乳汁、授乳能促產褥子宮之收縮、又每發子宮及卵巢之萎縮、阻止排卵及月經、皆周知之事實也、

女子自行束胸之後、既無上逃之利益、又受害于肺部、輕則咳嗽咯血、重必肺萎勞怯、傷身弱種、害莫大焉、處今百廢待舉、解放自由、此事尤關民生要旨、故國府前曾通令各省縣、實行禁止束胸、焉容緩乎、質之先進、以爲然否、

經驗效方 治久痢及休息痢

沈仲圭

人蓡一兩　樗白皮一兩爲末、每服兩錢、空心米飲調服、

(圭按)痢疾初起宜攻下、延久宜補濇、此大法也、休息痢有由止濇太早、積滯未清而成者、有由腎氣不固、中陽下陷而致者、前者仍當清化、后者則宜補澁、本方以人蓡補脾氣、樗皮固大腸、藥祇兩味、効甚顯著、寇宗奭謂「洛陽一女子、年四十餘、耽飲無度、多食魚蟹、積毒在藏、日夜二三十瀉、便與膿血雜下、大腸連肛門甚痛、用血痢藥不効。用腸風藥益甚、服熱藥腹愈痛、血愈下、服冷藥瀉住食減、服溫平藥、則若不知、年餘垂斃、或敎服是方、一劑知、二劑減、三劑瘳、」是症病經一周、正衰邪微、不事補澁、安望生理、而垂絕重疴、竟以二藥愈之、此尤足證藥貴對症、不在多寡也、

碎語（二）

欢公

僞醫之迷信細菌病竈、不向治療方面進攻、與舊醫之侈談陰陽五行、不從實際方面研究、罪相等、說文、醫、治病工也、所以無論舊醫僞醫、其理所在、必以治療疾病、解除痛苦爲鵠的、在僞醫、治療疾病、解除痛苦之技術、果然精妙、然後細菌病竈之說　尚有根據、在舊醫浸假療治疾病解除痛苦之成績、並不高明、則陰陽五行之哲理玄理、何必拚死辯護、

祕密公開了

葉勁秋

常常聽見人們說起、中醫的退化、只爲是守秘、什麼秘製秘授之類、把以前的古法勁方、統統失傳了、好不可惜、現在呢當然是覺悟了、所以趁這個出版品風行的期中、向來似乎一無聲氣的中醫、居然也有幾種醫報出世、這是多麼的欣幸、一向我行我素的中醫、悶而不宣的壺蘆、人們實在莫名其妙、倒也罷了、現在是秘密公開了、面目揭示了、壺蘆打破了、所謂莫名其妙的妙、已有認識的機會了、那末現在適當其會的中醫的責任、是怎樣的重大也可以不言了、否則站在在局外的人們祇消喚一聲『原來如此』那末這個紙老虎又何苦自去拆穿呢、

民間治療

咳嗽方

靜齋

小兒連聲咳嗽、俗名蝦蟆欬、欬時連續不巳、面紅筋暴、氣喘不平、此症由於風痰搏結、留戀肺臟、小兒肺葉嬌嫩、最易受損、久延每成癆病、

牛蒡子三錢　萊菔子三錢　旋覆子三錢　山查肉三錢　青蒿子二錢　炙白蘇子二錢

右藥用井華水煎、輕者一煎見效、重者三四劑、忌一切油膩腥酸鹹生冷等物、而于起居一層、尤須留意、

按、連聲咳嗽、書名鸕鶿咳、患者每都小兒、上方藥品、在化痰降氣、與病頗合、

瓦楞子治爛凍瘡

張福生

凍瘡潰爛出膿滲血、疼痛難堪、至爲可惡、每延至春天、不結核愈、吾鄉有一秘傳、以蚶子殼、(一名瓦楞子)火煅研極細末、水多者燥滲、乾者麻油調搽、功效頗驗、

按、瓦楞子內症中用之、取其定痛散結、火煅研末、有止痛去腐之功、

癧子頸

劉雅亭

。紫背天葵子一兩、和猪肉半斤、燉食之、數次全愈、

按天葵子、即洛葵子、色初白後紅、熟則紫黑、可作面脂、揉去皮、蒸曬研細、和白蜜搽面、鮮豔可愛、蓋此物性質清利、乃潤澤肌膚之品、

治目疾神方

李雄

前有山西太原府、李鄉官雙目失明、年至五十二歲、遇道人授此方、洗眼復明、治愈多人、

當歸一錢　白芍一錢　川連一錢　皮硝一錢　銅綠一錢

三盃煎一盃、盛磁罐內、埋地底、三星期、取藥洗眼、一劑治一人

琥珀分清泄濁丸

丁仲英

肝經濕火、淋濁管痛、小溲不利、下疳濕爛火盛者、

生大黃切片晒乾一兩　西琥珀鎊同燈心研一錢

研勻雞蛋白三枚、搗丸如桐子大、每服三錢、開水送下、小溲如金黃色、服三日、即可濁減火清矣、

□消息

上海國貨製藥公司宣言

溯自我國西醫代興以還、國產藥物之用途遞減、每年經濟上之損失、頗足驚人、設再冥然罔覺、無動手中、竊恐我國人民之經濟狀況、將愈益不堪聞問矣、原夫我國藥物之所以大受打擊者、厥有數因、業此在祇圖厚利、不向改良、字招上雖曰虔修、雖曰道地、試問事實上能否若此、再我國方藥頗有奧妙之處、例如取氣藥應少煎、取味藥應少煎之類、一或失度、効用頓減、藥之煎煮時、倉猝間不能立辦、手續麻煩、尤其旅居客地者極感不便、其次如藥味強烈、下咽欲嘔、有此多因有目中醫官料飲片猶如昔日之弓矢、西醫藥丸藥粒、猶如今日之鎗炮者、不爲過也、于是挾弓矢而與鎗炮相角逐、縱士卒勇武絕倫、其能免于血肉橫飛哉、勝負之數、昭昭在人耳目、固無需乎強辯矣、同人等有感于此、爰有本公司之組織、將我國藥物加以科學之化驗、或爲丸、或爲散或配數味以成方、或改舊有丸散之舊觀、中藥西用、務求簡便精必實事以求是、須精益以求進、不誇張、不欺妄、此間人等所敢自信者也、

治水鼓病經驗談

李健頤

水鼓之證、卽由於水腫之甚、以變成者、水腫是因飲冷過度、兼以三焦失決瀆之權、經脈中之溫度、受水分之多而下降、神經作用疲乏、血液循環枯滯、以致皮膚及泌尿器之排泄、失其功能、體中水質無從發泄、水氣泛濫、溢於各經脈、因之皮膚間膨脹、卽成水腫、日久月深、水質蓄積不消、肢體脹大滿量、遂成周體、卽變水鼓、旣成水鼓、治療實難、蓋水質藏於體內、猶溝壑之積水、積久不消、卽成毒水、毒水能發育一種毒菌、毒菌噴出之毒物、與血液混和、脈管之血、卽變青色、故水鼓甚、腹部有青筋、卽靜脈管和毒質之外現也、金匱水氣病脈證篇云、『水病脈出者死』、是謂水病旣成毒水之外現者、爲死證也、夫毒菌之發育繁甚、其體溫之冷、必轉爲熱、煎熬血液、腎中之龍火上騰、故水鼓之將危、必反見口渴液乾煩燥不寐、諸證蜂起、中國醫學大辭典云、『水鼓由於毒水結聚所致、腹部雖大、仍時欲飲水、津液日耗、皮膚日粗、爲危兆』、然則水鼓之症、若不早治、及至水毒煥發、津液乾枯、雖有華扁之能、亦將束手、誠矣、水鼓之利害、豈可遷延時日哉、余觀古人治鼓、大約分爲五法、初起之時、宜用麻黃羌活防風之屬、使水氣由汗而泄、則腫可消矣、按麻黃羌活、發汗以兼利水、卽所謂開鬼門之法也、就鄙人所見、麻黃發汗過其雄烈、恐傷津液、宜佐以白朮淮山、補脾固液、且以防麻黃之開發疎散也、世人不知用麻黃、宜加白朮淮山之鑑制、而乃懼麻黃之猛烈而不敢用、以是水蓄不消、貽害匪輕、吳鞠通先生所著醫案、內有治腫一案、用麻黃一兩、效如桴鼓、化學實驗新本草、發明麻黃有利水之能、曾錄西醫所不能治之水鼓、而以麻黃治愈者二案、可見麻黃爲治腫之良藥、雖然麻黃有利水之能、然僅宜於初起之時、水勢膨脹、皮膚緻密者、最有靈效、若上部無恙、下體腫大、則宜用澤瀉木通防已之屬、以利下竅、以通水源、卽所謂潔淨府之法也、再者腠理閉塞、以發汗而汗不出、膀胱氣鬱、以利水而水不利、腹部愈大、所積之水、殆成毒水、急用商陸大戟甘遂芫花之屬、疎通三焦、蕩滌毒水、卽所謂去菀陳莝之法也、水毒蔓延、腎臟大虧、三焦之源失相火之扶殖、腹大如箕者、宜與附子吳萸肉桂、以助其陽、則龍雷之火、不致上奔、而腫可消矣、卽所謂宣布五陽之法也、如脾土大衰、相火不足、陰霾之水泛濫、腎中之陽無光、宜用五苓散腎氣丸、卽所謂助脾益火之法也、如此五法、爲治水鼓之大綱、雖屬古法、而於治療上之效果、未必盡善、鄙人潛心研究、發明數方、爲治水鼓之良方、先由於試驗以後得於實效、又經屢次著功、以後得於最良之結果、竊思時爲醫學革新之濫觴、公開研究之時局、凡有新發明效方、皆當發表於世、勿敢吝秘、故爲誤世、特將余所經驗藥方、幷治案數則、列後、以質同道、共襄研究、是所望於海內之明哲者、治水鼓第一方、麻黃三錢、羌活錢半、淮山八錢、白朮三錢、陽春砂錢半、木香一錢、木通三錢、瞿麥二錢、牛膝一錢、茯苓皮三錢、水酒各半煎服、按水鼓初起、水積於血管、及微絲血管、兼排泄器障礙、水無消路、卽成水鼓矣、方用麻黃疎散發汗、羌活能直達於微絲血管、以助麻黃之力、淮山白朮、補脾固液、兼以制止麻黃之辛散、春砂木香、行氣消腫、木通瞿麥牛膝赤苓、引水下行、然此方雖有辛溫發汗之麻黃、直達利水之木通、乃有淮山白朮之補脾固液、故不傷脾、不耗液、眞爲治水鼓第一方、

治水鼓第二方、商陸二錢、牽牛二錢、麻黃三錢、淮山八錢、白朮三錢、赤小豆皮三錢、茯苓皮三錢、大蒜頭五錢、地掛二錢、清水煎服、按服第一方、腫脹不消、小便不利者、是因皮膚堅硬、毛竅閉密、血管中之積水、將成毒水、無從發泄故也、卽照第

一方、減去春砂木香瞿麥牛膝、恐其耗氣酷烈、加商陸牽牛、直達三焦、滌蕩毒水、赤小荳蒜頭地掛、辛温入絡、發泄水質、

治水鼓第三方、紫蘇葉二錢、防風二錢、陳皮二錢、大腹皮二錢、澤瀉三錢、車前子三錢、川樸二錢、白蔻花錢半、茯苓皮三錢、猪苓三錢、蒜頭一兩、酒三碗、煎三沸香、每次用一杯、食前温服、按四體腫硬、腹厚如石、按之不凹者、是既成水鼓、用發汗而汗不出、用利水而不利、諸藥罔效、此方用蘇葉防風、疎肌解表、以逐毒水、澤瀉猪苓茯苓車前、開泄下竅、引水下行、益以蒜頭、大腹皮、川樸、白蔻花、陳皮、行氣消腫、通絡逐瘀、佐以好酒爲引、蓋酒性善竄、無處不入、且能直入於微絲血管、搜逐毒水、化成爲汗、爲尿、排泄於外、然此方專恃酒力爲鼓舞、故功力偉大、

治水鼓第四方、淮山八錢、陽春砂錢半、木香一錢、雲苓二錢、炮內金三錢、沉香一錢、檳榔二錢、澤瀉三錢、炒麥芽二錢、白朮三錢、廣化皮錢半、清水煎服、按此方爲治腫善後調養方、有補脾健胃之能、消食化氣之功、如服上方、諸症差後、可將此方製成爲丸、調治月餘、必不再發、

又方、用黃瓜魚一尾、切開、去腹中之雜物、洗淨、再加蒜頭三兩、陽春砂一兩、存於砂鍋裏蒸熟、加好酒一碗、再滾一沸、空心温服、最有靈效、

治案

一福清縣、后山頂、王阿梅、年卅歲、於丙寅年、秋間、患温瘧身軀大熱、四肢如炙、口渴不止、自思水能退熱止渴、急欲飲水、伊妻因懼飲水積蓄、爲害最烈、遂阻之、梅再三催促、不得已舀水一砵、與之、梅盡量吃下、眞如亢旱之逢甘霖、熱果盡退、而病亦瘳、自此以後、唯覺腹皮厚硬、肢膚浮腫、日見日大、竟如皮鼓、四肢僵硬、不能坐立、諸法醫治　均無效驗、時因家岳抱采薪之憂、余往審候、梅郎家岳之堂弟、聞余到、喜出望外、即延診視、按脈沉石而緩、渾身腫痕、輾轉艱難、即用治水鼓第三方之法治之、至夜半、大汗淋淋、小便如湧、諸證霍然、

涵江楓嶺村、蔡某者、年廿、於前年夏間、患熱病、服羚犀石膏生地、及冬梨等涼品、以致病後發腫、四肢膨脹、腹大如箕、氣喘體倦、諸藥無效、余特受鄭姓之聘、蔡某知余之名、即來請診、按脈沉石而帶遲緩、唇白面青、肢肉冰冷、腎囊腫大、皮色光亮、飲食大減、余斷爲水積脈中血分過於充滿、溢於四體、脾失健運之能、三焦失決瀆之權、以致水無出路、用治水鼓第一方、加西洋參錢半、附子二錢、肉桂一錢、初服一次、胸腹陡覺寬鬆、腫減其半、仍將原方、連服三劑、遂復原體、後以六君子湯調養、

一平潭縣、大宮鄉、陳某者、年四十八歲、患痢、服鮮草藥過多、因之發腫、初服五皮飲、茯苓導水湯、無效、遷延三月之久、轉成水鼓、四肢衰瘦如柴、腹大如甕、胸脅痕滿、二便不通、頭暈眼花、動輒氣急、余用治水鼓第四方、加麻黃六錢、病者略識醫書、懼麻黃善發汗、乃不敢服、余曰、君體水質全歸於腹部、殆成毒水、如不用猛烈逐水之藥、則水不除、陳某聞余言、自知病勢沉苛、此方服與不服、皆歸不治、不如煎服、尙冀挽回之機、乃勉服半劑、至夜半、溺有二尿壺之尿、忽然大飢、腹硬轉輭、再將半劑煎服、仍如前效、又照原方服二劑、病若失、

一平潭縣、東坑村、林喜仔之子、年廿六、因天降大雨、園中所種番茄、被雨漂流罄空、乃自到園中拾摭番茄、冒雨而歸、衣服盡濕、因之遂發水腫、初服疎鑿飲而愈、繼因暑天身熱、飲水過多、轉成水鼓、余先與治水鼓第一方而大效、後用黃瓜魚蒜頭酒方、而收功、

一福邑、東門外、王喜仙、老母、年近耳順、患水鼓症、四肢衰

中国近现代中医药期刊续编·第一辑

瘦、腹大如甕、大便閉結、小便不利、煩熱不寐、輾轉床簀、呻吟不安、延醫服藥、皆無小效、余因有事到福邑、仙聞余至、即邀診視、按脈沉數、舌苦燥黃、爲有形之水、積於腸胃、溜於腹部、脾失轉運之能、胃乏消化之力、致成鼓脹之證、擬與脾約丸、加麻黃、萊菔子、甘遂、作湯劑煎服、服後連瀉二三次、腹大頓消、繼與運脾開胃養液之品、而收功、

但以上各方、皆爲治水鼓之良方、亦爲治水鼓而設、對症施方、無不奏效如神、雖然、如非由於水積者、而屬於他種原因之鼓脹者、則非此方所能統治也、然醫者用藥、須宜細察秋毫、權衡加減、庶不致誤、

表裏寒熱虛實概論（續）

周維翰

▲是百病之總綱

▲爲治療之原則

虛者補之、實者攻之、此中西古今一定之治法、即略知醫學者、亦無不知之、然虛實之狀、易於蒙混、虛實之界、僅隔分毫、而虛實之治、則如天壤、其症實而以治虛者治之、則益實、其實必深入膏肓而無可挽、症虛而以治實者治之、則益虛其虛、將危於俄頃而不可救、醫之所爲神聖工巧者、亦虛實之辨、能無誤耳、然而中國社會、有痼習、焉則無不自以爲虛、喜參耆而惡硝黃也、中國醫之老於閱歷者、無不投病家之情性、喜頌人以虛、而不知眞虛之症、固十不獲一也、

蓋治虛非難、惟治實而似虛者難、往往有以虛斷之、以虛治之、而病益加劇者、於是有虛不受補之說、不知症而虛、未有不受補者、症而不受補、未有爲眞虛者、凡此之類、不可悉數、撮其大要、則似虛之症、有痰飲、焉有氣滯焉、有血瘀焉、

何言乎痰飲之似虛也、飲食之精、不降而升、則爲痰飲、其人有痰飲者、必有頭目作眩、肥人暴瘦等症、其人有溢飲者、必有肢節作腫、身重無力等證、其人有支飲者、必有喘息短氣、或苦眩冒等證、其人有伏飲者、必有寒熱諸痛、振振瞤劇等症、其人有濕痰者、必有身重而軟、倦怠困弱等症、其人有熱痰者、必有面目枯瘦、飲食不嗜等症、其人有風痰者、必有頭目眩暈、氣息短促等症、其人有痰結者、必有寒熱咳嗽、氣急脅痛等症、痰入骨、則骨節走痛、坐臥不寧、行步呻吟、痰伏心膈、則神志昏倦、飲食、無味痰入四肢、則手麻臂痛、足腕軟弱、腰脊卒痛、痰症久者、亦能朝咳夜重、帶血而出、類內傷陰火、凡此之類、無一不似虛、亦無一可以虛治、當辨者一也、

何言乎氣滯之似虛也、人身眞氣、肺爲橐籥、肺氣不利血脈斯滯、變生各症、易鄰於虛、其人素肥者、脂網細緻、易有氣鬱痰膠等症、其人少動者、氣機呆木、一經勞倦、易有疲乏昏花等症、有滯於飲食者、則心下鞕滿、易有結胸鞕滿等症、有滯於憂思者、脾氣鬱結、則有精滑、潮熱、失血等症、有滯於風寒者、則肺胃失職、易有胸不清曠、食不能進等症、氣逆而上、則有頭目昏眩、腰脚無力等症、氣逆而鬱、則有嘈雜懊憹、呑酸吐酸等症、氣逆而驟、則有嘔吐呃逆、噫氣等症、氣逆而阻、則有哮吼喘息、張口抬肩等症、凡此之類、有痰飲化合者、有虛實互見者、若概以虛治之、則勢必加劇、當辨者二也、

何言乎血瘀之似實也、蓋血行脈管中、熱則速寒則遲、遲速不勻、則瘀而爲病、故瘀有熱、亦有寒、熱瘀者、猶水之煎而乾也、寒者、猶水之凝而冰也、仲景以熱瘀爲蓄血、其症身黃糞黑、如狂善忘、海藏以在上爲蓄血之重者、而以少腹滿、小便不利、爲蓄血之輕者、其解說頗狹、直接以痰嘔燥渴、昏憒迷忘、喜水漱、不欲飲、爲蓄血外證、醫學入門、兼有日輕夜重語、界說略廣、海藏則以爲有上中下之別、以衄血唾吐血善忘爲上焦、主治皆

不外下之三法、至於寒瘀則古今醫書、頗少明言之者內經言、寒則泣而不流、泣者凝也、即寒瘀之謂也、其說最古、後此即婦科外科中、偶一言之、惟王清任著醫林改錯、始大暢厥詞、臚列其症、至五十種、以頭髮脫落、眼疼白珠紅、糟鼻子、耳聾年久、白紫癜風、紫印臉、青記臉、牙疳、氣臭、婦人乾、勞、男子勞病、交節病、小兒疳症、爲上焦血瘀、以通竅活血湯主治之、以頭痛胸疼、胸不任物、胸任重物、天亮出汗、食自胸後下、心熱、瞀悶、急躁、夢多、呃逆、飲水即嗆、不眠、小兒夜啼、心跳心忙、夜不安、肝氣病、乾嘔潮熱、爲中焦血瘀、以膈下逐瘀湯主之、此外則驚風、痘毒、滑胎、癲狂、痺痛等症、均多以血瘀治之而愈者、苟善用其方、累有奇效、蓋虛弱之病、膏粱之家、多於藜藿、巾幗之侶、多於鬚眉、而富貴婦女、尤多於貧賤婦女、蓋此輩之人、其事惟針指、其行惟閨閣、其吸氣少、其血脈滯、多投其所好而進補、於是瘀者益瘀、其死於參苓蓍朮者、蓋不可更僕數、當辨者三也、

闢拿風蛇之謬說

李健頤

南洋之人、屬於熱帶、吾國之人、遠遊謀生者、多因水土不服、易罹一種風熱之病、(即熱甚生風之證、)證見惡寒體倦、四肢縛束、頭暈嗜臥等狀、南洋人謂此病爲患風蛇、是指體中明明有一種蛇蝎、寄存於胸部爲害、治法宜先用手向胸中重重刮之、刮後見有青筋蠕蠕活動、即是風蛇之外現、急急拿着青筋、(即拿風蛇、)用力搯斃其蛇、再服發汗藥、(即麻黃羌活獨活防風桂枝……)此眞謊謬之談、獨不知諸凡外感病症 靜脈中皆能現出青色、如小兒受外感、其鼻上有青筋者、即斯之故也、考其所現之青筋、是因熱氣在於脈管、受化學之變化以致也、夫胸中之脈爲衛之動脈、本能跳動、若用手刮之、其脈管之血液、與風熱相追逐、故無不起漪瀾之浪紋、成如長蛇之狀者、世人不知其理、意爲眞有蛇蝎爲害、任意用刮擦之法、及服一切辛溫發散之藥、然用刮擦之法、雖無大害、而用辛熱發散藥品、其害更不待言矣、甚至平潭(地名、按作者爲福建人)之人、無論瘟疫熱病、皆謂患風蛇、先用拿蛇法、繼服麻黃羌獨活防風等藥、悞害頗多、誠可痛心、鄙人因鑒于此、故作此文、忠告世人、閱此稿者、當自審悟、亟亟改良、則不至再蹈覆轍、是余之所厚望焉、

手淫驚人之消息

吳虎

▲是自己投入不拔之陷阱

▲是造成亡種滅嗣之慘劇

手淫這件事、在志行薄弱的一般青年、性慾衝動的時候、當然是免不了的一會事、手淫的害處呢、我想他們手淫過一般青年、沒有一個不曉得這非法出精徒快一時的手淫是有害無利的、但是既然曉得手淫是有害的、爲什麼不急早回頭、立意的戒除呢、爲什麼還是在那裏當手淫的時候、自己同自己說『手淫眞有害嗎、爲什麼我行了二三年了、還不見大害呢』『今天再行一次、明天改了好了、到了明天又是這樣說』『從前我天天行的、現在二天一次、三天一次了、也不要緊吧』自己欺騙自己、自己安慰自已沉迷不悟的、一直的這樣行下去呢、唉、

現在大多數的青年、你看他們面如土色、皮膚蒼白、頭內眩暈、耳中響鳴、心悸跳躍、腰膝痠軟、失眠陽痿、遺精早泄、種種衰弱的症狀、神經方面、感覺到四肢困倦、懶於作事、記憶力與判斷力缺乏、飲食減少、日形消瘦等不良的現像、這不是都是萬惡的手淫造成嗎、

以上所說的、是手淫家必有的現象、在我看起來、這種害處還小

、不過服幾帖補藥、最大不過生生的送了自己一條性命、『死』了罷了、可是最近我研究下來、發見了一件、最驚駭、最恐怖的消息來了、什麼消息呢、就是『手淫是促成亡種滅族的利器、』怎麼說呢、

我有個朋友、同我最要好、他沒事的時候、常到這裏來、可算是情投意合、遇了面無話不談、一天他又到我這裏來了、他一開口就說、唉、你算我最要好的朋友了、爲什麼我的病、你都不同我想想法子呢、我當時非常的奇怪、以爲他能吃能做、精神方面、還不見得十分的衰弱、病從什麼地方來呢、我就一再的問他、他纔同我說、我的病也十分奇怪、我自己也莫名其妙、也說不口、到現在必不得已、不能够再不告訴你了、我不是結婚七八年了嗎、我的夫人、不是某某人家女公子嗎、我曉她身體是非常强健、並沒有月經不調、白帶腰痠等不能受孕的病症、我自己呢、我的爲人、你是曉得的、决沒有一點不正大的行爲、爲什麼我十九歲同她結婚、到現在七八年了、一點不能够生產呢、請你詳細的切究告訴我、究竟是病不是病、有沒有醫治的方法、我沉思了一會、就問他、你從前犯過手淫沒有、他說有的、我從十二歲就犯了這個毛病、最厲害的時候、差不多一夜二次、到十六歲到上海來讀書、知識也開通了、自己也有點覺悟了、但是總不能立時戒絕、還是繼續的工作、不過次數已減少了、到結過婚以後、一次都沒有犯過、現在一點不覺得怎麼樣、不過交媾最易早泄、平時小便尿頭非常大、溺起來一點力沒有、如此罷了、我再沉細了一會、曉得他不能生育的原因、定全手淫造成的、細細的研究、得着二個結果、

(一)腎虛精關不固

(二)精管擴大、精射無力

要明瞭這兩層、要先知受胎的原理、植物所以能够茂盛、必定要有健全的種子、纔能够得着良好的效果、男女的媾合、是要使得男子健全的精細胞、(即精虫)與女子健全的卵珠融合、由[redacted]門轉送到輸卵管、纔能够成胎、

(一)腎虛精關不固、　睪丸是製造精細胞的、精是腎經裏產生出來的、男子在未發育前就手淫、腎經早已戕傷了、所以媾合的時候、容易早泄、精既然不充足、睪丸裏製造的精細胞、也就不能够健全、植物的種子不健全、怎麼能够得着良好的效果呢、

(二)精管擴大、精射無力、　當媾合的時候、女子的卵珠、不能自己破裂、必定要男子的精細胞射之攻入、然後纔能够會合、手淫的人、當那精出的時候、遏止牠、不許牠出來、精管受了這常常的衝動、不由的擴大起來了、尿頭大、溺沒有力、這就是精管擴大的證據、精管擴大、溺都沒有力、怎樣能够使精細胞射入、同卵珠會合呢、

如此說來、你所以不能够生育的原因、可以曉得完全是手淫造成功的、現在醫治的方法、先戒絕媾合、服藥使腎經充足、精管收縮、還要各方面的休養、然後一觸即發、包能一索得男了、照上面看起來、手淫不但是能發生種種虛弱不良的症狀、並且有亡種滅嗣之恐怖、志意薄弱的青年、三復斯言、

砂眼之預防

孫祖烈

砂眼初發時、先起疼痛流淚紅眼諸症狀、到後來、眼瞼裏面生細小的顆粒、使眼珠和別的地方、起種種的變狀、本病是一種慢性傳染的眼病、十人之中、大約有四五人患此、他的傳染物、就是從患砂眼的人、流出來的眼眦淚液等分泌物、由手指和器具物品媒介、侵入健康的眼內、而起本病、在初期症狀是很輕微、常人都留心、往往於不知不覺間、陷於重症的很多、又患了這種病

、不肯請醫士治療、就是一旦治療以後、因爲沒有恆性、中途間斷醫治、根沒有去掉、漸次使病勢增進、終則視力減退、使人生的幸福喪失、成爲失明症、眞是可慘、現在把本病預防法、和應當注意的事項寫出來、倘能大家遵守勿失、砂眼病或者不致傳染得到、即病也能防止他蔓延了

(一)視力過勞是本病的誘因、故無論日光與燈光及暗弱的光線下、切忌做細密的事情、

(二)塵埃煤氣強風及日光燈光的直射等、最容易刺戟眼睛、也是本病的誘因、宜注意避禦、又塵埃中常含有本病毒在內、必須當心防免、

(三)暗黑及常時緊閉房屋、是病毒生存、傳播砂眼的好地方、應常使光線射入、空氣流通爲佳良、

(四)身體宜講求清潔、以顏面手指爲最、指爪宜時時把剪刀剪除、使不留污穢、又衣服寢具等、須常洗濯、或常曬於日光中、此居處也要十分乾淨、

(五)手巾共用、爲傳播本病的媒介、家人應各置一條、分別使用、其他如、客棧、茶館、浴堂、飯館等處的手巾、萬勿要用、

(六)公用的洗面盆、使用以前、必以清水洗滌、

(七)雇僕傭人及女婢、宜注意他有無砂眼病、最好請醫士檢查、

(八)眼呈赤色、覺有異物樣感覺、對於光線、眼瞼難於張開、或流淚等狀、此時宜速請眼科醫家診察、

(九)點眼藥水、切忌一家共用、如給別人點塗、最是危險、因爲點眼水的瓶、常接觸於眼部、沾這病毒、別人去點這藥、不是移殖病毒的好機會嗎、應剷除這種惡習慣、

(十)不可與患砂眼的人接近、

(十一)一次罹本病後、在初期即當醫治、至病剷根除爲止、切勿中途間斷、須有長性治療、

(十二)患砂眼的、宜注重公德、凡公共聚會等所、切勿插足、若家有人患砂眼、宜存本病能傳染到別人的心念、

(十三)患者使用的手巾、洗面盆等、宜與他人區別安置、須時時曝於日光中、或用藥物及別種方法來消毒、

(十四)眼病之眼眦流淚等、是傳染砂眼的病源、宜十分注意、須常用柔軟而清潔的布片類、以拭之、其布片當用藥物或煮沸消毒、

長壽祕訣

王鳴岡

在秦始皇秉雄武之姿、併吞八荒、求蓬萊於東海、漢武承文景之業、耀功域外、禮方士爲上賓、自古英傑之主、臻安富尊榮之極、每思求不死之藥、以期永享逸樂、好事者流、又故爲之辭、而長生之說萌矣、然夷考其實、效者、蓋渺甚、或金丹之餌朝進、崩殂之勅夕發、求壽乃至不壽、荒謬怪誕之說、遂爲賢者所不道、一二淺識之士、乃謂修短有命、委之於天、以達人自詡、顏回長吉之夭、歸咎造物之忌才、噫、亦惑矣、吾聞之、上古榛狉之民、克終天年、壽且逾百、自文明日進、體質轉弱、耆耋古稀之年、幾不多覯、識者患之、謀所以濟其弊、而衛生之說尚矣、蓋其說根據生理學原理、洞悉人體之構造、愼其飲食、節其私慾、不戕賊、不助長、永生雖不可得、長壽要必可期、爰譯斯篇、餉我同志、

夫長壽者之中、非全無虛弱之人、然以普通而論、則究以健康無病者居多、聖書所云之摩西、一百二十歲而沒、臨終之時、目力尙佳、英國有名之脫馬斯博爾、一百四十二歲而歿、其致死之因、由於食傷、死後解剖其屍體、內臟尙屬健全、設使不罹此厄、猶也可多享數年之壽命、可斷言也、故長壽之資格、厥維康健、

若不康健、終難達長壽之目的、

長壽者之中、偶有虛弱之人、則此虛弱者、概屬已往之事、意大利人名路易斯克爾內羅者、生於一千四百六十七年、歿於一千五百六十六年、享年九十九歲、生來甚虛弱、三十歲時、醫生謂其已往之二年、已屬僥倖、氏因此痛改前非、堅守攝生、其於飲食尤爲注意、不過一定之分量、自此以後、漸漸健康、卒登壽域、氏因此經驗、乃謂健康與長壽、可以人力挽回、不拘何人、皆克臻此云、

英國斯賓塞氏、少年時頗虛弱、父常憂其前途、特令修木工學、因可强健其身體也、弱冠悟技師之術、藉實地測量等、而鍛鍊其身體、於是漸臻健康、後成哲學家、享年八十三歲而卒、

由是言之、少年時代、虛弱之人、非全無長壽之望、要在避放縱營規則的生活、雖然、無論如何之攝生法、苟其人與周圍境遇不相同化、則終屬無效也、

近來德國學者、盛倡注意消化機能之說、以健胃爲長壽之原因、吾人之意見、亦不外乎是、

胃腑爲人生活動之主府、肉體上之疾病、無論矣、即精神上之苦悶、憂愁、亦皆由於胃之障礙而起、蓋胃之小者、易傷心神、憂鬱易怒之人、胃腑小者居多、凡疾病之原因、莫非起自胃腑、而循環、呼吸、神經系等、不免波及、何則、蓋無論何病、無不與胃有關係者、疾病之來也、第一爲食慾不振、故食慾不振者、可視爲疾病之初期、反之、食慾旺盛者、不妨視爲健康之證據、然則消化器者、如何可使之健全乎、曰、健全消化器之方法甚多、今摘其要綱如次、

第一　食物必十分咀嚼、而後嚥下、

第二　食後暫保食體之安靜、運動及用腦皆不可、

第三　不嗜之物、雖屬養品、亦勿强食、

第四　食量宜視體質而異、不可暴食暴飲、

第五　齒牙宜保健全、

消化器之健全、實爲長壽之基礎、與此相關連者、須胸廓寬大、呼吸深長、而胸音有力、即具有强健之肺是也、强健之肺、爲健康之要素、欲長生者、是非使肺强健不可、

其次當求循環器之强健、通常脈搏迅速之人、耗費血液較多、而又不堪受外界之刺戟、此等之人、切忌酒類、務宜靜養精神、

痛苦者、壽命之敵也、身體及精神、共有痛苦、則壽命爲之縮短、故富貴者、視貧困者、比較壽長、然而過度之快樂、適足以生反對之結果、

凡人往往急於成功、惟成功速者、精力之消耗亦甚、此所以每生惡結果也、

精力之消耗、乃衰老之原因、欲保長壽者、宜愼精力之消耗、保養精力、其方法如次、

第一、積極的、　食易於消化之物、行適度之運動、且使睡眠充足、

第二、消極的、　當去消耗精力之原因、如劇烈之精神感動、過度之奮發、勤勉思想、以及房事過度等、務必屛而去之、

吾人欲達長壽之目的、當先攷察古來長壽者之生活狀況、求其所以長壽之原因、彙而集之、以爲長壽之法則、茲綜合諸家之意見、得長壽之秘訣十則、世人果能倣而行之、必獲長壽之效矣、

第一章　關於食事者

(1)暴飲暴食、固當愼之、即强進小食、亦非所宜、

(2)食物必十分咀嚼、而後嚥下、

(3)食事宜有定時、切忌間食、

(4)食物必須富有養分者、

(5)脂肪有增殖白血球之效、而白血球、有撲殺病菌之力、故應

(6)每日不可食同一之副食物、動物性與植物性、宜適度配合之
適度食之、

(7)食後勿卽就寢、

(8)飲水須注意、不良之水、切不可飲、

(9)飲食物當應季節而變更之、

第二章　關於運動者

(1)每日宜於空氣清新之處、行適度之運動、然决不可劇烈爲之、

(2)時間不必一定、然食前食後均當避之、

(3)若無運動之暇者、出外際以步行代之、居室之時、則用力於家事、或業務以代之、

第三章　關於清潔者

(1)身體及衣服均應清潔、室內之整理、亦勿忘之、此乃入健康之門戶也、

(2)清潔身體之法、以沐浴及冷水摩擦爲最良、但沐浴之水、須略與體溫相等、勿使過冷過熱、

(3)空腹及滿腹之時、不可入浴、

(4)如行冷水摩擦、宜始於夏季、使漸成習慣、

(5)庭園及家之周圍、宜與室內同樣掃除之、溝渠之疏通、亦宜注意、

第四章　關於新陳代謝機能者

(1)每朝如廁一次、務必養成習慣、此爲健康長壽之要道也、

(2)胃腑務使健全、消化機能宜求旺盛、

(3)運動之後、須去汗液、去汗之法、或入浴、或以布浸水而拂拭全身皆可、

第五章　關於睡眠者

(1)起臥須有定時、睡眠使充足、睡眠時間應視年齡及習慣而異、然普通不得少於六小時

(2)就寢後、務宜速眠、使成習慣、

(3)夜宜早眠、朝宜早起、

(4)夜間不可密閉寢室、必使空氣流通、

(5)寢室內不可存留貓犬及其他鳥獸、此不僅能汚濁空氣、抑且有傳染病菌之虞、

(1)衣服狹隘、帶纏堅密、有妨體內之生理作用、切宜避之、

(2)襯衣宜常洗滌、務使清潔、

(3)臥具須時曝日光之中、以去病菌、

第七章　關於呼吸者

(1)空氣者、肺之食物也、呼吸新鮮之空氣、以晨起出戶外行之最佳、

(2)每日宜行深呼吸數次、

(3)呼吸以鼻、切勿用口、

(4)室內之空氣、寒暖燥濕、宜適當調和之、

第八章　關於皮膚者

(1)皮膚使強壯、因皮膚強壯、可以抵抗百病也、

(2)鍛鍊身體、則皮膚自然強壯、惟以冷水摩擦、泅水擊劍等尤佳、

(3)當出外時、宜注意空氣之急變、

(4)厚着衣服、及圍頸之習慣、皆當去之、感冒者、由皮膚之不調和也、

(5)睡眠中雖在盛夏、亦不可裸臥、腹部受寒、爲害甚大、

第九章　關於神經系者

(1)用腦務宜適度、

(2)食後勿即用腦、是爲神經衰弱之原因也、

(3)業務宜適度變換之、勿使精神疲勞、例如午前讀書、則午後作事、

(4)凡煩悶、悲哀、憂愁、等激烈之感動、皆宜愼之、忿怒乃縮短生命之原因、甚或血管破裂、而遭猝死、喜悅過度、則成發狂、

第十章　關於精神之修養者

(1)喜勤厭惰、宜成習慣、怠惰之人、不能長壽、

(2)任作何事、宜具趣味、人之具趣味者、於作事時心身常灌注之、故身心活潑而不衰老、

(3)色慾方面、切勿與以發生之機會、因色慾極能疲勞心身者也、

(4)不可急於成功、又不可喧噪、

(5)心中須常滿足、勿生不平之念、

(6)力所能爲之事、順次爲之、勢所不能者、切勿妄耗心力、

繡球風自療之奇方

李　雄

繡球風陰囊腫痒、乃纏綿難治之皮膚病也、在普通者觀之、以爲無甚大礙、但自生理病理上察之、確有很重大之關係、—絕嗣—茲先將病原狀態述之、

病原　此症之起因、極爲複雜、(一)不潔之交合、(二)喜高粱厚味、(三)體肥濕熱素盛、(四)懶於洗濯、(五)坐臥低處及熱地、(六)汚穢之手、爲之謀介、(如擦脚丫、而即搔陰囊等、)(七)先天遺傳性、

地位　寄生於陰囊皮膚上、由小及大、蔓延全部、甚則更波及陰毛、及兩股內側、

狀態　初生時期、不過陰囊發癢、漸漸皮膚焮紅、地位擴大、奇癢難堪、此時搔之搦之、則適意非常、至流血漏水而不顧、但過度搔搦之後、每凝結醫蓋、皮膚呈紫褐色、不三五日輒作、循環不已、每發一次、則蔓延一圈、

關係　繡球風固屬小症、然於生理上言之、亦未可輕視、須知陰囊中包藏睾丸兩枚、睾丸乃精虫之產生地、當精液射出時、精虫亦由丸而出至精管、若射入女子陰道、則精虫與女子之卵子、混而爲一、日漸長大、即成胎兒、所以至劇烈之繡球風病症、其毒素恒能內浸睾丸、致精虫生活力薄弱、而減少而纖滅、

治療　此症之重要、既如上述、但治療之法、古今醫書、罕見良方、除預防使其根本不產生外、患之者僅有制其毒素、不使迅速蔓延而已、友人虞君、患此有年矣、于廣東得一外治法、確有奇効、同病者、已治愈多人、故特錄出、

用紫蘇葉一兩、(不用梗)煎水薰洗之、將外面之醫蓋、一律洗濯淸楚、再用煆蘆甘石極細末、(粗者萬不可用、)約三四錢、麻油調塗、以淨白細布裹之、兩頭繫於前後腰帶、一週時去之、塗三四次全愈、毫無痛苦、永不復發、

禁忌　魚肉葱蒜酒等等、皆須避忌、再癢痛發作時、切莫以開水洗之、圖目前快樂、不旋踵間、皮膚收引、疼痛異常、坐立不安矣、

談補

求是生

冬令的時候、人人想着補補、以期身體强健、不買補藥、必買他物、貴的如人參白木耳燕窩、賤的如桂元蓮子、近來一般愚民、往往一覺體倦、總道做事做乏、便買藥當作補品、或買火腿燉燉肉、不知消化一礙、無病的人、弄出病來、蓋補字的意義、猶如衣服器皿、必要破在那裏、補在那裏、纔能再可完全、凡服品也是這樣、如果亂吃、欲補反損、衛生的人、請想想這個道理、錯不錯呢、

民間治療

消癧法

靜齋

瘰癧初起結核、用眞陳米酒醋、熬去水分、成薄膠、攤成膏藥、貼之、數次卽愈、

癧子頸

李雄

癧子頸生於頸項間、推之移動、按之痠楚、纏綿難愈、可外用猪苦胆七箇、熬如膏以布攤貼核上、每日加攤一層、自見功效、

治雞盲眼法

汪福田

小兒至五六幾時、每易患雞盲眼症、太陽一落、暗不見物、雖燈火在前、亦不能睹、至天明仍恢復原狀、入晚又如此、法以猪肝不拘多少、蒸熟作餚、日久食之、自有奇效、

止呃逆法

沈靜珠

吾人飯後、誤吸冷氣至食管、每易頻頻打呃、殊覺厭惡、停止之法、以柿蒂、(中藥肆有售)、數枚、沸水沖、代茶飲卽止、

毒蛇咬傷驗方

胡運生

先將紫金錠半錠、搗成末、用生麻油半茶杯、吞服後、服護心丹十二粒、每用麻油吞之、再服後、開煎劑方二三帖卽愈、

炒白芷三錢　明雄黃三分　五靈脂一錢　生甘艸五分　黑蒲黃一錢　蟬退一錢五分　炒山甲一錢　皂角刺五分　生大黃一錢五分

毒重危急、　加大蜈蚣一條、淡全蠍一隻、

咬傷手、　加桑枝二錢、

咬傷足、　加川牛膝一錢五分、

消息

上海中醫界之新氣象

記者

二大盛會

一堂歡聚

上海中醫專門學校武術部

歡迎　武術館館長馬子貞先生

上海中醫學會

舉行執行監察委員聯席會議

上海專門學校、創立已屆十一載、自十七年度上學期起、學生方面、漸注重武術、特設武術部、學生加入者、達過半數、於是刀鎗林立、莘莘學子於晨興課餘、練習頗勤、一月五日、開歡迎馬子貞先生大會、到會除馬先生外、如王子平、金文濤、等武術大家、及學校當局丁仲英丁濟萬謝利恆諸先生、首由謝先生致歡迎詞、繼由馬子貞先生演說、略謂武術、係强身之途徑、惟身體强者、始能救人救國、又謂醫藥兩界、俱有唇齒關係、惟察社會情狀、藥界少統一及進步現象、希醫界同志、與之互相發展云云、後茶點攝影表演武術、盡歡而散、

中醫學會、是上海三大醫會之一、爲名醫丁廿仁夏應堂所創立、亦已有八年、歷史、於醫界上頗多貢獻、會員達千餘人、發行中醫雜誌、風行醫界、一有進展之醫界學術團體也、適於是日、開第八屆監聯席會議、到會如戴達夫丁仲英謝利恒丁濟萬王際唐陳耀堂余鴻孫曹味純程門雪劉左同陳天鈍黨波平等等三十餘人、討論十八年度進行標準、及與應革事宜、幷選舉主席團三人、常務委員九人、負責辦理、於前途頗有樂觀云、

□本期稿擠人參之研究等編准下期續刊

不可不注意的時感

鄭蔚㝢

時感的意義、就是無論什麼時候、都可以發生的一種疾病、也是無論在什麼地方、無論男女老少、都可以感受的一種疾病、而且感受過癒後、當時還能够再感、這種情形、西醫叫作沒有免疫性、時感這種疾病、西醫稱謂流行性感冒、俗話稱謂風刮嘍、受涼嘍、唉！這個平平常常的風刮嘍受涼嘍、不治他也可以自癒、有什麼不可不注意的需要呢？我們可以來詳細的講一講、

時感的原因、至今大多數人尚不能澈底明瞭、中醫謂風寒由皮毛而入、西醫謂細菌由鼻孔而入、而Pfeiffer氏又說患者之鼻液分泌物中檢出一種兩端鈍圓之小體、就這種情形看起來、似乎可以承認本病的原因爲細菌由鼻孔而入、但是人的鼻孔終日外露、而不能終日患流行性感冒、及至自覺寒冷的時候、若不加衣、就要發生時感、難道說本病的原菌、要得到了自覺寒冰的時候、纔往鼻孔裏入嗎、像這様子、又可證明本病的原因爲風寒由皮毛而入、但是我們中醫也不可本着這個理由就來否認西醫的學說、要知道、西醫的學說、大多數都是有根據的、不是憑空攝影的杜撰話、至於Pfeiffer氏所說的兩端鈍圓之小體、也是一種很有價值的發明、可是我要來武斷一下子、對於不對、還需請專門家加之以討論、

Pfeiffer氏所謂本症的小體、可以認爲時感的現症、不可認爲時感的原因、蓋感受風寒以後、汗腺閉塞不通、周身的炭氣不能由皮膚之呼吸向外排泄、是以有體溫上升的現狀、這種情形、中醫叫作陽氣不能外達、那嗎內部的溫度過高、纔發生這種兩端鈍圓氏細菌、並不是有了這種細菌纔發生時感的疾病、所以Pfeiffer氏檢查出來這種細菌的時候、一定是在已經病了時感以後、絕對是不能在未病時感以前的、

現在中醫雖知時感的原因係風寒由皮毛而入、大多數人還不能知道入於什麼地方、我們要想解決那個問題、還得在葉天士的溫熱論上去用工、他那衛氣營血的部位、察脈辨症、驗舌驗齒、層次分的很清楚、但是衛氣營血、究竟都是什麼東西、又是很難知道的、要想知道衛氣營血是什麼東西、還要再來研究研究生理學、要想了解生理學、又是先來研究解剖學、

葉天士所謂之衛氣營血、說到生理上、就是表皮眞皮荷血球、所以溫熱入營入血的時候、就有神昏譫語的現狀、因爲血管和神精、和居於蜂窩織、而眞皮僅有毛髮汗腺爪甲而已、况皮膚之生理技能、有呼吸吸收分泌調節溫熱等作用、則風寒之由皮毛吸收而入、更可在生理上證爲事實、

至於時感的療法、亦當分辨邪居之深淺而施治、獨時感初得的療法、大多數人都是以時令之轉移而異、如春溫夏暑秋燥冬寒等名目、處方有辛涼輕劑辛涼重劑辛溫輕劑辛溫重劑等區別、

現在按我個人淺薄的見識、以爲時感初起的療法、不應當以時令之轉移而異、當因氣候之變更而異、如冬令溫暖、患時感而所兼他症者、亦當採用辛涼輕劑之療法、夏令寒涼、患時感而不兼他症者、亦當採用辛溫輕解療法、總之、時感既因風寒從毛皮吸收而入、仍當使風寒從皮毛分泌而出、不然就要漸次深入、變成種種的危症、其餘那些五運六氣、五行生尅、以天干地支論病的、更不成問題、况且時感還有許多的合併症、如風寒包火、外感停食、時感夾濕、時感挾痰、庸人患感、及有特異質者患流行性感冒等、其種種兼症、如此之多、還能够用那些死法子、去治活病嗎、

再者時感這個病、一班人都覺著不算個什麼厲害病、縱然自己患了時感、也不加以理會、那末、這種時感病、於是乎就很容忽略、及至遷延的時候久了、就要化熱耗津、變成一種很難醫治的疾

病、『所以俗話有句傷風不醒便成癆的諺語』、故西醫無論對於什麼病、都說急性易治、慢性難治、什麼是急性、什麼是慢性呢、急性就是初起暴發的新病、慢性就是成年累月的久病、說到中醫治病、何嘗不是這種情形呢、其中還有一種昏頭昏腦的人、一模着病人的體溫升高、就說是時感、甚至於把那虛癆病的骨蒸、或腸胃病的壯熱、都認爲時感病的發燒、妄投辛溫發散、沒有一點忌憚、以致病勢之輕者加重、重者而死、可嘆不可嘆呢、可是這種行爲、並不是醫生作出來的、都是僅只知道幾個病名、知道幾個成方的人、演成的這種慘劇、像這一類人、實在是我們醫生的一種大蠹、也是民族的一種障碍、

按這以上種種的關係、我們對於這個平平常常時感、到底是應當注意不應當注意呢、

藥理新詮

許半龍

我國藥理、十之四五、與歐西相同、即其所述效用、亦多與歐西藥物學暗合、然則古人之經驗、非不足恃也、特我國藥書中之術語、從無詩繹以解之者耳、茲分詮其意義如下、

(甲)關於溫度之調濟　(一)溫——能活潑神經、使局部血行暢利、　(二)涼——沈靜神經、使局部血行和緩、　(三)熱——刺戟神經、使局部微血管擴大血液增多、　(四)寒——刺戟神經、使局部微血管收縮、分泌增多、

(乙)關於進行之方法　(一)升或表——刺戟肺部或末梢神經、使微血管起充血現象、　(二)降或攻或下——刺戟腸神經、使蠕動急速黏膜、起充血作用、　(三)利或滲——刺戟心臟、使血液循環加速、或刺戟腎臟、使微血管擴大、泌尿增多、　(四)澀或斂——刺戟皮膚或黏膜、使微血管收束、制止分泌、　(五)吐——刺戟胃臟、使之爲反動而成吐嘔現象、　(六)補養——壯健神經、滋養血液、　(七)調節神經、清潔血液、

表裏寒熱虛實概論(續)

周維翰

▲是百病之總綱

▲爲治療之原則

似虛之證、既有痰飲、氣滯、血瘀三者之相混矣、然則眞虛之症、將何爲哉、夫虛之種類不一、大別之有二、則曰氣虛、曰血虛、氣虛者、西醫之腦脈欠血症也、其狀呼吸微、言語懶、動作倦、思慮疲、飲食少、血虛者西醫之血薄症也、其狀色皖白、體枯瘦、頭肢暈、身洒淅、

試更以內經之言虛者證之、通詳實論曰、精氣奪則虛、玉機眞藏論曰、脈細、皮寒、氣少、泄利前後、飲食不入、此謂五虛、靈樞經脈篇曰、肺氣虛則肩背痛寒、少氣不足以息、溺色變、大腸虛、則寒慄不復、胃不復則身以前寒慄、腎氣不足、則善恐、心惕惕爲人將捕之、調經篇曰、因飲食勞倦、損傷脾胃、始受熱中、末傳寒中、內經註曰、實者多熱、虛者多寒、總是以觀、則大抵虛之屬於寒也、概可知矣、雖調經論有陽虛陰虛之不同、陽虛多外寒、除虛多內熱、然諸虛之純於虛、而宜於溫補者、多爲寒證、若陰虛之症則仍有虛實之殊等、所謂實瘀血是也、故陰虛之症、宜清宜行、而不宜於補、仲景於五勞虛極、羸瘦腹滿以大黃䗪虫丸治之、可概見也、

若夫虛熱之症、則寒涼之藥、適以伐腸胃生生之氣、仍必溫以補之而後可以治、則謂之爲虛症多寒、亦無不可、雖然寒症多實矣、在外則曰感曰傷、在內則曰中曰結、以虛爲寒可也、以寒爲皆虛、則不可也、

惟是氣體各殊、感傷不同、病症亦紛然而各異、眞虛純虛之症十

中国近现代中医药期刊续编·第一辑

不獲一、而虛實兩症、每一人一病、而互見焉、

有下虛而上實者、則格陽症是、或口燥咽痛而不飲、或赤熱渴飲而下利、或多言不寐、而脈沉、凡此之類、多宜於濕、

有上虛而下實者、則伏熱症是也、外症一切皆類虛寒、而口微渴、便微結溺微赤、脈細而數、一息六七至、則腹胃之中、必有伏熱、不先爲取去、病不可得而補也、其甚者、則咽燥渴飲、五心潮熱、溺少便結、是當以陰虛法治之、尙爲易辨、

有內虛而外實者、則假熱症是也、其症面赤身熱、煩躁嘔逆、悶瞀便法、溺淡而支厥、脈細或利清穀、多爲四逆白通湯症、

有體虛而症實者、凡體虛之人、其表邪重者、不可以麻黃汗之、所以有香散也、其裏邪盛者、不可以承氣湯攻之、所以有增液湯也、其熱邪重者、不可以白虎湯滌之、所以有犀地湯也、凡斯之類、不可枚舉、宜相其虛實以投之、

有邪實而表虛者、肥盛之人、其脂網厚、其中氣滯、其伏痰多、可謂實矣、然而多自汗之症焉、瘦弱之人、其血脈瘀、其陰分熱、可謂實矣、然而多盜汗之症焉、他若濕熱內鬱、則有黃汗、胃家實則有手足汗、內有蓄血、則有頭汗劑頸而還、鬱結憂思、則當心而汗、皆此症也、

有陰實而陽虛者、其爲狀也、體重節痛、口苦舌乾、大便不調、小便頻數、均爲濕盛陰勝、熱結火炎之症、然灑淅惡寒、慘慘不樂、怠惰嗜臥、食不知味焉、則清陽不升、胃氣虛弱故也、

有虛於臟者、如心虛則心煩神倦、肝虛則頭眩耳鳴、筋節弛縱、脾虛則四肢倦怠、飲食減少、肺虛則氣短身熱、咳嗽吐血、腎虛則精滑腰疼、有僅見一症者、有兼見他症者、

有因虛致病、因病致虛者、因虛致病者、其病易、其愈亦易、病勢雖深入、亦不可以治實者治之、若因病致虛、則但治其病可矣、邪去則正自復焉、斷不可驟進補劑、使邪氣反留戀不去也、

凡此之類、其治法則天淵焉、其界說則水乳焉、一不當症、則危險立至、此所以醫之爲道、東西各國皆以爲至高尙至精深之科學也、

對於脫陽之疑義及脫陰之急救法

劉石銘

讀本報第一號、對於陳存仁先生飲酒……入房、利害兩端、頗稱詳細、惟脫陽救急法、尙有疑義、不憚煩瑣、表而出之、夫男女媾精、爲綿延嗣續、人之大倫、且能調和陰陽、舒暢情慾、使相火下降、消滅沉思鬱恨、但縱慾過度、必有戕生之害、致於脫陽、乃一時極險之症、每有不及救治而亡、陳先生云、凡精瀉不止、肢體灘軟、神識萎糊、女人見此情狀、急須抱定、切勿分身、急呵熱氣於男子口中、并齩對方人口、或頰部、使驚痛而醒、甚善、(並以兩指捻住對方尾閭)此句不大穩當、蓋男子之精、發源於兩腎命門之間、每於陽瀉之時、即覺從兩腎命門之中、經尾閭而下注、斯時即覺遍體酥軟、口淡神疲、漸入睡鄉、故凡男子媾精難出者、女體已疲、即須捻對方腰部、或尾閭、即得陽精下注、若於脫陽之人、再捻尾閭、豈非使陽精更加大瀉乎、如上述齩人口、或頰部、甚善、余以爲不妨用女子挖耳、(凡針屬之可刺者皆可用、)向男子腿部、猛刺一針、即覺驚痛而醒、亦可、(按女子挖耳、名爲挖耳剔牙之用、實亦可防精脫之需、故臥時不妨插於髮髻上、但近時婦女、髮皆剪去、恐無插挖耳之處矣、)

男子既有脫陽之險、女子亦有脫陰之症惟無人道及耳、尙男女交媾之時、情興甚濃、陽精未瀉、陰精大下、斯時女子即覺口中呼呼、牙關緊閉、目睛直視、身體發殭、斯時爲男子者、亦須用挖耳或針屬、猛刺女子腿部、或吸冷水或冷茶一口、直噴女子胸部

、亦能蠶痛而醒、男子脫陽、女子所當知之、女子脫陰、男子亦當知之、余故雙提而並論之、

吐血之治法

▲宜　行血　補肝　降氣

▲不宜　止血　伐肝　降火

吐血一症、繆氏云治有三訣(一)宜行血不宜止血、血不循經絡者、氣逆上壅也、行血則使循經絡、不止自止、若用硬止之劑、血必凝則發熱惡食、病日痼矣、(二)宜補肝不宜伐肝、肝主藏血、吐者肝失其職也、養肝則肝氣平、而血有所歸、若使伐肝、則肝愈虛、血愈不止矣、(三)宜降氣不宜降火、氣有餘便是火、氣降則火降、火降則氣不上升、血隨氣行、而無溢出上竅之患矣、若使先降火必用寒涼之劑、反傷胃氣、則脾不能統血、愈不歸經矣、

妊娠不衛生之害

許弁靈

▲不知絕慾、而致小產腹痛

▲曹師穎甫、治之一劑而愈

本埠桃家弄、有張姓婦者、年僅二十餘、妊娠數月、其夫不知孕婦衛生常識、而復時時與之交合、去年秋九月、竟患小產、後遂發熱腰痛、不思飲食、始延于某醫院某醫士診之、某醫士疑小產後、偶受感冒而成、以致發腰痛、納谷減少、遂擬一方、用祛表邪、而加以芳香和胃之品、服之數劑、病勢漸加、而熱不退、反腰腹疼痛益甚、又赴于某醫士診之、據云前方誤治、此病非外感所成、乃氣血兩虛、不能運養所致、又以全補氣血之劑、服之痛勢反增劇、纏纏曲曲、不得自失、後遂入廣益中醫院、乞曹師穎甫先生診之、時婦病更烈劇、觀其面有死色之象、據云前某醫方藥、服不對症如此、曹師乃診其脈、滑數、舌苔厚而白、謂婦人曰、此乃小產後不慎所致、非由外感、亦非氣血虛之症、此為沈寒迫其陽氣、以致氣血不得流通、當擬溫通進治、服一劑病大減、二劑病若失、今錄其方案于下、小產七日不慎、以致少腹痛攣延孔、胸悶頭脹、脈滑數、此為濁陰上潛、當予溫通、

製香附一錢　炙乳沒一錢　海金沙包二錢

生草梢二錢　附　片一錢　炮姜炭　五錢

川桂心三分　猪　苓二錢　全當歸　一錢

京赤芍一錢　紫丹參一錢　延胡索　一錢

衛眼常識

曹朗生

人無論長幼、性無論男女、是在社會上辦事者、須有健全之身體、與光明之眼力、方可獲得成功事業之效果、若無健全之身體與光明之眼力、就不能成功事業、但是雖有健全之身體、與蓋世心思才智、而兩目全瞽、吾知欲望事業之成功、則亦等於零耳、是故俗有一分睛神一分財、十分睛神發大財之諺、特此撰錄衛眼常識於後、

(一)不可向烈風而行、(倘為職業關係、須載遮風眼鏡)

(二)在路行走、忽遇飛揚塵沙作陣吹來、須立即回身避之、或閉目立定、

(三)不可久在、濃烟如霧之處、站立或坐臥、

(四)不可身近烈火之處久望、

(五)不可仰天對日觀其光華、

(六)不潔之手怕、不可揩拭眼淚、

(七)在公共場所、用毛巾揩面時、不可揩擦眼睛、

(八)家有患眼病者、不可共用洗面毛巾、

(九)洗面器具、毛巾面盆等、於平日最好各置一套、

（十）坐在震動之車船上、不可觀書閱報寫字、

（十一）在搖動與黯暗之燈光下、不宜觀書閱報寫字、

（十二）觀書閱報滿三刻鐘、必須休息一刻鐘、

（十三）若有眼病、不可用小便洗眼、（俗有以小便洗眼之惡習）、

（十四）無眼病時、不可常用藥品洗眼、

（十五）少食大蒜胡葱辣茄等、辛辣之味、免眼昏糊、

（十六）節制色慾以保目光、

（十七）少過深夜、減少睡眠、可免發眼病、（按常人一日一夜、睡眠八小時爲最宜、過與不及皆非宜也、）

（十八）宜少嗜煙酒以清眼睛、

（十九）洗浴時須要當心、不潔之水勿令入眼、

（廿十）如患眼病、切勿妄點眼藥、亂服雜藥、須遵醫生囑咐爲是、

（廿一）如患劇烈之目病、務宜安心靜養、可得速效、

（廿二）觀書閱報寫字時之亮光、須由左邊過來、不宜從右邊對面過來、

（廿三）觀書閱報、須離眼睛一尺爲合度、如太迫近、則易致近視眼與散光、

（廿四）嘗見許多人、睡在床上觀書閱報、殊不知此種觀法、大損眼光、

（廿五）如患近視眼者、不可做一切靠眼力之營業、若仍做之、必致失明、

（廿六）乘在電車火車、及小輪後之拖船上、如開窗觀望時、不可向前觀看、須向後觀、如此可免飛揚之塵砂、及煙屑吹入眼中、

（廿七）在極亮之處、不可立即走至極暗之處、在極暗之處、亦不可立即走至極亮之處、免得視官受劇烈之變化、而損眼光、

（廿八）如爲過用目力之事、而忽覺頭腦脹者、即須立即停止工作、以保養眼力、

（廿九）倒爐灰、及有灰塵之輕揚垃圾、如遇有風之時、須立在風吹之上首、藉免灰塵吹入目眶、

（卅十）醉後不可當風坐臥與行房事、若不禁忌、必患風流淚等眼病、

每聞人云、頭眼、須要當心、是言、言人生在世、須要加意保護、頭上眼睛也、務祈閱者諸公、觀此衛眼常識後、切勿以爲微細生厭而忽視也、要知眼光之好壞、與人生事業之成敗、大有密切之關係也、

上列衛眼常識、作者曾從經驗得來、但願閱者、常加注意、則眼目可以永保光明也、

凍瘡預防法

蓮心

時交冬令、天氣嚴寒、北風一至、萬物皆凜、而吾人身體、亦因感寒而生患凍瘡、疼痛異常、作事不便、行動艱苦、其害有不可勝言者矣、古人云、有備無患、故當此冬令、一述其預防之法、俾不致受害也、

（一）由來　凍瘡者、凍傷之最輕者也、凍瘡與凍傷、隨空氣寒冷刺戟之緩速而別、凍瘡之來、可分三時期、　第一時期、　始則皮膚變白、繼則變青紫色、皮紅腫痕、終則奇痒而腫起、而疼痛、而灼熱、　第二時期、　起水疱、中含多量血漿、　第三時期、　起壞疽、或潰瘍、

（二）位置　凍瘡爲人體細胞和血脈彼寒冷之損傷、其初多發於四

肢之末端、若耳殼頭鼻手面足根等部、

（三）預防法　凍瘡第一當注意者、即增長體軀營養是也、當冬時初至、體温易失、身體有不良者、宜多食肉類、飲牛乳或濃漿、藉增長身體温度、蓋濃厚脂肪、即保護體温、不使放散也、飲料品宜多用茶、往往有飲酒以禦寒者、而不知酒有放散體温過多之害、嚴寒之際、酩酊泥醉凍死者、大抵因此、故戒酒亦屬要端、

寒天出外、有常用頭巾耳套棉鞋等、以保護體温者、設手足爲水所濡、宜即用乾燥之手巾、十分拭乾、如倘覺冷、則摩擦該部皮膚、至色赤而止、凍瘡之皮裂皮腐、皆因水分能起極速之變化、若舉沾濡之手足、以火烘之、則大不相宜、

衣服手套等物、如遇雨雪沾濕、或汗液浸淫、宜即更換、毋少因循、未換之前、愼勿衝冒於寒冷空氣中、以蹈不測、

衣服手套之裁製、須稍寬大、以防寒氣、如過於狹小、既難保存體温、且血液阻滯、反易凍傷、衣服等以毛織物爲佳、

口腔鼻孔、遮蔽爲上、呼吸可自鼻管、勿動輒張口、鬚髯鼻空之毛、有温暖空氣之作用、亦禦寒之要物、

每日爲相當之運動、使血行暢盛、亦足以免凍瘡、雖戶外嚴寒、亦當勉力行之、即於萬不得已、亦當行室內運動也、養尊處優者、反都患之、此不運動之害也、身體懶倦、血液之行動緩滯、一或遇寒、血即凝留、故婦女尤須注意運動、

坐作於風雪之中、固不免罹凍瘡、然時刻勞動、血液不致停滯、故勞動界患者頗少、即發生亦較輕、不久即癒、

戶外車中、沈沈睡去、寒氣潛入體中、此最危險之事、婦女洗物浣衣、無時不與水爲伍、御者執鞭引轡、終日如御風而行、寒冷之刺戟過度、故每患經性之凍瘡、然善自防衛、亦可不旬日而癒、

苟有已潮痕紅腫而痒痛者、擦以雪或冰片爲佳、蓋冷極則生熱也、或每日用冷火酒擦頗妙、有用脂肪類塗之者、有用熱性藥洗之者、（如附子皮生姜等）大率皆有効、

按部分經錄

寗一玉

頭　頭爲精明之府、頂屬督脈、頂之兩旁屬足太陽膀胱經、頭角屬足少陽膽經

腦　巔下爲腦、腦爲髓之海、中屬督脈、兩旁屬足太陽膀胱經、

顖門　在髮際上、上屬督脈、

額　額顱在鼻根上、上屬足太陽膀胱經、下屬足陽明胃經、

眉　屬足太陽膀胱經、

面　面目鼻並屬足陽明胃經、面頰至目銳眥、屬手太陽小腸經、面頰至下縫中、屬足陽明胃經、

頞　頞、鼻莖也、屬足陽明胃經、

鼻　鼻爲肺竅、鼻孔屬手陽明大腸經、

口　口爲脾竅、

唇　唇爲飛門、唇內上下、並屬足厥陰肝經、唇外上屬手陽明大腸經、下屬足陽明胃經、

目　目爲肝竅、上下胞屬脾、紅眥屬心、綠睛屬肝、白睛屬肺、瞳神屬腎、

目內深處系　目系屬足厥陰肝經、

眥　大角爲內眥、屬足太陽膀胱經、小角爲銳眥、屬手太陽小腸

經、

顴　顴骨在鼻兩傍、屬手太陽小腸經、

腮　顴下爲腮、屬足陽明胃經、

頷　腮下爲頷、屬足陽明胃經、

頤　頷下爲頤、屬足陽明胃經、

耳　耳爲腎竅、巔至耳上角、屬足太陽膀胱經、耳後入耳中出上角、屬手少陽三焦經、耳後入耳中出目前至目銳眥、屬足少陽膽經、

頰　耳下曲處爲頰、屬手陽明大腸經、

膺　胸上兩旁高處爲膺、屬足陽明胃經、

胸　兩乳間爲胸、屬任脈

乳　屬足陽明少陰足少陽、

脘　上中下三脘、屬任脈、

臍　屬任脈、兩旁屬足少陰腎經、

腹　臍上下爲腹、中屬任脈、兩旁屬足少陰腎經、小腹屬足厥陰肝經、

街　街、氣街也、屬足陽明胃經、

頸　頭頸骨、

項　頸外皮肉也、中屬督脈、督之兩旁、屬足太陽膀胱經、膀之側屬手少陽三焦經、三焦之前、屬手太陽小腸經、小腸之內、屬手陽明大腸經、大腸之內、屬足少陽膽經、膽之內、屬足陽明胃經、胃之中屬任脈、

背　胸中之府、屬足太陽膀胱經、

脊　椎骨爲脊屬督脈、

膂　脊兩旁爲膂、屬足太陽膀胱經、

胂　膂內爲胂、夾脊內也、屬足太陽膀胱經、

腰　腰爲腎府、尻上橫骨爲腰、中屬督脈、兩旁屬足太陽膀胱經、

缺盆　膺上橫骨爲巨骨、巨骨陷中爲缺盆、前屬足陽明胃經、後屬手陽明大腸經、側屬手太陽小腸經、

肩　肩顒、肩端兩骨間屬手陽明大腸經、肩解、屬手太陽小腸經、肩交、屬手少陽三焦經、肩髆、肩之下屬足太陽膀胱經、

腋　肩下曲處爲腋、前屬手太陰肺經、中屬手少陰心經、

脅　腋下爲脅、前屬足厥陰肝經、後屬足少陽膽經、

肋　脅下爲季肋、即軟肋也、復結上下、屬足太陰脾經、章門上下、屬足厥陰肝經、京門上下、屬足少陽膽經、

臑　對腋爲臑、臑內中行、屬手陰厥心胞絡、前屬手太陰肺經、後屬手少陰心經、臑外中行、屬手少陽三焦經、前屬手陽明大腸經、後屬手太陽小腸經、

肘　臑盡處爲肘、肘中屬手太陰肺經、外廉屬手陽明大腸經、內廉屬手少陰心經、肘內側屬手太陽小腸經、肘中屬手厥陰心包絡、臂外屬手少陽三焦經、

腕　臂骨盡處爲腕、腕後屬手太陰肺經、腕外側屬手太陽經、腕外屬手少陽三焦經、

手背　屬手少陽三焦經、

手掌　屬手厥陰心包絡、

魚際　屬手太陰肺經、

指　手大指內側、屬手太陰肺經、食指外側、屬手陽明大腸經、中指內側、屬手厥陰心包絡、無名指外側、屬手少陽三焦經、小指內側、屬手少陰心經、外屬手太陽小腸經、

甲　十指甲爲筋之餘、

臀　尻上橫骨爲腰、挾腰髖骨兩旁爲機、機後爲臀、屬足太陽膀胱經、

從生理學說到—（三續）

餘姚胡九功、

生殖器—再談談

手淫—野合—遺精—白濁

女性之生殖器、亦分爲內外兩部、

(甲)內部又分卵巢、輸卵管、子宮三類、

(一)卵巢位在小骨盤內、附於子宮之上角、其形扁平而長、爲張韌之薄膜及髓質皮質所構成、其功用專爲製造卵珠、幼年時極細小、至十四五歲時漸次成熟、卵珠漸次脫出、因繭綵之媒介、遂入輸卵管、當卵珠成熟之時、巢內積蓄之血液極多、其微絲血管爲血力漲破、血液乃綿綿而流出、是卽謂之月經、我國醫所稱之月水、月事、經水、天癸、實皆指此物也、

(二)輸卵管在子宮之側、韌帶之上緣、狀若喇叭、故又曰喇叭管、爲漿液膜及筋纖層粘液膜所構成、其用專爲輸送卵珠於子宮、故有輸卵管之名、

(三)子宮在小骨盤內、介於膀胱與直腸之間、形若甘橙、交合時能容受胎卵、長約三寸、其下垂與膣腔相連者、曰子宮頸、

(乙)外部則分膣、大陰唇、小陰唇、陰核、前庭、五類、

(一)膣位居子宮下部、爲扁平之膜管、其前後壁、平時互相接觸、下端爲圓形之孔、開口於外陰、爲筋纖膜粘液膜等所構成、若處女時代、其膣口有縐襞之粘膜封鎖、是卽所謂處女膜、其功專爲排泄月經、分娩胎兒、及接受陽具之用、四周有括約筋、故於交合時、伸縮自在、小大由之、且富於彈力性、

(二)大陰唇在陰部皺襞之外、爲一對縱起之隆起物、因狀類上口之唇、故名陰唇、爲皮下脂肪織所成、外邊生有多數之陰毛、其用爲防外來物之侵襲、並靈便觸覺、其上端肥大之部、名曰陰阜、陰唇之功用、不過爲關合陰戶、保護內部膣腔而已、

(三)小陰唇在大陰唇之內側、爲一對之皺襞物、爲結締織彈力纖維所構成、上部包擁陰核、其用與大陰唇略同、

(四)陰核只一枚、位居小陰唇上端之中心、大如豌豆、形若圓柱、其用專司感覺、俗曰花心、若遇性慾衝動之際、亦能勃起挺立、倘此核局部發育過烈、則下垂伸出戶外、亦可與他婦交合、此卽所謂半陰陽、亦名半雌雄、又名石女、我鄉方言叫雌婆雄、

(五)前庭位在左右兩小陰唇之間、膣口之上部、汗粘膜靜脈所成、內富粘液腺、其用專司知覺、交合時之美覺快感、皆由前庭承受之、

(手淫)何謂手淫、簡言之、卽以手爲淫之謂也、此種惡習、爲世界各國所共有、非獨吾華夏然也、犯之者、大概爲青年之男女、壯年及老年者、雖間或有之、然終屬少數耳、手淫之方式甚夥、有用單手者、有用雙手者、有坐而行者、有臥而行者、有以被褥而代手者、種種奇名異法、不一而足、然無論何種手淫、其最後之目標、皆爲取快美之感覺則一、正所謂殊途而同歸者也、

夫青年男女、血氣方充、春心忐忑、慾念勃勃、誰不思一度春風爲快、然約於禮教、束於環境、心有所愛、不便啓口、意有所戀、難如爲願、日思夜想、專爲意中之人、夢幻顛倒、無非男女之事、

(未完)

喜食豆腐之危險

珠窗

▲肚腹疼痛難禁
▲剖腹劊腸得一小石
▲家庭中應知之常識

諺云、病從口入、此眞經驗良言也、故吾人飲食之時、必須先行研究、勿使腸胃有所損傷、豆腐一物、爲素餐中味之最美者、亦最滋補而有益人身之物也、由此言之、則食豆腐有益於身、安能損傷腸胃哉、不謂事不如是、玆將余戚因食豆腐、而至剖腹劊腸者、述之於左、以告喜食豆腐諸君、

余戚平生素健而身壯、但於去歲之夏起、忽時患肚痛、至八月之廿四日、忽肚痛難禁、有似絞腸、愈痛而愈難受、幾至暈厥、余戚之母大驚、以余戚素來健壯、何來此病、殊不知此病、患之已久、但皆小發、不若今日之甚、故其母不知耳、當時余適在、見如此、知舊病復發，乃告戚母以詳情、其母斯時驚惶無措、余意欲送至醫院治之、其母亦應、是日送戚之醫院、經醫生聽視之下、言肚中有硬物塞腸、故如是耳、必刀劊可愈、其母大爲驚惶、且刀劊每有性命之憂、故不許醫士動手、後經余再三勸導、始首肯、醫士乃命余等退、舁戚至大手術室、用麻醉劑剖割、約半小時、醫士出、以形似小石之物示余等、謂之曰、此石膏質也、醫士問余等、戚嗜好否、余思彼別無嗜好、唯每餐必食豆腐、非豆腐不能下咽耳、即以斯對、醫士曰是矣、此豆腐中之石膏質也、時余等入室、則見余戚肚亦不痛、亦不叫喚、惟神不清而已、世之喜食豆腐者、請三復斯言、

女子不衛生之服裝

蘭影

（一）博衣　衣服之作用、護體而已、故首貴適體、小則緊束筋肉、阻礙血輪之流行、大則易招寒而受風、均非所宜也、今之婦女衣裳、博大無倫、襦褲異常、似若非此、不足以盡其功能者、夏秋猶可、冬日朔風、如剪觸膚欲裂、恒有因此而凍瘃偏手足者、其愚殊不可及、

（二）束胸　胸廓內藏肺部、肺部擴張、庶無疾患、故不論坐立姿勢、均宜正直、今之女子、率以布條圍束胸部、冀免乳峯之外突、不知乳爲女子特徵、初無需於隱匿、而肺臟受此束縛、以致呼吸淺短、血輪不良、馴成衰弱肺癆諸病、爲害身體、不讓纏足、何我姉妹懵然不悟、而爲此戕身之舉耶、

（三）高跟鞋　今之流行服裝、除上述二種外、又有高跟鞋一種、雖不盡人皆然、但一般時髦姉妹、着此以矜眩者、亦觸目皆是、原高跟之害、能使全身重量集於足尖、使足趾間之神經受其影響、且踵片之高度愈厚、身體之态勢益向前傾、體向前傾一則養成脊柱之彎曲而失儀度、一則阻遏肺藏之擴張、以釀成癆疾、流弊所及、直足弱身致病、豈僅步履困難而已耶

右舉三種服裝、以衛生原理言之、爲害基大、願吾諸姉妹有則改之、無則加勉、若以寶貴之身體、殉此服裝之潮流、竊爲諸姉妹不取也、

花柳病之結果

陳開達

（一）對於本身之結果、爲殘廢、
（二）對於妻室之波及、爲不孕、
（三）對於兒女之遺害、爲盲、聾、啞、痴、呆、等殘疾、
（四）對於血統之關係、不强健之兒女、每難長成、將來生育艱難、而致絕嗣、
（五）對於家庭之關係、家庭之人、每於起居飲食之不愼、而遭無辜之波及、又有遺遺毒之兒女、苟其隱疾未經治癒、娶則害人之女，嫁則害人之子、
（六）對於社會之關係、於交際場酬應之時、能於不知不覺之間、傳染及他人、患花柳病之人、精神衰頹、無進取之心、堅持之力、所以不能任大事、對於事業上每遭失敗、對於社會上有消耗而無生利、富者因以貧、貧者必陷入困頓流離之境、

民間治療

肺癆聖品

蘭影

用枇杷葉五十張、去毛、先用水煎、再用綢布濾之、蓮子四兩、(紅白隨便)去皮去心、黑棗半斤、去皮去核、大生梨二只、去皮去心、倘大便不易、則用蜜糖一兩、倘大便過易、則用白糖一兩、如有咳嗽、可用京川貝母四錢(研細末)如有吐血則用藕節、以本人年齡爲標準、(一歲一節)方以蓮子黑棗生梨藕節、放入銅鍋內、以先煎之枇杷葉水沒之、文武火煎熬數沸、再以白糖(或蜜糖)京川貝母末收膏、煎之滴水成珠即可、每早晚取一匙、用開水化服、

按　此方枇杷葉、生梨、川貝母、能養肺生津、清燥化痰、而蓮子黑棗、又能補已虛(肺)之母(脾)肺脾同調、功效甚著、

治痢方

蘭影

方用鮮馬齒莧、(草名)俗名醬瓣草、連根拔起、洗淨、晾乾、搗汁、瀝出約一茶杯許、再加入眞蜂蜜三匙、隔開水燉熱、空心服、輕者一次、重者二三次必愈、吾戚劉君、渠患慢性腸炎、四五年來、雖至危險、賴此二服而愈、

按　痢疾乃夏秋暑濕積滯、阻於曲腸、症見紅白夾雜、裏急後重、西醫謂其盲腸發炎、腸壁灌爛、故下如粘液之垢物、馬齒莧之性質酸寒、功能散血解毒、利腸肥腸、以之治痢、故效如桴鼓也、

惡瘡出血方

惡瘡出血不止、切勿心慌、用鹽冷水冲洗後、用蜣螂虫炙炭錢半、海螵蛸一錢、煅牡蠣三錢、降香末一錢、研細摻上即止、

按　此藥宜平時製成、收貯待用、以免臨時慌張、其先用鹽水洗者、以鹽有收縮血管之能也、

消息

病家之福音

記者

上海中醫學會討論會恢復

集上海數十位名醫
每月兩次歡聚一室
高談闊論各舒宏見
解決全國疑難病症
已經開過六十餘次
答覆病案約計千餘

中醫學會、自成立以後、首由丁甘仁余繼鴻丁仲英謝利恒王一仁惲鐵樵等諸先生、創議組織討論會、宗旨在互相研究學說、解決疑難病症、擬定每月舉行一次、凡會員皆可列席、即各界亦可加入、自實行以後、頗引起社會上之注意、各界懷有疑難不經見之病症、及陳年痼疾、無法治療者、無不呈會討論、故問病之信日必數起、即如康健報衛生報之問病部、遇有極疑難之病症時、亦呈請該會解決之、答案略於中醫雜誌中刊佈、共計開會六十餘次、答覆病症約一千餘案、自特別市衛生局舉行登記醫士一案以後、會中同人、對付此項工作、頗爲繁雜、於討論會、無形停頓、今年第八屆第一次執監聯席會議席上、諸委員提議恢復討論會、以利病家、蓋自停頓以後、外埠來函詢問者、頗不乏人、衆皆贊成、議決交付常務委員會、先行修改老章、將於十八年夏曆正月起、正式實行、將來盛況、定可預卜、實中醫界之好現象、病家之福音也、

婚姻問題之醫學觀

社會上不良婚姻的結果
伏毒|投河|自殺|離婚……是
性情不合嗎?學問參差嗎?
面貌嗎?金錢嗎?
調劑體質…是婚姻先決問題

舜臣

世界上的男女、老實的說一句、對於他們『或她們』一生幸福所關的、『婚姻問題、』都不能不加以研究的、試問一個人、除了他『或她』是僧尼、或者是有特殊的情形以外、到了那適當的年齡、要滿足他『或她』終身的幸福、誰能說是不嫁不娶呢、所以婚姻二字、是人生一件不可缺少的事情了、

這又難說了、現在一般青年男女、在未娶或未嫁的以前、男的未嘗不要早早的娶個美麗的夫人、女的未嘗不要早早的嫁個如意的郎君、但是一天男的婚、女的嫁、滿足了他們『或她們』的慾望了、而不轉瞬、又發現什麼『勃豀』和『離婚』的消息、進一步、雙方面又造成『伏毒』『投河』自盡『私奔』的種種慘劇、這一件事、就能夠弄得社會上煙烏瘴氣、沒有安靜的一天、而社會人士、對於這種不良的婚姻的批評、都是說『性情不合』『學問參差』『面貌嗎』『金錢嗎』還有什麼『父母之命、媒妁之言』『專制不自由』的一番話、至於婚姻問題最關緊要的『醫學』、他們一點不曉得、醫學、是解決人生的痛苦的、婚姻完美、就是人生一身的幸福、不然就是一身的痛苦、所以免去將來的痛苦、不得先從醫學入手、照這樣看起來醫學與婚姻、不是有密切的關係嗎、讀者如若不信、我拿阮其煜先生對於這層研究非常詳細的理由、錄在下面、選婚之法、解剖生理學家、分有四質、(一)曰黏液質、(二)曰多血質、(三)曰神經質(四)曰胆液質、未結婚時、可視定其人爲何質、而以相反者配合之、方得其宜、茲分列其質如左

(一)黏液質者、皮膚灰色、毛髮美麗、體肥而肉厚、運動知覺、較清他質爲遲緩、性極怠惰、不形喜怒、所以然者、以精神運動、爲微弱故也、

(二)多血質者、筋肉團聚、各部肥滿、毛髮鮮明、兩眼綠色、脈搏強壯、白貌清顏、較之黏液質人筋力稍強健、較之神經及胆液兩質人、皮膚少蒸發、性耐寒冷、不顧過去與未來、唯一念夫目前而已、

(三)神經質者、毛髮黑而麗、軀體薄而弱、筋肉細而長、然知覺靈敏、故學術亦易進步、但既賦以聰明、則嗜好亦倍他人、精神慌惚、溷血善病、往往有之、

(四)胆液質者、毛髮黑而皮膚黃、肌肉肥滿、體格強盛、故面貌有剛毅果斷之色、若與他質合、更宜顯著、華氏謂此質爲肥淋質、較之黏液質具有堅忍性、較之多血質、動脈少與奮、較之神經質、感覺稍遲鈍、

如上所言、乃天賦外徵之大略也、更有進者、其人背底者則身體必肥淋、背高者反之、天賦資稟、自在身首之間、按圖索之、當無或爽、茲將配偶之法分列於下、

(一)胆液質與胆液質合、則不甚相宜、即有產育、亦多夭拆、

(二)胆液質與神經合、則所生之兒、其骨格器量、必當異於儕衆、且成人以後、必能立名、惟此項配合、如有不睦或犯好淫嗜等病、則生子必致夭折與夫痴頑不靈、由此言之、和家室、戒酒色非細事也、

(三)胆液質與多血質合、則所生之兒、必不惡劣、其器量才知、較之胆液質神經質配合者、當在伯仲間也、

(四)神經質與多血質合、則所生之兒、亦必聰慧、但骨幹較弱、不無微憾、

（五）黏液質之人、純如所記者甚少、卽有之、亦不能孕育聰兒、

胆液神經多血神經之配合、生兒多不强盛、且有丁年早死者、卽不早死、必有腸腺腦病瘰癧等患、故胆液神經質之人、必須選純粹胆液質人以爲配合、其胆液神經相離之人、即選神經質之完全者配合之、

上面所談的、是婚姻配合、先要明白兩方面的體質『調劑體質』是婚姻先决問題、婚姻能照這樣的去配合、將來一定能够得着美滿的幸福還有什麼『離婚』『伏毒』『投河』『自盡』『私奔』的種種慘劇發生嗎、

亡陽汗熱味淡亡陰汗冷味鹹之研究

李建頤

汗即血中之廢料、爲人體流質之一、因暑熱或勞動而排泄於皮膚之外、含有臭氣、及鹹味、卽汗之原質原味也、若患亡陽、則汗味變淡而冷、且帶粘膠、若因亡陰、則反是、然其汗味不變原質、又無粘膠、惟汗氣轉熱、是何故哉、蓋汗爲血液中源源之生殖品、評熱病論云、『汗爲心之液』是謂血液與汗、本爲同派之物、故發汗過多、勢必累及乎血、亡陽之症、即由於發汗不止、體中汗液流溢過盡、連追血液中之白血球、隨汗而出、白血球、爲血液之精華、腎中之眞陽、若旦血脫泄、則體內之溫度下降、陽光之捍衛無權、此卽眞陽亡脫之證、且白血球之原質、本帶粘膠、由此推之、則亡陽之汗、明是白血球外脫、可無疑義矣、亡陰之汗、則不然、其非混有白血質、但以汗多、而未至汗出不止之例、其所出之汗仍屬汗質、未至追出白血、故汗味帶鹹而無粘膠、陰液受傷、陰火獨盛、體中之溫度受反應以升騰、故汗熱而不冷、顧亡陽與亡陰、所出之汗本屬同源、亡陽之汗、是因眞陽外脫、血溢將盡之候、故爲危證、治宜參附、以佐以童便牡蠣等鹹降之品、以收其陽、以攝其血、則龍雷之火、反乎其位、而汗隨止矣、此與亡陰之汗、大相懸絕、亡陰之汗、由於火盛液傷、熱氣蒸迫以成、是屬熱病、如少陰厥之熱化證也、治法宜用甘寒滋潤、清心斂肺、而佐以龍骨牡蠣五味等收濇品、世人不明汗之鹹淡冷熱之原理、惟以汗鹹而熱爲輕症、汗淡而冷爲重症、所以不知療法、倘能明此原因、以求其治法、則無不藥到病除、奏效神速、夫何慮亡陽亡陰之難療乎、

表裏寒熱虛實概論（續）

周維翰

●是百病之總綱

●爲治療之原則

大抵虛實之原、有因於先天者、有因於人事者、何爲先天、則遺傳是也、其父母而强、則子女無弱者、其父母而弱則子女無强者、何以故、蓋子女者、父母之精血也、其成孕之精血、雖僅珠黍、然隱具全體焉、故聲音笑貌、無不同也、患瘰癧者、其子亦易瘰癧、患虛勞者、其子亦易虛勞、患疔毒、者其子亦易有疔毒、何獨於虛弱之父母、而不遺傳之於子女乎、特遺傳之病、苟子女而衞攝得宜、則亦有終其天年者、是知人事更要於天也、夫人事之原、天時、地理、職業、六情七氣、非片語所能盡、而其總原因、則爲飲食、惟食之各殊也、故中西醫之論虛治虛、亦各異焉、西人以牛羊肉爲食、惟風之各殊、故中西醫之論虛治虛亦各異焉、西人以牛羊肉爲食、故以瀉爲補、凡黃連、龍胆、大黃等、中醫之謂瀉藥、皆西醫之所謂補藥也、因是

以推、則麥食之與米食者、其氣體亦有異、凡河間東垣丹溪等、皆北人也、皆麥食者也其所論補瀉、獨能宜於米食者乎、故補中益氣等方、施之南人、往往不合、亦可因是而悟其理也、

虛實之界、既微茫淆混、如上所言矣、然則於何辨之哉、曰難言也、必於其人之體質病狀、逐層調查之細核之、而後虛實可以辨、若僅查一支一節、則必不可以斷定、抑亦難免於誤會也、

一為辨體質、病之虛實、與平時之體質、有密切之關係焉、體質強、無病虛者、體質弱、無病實者、此其大概也、然苟習於安佚、不甚行動、則血瘀氣滯之症、亦易有之、每有面黃肌瘦、嬾言少食、而不可謂之虛者、又有體殊健壯、而勤於房事、陰傷於下者、倦於勞役、氣傷於外者、是又未可以為實、他若肥人多痰、症似實矣、然而易於自汗焉易於氣喘焉、則腠理不固、肺氣不攝也、虛也、瘦人少血、症似虛矣、然而易於內熱焉、易於枯閉焉、則血脈多瘀、腎陽易涸也、實也、則平時體質不可不察、而又未可全恃也、

二為辨脈至、脈之於病、中西之說、頗有不同、然以有力無力分強弱、則中西同之、浮洪弦牢、堅疾長促、此有力脈也、其症多實、沉虛微細、濇結短芤、此無力脈也、其症多虛、雖然、有從症而不從脈者、有從脈而不從症者、苟熱實便結、苔黑腹堅、涼潤之不通、則脈雖細弱、亦當硝黃下之、此從症之說也、苟便結腹堅、而苔不黑、語不譫、而脈見沉細緩弱、則但須以甘潤藥投之、津液自生、燥糞自下、若妄投攻下之劑、往往有下利不止、元氣大傷者、此蓋不可不慎也、醫家過之、最宜相其緩急、名其症急、急在旦夕、而下利不止、反屬緩義者、則無甯攻矣、再為補救之法、若其症緩、則先宜甘涼之、俟其不效、而後可以攻下之、施治之序、不可躐等、然沉虛微細等脈、固多虛症矣、而血氣瘀滯者、往往多細如蛛絲等脈、陰寒痼冷者、往往多沉極而伏之脈、是又不可不知也、

三為辨舌苔、苔之現狀、與虛實最多關係、色黃而濁者為實、可以陷胸瀉心湯治之、若黃白兼、間有灰白者為虛、止宜杏橘蔻桔矣、黃而厚者為實、可攻下之、若黃而薄、且光滑者為虛、切忌攻下、色澤而乾者、熱傳營也、急宜清潤之、色澤而鮮者、熱入心包也、急宜涼泄之、若其色黑而多芒刺、則為腸有燥糞無疑、攻下之劑、刻不可緩、然色黑如煙煤、隱隱而光滑者、又多寒阻於下之症、當旁參脈症以辨之、色白而薄者、風寒也、色白而黃者、溫熱也、然白如膩粉者、又為瘟疫之苔、白如而粉滑者、可透達之、白如粉而乾者、則非膏連不能制、故病之虛實、驗之於苔、較有把握、然止能據以定症之虛實、而不能據以定體質之虛實、若體質虛而病症實之人、與體質實而病症實之人、則其施治、又各不同也、

鼠疫之原因及治法

福建平潭醫士李健頤

鼠疫之病、世人皆知死鼠之毒菌傳染而成、所以有須防驅鼠之衛生、冀可消滅其災、不知預防愈嚴、死鼠日多、而人之患鼠瘟者、亦日甚一日、鄙人忝員醫職志在救世、每痛此症之酷烈、而療法甚尠、推究其原、實由於醫家未能研究毒菌發生之底蘊、以致無最良之結果、查北帶地質凜冽、天氣乾燥、疫癘之氣稀少、故患此症者、比南帶為少、南帶地質多熱、濕氣濃厚、蘊蘊之毒、氛氳不絕、地中遂生一種黑蟻、此蟻體中本有毒菌之自生性、棲巢於地窖內、食子了、毒蟲為養生、得熱氣之、而生殖日甚、臺延劇烈、最為人害、鼠兎善營窟穴、寄居於地下、與蟻親密、故其毒先直接於鼠兎之血管、毒發身亡、其毒飛揚四佈、遂傳於人、或不由鼠之間接、乃由於蟻之直接傳染者、間亦有之、夫黑蟻與黃蟻不同種、而其附羶之性無異、遇有葷腥食物、彼則羣聚咀

留、其毒遂沾於食物體肉、人若食之、即傳其毒、先父實烈公云、前年曾見泉郡鳳池村李姓者、一日見羣蟻擁聚一枚西瓜、即拾而食之、初無異狀、至夜半、惡寒發熱、腋下頸項各處、忽生毒核數顆、焮熱赤腫、四肢痺痛旋飲旋嘔、次日遂亡、甲寅年、平潭湖南鄉、陳姓者、夫婦二人、素好豢兎、一日兎中毒而死、吝不拋棄、宰殺烹食、因之中毒、相繼而亡、西醫云、鼠疫之蚤所傳、知可鼠核之病、非專由於鼠、不過鼠爲之媒介已也、世人只知預防死鼠、獨不思黑蟻之菌、即鼠瘟之毒菌、而反置之膜外、不加講求、所以鼠瘟日甚、鄙人歷症多年、經研究之心得、發明一方、比解毒活血湯、更見靈效、按解毒活血湯、獨有活血散瘀之能、而無通絡殺菌之力、故或效或不效也、鄙人潛心研究、將解毒活血湯原方、重爲加減、以變其法、即除柴葛歸樸之辛散、加入荊芥、直入血分、解血中毒質、變化爲汗、益以雄黃腦片、通脈絡壅閉、兼殺毒菌、佐以桃仁紅花、散瘀血、生地銀花、清肌解熱、紫草板蘭根浙貝母、解毒散結、連翹甘草、和中退熱、此方試驗頗多、功著照彰、平潭人民、皆所共知、惟望海內之茲善家、廣爲傳佈、則功德無量矣、

附方

加減毒活血湯　荊芥三錢、浙貝母三錢、板蘭根二錢、連翹三錢、甘草錢半、雄黃一錢、腦片八分、赤芍三錢、桃仁八錢、紅花五錢、生地五錢、金銀花三錢、紫草皮二錢、清水一碗半、煎至一碗、溫服、如表熱甚、加白虎、裏熱甚、加承氣、毒在血分、加犀角丹皮西藏紅花天葵金汁神犀丹、毒在氣分、如冬籐杏貝、必色伏熱、神昏譫語者、加安宮至寶、毒埋筋絡、鼠核刺痛者、加乳香麝香、更須臨診審察、權衡加減、至熱平爲限、不可躊躇、貽害匪輕、外核用銀針鑿小孔、以通毒氣、再用加波力酸、調溫湯熨之、

再談冷罨與熱病

羅燮元

讀本報第一號、沈仲圭先生、冷罨熱病一文、援古證今、字字確切、是不啻將吾國沉埋四千年前固有之國學、今被先生一言而光大之、使西醫不得專美於前矣、但鄙對於此等治法、竟謂美則善也、而尤有不得不鄭重申言者、以補先生未盡之旨、以爲鹵莽粗疎之戒、蓋此種治法、必其人所患之症果係溫熱入裏、已從陽明燥化、如先生所說故事、大熱如焚、口渴喜冷、大汗煩熱、手足燥動等症、方爲有利無害、否則乃係表邪壯熱、或患溫而體虛、若妄用之、誠恐外熱未除、中寒復起、轉爲內陷、則又蹈西醫之表裏不分、輒用冰罨之咎、其害之大、乃又不可勝言者也、茲引數按續後、以證此法在國醫數見不少之治也、列左、

(一)葛乾孫、字可久、平江吳人、治時症、不得汗、發狂、循河而走、公就控置水中、使禁不得出、良久出之、裹以厚被、得汗而解、

(二)昔有一重囚、於獄中患疫而歿、獄卒報明病故、時方薄暮、出戶、委棄溝壑、適直天氣暴寒、裸凍一夜、而甦、俯匐覓道返里、隨免刑戮之難、(均見松峯說疫、)

燮元按囚徒所患之疫、雖未明言若何病型者、而但言患疫而歿、則此症必從陽明燥化而灼及心胞可知也、又況在昔牢獄不良、人多穢濁、窒息一處、空氣鮮少、而又調理缺乏、焉有不悶絕而死者、及其出獄、偶値暴寒、裸冷一夜、氣機宣通、其熱頓解而甦、此亦理之當然、但此爲偶中、不足爲訓、其足爲後世法者、則爲葛公之治、蓋時症無汗發狂、是非用麻杏石甘湯、及三黃石膏湯等、辛涼發汗不可、今孫公不此之圖、而出於浸水以潰汗、在常人觀之、必以爲公之好奇而倖中、殊知此正公之學力獨到處、試觀彼按、謂治時症不得汗發狂、循河而走、一治字、可知始初

、以用過此等治法也、因其人疫熱雖亢、腸燥未結、只拂鬱於三陽經氣之間、擾及心神、以致發狂、此時若再用發汗、誠恐傷及營分而動衄、如用苦寒蕩滌、又恐引邪內陷、而成協熱下痢、惟仍引邪外出、是爲生路、故乃用極寒之水、乍投其間、激擊發其邪、待寒極之後、又裹以厚被、使寒熱均達到極點、則一戰從汗而解、正如乾鍋得水、霎時水沸氣騰、有不雲行雨施者哉、但此法之奇、不奇於浸水、而奇於裹以厚被、不然、汗仍不出、而病必反增也、此即從華陀治婦人伏熱病、脫胎而出、可謂善師者矣、此法雖奇、尙有熱可憑、爲對症療法、猶不若原因療法、如徐嗣伯之療房將軍、則更奇也、

將軍房伯玉、服五石散、十許劑、更患冷疾、夏月常複衣、徐嗣伯診之曰、此伏熱也、須以水發之、非冬月不可、十一月、冰雪大盛時、令伯玉、解衣坐石上、取新汲水、從頭澆之、盡二十斛、口噤氣絕、家人啼哭、請止、嗣伯執撾諫者、又盡水百斛、伯玉始能動、背上彭彭有氣、俄而起坐、熱不可忍、乞冷飲、嗣伯以水一升飲之、疾遂愈、自爾常發熱、冬月猶單衫、體更肥壯、(出南史)

燮元按是症病因、良由誤服五石散多劑、致患冷疾、夏月複衣不煖、使西醫診之、不問病由、但探以熱度表、聽以筒、查其菌、斷其爲寒乎、斷爲熱乎、抑植物動物性之何菌乎、吾知西醫必以表爲憑而爲寒用熱藥也、信如是也、其人之死、不死於病、而死於醫、明矣、然則徐公又從何而知其爲伏熱耶、無他、乃問而知也、因知多服五石散而始患是疾、其石慓悍、鬱遏陽氣而爲火、不能外發、遂作假寒、徐公探得其情、正符諸噤寒慄、皆屬於火、故以水反折之、以激發陽氣而愈、乃師經文、反者反治、火鬱則發之之義、乃二公、俱善讀內經、故其獲效有如此者、乃淺學之西醫、輒詆經文爲腐敗、不知彼之學說、早已在吾國四千年所論及、是安可不寶貴哉、然而此法則又非常人可輕試、故仲景則又引以爲戒、試觀傷寒論曰、病在陽、應以汗解之、反以冷水潠之、若灌之、其熱被却、不得去、彌更益煩、肉上粟起、意欲飲水、反不渴者、服文蛤散、此段唐容川解潠之、是外澆冷水、灌之、是內飲冷水、可知用冰水罨法在仲景前、猶是普通常法、殊無大奇正不必由西醫發明、因此法用之得當、收效固大、設用不得法、則爲害滋甚、故仲景有鑑於此、乃爲立法以戒後世、今日劣用此者、正恐學力不足、畫虎不成、反類犬、故甯從事於湯藥、蓋愼重之耳、

按部分經錄(續)

甯一玉

髀 股外爲髀、髀外後廉、屬足太陽膀胱經、髀關屬足陽明胃經、髀陽屬少陽膽經、

股 髀內爲股、股內屬足厥陰肝經、前廉屬太陰脾經、後廉屬足少陰腎經、

伏兔 髀前膝上起肉、屬足陽明胃經、

膝 膝臏中、屬足陽明胃經、膝內前廉、屬足太陰脾經、

膕 膝後曲處爲膕、膕中屬足太陽膀胱經、膕內後廉、屬足少陰腎經、前廉、屬足厥陰肝經、

胻 胻、脛骨也、外廉屬足陽明胃經、內廉屬足太陰脾經、

輔骨 胻外爲輔、屬足太陽膀胱經、

腨 腨腓腸也、中屬足太陽膀胱經、內屬足厥肝經、

踝 內外踝骨也、內踝前廉、屬足太陰脾經、太陰之前、屬足厥陰肝經、太陰之後、屬足少陰腎經、外踝前廉、屬足少陽膽經、後廉、屬足太陽膀胱經、

附 附、足面也、附中屬足陽明胃經、內屬足厥陰肝經、附外屬足少陽膽經、

足心 屬足少陰腎經、

足指 足大指聚毛、屬足厥陰肝經、內側屬足太陰脾經、指外側屬足陽明胃經、小指外側屬足太陽膀胱經、小指下屬足少陰腎經、小指次指之間、屬足少陽膽經、

牙 齒後大者爲牙、骨之餘、

齒 齒爲戶門、口前小者爲齒、腎之表、

齦 齦、牙床骨也、上屬足陽明胃經、下屬手陽明大腸

舌 舌爲心竅、舌胎屬心、舌根屬脾、舌下屬腎、

咽 後喉爲咽、咽主納水穀、通於六府、

喉 喉、肺之脘也、前喉爲喉嚨、通於五藏、主氣出入、前屬足陽明胃經、後屬足厥陰肝經、

厭 厭、會厭也、爲吸門、聲音所由出、

肛門 魄門也、穢濁所自出、其系上貫於心、下通於腎、心腎水火相感而精氣溢洩、乃化血收精之系也、

陰莖 屬足厥陰肝經、

睪丸 外腎也、屬足厥陰肝經、

陰囊 屬足厥陰肝經、

衝脈 衝爲血海、又爲十二經之海、

陰中 即陰戶之中、屬足厥陰肝經、

陰戶 即陰門之口、屬足厥陰肝經、

皮膚 實爲皮、浮爲膚、衛氣之分也、屬肺、

肌肉 白爲肌、赤爲肉、營血之分也、屬脾、

血脈 屬心、

筋 屬肝、

骨 屬腎、

精 兩神相搏、合而成形、常先身生、是謂精、

氣 上焦開發、宣五穀味、薰膚充身澤毛、若霧露之漑、是謂氣、

津 腠理發洩、肝出滕滕、是謂津、

液 穀入氣滿、淖澤注於骨、骨屬屈申洩澤、補益腦髓、皮膚澤潤於津、是謂液、

血 中焦受氣取汁、變化而赤、是謂血、中焦亦並胃中、出上焦之後、此所受氣者、泌糟粕、蒸津液、化其精微、上注於肺脈、乃化而爲血、以奉身生、故中焦受氣取汁、變化而赤、

脈 壅遏營氣、令無所避、是謂脈、宗氣行於經脈中、其脈流布諸經、而營氣從之以行、無所避逆、謂之脈、

酒害之研究

胡宗瑗

飲酒之害、本報已言之矣、而嗜之者、仍沉湎不悟、尤曰酒能助身體之溫暖、血液之循環、有益人身、不知飲酒之際、而覺溫暖逾常、旋即寒冷過甚、蓋以酒性激動血液愈力、體之發射亦愈低、非特不助身體之溫暖、且致寒冷、不促血液之循環、且致遲滯、弄巧成拙、此之謂也、今以酒害研究所得、錄之於下、以告酷嗜杯中物者、

(一)酒爲百病發生之原

人類百病、多發生於酒、此近世醫學界所公認也、夫酒之爲害、直接可損人體之組織、毀其自然之活潑、削其新陳代謝之機能、間接則減少抵抗疾病之能力、消滅殺菌之功効、因之細菌繁殖、百病叢生、如肺炎、癆病、楊梅毒、虎烈剌等、尤易發生而難治療、彼沉溺其中者、可以鑒矣、

(二)酒之害於細胞者

細胞者、人類身體之組合物也、舉凡五官百骸之運用優劣、一視諸細胞中之原形質、是否健全而定、故原形質、實人體中最要之部也、彼嗜酒者、非特損害細胞、吸收養氣之能力、而且阻礙脂肪與澱粉之酸化、致身體枯槁、此酒之害在細胞者也、

（三）酒之害於皮膚者

人體皮膚、分表皮眞皮、及皮下結組織三者、其中蓄有毛囊、汗腺、神經、血管、脂肪、細胞等、而其效用、則在纏包身體、排泄廢物、節制體温、如經酒之戟刺、則血管脹大、血液運行、因而遲緩、皮膚之資養料、致不能充分、表皮揭起、時或破裂、患者每感無量之痛苦、甚至皮膚增厚、汗腺發炎、垢穢淤積、爲患殊深、蓋以皮膚排洩之功能、全賴血管運輸廢物、以達汗腺、而後排洩於外、血管汗腺、既失常度、排洩功能，必然減少、此酒之害在皮膚者也、

（四）酒之害於消化器者

消化器者、統口腔咽頭食管胃腸各部而言也、食物入口腔時 先由咀嚼之、同時由口中唾腺分泌唾液、以助消化、旋由咽頭經食管而入於胃、胃有筋肉之囊、其四壁有多數胃液腺、分泌胃液、以消化食物、酒爲興奮性之飲料、有戟刺消化器、而使衰弱之能力、飲之過甚、胃中血管、則起感應、頓然脹大、而爲慢性的充血、又戟刺神經、致唾液胃液、有多量之分泌、麻痺味覺、使食物不辨其甘苦、夫消化器爲製造營養分之本原、人體中重要之機關、一經損傷、卽失去消化食品吸收養分之機能、緣是體力減少、百骸廢弛、奄奄氣息、永無生人之樂趣、此飲酒之害在消化器者也、

（五）酒之害於血液循環者

血液者、爲全體物質代謝之媒介、凡各種組織、其必需之材料、概於血液仰取之、共無用之廢物、概藉血液排泄之、實轉運之機關、全身之樞紐也、苟血液中含有酒質、則養氣因之妨礙、而不能達於全體之組織、一切滋養建造之工作、皆受打擊而不克進行、推陳去腐之效用、亦遲滯而不前矣、甚至刺戟白血球、使之麻木、失去殺菌之機能、因之細菌猖獗、疾病叢生、性命於是乎告危、此飲酒之害在血液循環者也、

（六）酒之害於心臟者

心臟爲循環系統之中樞、與身體各器官極有關係者也、蓋身體各部須受血液之循環、而後能保其活力、血液循環、而心臟實司其出入配布、故心臟活力之盛否、多影響於身體各部、較他機關尤爲重要也、酒性最爲强烈、能抑心臟肌肉、致失活潑之運動、肌肉中之神經、亦受痲痺、因之心臟發現劇性的脹大、至不可治療、又能誘起最危險之瓣膜病卒中病等、此飲酒之害在心臟者也、

（七）酒之害於肝臟者

肝臟爲泌膽汁之器官也、內含多數肝細胞、從血液中釀出膽汁、由輸膽管而入膽囊、有消化食物、催促腸壁蠕動、預防腸內腐敗、變化脂肪成乳形之功用、又能製造一種糖料、以補養身體、須善爲衛護者也、人如飲酒、則由胃而達於肝、肝中血管、一經戟刺、頓時脹大、而生不舒泰之感覺、其消耗膽汁、損傷細胞、尤爲人之大患 此飲酒之害在肝臟者也、

（八）酒之害於神經系統者

神經系統爲統治全體之機關、人生知覺運動之樞紐、關係重大、殆無其匹、欲發達其作用、非得充分之營養、及障礙之預防不爲功、如酒爲戟刺性之最强烈者、飲之必終日昏昏、神經錯亂、初則減少其知識之機能、繼則紊亂其意志之作用、以及思考記憶等力、悉現遲慢衰耗之狀、緣是職業廢弛、禍患踵至、甚則因過量之飲、神經系統、痲痺太深、沉沉昏睡、人事不省、其呼吸器管、與血液循環、同受影響、因之一瞑不起者、比比皆是、嗟我同胞、何事以飲酒爲樂、生命爲戲、雖死而猶不悟乎、此飲酒之害在神經系統者也、

（九）酒之害於青年發育者

青年之發育、原形質實爲要素、彼沉溺於酒者、原形質必受其損傷、身體之發育、必不能達應有之程度、稍治生理學者、類能知之、但青年之發育、尤以腦筋爲重要、如原形質不良、則腦筋亦不良、青年之前途、遂不可問矣、人盡如是、國何能國、此飲酒之害在青年發育者也、

從生理學說到——生殖器——再談談——手淫——野合——遺精——白濁（四續）

餘姚胡九功

日復一日、年復一年、久而久之、終難如願以償、遂於萬不得巳之中、乃出手淫之下策、以發泄其性慾、而自慰其心靈、殊不知泄精一事、偶一泄之、本亦無甚重大之關係、若爲家常便飯娛樂之具、即大誤也、

昔德意志有小學校長某、其人博學多能、間亦研討生理衛生等學、嘗謂人曰、凡中小學之男女學生、其犯手淫者、平均在百分之七十五以上、人皆斥其言之不經、後各校生投標法檢查之果如某氏之言、噫、德爲世界模範之國、其科學之發達、醫學之創明、早爲世界所公認、而犯此惡習者、爲數若是之驚人、實可嘆也、欲思補救之策、惟消極二字而已、前賢靜心寡慾之論、實爲千古無上妙策、後人所當取資者也、故凡一切哀艷等說部、皆當束之高閣、不可過目、世人亦以爲哀情純潔、讀之無妨、殊不知哀情之中、必兼愛情、哀中寓愛、其力更偉、其吸引與改變青年心性之力、大勝於愛艷等之說部、此外如歌場舞館、不可過問、酒肆茶樓、亦當絕跡、須知大好青年、前程無量、卓卓之才、正有所爲、日研夜讀、朝斯夕斯、尚慮不及、何況再留戀於情海愛濤者乎、作者至此、乃作歌以告世之患手淫者、歌曰、「及早回頭登覺岸、空中天網正恢恢、日月幻忽如朝露、光陰一去不復來、人生猶似風前燭、莫在歧途長徘徊」世之春心蠢蠢、慾念勃勃、而以手淫自娛者、覩此可以憬然悟矣、若讀我文而以爲河漢、尚欲以手淫作消遣者、我無以名之、名之曰自殺政策、

（野合）野合一名野交、即非法之交合也、夫男女私相交合、洵爲人世間、最卑最鄙之事、一則斲喪道德、而爲陋俗之行爲、一則男女自墮人格、甘與獸類同等、張博士之所謂野交乃人生天眞至情之表現、此等謊謬不經之言論、凡我青年須加精密之考慮、再三之思索、不可輕信妄從者也、

夫爲女子者、固宜恪守貞潔、而爲男子者、亦當潔身自愛、青年男女、非特於未婚前宜制其情慾、以免誤入野交歧途、即巳婚之後、亦當房事有度、自潔自愛、蓋男女交媾之目的、在乎生育子息而已、

昔亞洲之東西隅、臨於地中海之處、有數城也、其一名紗篤馬者、

該城之人民、皆放縱恣肆、姦淫夜合、日以爲常、降及今日、泰西凡有淫佚之輩、衆皆以紗篤馬人名之、余考史載該城之所以如此者、無他、惟其豐衣足食、安逸無事、饕餮怠惰而已、證諸目下我國之景況、亦何獨不然、試觀今之海上一般時下少年、淫佚之徒、皆爲安逸無事、豐衣足食之輩、是其證也、諺云、富貴生淫佚、貧賤起盜心、實爲至理之名言、於此、余益信古人之不我欺、而後人當奉爲圭臬者也、

（遺精）遺精之名、考諸古籍、亦嘗載之、內經之男子二八而天癸至精液瀉……等、實亦言遺精之文也、後人不明經義、注家牽強附會、以誤傳訛、遂至眞理泯滅、不可複覩矣、迨及近世、諸賢輩出、議論紛紜、莫衷一是、皆各非人非、各是己是、然大致終不外分有夢無夢二種、今略述之、

（甲）有夢而遺者曰夢遺、其病屬心、因相火狂盛、日思夜想所致、所謂日有所思、夜有所夢、夢遇美人、則精立遺、此症雖每

婦女衛眼常識

曹朗生

婦女對於衛眼上之關係、則較男子又多一層、因有、行經、胎前產後之故也、特錄關於、行經胎前產後之衛眼常識於後、

一 行經時不可與男子交媾、若犯之則穢氣上冲頭目、而將來必生迎風流淚等之頑病、且不易治愈、尙有白米等症、亦大都經行誤犯交媾而得也、

二 胎前不可當風取涼、免令眼疼頭痛、

三 胎前不可多居煖閣、免得過熱而生眼病、

四 胎前、寒天衣被臥褥、不可烘火過熱、免得伏熱而患眼病、

五 胎前不可過食、葱大蒜辣茄等、辛味之品、免得眼睛昏糊、

六 胎前若患眼病、而再交合、則眼必瞎、產後亦然、

七 胎前不可服補藥太過、太過則致肝臟壅塞、而患眼病、

八 產後不可久視、久視能令眼昏、

九 產後不可悲怒哭泣、如悲怒哭泣、必致損光、

十 產後一月內、不可即做勞碌之事、因血枯而易患虛症眼病、

十一 產後一百廿天、禁止交合、可保眼光常清、

十二 產後月內、不可做針線等之手工生活、免壞眼光、

婦女於行經胎前產後時、須當心此種衛眼常識、則瞖魔退避三舍、

兒童衛眼常識

曹朗生

嘗見兒童、亦有患生種種眼病者、如兩胞腫脹而不能開合、如眼弦赤爛而歷久不愈、如誤受損傷而致失明等等、皆父母兄長、缺乏衛眼常識、有以致之、茲將孩童衛眼常識、述之於後、

一 嬰孩初生時洗浴、須要當心、勿使穢水誤入兒眼、而害嬰孩患生眼病、

二 無論何時、嬰孩睡在臥籃內時、亮光不可由頭頂、一邊過來須從傍邊過來爲是、如此可免眼睛向上之病、

三 嬰孩醒睡在臥具內時、兩眼勿使迫對亮光、則將來可無關睛之病、

四 兒童玩具、不可給以尖銳快利之物、恐防刺瞎眼睛、

五 兒童游戲、都喜活動、日以棒弄拍皮球滾彈子等游戲、故兩手常汚穢不堪、忽被塵砂吹進眼眶、則又亂擦妄揩、而震傷睛珠、或手指不潔、而將微生物染入眼內、則成目疾矣、

六 兒童所用之手帕、須換給清潔者、方免汚穢誤入目中而成爛弦等、

七 每見兒童、有患爛弦眼者、痒時用手指亂擦、殊不知越擦越爛、惟須速即治愈爲要、免得擦損眼珠、而生瘴翳成爲痼疾、

八 兒童不可常觀細小文字之書籍、免成近視、

夢魘

小青

有的時候、吾們睡到夜半、忽做一個奇怪恐怖的夢、夢旣奇怪、吾們又有身歷其境、往往有生死呼吸的景象、使吾們驚惶駭怪、這就喚做『夢魘、』夢魘是吾們不願有的、然而若不知致此之原由、就也沒法消滅、不使他來擾吾們夢魂、然則夢魘的緣故、胃部失了適宜的位置、都能爲夢魘的原因、所以童孩的時候、食物不愼、血液亦容易入腦、故夢中亦時有可怕的境象、若到了成年、情形不同、夢魘的境遇、就也比較的少了、

敬告爲父母的、須得十二分的注意小孩子、第一、不要用神話和鬼怪、恐嚇他、—小孩子—及一切不易消化的食物、尤其是睡眠前的進食、使他腦中沒有恐怖的顯象、而胃囊消化健強、那就沒有夢魘來侵犯了、

民間治療

交骨不開之驗方

李健頤

婦人交骨不開而難產者、多因氣虛血枯、骨盤不能放開、子宮裏的胎兒、無從產出、王淸任、用開骨散（當歸二兩川芎八錢龜板一兩血餘灰二錢）加黃耆四兩、最有效驗、鄙人常將此方、除去餘灰一味、再加牛膝五錢、西洋參二錢、水二碗煎濃、頻頻服之、不過一句鐘、骨盤就可以衝開、胎兒就容易產出、此方歷經鄙人試驗多次、眞大有功效、

治皮爛疔之經驗談

張曉屏

此症大抵係肺經積毒所致、惟與尋常疔瘡不同、治法亦異、初生一點白疱、遂漸延開、根不高突、亦不深陷、祇爛皮膚、多生四肢若不早治、恐致環繞相接、成爲脫靴統、勢頗危險、治法先剪去腐皮、以藥棉醮一冲四十之石炭酸水、洗淨膿水、用麻油甘草粉塗之、其效甚速、

按 石炭酸水、西醫爲之消毒防腐劑、余治外科、嘗以之洗對口搭手諸腐爛症、確有奇效、

難產簡易方

張曉屏

婦人難產、生死關頭、若得良方挽救、誠爲大幸、如丁甘仁先生之難產神效方外、更有一簡便之法、如胎兒轉身已至產門、久而不下者、速以萞麻仁二三粒研碎、（中藥店購）用小膏藥二個分貼於左右脚心、則胎兒頃刻產下、胎兒胞衣既下、速即將膏藥揭去、否則大腸將落下、如大腸亦下、可將膏藥移貼於頭頂、則腸自能收入、惟產婦初覺腹痛、是胎兒正在掉轉、此法决不可用、恐橫生倒產也、必至危急時、方可用此、若胎兒既下、胞衣不下者、亦可用之、

此方係得之今年春間鄰婦、產兒既下、惟胞衣不落、求醫服藥、仍不見效、越二三日、始得此法、貼之即下、眞靈藥也、（附注）

登記消息

記者

近來衛生局對市內未登記醫士、調查取締、引起無執照行醫者之恐怖、在[illegible]衛生部統一辦法尙未頒布以前、上海衛生局有此舉動、殊覺不解、現經記者覓得上海中醫學會新會員、無照行醫、衛生局致函該會、及該會致衛生局函、鈔錄於後、究竟如何醫該會尙未得衛生局覆函、下期本報、當可詳告、

逕啓者玆據市民呈報有某醫士者在尙文路（卽舊府路）無醫生執照懸牌營業等情當經敝局派員前往調查屬實查該某醫士旣無開業執照竟自懸牌營業殊屬違背定章惟因該某醫士自稱係貴會會員用特函達如果屬實請即轉飭該某醫士即日取銷招牌停止營業以重定章卽希查照轉知遵照此致

中醫學會　　上海特別市衛生局啓

逕覆者得奉鈞函內開某醫士無醫生執照懸牌營業着轉飭該醫生卽日取銷招牌停止營業以重定章等因查某醫士係敝會員預備第三次登記惟前奉貴局函云第三次登記暫行停止須待國府衛生部頒佈統一辦法後施行云云滬濱爲通商巨埠醫生來滬業醫時有增加若限以無執照不能營業則生計斷絕若任其營業則有違定章況國府條例一時難以頒佈貴局登記復因此停頓新來滬醫生甚覺困難昨經敝會第十一次常務會提議關于新入會會員審查務取嚴格與以證書籍可證明或由學術團體彙列名冊呈報貴局備案發給臨時開業執照便於營業如此辦法對于定章而無違背關于個人尙可顧全是否有當仰祈示覆遵行此致

上海特別市衛生局　　內附祈會名單一紙　　上海中醫學會啓

記者按、兩函所指某醫士、係外埠名醫最近來滬行道、故不及登記、不將眞姓名登出者、因恐該醫士受無形之影響也、

中風不得用風藥辨

許紹麟

人有暴卒僵仆、或半身不遂、或口眼喎斜、或不知人事、或死不治、或帶病延年、世以中風名之、方書以風藥治之、余考諸內經、則曰風之傷人也、或爲寒熱、或爲熱中、或爲寒中、或爲癘風、或爲偏枯、獨于暴卒僵仆、不省人事、四肢不舉者、一無所論、祗有偏枯一論而已、及觀千金方則中風大法有四則、一曰偏枯、二曰風痱、三曰風癔、四曰風痹、又考金匱要略云、寸口脈浮而緊、緊則爲寒、浮則爲虛、寒虛相搏、邪在皮膚、浮者血虛、絡脈空虛、賊邪不瀉、或左或右、正氣即急、急則引邪、喎僻不遂、邪在于絡、肌膚不仁、邪在于經、即重不勝、邪入于腑、即不識人、邪入于臟、舌即難言、口吐涎沫、由此觀之、可知暴卒僵仆、不知人事、以及偏枯不遂等症、明明是因風而致、故用大小續命、西州續命、一般散風峻品、迨後代劉河間、李東垣、朱丹溪、三子出、所論中風、與昔人異、河間主火、東垣主氣、丹溪主痰、反不言風、以余觀之、昔人之論、固不可廢、而三子以類中風視爲眞中風、遂使後人茫然莫辨、孤疑不決矣、蓋因風而病者、眞中風也、因火氣痰而病者、類中風也、三子所論、自是因火因氣因痰　而爲暴厥暴死之證、與風無干、則大小續命、西州續命、一般去風峻品、固不得妄施也、而如內經所謂三陽三陰發病、或爲偏枯痿　四肢不舉、不知人事、亦未必因於風也、夫風火氣痰之殊、望聞問切之間、豈無所辨乎、若辨之爲風、則從昔人以治之、辨之爲火氣痰、則從三子以治之、如是庶乎理明而法當矣、惟以因火因氣因痰之症、強引風字而合論之、則眞僞不分、名實相紊、遂開後人以風藥治中風之權輿、若將因風因氣因火因痰之症、分而出之、則眞僞之間、可立判矣、

東垣言、中風者、卒然昏仆、不知人事、手足抽掣、痰涎壅出、語言不正等症、此非外來風邪、乃本氣自虛也、縱有風邪、亦是乘虛而襲、經云、邪之所湊、其氣必虛是也、當此之時、豈大小續命、西州續命、一般散風峻品、所能通迅上下哉、急以三生飲加人參治之、方有挽回之機、蓋三生飲爲行經逐痰之良方、再加人參以培氣、宜其有神效也、

河間言中風癱瘓者、亦非外中於風、由陰陽偏勝、心火暴甚、腎水虛乏、不能制火、則陰虛陽實、熱氣怫鬱、心神昏冒、筋骨不用、而卒倒無知矣、當此之時、豈大小續命、西州續命、一般去風峻品、所能補其不足哉、宜急進六味地黃飲之類、庶可制其亢陽也、

觀東垣河間之論、法本而治風、可爲至當不易之論、自後世醫書雜出、人持一說、遂使學者如墮五里霧中矣、如丹溪之論中風、以氣虛血虛濕痰並論、如左手脈不足、及左半身不遂者、當以四物湯補血之劑爲主、而加竹瀝姜汁化痰之品、若右手脈不足、及右半身不遂者、當以四君子湯補氣之劑爲主、而佐以竹瀝姜汁、如氣血兩虛而挾痰滯者、八珍湯爲主、而加入南星半夏竹瀝姜汁之類、丹溪之論、理縱通達、但持此以治中風、而多不效、或延久而死者、何也、蓋治氣血痰之標、而不治氣血痰之本也、觀此、則中風之當治本、固無異議也、然所謂根本者何、蓋火爲陽氣之根、水爲陰氣之根、而水火之總根、在兩腎之間、動氣是也、此五臟六腑之本、十二經之源、呼吸之門、三焦之根、又名守邪之神、經曰、根于中者、命曰神機、神去則機息、根于外者、名曰氣立、氣止則化絕、今人有縱情嗜慾、以致腎氣虛衰、根本先絕、或內傷七情、或外感六淫、皆能卒中暴仆、此陰虛陽暴絕也、必須以參附大劑、峻補其陽、加以地黃丸二至丸之類、塡其眞陰、方爲合拍、又有心火暴甚、腎水虛乏、兼以五志紛亂、遂致心神昏悶、卒倒無知、不知人事、手足抽掣、口眼喎斜、種種見

症、無非水火不交耳、蓋風由火生、火由陰虛而亢、治當以地黃飲之類、大補其陰、加入人參麥冬五味之類、滋化其源、此根本療法也、若夫丹溪之論中風以痰爲主、則人將死之時、亦必有痰、何獨中風爲然、再考生痰之原因、痰者、水也、其源歸腎、張仲景曰、氣虛痰泛、當以腎氣丸補而逐之、由此觀之、治中風者、當以前法治其根本、則丹溪所謂痰者、不治而化矣、若以初起痰涎壅盛、湯藥不受、而恣用風藥、其誤有不忍言者、僕慨乎世之治中風者、不分因于風者、是眞中風、因于火氣痰者、是類中風、槪施大劑辛温誤人生命、爰艸是篇、以資研究、

表裏寒熱虛實概論（續）

周維翰

★是百病之大綱

★爲治療之原則

四、爲辨渴否、大抵症屬虛寒者、其口多不渴、症屬實熱者、其渴必嗜飲、則渴之與否、固虛實之關鍵也、然有渴而嗜飲者、其爲實熱無難義矣、而上熱下寒之症、則亦有渴飲者焉、假令有症、腹痛下利而發熱、以下利言、虛也、寒也、以發熱言、熱也、實也、而下利不止、則津液下竭、上必爲渴飲、是又未可以渴飲之故、一意涼之也、此外口渴之症、又多不嗜飲者、併多不能飲者、由前之說、爲胸有支飲、半夏茯苓等主之、由後之說、併有喉痛唇燥者、白通四逆等主之、兼有渴不嗜飲、飲必熱湯者、又爲假熱之一據、當詳察其厥逆與否、下利與否、而後從而施治之

五爲辨小便、大抵虛寒之症、其溺必清而多、實熱之症、其溺必赤而澀、以其辨症、本無難義、然而有癃閉焉、其濕熱氣滯者、雖居多數、而亦有元氣下陷而閉、以補中湯治之而愈者、有胞痺焉、其因熱因濕者、雖居多數、而亦有虛寒而致閉者、腎虛而如淋者、更有晝苦溺濇、夜苦遺溺、或膀胱氣墜、溺道不爽、爲腎氣大虛之據者、是又未可泥也、至於溺色黃者、其內必有熱、然飲食少者、胆汁無所事、則溢於膀胱而溺色亦必黃、更有數種之藥能變溺色焉、服酒大黃者溺多紅黃色、服山道年（西藥性能殺蟲）者、溺多棕紅色、則於虛於實兩無所關、苟不能知、尤易致誤、然而虛實之症、則以清長赤澀、爲較有把握焉、但未可以據一端論耳、

六爲察大便、大抵虛寒之症、其大便必或溏或瀉、實熱之症、其大便必旣燥且結、以此辨症、十得八九、然大便燥結、亦不皆因於熱焉、有寒結者、其脈必沉遲、有風秘者、其症多風病、有燥閉者、其陰液必枯耗、有氣秘者、其上必善噫、有血虛閉者其症多潮熱、有胃虛秘者、其食必不多、若夫或溏或瀉、則亦有因於實熱者焉、大抵小腸胞膜潰爛、其症必瀉、俗所謂漏傷寒也、其瀉雖同、而味則極臭、不可以鼻、則與諸泄爲迥異焉、

七爲察居處職業、城市之人、其體質多虛、鄉僻之人、其體質多實、明乎此則同居城市同居鄉僻者、亦有虛實之不同焉、大抵其室光明、宅多隙地、其人得日光多者、人必強、其居處暗室患湫隘、其人得日光少者、人必弱、其居高燥、窗欞四闢、其宅通風氣、而空氣復淨者、人必強、其地低濕、人烟稠密、其居苦鬱悶、而空氣復不潔者、人必弱、此虛實之關于居處者也、勞力之人、其體質多實、勞心之人、其體質多虛、明乎此則同爲勞心、同爲勞力者、亦有虛實之不同焉、大抵終日安坐、日中乃起、其人不甚運動者、人必弱、終日奔波、至晚不息、其人不甚安息者、人必強、此虛實之關乎職業者也、以此辨症、頗爲有據、但亦有體質壯實、因所居低濕、而患風濕腫脹等症者、亦有體質虛弱、驟經勞動而患內傷勞倦等症者、則又不可不知也、

八爲察病狀、虛實之症、其病狀有相似之點、亦必有相異之點、苟精心考察、以上各據、尤爲可憑、一爲寒熱、其屬於外感者、

熱必齊作、或先寒後熱、或先熱後寒、中必無間隔也、若屬於內傷、則或齊或不齊、勢必極微、無甚寒甚熱、有熱退久、忽而微寒者、有惡寒罷、忽又微熱者、二爲惡寒、屬於外感者、雖近猛火不能除也、若屬於內傷、則得煖便止、得寒則惡、三爲惡風、屬外感者、僅不耐一切風寒耳、屬內傷者、雖小風亦惡之、必屏居密室而後可、四爲發熱、其屬於實熱者、或劇於晝、或甚於夜、雖久必退、而手背熱、手心轉不熱、若屬於虛寒者、則時發時止、或久不退、而手心熱、手背必不熱、五爲身痛、其屬於外感者、延及筋骨、甚則骨節俱痛、若內傷則四肢不收、無力以動、且嗜臥矣、六爲頭痛、其屬外感者、必轉經入裏而始止、內傷則時作時止焉、七爲脾氣、其實邪有餘者、必壯而有力、甚或登高呼棄衣走、若諸虛不足、則倦怠嗜臥、氣弱語懶矣、八爲飲食、症實則雖不能食、猶知味也、症虛則雖能飲食、舌必呆木、而不能知味矣、九爲鼻息、其感風寒者、必塞流涕聲濁氣塞、若因於內傷、則和緩少氣、幾不足以息矣、十爲聲音、邪實者、必高厲有力、或先輕而後重、體虛者、則困弱無力、懶於語言矣、願臨症者細辨之、

「無盛盛無虛虛」

王覺才

這兩句話、是素問五常政大論篇說的、牠的意思、是叫人不要把補藥給邪氣盛的病人喫、也不要把攻藥給精氣虛的病人喫、這個道理、凡有稍常識的、大概都知道的、

但是要曉得、邪氣盛的病人、是指被六淫侵入的病人言的、六淫侵入的病、歷時稍久、一樣會把一個精强力壯的人、弄得骨瘦如柴、呈出種種虛象出來、醫生於此、最易把牠認作虛證、妄用補藥、病人至此、也多自以爲虛、歡迎醫生給補藥他喫、那裏知曉愈補則邪氣愈盛、去邪則精氣自實的道理呢、所以須用以攻爲補之法方合、至於精氣虛的病人、因着陽虛則寒、除虛則熱的原由、一樣會發熱、惡寒、氣喘、身痛、而且精氣愈虛、外面現出的證狀、愈是捉摸不定、因爲「邪之所湊、其氣必虛、」初因精氣虛而生病、繼因邪氣湊而加病了、這樣的病、如果單用攻藥、必定精氣愈虛、邪氣愈湊、所以萬萬不可用以攻爲補之法的、須用以補爲攻之法、補得精氣一分、就是攻去邪氣一分、這個道理、知道的人就少了、內經所以要切實告誡、就爲此故、

如今醫學上的話說完了、我還要另贅幾句空話、我以爲「無盛盛無虛虛」兩句話、不但於醫學上用得着、人生到處都用得着的、我們小時讀論語、不是讀着「季氏富於周公、而求也爲之聚斂、而附益之、子曰、求也非吾徒也、小子鳴鼓而攻之可也、」一段嗎、這倒是「無盛盛」的絕妙註解、而管子上的「倉廩實而後知禮義、衣食足而後知榮辱、」又是「無虛虛」的正面發揮之詞、若兩句併做一句話說、就是所謂「中庸之道、」此外內經上的話、可以引用到人生上的、正是觸目皆是、諸君不信、細細去研究研究、便可自知、

腸癰初起腹痛治驗談

吳虎

▲誤以內寒襲、用溫中

▲誤以爲氣滯、用理氣

▲誤以爲食積、用導滯

▲婦人患痛者、不可不注意之、

腹痛之病因不一、有寒襲厥陰而痛者、有氣阻於中而痛者、有食滯內積而痛者、而婦人更有經行經前經後之殊、寒襲厥陰而痛者、四肢逆冷、胸悶吐酸、當以吳茱萸肉桂茴香木香之屬以溫之、氣阻而痛者、痛有休止、胸腹䐜脹、當以青皮陳皮烏藥蘇梗之屬以理之、食滯內積而痛者、腹痛梗起、按之則劇、當以焦查六

曲萊菔子焦麥芽之屬以導之、至於婦人之經行經前經後腹痛、總不外乎理氣祛瘀數法、症狀不同、治法各異、不可稍混者也、若夫腸癰初起、亦患腹痛、則不可不細辨矣、臘八之前日、法界天文台路萬昌祥襪廠主人黃君、邀代其女工卜姓診病、曾午後趨車往、至見該婦臥於牀、呻吟不安詢之、腹痛四五日矣、見其所服之方、一則認內有寒用溫中、一則認爲氣滯用理氣、一則認爲食積用導滯、據云服藥三四帖、不獨痛不稍減、反見增劇、按其脈、堅實有力、小溲赤、大便閉、少腹皮急、肉微起不可以按、左足不能伸、轉側不便此症由經行遇寒、敗血蘊於腸間、榮衛不行、余斷其爲腸癰、用熟附片二錢、生薏仁六錢、敗醬艸五錢、全當歸二錢、赤芍二錢、桃仁二錢、生川軍三錢、金銀花三錢、炙甲片三錢、杜赤豆一兩、服一帖、次日其夫來轉方、曰、服後腹中鳴響、大便一次、減八九、已能起床、仍照原方減小其劑服之、又次日、該婦女即造余居、欣欣然而告余曰、疾已癒矣、謝謝、余退而思之、腹痛亦尋常之疾乎、認之不明、往往貽誤、失之毫厘、謬以千里、臨診者可不加注意乎、

遺精驗方錄

葉勁秋

遺精一症、各醫報上已讀得够了、實在遺精病患者十人有九、而又不易速痊、在生理上本無妨碍、不須醫治、在病理上說着、不外相火有餘與心腎不交幾種、至于治法、終不免偏于補濇、殊不知此外還有濕熱下擾精宮、純屬實症、誤故溫補收濇、反生變端、茲錄驗案一則、足資參攷、

我邑宿儒趙曉因先生、早歲苦攻、得遺精症、經多數名醫診治、咸謂陰虛、競投熟地萸肉龍牡滋泛之品、非惟無效、且加劇焉、凡數百里之名醫、罔不邀診、莫不指爲虛勞、陰膩之品、雖然並進、循至腹膨足腫、涎沫上湧、人日消瘦、皆謂不起矣、其初某、囑其就張聿青先生處一診、一決行期之早晚、非敢望愈也、時張先生居無錫、尙無赫赫名、診後卽笑曰、遺泄一症、壯年大盛者、往往有之、不足怪也、君初病乃濕熱下擾精宮、與虛勞之精宮不固者、虛實霄壤、主治天淵、誤服補藥濕火漫無出路、結成痰飲、泛濫中焦、脾土鬱遏、腫脹根萌、及早變計、尙非不治之症、惟正氣已傷、痰飲根深、恐將貽後日之累耳、乃處方命服十劑、應如桴鼓、連診數次、諸恙均安、痰飲迄未除根、果如張先生言、厥後連舉二子、一任北大教授、一任溫州第十中學教授、原方未見于張氏醫案、茲特抄錄于後、以饗閱者、

一診　面色黃滯、望而知爲土鬱也、遺泄頻來、腹膨足腫、多痰口湧涎沫、舌苔薄膩、此由濕擾精宮、精遂不能固攝、府中之流行、亦爲濕阻、陽明失降、所以噯氣時作、當防其變爲腫脹等症、不可拘拘以遺泄爲主治也、

製半夏二錢　製香附一錢　上川朴一錢
新會皮一錢　川萆薢二錢　大腹皮錢半
赤白芍二錢　生苡米三錢　木猪苓錢半
澤　瀉　越鞠丸三錢

二診　脈較宣揚、投以分利、遺泄却未續至、其非精關之不固、可見一斑、欲固精竅、當開水竅、

製半夏錢半　生苡米三錢　枳　實一錢
廣　皮一錢　川萆薢錢半　姜竹茹錢半
赤白苓二錢　澤　深錢半　木猪苓錢半
大淡菜二只

三診　分利和中、淡滲鹹化、如係精關不固、後此滲利之品、勢必日甚、乃至今一月不過數次、遺泄之後、溲輒黃赤、蓋精泄後、濕熱乘隙下趨故也、胸痞涎湧足腫、噯氣分所阻

、亦屬瀰漫于中、故難宣暢、脈象濡細、左尺微露、當從前法、再參苦泄之品、

炒白朮錢半　生薏仁七分　木猪苓錢半
范志曲錢半　川萆薢錢半　大腹皮一錢
赤茯苓二錢　黄　柏一錢　春砂仁七分
製半夏錢半　姜竹茹一錢　大淡棗四只

四診　痞滿噯氣噎等象、時雖間作、而夢遺却值搆思即發、腰府腠楚、兩足時腫、脈久按微帶數象、腎虛是本、濕熱是標、再兼補攝心腎、

上潞參二錢　白歸身錢半　煅牡蠣二錢
煅龍骨三錢　赤白芍錢半　建澤瀉二錢
生苡米三　茯苓神錢半　野于朮二錢
大淡棗四只

種子要方

附顧氏方　沈仲圭

我國人士、家庭觀念最深、有伯道憂者、秉孟子「不孝有三、無後爲大、」之訓、輒廣蓄姬妾、姿服藥餌、以求妊娠、而結果適得其反、此無他、不究無子原因、背道而馳之故也、攷男子不育有由腎虧精薄、有由火衰精冷、前者宜厚味塡補、後者宜溫補命門、而寡慾異寢、尤爲首要、蓋受孕之理、由男精女卵、交融而成、體壯精濃則易孕、體弱精薄則難妊、若不知節慾、徒事補益、無異滲漏之巵、不彌其孔、惟添其水、則隨加隨泄、其有裨於事乎、曩有詢種子方於予者、信手書加減地黃丸與之、照服數、果慶弄璋、緣藥性中和、不寒不熱、有生精之効、無壯陽之弊也、玆將原方及方義、披露於次、求子者其鑑諸、

大熟地一斤　白茯苓　生山藥　丹皮(酒浸一宿曬干)　山茱萸
何首烏(同黑豆九蒸九曬)　金櫻子去刺蒸　女貞子酒浸蒸　枸杞子蒸各八兩、配地黃煉蜜爲丸、梧子大、每日空心白湯下八九十丸、

(圭按)此方即六味地黃丸、去澤瀉、加首烏、金櫻、女貞、枸杞四味、六味丸原爲三陰虧損之良方、今加首烏、枸杞、女貞、以補肝腎、金櫻子以澁精管、則於種子遺精、尤有卓效且、山萸、首烏、杞子、之性皆溫、女貞、丹皮、之性俱凉、合而用之、性臻平和、乃可久服而無流弊矣、

(附記)戊辰之夏、醫專學生請顧惕生先生來校演說、云其家傳種子秘方、係黃芪當歸艾三味、試用多人、效如桴鼓、附誌篇末、以廣其傳、

蛀牙齒之靈効自療法

李文郁

一、因於細菌　嘗考齒內細菌之發生、皆由牙齒不潔、多藏污垢所致、可知不潔之物、留存牙齒間、爲培養細菌之好資料也、試取齒間之污垢、以顯微鏡驗之、見有許多細菌、類分數種、有螺紋形、有長棒形、有圓形、此細菌之毒、言之令人可驚、因其能發生一種有毒之酸液、最易侵蝕牙體之外層、則牙因之而腐爛、蔓延傳染、遺害最慘、

二、因於飲食冷熱不適當　牙之本體、熱度常爲攝氏熱度表九十八度半、若食過冷、則牙之體、必縮而裂、過熱、必漲而裂、因牙之外衣、係屬磁質、本體甚脆、倘過冷過熱、甚易裂爛、譬以玻璃瓶投入爐火中、或向熱玻璃燈筒中、洒以冷水、二者必立時破裂、其理一也、

三、因牙位之緊迫　牙之外體、磁質甚堅、然亦甚脆、最忌壓迫、若牙體壯大、牙床位太窄、兩牙相依、壓迫過甚、必將牙之外層磁質迫裂、每至爛牙、其爛處必在牙邊兩旁、受壓迫

之處起爛也、

四、因強咬硬物　凡食肉不宜咬骨、食果不宜咬核、飲食餅餌、最忌有砂、因咬裂磁質、其牙必爛、不可不愼也、常有少年自誇好牙力、以牙咬粗硬之物、或咬碎銅鉄等物、如此者、未有不爛牙之理也、婦女縫衣、時常以牙斷線、均能壞牙、當戒之、

五、因洗刷不得法　有人好用硬毛牙刷、粗礪牙粉、或用牙粉過多、以爲非此不足以擦白其牙、豈知求益、反得其損，將牙之外衣磁質擦薄、由是漸漸壞爛、漸達於中層內層、始則出於不覺、久則愈爛愈深、將到牙筋之處、飲食或冷熱、或甜酸、漸覺微痛、日爛日深、愈痛愈烈、倘被食物壓下窩穴牙筋深處、即有非常之痛、其爛牙窩內、腐敗之質、及殘餘食物、時時留藏在內、臭惡有毒、菌虫滋生、累及牙筋、發炎化膿、痛苦不安、甚而頭痛身熱、坐臥不安、寢食俱廢、致令身體衰弱、百病叢生、更可駭者、毒傳入牙床骨內、釀成大症、—牙癰—牙疳—穿腮腐骨、膿血交流、全牙脫落、甚有因此而傷生命者、爛牙之遺害有如此、何如防範於未萌、故當留心保護、以養生命、豈可輕忽自誤耶、

蛀牙痛之自療

甲、內擦法、用帶子蜂房一個、先將膜口挑穿、用食鹽塞滿、置陰陽瓦上炙成灰、研極細末、牙痛時以少許擦之、其驗如神、

乙、外治法、買白砒霜如小黃豆大一粒、置膏藥上、貼頰頰痛處、頗効、惟砒霜不易得、改用樟腦亦可、

上述兩法、係廣德堂秘方、功效頗驗、慈善家能廣爲宣傳、或配裝分送、以救世人痛苦、陰功不淺、

人參之研究（續第一期）

趙蘊臣編
章次公補

製　劑　人參膏　用人參十兩、切碎以河水二十盞浸透、傾銀鍋內、桑柴火緩緩煎去十盞、濾渣存汁、再以水五盞、煎渣濾汁、與前汁合煎成膏、磁玻瓶封固、隨症化湯應用、凡房事過度、昏暈不知人事、或脈過大、或腎氣衰憊、均可服、此皆陰虧陽絕之症也

代參用品　黃蓍十分、附子二分、可代人參、此爲陳修園說、

鑑　別　(一)參條　橫生蘆頭上者爲條參、氣味甚薄、其性橫行、手臂手指無力者服之甚效、

(二)參鬚　橫生參之主根旁之細毛根、其性與參條略同、用于胃虛、嘔逆咳嗽失血有效、用于下血下痢等症、每至增劇、因其味苦、其性專下也、

(三)參葉　味苦微甘、氣清香、其性培補元氣、兼帶表散、生胃津、祛暑水、降虛火、利四肢、入藥用尚能止渴、按人參三椏五葉、得稟三才五行之精氣、象形于草質、故爲百艸之王

(四)參子　人參種子、其形如腎臟、其色如鮮血、用于痘症、發痘行漿藥由病間經過可無下陷搔癢之患、

(五)西洋參　味苦而甘、性微寒氣薄、補肺降火、生津液、凡虛症而有火者、用之相宜、

(六)東洋參　產日本北部近奉天旅順等處、皮上有紅紋者最好、性溫氣平而帶清香、小兒痘症、婦人產蓐、用之有奇效、現在吾國人士、以爲不甚補膩、最喜用之、不惜貴價、本國產者、廢棄而不用、日本近年集資設場、耑門種植、參量每年輸入中國之數、將達百萬餘元之多、

（完）

婦女月經期內之衛生

石岱雲

人有恒言曰、女子工愁多病、實則婦女之病、在於不講究衛生、尤在不注意於經期時之衛生、蓋經事之來、凡婦女皆不能免、其在舊日、社會之女子、視此爲可羞之事、遑論講究注意之道、即今日研究新學之女子、或難脫舊習俗之遺傳、或忽而不加珍攝、遂使不知不覺之間、病魔得以乘間而入、不亦大可哀哉、謹將管見所及、關於經期應注意之各端、分條列后、

（甲）飲食　經期時、胃腸之消化力、較常薄弱、多數婦女、往往此時胃口、覺較平時爲減、故不宜食難消化之物品、尤忌食刺激性、與生冷之物、蓋婦女屆經期時、患腹痛者多爲喜食生冷之人、由此可斷定食物一項、必常注意、

（乙）動作　經期時、忌行遠路、及爲劇烈之運動、凡女學生當此時期、體操一科、亦宜告假、愼勿強而行之、反於生理上受莫大之妨害也、

（丙）起居　經期時、宜於休息、故睡眠之時間足、而日間之衣服、夜間之被褥、亦當注意、蓋此時身體精力、較平時衰弱、易於受熱受寒、稍一不愼、即釀疾病、

（丁）清潔　經期時、雖不宜於行全身浴、但仍宜保持清潔、用局部抹拭之法、最要者、浴水必宜拂透、或加少許消毒藥水、否則、使不潔之水入內、危險孰甚、

（戊）衛生布　此指經期所用之布、與身體有直接關係、最宜清潔、用時頂好先經消毒、用後必須洗晒清潔、方可復用、世俗無識婦女、多以此爲穢物、漫不注意、不知棄置不潔之地、必爲毒菌聚居、一旦取而復用、其害豈可設想、今者滬上已有曾經消毒之衛生布出售、其意甚善、但余之意、以爲我人苟一研究期經時之衛生、自知經布之重要、則所以使其清潔、亦非甚難、區區一布非必待購而後可也、（婦人產妖之事、時有所聞、亦因其經布會置不潔之處、有獸蟲之精卵、經附其上所致、此說雖不能斷定其合理與否、却可形容經布不潔之害、）

急救小兒驚風神方

佚名

全蝎九只　殭蠶九條　麝香（頂好者）一分五厘　正眞硃砂三分
大梅冰片三分

右藥五味、研成極細末、用糖蜜少許拌做成餅、再相鷄蛋一個、（不用油）放在鑊內、煎成荷包蛋式、乘蛋溫熱、將餅放在小孩肚臍眼上、再將荷包蛋放在藥餅上面、用布條扎住、隔兩時解去、倘小孩腹內有響聲、或有大便解下、即是效驗之證、倘貼此藥餅依時解下時、不見動靜、可再用一鷄蛋、照舊煎成荷包蛋式、將原藥餅仍照前法貼扎臍上、隔二小時解下、無不立獲奇效、救活小孩、已難數計、患此症者、幸勿忽視、倘症過重、宜再買藥末一服、如法貼扎、仍隔二小時解下、無不起死回生、眞至寶靈方也、

水腫神方

沈仲圭

芍藥　米仁　木瓜　茯苓　橘皮　赤小豆　五加皮　水煎服

按桑皮赤豆皆善行水、（赤小豆同鯉魚煮飲、爲消水腫之便方、）橘皮利氣、芍藥行血、循環暢利、小便之排泄自增、木瓜五加、去濕以消脹、米仁茯苓、益脾以利濕、水濕既去、浮腫自退、惟此爲行水平劑、虛人或病未甚者、頗爲相宜、

從生理學說到「生殖器」再談談「手淫—野合—遺精—白濁」

（四續）

餘姚胡九功

日或間日一遺、尙屬易治、只能靜心寡慾、久而久之、自然漸愈、用藥宜瀉相火而兼安神爲主、如天王補心丹、知柏六味丸、威喜丸、倍苓丸等、皆其對症之良劑也、

（乙）無夢而失者曰滑精、其病屬腎、其因爲先天不足、精關不固、或愛好肉慾、房事過度、或伏案終日、神志疲勞、其狀與夢遺不同、每於熟睡之中、精液頻頻流出、如遺尿然、此症雖間數日一遺、殊爲難痊、故病家不可忽視、即當延醫診治之、若一再延誤、病根愈深、治療愈難、因此而夭折早亡者、往往有之、治宜固本爲主、如封髓丹、六味地黃丸、金瑣固精丸等、皆爲有特効之方藥也、

昔泰西某醫士言、謂靑年之夢遺滑精、因先天不足、精關不固而得者、十不得一、因手淫或意淫所致者、十居其九、余專心研究遺精一症、已達三載有奇、而研究所得之結果、每與某氏之言同、該氏又謂夢遺滑精二症、不宜於藥物治療、藥物治療、乃於萬不得已時用之、盡言其藥力之不易奏効也、今將某氏之自然療法十二條、特介紹於下、以告世之患遺滑病者、

（1）務宜戒絕手淫、

（2）端品行、少妄想、

（3）節飲食、（如辛辣之物）減晚餐

（4）臥床須用硬褥輕衾、脚部不可覆被過煖、

（5）每日起床須早、春夏五時、秋冬六時、

（6）禁止生殖機能興奮、

（7）戒心身過勞、勿多讀書、勿行遠路、

（8）居城市者、轉居鄉村、能臨高山大海更妙、

（9）用乳汁食養療法。

（10）多飲白開水、常行海水浴、

（11）施電器或紫光療法、

（12）行催眠精神治療、

（白濁）白濁一症、日人名之膀胱炎、其意謂膀胱發炎也、吾國醫之治白濁者、不外通利與固濇二法、新病則通利之、久症則固濇之、猪苓、草梢、蒲黃、車前、以治初起之白濁、或有用龍、牡、參、地、而强濇强補之者、於久病、未始無功、東西諸國、發現細菌之物、謂白濁之最大原因、爲分裂菌之侵入、其誘因爲少腹受寒、外傷、小便蓄積、尿道炎之餘波等、其症分急性與慢性二種、急性者、先則惡寒、發熱、頭痛、惡心、繼而膀胱作痛、尿意頻數、溺時疼痛、尿帶紅色而呈酸性、或亞而加里性、若以顯微鏡檢驗之、則現有多數之膀胱上皮及紅血球膿球等、慢性者、惟小溲略見混濁、諸症甚微、且不作痛、若以顯微鏡檢之、則現有少數之膀胱上皮、紅血球、及多數之膿球、療治之法、大概以原因療法爲主、急性者、須安臥靜養、貼溫罨法、發熱服規尼涅、惡寒用接骨木花煎、劇痛則貼水蛭於會陰、尿意多則內服痲醉劑、慢性者、須洗滌膀胱、行全身溫浴或坐浴、以上各條、乃東西洋治白濁之大要、欲知其詳、須求之於專籍、玆姑不錄

（完）

食米之考究

其誰

▲上海人尤須注意
▲糙米對於營養上疾病上之功能

東方食米諸國、大都重視白米、而輕賤糙米、以白米色澤潔白、而糙米則不雅觀瞻、且咀嚼下咽、亦以白米爲柔潤、其實米之貴賤、須視其營養價值而定、若以其外觀而分別、則大謬矣、考白米所含之成分、糙米皆有之、而米中所含有之乙種維他命、白米則無之、蓋維他命存於米粒之表皮中、白米以曾經精製、表皮脫落殆盡、

據科學家亞克孟氏研究、糙米與白米、曾以白米飼鷄鴨等動物、二三周後、即顯減其體重、終至瘦弱而斃、乃飼以米糠或糙米、則日見恢復其瘦弱之病體、而重獲健康、蓋食米中缺乏動物生活上必要之維他命、故致瘦弱、人亦動物、何獨不然、

上海之食米、皆經機器輾軋、將大好之營養要素、——維他命——拋棄糠中、豈不大可惜哉、

且維他命之功効、能健强脾胃、以驅除水濕、江南地卑濕盛、往往發生脚氣病、多食白米、素少抵抗、亦屬一大原因、茲介紹一丹方於下、

凡患脚氣病者、初始兩脚浮腫、足跟有筋一條牽制、不便步履、用輾製白米時所軋下之米皮、不拘多少、加紅棗五六枚、煮而食之、或飲其濃汁亦可、頗有功効、

由是觀之、糙米貴於白米之理、彰彰明矣、且糙米之價値、實遠勝於白米、而多製糙米、少製白米、則米量可以增加、謂救濟民食之一法乎、

桑椹膏

(製法)採概熟桑椹、微研、以布濾汁、磁器熬成稀膏、量加白蜜熬稠貯磁器中、
(用量)每用一匙、沸湯冲服、
(性質)甘凉
(功用)補腎養陰、除熱潤腸、
(主治)瘰癧便閉、關節疼痛、
(按)德華醫志載、「余友孫君、有阿芙蓉癖、大便屢苦秘結、腿部疼痛、余囑其服桑椹膏、每日四錢、一星期爲限、服后大便暢適、腿痛亦減、又友人張君、亦患腿痛、大便秘結、余亦囑其服桑椹膏、服后大便卽利、腿痛全愈」查雅片一物、刼津助火、津枯則腸燥、腸燥則大便不暢、火旺則耗血、血耗則不榮筋而腿痛、桑椹不但補血潤腸、且有利關節通血氣之力、此二君之疾、所以一進本品、效如桴鼓也、余嘗治一多年痞症、右手動作不靈、囑服桑椹膏、以佐湯劑之不逮、數日而知、久服而平、病者喜出望外、謂曾服許多珍品、而乏寸效、今先生以平淡無奇之桑椹、竟奏膚功、余笑應之曰、藥之療病、貴乎對症、無關價値之低昂也、

病話

北斗

無病便是福。
有魚吃魚，有肉吃肉；
等到吃藥忌口。
眞正苦頭十足。
快活如神仙。
談天說地，說地談天；
逍遙自在，以待天年。

民間治療

瘋犬咬傷靈方

陳仙士

▲一　瘋犬之現象

家犬誤食毒物、臟腑受毒、故發瘋癲、舌出流涎、頭底耳垂、目紅尾拖、急走無定、人彼齩傷、則煩燥口乾、小便濇痛、久則發狂、如狗狀、逢人則齩、見女則嬲、扇扇之則顫、開鑼聲則驚、即是、爲九死一生之症、宜急治之、

▲二　外治法

初傷時急就齩刺出毒血、以口含漿水、吮洗傷處、或以拔法、救之、或以水尿淋洗、拭乾、又被齩之人、頂心必有紅髮一根、速即拔去、

▲三　內服方

木鱉子一個　白丑三錢　黑丑三錢　明雄黃一錢　大黃四錢

用紫銅蘊正錢二枚、（如無卽紫銅乾隆錢亦可）入藥煎濃、緩緩服下、使毒從大便而出、俟血筋瀉淨卽愈、忌房事、不忌鑼聲、此方治愈多人、屢試屢驗、幸勿輕視也、

按、瘋犬咬人致死者、鄉間時有所聞、且犬之發瘋、多在於春夏之時、故敢錄之、

陰莖易舉及陽萎之自療法

李雄

勞病火動、陰莖易舉、見色更甚、犯此症者、最易發生有夢遺精、乃戕身之劇症也、凡犯上二症者、皆可用下法治之、法用皮硝、或芒硝一（中藥舖有售）置兩手心中、兩手合住、其硝自化、一二次陰莖則不舉、若恐其患陽萎、則以燒酒相混敷陰毛上、即復舉矣、

按、青年性慾不遂、或行房太過、相火妄動、每現此象、延久其病難愈、必致貪色亡身、不如不舉、安心靜養爲妙、保身惜命者、宜加意焉、

陰蝨瘡

李雄

陰虛濕熱旺盛之人、兼淫慾失於澆洗者、爲此症之來源、其形如花蜘蛛、叮於陰毛上、瘙癢難忍、抓破色紅、中含紫點、可內服知柏地黃丸、（中藥店出售）每服三五錢、鹽湯送下、外以白果嚼爛塗之、苦參煎湯洗之、

陰蝨瘡癢、固屬皮毛病、然亦能興奮性慾、而損人陰精、故並舉之、雄注、

再記登記消息

上期本報、記衛生局登記消息一則、並覓得衛生局致中醫學會書、及中醫學會覆函、讀者想必閱及、玆又覓得衛生局覆中醫學會函一件、附登於后、聞該會定本會卅一日、開常務會、須將下函提出討論答覆云、

逕啓者准

貴會函開以本市第三屆中醫登記尙無定期醫生來滬行醫者時有增加可否發給臨時開業執照以便營業等因准此查發給臨時執照本局素無此項辦法未便照給凡新來滬醫生欲營業者祇要不懸招牌無違定章可不受取締對於親友相知友誼上爲之診視可無妨礙相應函復

即希

查照爲荷此致

上海中醫學會

上海特別市政府衛生局啓元月廿一日

本報與新年

靜

在現在青天白日旗下的民衆、到了舊曆新年、政府的命令、是不許有什麼特別的舉動、不然、就要當作反革命論罪、不說別的、單拿出版界而論、到了今年新年的這天、不能夠像從前的那樣停刊呀、出特刊呀的熱鬧了、只好偃旗息鼓的、屈伏着不動、

話雖如此、政府方面、雖然有這樣的命令、不許民衆有什麼特別的舉動、但是民衆的舊習慣、是否就能夠因之而完全打消嗎、你看賀年呀、宴會呀、賭博呀、熙熙攘攘、興高彩烈的、還是這樣的吾行吾素着、他們不知道這樣是有干國法呀、更不知道這樣對於他個人的幸福和康健、是有極大的妨碍的、本報是介紹中國的醫學常識、是提倡共公的衛生、爲民衆造幸福。爲民衆謀康健的、在平時的時候、用醫學的眼光、來解決人生的一切、希望能够達到民强國强的目的、而新年中對於他們幸福和康健所關的種種不良的習慣、更不得不加以勸告、

我立西馬拉亞山最高峯大聲的喊着，本報是爲民衆造幸福的、是爲民衆謀康健的、當局的諸君、不要以爲我們對於陰歷新年、是有宣傳作用的、

新年中最不衛生之種種

虞公

光陰好快呀、新年又到了、人到了新年的時候、精神覺得非常的爽快、個個都是歡天喜地的、一點事體不做、談談笑笑、吃吃喝喝、似乎新年是他們應當快樂的日子、所以大家都希過新年、不過他們只曉得新年裏是快樂的日子、不曉得新年裏的各種實在是最不快樂生活、你看每一個人、過了新年初四五以後、身體强健的、都感覺到精神瘀頓、頭眩目昏的狀態、身體不强健的人、往往就發生疾病、這是什麼緣故呢、就是他們對於新年、不曉得衛生罷了、今天不妨拿新年裏最不衛生的種種、寫在下面、希望一般民衆、大大的改革、

飲食方面

一個家庭裏、在未過年的前幾、化了不少的錢、魚呀、肉呀、糕呀、團呀、買了許許多多、供給新年一兩天的食品、新年的第一天大家起來以後、除了洗了臉、幾聲恭喜恭喜以外、一家團聚在一齊、棗子、蓮子、雞子、點心、糕呀、團呀、吃一個痛快淋漓、吃過早點、中飯又是魚呀肉呀、酒呀菜呀、胡亂的混吃、到了晚了、也是這樣、過了初一以後、又有什麼春宴了、今天我請你、明天你請我、都是吃得酩酊大醉、糕團油膩、是不容易消化的食物、要是這樣三天五天的吃下去、我想脾胃强健、消化最易的人、也要弄得脾胃不健、消化不良、如若是脾胃不健、消化不良的人呢、豈不是就要生病了麼、

起居方面

新年裏、除吃以外、就要談到起居了、新年裏一點事沒有、坐在家裏新衣裳穿着火爐烘着、因爲人情的關係、無論外面怎樣冷法、忽然又要出去東西的拜年

這樣的或冷或熱、最容易感外邪、輕點造成了一種頭痛咳嗽病、重點外邪同內滯互相的聯合起來、就能够發生最高的熱度、而變危險的病症、在下半天或晚上的時候、因爲沒事、看麻雀、打撲克、喝雉呼盧、夜以繼日、是唯一的工作、精神方面、豈不受重大的打擊嗎、

娛樂方面

新年裏娛樂的種類、果然是很多、除了看麻雀、打撲克、喝雉呼盧以外、有錢的坐汽車、出去兜兜神方、吃花酒代姑娘、中等的人、去逛遊戲場、春天是陽氣發動的時候、皮毛空虛、外邪易乘之而入、若再狎妓宿娼、眞陰必因之內竭、娛樂本求身心之快樂、而反放蕩無度、弄得病疾叢生、眞是自討苦吃、自尋死路

照上面說起來、新年裏飲食起居娛樂、一點都不能够嗎、這又不對、俗語說、無論那一種、要合乎中庸之道　不要太過、這就叫做衛生

這篇稿子剛剛做成功的時候、將近一點鐘、預備要睡覺了、我的房東陳太太、剛巧敬過菩薩、送了一大碗肉餛飩來、給我吃　飢腸轆轆的我、正用得着牠、但是吃是吃下去了、又嚇得我不敢睡、恐怕停成食滯、就起來在房間裏兜了幾個圈子、又看了幾頁書、纔安心的睡覺、

新年中之吉利語與醫學

蘭影

恭喜恭喜……學業進步……萬事順利……貴體强健……這種喧嘩悅耳、含着歌頌色彩的吉利話、都是在這新年裏的各人的口中發出來、

新年的正月、是一年十二個月中的第一個月、新年的正月初一、是一年三百六十天中的第一天、在這一年中、難逢難遇的正月初一、就是人生一年幸福所關的一日、所以大家遇了面、都要說幾句吉利話、互相的慶祝、就表示能够在這一年中、依着吉利的祝辭、而就學業進步　：萬事順利……身體强健……了、這種牢不可破的迷信、在現還是盛行着、可笑亦復可憐、

學業進步……萬事順利……身體强健……老實說一句、無論那一種人、沒有個不希望的、但是學業怎麼能够進步、萬事怎麼能够順利、身體怎麼能够强健呢、是不是在新年裏聽人家說幾句吉利話、學業就能够進步、萬事就能够順利、身體就能强健嗎、有靈敏的腦經、去研究高深的學業、則學業纔有進步、有大無畏的精神、去幹偉大的事業、則萬事總能順利、懂得衛生常識、曉得疾病自療和豫防、身體總能够强健、

怎麼樣可以有靈敏的腦經呢、怎麼樣可以有大無畏的精神呢、怎麼樣可以懂得衛生常識呢、這就不能够不從醫學入手了、醫學是解決人身一切的、上海醫報、是介紹中國醫學常識的、讀了上海醫報、就能够使得你學業進步、萬事順利、身體强健、叹喲不好、我代上海醫報做廣告了、

疹斑研究

寒夜

疹爲皮膚上粒粒之小紅點、斑則疹之較大者、（或許多疹集合成斑、）研究疹斑、於診斷疾病上、大有關係、略述如下、

疹斑之發生、須先問其有無寒熱、蓋疹斑之發生而同時伴有寒熱者、爲急性傳染病之症候、如麻疹、猩紅熱、傷寒之斑籌、若並無寒熱及特殊症狀者、則爲皮膚病之症候、如毒瘡之傳染、及梅毒等、再有如因服西藥之故、而致全身猝然發生紅斑者、斯則因其藥性之特別關係、無診斷上之價值也、

疹斑發生之地位、亦因其症候而差異、大概傳染病之疹斑、先發於顏面、次胸腹、而後四肢、惟傷寒之疹斑、（少見的、且須在

發病後二星期之後、）則完全在於腹部、自胸以上、卽不可見、此其特徵也、其他不發熱之皮膚病疹斑、則診斷尤易、

疹斑之形狀、就急性傳染病而論、各有不同、如痘瘡爲水泡性的、此則人人所周知之事實也、其最易診斷錯誤者爲麻疹、猩紅熱、（卽痧子）及傷寒之發斑、特辨之如下、

麻疹之紅疹、較大、甚顯明之特出於皮膚表面、周圍平滑、而邊緣不大、境界明、

猩紅熱、（痧子）之紅斑、顆粒甚小、境界不明、遙望之若一片紅光、且紅色鮮艷、若有光彩、此種細顆粒、宜防其陷下、此症以小兒患者居多數、故爲之保姆者、宜在帳內看護之、愼防其以手自抓其疹、若經過良好者、則過後紅疹變成皮屑落下、愈後在月內不得出外受風、並防傳染他兒、

傷寒惟誤治之後方發疹斑、其斑疹如菉豆大小、不凸出而境界明、治法須參合脈診及大小二便而定、

其他皮膚病之斑疹、不勝枚舉、另有專科、

疹斑發生之時間、在急性傳染病中、大約爲發熱後之二三日間、此疹斑之發熱、大概不惡寒、同時間或伴以傷風症狀、疹斑退盡後、傷寒自愈、

疹斑之發生、須先辨明爲何症、既如上述、假若伴有寒熱、不論其何病、在疹斑之起始數日、卽方在透發、或透發方齊之時、若無陽明實症、或神昏、煩燥、大渴欲飲涼水、小便乾澀諸見症時、雖面紅、潮熱、亦不得妄用寒涼、滋膩、養陰之品、以遏疹斑下陷、若頻飲甘涼之品遏抑、則害將不堪勝言、蓋疹斑明明爲透發之兆、助之使出、乃爲正理也 然亦有素體陰虧者、發疹時、陰液不勝爍灼、如以上所列之見症者、則透發之藥、又在所當禁矣、總之診病當參酌情勢、若執一面之見、以推斷全局、未有不敗者、若有人讀予疹斑之篇、而以後乃執一不易、謂遇有疹斑、必當作如是觀、是豈上工之所爲耶、

痘

鄭遺蔚

▲胎毒是痘症原因之內應

▲細菌是痘症原因之外合

痘、是人生所不能免的一種疾病、而且對於小孩是尤其好發的時期、所以初科專家對於痘症、是更當特別注意的、

（釋義）言其患者身上起的乞答、大小如同豆形是的、

（原因）中醫說是由於胎毒而發、西醫說是由於細菌……傳染、在耶蘇降生一千八百九十二年的時候、有個英國的學者、名古亞爾尼氏、從膿疱中及牛痘中檢出一種古亞爾尼氏小體、但是當時沒有得到大多數人的公認、所以至今西醫尚不能確實斷定本病的原因、那麼胎毒和細菌兩個學說、現在我要不自量的來武斷一下子、理論有不對的地方、還要請請先覺先知們與以糾正！

胎毒是痘症的原因之內應、細菌是痘症的原因之外合、胎毒非細菌之引動不能出而成痘、細菌非胎毒之憑藉亦不能成痘、所以出過痘的人再行種痘、有的還出、有的不出、這都是因爲前次出了痘以後、其胎毒有出盡有出不盡、的緣故、西醫所謂之種痘一次免疫幾年的那句話、我實在是不相信的、我想種痘一次、只要胎毒出盡、就可以終身免疫的、種痘百次、假使胎毒不能完全出盡、遇着天花流行的時候、還是一樣要出痘的、

（症）普通順症的初起、發熱惡寒、咳嗽噴嚏、眼內如噙淚、耳後的微絲管之色素赤紫、如此三日卽見痘點、再過三日痘發全身謂之出齊、此時體溫當起高度之上升、藉以化膿而長漿、發過三日痘瘡飽滿謂之足漿、此時體溫再起輕度之上升謂之燒痂、卽當漸漸的乾燥結痂、再過三日痘痂脫落、又起輕度之體溫上升謂之燒斑、

(療法)本病的順症、可不加以治療、而使之待期自癒、若有他種之情形、可分辨症狀而施以適當的治療、但是我們對於本病的治療、可勿論其犯着什麼條款、當詳察其形色之若何、如顆粒之境界明瞭、顏色之紅活老臘、痘雖稠密而犯部位之條款、亦僅可稍用藥力輔助其生理之自然機能而已、萬不可因犯條款而施以重症之治療、

如漿液不飽滿、顏色淡白或嬌嫩、謂之形色俱虛、當用溫補之品、如顆粒稠密、顏色赤紫、謂之形色俱實、當用清營涼血之品、若形色俱實而舌苔黃厚者、又當用苦寒之品以下之、此等療法、係治痘症之大略、若詳究深討、實非短篇文字所能盡述、若本病之順症初起 即投以辛涼之輕劑、以通其發出之道路、而清其未發之毒勢、則以後之經過、尤為佳良、

春溫淺說

九江蔣以莊

或者曰、時方隆冬、嚴寒為病、顧何以不曰傷寒而曰春溫、毋乎不時乎、曰、內經不云乎、「冬傷於寒、春必病溫、」蓋春溫雖病於春、而病源實伏於冬、予所以卽冬而言春溫者、為養生者告、亦欲知所慎也、或又曰、寒氣傷人易為病、焉有冬傷於寒、不發於冬、必待春而復病者、曰、此溫之起點也、何以言之、蓋因少陰不藏、腎水內竭之所致、惟房屋勞傷及辛苦之人得之居多、其所以不病於冬而病於春也、且以冬令寒水主氣、腎水得氣之助、欲竭未竭、故不卽病、至春之月、風木主氣、風勝於寒、陽泄於外、腎竭於內、而病作矣、或又曰、病本傷寒至春何以變為溫、曰、陰陽二氣之相搏、極則為變、故陽極則陰生、陰極則陽生、夫冬令寒水主氣、陰也、腎為寒水之關、亦陰也、冬寒傷腎、陰至極矣、陰極生陽、故變為溫、重陰必陽、此之謂也、或又曰、春溫與病熱何以異、曰、溫者、寒非純寒、而微熱、熱非純熱而帶寒、蓋以前乎此者為冬、其氣寒、後乎此者為夏、其氣熱、惟春介乎冬夏之間、餘寒未盡、新熱未成、二氣氤氳、鬱結不解、病者感受其氣、故發而為溫、此溫病之形狀也、然則如之何而春不病溫乎、金匱眞言論曰、「藏於精者、春不病溫」、蓋精者人身之本、本固則邪不能入、何溫病之有作、然則藏精之法如何、曰、藏精者、非專禁房勞之謂也、凡一切人事之能動搖其精者、皆宜屏絕、經有云、「冬三月此謂閉藏、水冰地坼、無擾乎陽、早臥晚起、必待日光、使志若伏若匿、若有私意、若已有得、去寒就溫、無泄皮膚、使氣亟奪、此冬氣之應、養藏之道也、逆之則傷腎」、腎傷則春木無以資生化之源、精固則本實足以禦百邪之侮、非此焉有不病溫者乎、廣成子云、「無勞汝形、無搖汝精」、善藏君子、皆知所以養生、

表裏寒熱虛實概論(續)

周維翰

▲是百病之總綱

▲為治療之原則

以上諸證、苟能一一查察、則虛實之症、雖巨奸大猾、不能逃醫家之心目、若應之以粗浮、臨之以怠玩、或知其一而不知其二、則鹵莽滅裂、與殺人利刃、無以異也、否則模稜敷衍、為不痛不癢之方而後已、滔滔塵世、觸目皆是、而模稜者流、較賢於鹵莽之徒、世所以其門如市者、必以輕靈穩三字、為獨一無二之秘訣也、

今將以上辨症各法列表於後

一體質、 強者、(面黃肌瘦而氣滯血瘀、)(瘦人內熱枯閉、)皆為實症、 弱者、(體豚肥健、而勤房事、多勞役、肥人多痰、自汗氣喘、)皆為虛症、

二脈至、 實者、(浮、洪、弦、牢、緊、疾、長、促)(脈細弱

而症實、）（血氣瘀滯多細、）（陰寒痼冷多伏、）虛者、（沈、虛、微、細、濇、短、結、 、）（脈細弱而症虛、）

三舌苔、實症、（黃白濁、）（黃而厚、）（絳而乾、）（絳而鮮、）虛症、（黃白間灰白、）（黃而薄且光滑、）（黑如烟煤隱隱而光滑、）（黑多芒刺、）

四渴否、實症、（多渴、）（渴嗜飲、）（渴飲喜涼、）虛症、（多不渴、）（渴不嗜飲、）（渴飲喜熱、）（渴飲而下利不止、）

五小便、實熱、（必濁赤澀、）（癃閉之濕熱氣滯者、）（胞痺之因濕因熱者、）虛寒、（必清長、）（癃閉之元氣下陷者、）（胞痺之虛寒腎虛者、）（膀胱氣墜、溺道不爽、）

六大便、實熱症、（多燥結、）（小腸胞膜潰爛症多作瀉、）虛寒症、（多溏泄、）（寒結、風秘、燥閉、氣秘、血閉、胃虛秘、多便結、）

七居處職業、實者、（多居鄉僻、）（室光明、多隙地、得日光多、）（通氣、空氣淨、）（勞力者、）（終日奔波不息、）（居低濕而患風濕腫脹等、）虛人、多居城市、）（室幽暗、患湫隘、得日光少、）（鬱悶空氣濁、）（勞心者、）（終日不甚運動、）（驟勞動而致內傷勞倦等、）

八病狀、實者寒熱、（必齊作無間、）（惡寒近猛火不除、）（惡風惡一切風寒、）（發熱手背熱、手心不熱、）虛人寒熱、（身痛延筋骨及百節、）（頭痛轉經入裏而止、）（神氣壯而有力、）（飲食能知味、）（鼻塞聲重流、）（聲高厲有力、）（必甚微、）（惡寒得煖便止、）（惡風惡小賊風、）（發然手心熱手背不熱、）（身痛四支不收倦怠）（頭痛時作時止、）（神倦而嗜臥、）（飲食不知味）（少氣不足以息、）（聲困弱無力、）（完）

談婦女的帶下

崔勵德

從前扁鵲過邯鄲的時候、聽說此處的人情、對於婦女、非常重視、於是乎就自稱爲帶下醫、可見帶下一症、是婦女所常有的一種疾病、那嗎、我們當醫生的、專門婦科的、對於本病的原因及療法、是應當怎樣的詳考和深究、但是本病的原因及療法、也不是空嘴說白話所能考究出來的；必需多讀古人的書籍、潛心的深思、然後再於生理上加之以實證、庶可得到本病的眞確之原因及治療、

譬如巢元方孫思邈說是風冷入於脬絡、薛立齋趙養葵說是脾虛氣虛、劉河間說是濕熱、朱丹溪說是淫痰、張景岳說是脾虛腎虛、繆仲淳說是木鬱土中、魏柳州說是肝火熾盛、王秉恒說是女子生而即有、輕則非病、久則宜治衝任、西醫說是子宮炎、細閱各家的學說、都有深奧的理由、我們後學應當默默融會、不可執一偏廢、若遇帶下，不必問其何色、但有臭穢之氣者、可用河間柳州之療法、沒有臭穢之氣者、可用養葵立齋之療法、少腹惡寒、時時作痛、陰中掣疼者、可用巢氏孫氏之療法、久服補利收濇等藥不効者、可用王氏之療法、

最近我從臨症上的經驗、和生理上的觀察、自信得到本病上一種可靠的原因、究竟是否可靠、還須質諸海內的先覺先知、

凡患本病的婦女、大多數都是經過生育的、王秉恒雖說女子生而即有此症、但是我這臨症幾年、遇着的帶症、沒有一個不是經過產育的、或者是我經驗太少的緣故、

凡婦女原來未經產育過的子宮、當然是很小的、及至結胎以後、

子宮漸次脹大、到了產生以後、則子宮又當縮小、既然子宮由大縮小、則子宮腔內必有皺紋、及至每月卵珠成熟的時候、排泄月經、當然不如以前沒有經過產育的子宮滑利、所以在這經過產育的子宮皺紋之內、一定要積聚瘀血、時候久了、與泌尿器的分泌物化合而成帶症、

我所說的這種帶症、還有一種很明顯的間別症狀、就是少腹疼痛、帶下以後、其痛即減、我們遇着這種的帶症、就可用那王清任的膈下逐瘀血府逐瘀等法施治之、

虛勞宜補說

計壽喬

氣有虛實之分
熱有虛實之異
虛者補實者瀉
虛勞宜服人參

王節齋謂虛勞咳嗽症戒服參耆、服之者必死、繼又曰、肺熱還傷肺、斯言出、而世之治肺經勞嗽者、輒以人參為酖毒矣、手太陰肺主一身之氣、氣有虛有實、實者邪氣實、實則脈來洪數、按之有力、此而服參、勢必氣高而喘、胸熱而煩、藥助病邪、症必增劇、勞嗽之熱為虛乎實乎、脈或數而必細、按之必虛而無力，症或見為煩熱口渴而亦氣喘、而少氣不足以息、此陰虛而相火刑金之虛症也、陰虛者其熱必熾、誤認為實、而報以白虎瀉白知柏補陰之劑則立斃、此之虛熱、非甘溫不能除之也、人參味甘氣溫、雖補五臟之元氣、獨入手太陰一經者為最、故勞瘵而成肺經咳嗽者、非人參不能療、正丹谿所謂虛火可補、參芪之屬是也、則是人參為補藥是也、而乃云傷肺者、以其有熱故也、然熱則有虛熱實熱之分、實熱者宜戒、虛熱者宜補非補其火也、補肺中之氣以生腎水耳、火之形金也、非火之有餘、乃水之不足、故欲制相火、必壯腎水、欲壯腎水、必滋水之母以清金保肺、肺氣旺、則水溢高源而陰虛之火有制、則肺熱可寧、舍人參不能以有濟也、如不論肺之虛實、而執肺熱傷肺之論、以人參為戒、虛勞病之不死也幾希矣、

太飢勿飽太飽勿飢說

繆康壽

欲調飲食、先勻飢飽、大約飢至七分而進食、斯為酌中之度、先時則早、過時則遲、然七分之飢、亦當予以七分之飽、如田疇之水、務與禾苗相稱、所需幾何、則灌溉幾何、太多反能傷稼、此平時養生之火候也、有時迫於繁冗、飢過七分而不得食、遂至九分十分者、是謂太飢、其為食也、甯失之少、勿犯於多、多飢飽相搏、而脾氣受傷、雖數月之調和、不敵一朝之紊亂矣、飢飽之度不得過於七分、是巳、然又豈饕餮太甚、果腹無節之輩、是則失之太飽、其調飢之法、亦復如前、甯豐毋嗇、若謂踰時不久、積食難消、以養鷹之法處之、而使飢腸欲絕、譬諸大熟之後、忽遇奇荒、貧民之飢尚可耐、富民之飢不可耐也、疾病之生、多由於此、觀夫上古天眞論對於攝生、開始即曰、食飲有節、起居有常、信然、

用科學來解決處女貞操

胡九功

處女之自然守其貞操之制限、即處女膜是也、其膜圍於腔口、為輪形或半輪形之粘膜體、若觸之即起破裂、其有無為是否處女之一種標準、在法律及道德上、均重視之、故文明各國及文化發達之邦之處女、對於處女膜一層、亦極注目、不至損傷、月經來潮時、亦不敢以紙棉等插入腔內、以防其破裂、故其破裂必在第一次性交時、其事前無故破裂者、甚屬罕見、故第一次性交時、必有多少之血液流出、上古之猶太人、新婚之夜、新郎必以褥衣示

人、以實驗新婦之血迹、此等風俗、不特猶太爲然、卽意大利等國亦如之、新婚夜所用之寢衣、必出而以示朋友親族、幷證其確係處女、是故處女與非處女、一驗其處女膜即得、古代各國之法律、對於姦污處女者、必處以重刑　猶太法律、凡犯及處女者、立處死刑、古代之羅馬及希獵之雅典以至舊日英法等國、其刑律皆如是、即北美合衆國、其初法律、亦如是規定、至近日始行更改耳、

處女膜既因第一次性交而破裂、則凡處女膜不存在者、卽失其處女之資格、然亦有因陰部之外傷、或疾病而損毀其處女膜者、故以生理學上言之、是否處女、不能以有無處女膜爲標準、又年輕女子、往往不知處女膜爲重要之物、經行之時、措置偶一不愼、即起破裂、是又不必因外傷或疾病而損壞其處女膜也、反之其膜堅固而腔孔廣大者、雖屢屢與異性接觸、其膜亦不必破裂、彼朝送吳客夕迎越賓之賣淫婦、往往亦有完全之處女膜者、此應如何而斷之也、然此均爲罕見之事、大體言之、則處女膜之破裂、必在第一次性交之時、以處女膜之有無、爲是否處女之標準、雖不敢盡信、亦十之八九可憑者也、

女子以非自然之方法、而滿足其性慾、是果足使處女膜破裂否乎、據余三載臨床之實驗、苟不用粗暴手段者、其處女膜可不至於損毀、故就於手淫之女子、苟其手淫不粗暴過甚者、仍可保持其處女膜之存在、

如上之言、凡爲處女者、不可不嚴守其貞操、苟一旦許其身於異性、其爲處女特徵之處女膜、即發生破裂、孝經有言曰、「身體髮膚、受之父母、不敢毀傷、孝之始也、」此從科學方面言之、亦甚合理、故爲處女者、不可不愼保其身、以嚴守其貞操、且女子於第一次性交後、不僅處女膜之發生破裂、更於身心兩方面、亦發生重大之影響、蓋性交之及影響於女子者、決非限於一時、因其內部生殖機關之粘膜、吸收精液之蛋白質、以送入於全身血液之中、與以隱約之衝動及變化、蓋精液蛋白一入女子體中、卽起化學的作用、先促進卵巢之內分泌、再及於甲狀腺、使之腫脹、而促進身體組織之新陳代謝、故其精神的生活、往往發生變動、使感情易於起興奮、其在女性中、則又因精液輸入之故、於血液中發生一種特別之對抗質、卽所謂「防禦醱酵素」、以對抗男女之精液、而溶解之使變化、

觀於上述各說、則女子苟一旦許其身於男子、即爲男子之被征服者、被一異性的征服、而即委其身於其人者、是卽謂之結婚、故結婚後之婦女、亦應嚴保其身體、守其貞操、彼以女子守貞操爲奴隸之道德者、從生物學上視之、實爲淺慮輕佻之僻見、蓋雖一度性交、其身心中已全有男子精液之成分、爲其所征服、使不能守其貞操者、則勢必以一身而爲無數男子之征服品、其人格果何在、故女子血液中對於男子精液所發生之防禦醱酵素、實爲制限女子性交之自然作用、而亦爲女子應守貞操之一種天然妙藥、彼於男女兩性間、主張有同一之貞操、甚且以守貞操爲奴隸劣根性者、對此何不思之甚耶、

論疝病與腎經絕無相干

計壽喬

肺在上屬陽、腎肝在下屬陰、腎者肝之母、肝者腎之子、腎肝同病、乙癸全源之義也、故凡肝經有病、必推化源與腎、如疝爲足厥陰肝經病、以其環陰器抵少腹、控睾丸而爲痛者、皆肝之所屬也、而素問又云、腎脈主病、從少腹上沖心而痛、不得前後爲沖疝、肝疝未嘗不本於腎經爲病者、何丹谿乃曰、疝主肝經、與腎經絕無相干、夫腎水臟也、膀胱爲之腑、膀胱爲寒水所化、疝本寒濕之氣所感、以寒召寒、其邪最速、而腎與膀胱爲表裏、經云

、諸寒收引、皆屬於腎、故疝之變急而上冲心胃者、正腎邪之爲病也、見今人病疝、一有房勞則其病便發而不止、故濟總錄云、嗜慾勞傷、腎水涸竭、無以滋榮肝氣、則留滯內結、發爲陰疝、是疝之發於腎虛者多、若治疝不從化源、而日以伐肝疏導從事、則病益劇而難療、臨是症者、當以丹谿之言當主肝經與腎虛而致者甚多、以參朮爲君、疏導藥佐之爲得、而不可執腎經無干之言爲據也、

可怕的鎖喉風

釋戒功

喉嚨是人身上最重要的部位；所以喉症是醫生所應當特別注意的。

在喉症裏邊，最急最險的症喉，就是鎖喉風，那末，鎖喉風又是醫生所尤當注意的！

（釋義）氣管緊閉，呼吸不通，言其氣道之門戶，如同被鎖。

（原因）氣管內燄素過盛，輕養缺乏。多因憂鬱，或感暴怒，及飲酒吸煙、多食厚味和燥熱之品。

（症狀）自覺氣管發緊，一時停止呼吸機能，甚則臍旁之衝脈跳動，喉間之痰涎壅盛，不痛不痒，不紅不腫，別無他症。

（療法）中醫用墜痰降氣法，西送用氣管切開術；但此症是氣管的障碍，呼吸不通，若開始就用內服的藥液，會絕對不能不下咽的。

至於氣管切開術，又有很大的危險，所以我們要來改良本症的療法。

先用銀針刺天突穴，（在結喉下陷中）平刺一分，行搖針瀉法。若手術靈敏，再豎下寸餘，効力更大，待呼吸略通，用豬苓末二錢，月石末一錢，烏梅煎水送下，若衝氣上壅過甚，再刺梁門（在右，下乳旁一寸許）關門（在梁門下一寸）太乙（在關門一寸）滑皮（在太乙下一寸）等穴，行瀉法，然後用五汁飲以清熱增液善後。

（預後）除去原因，多食甘涼源潤之品。

性的衛生談

胡汀山

男女交合之唯一目的者、爲使兩性之生殖細胞會合、而成姙孕、欲姙孕必須經過交合、此不可避者也、故正當之交合、必擇姙孕適當之時期、不沈溺於色慾、不亂交、明言之、即爲生殖而交合、非爲取快感而交合也、故凡淫亂荒蕩之人、必不合於衛生與健康選及擇娠姙適當之時期而後爲之、且以生理學上言之、凡交合過度者、甚難受胎、因交合太過、最易損腦及神經、使陷於神經衰弱、或成歇斯的里、或釀爲生殖器病、大有害於姙孕者也、今凡因交合過度而發生之疾病、則分有下列三種、

（一）屬於男子若

（A）睪丸炎 （B）睪丸炎 （C）攝護腺炎 （D）陰萎 （E）滑精 （F）早洩 （G）漏精 （H）見色流精

（二）屬於女子者

（A）子宮內腔炎 （B）輸卵管炎 （C）卵巢炎 （D）腟加答兒 （E）月水異常 （F）見色流淫水（即某性學家所云之第一種水）

（三）男女共有者

（A）神經衰弱 （B）歇斯的里 （C）脊髓炎 （D）眼光短視 （E）耳孔重聽 （F）心臟病 （G）肺癆病 （H）膀胱炎 （I）腎臟炎

凡患以上等病者、多由於交合過度、一有此等病症、卽妨害受胎、其最著者、爲男子睪丸炎、副睪丸炎、攝護腺炎、陰委、女子之子宮內膜炎、輸卵管炎、卵巢炎、苟有其一、絕對不能受胎、

而女子之月經異常、表面觀之、每以爲平常之症、不是重較、而實則爲不孕之大原因、故交合太過、最害姙孕、然則男女之交合、果如何而爲適當乎、大凡除月經來潮、姙孕期後、或疾病中絕對不能交合外、其餘亦須視其年齡、體質、生活狀態而酌定之、不能立一定之標準、從生理衛生學上言之、則交合之度數、以普通人爲例、應視其年齡而定、凡二十歲至三十歲、每星期二次至三次、三十歲至四十歲、每星期一次至二次、四十歲至五十歲、每月一次至二次、五十歲以上、每月至多一次、苟如是行之、尚可認爲適度、不至發生弊害、過此者、即身軀最壯之力士、亦難免於過度、昔日希拉之索倫王、以法律規定男女交合之度數、每月一次波斯則規定九日一次、其他各國、有定一星期一次者、亦有定十日一次者、此實古代奇異怪辟之法律、今日二十世紀之人視之、不値一笑、又有猶太古代之法律規定、凡於月經中交合者、男女共處死刑、伊利諾有規定、凡月經初潮、必須立刻向官廳呈報立案、此雖爲宗教上之觀念、然考之生理衛生學、暗相附合、亦未始非制治荒淫造成健全國民之一道也、（完）

何首烏之故事

礫士

□張首烏得力於何首烏

河南唐縣某鄉、山鄉也、鄉有完全小學校、其學生則皆四村集合者、縣視學劉君、至該校視察、見六年級學生有張首烏者、異其名、偶與校長語及之、而知其歷史、前日吾友王劍秋、述劉君語、於生理一科、頗有興味與價値、因詳錄之、初張首烏之父母、耕種山田貧瘠特甚、年近五旬、無子女、某年又遭荒凶、遂至乏食、樵採山中、掘得一物、形似山芋而堅、味苦而微甘、乃以充飢、張婦經事久斷、食是物半年餘、天癸忽至、遂有娠、後醫者指明此物爲何首烏、入藥、本大補之品、且曰爾夫婦常食此、不獨身體健康無病、且壽或可至百年以上也、而生一子、男也、及六歲時、軀體長大、已如十歲左右小兒、既入鄉小學、尚無名、乳名大郎、前任校長陸君、問其年而異其長大也、叩知其故、因命之曰首烏、誌所來也、

張夫婦貧苦樵悴、當未食何之先、已近五旬、已如六十許人、今則望之如十許者、且其家亦已小康、亦得力於何首烏、蓋當其掘得此物、可以充飢也、恐爲他人竊見、乃盡數掘之、以藏於家、掘至無從尋覓乃止、要隨其尤大者、儲藏不即食、其左近有富室秦氏、家長五十餘、亦無子、有妾二人、常常有病、一日延某醫生診視、即前指明張性夫婦所食何首烏、其時張婦已生子矣、因以其事語秦翁、且云張氏尚藏有較大之何首烏在、余曾觀之、其一宛似人形據本草云、大而成人形者、服之成地仙、成地仙一語、未可全信、至於強身補血、則力量至厚、非他藥所能及也、秦翁篤信某醫、遂由醫介紹、向張氏購得最大之何首烏數枚、聞張氏索價甚鉅、後卒以銀三百元成交、以貧苦農家、驟獲此數、如一躍登天矣、於是其子張首烏得有力讀書云、

民間治療

小藥囊

趙朋

桂圓核　研末、治刀傷出血不止、

荔枝核　研末、治疝氣、每服三錢、黃酒送下、

荸薺　燒灰存性研末、治小兒口瘡、

蟬衣　焙黃爲末、搽脫肛有奇效、

山羊血　黃酒化服五分、治當心痛、

橄欖核　磨汁塗瘡疤、久而無痕、

牛鵝血　治噎膈、數飲之可愈、

半夏　研末吹鼻孔內、治產後血暈立醒、
瓦楞子　炒研末、白糖拌食、治胃氣痛頗效、
紅梗莧菜煎湯薰洗、治初產陰戶腫痛、坐臥不寧、
野莧菜　煎湯薰目、治因頭風而目盲極靈、
胡桃肉　臥時嚼之、温酒下、治小便頻數、
地栗汁　不拘多少、和好酒半盃、空心温服、治大便下血、頗驗
黑芝麻　生者口內嚼細、塗頭頂百會疽、立効、

消息

衛生局取締無照開業醫生

市衛生局辦理中西醫生登記、已經二次、每次均組織試驗委員會擔任審查及考試等事、凡醫生資格不合者、不准予領照開業、若醫生無照而擅自在本市開業、則依章程第十五條之規定、得處以二百元以下之罰金、並停止其營業、該局先後函請公安局依章處罰者、已有二十餘起之多又與公用局會同取締非登記醫生發佈營業傳單及廣告、茲將該局取締無照開業醫生一覽表附錄於左、

日期	姓名	地址	取締辦法
八月一日	李星伯	中山路	公安局處罰並停止營業
八月二十日	黃顯庭	尙文路	同上
八月三十日	馬佩鋒	梅園路吉慶里	同上
九月十八日	姚襄琴	中山路	同上
九月卅六日	范雨江	嚴家閣路	同上
十月十五日	周獻文	豫園	同上
十一月十日	楊培仁	蓬萊路	同上
又	程振玉	方斜路	同上
又	顧清源	方斜路	同上
又	張桐柏	方斜路	同上
又	朱春岩	江灣鎮	同上
十一月十七日	陳達明	公共租界	函臨時法院取締界
十一月廿二日	俞梅芳	新太平弄	公安局處罰並停止其營業
又	楊子卿	曹家街	同上
	徐慧春	法租界	函法工部局取締

上海中醫協會宣傳大綱

對內

（一）上海中醫協會是上海中醫獨一無二的職業團體
（二）上海中醫協會是上海中醫界整個的大團結
（三）上海中醫協會是保障同業業務的機關
（四）上海中醫協會是發展同業業務的機關
（五）上海中醫協會將聯絡各地醫團應付阽危的局勢
（六）上海中醫協會將運用全體力量維護同業的安全
（七）上海的中醫人人應有加入上海中醫協會的義務
（八）上海的中醫人人應有加入上海中醫協會的權利
（九）上海的中醫爲大局着想應當加入中醫協會以促成之
（十）上海的中醫爲個人着想也應當加入中醫協會以促成之
（十一）上海的中醫要拋棄成見作一致的進行
（十二）上海的中醫要努力建設作各地的模範

「天癸月經任脈太衝脈」（上）

確實的證據和功能

■內經的精義微旨

■中醫的立足根本

何雲鶴

內經天眞論說、「女子七歲、腎氣盛、齒更髮長、二七而天癸至、任脈通、太衝脈盛、月事以時下、故有子、」又說「丈夫八歲、腎氣實、髮長齒更、二八腎氣盛、天癸至、精氣溢瀉、陰陽和、故能有子」

天癸古人都說是天一癸水、天一癸水到底是什麼東西、除了陰陽五行亂繞圈子外、更沒有一個人說得明白暢快、月事有人說是血、有人說是水、是天一癸水、有人說月經和天癸是一件事、有人說是二件事、近代傷寒名家陸久芝先生、是主張月事是水的一個健將、他說、若是血、月事竭、明明是血竭了、血竭人還能活命嗎、月經的何由來、同天癸一樣不得而知、至於任脈、太衝脈的眞相、更加不得而知了、我現在先把內經這句文字、解釋一點、

內經說、女子二七天癸至、男子二八也天癸至、天癸是男女共有的、並不是女子獨有的、不過女子天癸至後、太衝脈就奮盛、月事就時下、男子天癸至後、沒有這件事、天癸月經是二件事、內經已很明白說出、

內經又說、女子一七腎氣盛、齒更髮長、二七天癸至、」「男子一八腎氣實、也是齒更髮長、二八天癸至」天癸所以至、是爲了腎氣盛、或者可以說、腎氣盛是天癸產生之源、到了二八二七的時候　腎氣盛極了、天癸也產生了、天癸來的目的是生養兒子、故而內經又說「女子七七天癸竭、無子」「男子八八天癸盡矣、無子」到此吾們可以下一個斷語、男子有天癸、就能生子、沒有天癸、就不能生子、女子有天癸、就能生子、沒有天癸也就不能生子、天癸究竟是什麼、我爲便利讀者計、略參西說、解釋如下、

西國醫學家費了許多心血、靠着化學器械的進步、證明生兒子是男子的專能、育兒子是女子的專功（這兒子是專指未出世以前的胎兒）男子所以能生子、因爲男子有精虫、精虫是胎兒的原形質、女子所以能育子、因爲女子有卵珠和月經、卵珠是保護胎兒安全的、月經是供給胎兒的榮養、男子的精虫並不能直接變成胎兒、必定要鑽入女子的卵珠內、受卵珠的庇護、稟月經的榮養、到九個月之後、方能離母胎而獨立、所以男子精虫的結果、就是兒子、女子卵珠的結果、就是兒胞、男子的精虫、並不是一出世就有、不過產生精虫的物質、自生就有、產生精虫的物質雖然自生就有、所以他的功能須經過很久的時候、始能發育、幷須再經過一個很長時期、始能生虫、這個物質的名稱、就是西國新發明的腺體之一、青春腺、也就內經所說的腎氣、他的發育開始特證、就是智識漸開、齒更髮長、女子的卵珠來源、同男子一樣、可不必復說、（未完詳本期）

溫病淺說

謝伯昂

溫病者、熱病也、經云、溫邪傷人、首先犯肺逆傳入心、則毒入血、散佈週身、無微不至、故見症係發熱、週身痛困、神形疲倦、血行速率過度、則微細血管破裂、則爲疹、爲癍、爲斑、爲痦、爲痧、爲痞、此皆血分之毒證、血熱則血度上升、則大血管發炎、故有喉痛、喉腫、頭暈、頭痛、諸症、熱甚胆汁升溢、故有口苦、苦黃之證、熱甚則胃液傷、故有口渴舌焦之現象、再熱甚則腦經受累、故昏迷、譫妄、抽掣、瘈瘲等症、亦相繼而來、受病輕故可不藥而愈、受病重亦難用藥而愈、如病有逆象、即華扁復生亦不能旋其技、若病本輕微、如誤投藥餌、必致轉輕爲重、

轉重爲危、此種受病、皆因傳染而來、每因天時燥旱、塵埃彌漫空際、此種微生物混入空氣、隨塵沙而入呼吸、由肺胃而入血絡、蘊藉蒸騰、因時而發、愈傳愈廣、萃於一門、必有受毒極重之一二人、故此病傳染一家數十口，必有一二人不能救藥者、即此故耳、此種病老人小兒染之十無一二可生、酒因老人血輪漸少、血管之積垢漸多、一遇此大熱毒之症、血先不能堪此大創、小兒則血輪未足、血管嬌嫩、亦難受此大創、老小之不能萬全者、即此原因、此症初起類乎感冒、審視不眞、誤投藥劑、每多壞事、初起之形象見頭暈而痛、寒慄先見、繼而大熱、亦有一起即熱而不寒者、週身困倦痠痛、兩足猶甚、口渴苔厚而黃、耳聾溺赤便結、夜不能睡、驚悸頻仍、再重即瘛瘲、譫妄斑疹痧麻等相繼而現、如有昏蒙、摸衣拿空、大便溏泄、惡臭異常、小便自遺、白痦如骨、紅斑痧色黑暗隱現無常者、大都皆爲敗象、十中難救一二也、此症故有大汗如雨、筋肉瞤動、亦有無汗乾燥難堪者、其病初起，脈象大都右部關尺洪大、左部部位浮取有糢糊無神之象、細診惟關脈略見躁象、如病已甚、脈象應得洪大爲正、然熱甚則血脈亂、故有如解索之象、並非散脈、然溫病脈象並無一定之象、據余經見者、亦有兩尺獨大、亦有六脈緩大無神、亦有寸關獨大、亦有右關獨大而滑數、左關細小而無神、亦有六脈小如游絲者、此即經云陽毒伏匿、壯火食氣也、伏匿者、即伏下深沉細小之謂也、壯火食氣者、即六脈無神氣之謂也、然此病毒已深入血分、週血管之毒血加漲、迫入動血管、分運混淆、以致血瘀肺臓則心臓痲痺、四肢厥冷、神色昏蒙、以至於死、然此種病汗流洽體、筋肉瞤動皆因熱度過高、汗液蒸散、以致肌脈亂動、但俟熱度少退、其汗漸止、而動亦旋息、此動並非腦經之病勢加重、以致抽掣者、大爲不同、

（未完）

異胎誌(一)

石銘

李姓異胎

余表弟李君、近產一異胎、初產時、尚能啼哭、因其不祥、即棄於河中、爲好事者撈起、置於田中、一時遠近傳聞、皆欲一睹其異狀、余亦好奇心切、同二三友人、至彼一視、則見二頭四手四足、形如雙胎、惟頭部以下、胸部至少腹、相對併成、毫無微縫、臍帶一條、生於左邊相併之中間、驗視下部、均屬女胎、是亦雙胎之變相也、

衛姓品胎

衛姓婦、初產雙胎、不育而殤、繼產三胎(品胎)亦殤、後仍產雙胎、二子均育、且皆長成、現已三歲矣、惟先產者略大少許、三胎而產七子、亦云奇矣、

驚風解及治法

沈莘農

驚風者、言見症如受驚之狀、病原於內風發作、取以名病、頗爲貼切、後人指驚字爲病原、指風字爲外風、故不可解、

凡人受意外大驚、有猝然僵仆、不省人事、或至口眼歪斜、手足抽搐、面青手冷、移時始甦者、（然皆當時發作不能逾時發爲驚風也）小兒亦有病、亦猝然僵仆、不省人事、或口眼歪斜、手足抽搐者、與受驚之狀相似、故即以驚字名之、猶羊癲風、蛇皮癬、均以形似得名也、是驚者、乃指外現之病狀、非指受病之原因也、凡中風、風癲、頭風、羊癲風、發酒風、等病、西醫均謂之腦病、中醫均謂之風病、其實一也、唯此風字、當作內風解、方與腦病相合、（謂血虛肝旺上冲于腦所謂肝風內動風性上行是也）觀仲景治中風、候氏黑散內用菊花爲君、兼有白礬、治顛狂、防已地黃湯內重用地黃至二斤、風引湯除熱癱癇內壘用石羔、滑石、寒水石、紫石英、赤石脂、白石脂、龍骨、牡蠣等、均清肅斂戢、與西醫平腦相類、其爲內風可知矣、並不用麻黃湯、桂枝湯、其非外風可知矣、小兒驚風、亦內風也、按小兒體氣、如春月之草木、萌動茁壯、生氣勃勃、肝陽最旺、內風易動、所以驚風之病較多、產後血虛於下、則肝陽易升於上、所以驚風亦多、西醫謂小兒之氣盛於頭、若一受熱、則血上升聚於腦、發爲抽筋等病、正與內風之說相合、是驚風之風字、乃指病情由於內風而言、非指外受風邪也明矣、

驚風既係內風、則治法自宜斂戢清肅、與外風之宜發散者正相反，無徵不信、請還質之仲景證之西醫焉、

仲景云、痙爲病胸滿口噤、臥不着席、脚攣急、必齘齒、可與大承氣湯按此即腦熱於上、用釜底抽薪之法也、

又曰、風引湯除熱癱癇、方用石羔、滑石、寒水石、赤石脂、白石脂、紫石英、龍骨、牡蠣、甘草、大黃、桂枝、乾姜、方下自注云、治大人風引、小兒驚癇、瘈瘲日數發、醫所不療、除熱方、按仲景全書、唯此處明言小兒驚癇瘈瘲重用石質降藥、少佐姜桂以橫散之、的是內風治法與西醫腦藥相類、西醫內科全書腦部門內、凡腦積血症、一時神識昏迷、手足抽筋者、宜減腦內積血爲主、輕則用迦略米以瀉之、重則用巴豆油以急瀉之、蓋即仲景大承氣湯之意也、又用平腦藥鍬溴以服之、亦即仲聖風引湯之意也、由是觀之、倘可指爲外風、而用發散辛竄之藥哉、

雖然、食驚、痰驚、嚇驚、並非內風、又何謂也、答曰、第十對長腦筋、分支入肺入心胃三經、若肺病痰閉、心受驚嚇、胃有停食、皆能由第十對筋累及於腦、變爲驚風、治當豁痰定心消食、而驚風自愈、是病因雖不同、而其關於腦則一也、

「天癸月經任脈太衝脈」（中）

確實的際據和功能

何雲鶴

至於任脈、從「天癸至、任脈通、天癸竭、任脈虛」、推究、知道任脈所以通、完全因爲天癸至、任脈所以虛、完全是天癸竭、天癸是精虫和卵珠、上文已說過、有了精虫和卵珠、爲什麼要任脈通、沒有精虫和卵珠、爲什麼不要他通、精虫居在精囊裏、卵珠居住卵巢裏、精虫和、卵珠相合成胎的地方是子宮、這二件 西都沒有輸送自己入子宮的能力、自己沒有能力、當然要別人幫忙、照西國生理說、精虫入子宮、是靠輸精管射精管的力量、在交合時把精虫由精囊提出、送入子宮、同卵珠相合、卵珠入子宮是靠管輸卵的輸送、在每月月事後、運入子宮、等精虫來相合、如此說來、內經的任脈在男子指輸精管、在女子指輸卵管、「天癸至、任脈通」一是說、精虫或卵珠產生之後、輸精管或輸卵管的徑

途也、自然貫通、輸送的功能也自然發展、「天癸竭、任脈虛」、是說精虫或卵珠已盡竭、輸精管或輸卵管失却輸運用目的物、沒有工作做、也隨了天癸退化、有人說、天癸至、任脈通、惟有女子一節有的、男子一節、天癸至下面、沒有任脈通三字、下現在說、任脈男女都有、有點附會、我說、男子一節沒有任脈通、是內經的省文、後來不是有一句、任脈爲病男子內結七疝、女子帶下瘕聚、疝病並帶下、完全是輸送精虫和卵珠的機能失職、精濁障礙症候、益發可證明任脈是男女都有的、腎氣、天癸、任脈、已說得很透切了、現在再說太衝脈月經、女子在生子方面、唯一的職務是育子、卵珠並不能育胎兒、不過保護兒子、養育胎兒是要供給營養料的、和人體上別種組織需要營養一樣、天天要新鮮的、月經就是胎兒的營養物、爲胎兒所需要而產生、並不是人體血液過多的排洩、也不是水、水不能够含充分榮養質、月經自已也不能够產生、分泌這種特殊營養質給胎兒、另有一個機能、西醫沒有尋到這種機能、但他們知道子宮壁膜中、有一種分泌月經的腺管、吾現在姑定其名曰、月經分泌腺管、就是內經的太衝脈、這個腺管的工作機能、須待天癸至、任脈通、方開始、本來女子天癸不至、男子精虫卽使入內、沒有保護的東西、立刻就死、榮養質沒有用處、旣然沒有用處、也就沒有開始工作的必要、若是天癸竭了、太衝脈因爲任脈的工作旣停、護胎沒有希望、也停止工作而衰、像這樣連環式分工合作、非科學家所能矯作、無以明之、研好說造化神奇、太衝脈的工作同任脈有點不同、任脈的工作、並不是無時或巳、有一定的時候、同特種的環境、太衝脈的工作、爲了胎兒天天要榮養、日日要新鮮、時時刻刻作其應盡職務、並且不管子宮內有否胎兒、需否榮養、很勤奮不斷地、分泌血液入子宮、子宮內若有胎兒、就取爲營養、若是沒有、就貯停在子宮內、積到廿八天左右、子宮覺得血液過多、難以再積、就排洩出來、照這樣看來、月經時下、是太衝脈所分泌的營養質、爲沒有主顧消受、排洩出來、月經盡、是太衝脈的機能退化、並人體中血液枯竭、(未完詳本期)

受孕後之月經

胡九功

▲有受孕後而月經中止者
▲有受孕後而經行如常者
▲有經素不行而受孕後反行者

月經中止、爲受孕之一種確徵、人咸知之、然有時亦有已有胎孕、而月經依然來潮者、此爲生理之異常現象也、可見月經與姙孕之關係、不甚確切、蓋雖有月經來潮、而無妨其胎孕也、據某名醫之報告、

謂有一婦人、生子女共八口、然每於受胎後未嘗有一次無月經者、又如西醫斯克慈之說、謂八千名之婦人中、有十四人無月經而亦能受孕者、如上言者雖屬稀有鮮見、然亦可見月經之與娠姙、實無至大之關係、彼受孕後月經依然來潮者、固不足奇也、

常人見娠姙中發現月經、每爲稀有之現象、然此專爲文明國之婦人而言、特殊之人種、當不在此例、如南洋紐基尼島之婦人、受孕後發現月經、爲極普通之現象、因此該地之人、亦不以月經中止爲受孕之表徵、而以乳房之腫脹及乳暈之着色爲初期娠姙之特徵、在文明各國之婦人、固以妊孕後有月經爲稀見、然在太古希拉時代、如亞里斯德雷之實驗、凡妊孕中有月經者、則有三類、

(一)妊孕之初期一二月中、仍有月經來潮者、
(二)妊孕之前半期或全妊孕期、每月仍有月經來潮者、
(三)妊孕中必來月經一次者、

以上三類之中、以第一類爲最多、第二類爲最少、依余平日實驗之記述、則受孕後月經仍依正規來潮者、其期間不能一定、大概

不過二三月、爲極少量之水狀淡色血液、然至妊孕期仍有正規之月經者、亦未始無之、據余友楊君之實驗、謂有一三十歲之婦人、結婚後八年、從未來過月經一次、然妊孕後、月經反按月來潮、直至分娩之月中止、是正與常人相反、如此者固其罕見、然在妊孕中、月經每月仍正規來潮者、亦不乏其例、不能爲之絕無僅有也、

蝦蟆瘟（即西名腺腫百斯篤）

暹京余元初

（原因）由冬令伏邪、至春夏之交、感觸穢濁、烟瘴之氣而發、或因亢暘苦潦、濕熱蒸動、兵荒積屍之氣、釀而爲毒、人在氣交之中、由口鼻而擾其中、閉塞氣道、瘀滯血脈、或因溫病、誤服辛溫之藥、以火濟火、凝結爲毒、

（診候）脈浮沉俱盛、舌苔白如粉、潛伏期三日至五日、前驅期、毒犯膜原、但覺微惡寒、微熱、眩暈、胸痞、手指痠麻、食慾不振、全身違和、二三日後、邪乘表虛而外發、病期中、現惡寒戰慄、體溫暴昇、昏熱無汗、淋巴腺腫脹、或頸靜脈、及耳後、腫痛異常、頭痛如破、口渴譫語、患者陷於昏憒、身體衰脫、發心臟痲痺而死

（豫後）不良

（療法）當知此證雖內外之分、一皆火毒爲患、絕無辛溫發散之例故一切風燥辛熱、皆不可犯、以風燥之藥、性皆上升、橫散、初起惟宜清解、如葱豉、連翹、薄荷、（少用）銀花、天花、之屬、發病期、則用清熱解毒法、如普濟消毒飲、去升柴、陳皮、加青黛、銀花、花粉、化服神犀丹、或紫雪至寶丹、均可擇用、外用、過江龍、牙硝、白酒、共搥貼之、覺熱則換、以愈方止、

（禁忌）飯湯、姜、糖、熱　、甘、甜、味斂等藥、

（豫防）瘦毒流行之區、多在人烟繁雜之地、常服三豆飲代茶

（編者按）元初先生乃遐邇之名醫也對於醫研究有素尤私淑吾中國醫學曾來函詢中醫專校高等講習科函授辦法昨蒙賜稿並對本報之種種改革特此介紹並誌謝忱

「犀角羚羊之近效」

對於病症有當用與不當之分

▲當用而用之効如桴鼓

▲不當用而用之禍不旋踵

熊雨農

閱康健報陽泓君、犀角羚羊考證一篇、源源本本、書卷琳瑯、以彼宏文、爲我注脚、間博學家考注法、實醫界中斲輪手、藥品用途、詳明周到、明達之士、早已心心相印、運用無方矣、何待有塵清鑒哉、觝恐醫家以其貴重之品、性味必異、而不敢用、病家以其貴重之品、畏其太寒、而不敢服、因循誤事、後悔何及、茲特表明早用之機、效如桴鼓、當用之證、不可遲疑、何謂早用之機、小兒穉陽之體、臟腑柔脆、不勝六氣之浸犯、夫六氣、天作之也、人知避之、寒熱飢飽、人作之也、人豈有心作之哉、失於不自知耳、小兒乳哺期間、自初生以至歲餘、每不失於寒、而失於熱、不失於飢、而失於饑、失於寒、則溺出作嚏、溫之則止、失於飢、則啼哭不止、哺之則安、推熱與飽之太過、不但無疾痛之表現、反呈歡欣茁壯之情形、熱盛於內、滯積於中、儼如爐火之方紅、一遇外風鼓動、內通於肝、立刻牙關緊閉、昏不知人、手術甦後、以犀羚解其熱、以硝黃下其滯、曲突徙薪、舉重若輕、若不急治、經二次之閉厥、則不可爲矣、又或來勢較緩、服辛涼之劑不效、身熱如烙、揚手齧齒、努責腹大、如欲大便之狀、此亦內熱積滯、熱盛於肺胃、勢欲動風、以犀羚解其熱、硝黃下其滯、舉重若輕、此其時矣、何謂當用之證、則有肌表之雜證、

凡耳目喉齒、痛之劇烈不可當者、以及冬溫、春溫、暑溫、之內熱不退者、亦有他藥治愈之熱證、停藥復熱者、皆當及早用之、大有奇効、蓋二角原爲靈異有情之品、最能直達病所以奏敷功、其性味鹹寒而苦、誠不可輕用、倘過用或誤用、在小兒成爲慢脾、在成人大傷眞陽、凡誤用與失用、其過等也、質之湯君、以爲何如、

「時逸人按」、熊雨農君、爲儀醫界巨子、平素於醫學研究多年、刻懸壺瀛皋、今讀本文、對於犀角羚羊、可用不可用之間、大有斟酌、夫犀角有沉降性、羚羊有鎮痙之作用、投劑的當、效以桴鼓、至論小兒疾病、多因於熱飽之太過、尤爲見道之言、眞苦口婆心之作也、

菜食主義之研究

朱夢梅

菜食之重要　蔬菜之於食品中、最占重要之位置、人不食獸肉鳥肉及魚肉、仍能維持身體之健康、而不食新鮮之蔬菜、必減食慾、終至罹病，蓋蔬菜能促胃液之分泌、保腸管之健全、爲一日不可缺少之食品焉、

菜食主義與肉食主義　食物與人之生命、最有關係、食之得其宜、則足以養身、否則適足以戕身、近日衛生家盛倡菜食主義、謂菜食之味、雖劣於肉食、而持此主義者、富有忍耐力、能立於沈着堅固之地位、一旦奮發蹈厲、遇事均足以勝任、反對之者、謂菜食主義、屬於消極主義、歐美國民多喜肉食、能積極活動、我國窮苦人民、多屬菜食、每消極因循、其說均言之有據、持之成理、而以余個人之目光觀察之、菜食肉食、各有利弊、各有損益、譬如貧民終歲菜食、一旦享以把甘、則精神倍增、富人、終年醉飽、偶然予以藜藿、則腸胃一爽、菜食與肉食須視各人之地位性質、及生理之狀況而異、常人多食蔬菜、少食肉類、調濟得宜、最爲有益、蓋肉食固可或缺、而菜食決不可缺、至偏廢肉食、專食蔬菜、雖無不可、然於豆類食物缺乏供給、生理上恐不能收美滿之效果云、

菜食與肉食之功效　動物性食品、多爲刺戟興奮而帶熱性者、蔬菜類食品、則能緩和腦筋、催促大便、且多食肉類、苟不勞動作事、則脂肪增多、血液不潔、身體反受影響、夏日多食肉類、更有傳染霍亂痢疾之虞、故身體羸弱、血液缺乏、宜多食新鮮之肉類、若不大勞力之人、自以多食蔬菜爲佳、考之古來長壽之人、多屬於菜食者、而屬於肉食者則甚少也、茲將肉食與菜食之功效、比較如下、

(一)肉類最富滋養分、而菜類較少、故貧血質及體軀瘦弱者宜肉食、多血質及肥滿之人宜菜食、

(二)肉類能助熱、含有刺戟的成分易使血液循環、增加體熱、菜類刺戟性少、能清解血毒、故冬日及體冷而感情遲鈍者宜肉食、夏日及熱血質者、易出鼻血者、體內有熱病者、宜菜食、

(三)肉類易消化、菜類比肉類難腐敗、故老人及胃弱者宜肉食、患敗血症者宜菜食、

(四)肉類能抵抗腸胃中酸質、菜類易生酸質、故胃多酸質者宜肉食、胃少酸質者宜菜食、

菜食主義之實驗　美國耶魯大學教授吉敦氏、於一千九百零二年、節去肉食、專食穀類及蔬菜、體力不損、精神日健、氏本有風溼骨痛頭痛等症、至是絕不復發、又有美人格蘭乞氏者、平日茹素、能曲伸膝至三千次、蓋曲膝爲角力之一種、若普通食肉之人、則祇能一千次耳、其餘則有英之奧列斯、能於自由車之競爭會中、屢奪錦標、法復耳能行一百餘里之峻坂、如履平地、二人皆素持菜食主義者也、我國之人、有因信佛教而茹素

者、雖年老而體甚淸健、亦其例也、

菜食之宜注意　菜食之益、既如以上所述、然蔬菜汚穢者多、洗滌不可不潔、李笠翁謂蔬食之最淨者、曰筍、曰豆芽、其最穢者、則莫如家種之菜、灌肥之際、必連根帶葉而澆之、隨澆隨摘、隨摘隨食、其間淸濁多有不可問者、洗菜之人、不過浸入水中、左右數漉、其事畢矣、孰知汚穢之濕者可去、乾者難去、日積月累之糞、豈頃刻數漉所能盡、故洗菜之法、入水宜久、久則乾者浸透而易去、洗葉用刷、刷則高低曲折處皆可到、始能滌盡無遺、若是則菜之本質淨矣、本質淨而後可加作料、可盡人工、不然、是先以汚穢作調和、雖有百和之香、能敵一星之臭乎、故富室大家、食指繁盛者、欲保其不食汚穢難矣、余謂洗菜不潔、不特汚穢入腹、菜葉上所附着之縧蟲蛔蟲等卵、隨而混入腸胃、必因此釀成疾病也、

天癸月經任脈太衝脈（下）

確實的證據和功能

何雲鶴

讀者對於天癸、月經、任脈、太衝脈來蹤去跡、諒已能了解、我再來下一個說明

腎氣是青春腺

腎氣是青春腺開始發育

天癸在男是精虫、在女是卵珠、精虫是胎兒原形質、卵珠是兒胞原形質、這二件東西、須待青春腺成熟、方始產生、直至青春腺退化、方始盡竭、

任脈是輸卵管輸精管、他倆的功能是、輸送精虫卵珠至子宮相合、任脈爲天癸設的、故盛衰隨天癸爲轉移、

太衝脈是月經分泌腺、目的是育胎兒、也是因天癸而產生、盛衰也隨天癸爲轉移、

月事是太衝脈分泌的血液、有胎兒就爲胎兒的養生料、沒有就排洩爲月事、月事通竭與血液盛枯、沒有十分關係、同太衝脈盛衰有關係

寫到這裏、讀者諸君請想一想、內經的學說、有否科學的系統、有否卓絕的精神、有否存在的價值、爲什麽我們中醫中幾位革新大家、不去發揚光輝這種學說、捧着幾本洋裝書、很感慨地說、外國醫生的學理眞妙啊、豈是慧理的古人所能知道、革新先生們、你們在洋裝書堆裏、可曾尋到月經何由來、輸精管輸卵管的功能何故通、何故虛的原理、若說有、請你們抄出來、給幾位沒有洋裝書籍的中醫們、長長見識、若說洋裝書籍裏、祇說出月經確有其物、子宮壁膜的確有液體泌入子宮、輸卵管輸精管也是確有其物、至於功能盛衰的原理、至竭的眞相、沒有、外國人沒有發明、譯書的無從說出、學西醫的未曾讀過中醫書、沒有就沒有了、學中醫的、外國人沒有發明過、難道也沒有就沒有了麽、內經我也承認是一部很難懂的書、是一本殘篇斷簡、幷夾雜許多僞文錯簡的書、見仁見智是各人的悟性不同、但是我終熱烈地反對說不出內經的好處的確在那裏幾句、內經的壞處的確在那裏幾句的人、貿貿然說、中醫學說靠不住、或者說、中醫學說玄妙神化、可意會不可言傳、同時吾主張、內經的精義、並不光是陰陽勝復、陰陽勝復是內經精華的一點、我本篇所引的天癸月經學說、也是一點、像這般一點一點的精華、內經隨時隨地露着、並不爲他缺點而埋沒、好像未開採的寶礦、只要有人循着路徑去採取、總一句說、內經的價值是、能够利用有形的病形、去推測人體機能無形的工作、在常時什麽樣、在病時什麽樣、互助、分工合作的關係又什麽樣、結果合乎生理病理的公例、（完）

異胎誌(二)

敩厂

三男與三女結婚

世間孿生子女、無足爲異、去年孝豐有程氏雙生昆仲、與武康金氏雙生姊妹之結婚、可謂奇矣、顧猶二生昆仲與二生姊妹之結爲夫婦者、斯誠奇之又奇也、茲紀其事如次、

距今十八年前、杭縣崇化鄉醫生賈某之妻、懷孕三月、腹已便便、又三月、腹大幾如五石瓠、身軀笨重不能行動、見者咸預測其爲雙胎、詎足月分娩、竟一胞三胎、且均屬男性、聞者咸爲賈某喜、好事者且代報縣、邑宰發給襁衣三襲、番餅三十尊、而賈因家貧、原有子女各二、至此又添三兒、實無力負擔、且其妻一人不克哺乳三孩、故擬將三子中留養其一、餘二子螟蛉與人、事爲該鄉富紳陳某所悉、陳以雙生常有、三生罕聞、且相傳三生如係男性、則將來定屬不凡、故親詣賈處、囑賈善自撫養、勿送與人、賈以無力負擔、及妻之乳液不敷分哺三子爲辭、陳曰、君如因此、予願代僱乳媪、而負擔其費、並願撥田十畝、歸君收息、以作三子教養之需、賈於是允之、

詎天下奇事、乃竟有無獨有偶者、蓋翌年秋、同邑瓶窰乾麗銀樓主人田某之妻、亦一胞三胎、唯係女性、一時喧遐邇、說者謂如以此三女匹配賈氏三子、誠天造地設之奇緣也、事聞於陳某、卽倩人登田某之堂、代賈氏三子求婚、田以賈貧而拒絕之、陳迺親向田某說項、謂君如俯允、予願再以田五畝給賈、並當卽出洋百元存放、存至結婚時、將子母一併津貼迎娶之用、田迺首肯、於是遂文定焉、

光陰如駛、今歲賈子年巳十八、田女年亦十七、而陳某猶健全、迺爲賈作主、吉㫬夏正十一月十六日爲賈氏三子同時完姻、當彩與三乘相率行經街衢時、熱鬧異常、宛如賽會、迨夫百輛盈門、則紅氍毹上、新人三對、同時交拜天地、洵屬奇觀、而四方之人、咸欲一睹此特別佳禮以爲快、故爭相往觀者庭爲之滿、禮成、遐邇傳爲美談云、

產褥熱之原因

胡汀洲

產褥熱者、即於產後發熱是也、大別之則有三種、(一)爲吸收熱、(二)爲敗血熱、(三)爲膿毒熱、吸收熱者、頗似中醫所稱之骨蒸潮熱、即於產後一二日內、略發輕微之熱、不起全身病狀、其原因、爲分娩之際、生殖器及子宮所生之創傷面、今徐徐回復、將其汚物吸收是也、此外二者、則爲高度熱、呈危險之全身病狀、即普通所謂產褥熱是也、其症最爲危險、其原因、爲分娩之際、陰部之創傷處、有微菌入、遂起此病、其微菌或爲葡萄狀菌、或爲連瑣菌、且敗血熱與膿毒熱、大概兩者併合而發、甚少單獨患者、至此二者之區別、亦甚易明瞭、敗血熱多起於產後一二日間、先以惡寒戰慄、繼而即發高度熱、體溫升至攝氏三十九至四十一度、脈轉細數、腹部膨脹、惡露放出膿狀惡臭、若膿毒熱、則發於產後第六日及第十日間、隨惡寒或戰慄而起發熱、體溫雖亦升至三十九及四十度、然不久即退、宛似再歸熱(瘧疾)、一進一退、亦依膿毒之轉移、四肢關節時起腫脹或化膿、其經過頗遲、然亦有即死者、惡露亦多放奇臭、如兩症併發者、其發熱往往終日不止、陷於衰弱、多不可救、故世人一遇產後發熱、即應速延專門醫家診視、不可以發熱小候而輕視者也、

花柳病之治療

米煥章

花柳一症近時盛行、普通治法有用藥熏者、有用藥洗者、有服湯劑者、有服丸藥者、治法雖多、見效者少、即或僥倖而愈、亦不免再生枝節、查近日專門治此症者、其方雖秘而不傳、多以輕粉爲主藥、蓋此病雖係極毒之症、以毒攻毒、雖是正治之法、然如輕粉一物、服之雖一時見效、藥毒反藏於筋骨、或因食發物、或偶有感觸、其病往往復發八、[illegible]、總

親擬一方、方中雖有毒品、不似輕粉之甚、七八年來治愈者已十餘人、且於婦人孕育毫不障碍、今特公之大會以供採用、方中藥味如有不適宜者尙祈教之、

川大黃四錢朴硝三錢甲珠一錢全蠍一錢銀花三錢連翹四錢防風二錢斑蝥(二個去頭足翅)蜈蚣(一條全用)甘草二錢僵蠶二錢蟬脫(一錢五分)巴豆霜一錢

生薑二大片水煎空心服服後如覺口乾舌燥用嫩柳枝浸涼水嗽之切忌多睡以免毒氣上攻輕者一二劑重者三四劑孕婦忌服愈後忌房事百日至要至要

附下疳敷藥方

烏金紙眼藥　珍珠　冰片各等分　香油調敷潰爛者乾敷

產後陰虛寒熱病之治驗

張渭泉

客歲十月十七日、鄰居鄭鍾麟、來述其妻蔡氏病狀、由十一日起、寒熱交作、延至十五日午刻分娩、寒熱仍復如是、周身虛汗、精神恍惚、始延某醫用鮮石斛、服之更甚、家人咸驚懼、不知所措、邀余診視、察見脈象、寸關洪數、尺脈沉細無力、舌苔黑膩、頭痛身熱、胸隔湧塞不寬、兩腿以下、溫度全無、上下竟分成兩截、此症確係陰虛、陽明虛火上升、不能下降、腠理不固、自汗益虛其表、余乃用扶元理氣、滋陰固表之法、一服而虛汗收、寒熱減、胸隔頓寬、兩腿溫度過膝、再服而寒熱全退、週身溫度一體平均矣、玆附方於後、

正潞黨參二錢綿黃芪三錢全當歸二錢正川芎八分生地黃二錢炒黑炮姜一錢澤蘭葉三錢陳枳壳二錢白茯神二錢粉甘草八分硃衣燈心廿寸鹽水炒川柏三錢肥知母二錢川茺蔚二錢

上期鄭霹昌著之痘誤排鄭遺霹特此更正幷示歉意

民間治療

破口止血神效方

鍾璧良

防風壹兩白芷壹兩赤芍陸錢羌活壹兩川天麻壹兩生南星壹兩姜汁炒右六味研細末、磁瓶收貯、春夏常曬之、凡遇跌打刀捧破口傷痕、急用末敷上、立即止血、不必換用別藥、痂落即愈、如日久破口傷痕、將傷口用茶洗淨、油調敷、如未破口諸傷、燒酒調敷、如十分傷重、恐內血暈、日服三錢、（輕不必服）此軍營百驗奇方、價廉效速、切勿輕視、

慣易墮胎之自療藥

陸守中

婦人懷胎而屢致小產者、待受孕後、即宜用淮山藥八兩、杜仲八兩淡鹽水浸透炒斷絲、共為末、糯米煎湯糊丸、每服約二三錢、能常服之、即可保全、

按 墮胎之因雖不一、但此方山藥清熱益脾、杜仲大補腎氣、腎繫胞胎、腎充則胎固、熱清則胎安、脾健則不致再墮矣、

婦人崩漏妥簡法

陸守中

凡婦人崩漏症、既不可盡用破血藥、又不可單進止濇藥、蓋純破則恐其大下而脫、純止則恐其停瘀為患、必欲使之行不損新、止毋碍舊、兩者兼顧、而後庶可獲效、簡易法、用五靈脂二錢、半生半炒、煎湯服之、最為穩妥、以五靈脂生者能清瘀、炒熟能止血也、

上海中醫協會對外宣傳大綱

（一）中醫的進程是積極的並非墨守的

（二）中醫發明是實驗的絕非理想的

（三）中醫盛衰關係到國計民生

（四）中醫的興亡影響到國民康健

（五）提倡中醫就是提倡國粹保全文化

（六）提倡中醫就是提倡國產挽回利權

（七）保全文化挽回利權是我們中醫的責任

（八）保全文化挽回利權也是一般社會的責任

（九）組織中醫協會是提倡國產挽回利權的基本工作

（十）上海中醫協會將聯絡各地中醫團體組織全國中醫大團結整理改進中醫的學術

溫病淺說（續）

謝伯昂

考此病以七八日爲一限期、輕者一限外即退、其次則一期內輕、過一限期加重、二限期內死、再次一限期內輕、二限期內重、三限期內死、考此病與有逆象者、本屬不治、大半在一限期後二限期內死者多、但凡在三限期內死者、皆係不死之證、而因藥誤者爲多數、病形多類傷寒、因溫病本是傷寒之類、病現象亦大半相同、惟治法則大相懸殊耳、故今之醫者每多以治傷寒之法治溫病、故誤事多而見效難、故傷寒有太陽陽明少陽厥陰少陰太陰等傳經之變、而溫病並無傳經之變象、但有溫熱濕溫風溫之別症、然治傷寒之法、按病之傳經現症、故有桂枝麻黃等方法分別治之、而溫病治法、迄無用辛燥之品者、治溫病之法、但分別溫熱、濕溫、風溫、將症認明、即按病治、無朝更暮改之法、其病初起兼有表症者、如薄荷、豆豉、桑葉、重則蘇葉葱頭、萬無用桂枝、麻黃、柴胡、荊芥、防風、羌獨活、白芷、藁本、細辛等辛燥風燥之品者、如用辛燥升提之品、勢必頭痛、咽痛、身痛、甚至將、自遺血毒催迫四竄、以致血管破裂、爲疹爲斑、神識昏迷、以致便溺、拿空、摸衣、神氣困憊而至於死、治此病之害、最忌辛燥發散、因此病本係火毒內蘊之故、如用辛燥發散風藥、不但傷津耗液、而猶如火上加油、勢必成燎原、莫救之象、然此症總分三類、如溫熱、濕溫、風溫、此三者病因現象實兼症、相同之類甚多、總須分別輕重兼症、酌量得當治之、方不誤事、日人所謂發疹窒扶斯、一名藏時窒扶斯、又名饑饉窒扶斯、又名饑饉熱、致此症多發於荒亂之年、此即瘟疫癘氣之熱病多類於傷寒症、而傷寒病西人謂之小腸壞、日人之腸窒扶斯、考傷寒之經症多屬太陽經病、若熱留不去、稽留伏變爲重病、即入少陽經、而有熱或來或歇之象、若其熱永久不退即爲陽明病症、少陰病苦胸脅滿悶、太陰病即腹滿是也、致此證之混淆、不但傷寒熱病、而此種病流行之時、每多他種類一同流行、有與傷寒溫病兼症而發者、如日人所謂猩紅熱痲症、痘症、實扶的里、（即時疫白喉）黃熱病、等症、相兼而發、最爲雜淆難治、醫者必須細心審察、斟酌得治、臨機度勢、守定宗旨治之、方不誤事、如係溫熱、總以清溫解毒保液爲主、如係濕熱、必宗苦辛淡法爲主、苦可降熱、淡能滲濕、辛能辟穢、必須知用藥用到十分之七即爲節度、勿令過涼而生濕、勿令過辛而助熱、此爲治濕溫之要法耳、如風溫治法、總以苦辛爲是、勿太燥而助熱、勿過苦而遏陽氣之上升、此治風溫之法規盡在乎是、醫者守法玩味、細審情詳、乃不誤事、此專爲普通人民說明溫病之大概情形治法也、（完）

癲……………狂

徐啓德

誘因……起於情志

發生……由痰於火

陽盛者狂、陰盛者癲、故神情癡呆、語言無倫、如醉如癡、其候多靜而昏迷者、癲疾也、狂妄不臥、凶狠欲殺、怒目直視、不識親疏、其候多躁而煩擾者、狂疾也、蓋神情志意失其常度之證也、原夫癲狂之誘因、每起於情志不遂、而癲狂之將發、又每由於風火痰驚之作祟、靈樞癲狂篇曰、狂自生、先自悲也、喜妄苦怒善恐者、得之憂飢、又曰、狂言驚、善笑好歌樂、妄行不休者、得之大恐、素問病能篇曰、陽氣者、因暴折而難決、故陽厥怒狂、難經曰、狂始發少臥不飢、妄笑好歌樂、癲始發、意不樂、直視僵臥、彙而觀之、則狂癲之誘因、豈非情志有所失調乎、雖經旨又有諸躁狂越、皆屬於火之文、然此正言癲狂之將發、而非所論癲狂之誘、蓋痰火之成、仍是歸過於情志之乖違、夫想思不遂、勞神於想象、或事爲暴折而躊躇難決、則志意抑鬱、無處伸泄、勢必鬱怒懊喪、鬱則肝陽被遏而化風化火、風火相煽、逆而上行、則怒且狂矣、又或研究理解、苦心思索、廢寢妄食、而猶不獲其眞理、則心氣結而不散、心血耗而火熾、津液受火煎煉、凝為膠膩痰涎、心虛而痰火充溢、將其竅絡瘀蔽、於是智慧因之枯鈍、神明緣之顛癡、神魂離舍、情不自禁、或歌或哭、如醉如迷、喃喃獨語、自高賢也、自辨智也、自尊貴也、日夜不休、甚則披頭大叫、不避水火、踰牆上房、凶狂殺人、一若忘其原形、失其本性者然、此癲狂之病原病情也、癲狂爲有餘之實候、故脈宜滑大搏指、方爲脈證相合、邪雖盛而正亦足、最忌見細濇沈弱、陽症見陰脈、正虛邪實故也、是以脈漸緩則病漸退、脈漸躁則病漸劇、若見弦數急硬、以及革芤革促代者、死不治、經曰、癲病之胎、虛則可治、實則死、脈搏大滑久自愈、脈小緊急死不治、此癲狂脈診也、余既明癲狂之誘因、起於情志、癲狂之將發、由於痰火、則用藥亦不過安魂定魄滌痰鎮肝之品而已、蓋神安則本性復、魄定則原形見、痰滌則竅絡開而神明自歸其舍、肝平則風火熄而情志自然暢達、而癲狂於是霍然矣、安神定魄、則硃砂、金箔、琥珀之屬、滌痰鎮肝、則鐵落、蒙石、赭石、甘遂之類、所以必用金石重鎮之物者、欲藉其重墜之力、攝引痰火下行、俾竅絡之塞者皆通、而擅中穴曠之地、清朗無滯、則神明復其舊矣、是以經方生鐵落飲治怒狂、取鐵落之鎮墜、下氣疾也、後賢治癲狂、如滾痰丸用蒙石、鎮心丹用金箔、控涎丹用鐵粉甘遂、抱胆丸用黑鉛硃砂、皆祖內經生鐵落飲之意也、此用藥之大意也、人有生而癲疾者、得之在母腹中時、其母有所大驚、氣上不下、精氣并居使然、此胎病也、此外又有癇疾者、病狀頗類癲狂、惟發無定時、時亦甚暫、當其發也、卒倒無知、口噤吐涎、抽搐、口作豬羊聲、片刻即能蘇醒、且醒後起居飲食、一如平人、固與癲狂之晝夜顛倒狂妄者有別也、

呃逆論治

王愼軒

呃逆者、逆氣驟然上衝、喉間聲門、未及開啓、聲帶爲氣所顫、呃呃作聲也、其致病之源不一、治療之法亦異、大抵寒熱虛實四證、最宜辨別詳明、爰考古今醫籍、並參臨證經驗、分述于下、

（一）寒證　受寒飲冷、胃陽衰微、下焦濁陰之氣、乘虛上衝爲呃、其證必兼形寒肢冷、或嘔吐泄瀉、或胸悶腹痛、舌苔白潤、脈象微細、間或面赤脈洪者、此內經所謂逆氣象陽也、愼勿悞用寒藥、但審其呃逆之聲、低怯而緩、飲熱暫止者、必屬寒證無疑、寒者溫之、逆者降之、宜附子理中合吳茱萸湯、加半夏茯苓白蔻仁公丁香之類、若兼腹滿而小便不利者、加桂枝澤瀉、腹滿而大使不利者、加半硫丸、使其焦得通、則濁氣得降、而呃逆自止矣、

（二）熱證　溫邪痰熱、痺阻肺絡、肺氣欲降不能降、欲出不易出、壅遏于胸膈之間、頻頻上迫、顫動聲帶、而成呃呃之聲、其證必兼發熱口渴、氣阻胸悶、舌苔黃膩脈象滑數、間或有四肢厥冷者、此屬上焦清陽膹鬱、氣不達于四肢也、但審其呃逆之聲、高而有力、連續不已者、必屬熱證無疑、治宜輕開肺邪、而化痰熱、用炒香豉、炒牛蒡、冬桑葉、杏仁、象貝、竹茹、枳壳、鬱金、枇杷葉、柿蒂之類、若大渴引飲、煩躁有汗者、去香豉牛蒡、加花粉石膏川連、如小便不利者、宜加通草滑石、蓋肺氣下通膀胱、膀胱得通、津液得下、則上焦之壅熱可開矣、又宜用紙撚刺鼻取嚏、使助藥力而開肺氣、

（三）虛證　大病之後、或虛損悞攻、或虛羸之極、以致腎不納氣、反挾衝氣上逆、其氣自臍下直衝于上、其聲甚高、而不連續、此爲最危之候、難治之症、急宜大劑培補元氣、而攝納腎氣、或可挽回於萬一、若兼泄瀉、是爲下竭上脫、不可治也、余

前在上海、曾治西門肇嘉路陳仲候之呃逆、面赤足冷、六脈浮大、重按無力、用附子、人參、龍骨、牡蠣、熟地、白芍、胡桃肉、補骨脂、五味子、甘杞子、眞坎炁、柿蒂、一服病輕、二服病愈、

(四)實證　、呃逆實證有二、一因暴怒傷肝、肝氣挾痰飮交阻于中、中焦氣滯、胃氣不能和、肺氣不能降、遂致頻頻上逆、呃呃有聲、治宜平肝降氣而化痰飮、用旋覆花、代赭石、蘇子、雲茯苓、仙半夏、陳廣皮、木香、丁香、柿、蒂姜水炒竹茹、左金丸之類、一因陽明內實、痞滿燥實、地道不通、胃氣不降、不降則升而爲呃逆、其聲甚高、其脈洪數、間或有四肢厥冷者、此屬熱深厥深之候、愼勿悞用熱藥、急宜承氣湯下之、或加川連竹茹蘆根柿蒂之屬、隨症治之、但使地道得通、逆氣得降、則呃逆自止矣、

葡萄疫毒概治

羅漢

病有方書已載、不關天時氣化之流行、人事醞釀之造成、輒歷久不得一見、然雖見之莫識誰何、療治乏術、如外科金鑑所言之葡萄疫毒是也、是症往在吾鄉、無有發現、晚近乃數見不鮮、狀質同人、互爲峷異、爰將(現狀)(原因)(治法)條析披露、俾臨斯症者、有所參考焉、

(1)葡萄疫毒之現狀

是症初起、遍體紅班、隱于肌膚、漸透皮間、發爲青紫之點、大小不一、狀若葡萄果、(命名或以此)　惟不痛癢、與諸瘡異、尤以腿脛居多、不治、進爲牙齦腐臭、咽痛舌爛、血涎交出、至不能飮食、

(2)葡萄疫毒之原因

是症之感受、緣天地疫厲不正之氣、隨氣流行、由入口鼻、吸人氣管、次傳脈絡、疫毒伏據營血、足以凝阻循常之行、發由紅班發爲靑色之點、蓋脈絡隱行肌肉之中、其毒蘊蓄、藉肌肉爲透發之地、肥肉合胃、胃氣傷、則燥動、脈絡通心、必氣阻、則火鬱、疫毒深結、燥熱益甚、則齦腐咽痛舌爛、諸患不能免矣、

(3)葡萄疫毒之治法

紅斑初起、及青紫點已成、煩渴口燥者、宜服加減銀翹散、

連召五錢　銀花五錢　元參四錢　細生地四錢　荊芥二錢

大力三錢　竹葉錢半　甘草錢半

石羔四錢

按、此方鹹寒甘苦、涼血淸胃、爲掃逐疫毒之要劑、但須多服、否則無効、

疫毒入攻心胃、牙齦腐臭、咽痛舌爛、血涎交出、胸悶神昏、肌表班點、及形黯淡者、亟服加味化斑湯、

犀角二錢　玄參四錢　知母四錢　生地六錢　連召五錢

銀花五錢　丹皮三錢　大青葉三錢

石羔四錢　粳米一合

按、此症較前加重、故用藥亦重、去前輕品、而加犀角知母丹皮大青之屬、蓋非此不能大淸心胃之疫毒也、此法經驗多人、頗奏効、

口糜吹藥方

青黛錢半　冰片五分　硼砂錢半　石羔三錢　參葉八分

姜蚕三錢　寒水石二錢

共硏細末先用硼砂水嗽口、後吹撚此藥、

是症經久、依治雖殺、而心胃已傷、有體羸少氣、自汗不進飮食者、宜減桂、人參養榮湯、

人參三錢　野朮三錢　當歸三錢　白芍三錢　雲神三錢

北味五分　橘紅一錢　志肉六分　干地　錢　甘草一錢

北耆三錢　大棗三枚

又按、此症與温病發班治法相同、　但温病發班、　必因悞汗、　邪甚血燥、　不能蒸汗、　鬱凝肌肉血分而發、　然不悞治、　亦不致發班、　與此症起初即班、　症由稍異、

問診法

楊煥文

經云、臨病人問所使、蓋病人之愛憎苦樂、即病情虛實寒熱之徵也、醫者望色切脈能知之、究不如病者自言之爲眞確也、惟病人有不知言者、有言而不得其要者、是必待醫者之發問、醫者委曲動問、病者直言相答、則可悉知病情、不至悞施治療、明李梴問診一門、於問病辨證、至爲詳備、爰取而釋之、以爲臨症之資助、惟病人有諱言者、有諱疾者、是又賴醫者是之學識與經驗以辨正之、方不爲所欺、

一頭痛否、　痛無間歇爲外感、痛有間歇爲內傷、

按外感頭痛如破如裂、無有間歇、內傷頭痛、其勢稍緩、時作時止、

二目紅腫否、　或暴紅腫、或素疼痛、

按目暴紅腫、乃風熱上攻、久痛則爲正虛、

三耳鳴耳聾否、　或左或右、久聾不得純用補澀之劑、須兼開關行氣之藥、

按厚味動相火則左右俱聾、忿怒動膽火則左聾、色慾動相火則右聾、新聾多熱、宜散風熱開痰鬱、久聾多虛、宜滋補兼通竅、

四鼻無涕否、　或無涕而燥、或鼻塞、或素流涕不止、或鼻痔、或鼻齆、

按鼻無涕而燥、多由風熱上升、或血氣內損所致、流涕不止、久成鼻淵、乃風寒火熱凝滯於腦部、鼻痔乃鼻中垂肉、爲風濕十熱鬱於肺經而生、酒齇乃脾胃濕熱上熏肺金、更因風寒外束、血瘀凝結而成、先紅後紫、久則變黑、

五口知味否、　或不食、食能知味爲外感風寒、或食亦不知味、爲內傷飲食、

六口渴否、　渴飲冷水者爲熱、渴飲熱水者爲虛、夏月大渴好飲者爲暑、

按濕熱病多渴而喜熱飲、

七舌有苔否、　或白、或黄、或黑、或紅而裂、

按舌爲心苗五、臟六腑之大主、其氣通於此、其竅開於此、百病之表裏虛實寒熱、皆可於舌辨之、大抵白爲寒而黄爲熱、紅黑燥裂爲火盛、

又按食橄欖則舌黑、食枇杷則白苔能黄、名爲染苔、允當問明

八齒痛否、　或上齦或下齦、或有牙宣、

按齒痛分上下、上屬足陽明胃經、下屬手陽明大腸經、皆濕熱蘊積於中、爲風寒冷飲所逼而致、牙宣則由胃經客熱積久、外受邪風寒冷、以致牙齦宣腫、齦肉日腐、

九項強否、　暴強則爲風寒、久強則爲痰火、

十咽痛否、　暴痛多痰熱、慣痛多下虛、

十一手掌心熱否、　手掌熱爲外感、手心熱爲內傷、手背手心俱爲內傷兼外感、

十二手指尖冷否、　冷則爲感寒、不冷爲傷風、素清冷爲體虛、

十三手足癱瘓否、　左手足臂膊不舉或痛者、屬血虛有火、右手足臂膊不舉或痛者、屬氣虛有痰、

十四肩背痛否、　暴痛爲爲外感、久痛爲虛損挾鬱、

十五腰脊痛否、　暴痛亦爲外感、久痛爲腎虛挾滯、

十六尻骨痛否、　暴痛爲太陽經邪、久[illegible]爲太陽經火、

十七胸膈滿否、　巳下爲結胸、未下爲邪入少陽、非結胸也、素慣胸滿者、多鬱多痰火下虛、

十八脅痛否、　或左或右、或兩脅俱痛、或一點空痛、

按脅痛乃七情六鬱之狀、或飲食勞倦之傷、以致痰凝氣聚、血蓄成積、經脈所過、挾爲痛、左爲肝火與氣滿鬱血、右爲脾火或痰與食、至腎虛之人、則不拘左右、隱隱微痛、

十九腹脹否、　或大腹作脹、或小腹作脹、

二十腹痛否、　或大腹痛、或臍中痛、或小腹痛、或痛按之即止、或痛按不止、

按中脘痛屬太陰、臍腹痛屬少陰、小腹痛屬厥陰、手可重按者屬虛、不可按者屬實、若當心而痛、臍下一線冷氣直上冲心者多死、尤不可不知也、

二十一腹有痞塊否、　或臍上有痞塊、或臍下有痞塊、或臍左有痞塊、或臍右有痞塊、不可妄用汗吐下及動氣消滯之藥、

按舊說以痞塊在中爲痰飲、在右爲積食、在左爲死血、此大概之論、不可拘執也、常有胃有食積而病發於中者、亦有氣與食積相假而積留於左者、

二十二心痛否、　暴痛屬寒、久痛屬火屬虛、

二十三心煩否、　或僅煩燥不甯、或欲吐不吐、謂之嘈雜、或多驚恐、謂之怔忡、

二十四嘔吐否、　或濕嘔、或乾嘔、或食能即嘔、或食久乃嘔、

按得食即嘔爲火、少停而嘔是寒、乾嘔無聲是腎虧、吐水成盆爲脾敗、

二十五大便泄否、　或溏泄、或水泄、或晨泄、或食後即泄、或黄昏時泄、一日共泄幾次、

二十六大便秘否、　秘而作渴作脹者爲熱、秘而不渴不脹而爲虛、

二十七小便清利否、　清利爲邪在表、赤澀爲邪在裏、頻數窘急爲下虛、挾火久病、老人得之危、

二十八小便淋閉否、　渴者爲熱、不渴爲虛、

二十九陰强否、　陰强爲有火、陰痿爲無火、

三十素有疝氣否、　有疝氣宜兼疏利肝氣藥、不可妄用升提及動氣之劑、

三十一素有便血痔瘡否、　有便血痔瘡、不可過用燥藥、燥陰傷臟、

三十二素有夢遺白濁否、　有遺濁則爲精虛、不得輕易汗下、

三十三膝痿軟否、暴痿軟則爲脚氣或胃弱、久病則爲腎虛、

三十四脚腫痛否、　腫而痛者多風濕、不腫脛枯細爲血虛、爲濕熱下注、

三十五脚掌心熱否、　熱則下虛火動、脚跟痛者亦腎虛有熱、脚指及掌心冷者爲寒、

三十六有寒熱否、寒熱有間否、　無間爲外感、有間爲內傷、午寒夜熱、則爲陰虛火動、

三十七飲食喜冷熱否、　喜冷則爲中熱、喜熱則爲中寒、

三十八飲食運化否、能食不能化者、爲脾寒胃熱、

三十九有盜汗否、　睡中出汗、外感則爲半表裏邪、內傷則爲陰虛有火、

四十渾身骨節疼痛否、　外感則爲邪居表分、內傷則爲氣血不周、身重痛者爲挾濕氣、

四十一夜重否、　晝輕夜重爲血病、夜輕晝重爲氣病、

四十二年歲多少、　壯年病多可耐、老年病雜而元氣難當、婦人生產少者氣血猶盛、生產多年歲、大宜補不宜攻、〔〕

按少女每諱言年歲、醫者尤宜先詢患某病時適爲幾歲、次再詢某病巳越幾載、其相加之和、即爲該女之年歲矣、

四十三病經幾時、或幾日或幾旬或幾年、

四十四所處順否、所處順則性情和而氣血易調、所處逆則氣血拂鬱、

四十五曾誤服藥否、誤藥則氣血亂而經絡雜、急病隨爲調解、緩病久病、須停一二日方可藥之、

四十六婦人經調否、參前爲血熱、叅後爲血虛、當經行時有外感、經盡則散、不可妄藥、以致有犯血海、

四十七經閉否、或有潮熱、或有咳泄、或有失血、或有白帶否、能飲食否、能食則血易調、諸症自除、食漸減瘦者危、

四十八有癥瘕否、有腹痛潮熱、而一塊結實者爲癥瘕、

四十九有孕能動、腹中有一塊結實能動、而無腹痛潮熱等證者爲有孕、腹虛大脹滿、按之無一塊結實者爲氣病、其經水亦時滲下、

五十產後有寒熱否、有腹痛否、有汗否、有咳喘否、寒熱多爲外感、腹痛多爲瘀血、或食積停滯、有汗單潮爲血氣大虛、

評神解散

大梁鄭霨昂

（原方暨方解）

神解散、治溫病初覺憎寒體重、壯熱頭疼、四肢無力、遍身痠痛、口苦咽乾、胸腹滿悶、

白僵蠶　蟬蛻　神麯　車前子　金銀花　生地　鹽黃柏　木通　黃連　酒黃芩　桔梗　水煎　去渣　入冷黃酒蜜

此方之妙不可殫述、溫病初覺、但服此方、俱有奇驗、外無表藥、而汗淋漓、裏無攻藥、而熱毒自解、有斑者即現、此其所以爲神也、

（評論）按溫病初覺憎寒之體重、四肢無力、頭疼體痠、是風溫外感、尙在衛分、若用辛涼、稍加辛溫、以解表邪、即可應手而愈矣、至於口咽乾、胸腹滿悶、當此之時、邪已入氣、當用辛涼重劑、以清氣分之熱、庶不致入營入血、變成危候、而壯熱一[illegible]、又係陽明之內實、當用推蕩之品、以解胃之積熱、觀此方所用之藥、黃柏黃芩黃連等味皆大苦、神麯性燥、生地膩滯、此等藥品、皆溫病初起所忌用、而楊氏自謂此方之妙、不可殫述、溫病初覺、但服此藥、俱有奇驗、楊氏殆不知苦極化燥、甘寒滯邪、燥可助溫灼液之理乎、斑疹將露、是邪將外達、務欲使之盡出、則生地之膩滯、三黃之苦降、烏可妄投、以阻其出路、況以上諸藥、皆清裏之藥也、旣云溫病初覺、乃用清裏之藥、是欲引邪內陷也、

小便癃閉之治驗

蔡功臣口述
羅　漢筆記

小便癃閉　百治罔効
觸機投劑　應手霍然

吾湘潘龍田先生、天資穎異、由儒而醫、造詣邃深、診病多奇想、迥非庸俗所能夢臆、中里某、患小便癃閉、不通、遐邇醫人、遍診罔効、耳龍田名、延致之、詢醫多用利水法、乃改用鼓腎氣法、亦罔効、更易清肺氣法、病益厲、閉脹欲死、龍田計竭、辭以無能、遣輿送之歸、途半龍田延眺、有兩婦浣被溪畔、起被于水（被即裹棉被之外殼布也）握兩端互扭絞之、蓋沒乾其水也、龍田命停輿而熟注視之、方扭絞間、被之中段、凸起水泡、一婦以手搯之、立消、而水淋灕下、龍田不禁大呼曰、得之矣、得之矣、趣命返輿、某驚喜曰、先生歸而復返、得毋有良劑救我乎、龍田曰然、重爲處方、用五味二兩、桑螵蛸二兩、湯服一劑盡、溺下如注、數劑而病失、事後、有神其異者、叩詰之、龍田曰豈余有異術哉、亦不過悟澈其理而已矣、曩見夫水泡之凸起、因悟到腎虛則溺阻、見夫搯泡而水下、因悟到腎固則溺出、蓋小便之利

與不利、原關乎氣之化與不化、氣之化與不化、又關于氣之固與不固、余用五味桑螵蛸、正以固攝其氣耳、經曰塞因塞用此之謂歟

（濩按）西醫形迹之學益明　愈證國學氣化之學之精　即某病而論　雖膀胱病　而實精室病也　何則　蓋前陰有兩竅　氣血而居　溺竅內通于膀胱　精竅內通于精室　精室爲並域交會之處　肝腎所司　某病之源　必因耗精過、度肝腎受傷　精管弛而放大　逼窄溺管　不得施泄　諸法不効　而用此効者　以五味酸收斂肝　螵蛸甘鹹固、腎　肝腎既固攝矣　則精管斂縮　而溺管開　其効也固宜　然先生覩子洩被而觸化機　亦醫之善悟者矣

小兒病禁絕乳食問題之研究

袁桂生

古謂有云、寧醫十男子、莫醫一婦人、寧醫十婦人、莫醫一小兒、蓋言小兒難治也、余謂不然、小兒之病、較大人爲簡單、苟非逆症險症、則其收功亦易、惟治不得法、多致誤死耳、蓋小兒臟腑柔嫩、氣血未至、無論何病、幼科醫家、皆嚴禁乳食、往往七八日之久、而尙不許吃乳者、此餓死之兒、每年以千百計也、夫壯盛之人、七日不食則死、小兒元氣薄弱、三日不食、則元氣大傷、今乃有病七八之久、服苦寒尅削之藥多劑、而仍不許吃乳吃粥者、豈非誤之甚耶、甚有小兒飢餓已極、見食欲取、而醫家猶不許食、卒致餓死者、蓋小兒口不能言、足不能行、手不能動、雖飢餓萬分、而亦不能開口、惟有啼哭流淚、呼父呼娘而已、而父母、雖痛愛其子、但見啼也、哭也、呼父呼娘也、亦認爲兒之病重、復行延醫、而醫家亦不察其情、不問病起幾日、服藥幾劑、絕食幾日、而漫應之曰、此有乳滯也、有痰阻肺絡也、餘邪尙重也、於是隨手立方、檳榔枳壳山查神曲半夏陳皮蔞仁貝母萊菔子等、虎狼尅削之藥、案牘連編、甚有濫用苓連石膏大黃芒硝葶藶子油抱龍丸保赤散等大毒攻下之藥者、且又鄭重告病家曰、此兒痰滯甚多、萬萬不可吃乳、若三五歲之兒、則不許進穀、病家無知、亦惟聽其呻吟床褥、或聽其奄奄無聲、日復一日、輾轉就斃、雖有慈母、不能救其掌上之珠、二十年來、吾見亦多矣、往往有燒香拜佛、求天護佑、頓足搥胸、而卒不能保其兒之命者、嗚呼、傷心慘目、至於此極、豈不哀哉、不必水旱災荒、而到處有餓死小兒之事、不必溺女棄嬰、而年年有誤殺嬰兒之案、傷天地之和、攖鬼神之怒、醫家之罪、罄筆難書、而爲父母者、亦不能辭其咎焉、夫小兒病時、飲食自當愼重、但何能絕其養命之源、而令其遭餓死之慘、乃今之醫家、不問其病久暫、人之虛實、一概禁絕乳食、謬種流傳、不知起於何時、此眞可爲長太息也、大抵小兒所不宜食者、雞鴨牛肉、蝦蟹、鯉魚、蜜棗、桂圓、糖果、白果等、堅硬難消之物耳、若尋常粥飯乳汁蔬菜醬菜之類、可無庸忌、又小兒有疾、不可多服藥、不必多延醫、但以飲食調養、決無大誤、余見有小病、因服藥過多、禁食過久、而致喪性命者、豈非至可惜之事哉、余家子女甚多、雖有疾不配服藥、亦不禁其乳食、大者十數齡、小者亦三五歲矣、此余家經驗之事也、卽便病重之時、亦只禁乳半日、苟能吃乳、皆酌量與之、從未有禁乳至二日者、其能吃粥者、即以粥與之、某年幼兒有疾、殊困頓、乃半碗粥食之、神氣即轉、不藥而瘳、又有一服乳而病轉機者、可見小兒之病、當以保其脾胃、固其元氣爲本、不必多服藥也、蓋脾胃爲後天之本、而絕乳絕食、乃最傷脾胃、而賢等書

、早已言之矣、奈何一概抹煞、而即以禁食爲療病之方、差之毫釐、謬以千里、凡我醫林、尙其愼旃、

鉛粉毒之急救

蔡功臣

鉛粉合酒 悞服腹疹

解方神奇 羣命再甦

功臣辮勺年 就熟吾鄉皮塘賀君曉峯家 賀固世家 饒於財、時値重陽 爲君六秩壽辰 先是里人好事輩 謀製匾額以壽 特製匾之巨宗要料 厥爲鉛粉 其剩餘者收置之處 適與作筵之乾粉同櫥 魚魯混珠 頗難析辨 庖索乾粉者 倉卒失愼 以爲同類也 合以付廚 食料磋切 無饌不孕其毒 至日 賓客雲集 躋堂稱觴 歡宴有頃 忽座間一客 痛聲笑起 捧腹踊跳 羣方驚愕 離座詰故 已而數客 痛聲叉起 齊呼腹痛 繼之合堂驚愕者 竟次第腹痛 一如前狀 伏仆顚倒 嘔吐哀鳴 一時喧囂 達於宅外 主人大恐 固已疑筵饌之有毒質矣 亟查毒因 始知鉛粉之悞用 旣無以對佳客 然諸客生死 危於眉睫 事急矣 顧安得不二神方速予救姑耶 一僕進曰 西賓之父 某翁善醫(忘名) 盍亟延之 西席唯何 卽余師羅雙峯先生也、幸是日師與余輩 尙未列席 故免于難 翁旣至 趣命煮苦茗(茶葉)十斤 絞濃汁如漿 另融鹼二斤和入 飭健僕扶掖諸客時時灌飮之 一日夜間 痛潮未息 主人則失魄木立 惴惴焉懼方之靡力也 及翌午 諸客相率入圊 大作痛瀉後 後先漸霍然矣 嚮之禍在眉睫者 今已消弭無形 主人大歡 治饌爲敬 深感翁救危之德 幷叩其解方之理 翁笑曰 噫是豈易易哉 非諳習物性者 不能治也 吾嘗見髹漆者 以鉛粉餬酒髹具 堅結若鉄 饌中粉毒 和酒入胃 粉與酒合、黏結腸胃疊壁、雖利刃亦難剷除 况鉛粉辛燥有毒 足以殺人 又加灼烈之酒人、命何有、若投以尋常解方 或硝黃直瀉之藥 匪惟無濟 片時岩惧 足以傷生 吾故以鹹澁去垢之石鹼 軟堅而制粉毒 合濃厚苦涼之茗汁 滌膩而解酒熱 且鹼苦寒最善瀉下 使腸胃結毒 一鼓蕩滌 故應手奏効也噫 設無余在 不已危哉

(漢按)鉛粉爲水銀鹽礬所煉成、辛燥有毒 爲治瘡疥要藥 服用者尠 悞服亦不致卽時殺人 夙用黃連土苓萊菔鉄漿可解 惟與酒合服 而貽害至此 余初未之前聞 翁以習見而施方出常法外 宜其奏効如桴故也 觀此 以見業是術者、誠不可博識多聞也

房事衞生談

程文彬

男女及時婚嫁、理所應爾、然余每見一般青年男女、未婚之前身體甚爲康健、迨旣婚之後、則反面黃肌瘦、百病叢生、身體頓形虛弱、甚者且致夭壽、此何故哉、蓋不知房事衞生也、夫夫婦行房、(即交媾) 固半爲生育、半爲行樂、然使能行之適度、則非特不傷精神、且於身體至有裨益、余友某君、結褵數載、其貌加豐、精神較前更爲充足、戲問其故、某君曰、「我無他、惟房事較人適度耳、我行房每星期一次、苟稍覺身體不舒、即行節制、我並將此中利害爲吾妻說明、吾妻亦深所以爲然、有時吾情不自禁、吾妻則力爲拒絕、且加責問、故較常人康健也、」若某君者、可謂深得房事衞生之秘訣、吾人可以之爲法、惟某君體質素健、故每星期一次、無傷於身、普通之人、以二星期一次、最爲適度、苟酒醉或思想過度後、皆不可行事、但年歲漸長、其次數亦須減少、四十歲以上、每月最多二次、五十歲以上、每月只可一次、至六十歲以上、以戒絕爲妙、凡娶妻者、能將此理詳爲其妻解釋、則其妻旣明此理、必能節慾以約束其夫、以望其夫康健、蓋妻莫不知愛夫者也、切不可貪短期之肉慾、以傷精神、致失終身之快樂、此娶妻者不可不知也、

阿膠之研究

章次公

性味 甘平微温、

產地 相傳此藥、以魯省兗州東河縣、阿井之水、與黑驢皮煮燉而成、其實眞者絕少、近世多雜牛馬皮、或舊革鞍靴、色之屬、其氣濁穢、不堪入藥、當以光如瑩漆帶油綠者爲眞、眞者折之即斷、無臭氣、雖夏月亦不軟濕、

功用 止血養血滋陰潤燥、

泡製 潤肺蛤粉炒（阿膠珠）止血蒲黃炒生用（淸河膠）酒蒸烊開冲服

處方 同天麥門冬肥玉竹桑白皮生地黃炙兜鈴川貝母甜光杏治肺虛咳嗽、或肺燥咳血、——同杜仲枸杞子白芍艾絨黃芪續斷治婦人崩中下血、

古方 「和劑局方」治腸胃氣虛、冷熱不調、下痢赤白、裏急後重、腹痛小便不利、用阿膠二兩、炒黃連三兩、茯苓二兩搗丸、

千金翼方吐血不止、阿膠炒二兩、蒲黃六合、生地黃三兩煮服、兼治衄血、

梅師方妊娠下血不止、阿膠三兩、炙爲末酒一升煎化服、

禁忌 此藥氣味雖平和、然性粘膩、胃弱作嘔、脾虛溏瀉、均勿用、

雜論 張石頑曰、阿井本淄水之源、色黑性輕、故能益肺補腎、煎用烏鱧、必陽谷山中、驗其舌黑、其皮表裏通黑者、用以熬膠、則能補血止血、本經治心腹內崩、下血安胎、爲諸失血要藥、勞證咳嗽喘急、肺癰肺痿、潤燥滋大腸、治下痢便膿血、所謂陰不足者、補之以味也、

附錄 據日本藥家、猪子氏和漢藥論云、阿膠者、漢醫之强壯劑也、古方藥物考云、專主補益、可療虛煩、在泰西往時、亦供治療用之、

編者意見 阿膠之止血、事實上不誣、然根究所以能止血之原理、據前人記載、則殊不能滿意、如「紅見黑止」「滋陰降火、」純屬想像、吾人從生理學研究、人身所以出血之故、則阿膠之能止血不難了然矣、

康健之人、血液循環、無滲漏之患、以血液運行血管之中、若車之于軌、相安無事、設以種種原因、血管受傷、於是出血之症乃起、

平日最多見之出血症、厥爲吐血、咯血、屎血、婦人崩漏等、各種病症之起、原因雖多、要不外體內各部血管、有破裂處、治療方法、因症施治、亦有多種、而用藥收斂血管、阻止血液分泌、誠屬要圖、

阿膠非收斂藥、無收縮血管之功、然亦呈止血之效者、徒以此藥富於膠粘性質、使破烈之血管、易於凝結而已、

阿膠止血作用在膠質上、僅能使破烈血管、易於凝結別無他效、準此以觀、阿膠之止血、限於出血症之輕者、血管破烈處不大、其若吐膠盈碗、湧湧而至、決非阿膠之所能爲力、

編者近二三年、用阿膠治血之經驗、吐血之輕者、用阿膠多愈、咯血用之亦效、特較吐血爲緩、嘗思其故、良以吐血屬胃、阿膠入胃、直接凝結胃粘膜血管破烈處、故其效易見、咯血因肺絡損傷、用阿膠治之、

不能直達病所、必待胃之消化後、循血液達行至肺、而其效始見也、

根據阿膠止血作用、全在膠粘之質液上、則阿膠不當炒用、炒之既喪失其固有之膠質、更不易烊化、實際上等於無用、嘗攷仲景所用之方、必先煮他藥再納阿膠烊盡、無用炒用者、千金外臺始炙用之、大失仲景之舊矣、

近世視阿膠爲補血要藥、核之此藥之構成、恐未必爾、吾人此後、認其具有「止血」之功足矣、

附錄吐膠之異點

胃出血	肺出血
(一)血液由吐而出	(一)血由咳嗽而出
(二)有胃病或肝藏病之既往症出血前作嘔及上腹壓	(二)有肺藏病或心臟病既往症出血前胸內有溫液上升之感覺
(三)血液呈暗色或黑色凝固成塊	(三)血色鮮紅含有泡沫而不凝固
(四)反應酸性	(四)反應鹽基性
(五)往往混有食物成分	(五)往往混有粘痰或膿
(六)俄然發生持續時間短出血後大便呈coot樣色	(六)久持續而徐徐消失

食物消化之原理

張[illegible]

人體生存、端賴食物、而食物消化之原理、不可不知、方食物之從口入也、其口內上下之齒即起咀嚼作用、同時舌旁之廉泉玉英穴、又分泌一種津液、充分而拌濕之、始能下咽、由食管過賁門而入胃中、胃之幽門受其刺激、即行鎖閉、胃壁遂起伸縮運動、所謂消化是也、又將胃液放出、以與食物糅和、約歷三小時、食物變爲糜粥狀、幽門復漸次開放、俾糜粥移行於十二指腸、十二指腸即小腸之上部也、通體皆是油膜相連、油膜之中、有許多微細血管、有與肝通者、有與胆通者、有與脾通者、此時肝中之酸汁、胆中之苦汁、脾中之甜汁、同時各循系分泌於十二指腸、協力而起第二次消化、其有未消化者、復下行經第三次之消化、於是食物中之滋養料始完全取出、即從膜之微絲血管而達於各臟、分佈全身、所餘之渣滓、則推送於大腸、大腸復將其水分吸盡、遂成糞塊、得肺氣之肅降、其糞乃由直腸而排出也、

痰飲病分別陰陽脈證及治療

曹亨泰

氣上逆、得陽煎熬、則稠而成痰、得陰凝聚、則稀而爲飲、皆以脾腎二經爲主、以水歸於腎、而受制於脾也、金匱以痰飲懸飲溢飲支飲分爲四飲、後人加留飲爲五飲、留飲則痰飲也、茲舉數方爲扼要之法、凡痰脈多滑、脈沈而弦者主懸飲內痛、飲痰諸方以二陳爲通劑、茲做金匱加減法、故取效倍於諸家也、久嗽氣短加桂枝錢半、白朮二錢、此藥水道以化氣也、停飲脅痛、加白芥子錢半、前胡二錢、四肢腫身疼重加生黃芪三錢、防已二錢、咳逆倚息氣短不得臥、加防已三錢、桂枝人參各錢半、將諸藥煎好、入芒硝八分、心下支飲其人苦眩冒、加澤瀉四錢、白朮二錢、咳嗽不已、加乾薑細辛五味子、火痰加海粉、瓜蔞仁黃芩、寒痰加乾薑、附子、風痰加製南星、天麻、竹瀝、薑汁燥加天冬、玉竹、瓜蔞仁、濕痰加蒼朮、鬱痰加川芎、貝母、香附、連翹、虛痰加人參、白朮、實痰加旋覆花、枳實、食痰加萊菔子、實熱老痰、變出怪症、宜礞石滾痰丸、按痰飲之病、最多胸脅疼、嘔逆、神識不清、及手足臂疼、大抵痰爲陽邪、隨氣所到、其症變幻無常、凡苦辛酸鹹及竹瀝薑汁童便皂角芒硝之類、隨症加入、飲爲陰邪、惟停於心下脅下、爲脹、爲咳爲悸、爲眩冒、及溢於皮膚而爲腫、必以桂苓朮附子生姜汁之類、使離光當空、羣陰退避、若以地黃麥冬五味子附和其陰、則陰霾之氣、冲逆肆空、飲邪滔天莫救矣、

人體內腔之生活

許半龍

凡人體內腔所藏之器官、一有變化、即失調和、而生理上遂因之發生種種之異狀、時有牽及全體者、是名疾、疾加甚謂之病、內腔之臟六、腦、心、肝、脾、肺、腎、腑亦六、、膽、胃、大腸、小腸、膀胱、三焦、

(甲)勞養生活

(一)消化系　肝主藏血、兼有疏泄之能、脾主消化水穀、胃爲飲食消化之府、膽泌苦汁、助脾工作、小腸爲化物分運總司、大腸承小腸之渣滓、而排出於肛門、

(二)循環系　氣爲行血之帥、心爲匯血之海、經爲傳導由心臟送出之血液、絡爲輸送流回心臟之血液、而血液中吸收反排出之物、皆由孫絡主之、

(三)呼吸系　肺司呼吸、對於血液有袪濁生新之機能、幷可行全身之大氣、所謂相傅之官、治節出焉、

(四)排洩系　腎司血之清濁、濁者降爲下便、清者留之、以運行全身、所謂藏精者此也、膀胱承腎之輸出、而排泄於溺管、

(乙)神經作用

腦爲藏神、靈樞云、頭元谷以藏神、素問云、天谷元神守之自眞、故腦臟之作用、神妙不可測、而其全體之氣化、厥功尤偉、

(丙)三焦　爲體腔內各器管聯合作用之區域、上焦主氣、爲肺與肋膜膈膜、中焦主腐熟水穀、爲胃與脾膽膵、下焦主分別清濁、爲腎與腸膀胱、古說雖　、大致不離乎此、

(丁)五行生剋與勞養生活　由種種組織、集合而營一定之作用、名器官、復由許多主要器官、互相聯絡、以營同一標的之生理作用、名系統、如五行中心臟屬火、合經絡以成循環系、肺臟屬金、合氣道以成呼吸系、脾臟屬土、肝臟屬木、(脾爲製造白血球之所　抗禦侵略、爲內腔生活之保障、故視爲生命之母也、)合胃膽以成消化系、腎臟屬水、合皮膚膀胱以成排洩系、其生理之作用也、互爲營養、

(一)肺循環無恙、則腎之排洩易淸、是謂謂金生水　腎之排洩既淸、則肝從血液釀出膽汁必暢、是謂生水木　肝之釀出膽汁既暢、則心之運血無礙、是謂木生火　心之運血無礙、則脾助消化有方、是謂火生土　脾之助消化有力、則肺之循環無恙、是謂土生金、　此五行相生之原理也、

(二)肝之釀出膽汗不多、則脾臟助胃之消化力弱、是謂木剋土、　脾助胃腑之消化力弱、則腎之排洩機能損、是謂土剋水、　腎之排泄機能損、則心之運血爲難、是謂水剋火、　心之運血爲難、則肺之循環不清、是謂火剋金、肺之循環不清、則肺之釀出膽汁必少、是謂金剋木　此五行相剋之原理也、

奈何近世學者、沈醉於陰陽讖緯家五行之說、猶曉曉而不休耶、

論水氣與痰飲之別

李壽芝

水氣在外
痰飲在內
水氣腫脹
痰飲喘咳

水氣與痰飲者、同一源而異其病者也、水氣者不見喘咳、而見腫

脹、痰飲者、不見脹重、而見喘咳、腫脹者、在外者也、喘咳者、在內者也、明其病之界限、究其病之本末、水氣與痰飲、其別固自有在矣、今夫平人、飲入于胃、游溢精氣、上輸于脾、脾氣散津、上歸于肺、通調水道、下輸膀胱、水精四布、五津並行、此其常也、若飲入于胃、不能游溢精氣、上輸脾肺、精不溢游、因而停留、津不布散、因而聚積、陽熱煎、則津液黏滯而成痰、陰寒凝、則清涎稀薄而爲飲、痰飲雖連、實質又稍異焉、膀胱者、州都之官、津液藏焉、氣化則能出矣、太陽少陰爲表裏、命門之火、蒸動陽氣、騰達佈散、而後上焦如霧、中焦如漚、下焦如瀆、各司厥職焉、設元陽衰微、水不化氣、命門無蒸騰之力、膀胱失運化之權、則氣不行、水不化、由氣管而皮膚、則爲水氣、水氣者、雖兩因之病、而見症則一也、至若其別、則水氣與痰飲、內外各異、輕重各殊、然考其源、則因同爲水飲之不化者也、夫水走腸間不瀉、精留膈間不輸、喉中漉漉、腸中瀝瀝、此謂之痰飲者也、水流在脅、上下懸結、此謂之懸飲者也、水流四肢、壅塞經表、此謂之溢飲者也、水停咳逆、短氣形腫、此謂之支飲者也、水性就下、高源流川、川歸于海、陽明者、水穀之海也、太陰者、水穀之川也、川瘀海塞、則水不行、勢必聚積、在陰爲風飲、在陽爲痰、陰凝陽聚、則痰飲之證成矣、若夫水氣者、外感寒、面腫骨疼、是風水之病也、皮受邪毒、腑腫腹皷、是皮水之病也、脈見沉遲、外證自喘、是正水之病也、腹滿不喘、是石水之病也、胸滿發熱、頭目肢腫、是黃汗之病也、氣爲水之化、水爲氣之源、水無陽蒸、則氣不化、氣無陽蒸、則仍爲水、陽微水積、氣凝水生、外束風寒、不得外泄、內無陽氣、不能下行、洪水泛濫、外合寒濕、則水氣之病成矣、夫水氣與痰飲之病如是、皆水之爲患、不過內外稍異、痰飲內攻、水氣外溢、是其別耳、然溢飲支飲、水流四肢、身體重痛、其形如腫、有類夫水氣者矣。若溢飲書謂即風水、又何論焉、但支飲倚息短氣、飲停喘滿。病是在上焦者也、若水氣則必目腫脹、小便不利、脈多沉遲、是病在下焦者也、在上者、由于陽明太陰之不輸、在下者、由于膀胱命門之不化、脾胃不輸、則水凝而爲痰飲、陽之氣不化、則水泛而爲水氣、上下分明、內外顯然、輕重易見也、且也痰飲之治、雖當與溫藥、而攻洩之屬亦多、水氣之治、雖當發汗利導、而宣通陽氣亦要、總之上焦能輸、水化津液矣、下焦能化、水氣蒸騰矣、無聚無積、不潰不泛。水氣痰飲。無由生焉、此其大別也

論肺痿之吐涎沫與痰飲之吐涎沫所以異

沈香甫

肺痿乃由於寒邪戀肺
痰飲乃由於飲邪內留
證狀不同　治法各異

寒邪傷表、肺主皮毛、內舍於肺、寒邪久戀、清陽失運、敷布無權、於是所化之津液、盡爲寒邪上逼而成涎沫、此肺痿吐涎沫之症、所由來也、寒濕阻於中州、水飲蘊於脾胃、所入之水穀、因之不能蒸化精微、於是水濕內壅、濁陰上干陽位、肺失肅降之令、所有之水液、皆上升而供涎沫之資、此痰飲吐涎沫之症、所由成也、夫肺痿之吐涎沫、因於寒邪內留、其責在寒、於證爲虛、痰飲之吐涎沫、因於水飲中停、其責在水、於證爲實、是以肺痿之涎沫、色多薄白而不咳嗽、口不渴、必遺尿而頭眩、且小便必數、所以然者、肺與膀胱相應、肺氣虛寒、則不能收攝以制下、故小溲數也、陰寒上巔、侮其陽氣、故見頭眩、陰寒之氣、凝滯水液、故多唾而色薄白也、痰飲之涎沫、色多清白而見咳嗽、心下悸、必小便難而頭眩、所以然者、水飲內留、阻礙肺氣、故見咳嗽、水築心下則悸、水濕互阻、故溲難、君臣相失、神魂旋轉、故頭目暈眩、肺氣不降、寒濕內壅、水穀不能腐化津液、而爲沫涎、故多唾而色清白也、且夫肺痿之涎沫、乃脾肺之病也、蓋

肺金虛寒、故咳嗽遺尿、脾不化水、故多涎沫、此仲景所以立甘草乾薑湯、以乾姜温肺中之寒、甘草補脾經之虛、亦寒者温之義也、痰飲之涎沫、乃腎肺之病也、蓋肺不化水、故多唾心悸、腎不化氣、故便難、此長沙所以用五苓散、以茯苓甘淡滲洩水飲爲君、猪苓白朮化水飲爲臣、以桂枝之辛以潤温之、亦壅者抉之之義也、由觀此之、肺痿之涎沫、屬之於寒、痰飲之涎沫、屬之於水、則治法烏可同哉、然吾聞之、肺痿之涎沫、有屬之於熱者、痰飲之涎沫、有温藥和之者、是何故哉、不知肺受熱則焦而痿、受寒亦沮而痿也、受之於熱者、乃津液枯涸、已入損途、仲景未有方治、蓋爲此也、惟屬於寒者、乃陰寒彌漫、陽氣式微、温其寒氣以壯陽光。津液猶可生焉。痰飲本水寒土濕所作、温藥和之、則水化飲消、自然渙解、然脾惡濕、水飲內蓄、則脾氣不治、益脾化濕、非佐澤瀉之鹹寒、則所壅之濕。何自抉滌哉、爰特辨之。肺痿本屬寒症、非經汗吐下之誤、必無熱證、熱在上焦者、乃肺痿之壞病、近人不明此理、妄謂熱證、致肺經虛寒之證、以陰藥誤殺、寃哉、

（尹甫誌）

經驗難產良法

趙海周

夫產者、天地自然之理、不待勉强、而今世多難產者何耶、豈天以生人之道、而轉以殺人耶、吾知天必不然也、草木之甲生、鳥㲉之自出、不假人力、自然生長、人爲萬物之靈、其生產之難、有百倍于草木鳥㲉者何哉、人事未得其宜也、臨產諸法、達生編中一字一珠、即胎前產後諸法、古人先我言之、無庸贅述、茲就管見所及、略陳于諸君子之前、幸垂鑒焉、須知生產本人之常、難產之故、蓋有三焉、謹列於左、

（一）產婆之無識擾亂、　婦人當臨產時、每每點燈着火、上呼下[illegible]十、產婆絡繹無知無識、且有視爲奇貨者、故脈未離經、胎未轉胞、即坐草者有之、兒未欲下、用手推蕩者有之、更有兒胎倒轉、歷時不下、不審何因、輒用刀鈎强迫取兒者有之、謂保大人、不保小兒、試問子母一氣、安有偏存偏亡之理乎、竟致大人亦不保者多多矣、在旁觀者、方且酸鼻痛心、號泣悲傷而彼尚詡其功、吾不知此人心理果何在也、

（二）家庭之驚恐無主、　生產一事、宜安靜、切忌擾亂、故臨產時、家庭宜自有主張、使產婆聽命於我、不可受命於彼、產婆無事陪伴產婦談笑議論、以寬產婦心胸、則氣血調和胎自下矣、每見產婦臨盆、胞胎不下、家中不知所爲、焚香拜佛、問卜求巫、種種擾亂、致產婦驚惶畏懼、氣血因之不調、更兼親戚咸來問訊、言人人殊、家庭反爲所惑、奇方珍藥、紛紛雜投、以致母子兩誤、諉之於命、嗚呼、天豈以殺人爲心哉、如此之舉、與揠苗何異、曰愛之、其實害之、雖曰憂之、其實仇之、難產豈足怪哉、

（三）產婦之自養失宜、　產婦自懷胎至臨產、固不可過勞、然亦不可不勞、宜常常行動、令氣機不致呆滯、庶免橫生倒產之厄、夫橫生倒產之發生、因產婦平日嗜坐臥、不甚行動、致氣機呆滯、或坐臥失宜、灣腰屈背、致兒胎或偏後偏左偏右、轉胞時小兒忽然倒轉、不能順生、逆生手足先出、頭偏一邊、臍帶絆肩、子腸先出等症、皆由產婦平日將養失宜之故、又有產婦年齒稍大、從未生育、初次臨盆、筋骨緊結、至轉胞兒頭抵子門、交骨不開、或由產婆試水時、寒邪侵入使然、用紫蘇二兩煎透絨巾蘸水、熱熨子門數次即開、設或不關、可命精細產婆、用手探入產婦子門、緩緩撥開、輕輕將兒扶正、俟來陣時順手取出、惟取兒時、須令產婆極端注意、萬勿抓住兒之腸臟及頭部、須握兒之肩骨處、可保無虞、

更有三五日不產者、非胎死也、乃胎兒口中含有血繩、用吸液血、轉胞分離、然後乃產、若未經分離、血繩早斷、則小兒無以吸液、必煩悶不措、手足亂揚而死、其取死兒之法同上、如產婦一二日不食、昏沉不語、乃未產時用力太早、產時反致無力、宜先服八珍湯、或臨產多日、交骨緊結、產門不開、產婆以同上手術取之、如產婦難產多日、力盡氣衰、全無陣來、即服兎腦催生丹一粒、其陣即至、忌用刀鈎等無情之物、有傷母子、此為切要、茲將方案列左、

余內子年二十九歲、從未生育、一旦懷姙、足月臨盆、腹疼時作時止、三日、不產、余時在維揚、聞信馳歸、產婆數人、咸言大人可保、小兒難保、余不應、姑診脈症畢、而產婆則勵刃以須、余急曰、此何症敢如是潑胆、曰、胎死復中、非手法不克、何謂潑胆、余曰、此交骨不開、非胎死也、產婆不信、曰余業此數十年、如是之症、萬無產理、余知難以口舌爭、乃命產婆先用宣熨法、緩緩撥開子宮、內服兎腦催生丹一粒、陣來三次、仍然未產、產婆曰、吾言何知、又服兩丸、陣來五次、產婆乘機將兒帶出、兒果產下、但兒而青無氣、咸謂無生、余先命產婦休息、用吹藥搐兒鼻中、又用烟噴入、須臾聲出、卽長子明德也、似此重症母子俱全、不幸中之大幸、雖曰、天佑、豈非人事哉、

又金陵朱婦年逾三十始娠、八月間忽發腸癰、臨盆而癰潰、八日不產、飲食斷絕、產婦已屆悠悠一息之間、適余至金陵、友人挽余代診、其症與內子相彷、治法同上內用催生丹開骨散、並進、越一小時產生一男、產後產門腫痛、用秤條樹上、生的、乾木耳五個、煎水熏之數次腫消、痛止、母子平安、闔家喜出望外、同慶再生、此二症皆効之速者、其他經驗難以枚舉、世之難產者、照此施行、萬無一失、爰書之、俾難產者家庭、及醫學道中、有所問津焉、

難產各症諸方

趙海周

產本天之生人、原造化自然之妙、不用人力之造作、但順其性之自然而已、臨產須知調養、不可疎忽、於是乎可免乘變難產之症也、產有新產臨產之分、凍產熱產之別、橫產倒產之厄、偏產礙產、痛不能忍、盤腸產、慘莫能言、筋骨寒、則交骨不開、氣血虛、則產門不閉、胞衣不下、由氣血衰弱、產後血暈、乃惡露不盡、諸如此症、為產婦者、生極可憐、死更可慘、目覩者號泣悲傷、耳聞者酸鼻痛心、雖曰天命、何非人事哉、欲救奇慘之疾、非藥石莫能為功、然病分虛實、藥辨補瀉、當知脈症、旣審治法、爰列諸方、以備救急、是為方引、

新產 高鼓峯曰、凡新產之婦、其臟堅固、胞胎緊實、產前宜服保生無憂散二三劑、撐開道路、則易生、此方於漿水未行時服之、若漿水旣行、遲滯不產、勞倦神疲、宜服十全大補湯、(人參茯苓白朮甘艸熟地川芎當歸白芍黃芪肉桂)以助其力、即生、

臨產 產婦臨產時、當安神定慮、不可坐草太早、致其力乏、腹中時痛時止、乃游產、非正產也、須令產婦仰臥、待兒轉身、欲產時、禁止閒人問訊、切忌愴惶喧嘩、但用老婦二人陪伴、或扶行、或憑物站立、若見漿破、腰腹甚痛、胎即離經、自然順生之理也、不可驚慌受駭、恐變生難產之症也、

凍產 寒氣血凝滯、難以速生、房內須置炭爐一座熏之、以煖其室、以厚其衣、使兒易生、

熱產 夏月天熱、恐頭目昏眩、身不着力、房內多開窗、以透空氣、如風大窗外垂簾以避之、是為適當、

橫產 橫產者、兒方轉身、用力太急、產婦宜安然仰睡、命婆穩

老練、先推兒身順直、以中指探兒肩、不令臍帶扳羈、然後用熨法、及催生丹『兎腦（臘月者去皮膜研加膏）明乳香二錢牛母丁香二錢麝香一錢藥爲末以兎腦髓爲丸』穩婆用同上之手術、

倒產 産婦胎氣不足、關鍵不牢、兒未轉身、用力太早、致令胎兒不能回轉、因而倒下、手足先出、令穩婆將手足推入、若良久不生、用手撥開產門、就一邊將兒頭額手足扶正、再用催生丹（同上）及手術同上、

偏產 兒已轉身、產母努力太急、逼兒頭偏一邊、雖露頂乃額角耳、令穩婆輕手扶正、其兒即下、若兒頂後骨偏抵穀道露頂、穩婆輕手於穀道外旁托正、產母努力即生、

礙產 兒動身時、臍帶絆肩、以致不生、穩婆輕手推兒向上、以中指、按兒肩脫去臍帶即生、

盤腸產 臨產子腸先出、兒後產生、子腸出時、以潔淨漆器盛之、用蔴油紙捻、點着火即吹熄、以烟薰入鼻中卽收、或以細密篩子盛之、下用溫水薰蒸、再用棉花車不住搖之、其腸即收、或用萆蔴子四十九粒涂頂、即收、用水洗去藥、若腸轉乾時、用磨刀水蘸之、或蔴油少潤之、

交骨不開 古人云元氣不足、用十全大補湯即開、如不開、諒由產母試水時、寒邪侵入、交骨不開、或年齒稍大、筋骨緊實、不開、宜用熨法、催生丸、（同上）開骨散、『當歸川芎龜板血餘』及穩婆手法、同上治之、

產門不閉 氣血虛也、八珍湯（即十全大補去黃）（芪肉桂）主之、不應、十全大補湯進之、

胞衣不下 產母力乏、不能努力故也、用佛手散（當歸川芎）主之、不下、用陳側柏葉煎湯即下、

血入胞衣 心腹脹痛、煩悶不堪、用失笑丸（蒲黃五脂）三錢陳酒下、不應、卽服醋煅花蕊石細末一錢即下、

產後血暈 瘀血上攻、宜用失笑丸、芎歸湯、清魂散、（澤蘭葉人參川芎荊芥甘艸）酌服之、

治疔談

趙子剛

夫面部所生之疔、皆危症焉、治之得法、即能愈矣、按之根深、如釘着骨、漫腫痛甚者、走散之兆也、然其初生、不延醫診治、自用食鹽察于患處、或雖延醫、其症未透早刺、而進涼劑者、致毒走心胞、而戕命者、往往有之、今吾邑（常熟）某氏、于前月患唇疔、曾延中西名醫診治、然終無確實之診斷、先則未透早刺、繼進涼劑、復被西醫十字切開、雜藥並進、竟不三日而卒、嗚呼哀哉、某氏之死于非命、職是故也、余本家祖趙義存氏之心得、及余之研究、始知疔之爲症、非危症也、皆因誤治而變爲危症、蓋疔之輕者、脉來浮數而弦、風熱之疔也、其重者、脉來沉而濇、此因七情內傷、或膏粱厚味、醇酒炙煿、五臟蘊熱、邪毒外結、經云、膏粱厚味、足生疔疽、此之謂也、疔之生者、宜用珍珠丹、敷瘡頭、以腦砂拔疔膏蓋之、並菊花、銀花等透之、其堅腐（俗名疔頭）自落、膿隨而出、若膿泄而腫不退者、乃用黃連解毒湯散之、總約七日爲期、後即膿盡而愈、今吾邑患疔者、或已誤治、頭破無膿者、或瘡頭不腫、根行甚急、不一日頭而腫大者、由余用是法治之、頗著奇效、

卻行法能愈頭痛的原理

奚世和

患神經性頭痛、並風熱腎虛等、各種頭痛者、擇一平正空地、緊閉二目、縮退倒行、二十分鐘、其痛立止、屢試屢驗、不須服藥、其原理有兩端、略述於下、

（甲）蓋人之目光、只有向前注射的習慣、永不向後返視、却行則其知覺神經、必向後注意、二目之視察機能、亦被牽向後、而全腦精神、均趨注於項背、一翻往日舊習、變更腦體性質也、

（乙）前行則足附用力、却行則足跟用力、必引動項背、全體脊髓經、得以運動、變更腦髓性質、腦經本多數細胞集合而成、其細胞的生理、新陳代謝、隨時變化、今受此二種反射的運動、全腦機能、變爲一新、所有疼痛的原質、得默移潛化、變成不痛的素質也、

攝生論

顧保初

於飲食起居外尤當修心養神實養生之正軌長壽之秘術也

讀格言聯璧、知人生天壤間、不徒飲食起居、有不可不愼也、嘗謂少思慮以養心氣、寡色慾以養腎氣、勿妄動以養骨氣、戒嗔怒以養肝氣、薄滋味以養胃氣、省言語以養神氣、順時令以養元氣、惟以所常養者益其身、不徒愼風寒節飲食以却身疾、寡嗜慾戒煩惱以除心病、即多讀書以養膽氣、而可使過勞乎、若夫憂愁則氣結、忿怒則氣逆、恐懼則氣陷、拘迫則氣鬱、急遽則耗氣、故養生以養心爲主、而養心又在凝神、神凝則氣聚、氣聚則形全、苟或日逐勞擾憂煩、神不守舍、則易至衰老、迨至元氣已索、雖血肉未潰、飲食起居不甚覺、一旦外邪襲之、輕則百病從此而生、重則溘然死矣、顧人貴平心和氣、乃可載道、即却病而延年者、行欲徐而穩、立欲定而恭。坐欲端而正、正聲欲低而和。神心欲靜、而力欲勤、胸懷欲開、筋骸欲健、脊梁欲直、腸胃欲靜、口味欲愼、肢節欲運、耳目欲淨、精神欲固、多靜坐以收心、寡酒色以清心、去嗜欲以甯心、庶愼疾而弭災沴、豈徒玩古訓足以警心、悟至理可以明心而已哉、至於寵辱不驚、肝木自甯、動靜以敬、心火自定、飲食有節、脾土不洩、調息寡言、肺金自全、恬淡寡欲、腎水乃足、人常和悅、則心氣恬而五臟安、苟寬以養福、靜以養壽、勿以妄心戕眞心、勿以邪氣傷元氣、勿以拂意而觸其心、勿以淸苦而困其心、勿以非理而逆其心、消爍人者莫如忿與慾、慾動則水滲、怒甚則火熾、不忍而耐之、氣血則兩耗焉、浸假言語知節、則愆尤少而氣不耗、舉動知節、則悔吝少而筋骨舒、愛慕知節、則營求少而心神安、歡樂知節、則禍敗少而腎精固、飲食知節、則疾病少而腸胃靜、人知言語足以彰吾德、而不知愼言語乃所養吾德、人知飲食足以益吾身、而不知節飲食乃所以養吾身、貪口腹反足以害吾身也、如曰敗德之事非一、而酗酒者德必敗、生亦以傷、傷生之事非一、而好色者必傷、德因以敗、是故本有根則榮、根壞則枯、魚有水則活、水涸則死、燈有膏則明、膏盡則滅、人有眞精、保之則壽、戕之則夭、修身者苟能節慾以驅二豎、修心以屈三彭、安貧以聽五鬼、息機以弭六賊、不言養生、而四體安和、百病其有不免者歟、雖然、心不欲雜、雜則神蕩而不收、心不欲勞、勞則神疲而不寧、養其心者、如魚之漾水、鳥之翔林、必使悠洋活潑、無所弗鬱、庶幾近之、故貴戒浩飲、浩飲傷神、戒貪色、貪色滅神、戒厚味、厚味昏神、戒飽食、飽食悶神、戒多動、多動亂神、戒多言、多言損神、戒多憂、多憂鬱神、戒多思、多思撓神、戒多睡、多睡倦神、戒多讀、多讀苦神、絕此十戒、而後五臟諸神卽安、非曰蹉跎歲月、其實愛惜精神耳、或者、涵養冲虛、省除煩惱、得以永保天年、則一動於欲、欲迷則昏、一任乎氣、氣偏則戾、忌坐馳、忌旁騖、敬守此心則心定、斂抑其氣則氣平、怒是猛虎、慾是深淵、忿如火、不遏則燎原、慾如水、不遏則滔天、濃於聲色、生虛怯病、

濃於貨利、生貪饕病、濃於功業、生造作病、濃於名譽、生嫩激病、知此而氣血痰食風寒暑溼燥火十病猶易療、喜怒憂思悲恐驚七病非易治、則世之求醫藥者、何如養性情耶、大凡聰明者戒太察、太察則心傷、剛張者戒太暴、太暴則肝傷、人命脆薄、不得不惜精神、身命易傾、不得不忍性氣、難消之味休食、未檢之衣休穿。貪利者長惡而害身、縱慾者戕生而殞命。魚與水相合、離水則魚槁、形與氣相合、離氣則形壞、毋以嗜慾殺身、毋以煎熬傷胃、語云自家病痛自家醫、待氣亡時、醫已晚矣、賣藥如仙、用藥如顛、賊人命而諉天數者、醫師之無恥也、牛溲馬勃、敗鼓之皮、擇用無遺者、醫師之良也、嗚呼、天地爲萬物之逆旅、光陰爲百代之過客、人命危淺、朝不慮夕、世之喜攝生者、不必身同金石之堅、年等河山之壽、當於飲食起居之外、知所從事云爾、

延壽丹方

蕭文瑞

陳遜齋先生曰、延壽丹方、係雲間大宗伯、董香先生久服方也、家先孟受業於門、余得聆先生教、蒙先生授余書法、深得運腕之秘、待久乃獲此方、先生年至耄耋、服之鬚髮白而復黑、精神衰而復旺、信爲卻病延年之品、

何首烏、大者有效、取赤白二種黑豆、汁浸一宿、竹刀刮去皮、切薄片曬乾、又用黑豆汁浸一宿、次早柳本甑、桑柴火、蒸三炷香、如是九次、曬乾、聽用、後藥共若干兩、首烏亦有若干兩、此品生精益血、黑髮烏髭、久服、令人有子、卻病延年、鮮首烏、十八觔、九製、成細末有七十二兩、切片不宜過薄、亦不可厚、用料豆二觔、粗磨兩塊半、熬汁易濃、若整粒熬、則汁薄矣、豆以洲產、野者爲上、六製後、將方內杜仲、刮淨皮、切成一寸長、半寸寬、青鹽同姜汁膝、曬乾、牛拌亦切成一寸長、酒乾曬乾並首烏拌、蒸三次曬拌、揀出各藥、各磨細末、

兎絲子、先淘去浮空者、再用清水淘擠沙泥五六次、取沈者曬乾、逐粒製去雜子、取堅實腰樣有絲者、用無灰酒、浸七日、方入甑、蒸十炷香、曬乾、再另酒浸一宿、蒸六炷香、曬乾、如是九次、磨細末一觔、此品養肌强陰、補衛氣、助筋脈、更治莖中寒精自出、溺有餘瀝、腰膝軟痿、益髓添精、悅顏色、增飲食、久服、益氣力、黑鬚髮、

兎絲子頂淨者、再加淘揀、曬乾十六兩、九製成細末、亦有十六兩、九次用酒七觔、製六次曬乾後、則不浸而用濾出之酒拌極潮、一宿如是到九次、則濾出之、酒亦拌完矣、

稀簽草、出如皋狀元墩者良、五六月採葉、長流水洗淨曬乾、蜂密同無灰酒和勻拌潮、一宿、次早蒸三炷香、如是九次、曬乾爲細末一觔、此品祛肝腎風氣、四肢麻痺、骨痿膝冷、治口眼喎斜、兗半身不遂、安五臟、生毛髮、唐張詠進表云、服稀簽、百服、眼目清明、筋力輕健、千服、髮烏黑、久服、長生不老、

稀簽草、淨葉一百三十五兩、曬乾、有十四兩、九製成末、有十六兩、九次用酒五觔、

嫩桑葉、四月採杭州湖州家園者入藥、處處野地皆生、不可用、取葉長流水洗淨曬乾、照製稀簽法、九製爲細末八兩、此品能治五勞六極、羸瘦水腫虛損、經云、蠶食生絲織錦、人食生脂延年、

桑葉去淨筋、乾者六兩、九製成末、有八兩矣、九次用酒二觔、

女貞實、冬至日鄉村園林中、摘腰子樣、黑色者是、如墳墓上圓粒、青色者爲冬青子、不入藥、取裝布袋、擦去粗皮、酒浸一宿、蒸三炷香、曬乾爲細末八兩、此藥黑髮、烏鬚、强筋力、

安五臟、補中氣、除百病、養精神、多服補血去風、久服返老還童、

女貞子　鮮者三十兩、製末有八兩、先蒸一次、則易曬乾、然後、酒浸、方得入、

忍冬花、一名金銀花、湖南產者佳、夜合日開、有陰陽之義、四五月處處生、摘取陰乾、照稀簽法九製、曬乾爲細末四兩、此品壯筋骨、生精血、除脹逐尸、健生延年、

金銀花、鮮者揀淨五十兩、陰乾有三兩二錢、九製末有四兩矣、九次用酒二觔、此品最易上蜜酒蒸時、宜少、勿使藥酒多之弊、且易磨、

川杜仲、厚者去粗皮、靑鹽同姜汁拌潮、炒斷絲八兩、此品益精氣、堅筋骨、治脚中酸痛、不能踐地、色慾過勞、腰臂攣痛强直、、久服輕身耐老、

南厚杜仲、刮淨皮十兩三製成、改切極小塊、炒斷絲、磨細末有八兩矣、

雄牛膝、懷慶府產者佳、去根蘆淨肉、屈而不斷、粗而肥大爲雄、細斷硬脆、屈曲易斷爲母、不用酒拌、曬乾八兩、此品治寒濕痿痺、四肢拘攣、膝痛不可忍、男子陰消、老人失溺續絕、益精利陰、塡髓黑髮烏鬚、以上杜仲牛膝製就、且莫爲末、待何首烏蒸過六次、不用黑豆汁拌、單用仲膝二種、同何首烏拌蒸三次、曬三次、以足九蒸之數、懷牛膝十二兩、三製成磨末有八兩、但稍沾磨、宜同首烏合磨、先各秤各分兩、磨成細末、約九七折、

懷慶生地、取釘頭鼠尾、或原梗、未入水、曲成大枝者有效、搯如米粒曬乾爲細末四兩、此品補精塡髓、涼血滋陰、生地雖搯如米粒、即曬極乾、總稍沾磨・以原枝六兩、可抵乾末四兩之分兩、銅刀切薄片、開水煮爛、帶水放石柏內、搗極細、可和入羣藥矣、

自兎絲子至生地八味、共七十二兩、何首烏赤白亦七十二兩、用四膏子（見後）同前藥末一百四十四兩、搗數千搥爲丸、如膏不足白蜂蜜增補、搗潤方足、

四膏子法

旱蓮草、須夏至前未開花時採取、搗有黑汁者方佳、如肆中所售者、牙皁草不可用、採鮮者五百兩、可熬膏十六兩、成膏後、攤大盆碟內、頻頻曬之、膏方不霉、則分兩又減八折矣、

金櫻子、九月採鮮者一百十兩、可熬膏十六兩、金櫻內有毛、不可搗碎、倘肆中所售陳者、熬膏難成、

黑脂麻、用五十兩淘淨、帶水磨出、熬透、將脂麻並水灌入麻袋內、濾出、汁復熬、濾出二汁、文武火熬、去面蔴油、可得淨膏十六兩。拌和各藥時、仍將蔴油加入。但易椹、不宜早熬、

桑椹、採紫黑者一百六十兩、熬膏有十六兩、熬須極老、方不霉、以上四膏子、如旱蓮、桑椹、能厚、金櫻、脂麻、不能如蓮椹也、

諸藥按時採取、泡製已成、須在秋冬之交配合一料、可服年餘、爲丸後、曬透、用磁瓶收貯封固、不可受潮、

稀簽、桑葉、忍冬、三味、計用蜜二十兩、藥經酒蜜、須夏日方能曬燥、倘平日痛略略火焙、火宜小、藩方無損、藥經蜜酒製、加以四膏爲丸時、則無庸蜜矣、四膏並生地磨汁合丸時、歸入銅鍋內、量加開水熬稀、和入藥末方勻、

加減法

陰虛、加熟地黃一觔、　陽虛、加附子四兩、脾虛、加人參芪各四兩、去地黃、　下元虛、加虎骨一觔、　麻木、加明天麻、當歸、各八兩、　頭暈、加元參、　明天麻、各八兩　目昏、加地黃、甘菊花拘杞子、各四兩、　肥人溼痰多者、加半

夏、陳皮、各八兩、羣藥共數一半、何首烏亦一半、此活法也、此足少陰厥陰藥也、何首烏、澁精固氣、補肝堅腎為君、兎絲女貞、益肝腎而強衞氣、稀簽桑葉、除風溼而健筋骨、杜仲牛膝、專補下焦、忍冬生地、滋養陰血、加四膏以為引經之藥、詳加減、使無偏勝之弊、皆固本之誼也、夫風溼去、而筋骨強、精氣固、而容顏澤、營衞調適、水火相交、則氣血太和、諸疾自已、誠古今不易之良方也、

精氣神為人身三寶宜如何保養論

袁敷五

人徒怖有形之害、而不知畏無形之害、蓋有形之害、狀態淒慘、耳目所觸、易於動心、可預先警戒、如臨敵然、其公然對面來者、尙可以預防而匿避、若無形之害、潛匿隱伏、耳目聞見所不能及、而預防匿避之術窮矣、是以世人日受此隱微之害、而冥然罔覺者、雖不善觀察、而實乏保養之術也、夫保養不在身外有形可徵之跡、乃在身內無形可稽之精神耳、經曰、常先身生是謂精、兩精相搏謂之神、上焦開發、宣五穀味、熏膚充身澤毛、若霧露之溉、是為氣、吾人既生之後、具有十一種之細胞、成十七種之組織、無金石之鞏固、而能生存於宇內、晝走宵臥、渴飲飢食、終其天年者、無一不賴此三寶之氣也、三氣在人身、占重要之價值、係生死之關頭可知矣、保之可以終天年、失之卽可以促生命、故靈樞本臟論曰、人之血氣精神者、所以奉生而周於性命者也、素問秘典曰、心者君主之官、神明出焉、又曰、主明則下安、以此養生則壽、主不明、則十二官危、以此養生則殃、老子曰、勿勞爾形、勿搖爾精、乃可以長生、素問移精變氣論曰、得神者昌、失神者亡、夫精氣神、固為寶貴、而保養之行實難也、不第衆生忽忽、卽號稱賢智之士、亦恆受其害而不覺、故老子曰、人之大患、患吾有身、有身則於寒暑燥濕、盪其肌膚、飲食嗜欲、伐其根性、於是貪戀以係之、嗜慾以擾之、以精神徇智巧、以憂患徇得失、以勞苦徇禮節、以身世徇富貴、縱慾敗度、種種妄為、而精氣神、亦消耗於不知不覺之中、欲保持無失、不誠難哉、然不善保者、固視為難、善保者、則不難也、在不知者、以為服參茸之峻補餌、長生之仙丹、俾精神充足、氣血盈盛、斯能形與神機俱、可以延壽益年、或者放言高論、幻談欺人、以為別有玄妙道、仙佛門牆、凡人不得而至、秉天有命、造化不可挽回、此道在邇、而求諸遠、事在易而尋諸難也、殊不知所謂保養者、非長生不老之謂、不過保全固有之精神而無失、以盡終其天年耳、非別有蘊竅、亦不外日常生活之範圍而已矣、生活範圍者何、食飲有節、起居有常、不妄作勞、三者是也、煩勞妄動則傷精、不妄作勞、則精得其養矣、飲食無節則傷氣、食飲有節、則氣得養矣、起居無度則傷神、起居有常、則神得其養矣、果能將此三者、時守、時行之、日日行之、一年如是、旬年亦如是、俾精能秘、神無耗喪、自可以壽臻百歲、保全天年、而疾病夭扎之患自遠矣、又何需他求哉、嗚呼、體質之病易治、精神之疾難瘳、每見世人、對精神、慢不警意、對權利、牢錮恐失、是以未華而謝、未枯早凋、悲哀於患難之途、老死於名利之域、而終身莫悟者、豈非徒知有形之害、而不知無形之害尤酷也歟、

藥最忌服二煎

葛廉夫

藥之最易僨事者、在服二煎、蓋藥味有濃淡不一、製方者有君臣佐使之對待、故一服而得效、病家以為靈也、乃取藥渣而再服之、不但不效、且生變矣、何以故、蓋性味之淡者、早已盡其功能、濃厚者正大出其性味、本方已失對待、同是一方、而作用大相徑庭矣、醫家於此等處、常預為諄諄告誡矣、錢天來曰、惟補劑質味濃厚者、可復煎也、

民間治療

勉齋驗方錄

許勤勛

玉眞散

(藥方)生白附子六兩、生明天麻壹兩、生南星壹兩、羌活壹兩、防風壹兩、白芷壹兩、

(製法)右藥料共晒乾、不用火焙、研極細、羅緞篩過、磁瓶收貯、封口、勿令洩氣、

(主治)專治刀傷、以及跌打損傷、皮破血流者、均可用之、

(用法)以藥粉摻入創口內外、以布裹紮之、潰爛者、以水洗盡、將藥粉摻上、過二三日卽結痂、內傷重者、冲淡酒、開水亦可、用量一二錢、分兩次服、

(禁忌)服藥後、須避風、如受風、卽抖戰、切記切記、

勛按此方治破傷出血、神効無比、丁卯夏、予在浙江中醫專門學校、畢業期屆、同人等發起製藥、徵求驗方、校長傅嬾園先生、卽以此方應徵、後予自杭返里、適工人孫某、跣足在池埠、爲斷碎玻璃傷足後跟部、血流如注、痛不可忍、予忙將此藥、摻住創口、血止而痛楚若失、不數日卽痊可矣、如此効方、豈敢自秘、貢諸斯刊、以廣流傳、幷爲釋方義如下、考方中用星附者、因星附且具有一種麻醉性、而止其痛、若羌活、防風、天麻、白芷等、無非防制破傷風桿菌之浸入、且血出之時、血纖維素、不能凝結、用風燥藥、所以凝結其纖維素也、其方義似可與西說互通者、或云此方自安徽望江毛公寄來、但不知何人所作、名不傳世、殊爲可惜、

小兒疳瘡藥

(藥方)枯礬三錢、松香三錢、飛東丹三錢、樟腦二錢、黃連二錢、飛鉛粉三錢、甗甘石三錢、赤石脂三錢、煆石羔五錢、煆蛤壳五錢、

(製法)研極細末

(用法)暑天用絲瓜葉搗汁調敷、麻油亦可、

勛按此方治小兒疳瘡甚效、丁卯秋、予在姚西方橋懸壺、見鄉人往藥肆購此藥者甚夥、予乃叩諸店員葉聯堃君、葉君云、此方自慈谿宓寶錠先生處得來、後予將此方製就幾許、果然歷驗不爽；治愈多人、用特刋諸報端、俾有同患者取用也、

跌打損傷活命散

朱文明

凡遇金刃他物所傷、及翻車落馬、從高墜下、血流不止者、急將揀天麻一兩、香白芷一兩、川羌活一兩、青防風一兩、天南星一兩、生白附子十二兩、共研細末、多多敷上、倘血已凝結、切忌見風、可用黃連湯洗淨創口、然後用陳紹酒徐徐調塗、若無血者、亦用紹酒調敷、如受傷過重、外面靑腫、內損筋絡、再用紹酒吞服一錢、(水湯爲丸、以便吞服、)一服不愈、次日再服、服至三次、自然全愈、至於瘀傷蓄痛挫氣悶腰、只消一服、立見奇致、較諸七厘鐵扇、更徵神功、

燙火傷方

朱文明

無論掀腫起泡、已爛未爛、急用極品、『檀條線香』香油調塗、立能拔毒生肌、亦無傷痕、

右二方、係萬琴山老先生所藏、先生、年費數十金、配藥以濟人、已卅有年、故名傳滬東、老幼咸知、近五六年來、索藥者更甚、日必有數次、於此見功效之大矣、余素與先生之長孫志雄友善、故索得原方、余不敢自祕、故以供閱者諸同胞、諒樂聞也、

癆瘵傳尸淺說

陳雨辰

癆虫確有其物奈何方書中載之不詳而今人多忽之致癆瘵多陷於不治惜哉

癆瘵險症也、傳尸尤險症也、斯二症者、統屬虛勞、惟方書多以癆瘵傳尸連論之、不過可有虫無虫之別、金匱王肯堂氏、以傳尸症應屬虫症、故證治準繩、另立傳尸一門、並詳繪圖說、亦以傳尸之症、既可傳家族、復可傳外人、其害甚於水火猛獸、但傳尸之候、不易察覺、紫庭方雖的滴乳香薰手出毛之法、安息香薰鼻令嗽之驗、苦不能盡效、死於斯症者、不知凡幾、可憫孰甚、查傳尸症、古方亦名傳疰、其症自上而下、與前人相似、故曰疰、有屋傳、服傳、食傳之異、至虫之形狀、有似蜣螂、似蝦蟆、似紅絲、似馬尾之別、前人既言之確鑿、虛癆咳血音啞、難保不卽爲傳尸險候、西昌喻氏、從金匱敘虛勞於血痺之下悟入、之以爲血痺則瘀、瘀則生虫、又曰狐惑聲啞嗄、癆瘵亦聲啞嗄、是則聲啞者、氣管爲虫所蝕明矣、斯言可爲傳尸之一驗、胡後世治虛勞雖病者現象如前、亦僅認爲金破水虧、濫用普通治虛勞藥數種而已、傳尸與否、漫不加察、以改輾轉相傳、爲害甚烈、深願我醫界同人、如遇虛勞症而現咳、血音啞等險狀、不可不加注意焉、如古方獺肝散、䗪虫丸等、可酌用之、庶病者或可轉危爲安、即不然、亦不至相傳無已也、

從經驗上得到
——胃脈的結果——

大梁鄭霽昂

■有胃氣的脈象謂之清脈
■無胃氣的脈象謂之濁脈

素問平人氣象論上說、『弦多胃少曰肝病、但弦無胃曰死、鈎多胃少曰心病、但鈎無胃曰死、弱多胃少曰脾病、但弱無胃曰死、毛多胃少曰肺病、但毛無胃曰死、石多胃少曰腎病、但石無胃曰死、』就這樣子看起來、胃脈的診斷、中醫在上古的時期、已處於很重要的位置、但是胃脈究竟是怎麼一回事、我們應當來詳細的考察一下子、如脈象弦勁沒一點柔和的意思、大多數人都知是無胃氣的死症、現在我從經驗上、又得到一種胃脈的診斷、理論是否背謬、質諸海內的同道、

有胃氣的脈象謂之清脈、無胃氣的脈象謂之濁脈、什麼是清脈什麼是濁脈呢、凡脈來應指、跳起則高、下落則深、察其至數、或遲數、清而易辨、就是有胃氣的清脈、若跳起甚低、下落很淺、察其至數、糢糊不清、就是無胃氣的濁脈、但清濁二脈、古書未載、希望我們的同道、不要以爲我是擅自出奇、沽名釣譽、尤希望我們的同道、指出來我的不是、糾正我的理論、總是我的幸甚、也是後學的幸甚、

六氣病理之分解

許半龍

(甲)氣盛、動脈血雖迅速、其現象爲熱、又稱內熱、全體之微血管充血、其現象爲發熱、又稱表熱、局部充血爲火、如胃火肝火、若君火相火、則爲生理之局部充血也、

(乙)氣滯、動脈血流緩慢、其現象爲寒、全體微血管而貧血則爲寒戰、局部貧血、亦爲寒象、如胃寒、脾寒是也、

(丙)氣鬱、靜脈血流緩慢、其現象爲濕、爲全體鬱血之表徵、若脾濕、則爲局部之鬱血也、

(丁)燥、爲熱之繼續發生者、但有因內熱或表熱致血液中之

漿液分泌過度、水分蒸發既多、則血液漸虧、是燥之象徵、爲尤血中兼有貧血者也、

（戊）氣之變態過旺、則起強度的充血、致成拘攣、過滯則起強度之鬱血、致成痺痳、其現象謂之風、若腸風驚風中風等、皆兼拘攣及痺痳、故風之象徵、爲充血中兼有鬱血者也、

女子之最要時期（上）

月經問題

蘭

在處女時代總以這些話、覺得有些難爲情、自己也不說、又不願聽人家說起、只是避着、其實自身既是女子、就不能不經驗、幷且非常關係重大的、待我來略爲記述一點罷、

處女初有月經時、叫做春情發動期、是處女一生最重要非攝養不可的時期、從幼年期漸漸發育起來、所有各種機能中、那生殖機等、很近完備了、於是生出生殖上必要的二種活動來、即成熟的胚種、由卵巢排將出來、又從子宮粘膜上出血、這出血、稱爲月經、女子一有月經、便是生殖器完備的兆候、排卵作用、也能够了、妊娠也可以呢、

（一）誤謬的念頭　但是普通的人、以爲一有月經、便是伊結婚期、可以使伊結婚咧、實在這是很誤謬的念頭、女子身體精神要完全發達、通常總在有了月經之後、還須五六年、結婚期一事、問題很大、這裏也來不及說、總之早婚不獨在本人不宜、這弊害可延及後世子孫、不可不注意啊、月經初次發見的時期、種種不同、與本人身體的體質、和此人的身分職業生活狀態等、都有關係啊、

（二）熱帶地與寒帶地　月經與這一國的風土、也有極大關係、在熱帶地方的女子、十歲以下就有月經、並不希罕啊、寒帶地方就相反、大概非到十三歲以上、總不能有、此外上流女子、又比下流女子月經期來得早、那些在妓院處長大的女孩子、又比平常人家的女子要早些、平均總在十四歲光景、

（三）母親宜大大注意　初次有月經時、女子往往背地裏非常憂慮、這不但身體的機能要有變化、精神上也會大大的變動的、婦女的精神病、在這時期最容易發生、就是將來也應注意、女子一達月經期、春情就會發動、自然愛打扮、什麼事也怕羞起來了、身上的皮膚等最不願給人看見、那排洩的血液、往往想不出怎麼處置、做母親的人或是女校的舍監等人、要不怠注意纔是、

（未完詳本期）

陰毒傷寒急救法

張渭泉

男女媾合、人之大倫焉、偶不慎、則易受感冒而成陰毒傷寒、（俗名色風）設畏羞不言、或治不合法、數小時內即致隕命、青年男女、可不加注意乎、

（一）原由　感斯症者、概係正式夫婦、新婚尤多、從未聞有野合而受感冒者、則有特別原因在焉、夫正式交合大都內衣脫盡、稱心如意、竭力工作、以取快于一時、不知不覺間、大汗淋漓、遍身毛孔大開、賊風乘間吸入少腹、少陰腎經首當其衝、故有此症、至于野合、則心急慌忙、惟恐他人知覺、戰未數合、即草草了事、決不待其出汗、亦何暇脫卸衣服、故絕對不會發生此症、

（二）症狀　可分一二三期、初起小腹疼痛、腰腫脹、頭痛、嘔逆、手逆冷、脈息沈細、二期腹痛攻心、腫脹甚、面青赤、四肢厥逆、身冷煩躁、迷悶身軀僵、三期腹痛甚急、心結、按之極痛、大小便閉身極冷、厥逆、煩躁、氣息奄奄、無脈、危急甚、

（三）內治法　當歸尾　正川芎　北細辛　天台烏　延胡索　廣木香　淫羊藿　炮干姜　酒煎服　倘危急不及煎藥可用下法一期胡椒開水調服　熟松香泡茶服　朝陽熟石灰研末開水冲服

百合煮濃汁服　二期紅棗七枚去核巴豆七粒包入棗內每枚一粒大煆存性研末開水冲服　漆疱子（舊漆器上刮取或漆瓶上乾漆疱）開水冲服　嗽指血和酒飲之　三期巴霜開水服

烏藥子炒起黑烟投水中煎三五沸服一大盞汗出回陽即愈

（四）外治法　一期食鹽連鬚忽頭作兩包炒熱互熨　吳茱芋一升酒拌濕絹袋二個包蒸極熱互熨足心候痛止氣透即愈　炒旱烟末熨少腹注毛雞繃臍眼　二期燒酒干麵加胡森作餅貼少腹臍眼　三期蒸茱子炒大多粟布包外用大被單罩住患者恐熱氣四散被之四角用四人曳起將布包將被單中心熨臍眼但須稍離恐太熱傷皮肉

（五）禁忌　鴉片煙　嗎啡針　發散藥　一切茲　横行之劑俱不可服

便血大要

卜濯泉

便血一症、厥有多端、臚列於下、以供研究、

一曰絡傷便血、經曰、陰絡傷則血內溢、血內溢則後血、後血者、便血也、絡傷便血、其症有二、一爲熱傷、陰絡則下鮮血紅、治宜清血補絡、一爲濕傷、濕傷陰絡則下血瘀紫、治宜化濕和絡、此絡傷便血之症治也、

二曰結陰便血、經曰、結陰者、便血一升、再結二升、三結三升、結陰者、非陰寒內結乃陰血內結、不得陽氣運行、以致滲入腸間而下也、治宜運陽氣以散結血、庶陰血不結、而便血自止、此結陰便血之症治也、

三曰便後遠血、仲景曰、先便後血者、遠血也、黃士湯（竈中黃土、熟甘艸、乾地黃、白朮、熟附子、阿膠、黃芩、）主之、先便後血者、以脾氣虛虧、營行失度、滲入大腸、先便後血、以脾去肛門遠、故曰遠血、黃土湯溫脾養血最爲合度、此遠血之症治也、

四曰便前近血、仲景曰、先血後便者、近血也、赤小豆當歸散主之、先血後便者、由濕鬱大腸、熱傷絡脈、血滲大腸、先血後便、大腸與肛門近、故曰近血、赤小豆當歸散、（赤小豆當歸、）淸血化濕、甚爲合法、此近血之症治也、

五曰腸風便血、風淫腸胃、挾熱下血、血淸而鮮者爲腸風、腸風者、風從外入、隨感而隨見也、宜以散風凉血爲主、槐花散（槐花、側柏炭、荆芥炭、枳壳、）主之、此腸風便血之症治也、

六曰臟毒便血、濕淫腸胃、挾冷下血、血濁而黯者爲臟毒、臟毒者、毒由內積、積久而後發也、宜以化濕和血爲主、地榆丸（地榆、當歸、阿膠、黃連、訶子肉、木犀、烏梅、）主之、此外尙酒積便血、食積使血、中蠱便血、痔凍便血、痢疾下血、傷損便血、皆係便血之兼症、各治其本症、而兼理其便血、則自愈矣、不必專治其便血也、使血症治、大旨如斯、若夫內傷外感、變病多端、隨機應變、存乎其人、

論小兒螳螂子

郁佩瑛

▲患之者不能割
▲割之者足以殺之

徐洄溪蘭臺軌範曰、自古無螳螂子之病、凡小兒變蒸之候、每月口內微腫惡乳之時、名曰妬乳、不治自愈、其或不能坐視、則用冰硼散塗口亦易愈、近日海濱妖婦、造割螳螂子法、以騙人取利、强者幸愈、弱者俱死、惟松江蘇州兩處最受其害、蓋少兒兩頤內外皮有兩層中空處有脂膜一塊、人人皆然、割去復生、妖婦以此惑人、人見果有如螳螂子者、遂相信不疑、死而無悔、深可憐憫、除蘇州兩處之外、天下並無生螳螂子死者、斷不以爲其所愚即受害也、

洄溪此言、明白通暢、可謂照妖之明鏡、保赤之至寶也、而其弊至今未除何耶、蓋洄溪之在當日、不能向人人而告之、所著之書、業醫者尚鮮誦讀、其不業醫者則更無論矣、是以洄溪之書、斷不能敵妖婦之舌、乃一定之理、今吾劉河藥學會已成立、調查員幼科黃春生君謂予曰、君之服乳論、可謂得保赤之道矣、而割螳螂者、尤爲嬰兒第一大害、君何不並論之以盡保赤之道乎、應之曰、余自治病以來、即知此害、顧人微言輕、言之無益、今幸本會成立、余又謬充講席、興利除弊、余之責也、微君言獨將論之、矧承君囑、敢不極力挽救、以成君之志乎、於是援筆而書曰、嬰兒之在胞中也、不知不覺、無樂無苦、及其既生、易吸收爲飲食、轉黑暗爲光明、此人生之最樂、乃不意卒遭割肉之刑、宛轉哀啼而莫之救、試問成人强此之辈、能受此割肉之刑乎、强此者當不能受、而謂初生之嬰兒獨能受之、此必無之理也、是以因割而卒死者有之、穿顋而死者有之、腐爛而死者有之、其幸而不致於死者、僅十中之四五耳、仁者鑒此、能勿痛乎、今予既錄洄溪之論於前、後述黃君之言於後、未述鄙意、務望一人傳十、十人傳百、百人傳千、千人傳萬、廣爲傳布、俾蘇松兩郡之嬰兒、盡登壽域、而不聞再演出因割螳螂子而死之慘劇、豈非醫界之大快事乎、

按初生之小兒、恒有痰火、哺乳數日、致有一二日發生頤胎厭食之現象、即所謂妬乳、俗名之爲螳螂子而至於死者、如必欲治之、則更有一極簡便之方法、用薄荷、朴硝研成細末、擦之即無不愈、既不費錢、事屬易行、何必儘人剖割、而令小兒受此苦痛也、

女子之最要時期(下)

月經問題

蘭

(四)身體有異常的兆候　月經最長一星期、最短二三日的連續着、因人而異、不能一概斷定、這出血之量也很微、一月經期內、通常從七勺以上至一合、乃是當然的、往往有人把月經期的長短、出血量的多少、拏來當婦人健康與否的標準、其實未必一定如此、還有一時多量的出血、同樣的量、可以連續五六天的、又有每月有三度、或月經期長至十五日二十日的、這當然什麽地方有了障礙、非請醫生診斷不可、

(五)這種女子便遲　因爲月經的長短多少、且不必提、只消每月順序很正、出血之量也無甚大異、身體上沒有何等異狀、自然再好也沒有了、但是極肥的人、或是貧血性的婦人、有惡痫疾的女子等、一般月經很遲、幷且很不順、有時還要出鼻血或痔血咧、然而這也不用担心、月經閉止的時期、與開始同、因人而異、從十四歲到五十歲之間閉止的、是很通常、有月經的期間、普通平均三十年、這時期、身體上也有極大異狀、這種年齡內生性腫瘍、往往很多、

(六)自然之現象　在月經的時候、爲着吸收經血、我國婦女都使用草紙的、這很不行、草紙上有石灰的、表心紙也不行、這是有硝的、日本婦女、雖用棉花或草紙藥布、但用法頗爲不佳、是塞入膣內的、這只消把脫指綿按在外面就行、西洋女子、都用一種月經帶的、倘使在這時候弄得膣內不潔、便容易成什麽病了、我國自古以來、把月經當做一種極汚穢不吉的東西看待、其實這是人類生理上當然來的現象、決沒有什麽汚穢不吉、所以不可妨礙自然、强要把他怎樣纔是、

(七)養生法的重要　月經來的時候、勿過度勞動、精神尤宜安静保待、夜間睡眠須充足、食物務必要避刺激性的東西、如生薑、辣椒、酸類等、都不可吃、入浴也不可過久、

中国近现代中医药期刊续编·第一辑

木鱉子治癒久患眼病

宋慧身

▲小兒患眼病施治甚難
▲此法簡單且靈驗異常
▲另附眼紅破爛丹方

予二女、去秋八月間患左目紅腫、紫硬作痛、內起翳障、因其不肯服藥、祇外用藥搽敷、亦須候其熟睡時、方可使行、時愈時發、不及二月、白星上罩、瞳神縮小、上下眼泡相連、予恐其殘疾、給其服藥、先將其四肢捆綁、後方可再灌入湯藥、藥後次日腫見略消、翳障仍在、纏延三月去冬十一月覆發更重、白星漸大、遮沒瞳神、幾至肓瞎、因其不肯服藥、以致今日之患矣、予往藥舖購買木鱉子、藥舖拒之、給以名片一張、先買回五粒、用生鷄蛋一只、將鷄蛋中間挖破一洞、放入木鱉子一粒、蓋好、放茶杯內、次日在飯上蒸熟、將蛋內木鱉子取出不食、給鷄蛋與患者食之、連食三天、腫已去大半、第五天翳障亦減、但木鱉子已服完、仍向藥舖買回八粒、繼續給其食之、並不間斷、連食鷄蛋十三只、共計木鱉子十三粒、十三天告痊、目力照常、幸哉幸哉、惟眼紅破爛者不可服、今將眼紅破爛丹方附後、

白礬一小塊放酒杯內、放滾開水浸化、常在眼邊破爛處輕輕頻搽、如此方不效、再用銅綠方無不取效、

銅綠外搽方

銅綠二錢研細末、以生蜜濃調塗粗碗內、用艾葉燒烟、將碗覆艾烟上熏之、須熏至銅綠焦黑為度、取起冷定、以人乳調勻、飯上蒸過、搽之、諸藥不效者、用此極效、

內服方（眼紅破爛）

荊　芥一錢　赤　芍錢半　穀精艸錢半
防　風一錢　菊　花二錢　刺蒺藜二錢
蕤　仁錢半　蟬　衣錢半　楮實子二錢　生甘艸八分

頭二道服三道藥洗眼

天行赤眼

楊海珊

生大黃通便瀉熱頗著功效

天行赤眼、為流行病之一、雖不若時疫霍亂之劇烈、然小之則蒙翳、而目失瞻視之能力、大之則喪明、而不能見天地人物、是人雖未即死、直不啻一半死之人矣、故眼疾亦不可愼也、蓋天行赤眼、皆天壤間一種不正之厲氣、與疫氣相彷彿、亦能染於人、故其病之來也、速而且猛、甚至一家之內、一鄉之中、病無少長、率多相似、其病則為目赤、為腫痛、為濃淚、甚則而為身熱、為頭疼、為大便祕結、久而久之、則旋螺尖起、蟹睛高突、睛珠爆裂、而目為廢目矣、凡天氣寒暖不一、或風吹塵飛、則目病叢生、緣空氣中含有一種不正之厲氣、（西醫謂之細菌）致正氣不足之人、從口鼻呼吸之間而吸入、邪入於裏、首先犯肺、肺為華蓋之臟、最為嬌弱、位居膈上、其受邪氣、化而為火、上擾清空、則為目赤、其傳於肝、則為目痛、其傳於脾、則為目腫、夫目者五臟六腑之精華也、故治目之法、須先察其五色、以知其病在何臟腑也、如見白睛赤者、邪于肺臟也、此乃天行赤眼症候之初步、宜速治之、法當清散、以祛邪熱、（此症初起時如不服藥、用點藥以宣泄之、亦可全愈）若腫而痛者、邪已傳入肝脾二臟、已屬難治、急投清熱解毒之劑、煎劑與點藥並投、不至完全失明也、過此以後、皆焦頭爛額之下策矣、奈世人多以為小疾而忽之、至謂赤眼過七日後、能不治自愈、（目赤俗謂紅眼睛、過七日可不治自愈、此松人鄉愚俗諺也、）及至過期、目疾沈重、始來就醫、則目已成瞖、不可救藥矣、雖扁鵲復生、亦難重明、目疾豈可以忽乎哉、猶憶癸丑獨立之役、淞滬發生戰事、余待家大人避

亂鄉間、適鄉人有患目者、聞余知醫、來求醫藥、無如鄉間荒僻、又無藥肆、余見家大人取身上所佩帶之生大黃、切少許與之、約五六錢重、一服而便通、目赤腫均退、並不點藥、可見眼赤與疫病同頭、而大黃尤爲治疫之要藥也、

臥位與疾病

孫祖烈

▲關係於胃之排泄

▲關係於肺之呼吸

吾人之臥位、亦可豫防各病、幷能令巳成之疾病、漸就痊愈、據祜里耳氏之學說、謂睡眠時置右肋於下方、頗有益於人體、有胃病之人、以右側臥爲佳、推其理由、蓋胃之出口、本在吾人之右方、故我之身體向右側而臥、於胃之排泄上、非常便利、而如肺病患者、亦宜以右側臥爲最要、何則、蓋空氣多入之一側、爲肺病初發部分、乃確實之學說、右側之氣管肢與左肺互相比較、直徑稍大、故空氣之輸入於肺內、右肺較左肺爲宜、因之結核之發生、不得不減少、炭酸之排除、即隨之而少、炭酸較多之肺、結核不易發生、故貯炭酸於肺內、實爲防結核之一法、此外如肺炎中之沈下性肺炎、苟久時仰臥、肺之最低部分、必起鬱血症、旣起鬱血症後、則易發本症、故體力衰弱之人、不可久時仰臥、起卒中之患者、臥時宜將手足痲痺之側置於上方、如是則腦之出血部、附着於枕、患部得保安靜、可豫防第二次之出血、要之睡眠位置、爲吾人所疏忽者、竊願世人對於臥位須加以嚴密之注意也、

余之養病法

姜常材

(一)信佛　人旣患病、則心中必有無量恐怖能信教則信根旣深、恍若舉此身歸諸教主提攜保抱之中、得大無畏、得大解脫、自有無量受用、佛教爲羣教之主、故余所信仰者、乃佛教也、

(二)靜坐　三教皆有靜坐一法門、佛之靜坐也、以見性、道之靜坐也以修元、儒之靜坐也以澄心、以養病家眼光觀之皆養病之絕好法門也、可以聚神氣、生智慧、掃雜念誠心意、而余腦筋抽搐之病、至靜坐中、亦覺大殺劇烈之勢焉、苟能加增其靜坐功夫、則余之病、或意能愈未可知也、然此事非持戒不可、

(三)持戒　佛教以淫殺爲最重之戒、然斷殺易、斷淫最難、此事非下死功不可、由戒生定、由定生慧、一定之理、故靜坐必先以持戒也、

(四)運動　余在日本、聞日本體育家之言、運動只要有恒、不必多費時間、譬如每日能向空力擲一拳、亦是運動、苟能日擲一拳、久之此拳之肋肉、必見發達、由此觀之、余之運動法分三、

(一)十二段錦　晨起後夜臥時行之、日間幷略習體操、按照啞鈴練習法、而不用啞鈴、並減少其次數每式以五次爲度、

(二)園藝此可以運動軀體且可以得空氣日光、與得賞自然之美焉、

(三)散步　以在曠野爲宜、其益與園藝同、

(五)呼吸　行深呼吸分二

(一)規定的　每日晨起後行之、十次爲度、

(二)不規定的　於園藝散步時行之、無一定次數、

(六)滋養　滋養料分二、

(一)飲食滋養　素食滋養料頗足、此衞生家之公言非余佛徒之偏論也

中国近现代中医药期刊续编·第一辑

（二）藥物滋養　以散拿吐瑾爲最溫和之品、然不宜多服、多服將成習慣也、

（七）看書　每日看佛典一二葉、而中間宜爲多數短期之休息、如是日精神不好、則不宜看、

（八）沐浴　分二、

（一）熱水浴　至浴堂中浴之、約每星期一次爲度、

（二）冷水擦　此身大事難、余行之數年、至今未成、此後宜定一漸進法謂先以冷水擦面、行之一二年、既成、乃以之擦胸、行之又成、乃漸次擦全身也、

（九）賞美　英語有所謂 Natural beaaty 者、在日本人繹之爲自然之美、此自然之美、固指天然之景物而言、然果能於靜坐功夫著力、使胸中皎洞、不留一物、將見四圍之物、無一不呈自然之義、故余於鷲策時、疊眼簾所觸、無非圖書、耳鼓所接、無非音樂也、曾點之暮春行樂、寒山拾得之廚竈放歌、雖往聖胸次、非下士所敢窺測、然其神通游戲、必超然於塵網之外、而身仍不離於塵網之中、要不外乎能賞自然之美者、此境雖不可學而致、然苟能學到一二分、豈非受用、人生轉瞬耳、苟能賞事事物物自然之美、庶不虛過此一生焉、

婦人產後之大問題

三衝——惡露——蓐勞

產後爲婦人最緊要之時期、如調治非法、往往發生危險之症候、故三衝也、惡露也、蓐勞也、爲婦人產後常見之病症、亦爲婦人最危之症候、茲特將其病因及治療等、詳論列之、

（1）三衝

一病因　新產之後、以去瘀爲第一要着、若瘀血未行、不耐久坐、平臥太早、敗血乘虛上攻、必有三衝之患、三衝者、衝胃、衝肺、衝心也、胃虛則衝胃、肺虛則衝肺、心虛則衝心、各乘其虛而上衝也、

二診斷　忽然悶亂、神識昏迷者、是謂衝心、氣喘鼻掀、頭出冷汗者、是謂衝肺、飽悶嘔噁、脘腹滿痛者、是謂衝胃、又有去血過多而昏暈者、與衝心異、衝心屬實、此則屬虛、須參脈證虛實而分別之、

三傳變　產後此最爲危險、大抵衝胃者五死五生、衝肺者十全一二、至于衝心則十難救一、雖方書尙有救活之法、亦僅勉立一法、以盡人事而已、

四治法　衝胃者、宜去惡平胃散主之、衝肺者、宜去惡淸肺湯主之、若血去道多而暈者、不可與三衝同治、宜補氣解暈湯、速補無形以生有形、俾可挽救、

五調理　三衝病因、雖則敗血上衝、然心不虛、焉能衝心、肺不虛、焉能衝肺、胃不虛、焉能衝胃、其治法以去瘀爲主、而不補虛者、蓋以急則治其標也、惟衝勢既平、急宜隨其所虛而調補之、不可忽也、

（2）惡露

一病因　產後惡露、大抵一月爲期、如產後即不下者、或因氣滯、或因受冷所致、如不及一月而早止者、氣血虛也、踰一月而淋瀝不絕者、氣虛不能攝血、即肝脾兩經虧損主統藏之力也、

二診斷　氣滯血瘀而惡露不下者、腹中必痛、受寒血瘀而惡露不下者、必發寒熱、如不及一月惡露早止、腹不痛、脈虛細、此氣血虛也、若已逾一月、仍然淋瀝不止、血多者、氣虛也、血淡者、肝脾兩虛也、

三傳變　惡露不行、積聚成塊、臍下堅痛、俗名兒枕痛、宜服失笑散、或惡露乘虛、流入經絡骨節之間、或腰痛、或脅痛、或遍身疼痛、或爲癰疽、俱宜生化湯（當歸川芎炮姜桃仁甘艸）加減主之、

四治法　氣滯血瘀者、宜生化湯、或失笑散、受寒者加炒荆芥肉桂心、痛甚者、加玄胡索、氣血虛者、八珍湯（熟地當歸川芎白芍人參茯苓白朮甘艸）、氣虛不能攝血者、當歸補血湯、肝脾兩虛者、宜歸脾湯、（人參甘艸炙黃芪當歸白朮遠志茯神棗仁木香龍眼肉）加阿膠川斷肉、

五調理　惡露雖係敗血、然本由榮血所化、若惡露已止、遲早適宜、且無他病、猶宜補脾生血、以善其後、若納穀不旺者、更宜健運脾胃、蓋脾胃主化精微而生氣血也、

（3）蓐勞

一病因　蓐、草薦也、產婦坐草艱難、以致過勞心力氣血大虧、變爲勞倦虛弱諸症、故曰蓐勞、或血虛陽無所依、而爲發熱、自汗、氣喘、虛煩等證、或正虛外邪乘隙而入、爲中風、傷寒、痙厥等、或津液乾涸而大便難、

二診斷　蓐勞、切宜詳審有邪無邪、有邪者爲本虛標實、無邪者爲純虛之症、二者若混、則動手便錯矣、或洪大滑實、舌上有苔、此有邪也、如神疲肢倦、脈象虛細、舌上無苔、此無邪也、

三傳變　此證者若純虛者、大補氣血尙薄易治、惟本虛標實者、袪陷入虛勞危候、甚可懼也、故醫者凡治此證、切宜慎之、

四治法　若審其有邪者、宜于佛牛散（當歸川芎）中酌加袪邪之品、若審其純虛者、當分氣虛血虛施治、氣虛者補中益氣湯（炙黃芪白朮陳升麻柴胡人參甘艸當歸歸身）四君子湯（人參茯苓白朮甘艸）、血虛者、四物湯（熟地當歸川芎白芍）、當歸補血湯等、隨證選用、

五調理　女子以肝爲先天、脾爲生血之原、蓐勞善後、惟宜調養肝脾、更宜寡慾戒怒、以養肝、滋補愼食以養脾、調理得宜、庶不致陷入虛損、幸勿忽焉、

五臟外通七竅論

李健頤

七竅在外五臟在內一氣貫通五臟之氣溢於經脈故目能視耳能聽鼻能嗅口能味舌能觸

七竅者五臟之門戶也、通臟氣而司視、聽、嗅、味、觸、之五官也、是以肝氣通於目、肝和則目能辨五色矣、心氣通於舌、心和則舌能知五味矣、脾肺腎之氣、通於口鼻耳、脾肺腎之氣和、則口能嘗五穀、鼻能聞香臭、耳能識五音矣、夫臟氣所以通外竅者、皆由各經脈所行之徑道故也、肝脈循喉嚨、連目系、循經脈之孫絡、散播於眼珠之中、生理學謂眼球之動靜脈是也、心脈挾咽絡舌、且舌爲心苗、蓋心臟之主要血管、由頑顙出於舌本、故舌爲心竅、脾橫於胃下部、胃爲納穀之器、脾有消化之力、內受變化、而生脾液、趁脾經上溢於口、即口涎、與唾液溶和、爲消化食物、故胃之納穀、專賴脾氣之運化、所以脾竅通於口、夫鼻司嗅之竅、隆起於唇上、左右兩孔內通氣管、連於肺臟凡物質之氣、由空氣傳達於此、即能識別香臭、而呼吸尤利賴之、耳之經脈、由腦筋連於腎臟、腎通於耳、耳即腎之竅、故曰腎病者、兩耳必聾、然五臟之氣、通於外竅者、非五臟之有孔道、乃信溢經脈而然也、學者宜細參焉、

兒體偏熱談

沈寶相

諺曰、若要小兒安、常帶三分飢與寒、此言雖淺、其理甚明、乃爲父母者、因過於愛惜、喜厚其衣被、故小兒之病以熱爲多、茲將生平所閱歷者、詳例於後、

一兒體偏熱之證、　其脈數、其面赤、其哭躁、其病多火症、如夜啼牙疳重舌急驚等、鮮聞有傷寒之病者、且人乳性涼、老人服之每作泄瀉、小兒服之則能肥潤、其確證也、試看貧家小兒、衣服破裂、臨風冒雪、而茁壯異常、甚多繁衍、富家小兒、重衾厚被、唯恐不足、反形餒弱、且易夭殤、可以悟其理矣、

二兒體偏熱之由、　夫物之初生也、必不蓬勃生氣、方易長成、故春月溫煖、蓋草木萌芽、夏令酷熱、而禾苗肥長、故知兒體必偏於熱、而後其長成也易、蓋造物自然之理也、

三受熱原因、　小兒睡時吮乳、被覆母肩、兒頭匿附胸前、致被蒙兒首、受熱之由、莫此爲甚、故小兒熱病、約居十之五、兒爲純陽之體、其肝陽易升、倘衣被太多、則頭上汗出、（冬月夜間尤甚）中醫謂肝陽上升、西醫謂腦內有熱、其理一也、

四受熱病狀、　狀分三等、其輕者、但夜間啼哭、不能熟睡、眼上胞露紫筋、眉度現紅色、下午兩頰發赤、夜間上微汗出、指紋顯露、溺少、其重者、於以上各症外、更見愁眉不舒、時時躁哭、或微熱、或嘔吐、指紋凸起、溺少而臭、糞則青色、其最重者、面色反白脈數、手足反冷而頭熱、舌苔反白而口乾、目瞪神呆而不哭、有起驚者、溺則極少、其症頗險、冬月尤多、　以上各症、均以溺之多少、辨熱之輕重爲最准、

五辨正　小兒病狀、以面色白、苔白、手足涼、糞青等爲寒熱相似之點、易于誤事、茲特逐條辨之、

一手足冷　何以爲熱也、夫肝陽上升太過者、則頭熱而足冷、有餘於上、不足於下也、蓋縱氣上升而過、則橫氣必收緊、故手冷、有餘于縱、不足于橫也、然其頭獨熱、則與寒症異、

二面白　何以爲熱也、蓋血氣騰達于外則面赤、血氣結閉于內則面白、若係寒症、脈必不數、

三目瞪神呆　何以爲熱也、然此爲熱聚腦體之徵者、其勢多險、故傷寒論於目不了了睛不和者、用大承氣湯急下之、蓋熱傷于腦、正與此同、若屬痰者、必呼吸喘促、有痰聲可辨、

四急驚　何以爲熱也、夫腦經有熱、則亂用其力而抽搐、惟亦有屬風痰者、當參別症以決之、

五苔白　何以爲熱也、夫吮乳之體、苔色本白、若非熱症、口必渴、舌底亦不深紅、

六糞色青　何以爲熱也、夫糞色青、人每指爲寒症之的據、不知此係肝家有火、胆汁生多、多則瀉出、西醫言之頗詳、即傷寒論內自利清水色純青、由大承氣湯一條、亦明指糞青有熱症、惟其汁黏而穢氣重、尿亦短少深赤、以此爲辨、又按眼上胞露紫筋、眉底現紅色之二狀、爲肝熱之現象又爲別症所無、而醫書多未詳論、余嘗持此驗小兒、十中八九、願同道共試之、

六治法　其輕者不必服藥、祇須衣服減少、多啜水菓、或以蟬衣煎湯、磨青菓核飲之亦可、其重者須服平肝陽之藥、如蟬衣、元參、竹茹、黑梔、枯苓等、其水菓如甘蔗、雪梨、地栗等、可肆意飲之、無灌藥苦口之煩、有清熱解竭之效、誠妙品也、其最重者、病多凶險、殊少神效之方、余嘗用犀羚、亦有效有不效、茲不擬方、臨時參以別症斟酌可也、

七餘論　小兒冬月手足常冷、乃體氣之故、並非衣服太少、試看木形之人身瘦長者、其手足常冷、獨頭不戴帽、身不畏寒、與兒體同、宜以他人之額貼小兒之額、以辨辨其冷煖、不必因手足冷而疑衣服太少也、

天花預防法

沈濟人

▲三豆飲功效神奇
▲切勿以平淡無奇目之

吾邑自去冬以來、天花流行、小兒之殤於是者、時有所聞、最妙之預防法、固莫若急種牛痘、然蘊毒重者、即種後亦時有反覆、不盡可恃、則服藥尚矣、王孟英先生有加味三豆飲、平淡神奇、可謂預防天花之聖藥、用特介紹、爲有小兒者告、

附加味三豆飲　生綠豆　生黃豆　生黑大豆（或用生白扁豆亦可）

生甘草　金銀花　水煎服　孟英原刻自注云、古方三豆飲、爲痘疹始終可服之妙藥、未出時常服、痘可使稀、將出時急時服、重可冀輕、已出時恣服、逆可轉順、盡出時須服、毒可易清、俗傳種痘是密室烘花、更有初生小兒、於十八日內服藥、令其出痘之法、是揠苗取長、此等矯揉造作、陰受其害者、古今來不知幾恒河沙數矣、至於腫種稀豆之方、皆無義理、或以毒藥損人元氣、或以穢物致生別恙、愼弗爲其所惑、惟此方藥極簡易、性最和平、味不惡劣、易辦易服、不必論其體質、火服無弊、誠盡美之王道藥也、世俗惑於患痘不食豆之說、甚屬可鄙、今特辨明、冀人醒悟、凡小兒能啜飲後、即以此藥日日代茶、誠保赤之首章焉、原方用赤豆、性燥傷陰、予以黑大豆代之、更有補陰之績、雖燥命燥體、皆無礙矣、再益銀花甘草、而化毒之功尤勝、或疑銀花性涼、似難久用、不知三豆皆穀也、性能實脾、得銀花以濟之、更覺冲和、况小兒體質純陽、極宜此甘涼補陰之味、豈但稀痘、尤能明目消疳　不生瘡癤泄瀉等病、其功未能殫述也、

民間治療

治白濁法

李健頤

白濁一症、由濕熱流積膀胱、或因熱毒傳入尿道、以致淋漓不絕、便溺刺痛、宜用浮大海榕樹鬚滑石牛膝各味、煎湯冲冰糖、時時飲之、外用銀花甘草煎湯、日洗玉莖一二次、防白濁粘着、有破爛之虞、照法療治。大約一星期、即可收功。眞有效之良方也、

治久濁法

李健頤

白濁初起、皆是濕毒爲害、多屬於熱、若經年累月、淋漓不絕、所下之濁、如淌米泔汁者、乃是日久轉成爲虛、决約筋之收縮力、不能攝固精氣、氣虛下泄故也、宜用西洋參升蔴淮山芡實蓮子牛膝萆薢等味、煎渴服之、效驗如神、

腎囊奇痒方

吳夢蘭

腎囊風、亦名繡球風、本報曾詳載其症狀與治法、今余又得一奇異效方、法以包鹽蒲包一大塊、（週圍的一二尺寬）煎水緩緩洗之、洗畢、仍將水存留、切勿倒去、稍停再燉熱洗之、一日數次、三日即愈、

治臭脚方

吳夢蘭

脚丫臭穢、無論男女均有之、襪脫後、臭氣四溢、人皆掩鼻、甚爲可厭、法以白蘿蔔（不拘多少）煎濃汁、每晚臨睡洗之、數次即愈、

治外痔方

吳夢蘭

外痔翻花凸出、用木鱉子陳醋磨之、搽敷、初覺痛甚、少項即止、痛消腫退、或用紙浸汁貼之亦可、神效之至、

讀了『獨鶴』「廢止中醫的商榷」談話後

記者

自從中央衛生會議、被少數西醫、施出狐狸精羞態、媚惑一二中央執委、濫用政治手腕、來壓迫中醫、提出根本廢止中醫議案三條、居然被通過後、引起了全國的中醫界、與唇亡齒寒的中藥界、聯合起來、站在一條戰線上、否認這種犄形式議案、報紙宣傳、文電請願、極盡呼籲之能事、究竟西醫是不是十分完備、中醫沒有科學就算是不完備而應當廢止、在這一點、本社全人、抱十二分誠意留待第三者下一公正評判、茲將在輿論界、負有相當聲譽的新聞報快活林編輯、獨鶴先生的談話、廢止中醫的商榷一文介紹於本報讀者、一棒二個瘤、不偏不倚、而對於中醫力面、重重的打了一針強心劑、（該文如下）

上略中西醫學之爭、近來日甚一日、這一回怕要到短兵相接的程度了、據我個人的意見、對於西醫、有相當的信仰、對於中醫、也有相當的信仰、這是從好的方面說、若講到債事、那麼就以我而論、中醫之害、曾經受過、西醫之害、也曾經受過、所以又可說對於中醫、有時未敢充分信任、對於西醫、有時也未敢充分信任、不過信任與不信任、依然是對於醫生的關係、不是對於醫學的關係、換一句話說、就是萬不能因有少數不甚高明的西醫誤了事、就斷定西醫是不可推行於中國、也萬不能因一部份不良的中醫殺了人、就斷定中醫不能存在、因此之故、我總以為廢止中醫這個議案、未免操之過激、

中醫之說、過於玄妙、不合科學方法、這是大家所承認的、但是中醫的奇效、也確乎有的、凡事既有效驗、其中必有一種實用、也必有一種原理、所以我們在這時候、應該說以科學的眼光和科學的方法、去整理中醫學、而不能驟然使之廢止、譬如中國的文字圖畫、手工、以及其他各種關於文化的藝術、在以前大家腦筋中不知「科學」兩字為何物的時候、幾乎沒有一樣是合得上科學的、然而無論何人、也祇好說世界革新、應以科學方法去整理國故、總不能因為中國這許多學術、都算不得新科學、就把舊有的文字圖畫手工等等、一概廢止了、以彼例此、中醫學既有數千年的歷史、和數千年來顯著的效用、總不能不認他為一種學術。一種國粹。若說一概打倒、終非持平之論、不過廢止是一件事、改進又是一件事、中醫不宜廢止、却萬萬不可以不改進、改進之道、一方面應該將中醫的學說、和治病的方法、加以澈底的研究、使之由玄妙而變為確切、由虛理而進於實驗、由非科學而成為科學、一方面將中醫的不良份子、自動的儘量剷除、方纔於中醫界自身有益、也於公共衛生、民衆健康有益、

獨鶴先生說、對於西醫、有相當的信仰、對於中醫、也有相當的信仰、中醫之害、也曾受過、西醫之害、也曾受過、這句話在第三者、以為其獨鶴先生的滑頭口吻、其實言發由衷一點不錯、我們中醫、我自己承認是有不少的害羣之馬、學術無論是新舊、都有研究的價值況且中醫學、有幾千年的歷史、和幾千年顯著的效用、都不能不認他是一種學術、一種國粹、所以『未免操之過激』『終非持平之論』這兩句話是今日中西醫戰爭的正確批評、談到『改進』這二字的確是中醫不發達的癥結、但是改進又難說了、因為習俗的關係、所以從民十四（內務部命令取締中醫）以來、中醫還是這樣的……現在好了、從根本上先改進起、換句話說、就是『學術』上先改進起、你看最近的上海幾個醫學校、——中醫專校中國醫學院國醫學院——他們拿革命的思想、用大無畏的精神、『用科學的方法』『來改進中醫學術』吾知十年後、吾中國之醫學、不將駕西醫而上之乎、

總而言之、『眞正的西醫是不反對中醫的』、『眞正的中醫是接授西醫的學術的、』這兩句話做這篇的結局、

末了、本月十七日、在總商會所開的全國醫藥團體代表大會、到者人數、會場精神、提案件數、各日報已有詳細記載、羣情奮慨、可見一斑、醫藥關係民生頗巨、現由局部問題、已關到社會公衆問題、若繼之以不幸事件發生、屆時少數西醫、與一二中央執委、應負完全責任的、

腦髓骨脈膽女子胞合論

李健頤

▲以生理學的眼光
▲說明種種構造和功能

經曰、腦髓、骨、脈、膽、女子胞、此六者、存於陰而象於地、故存而不瀉、名曰奇恒之府、夫腦係橢圓狀、色白質柔、充滿於頭蓋之內、左右兩部、上者爲大腦、下者爲小腦、下連脊髓者、爲延腦、中正有溝、內有血管播於週身之陽、外連衝脈、以司知覺運動、即督脈、及陽維陽蹻諸脈是也、其柔白質之藏於內骨內者、爲髓、髓之功能、所以長生骨骼也、然腦髓之外護者、厥惟骨骼乎、經曰、骨爲幹、蓋骨係石灰質、及膠質而成、故具堅韌不撓之性、分有頭部骨、軀幹骨、四肢骨、及趾骨等、計二百餘片、推其成因、由於腎臟生髓、髓能長骨、故腎病、則骨痿、脈即心之營脈管也、播於週身之陰、循環不已、終而復始、心之主要血管、即任脈也、其支出絡脈、即陰維陰蹻也、膽腑、六腑之一、內經列於此者、何也、蓋膽爲中正之官、有消化之能、他臟之强弱。均由之決斷焉、觀其任負之責。與腦髓骨脈無分上下、故亦名曰奇恒之府、女子胞、在小腹之內、前接膀胱、後連直腸、係筋膜組織而成、形如夾室、外有血筋環繞、根生於兩腎、體內之經血、由衝任二脈注於胞室、日生日長、貯蓄盈滿、由子宮口排出、排後則胞室空虛、宮口含開、爲生殖之期、經曰『任脈通太衝脈盛、月事以時下、故有子』或曰、男子亦有胞室、內經獨言女子胞者、蓋男子之胞、即精室氣海、循衝任二脈、營於口唇、而生髭鬚、外吸天陽、入於丹田、而長精液、爲人身之生殖原蒂、法天而屬陽、非若奇恒之府存於陰也、觀夫靈素之論、參天地陰陽之數、而配合臟腑、可謂詳之至矣、但文理深奧、註家亦不能闡微發韞、是誠可惜、

狂癲癇之研究

楊達夫

人之氣血、周身循環、晝夜不停、一失其平、則有血幷於陰、而氣幷於陽者、幷於陽謂之重陽、即狂病也、幷於陰謂之重陰、即癲病也、後世將癲狂混同論治、殊悖經旨、又有誤認癲癇爲一者、亦非也、癲爲久病、癇乃間作之病、症雖相似、治法迥異、分別論之於左、

(一)狂

原因　張景岳曰、凡狂病多因於火、或以謀爲失志、或以思慮鬱結、屈無所伸、怒無所洩、以致肝膽氣逆、木火合邪、而發爲狂、此是誠實、證非虛證也、所云其邪乘於心、則爲神魂不守、邪乘於胃、則爲暴橫剛强者、以今考之、蓋緣自腦來第十對神經、散結於心肺胃之間、故發現之證狀有如此也、西醫名爲麻痺Dementia paralytica與狂人進行性麻痺Die Progressive paralyre Der Irren 其論病因、亦謂人勞其精神、競爭生存、焦心苦慮、感動興奮、精神過度、而釀成本病、大抵上流社會較下流社會易罹此病、而荒於酒色、富於名譽心者爲尤多、若所謂此病與梅毒有密切之關係、是又一因也、

解剖　本病主要之變化爲腦髓萎縮、而與前額際爲甚、其溝深廣回轉瘦削。而腦皮質亦起變性。於硬腦膜內面、有菲薄之被膜新生間、以新舊種種之出血竈、其狀恰如出血性硬腦膜內層炎、其軟腦膜亦肥厚、處處與腦實質相癒著、其皮質之神經細胞纖維、連合纖維、亦甚消耗、而間質組織因以增殖、要之本病主要的解剖變化、卽爲神經細胞及纖維之變性消削是也、然此病變不獨於皮質爲然、中心神經節部亦呈變性、或於骨髓索(骨髓癆)及側索、(痙攣性骨髓麻痺)亦常見此變性現象也、在我國醫經脈解篇、所

論太陽甚則狂癲痰、太陽自背入腦因已標示此病與腦質及脊髓相關、但其說未詳密耳、

證狀　難經曰、狂疾之始發、少臥而不飢、自賢也、自辨智也、自倨貴也、妄笑好歌樂妄狂不休是也、此卽西醫所謂之痲痺狂誇大妄想也、 paralytischer grossenwahn 患者自視甚大、或視爲帝王、然亦有居恒鬱鬱不樂、自疑頭腦空虛、手足斷脫、或疑人將害己、而拒飲食、或號泣咆哮、粗放無禮、僨怒不顧、如此漸達於完全癡呆、外此之現象、有瞳孔變化、言語障害、振顫吐舌諸狀、並有如卒中癲癇之發作、

治法　此症當以清火爲先、或痰或氣、察其甚而兼治之、若止因火邪、而無脹閉熱結者、但當清火、宜抽薪飲、黃連解毒湯、三補丸之類主之、若水不制火、而兼心腎微虛者、宜硃砂安神丸、或服蠻煎、二陰煎主之、若陽明火盛者、宜白虎湯、玉泉散之類主之、若心脾受熱、叫罵失常、微兼閉結者、宜清心湯、涼膈散、滾痰丸主之、若痰飲壅閉、氣道不通者、則瓜蒂散以吐之、若三焦熱結甚者、宜大承湯以下之、在西醫則有以、 Chloral Hydrat 或 Amythydrat 灌腸、卽中醫用下之意也、以 Sulfonal veronae Paraldehyee （一至三瓦頓服）治不眠、卽中醫安神清火之意也、至清其飲食、禁用茶酒、廢止交接、則中西所同也、若與梅毒有關係者、則行驅梅法、沃剝 godikin 內服或注射、再中醫於此症、每用攻痰之藥、使患者吐出頑痰而愈、屢試有驗、西醫詆中人論痰、每統血中之明汁、炎症之黏液、瘡疽之膿汗、液管之津液、混雜在內、漫無區別、不合生理、不知中醫論痰、是廣義而非狹義、故金匱分咳嗽及痰飲爲二門、從肺咳出之痰也、若其他部凝聚之液體、則謂之痰飲、亦嘗區別而分治之矣、要之中醫治痰之藥、實兼能治腦、

（未完）

肝癌

孫秉公

西醫之肝癌病、卽中醫之肝氣、俗語所謂肝氣脹是也、不過西醫所言者病之形、中醫所言者病之源也、考肝爲將軍之官、謀慮出焉、肝居膈肉右方、有左右兩葉、上形圓滿、帖承膈肉、下銳披離、外凸內窩、右靠背而左枕胃、肝體有紋如密葉、迴血管繞之、散佈小管于紋內、與本體之迴血管相通、肝與胃有連帶關係、胃內之迴血管、于胃後入肝、肝癌之症、因肝體發大、致生脹痛、胆管爲其壓迫、膽液失於分泌、而各部之迴血管、亦因之壅塞而不通、致本臟之血液、瘀結而生癌、各藏之血水、滲溢入于腹囊小腸而爲臌、是故肝氣爲病之初期、肝癌與水臌、爲病之末期、或曰、癌爲肝體本臟血液病、君今强指爲氣、有說乎、余曰、唯唯、否、君知肝體之何由而脹大乎、肝體之脹大、大多因鬱怒所致、鬱則氣結、怒則氣脹、氣爲血帥、氣旣脹結而不行、斯血液亦壅滯矣、我中醫之所謂肝氣者、乃直指病灶之所在耳、

十二經外當合督任二脈爲十四經

楊如候

■人身陽經有六、總之者督脈

■人身陰經有六、總之者任脈

故督任二脈與六陽

六陰經有同等之重要

自仲景撰用素問九卷八十一難、陰陽大論、胎臚藥錄、并平脈辨證爲傷寒雜病論、合十六卷、其辨症論治制方、率以六經爲主、用闡明內經十二經之旨、軒岐功臣、此其最也、惜夫後之學者、日侈談十二經、並不知十二經之作用所在、與夫十二經之作用所出、旣昧生理、遑論病機、此非絕學失傳、良繇學者安於苟簡、置古經而勿治也。何怪外力侵入。反以我國經脈之說爲不足憑耶、

斯曾先師所不及料矣、夫十二經者、人身精氣血液循環之道路也、其自內而外、何緣駕動脈而行、其自外而內、何緣乘靜脈而返、必有具此能力者、以爲精血總司、故陽經有六、總司陽經者、則督脈是也、陰經有六、總司陰經者、則任脈是也、知此二脈、而十二經之神機妙用始著、此滑氏伯仁所以取奇經任督二脈、作十四經發揮也、以近說證此二脈、其神經乎、蓋督行於背、生於腦脊、動物性神經也、任行於腹、連於臟腑、植物性神經也、列圖於左、

督脈在背、總制諸陽、謂之曰督、爰取神經系圖以證明之、（圖從略）

此借以證督脈、督脈主先天精氣、外人稱曰動物性神經、

任脈在腹、總制諸陰、謂之曰任、爰取交感神經圖以證明之、

（圖從略）

此借以證任脈、任脈主後天血脈、外人稱曰植物性神經、

昔唐容川內經精義。以督脈當腦筋、以任脈當總脈管。取西人腦筋及脈管二圖、以證明其說、余謂唐氏以督脈當腦筋是已、以任脈當總脈管則非也、考經云、衝爲血海、又曰衝爲十二經之海、是總脈管屬之衝、不屬之任也、何言之、自昔稱督脈者、曰陽脈之海。是指六陽經而言、任爲陰脈之海。是指六陰經而言、皆不得以衝脈爲例、衝則總制十二經、爲十二經之海、經有明文可證、其爲總脈管也無疑、故余以總脈管屬衝、不屬任也、或曰然則子以任脈亦爲神經有證乎、曰有、王冰云、今甲乙及古經脈流注圖、經以任脈循背者、謂之督脈、自少腹直上者謂之任脈、亦謂之督脈、任督名稱可以互通、督係神經、任脈當亦與同、此其證一、千金方論小兒百日任脈生、能反覆、則任脈主運動可知、知識運動、關於神經、此其證二、且任脈與衝脈在經尤有顯然一切明證可以論定之。上古天眞篇曰。女子二七任脈通、太衝脈盛、王冰註衝爲血海、任主胞胎、惟衝爲血海、經是以衝脈盛言之、任主胞胎、經是以任脈通言之、蓋以衝爲大動脈幹而以任爲輸卵管也、是其證三、有此三證、則以督脈在背爲動物性神經、任脈在腹爲植物性神經、又何疑焉、

談狂犬病和施救法

湘君女士

現在春天到了、百物萌動、犬是利用嗅覺的靈敏、到處亂嗅、容易受毒發狂、人們千萬當心、不要被牠咬了呵、狂犬病、又名瘋狗病、是獸類中一種很重要很危險的病、這病不獨能由一犬傳染他犬、而且人被咬了、也就同瘋狗一樣的發狂、終至有性命的危險、因爲患犬的唾液、含有毒質、就由咬傷的地方、侵入神經、漸漸達到頭腦、刺激了神經節細胞、漸漸的變性、所以變成了痲痺的現象、有時人或受了患犬的咬傷、暫時雖不發作、但牠可以潛伏許多時候、方始發動、牠的潛伏期限、有到幾星期以後纔始發作、也有只幾天的、病狀的經過、可分爲三期、第一期名叫不安期、就是初顯的時候、犬的舉動一變、呈一種不安狀態、容易發怒、形像頑獰可怕、食慾也隨着亂起來、不吃普通的食物、專吃布片木屑玻璃片草藁土石等類的東西、和自己的糞尿、同時咬傷部分發生奇癢、常常以舌舐牠的傷部、第二期名叫狂亂期、這期距離初期約三四天、即發躁癲狂以及痙攣等現象、設或索繫時、必定要咬斷繩索逃逸而去、若在戶外時、就東奔西走、沒有一定的目的、或作捕蠅一般的舉動、或是自己咬牠的肢體、聲帶受了痲痺、也就變成粗啞了、第三期名叫終末期、這期是病的末期、患者神經至痲痺更甚呈一種抑鬱的狀態、形體更覺消瘦、猙獰可畏、凝瞳虛視、下顎下垂、不能嚥下、後肢及尾等、次第痲痺、漸漸衰弱困憊、約經五天至八天即行死亡、（錄青光）

以上說狂犬病的原因、和病狀、非常的透切、但其治療、太簡單

了、今天不妨拿施救的方法、寫在下面、

(1)試毒法

大凡被狂犬咬傷、何以知其毒之輕重、(一)以豆豉研末香油調丸、或用水缺脚泥、團丸如彈子大、常揩拭所咬處、揩開看丸、內若有狗毛茸茸者、此係毒氣已出、易丸再拭、至無毛爲度、(二)以生桐油生黃豆探之、若吞之而甘芳、絕不作嘔者毒已成也、探之而作嘔欲吐者、毒未成或已盡也、

(2)外治諸法

被狂狗咬傷者、最怕是毒陷、宜急用清水、或濃茶、或人尿、或鹽湯、於無風處洗淨汚血、用手拍打左右、使毒血流盡、膚成白色、再用黃土和水揑成團、向傷口旋滾數十次、如被咬而未破、皮有傷痕賁腫者、或瘡口乾者、須用磁鋒或銀針刺出惡血、照前洗盡、用黃泥丸擦之、然此法爲傷輕者道也、傷之甚者、須用拔法拔之、其法用燒酒壺兩個、盛大半壺燒酒、先以一壺置火上燉熱傾去酒、即按其破傷瘡口、拔出黑血水、滿則自落、再以次壺燉熱、仍按瘡口、輪流提拔、以盡爲度、其症立愈、

咬傷之處、汚血去淨後、宜用麝香研末敷之、貧者以玉眞散代之、(玉眞散方、用白芷南星、羌活、天麻、防風、各一兩、白附子十二兩、研爲細末、唾津調敷、如潰爛不已者、用熟石膏二錢、黃丹二分、共研極細加入敷之、)切忌驟用生肌收口諸藥、如毒仍未盡、則用艾絨裹麝香、捲成條、約七寸、切大蒜一薄片、貼患處、將艾絨燃之、燃畢去蒜、傷口必出鮮血、隨敷以定風散、(定風散方、用生天南星防風各等分、共爲細末摻上、)亦不可驟貼生肌藥也、將愈之時、肉必作癢、切忌指抓、以油燈芯刺灸之、即不癢矣、所謂刺灸者、將燈芯對傷口刺之、如蜻蜓點水、然不可久燃、致傷其膚也、

以上所述咬傷治法、爲初被咬者設、若遲遲失治、毒漸內陷、煩亂腹脹、口吐白沫、傷口紫黯、細看其頭頂、必有紅髮數莖、急宜拔去、速用胡桃殼半邊、以人糞塡滿、罨在咬處之上、著艾灸之、殼焦糞乾則易之、灸至百壯、以玉眞散唾津調敷、次日再灸、漸至三五百壯爲度、蓋灸法能舉陷而散毒、但必用人糞者、以濁導濁、所謂衰之以其屬也、此證雖惡、但看灸時著艾之初、便覺心醒、其驗可待、灸後治法、一如前例、

(3)內服諸方

至於內服之方、古人多倚毒烈之藥、殊屬不當、惟藥性冲和、功善解毒者宜之、當被毒後、先服白糖飲、或以蜂蜜甘草湯、以護其心、臨臥飲蟾酥酒一小匙、(蟾酥酒方、用大蝦蟆數枚、每重半斤爲率、愈大愈妙、每枚以眞麝香塡入口內、每枚用麝香八分、大者用一錢、納入後、紮緊其口、投磁罎中、每蝦蟆一枚、加膏粱酒二斤、以此類推、於每年端午日午時、如法炮製、將罎封固、過七日再將蝦蟆取去、仍蠟封其口、遇患者以酒飲之極效、)飲後加被露首而眠、俟汗出如漿、毒氣即解、平時以紫竹根煎湯代茶、此物爲治犬毒聖藥、能引毒下行、極平淡而絕不尅伐、至七日晚間、即服蟾酥酒一小匙、如此每晚必服一小匙、至毒下始止、或從中毒日起、每中晝臨睡、各服蟾酥酒一小匙、七日能止、即可無患、

(4)效方彙錄

被犬咬傷後、急於無風處以冷水洗淨、即服韮菜汁一碗、隔七日再服一碗、四十九日共七碗、外用胆礬末敷患處、

先用米泔水洗傷處極淨、再以杏仁口內嚼爛敷之、以帛束之、即瘥、

杏仁四十粒、去皮尖、雙仁拍碎、桃白皮切二升、以水二升、先煮桃皮取汁一升、去渣、下杏仁、再煮減半、溫分三服、得吐乃

效、地榆二兩、搗羅爲散、每服二錢、溫水調下、更將末塗瘡口良、

談疥瘡

趙朋

疥瘡一名癩疥瘡、通常社會中人、害這種病的很多、雖然不是一種重要的症候、可是互相傳染是很容易的、現在我們可做個譬喻、好像一個人家、有一個人患了疥瘡、不到半個月、能使全家的人、沒有一個人可以不會傳染到、一家的人還是少數、如過在學校裏邊、人數衆多、朝晚又接觸在一處、那麼他的傳播機會繁多、沾染這病更加多了、

疥瘡既然這樣利害、我們非考察他的原因不可、考他的原因、是由一種疥瘡虫、這種虫也分雌雄兩性、不過雌虫比雄虫稍微大些、如過把顯微鏡來觀察他、可見種虫的背部高凸、而肚腹平坦、恰與甲魚的形狀相同、虫的表面上、有很銳利的刺、有脚四對、前後各兩對、有的人不明白這種緣故以爲疥瘡由濕氣而發、不免誤會了、

這種疥瘡虫、最喜寄生在人體上、等到寄生以後、那虫就穿孔在皮膚層下、棲息皮膚裏面、挖起洞來、於是使皮膚上生出劇烈的瘙痒、因爲劇痒而爬搔、皮膚上面就生出粒狀小疱來、把手指壓他、就有水傾瀉出來、這是指輕的疥瘡而說的、

至於重篤的疥瘡、皮膚上生出顆粒膿疱、裏面釀有黃而帶綠色的膿汁、和傳染病中的天花差不多、講到疥瘡的症狀怎樣呢、病人每於薄暮時、發輕微的熱症、精神不舒服、夜裏睡在床上、搔痒難堪、雖然到血肉淋漓而不惜、這是害疥瘡症的、最易顯見的症狀、

疥瘡頂容易發生的部位、多般先是手上兩指間的孔隙中、和腕關節的屈曲面、此外腋窩、陰囊、臀部、臍周圍等、至於頭髮部內及顏面足蹠等、雖不容易發生、但是皮膚軟弱的人、也有的、

疥瘡的預防法、第一不可和患疥瘡的人接觸、病人的衣服、切不可穿着、生疥瘡人的牀褥和客店的被褥、更是不可以賃用、因爲這些物品、都是傳染疥瘡的利器、

已經害了疥瘡症的、應該趕緊用藥療治、又當每天換衣服、換下來的衣服。應該把極沸的水煮燒。經過這一番手續、然後可著上、患疥瘡的衣服、萬萬不可和尋常人的衣服、置在一處洗濯、不然又要把疥瘡虫傳染他人的衣服上、將生同樣的毛病了、須要十分注意、手巾和被褥、都要用高熱度消毒、此外對於病人要用根本治療、就是用硫黃粉、患病者須先用棕刷抹上些藥水肥皂、用力刷洗生疥瘡的地方、等到洗好了以後、把患疥瘡的皮膚上、每天兩次濂抹硫黃油膠、把疥瘡虫藥死、擦藥時、須十分用力、使油膠擦入爲度、如過不把油膠盡力　入、雖能治愈、帷時日要延常、這樣按日調理、使疥虫殺死、不到幾天、已可完全告痊、亦不要用別藥、浪費金錢與光陰、已能拔除他的病根了、要之疥瘡是最易傳染最逼發的皮膚病、這種醫法、是治疥瘡最好的法子、害疥瘡的宜十分注意才是、

好用熱藥忌用涼藥之害

李健頤

病寒宜熱
病熱宜寒
醫者治病當察病之情因人之質不可偏執不然即失乎中庸之道未有不僨事者

孔子曰不偏之謂中、不易之謂庸、中者天下之達道、庸者天下之正理、夫行道爲然、而醫學亦何獨不然哉、世之醫者、好用熱藥

、忌用涼藥、不察病者是熱是寒、遽投熱劑、偶一獲效、便自居功、苟無效、亦不知改變方味、驕意用熱、至死不悟、噫視人命之輕、果如是耶、雖然水能沒人、而火亦能焚人、水火之害、其理一也、夫人之病、或因寒、或因熱、或素體常熱、因病而轉成寒症、或素體常寒、因病而轉成熱症、蓋以受氣之變化不同所使然也、醫者須審察氣之生源、及傳變之轉機、應熱應涼、因病用藥、即能應手立愈、不然、若孜孜用熱、則不特非合于治法之規則、且有害于病者之身體矣、夫涼藥既屬有害、豈熱藥獨有益乎、熱涼二藥、不過救目前之急、非久服之藥、若不審其奧、用之中肯、未有不顧此失彼、而失中庸之道耳、

胎前產後之攝生

李文瑞

妊娠乃婦人必經之階級、而生產要亦難免之事實、夫女子自出閣、(約二十歲)以至四十五歲、(平均女人、約至四十五歲而月經終止)之念餘年間、妊娠分娩、循環不已、當此期間、實爲婦人苦樂交替之生活、妊娠往復之時期、因之其體態之變換與強弱、亦無日不在循迴周轉之中、此時若攝生而得其道、則夫婦兒女、庭樂怡然、失其道、則病魔孿乘、畢世不休、一轉瞬間、而禍福天壤、豈不大可注意也耶、茲於本報報端、敬與閱者一談此孕婦與產婦所應注意之攝生事項、

(甲)孕婦之攝生

(1)孕婦之生活與運動　夫妊娠乃生理的自然機能、故妊娠中之生活、仍宜保持向來之習慣、惟過度勞動、長途跋陟、或荷重提舉等事、暫宜禁止、然爲爽暢孕婦之精神起見、每日可行適宜輕微運動、憂思雜念、概應避免、

(2)孕婦食物之選禁　食物應擇易消化而富於滋養料者、一切有刺激性之食物、如芥子、椒辣、酒類等、皆在禁例、

(3)孕婦大小便之注意　大便宜有定時、每天一次最好、若覺便秘、則早晨行適當之運動、飲冷牛乳、或一杯之冷開水、以促其排便、其不慣冷飲者、不妨以水果代之、其他可服結晶之佳見斯泉鹽、硫酸鎂等緩下劑、或灌腸、若峻利之瀉藥、非所宜於孕婦也、

(4)孕婦乳房之清潔　孕婦之乳房、每日宜用冷水、或酒精淨拭一二次、若乳嘴(俗呼奶頭子)之發育不良、或陷縮者、(此因平時緊束胸乳所致)更宜設法提舉之、

(5)孕婦入浴之注意　妊娠之後半期、(約妊娠第五月後)宜常入浴、水之溫度應適中、過冷太熱、均不相宜、

(6)孕婦精神之修養　孕婦精神宜安靜、而又以妊娠之初期爲然、凡可惹起其精神感動之事項、殊宜極力避免、爲防孕婦之因精神感動、而致失神或卒倒起見、遇公共羣集之所、(如戲院會場等)毋輕涉足、

(乙)產婦之攝生

(1)產後之靜臥　產婦以安靜心身爲第一要義、故產後至少須有兩週之靜臥、俾生殖器恢復原有狀況、

(2)產室之清潔　產室要廣闊清潔、更圖空氣之流動、

(3)食物之選擇　初宜進易消化、富滋養之食物、漸還其平常進食之習慣、

(4)便道之整理　大小便毋任祕結、設至產後之第三日、而大便仍不通暢者、最便之法、以麻油和白蜜、白開水沖服、則大便自通、

(5)產婦之臥位及乳房之清潔　產後三日、而子宮之收縮不良者、不宜側臥、反斯、雖得側臥、亦應兩側交換、十數日後、雖可作暫時之起立及試步、然離褥須徐緩、防其卒倒與肢暈、授乳之前後、仍宜用清水拭其乳房、以保清潔、

（6）惡露之注意　產後若發現惡露者、宜注意其量色及臭氣、苟量多而氣臭、且帶濃樣色澤者、是產後創傷傳染之證兆、應速延可靠之醫生、施適當之處置、萬勿因循苟語、致遺無限後悔、所盼禱也、

保姆應有底資格和職分

克希

在今日家務繁雜的主婦、或供職社會的婦人、不能分身護育他們的嬰兒、僱用保姆是必要的了、保姆的職分、是保護小兒、教小兒游戲、助小兒的身體發育、引小兒的智能自然發展、使小兒勿染惡習、導小兒向善的心、也就是担負母親同等責任的人、他的職分是這樣的重要、僱用的人就當要格外審愼了、但現今人家所僱的保姆是怎樣的、大略都是些無知無識的女僕、這種人那裏還曉得保育的道理、小兒的利害、就是使小兒不致終日哭啼啼、也就不多得啦、有些性情不好的、還要將小兒打罵呢、將小兒的生命付託在這種保姆手裏、眞危險咧、這樣的保姆簡直是挫折小兒生命的罪犯罷了、嬰兒好比一件未着色潔白的東西、他將來的色彩如何、在嬰兒時代關係是最密切的、假使保姆的性情不良、言語不伶俐等、都有很大的影響於嬰兒本身、所以保姆的資格、不祗在知保育的道理和小兒的利害就了、各方面也要合格方好、保姆的資格條述於下、

（一）性情……溫順、忍耐、小心、親切、愛情、

（二）年歲……十八以上四十以下、

（三）容貌……清潔端誠、

（四）言語……清楚伶俐、

（五）體育……身體強健和沒有傳染病、

（六）知識……略受教育（在幼稚園受過保姆教育或當過保姆）

照上資格的保姆、在我們的國裏是很少很少、但第一條至第五條能合也可、第六條（知識）可以隨時教他、今將保姆職分應知事項、分述於下、以作做父母的人們或保姆的參考、

（一）衣帶不可搏束太緊、以免阻礙呼吸、和筋肉的活動、

（二）不可負背、以免防害胸廓運動筋的發育、

（三）時時查察有無病兆、

（四）勿誤飲食的時間、和大小便的定時、

（五）注意天時寒暖加感衣被、

（六）遊戲須在陽光充足、空氣清新和無危險的地方、

（七）常常領至公園海岸山邊遊玩、使小兒觀察自然物、引誘他的美感發展、

（八）勿教難學的言語、

（九）勿忘反小兒的自然心思、須助他的心趣、

（十）小兒問事宜和藹回答、

（十一）不大危險或不十分骯髒、則不必禁他的活動、

（十二）講解可爲小兒模範的言行或故事、

（十三）勿以可怖的話恐嚇小兒、

（十四）勿使小兒養成惡習、

（十五）隨時隨地引起小兒的同情心、

（十六）勿以虛言騙小兒以防效尤、

（十七）須保存自己的威儀勿使小兒輕侮、

（十八）須依小兒舉動的進退、勿挫折他的自決心、

（十九）小兒害怕的事、宜給他解釋、使他不怕、養成果敢的心、

（二十）遇有緊急的事、須即告訴小兒的父母、

（廿一）教以家庭教育、

男女性之變態

王錫光

男的有天、揵、妬、變、半之分

女的有螺、紋、鼓、角、脈之別

世人性別、祇分男女、此理之常、予幼時每聆老人言、人類中有五不男者、雖男形而不成爲男、五不女者、雖女形而不成爲女、予不解所謂、問之老人、亦不知究竟、及予學醫、留心考察醫籍、亦未覩及所以、偶閱夜雨秋燈錄、只載有五不男一篇、曰、五不男者、(天)、(揵)、(妬)、(變)、(半)也、任衝不盛、宗筋不成、謂之天閹、曰(天)、値男卽女、値女卽男、曰(揵)、男根不滿、似有似無曰(妬)、半月能男半月能女、曰(變)、雖有男根、不能人道、謂之陽痿、曰(半)、此五等人、狀貌血氣、本具男形、惟衝任二脈不起、似男而不成男、爲父母者、誤認爲女、至十六歲二八之年、氣起神旺、陽事興矣、若鬱不得發、即有病甚至篤而死者、幸遇名醫充以妙藥、誘其所欲、自然陽莖突出、不復女矣、吾意五不男中、除天閹外、皆可以藥救也、奈世鮮精其技者、嗟哉、夜雨秋燈錄、又載吳人葉天士先生、曾有蘇富翁女、及笄病篤、翁無子、只一女、雨以千金爲壽、丐天士診之、天士笑曰、非病也、肯以若女爲我女、且從我遊、宿吾家、病當愈、而以壯健者還君、翁曰、固所願也、天士攜歸、另潔密室、使美婢伴之宿、日給甘旨藥餌、如是月餘、女果病愈、而肥健異常、且與婢跬步不離、一日天士佯作厲色、喚婢詢之、婢泣曰、先生使婢伴姑宿、豈料姑實男身、先生命婢惟姑所欲、今又以辭責我、此婢之所不解也、天士笑曰、吾姑試汝、吾豈責汝哉、翁知之今媼往驗、果偉男也、翁往拜天士之門、感至泣下、天士遂以婢爲己女、因正式結婚焉、此蓋五不男之一也、日給藥餌、壯其衝任、使近女色暢其所欲、遂復男形、天士所給之藥、其房中術歟、此一段佳話、未知宜瘦楳先生之墨花耀燦耶、抑果有其事耶、至其所言之五不男、謂是(天)(揵)(妬)(變)(半)、條分而縷晰之、此可補醫籍之未備、因知博覽羣書之有益也、按此段、並非照夜雨秋燈錄原文全錄、實仿其大旨、至五不男之分別處、全照原文、

予記五不男一段後、有友見之、笑曰、君祇記五不男、至五不女者、又何以分別耶、予以未見諸載籍對、然予心終以爲缺憾、一日、先父蘭亭公訓予曰、醫者九流之一、豈數十卷醫書、而粗知診理、便謂可以售術活人、實自欺也、汝喜讀閒書、而閒書以星相兩家之言、與醫理有相輔行者、盍暇時一覽之乎、予唯唯庭訓、因涉獵於水鏡柳莊麻衣、一日、又讀神相鐵關刀、內載有五不女一篇、予讀之而喜、可與夜雨秋燈錄所言合之、稱爲全璧、因亟命筆記之、以續前記所未備、以補前言之缺憾、兼記先人之言、嘉惠於無窮也、原文條晰曰、五不女者、(螺)(紋)(鼓)(角)(脈)也、(螺)者、陰戶內旋、有物如螺也、(紋)者、竅小、卽實女、(鼓)者、無竅如鼓也、(角)者、陰內有物如角、則陰挺等是也、(脈)者、或全無經水、俗名旱身、或一身經水不調、或崩帶漏下之類也、凡以上五者、皆不能生育、故曰五不女也、二書合之、可以證五不男五不女之非虛、亦以釋曩者之疑團、至其言果何所本、尙須質諸大雅君子、有以敎之爲幸、

自然界之六氣

許半龍

我國醫學、往往以人體生理之現象、與自然界之現象、貫通一氣、又以人類之疾病、半因自然界六氣刺戟之反應、如以寒熱燥濕表溫度之升降、及氣壓之高低、更以風字表溫度氣壓劇變時之病因、對於病源菌及寄生動物之生滅、概與自然界之溫度氣壓有關、都含於六氣總因中、且其侵襲人體、而人體所以不能排除或殺滅之者、皆因外感之故也、

民間治療

太原醫室驗方

郭志道

眼癬膏

眼癬一症、係眼皮紅爛也、用此膏斂于眼皮上、二三日可痊癒、煅胆凡三分　煅月石三分　製甘石六分　飛硃砂一分　西牛黃一分　梅花冰片一分　白齊粉二分　杜礎與麝香一分　蜈蚣五個、共研細末、雞子黃燒油調敷、

爛皮火丹

北赤豆二錢　綠豆二錢　麪麥粉三錢　川黃柏錢半　蚯蚓粉四錢（在韭菜田則佳）氷片二分共研末、香蕉根、俗名水芭蕉、打汁調敷、

一把捉

此丹未成即消、已成即潰、潰後拔毒生飢、兼治足上一切雜症、奇驗異常　粉五靈二錢　製乳香一錢　明沒藥一錢　靈磁石五分　蜈蚣一條　丁香三只　蜂房五分　龍衣五分　雄黃一錢　阿魏錢半　月黃錢半　氷片二分　射香一分　研細末、聽用、

癬瘡方

紅癬用紅糖、白癬用白糖、擦患處、屢驗、

鼻癬方

柿子或柿餅常服可愈、因此物能清肺火之故、

急救冷麻痧法

冷麻痧症、危在旦夕、若治之無法、最易誤人性命、今夏永盛機廠、小工患此症、用此法救活多人、　生芋刮去皮　生食、味甘而美、是冷麻痧、食至味辣、則症癒矣、

治氣虛白濁方

吳夢蘭

用白茯苓一兩、黃芪、(鹽水炒)五錢、共爲末每服一錢、白開水送下、半月全愈、

治腎虛白濁方

吳夢蘭

用五味子一兩、炒研末、好醋糊丸如桐子大、每服湯下三十丸

治脾虛白濁方

吳夢蘭

用羊脛骨灸灰一兩、姜製厚朴研末二兩、麵糊丸桐子大、米湯下二十丸、早晚各服一次、

治虛勞白濁方

吳夢蘭

用羊骨擂末、酒服一小匙、日服三次、陳效、

治淫痰白濁丹方

吳夢蘭

用牡荊子炒爲末每服二錢、除酒送下、

治小便如甜方

吳夢蘭

用兎絲子酒浸二兩、共爲末、白石脂二兩、土瓜根、桂心、牡礪各一兩、共爲末、每服二錢、以粥飲湯調服、

治小便如膏方

吳夢蘭

用苦楝子、小茴香、等分炒爲末、每食前酒服二錢、

中西醫眼科觀

李雲超

中醫之治眼疾內服外治法至週密器械完備手術敏靈豈西醫之注重外治或執一法而不知變通者所可同日而語哉

異哉、長舌西醫信口雌黃、謾詆中醫、不明病理、不能愈疾、設有治驗或歸之于幸中、或歸之病者自然療能之力、非醫治之功、鄙人聞之不勝駭狂、竊維中醫之長于內科、國人皆知、毋庸李某代誇、然眼科一門、國人鮮有知其長者、故余特將中西醫眼科大概治療法表而出之、孰長孰拙、自有公論、俾長舌西醫、有所悔悟焉、夫眼疾甚多、片紙何能盡載、姑舉最普通之赤眼而言、西醫最普通治法、有Solution, Acid'Boric.洗眼、Zinc. Sulph. Sol. 1%或Protargol'Solution. 5% or 10%及Argyrol. Sol. 5% or 10% 等滴眼退紅法。中醫外用有烊銀管及清涼眼藥。除二陽四與甤仁等退紅法、眼紅而有蟲、西醫用Argent Nitricum及Coppric. Syp Lh或50% or 20% Sol Protargol 殺蟲退紅、中醫則用紅升藥、綠礬、白升等殺之、若紅而腫、西醫用1:1001 1:500 llng. Hydrargyri. D×ideye llow. 以退紅消腫、中醫則有六千分之一或四千分之一之黃升藥以治之、此皆紅眼一門大概普通之外用藥也、若言其變、西醫有用Atropin. Suph & Homatropin. Hydrobrom. -Hydrargyri. Percworid 1in 1000等、中醫則有六味地黃、知柏八味等、例外治法、言之甚繁、限於篇短、遂止于斯、顯中西外用與變法之比較、既如上述、中醫實不亞于西醫、然中醫尚有普通紅眼中之種種內服藥、視眼紅之何屬而定方、如以風熱而紅者、用表散之藥、因勞力過度體虛而紅者、用補藥以退之、因肝熱而紅者、用龍膽瀉肝湯以治之、因心火而紅者、導赤散以清之、因胃熱而紅者、三黃湯瀉之、因肺熱而紅者、瀉白散以泄之、而西醫則無之、此中醫之長於西醫也、或曰內服、果中法優于西法、然而手術則西長于中歟、曰爾只見普通一班中醫眼科無手術、意爲中醫眼科無手術、夫普通之中醫、可以代表吾中醫之眞術耶、然則足以代表者何、曰其惟專家乎、余嘗見眼科專家余君、其治烏精內障、及胬肉攀睛、雞冠蜆肉、胞肉生瘡、瞼生風栗等、舉能施各種手術以治之、又有瞳神內翻、彼能一針打轉、使之復明、兩目清盲、能用內服藥使之復明、種種妙術奇法、有非筆墨所能殆書、由是觀之、中醫眼科手術、如此其高也、用藥如彼其周也、豈長舌西醫之所能及乎、余慕其技、昨赴訪、視其種種手術器械、其刀有三角式、有小圓中有孔、有尖開如條形式、有彎形、有針形、備極精緻、不勝枚舉、且夫眼科一門、庶人皆以爲西美而中劣、詎知夫中醫之精妙、有駕乎西醫之上、則內科一門、更無論矣、惜乎、能得盡中醫歷來之全術者、絕尠耳、愚悲中醫之式微、惡西醫之狂詈、聊以告我同胞、俾知眞眞中醫之醫術不弱、並使詆誣者知所自斂也、

狂癲癇之研究（續）

楊煥文

(二)癲

癲本作顛、說文訓爲頂、爾雅釋言顛頂也、註疏謂頭上也、頭上者腦所居也、顛加疒爲癲、癲病之爲腦病也、固無疑矣、

原因　癲病俗謂之失血風、多因抑鬱不遂、侘傺無聊而成、必經蓄熱、或痰閉氣結者、亦能致此病、又兒在胞胎、其母卒受大驚、能令子發癲、謂之癲子、西醫則以癲癇Nosdure gaclr Epilepsie Fallsucht認爲一症、

解剖　患癲者、其腦之黃白漿必少而壞、其腦血衣亦必腫厚、近

血管處幷有黃點、其腦筋衣則積有多水、與頭骨相離、衣多明汁、兼有血水、附近血管或變油質、或變膠狀、而腦內各房前後俱脹大、大腦內迴紋均縐縮、後面尤甚、久則攣瘓、其腦衣多壞、甚或發炎、而延及小腦、

證狀　患者精神恍惚、言語昏瞀、終日喃喃、時明時昧、行動猖狂、喜怒不常、有狂之意、而不如狂之甚、

辨證　癲屬陰、狂屬陽、癲多喜、而狂多怒、狂爲痰火實甚、癲爲心血不足、

治法　此症治法宜清心安神、兼降痰、用牛黃丸麥門冬丸茯神丸諸方、大致雖同於治狂、然狂爲實火、宜乎攻下、則益須安神養血、西醫則多用痲醉興奮之劑、詳見癇症、

（三）癇

醫言曰癇、病發則現種種症候、過則恬爲平人、乃病間也、故字从疒从間、

原因　癇病由于驚動臟氣不平、鬱而生痰、閉塞諸經、或在母腹中受驚、或幼小受風寒暑濕飢飽失宜、逆於臟氣而得之、要不外陰陽二種、心腎虛却者、症多陰癇、痰火上逆、痰涎壅塞、心包絡經脈阻閉者、症多陽癇、西醫謂此症以遺傳爲必要之原因、並謂此外如兩親之飲酒黴毒、分娩困難、頭部外傷、精神感動、以及鼻腔咽頭並耳內之茸腫腸寄生蟲子宮轉位等反射作用、而感應腦髓亦爲本病之原因、

解剖　此證腦內病狀初無一定、年久者每有頭顱傷損、腦衣實厚、腦漿太多、或不足、腦內生瘤、或腦厚、一說爲自腸管發生之自家中毒、

證狀　癇病發則卒然側仆、口眼相引、手足搐搦、背脊強直、舌有咬傷、口吐涎沫、聲類畜叫、目瞳子大、手足顫掉、搖頭口噤、甚則如死人、遺溺有頃乃解、

辨症　癇與中風中寒中暑尸厥等仆倒不同、癇病仆時口中作聲、將省時吐涎沫、省後又復發、時作時止、中風中寒中暑尸厥之類、仆時無聲、省時無涎沫、省後不復再發、間有發者、亦不如癇之甚也、

治法　中醫治此症大別有五法、一曰清神、用犀角、羚羊、牛黃、鬱金、連翹之品、二曰豁痰、用控涎丹滾痰丸之類、三曰祛風、用天麻、全蝎川芎之品、四曰降、降而涼者琥珀、精元石、海石等、降而鎮者、金箔、沉香、硃砂、紫石英等、降而通者、大黃、麝香、白礬等、降而斂者、五味、龍齒等、五曰補、補氣用參耆、補血用歸芎、補陽用桂心鹿角膠、白附子、補陰用二地等、又凡此症之不甚重者、用定癇丸、頗能有效、惟時久則難治、此症以臭素劑爲最有力、亦有用士的年治者、士的年者、木鼈子精也、木鼈子亦名馬錢子、王清任有龍馬自來丹一方、用馬錢子地龍香油爲丸、與西法吻合、

陽絡傷則血外溢陰絡傷則血內溢

吳夢[illegible]

血外溢者鼻血也
血內溢者便血也
同屬絡傷而有陰陽之分
同屬血溢而有內外之別
此中實具至理

治病之法、察其病狀、審其病所、究其病原、斯得之矣、然倘有病之所以然之理焉、如經云、陽絡傷、血外溢、陰絡傷、血內溢、以言乎病狀、則血內外溢焉、以言乎病所、則由于絡傷焉、以言乎病原、則絡有陰陽焉、乃同是絡傷、同是血溢、其所以分陰陽內外之理、即經旨亦未明耳、吾以爲經旨雖未明、而實則言簡而意賅之也、何也、經之下文、不更云乎、血外溢、則衄血、血內

溢則後血、夫衄血者、鼻血也、然血之所以由鼻而出之者、以太陽之脈、起于目內眥、上額交顚、陽明之脈、起于鼻、交頞中旁、少陽之脈、起於目銳眥、上抵額顱至巔、三經互相貫通、使三陽之絡、或有所傷、其血必不能安于脈中、而妄行氣分、陽從外出、勢必血從陽經、併督脈而由鼻外出、所謂陽絡傷則血外溢者是也、後血者、便血也、雖便血有腸風臟毒之分、其本皆由于熱傷三陰之絡、何言之、心生血、肝藏血、脾統血、若此三陰經之絡、既被熱傷、則肝不爲藏、脾不爲統、而陰從內出、其血必內入腸胃、而下從便出者矣、所謂陰絡傷則血內溢者是也、然後知血藏于臟內、行于脈中、軀殼之外、不可得見、自非有損傷、不能爲病、雖損傷之道、亦不一端、有傷及于府者、有傷及于臟者、今第就經文衄血後血論之、以內外言、陽主乎外、陰主乎內也、以陰陽言、三陽之絡、三陰之絡也、由此觀之不特察其病狀、審其病所、究其病原、而病理亦盡之矣、

論消渴

張汝偉

▲大綱分上消中消下消

▲中消之中又分熱中寒中强中

消渴一症、其病甚重、其因甚複、歷來醫家多模糊影響之談、無射矢中的之法、近來嗜欲益多、精液益耗、此症亦因之而日多、愚詳察病理、徧考方書、參以閱歷略得統系、不敢自秘、謹爲論說以明之、按消渴一症、西醫謂之糖尿病也、其原因爲內臟積熱不化、滯於脾中、脾中之甜汁、腐而發酵、熱甚則消爍肌肉、津液被竭、精血耗散、致上則頻渴、引水自救、中則脾不運樞、下則溺數不止也、大概當忌糖類及助熱之品、消渴之症可分三種、一曰消渴、(即上消)二曰消中、(即中消)三曰消腎、(即下消)上消屬心及肺、中消屬脾及胃、下消屬腎、而中消之中、更分爲三種病症、曰熱中、曰寒中、曰强中、今將六種之病狀分列於後、

(一)消渴、其症心虛煩悶、或外受暑熱、肌膚黃瘦、手足心熱、小兒尤多、小兒或因中間斷乳、內積鬱熱、尤易生此症、大人則因多食炙煿及辛熱、飲酒過度者、其狀口乾引飲、時刻飲水而不能解其渴、又當分飲而小便不利、及飲茶水一杯而小便二次者二種、以上症輕、宜眞珠丸、蓯蓉丸、滋肺柔肝、增液泄熱、下症重、則宜於上法中、加入益氣之品、

(二)消中、多因脾胃憂思而生鬱熱、外傷暑熱、或素性喜食鹹物及麵食、鹹性乾燥、麵含斂毒性、脾胃之甜汁液被灼、惟餘陽明之火、所以飲食倍常、一食即饑、稍饑即食、胃中大病莫可名狀者是也、其大便反堅、小溲則無度、愼不可用一味攻滯消積之藥、宜大泄胆火以清營熱、

(三)熱中、其因同消中、但多胸中痞痛、有口不渴而小溲多於渴飲者、亦有心神不甯、遇事驚惕等症、甚至外發瘡瘍、宜甘酸化陰、辛苦並進、養胃和中、

(四)寒中、因中氣虛乏、心中嘈雜、時時欲食、食而即吐、吐已復食、食下又吐、狀同反胃、反胃是本不知飢、强食即吐、此則胃欲食而不能納、治法非惟與反胃不同、且不同治各消症也、宜大劑溫中、猛補脾胃、

(五)强中、因色慾過度、或服丹石壯陽之方、致眞氣已脫、藥毒從陰分而發、致心煩渴飲、胃食倍常、陽物常挺硬不軟、不交精出、此症最重、治宜解毒清火、先清肺熱之化源、繼投養陰以熄火、

(六)消腎、其起因病狀與强中相似、由年少之人、權不能房事、慣服壯陽之藥、或因所欲不遂、內經所謂二陽之病發心脾、有不得隱曲、女子爲不月是也、其狀唇焦口乾、精溢自出、小便多、且有五色浮濁浮於尿面、大便則燥實、宜升督固任、引火歸元、補脾抑肝法、以上六種、爲三消症之大綱、治病者苟能認清辨症

、合於舌脈、參於兼症、然後圖治、庶幾有效、若辨症未清、見渴飲溲多、統謂消症、則傷寒症太陽陽明少陰諸經俱有渴症、中暑有熱渴、婦人產後有血渴、均非可以作三消治也、不可不明辨之、

評傅青主男科一則

大梁鄭霨䶮

(原論暨原方)火越症、乃胃火與肝火共騰外越、不爲丹毒、即爲痧疹、非他火也、方用元參、乾葛、升麻、青蒿、黃芪、

(方解)此方妙在青蒿、肝胃之火俱平、又佐以羣藥重劑、則火有不滅者乎、

(評論)火越之症、古書所未見及、所謂丹毒者、通身赤紫、其狀如瘢、即西醫所稱之猩紅熱也、是血分熱極、非涼血散血、不足以勝任、豈青蒿乾葛所能爲力哉、若痧疹一症、是熱鬱氣分、始則表以辛涼、使之外出、繼則淸其餘熱、以防灰中之有火、再以甘寒濡潤之品、以收其功、此一定之治法也、今傅氏既以火越定名、又用乾葛升麻、果何意也、殆欲刼盡胃津、而速其死耶、

闢張子和治案一則

一小兒一歲、於暑月病啼哭不止、不食乳、醫謂驚悸、然其乳母、待兒頗嬌、有謂乏乳納食、致食停肚疼、然其乳母體胖乳多、更十餘醫、無治法、後爲張子和以麵藥治愈、

觀此案之小兒實無病耳、蓋乳母體胖待兒頗嬌、時值暑月、天氣炎熱、況乳母只知嬌兒、終日抱持、兒愈哭、乳母抱持亦愈力、則小兒長居肨體乳母之懷內、何異籠蒸、此小兒終日啼哭、而不能自述其苦也、而張氏所用之麵藥、其爲六一散也、無疑矣、

評傅氏論消食病及用藥

(原論暨原方)消食病、乃火盛之症、大渴引飲、呼水自救、朝食即吐、或夜飲不止、方用元參、寸冬、生地、竹葉、菊花、丹皮、陳皮、白芥子、

傅氏謂消食病、乃火盛之症、惜乎、不知是胃中之火也、按其所論之症狀、大渴引飲、呼水自救、夜食不止、皆白虎之症也、食而即吐、是大黃甘草湯之症也、今用元參生地寸冬以潤胃燥、似也、然火邪不去、徒生胃津、以盃水而救車薪之火、不獨於事無濟、反而煎熬成痰、阻滯氣機、豈僅不能治病而已哉、況竹葉散血分之風熱、菊花散氣分之風熱、丹皮涼血散血、俱與胃府無涉、且陳皮芥子之溫燥、尤爲火症之禁品、觀其用藥、雜亂無章、能治癒病者、未之有也、

不大便之食物療法

葆予

若因大便之不行妄用攻下之品徒耗傷津液食物之滋養潤腸通便之良法

心境淸靜酣睡、甘食大便順序、此吾人實在幸福也、四者一有不適、即爲災害、故西人飲食而外、大便爲獨重、今試即大便一端而申言之、凡人大便一日一行、隔日再行、其常也、三四日一行、五六日一行、則失常矣、七八日一行、八九日一行、則病矣、大便多日不行、則谷食減少、舊谷不去、新谷不入也、腹爲脹痛、腸有燥糞、內迫作痛也、頭暈牙根浮痛、眉稜骨痛、下氣不行、氣反上逼而火浮也、

不大便有胃實者、溺多赤、反善食、宜淸火導滯、有胃虛者、雖食不多、溺色白、宜健胃滋通、有熱秘者、腸脹悶、口舌生瘡、

宜清熱攻下、有風秘者、風邪下移大腸、宜滋血疏風、有氣閉者、氣不升降、谷氣不行、宜行氣導滯、又病時多汗、多利小便、而致便秘者、宜滋養血液、不宜攻下、又便秘至十餘日以上、雖服藥亦不下行、腸有結糞、宜手法探取、若其人體弱不宜下劑、通常用蜜煎導、由肛門塞入、若腸素有積熱而便秘、猪胆汁灌入、或服瀉油亦佳、今人天便祕、多取效於瀉鹽瀉丸、然藥小力大、其破耗津液實甚、常見人大便每三四日意欲一行、即服瀉丸、以後常常用之、瀉丸一停、便卽不行、自瀉丸盛行後、而世人之蒙斯害者、吾見亦多矣、瀉劑爲便秘者所不可缺、蓋便已秘矣、以速通爲妙、斯時借重食物、以求下、猶以文人而捕毒蛇、使童子而驅猛虎、必不濟也、然亦治標而非治本、治本須於食物中擇其易消化助排泄而注意及之、

凡其人平日元氣大弱、而便秘者、鷄鴨魚豬皆滋補、宜常食、然羊肉歸芪、能補氣、於體弱者裨益良多也、若冷秘者、羊肉當歸爛煮、宜大加生姜、以姜性雄烈、主治冷氣、兼能溫行也、患痔之人、其血多燥、腸多積熱、每多秘結、宜常食鹽菜豬肉爛煮、豬腸豬血爛煮亦合、蓋豬腸肉血能潤燥滋血、鹽菜能清火、兼疏利也、豬腸豬血加綠豆尤好、蓋綠豆甘涼清火故也、豬肉蘸滸苔食亦佳、（滸苔以廈門鼓浪嶼三片石產者爲上、次則同安石潯海灘產者亦佳、）蓋滸苔能清火、味略鹹、性能潤下也、黃豆豆漿多脂液、能潤燥、藕粉甘涼清血、海蜊多脂滋潤、木耳清熱、麻荖米荖皆潤燥、萊菔清火下氣、皆宜食、又常食蕃薯、（卽地瓜）以疏利解熱、絲瓜西瓜冬瓜刺瓜等、皆甘涼清、又香蕉梨柿、皆甘寒多液、皆痛痔便秘之良品、亦卽熱秘者之無上妙品、惟涼冷之物、與虛秘冷秘者、勿混食可也、又氣秘食合宜之物、但估芹菜、味香性利、檳榔山楂、以快氣疏利可也、婦人產後血衰、老人血涸、皆多秘結、宜滋養、多食圭鴨牛肉牛乳圭旦羊肉等、以滋補其血液、便隨自下、若妄行攻下、雖取快一時、而血愈衰、便益秘矣、烟酒之人多便秘、以烟氣耗散津液故也、但多食滋潤、及補血之品、如圭鴨鹽菜猪腸猪血猪肉滋潤清火、又食多液果品、每飯後取食香蕉梨柿一二枚又佳、凡人須知便秘者、爲血少津液少、腸壁乃失其輸送之機能、下劑多用硝黃、其破耗實甚、常血枯液涸、亦何怪病不去而反增他痛乎、

葆予按曾治血燥便秘、致病者常食猪腸猪血等、所患若失、友人痔痛便秘常食鹽菜白肉海蜊煮猪腸血綠豆等、大便通暢、痔腫亦消、又友人便秘胃脘痛、常食雪梨、大便如常、胃痛不作、又友人便秘每下血、常食新會橙、每飯後食二三枚、大便如常、下血不來、附識以告讀者、

食河豚有毒及解救方法

鄭肖巖

食物之不講衛生久矣、瀕海者享水產天然之利、恣意適口、亦不辨其物之有毒與否、應如何修治而後可、及至毒發斃命、咎雖自取、亦可哀已、吾閩石碼醫學社、所登公報、有吳邱兩姓共食乖魚、吳不及救而死、邱則得救而甦、世所謂拚命吃河豚者此也、雖有命存焉、抑亦人事未盡耶、按乖魚是漳州土名、故不見於載籍、唯該社有云、乖魚卽鮭魚、由鮭魚而參考之、乃知鮭魚卽河豚矣、考開寶本草名河豚、日華名鯛魚、拾遺名嗔魚、北山經名鯆魚、山海經名亦鮭、注今名鯸鮐爲鮭、一名鯸鮧、一名鯛魚、俗名吹肚魚、一作氣包魚、形如蝌蚪、大者尺餘、背色青白、有縷無鱗無腮無胆。腹下白而不光、率以三頭相從爲一部。暮春時、羣游水上、食絮而肥美、越人有嗜食之、修治得法、去肝血脂子及眼之五毒、以菘菜蔞蒿荻芽三物煮之、鮮有中其毒者、其腹甚腴、味甘而美、故又呼爲西施乳、憶梅聖俞詩云、春洲生荻芽、

春岸飛楊花、河豚當是時貴不數魚蝦、蘇東坡有句云、蔞蒿滿地荻芽短、正是河豚欲上時、足見古人嗜好所至、形諸歌詠、不及料後世中河豚毒者、不乏其人也、又考雷公泡炙論、鮭魚插樹立使枯乾、狗膽塗之、復當榮盛、陶隱云、河豚魚雖小、而獺及大魚不敢啖之、則不惟毒人、亦能毒物、王充論衡云、萬物含太陽火氣而生者皆有毒、在魚則鮭肝殺人、陳藏器有云、生海中者大毒、江中者次之、又云入口爛舌、入腹爛腸、李瀕湖云、吳人有言其血有毒、脂令舌麻、子令腹脹、眼令目花、故諺有油(即脂)麻子脹眼睛花之語、輟畊錄云、凡食河豚一日內不可服湯藥、恐犯藥忌而殺身、李氏有言性與荊芥、菊花、桔梗、甘草、附子、烏頭、相反、並忌煤塵落入、洗寃錄有之、昔有人招友晨餐者、烹河豚爲饌、友以故不食、遺歸餉妻、妻方平明服藥、不以爲慮、啜之甚美、即時口鼻流血而絕、蓋藥內有荊芥故耳、世傳其毒者、以至寶丹或金汁水、(即糞清、)或甘蔗汁、或蘆根汁、或橄欖汁、即以橄欖核磨水服之、或用龍腦浸水、皆可解毒重者惟以槐花微炒、炒乾胭脂等分同搗、水調灌之、靈效異常、凡此解救之法、皆採取載籍經驗良方、而類分之、以告世之衞生家、轉相傳布、嗟夫、生身至貴、何苦貪饕、毒物甚微、偏能害命、安得有心人組織食物衞生會、以保全同胞之健康、而不至誤中食毒也耶、

論治咳嗽

余澤霓

咳嗽肺病也有內傷外感之分因於外感而咳者治其外感則咳嗽愈因於內傷而咳者宜育陰納氣則咳嗽甯

余每治咳嗽、凡外感者、解其表、內傷久病者、量其深淺而殊、淺者潤其肺、深者補其元、苟能仔細施治、無不應手而效也、蓋夫咳者、氣逆也、嗽者、痰逆也、外感之咳嗽、若由風寒者、辛溫解其表、溫熱者、辛涼解其表、表解則咳嗽自愈矣、何以言之、誠以吾人鼻有呼吸、皮毛亦有呼吸、鼻與皮毛俱屬乎肺、肺主呼吸故也、是以風寒溫熱之邪、外束皮毛、則皮毛之呼吸閉、皮毛之呼吸閉、則氣盡擁於上、痰隨氣盡擁於上、則犯肺而爲咳嗽矣、若能解其風寒溫熱之邪、不患咳嗽之不愈也、內傷之咳嗽、則有異乎是、若腎不納氣、陰不潛陽者、可以育其陰、納其氣、惟此已爲勞瘵之漸矣、切須小心治之、否則、非但咳嗽不能愈、抑且有性命之虞也、外感多年失治、陰液告涸者、治宜瀉其肺熱、滋其肺陰、而疏腠理治咳嗽一法、爲余獨得之秘訣、夫此皆內外因之咳嗽、審證辨治猶易者、尚有非內外因者、如癥瘕痃癖痞等、均能釀爲咳嗽、良以肺爲嬌藏、故全在醫家之權變與謹慎耳、內經五藏六府之咳論、學者可不細心參考乎、

吸煙與生理之關係

梅詠仙

芳香辛辣之物、耗血傷精、世人不知省悟、日躭於濃雲密霧之中、以爲趨時者必需之物、消遣者利用之品也、或嗜芙蓉、或啣雪茄、或吸各種菸葉、隨個人性情所喜愛者而配之、久則成癮、如飲食之一日三餐、莫可間斷、日積月累、視若恒業、孰知臟腑已暗受其害毒矣、血輪日漸消減、精神日漸頹廢、腦汁日漸枯竭、筋骨日漸脆弱、痲木眩暈之病、紛至沓來、肩聳肉削之形、在所不免、損於內者、必形於外、因是作事無恒心、而畏勇往、生子多瘦弱、而少健全、既自誤其身、又貽誤其子、而家資稍裕者、日供滋養品、以補生理之不足、然此乃舍本逐末之計、不謀其本、而務其末、欲求身體之康健、永安無事、竊恐戛戛乎其難之

中国近现代中医药期刊续编·第一辑

哉、嘗攷人之一身、內爲營外爲衛、內營者、藏血之所、外衛者、藏氣之地、血之源、生於心、氣之源、生於肺、氣爲血帥、血隨氣行、不受烟霧薰灼、則氣機流利、血脈活潑、內之藏腑安和、外之毫毛緻密、而發血迴血兩管、循環不已、其發也、如長江之水、滔滔不絕、灌溉全身、感覺器因之靈動、其迴也、養氣新入、達於肺之中央、所含之炭氣、由口鼻呼出、復還於心房、則周行不息、人得以安、由是精神充足、若龍馬之不倦、面華體胖、氣象光昌、而生子必強壯健全、此不嗜煙之有益於生理也、豈不大哉、若同胞中有好煙霞之癖者、當亟亟以猛省焉、

縱慾與斷慾

葆予

縱慾傷身斷慾有害節之一語實男女交媾之正道衛生之要旨也

佛書云淫根即是佛性、子輿氏云、食色天性也、可見人之好色、有生俱來、出於天然、人人所不學而能者也、顧溫柔鄉裏、憐我憐卿、淫縱無度、卒喪其身、甚且有甘死其中而不顧、此縱慾之害也、佛氏懲六賊、窒慾念、若窮其流弊、世界終無人類、斷慾胡爲哉、且制慾亦有害、史載濟北王待人韓女、病腰背痛寒熱、倉公診爲思男子而不可得、徐醫案、載有老人頭痛目赤發熱、洄溪斷其爲欲女子而不可得、以二者觀之、制慾徒自苦耳、則如何而後可、晉厲公問醫和曰、女不可近乎、和曰節之而已、嗚呼三復斯語、男女交媾、乃以其時、斯怨曠泯而陰陽胥得其平、我體長春、其斯以爲至乎、

葆予曰男女之間、聖人順人情、而制爲婚姻、佛氏逆人情、而首先斷慾、至交合有道、乃出于醫和節之之一語、天下不乏才智之士、有能舍斯語而處得其宜者乎、噫醫和之醫、其學識誠不可及矣、

起死回生方

琴治敬錄

治跌傷、壓傷、打傷、刀銃傷、自刎、自縊、驚死、溺死等症、雖徧體重傷、死已數日、只要身體稍輭、用此丹灌服、少刻即有微氣、再服一次便活、如下紫血更妙、惟身體僵硬者難救、此丹係豫章彭竹槐民部家傳秘方、道光初年、民部宰直隸時、有人被毆死已三日、民部往驗、見其肢體尚輭打開一齒、以此丹灌之、服一分五釐、少刻其屍微動、再灌一分五釐而活，其餘甫經毆死或死經一二日者、全活尤多、經歲無一命案、維時磁妙地震、壓死甚衆、民部製丹遣人往救。全活不下千人。大有起死回生之妙、

藥用

活土鼈淨末三錢、自然銅醋淬三錢、眞乳香去油二錢、陳血竭飛淨二錢、巴豆霜去油一錢、眞麝香上好三分

以上各藥揀選明淨、同研極細末、收入小口磁瓶內、（口大藥性易洩）每用一分五釐、小兒七釐、酒沖服、牙關不開者、打開一齒灌之必活、藥要准方效、灌時多用酒、便易下喉、或用白鹽梅擦牙即能開、并不傷齒、如不能開者、用物打折一齒、將藥灌入、活後宜避風調養、如活後心腹疼痛、此瘀血未淨、還請醫診治、

喘哮奇效方

許勤勛

淡竹根一握、兩頭尖一撮、（絹包）用河水煎之、適宜爲度、

勛按此方治喘哮、其奇效有出人意外者、內姪峯郎、自幼患哮、醫不能治、發時痰鳴氣喘、臥不着枕、淹纏歲月、沉痾宿疾、毫不稍減、現年將弱冠、龍鐘潦倒、已如衰老一般、伊之父母、頗爲擔憂、屢欲遠訪名醫　不惜重資、一愈宿疾爲快、後探得平湖嚴子和名、不遠千里、灸治數次、亦無寸效、徒呼負負、歸之命數而已、一日遇着山人、山人曰、我有一方、不費分文、可以愈之、其方維何、即上藥二味是也、時喘哮適發、照法煎服、果然如內經所云「一劑止二劑巳」、爰特誌之、以供同道之研究也、

瘧疾治驗談

許勤勛

瘧疾一症、西醫說是蟲潮、其病原由胞子蟲侵入赤血球、蘊伏深濳、蠶蝕血球、結果面黃羸瘦、體疲乏力、頓呈貧血狀態、但據中醫所說、則異於是、內經素問瘧論曰、「痎瘧皆生於風」蟲爲風化、一說是蟲、一說是風、理本一貫、可無再贅、鄙人對於瘧疾、并無澈底研究、但近來得了一個驗案、試爲報告如下、

（鄭君）體秉素弱、懈於操作、去歲因患瘧疾、輟學家居、屢請中西醫治、隨愈隨發、卒不能杜絕根株、淹纏半載、大爲所困、一日予因事訪遇鄭君、而乞診焉、時大雪紛飛、氣候尙覺融和、而鄭君之惡風怯冷、巳如老態龍鍾矣、檢其所服、非黨參黃蓍卽首烏鱉甲而已、予曉之曰、病雖久延、表邪尙在、何以此爲、擬柴桂湯以疎解表邪而利樞機爲君、艸果半夏常山刼痰截瘧爲臣、佐以參鬚、使袪邪而不傷正、扶正而不礙邪、是否有當、附方請政

（藥方）川桂枝一錢人參鬚八分炒常山八分陳廣皮一錢軟柴胡八分仙半夏三錢煨艸果四生分姜三片浙茯苓四錢京川貝二錢廣藿梗三錢紅棗三個

（報告）據鄭報告、謂上藥僅服一劑、似戰慄而非戰慄、似昏糊而非昏糊、家人駭然、予置之不理、倦臥終日、翌晨霍然、

鬼祟

李健頤

▲打倒一切鬼祟迷信謬談

▲實行從內心表演的幻想作用

扁鵲曰『鬼邪著人皆由陰盛陽虛、鬼能依附陰氣、故易而成病、若陽光盛者、焉敢近之、治法大補元氣、加以育陰、則鬼邪自然離體、』由此觀之、鬼祟之病、非眞有鬼、乃由於素病血衰、陽虛陰盛、或經汗吐下後、元氣虛損、精神散亂、腦想複雜、加之幽靜之性、陰氣之盛、以致成爲鬼祟、蓋淸閑幽靜、邪念易生、邪念生、則思必雜、思必雜、則成幻境、由幻遇而見鬼形、猶如幽室之中、無陽光之氣、靜坐細聽、蟲鳴鬼聲、屢生不絕、此即幽室中有陰靈之氣、致然也、或懸以燈、結以彩、賓客麕集、則前所聞者必歸消滅、此卽陰氣爲陽光所却也、人之病鬼、亦猶是耳、世之醫者、不究其理、不揣其本、照扁鵲之法、用補元氣、及益陽固陰、安腦甯心之品、以治其本、乃專求符籙、執迷不悟、良可嘆歎、夫迷信外道、尠有靈效、望世人亟早改良、庶不致受巫覡之害者、可也、

眼病急救良方

曹朗生

有病必須延醫、醫則以藥而能成春、然有時出於倉卒、儻在僻壤窮鄉、延醫不及者、是當求諸急救療法矣、第恐臨時每難詳憶治法、或且不及搜求良方、致多仰屋嗟嘆、束手乏術之憾、爰將關於眼病、急救簡要良法、列明於後、以備不虞、聊爲濟世之一助也、

一　口眼喎邪　凡被怪風、將眼嘴吹歪者、若無速效奇方治愈之、則氣滯血凝之後、雖有神醫妙藥、亦無能力矣、每見有種

、口眼歪邪之人、甚不雅觀、然皆治不得法之故也、倘有忽而患生是病者、即照下列方法治、口歪眼邪即愈極效、初起速以活鱔魚二條、置於有活水之器具內、先用一條、以一條、以一手提住鱔頭、一手握住鱔尾、如口歪在左邊、即將鱔嘴咬住左邊人口、輕輕拖向右邊、約五分鐘換一條再拖、若吹向右則拖向左、拖正速將鱔魚、送往活水河江放生、或請針科專家針之、亦可、

二　睛忽縮入　老姜燒熱敷眉心、

三　睛出垂下　眼珠無故湧出垂下、大便下血、亦有不下血若、名曰肝脹、即用新井水洗眼、當即仰臥、速將眼珠輕輕安入眶內、常以井水潤之靈效、然後再詣醫生治之、

四　打傷眼睛血肉模糊　無論打刺跌撞、損傷眼睛、疼痛不開、血肉模糊、只須瞳人未損、尚可無妨、先用急救法治之、再詣醫生善後可也、速用鮮生地一兩、光杏仁三發、一共搗爛、敷於傷睛神效、

五　白眼忽黑　毛髮堅如鐵、能飲食而不能言、其形如醉、此血潰症也、以五靈脂二錢、研末酒冲服、

六　火藥傷眼　急令患人倒地仰臥、用童子熱小便澆之、俟痛停後、時時再以自己小便洗之自愈、惟本人有患花柳毒者、小便不可用、

七　石灰入眼　萬分危險、先用大量清水、頻頻洗之、俟覺睛中灰性淨完、再行日點鹽汁三次良效、

八　飛絲入眼　鷄禽吐絲、飄揚入眼、勢甚危惡、能致眼瞎、下列數方、治之極靈、並治蛛絲入眼、

(子)最好陳京墨磨汁點之、即出、屢試屢效、蓋京墨汁、含有膠汁、能粘住飛絲隨淚而出、

(丑)池藕搗汁、以新筆蘸點之、

(寅)蜂蜜灌葱內。將葱之尖頭摘破。其蜜點於眼內。數次即愈。

九　麥芒入眼　大麥煮汁洗之即出、

十　硫酸入眼　近時工業日興、有用硫酸從事者、實是不少、倘若一不慎時、常能入眼、每致喪明、速以大量清水、時時洗之即愈、惟初次洗時、時間須多、

十一　礆水入眼　速點牛乳可解、如一時不易得到、亦可先用大量清水洗之、

十二　蟾酥入眼　以柴草灰取汁點之即愈、

十三　皂水入眼　淨面不慎、沾皂水於眼、頗覺難耐、隨用冷水再洗眼眶、即失其苦、

十四　飛塵入眼　吾人於輪船上、火車內、內外觀看之時、或行走於道路上時、每有烟屑飛沙微塵等、吹入眼眶者、切勿即以手指揩拭亂弄、免將擦傷睛珠、須照下列之法治之、可得速效、百無一失、

(子)以手指輕輕揉動無病之眼片刻、則所入害物即出、如左眼入害、則揉右眼是也、

(丑)左眼入害、以口向右地下、用力一吐、或二吐三吐、右眼入害、吐向左邊可也、

(寅)將入害之眼上胞、以手指摘起、向下引之、則害即隨淚流出、或翻轉上胞洗之、

十五　飛砂入眼附睛不去　狂風大作、忽被飛砂吹入眼中、緊附睛上、治之不去、當吐口津、研新象牙京墨、扑入眼中害處、稍遲一時、用新毛筆、蘸唾津即以撥出、

十六　竹木細刺入眼　即以地蠶、搗爛塗之立出、

十七　生漆入眼　生漆偶然入眼、速煎杉木汁洗之即去、

十八　痘疹入眼　以象牙筷磨天落水、常常點之、

又方黃[illegible]魚血、筆蘸點神效、

民間治療

急救吞信石方

吳夢蘭

信石即紅礬、又名白砒、吞之卽能斃命、急救之法、用仙人掌、（栽於盆中、質薄色紅、生有毛刺者、）一二頁、搗爛、以新汲水冲服即愈、又此物亦能救治鴉片煙毒、

治石淋方

吳夢蘭

用花生籐搗汁常服之、每服藥一酒盃、屢服極效、如無生籐、用乾籐熬水服之、

淋病除根方

吳夢蘭

用玉蜀黍之實、晒乾研粉、每日空腹之時、和以砂糖食三次毋次一杯、服滿一年、一生不染淋病、

治氣蠱鼓脹方

吳夢蘭

腹上按之隨手卽起者是、用大蝦蟆一個、砂仁不拘多少、爲末、以砂仁末裝入蝦蟆肚內令滿、縫口黃泥封固、炭火煆紅取出、研末、作三服、陳皮送下、以放屁多爲佳、二三服全愈、

治水蠱鼓脹方

吳夢蘭

腹上按之、下陷不起者是、用大田螺四個、去殼、大蒜五個、去皮、車前子三錢、研末、共爲餅、貼臍止、以帶縛之、水從小便出漸消、終身戒食田螺、

治血蠱鼓脹方

章芝

週身老黑色、皮肉有紫黑斑點者是、用雄鷄尿、（炒）四兩、茜草、紫背浮萍各二兩、老絲瓜筋半條、雄猪肚一個去臟、將各藥裝入肚內、用麻線縫好、煮熟去藥、將肚切片、仍入原湯、加螞蝗一條（燒枯存性）乾漆三錢（煆令烟盡）炒蝱蟲、眞血竭、眞花蕊石（研）各三錢紅花、降香、各五錢、大戟、甘遂（麵色煨）芫花（醋炒）各二錢、文武火煮好去藥、食肚與湯、分作二三次服、服後以大便下黑水數次爲驗、

治腹內痞積方

章芝

用臭椿根皮、（在土中者佳）要一大束、去外粗皮、止用白皮二斤、切碎入鍋內水煎、濾去渣、用文武火煎熬成膏、薄攤布上、先以生姜、搓出垢膩、後以膏藥烘熱、微加撒麝香少許、貼痞塊上、其初微痛、半日後即不痛、候其自落、即永不再發、孕婦忌用、

治脫肛不收

章芝

用大蜘蛛一個、去頭足、瓦上焙枯研末、豆油調敷、片刻卽收、或用大田螺一個、入片冰少許、即化爲水、搽之亦效、

敬啓者、此次反對衛生部廢止中醫之哄動全國之全國醫藥聯合會、現已閉幕、關於此次風潮之經過、各報章所載、遺漏甚多、本報現正收集此中種種、定於下期起、在本報逐期披露務請讀者注意、

關于衛生會議決案下底幾句話

葉勁秋

自從衛生會議決限止中醫後、現已鬧成巨大的社會問題、驚動多方面的注意了、究竟中西醫之長短得失、非于中西醫各有深切的研究、誰也不能貿然的加以判斷、有之非出于無根據的狂妄的謬斷、要亦見於偶然的成敗、出于片面的觀察、其不能有當于事實折服人心亦可以明矣、西醫攻訐中醫惟一的口號、曰中醫不合科學原理、雖然、中醫是談不到科學的、可是同時要曉得科學也並非可能的、不過不論那種學問、要從科學方法入手、那是一定的原則了、中醫現在尙爲多數人之信仰、其舊思想舊習慣束縛的成分、所佔多數不合科學原理、雖不合科學原理、可是對于人體的疾苦、也有可以減少的效能、那末、一方面爲舊思想舊習慣所束縛、一方面又有減少疾苦效能的實況、也許可以減少西醫所不能減少的疾苦、所以施用推翻倒壁的破壞手段、來對付中醫中藥下總攻擊、是萬萬不能成爲事實、也很明顯的了、于此可知限止中醫、雖然用了政治力量來壓迫、當然一方是促成中醫中藥的團結和覺悟、一方又免不了多方面的反響了、我不是說句誇大而武斷的話、中醫學術必然與天地相終古、誰也不能破滅的、但要曉得這是一部份、而非概括全體的話、不過現在中醫中藥兩界原有的狀態、總要改變一下才行、

中醫所長在治療上的實效、所短在學理不充、西醫所長在學理精密、所短在過泥跡象、崇實效而疎學理、于是造成了現在中醫界的局面、往往蹈了以試病的危機、學理固然精密、而一時又乏相當的療法、于是束手待斃般的「待期療法」不能根治的嗎啡針也頗有貽誤病機的可能性、醫學雖然分中西、方法容有新舊、而其目的在求解決人類痛苦則一、中醫的立足點既在實效、則爲現在之中醫者、應在實效上加以研求、如某種病狀、應有某種變端、某種藥品、當發生某種效力、赤裸裸地從現象上說來、一方應飽吸新知、詳闡學理、再不要木克土等欺騙似的受人指摘、若中醫的治療方法、本有針砭按摩推拿導引各種、然而試查各處中醫、只知按脈僅開一方的所謂方脈醫生、竟佔百分之九九、所以眞正的中醫應當互研針砭……古法、否則僅憑切脈僅用湯液的方脈醫生、曷足以代表中醫、曷足以概括中醫的學術、爲現在的華人西醫者、應盡量的介紹新學說于國人以校正中醫學說之謬誤、同時謀衛生上之設施、以爲人類生命之福利、使一般人之認識、一方應博采中醫特長、加以說明、并且要嚴整西醫界的同志、以提高人民之信仰、還要輕減診例到民間去、這是現在中西醫應有的態度、必然的途徑、醫生的職權實在高于一切、當局誠能以人民生命疾苦爲念、非加以相當妥善的辦法不可、

三、十四、上海

小兒臍風胎風之原因及治法

王省舫

受孕後夫婦節慾是
臍風胎風之根本預防
草木金石難施於初生
腸胃嬌嫩之小兒

夫受胎之後、兒在胞上、全賴母血之化育、最忌男女以邪淫肉慾、損傷胎氣、古者婦人受孕、卽戒指束帶、夫居側室、所以保護胎元、良爲周至、誠以兒受純淨母血之化育、則先天無相火之毒、生子必長壽而健强、近來法古已遠、人喜早婚、交接無度、受孕之後、不能異室離居、於是母血不淨、而相火之毒、混雜胎胚、先天眞元、已乏和融通暢之氣、落艸以後、斷臍不愼、臍帶中

血水未乾、混合空氣、化爲微虫、深入腹裏、則成臍風、若在三朝二日之間、更不待風寒招引、而內蘊相火之毒、自行發動、橫冲直决、撮口不食、舌如黍米、牙關不靈、則成胎風、此二病之搆成、皆因相火之毒、與斷臍之不得法也、預防其發動、必須受孕後男女異室、分娩後以西法斷臍、先就臍帶拔出血水、約離寸許、以次綁紮、綁紮二三段、然後剪其臍帶、敷以硼砂粉、自無此病、至於孕婦食辛辣過多、主兒生瘡癤、食瓜果生冷過多、主兒中寒疾、甚則胞宮受寒、主半產、或主兒落艸、則身涼而死、皆余所親歷、雖歷代相傳各藥方、草木金石、碍難施於初生小兒、况其落艸不過三朝五日、腸胃嬌嫩、安能任艸木之滌蕩、金石之重墜耶、先天雖具、後天當缺、與其治療於落艸之後、曷若豫防于受孕之初、世之爲父母者其鑑諸、世傳小兒初生、未開口前、以其口內血塊、用手指挖出、再看後槽牙床或上腭、有白色（或紅色）小疙瘩數顆不等、亦用手指挖破、或以針刺破、令出惡血、即無胎風之虞、此法乃歷代相傳秘法、屢試屢驗、勿以淺而忽之、試用自知其神妙、

白頭翁秦皮與痢疾

賀捷

仲聖白頭翁之治痢疾、不過治一種濕熱挾暑之下利、非示人以此即治痢疾之祖方也、後人不善讀書、每遇痢下、輒用白頭翁湯加減、以爲我曾讀過聖經、一若告病家以白頭翁秦皮二味、爲治痢疾之主藥、可以放心煎服、豈知大謬不然者、痢疾一症、古稱滯下、要知痢疾之成因、有因挾風寒者、有因挾暑熱者、有因挾濕濁者、未有不兼食積瓜菓油膩之滯、既有積滯於腸胃之間、自當於疏風寒、清暑熱、化濕濁之中、必兼用消導之品、方可滯去積消、而病勢能減、至久痢原虛下寒之時、或宜溫化、或宜濇脫、或宜培土建中等法、昔人治痢早有專論、方藥綦詳、固無待余之贅計、竊余見近世醫家治痢、用秦皮白頭翁、最易下乘、每有輕痢變重而誤於事、致醫家病家始終未明其故者甚多、余特立此論、敬勸世人遇痢疾、初起不可輒用秦皮白頭翁二藥、既苦寒以傷胃氣、復收濇以阻邪滯、徒遵古方而不合於病、不如不用古方、非謂古方不可用、必須驗有此病情、而後用、當是病受之、大凡仲聖之方、都是此類、善用者宜審愼焉、

咳嗽

熊蘭坪

立一降氣除痰之劑爲尋常咳嗽之統方再辨十咳與五臟咳之症證及治法條分縷晰因症用藥末論桔梗與咳嗽之關係及宜忌

咳爲氣逆嗽因有痰、內傷外感、所因不同、五臟六腑、受病各異、茲先就尋常患咳者、訂一降氣除痰劑、以便因各見症加減、

茯　苓三錢　薏　米四錢生用　陳　皮五分
北　杏一錢　半　夏一錢半製　蘇　子錢半
甘　草五分

渴加麥冬瓜蔞、（皮仁任用半夏易川貝陳皮易橙皮橙皮甘苦多於辛異橘柑皮之辛燥）痰多不渴倍半夏陳皮、加生薑、或瓜蔞薤白、咳脇脅痛加芥子、少佐薑汁炒黃連、或醋炒川楝子、熱加石膏知母、或黃連黃芩、寒加益智生薑、或乾薑五味細辛、（去北杏蘇子）風加防風、（蘇子改用蘇梗）濕加防風蒼朮、脾虛加人參白朮當歸、（去蘇杏薏）肝腎虛、吸氣短、（氣吸入腎肝）加熟地當歸五味、或杞子胡桃牛膝、（去蘇子北杏薏米或再去甘草）

、又因咳而後有痰、宜順氣、治在肺、肺主氣肺惡溫燥、麥冬橘紅(橙皮更佳)川貝知母桑皮紫菀爲要藥

因痰而後致咳、宜消痰、治在脾、脾藏痰、脾惡寒濕、蒼朮白朮製南星製半夏爲要藥、淸火兼之、(宜薑汁炒黃連)

久嗽不愈、用麥冬爲君、川貝知母茯苓竹茹黃芩蘇子之類爲佐、少加五味甘草燈心服之、(因風寒虛而咳忌服)

凡咳嗽、發熱不休者不治、咳而汗泄者不治、(此臟眞不藏、氣泄而爲熱爲汗、治當固攝臟眞、如人參固本丸、復脈湯去薑桂、加生龍骨生牡礪磁石等治之、亦幸有獲愈者、)左不得眠爲肝脹、右不得眠爲肺脹、俱屬難治、閱葉氏臨症指南、又非僅主肝脹肺脹一說、症有疑似、病有實虛、論治者、其愼之、(葉氏治右不得眠、用麥門冬湯、謂胃津虛無以養肺、肺病降已不及、而復右眠遏之、故咳更甚、左不得眠、用復脈湯、去薑桂加生牡蠣棗仁治之、謂肝陽升逆太過、安能左眠以遏其升逆之威、故咳更甚、治咳血症多用此法、)若果肝脹肺脹、宜疏宜淸宜斂、自有各家本門可考、不復贅、(即沈芊綠尊生書述證治頗詳可參)

選錄王肯堂辨十嗽與五臟咳以便參考

火痰嗽者、咳必面赤、用力久而後出者是也、不宜用半夏南星、以其太燥也、惟以貝母知母瓜蔞仁竹茹之類以化痰、黃芩黃連山梔之類以降火、蘇子橘紅茯苓之類以順氣、

濕痰嗽者、喉中漉漉有聲、嗽而痰易出者是也、不宜用元參阿膠知母、以其滋潤也、惟以蒼朮防風之類以燥濕、半夏南星姜汁竹瀝之類以去痰。枳殼橘紅之類以順氣。黃芩山梔之類以降火、

鬱痰嗽者、胸臆脹滿、連嗽不出、喉中有喘聲、夜不得眠、上飽下饑者是也、不宜用五味麥冬、以其補肺也、惟以枳殼桔梗便浸香附之類以開鬱、川貝瓜蔞半夏之類以治痰、蘇子杏仁之類以定喘、茯苓黃芩山梔之類以降火、

頑痰嗽者、膠住咽喉、揮咯不能出、必努力大嗽而後出少許如脂膏之狀者是也、不宜用煎劑、宜以散末消磨之、如靑黛蛤粉浮海石風化硝瓜蔞霜石明礬之類、爲極細末以竹瀝姜汁調服、以其膠固不開、非輕劑所能愈也、

清痰嗽者、必待嗽而後出其痰不稠粘者是也、宜用緩藥治之、如貝母花粉茯苓黃芩竹茹橘紅蘇子天竺黃之類、

風痰嗽者、肺氣壅塞、必頓嗽而後出、其痰浮而有沫、狀如津唾而略稠者是也、宜用輕浮之劑以治之、如薄荷紫蘇(梗葉)桑皮防風半夏黃芩枳殼之類、少加麻黃甘草、(用麻黃宜配北杏以降氣)

寒痰嗽者、得於秋冬之交、或傷於入水宿露或傷於冷雨冷風所致其嗽必哮喘或肩背覺寒、得熱湯飲之即緩者是也、宜用蘆吸散、如肉桂雄黃鵝管石款冬花甘草等、研爲極細末、用蘆管挑藥、輕輕含之、吸入喉內、徐徐以淸茶過口、或以此藥蜜丸、如雞豆子大、含化亦炒、若熱嗽去肉桂用井泉石、若用煎劑、宜半夏南星陳皮茯苓款冬花生姜甘草之類、

酒痰嗽者、因醉後感冒風熱、腹中有酒積、飲濁酒即發者是也、宜用山梔黃芩黃連以治火、貝母瓜蔞半夏麯之類以治痰、蛤粉花粉綠豆粉之類、以消酒(枳椇子乾葛花更能解酒毒亦不可少)紫蘇葉陳皮之類以順氣、

食積痰嗽者、每食後即嗽、其痰稠黏、覺有甜意、胸膈不寬者是也、宜以枳實萊菔子神麯麥芽山查之類以消食、陳皮木香砂仁之類以順氣、半夏南星之類以消痰、石膏黃連之類以降火、加生姜竹茹爲引、

乾咳嗽者、平素陰血不足、虛火有餘、喉中常痒痒即頻嗽有聲無痰者是也、宜以麥冬知母川貝母元參阿膠之類爲主治、佐以黃柏茯苓花粉山梔甘草之類、加燈心竹茹服之甚效、

又有嗽而兩脅痛者、名曰肝咳、　有嗽而腰輕痛者、名曰腎咳、
有嗽而中脘作疼者、名曰脾咳、　有嗽而鼻流清涕者、名曰肺咳、　有咳而有口苦舌乾者、名曰心咳、　又有嗽者而溺者、氣虛也、　嗽而五心煩熱者、血虛也、（果一一細審而後發藥施治諒無不效矣）

王肯堂云諸嗽皆宜桔梗、乃肺經本藥、不可不用、亦不可多用、以其爲舟楫之劑上而不下、不用不能引諸藥至肺部、多用則又承載諸藥而不能行、更能作飽、故不宜多用、若治喉痛與元參甘草同用、若開鬱、與香附枳殼川芎蒼朮川貝母同用、若作吐藥、只與甘草等、分爲一大劑、服之自捲痰而出矣、

汪藥洲先生云、王氏謂諸嗽皆宜桔梗、此語不能無弊、驟咳者用之或宜、若久咳者肺氣無有不虛、方將斂之不暇、尚可用桔梗升提辛散、而犯虛虛之戒乎、吾見久咳者、服之而金破者有矣、咳血者、服之而血益甚者有矣、虛喘者服之而氣暴脫者有矣、何也、凡上逆者法宜降之也、即喉痛亦須降痰降火、仲景師雖主以甘桔湯、今法之只可作佐使、必君以芩連類之苦降、元參風化硝之鹹降、然後升提之品無礙也、先生此論自註於王氏醫鏡中者、因錄存之、以俟同人參考、

腸窒扶斯

大梁鄭霽㬥

我見西醫的書上、都說Jyphus是中醫所說的傷寒、但是我對於這個病、非常的懷疑、今天我要發表出來、質諸我們先覺先知、

要知道、中醫的傷寒論、就是西醫的內科全書、不僅傷寒一症而已、中醫所說的傷寒病、就是冬天的一種外感、即西醫所謂流行性感冒裏邊的一部分、

至於Jyphus的症候、完全與陸九芝所說的陽明溫病一樣、是一種消化器的療病、與傷寒病是絕對不同的、說到本病的表症、是腑氣不通、表氣不透的原故、不可以本病有憎寒頭疼爲口實、就認爲傷寒、

Jyphus這個病、要使有學識的中醫去治療、敢說絕對不能發生腸出血腸穿孔的危症、而且很容易治癒、如本病初起的時候、用清溫化毒湯以清裏透表、及至舌苔黃厚、面赤壯熱的時候、用增液承氣湯以蕩熱生津、就可以應手而癒、本沒有什麽難治、因爲本病的部位是在消化器、內服的藥就可以直接治病、所以西醫所見長的器械療法是用不着的、

解決四種嘔吐

葉一得

一熱嘔吐
二寒嘔吐
三乾嘔
四吐蚘

素問審治論曰、諸逆衝上、皆屬於火、嘔吐即逆之一種也、又曰、諸嘔吐酸、皆屬於熱、執斯兩端以言嘔吐、似嘔吐大都由火熱矣、然而讀書者貴有會心、烏可膠柱鼓瑟、刻舟求劍哉、試視下文諸病水液、澄徹清冷、皆屬於寒數句、雖非專指嘔吐而言、已可知嘔吐之亦有屬於寒者、惟愚以爲寒熱二字、乃嘔吐之大綱、乾嘔即噦之微、噦即乾嘔之甚、嘔聲低小而短、噦聲重大而長、嘔爲輕、噦爲重、蚘之成因、其根本爲脾胃虛弱、虛能生濕、得風木之氣而生蟲、濕熱錯雜、而蟲內動、甚或上泛吐出、茲將四種吐症之原因、診斷、治療、傳變、善後、分別列後以供讀者參考、尚有其他嘔吐容後詳述、

▲一熱嘔吐

原因　胃臟有熱、火勢炎上、胃氣不能下降、每多嘔吐、或因肝膽有火、風陽上亢、肺氣不降所致、

診斷　凡嘔吐者、食入則吐、不能傾刻停留、發熱口渴、苔黃脈滑數、即胃熱之嘔、若吞酸嘔噁、口苦咽乾、頭目昏眩、脈弦數、此爲肝陽上亢之嘔、

處方　嘔本氣逆、忌下、唯食不能入食入即吐者、宜大黃甘草湯、瀉火緩中、若肝陽上亢、吞酸而嘔者、宜白芍金鈴延胡青黛、烏梅竹茹、香附及左金丸等、

傳變　胃熱氣升而不愈、煩躁不眠、口臭氣粗、漸至昏厥、肝熱嘔苦、心煩太息、臥驚、溲熱赤、

善後　胃熱服前藥嘔止後、宜養胃陰、如川石斛花粉麥冬沙參蘆根之類、肝陽亢者、宜潛陽鎮風、如石決玳瑁片白芍桑菊之類、

▲二寒嘔吐

原因　脾胃虛寒、清陽不佈、濁氣不能下降、乃上逆而爲嘔、亦有肝經虛寒、厥氣犯胃而吐者、

診斷　嘔吐之屬于寒者、口鼻氣清、吐多稀涎寒飲、口不渴、舌白、脈沉細或緩滑、厥陰嘔吐、頭眩多涎沫、脈沉細者是、

治療　宜用溫運脾陽、芳香化濁法、輕則藿香正氣、重則兼用附子理中、厥陰頭痛嘔吐、宜吳茱萸湯、胃虛當用香砂六君湯、

傳變　中寒嘔吐不止、胃愈虛而吐愈劇、漸至乾噁、無涎唾、疲甚、不能納穀、此胃虛也、

善後　嘔吐愈後、切忌冷飲、冷飲誤犯必復發、若至呃逆、多難治、

▲三乾嘔

原因　內無寒飲熱積、祇由清濁之氣、升降失常、阻拒于胸膈之間、清曠失司、故現此症、

診斷　嘔吐多有痰涎及食積、隨聲而出、乾嘔則有聲而無物、其聲甚厲、有時亦有甚低微者、

治療　不可用消痰化積峻劑、以其內無實蘊、徒傷耗中氣、無益也、其用藥如藿香佩蘭陳皮蘇梗雲苓等類、總之以不攻破爲佳、

傳變　乾嘔不止、內實無物、必至中州脾胃之正氣、隨嘔逆而俱受、不飢不納、漸至羸瘦、故必于其初起時、即宜治之、

善後　勿食過冷過熱之品、節其寒溫、更宜遠避穢濁之氣、勿使近鼻、則清濁升降自調、而氣自無阻拒矣、

▲四吐蚘

原因　蚘之所由生、良由傷飢過飽、喜啖生冷腥膾麵蘖肥甘等類、脾胃欠運、濕熱之氣、得肝經風木之化、逢人臟腑之虛、則侵蝕于中、

診斷　凡患蟲者、其心嘗嘈雜、面色痿黃、唇口時紅時白、腹中痛、脈不沉弦、而反洪小、是有蛔蟲、熱則生蟲、故脈洪大、

治療　吐蚘屬厥陰病、此經陰盡陽生、多寒熱錯雜之邪、宜烏梅丸、安蚘丸、或加蕪荑雷丸檳榔、酸苦可以殺蟲、切忌甘草蜜類、

傳變　厥陰吐蚘、病勢甚爲劇烈、蚘之長者有尺許、每至嘔吐不止、衝氣亦隨而上逆、久久不愈、必眩暈而厥、

善後　蚘雖因濕熱而生、畢竟屬於脾虛欠運、苦寒之味、不宜多進、應用溫燥運脾之藥、脾氣健運、濕熱無自而生、

腫脹之原理

潛江

腫脹之病原、分屬三臟、(一)曰心臟性腹水、(二)曰肝臟性腹水、(三)曰腎臟性腹水、心臟性腹水、係心房心室之活門、因各種障碍、閉鎖不全、則心房流入心室之血液、爲鎖閉不全、反衝于心房內、然心房內有一定血液、現加衝回之血液、則必因之停留心房內、甚或停於血管內、爲此愈停愈多、漸至周身大小血管內、皆有停蓄、滯濇不通、然後必將血中之水分、排泄于軀壳皮膚內、即變成腫脹之病矣、治法大意、先將已成之水、用針放去、再內服溫通心臟之藥、肝臟性腹水、即肝臟硬變是也、何以言之、蓋肝臟本血液流通要關、患者往往飲酒過多、或因他種之障害、使肝臟血液凝滯、則肝臟必變換本來海棉體、而成硬固之物質矣、現暫論酒之何以能使肝病、蓋酒中之成分、無論何種、皆含有火酒性物質、即淡薄如紹酒、其中亦含有火酒性成分、不過比高梁白蘭地等、減少分量耳、現以任何種軟體物質、浸火酒中、經過數小時、即變爲硬體物質、世之昧者、每以紹酒多濕、過飲必罹濕患、間以飲高梁或白蘭地爲收濕之法、竟不知爲害倍烈、誠以醫學常識之不可不講也、至肝臟既因血液凝結硬固、則原有經過肝臟之血液、因阻塞必停積於血管內、然後由血管排出血中之水液於肌肉皮膚間、而腫脹之病告成矣、此病頗難治愈、間有因輕而治愈者、亦只百中之一二耳、腎臟性腹水、因兩腎內之徵細血管、受何種障碍後、不能排泄水分、於是充滿全身、而腫脹之症、然水之排泄、必由於腎、其理何在、不可不講、水飲食物之入胃、經胃酸消化後、再由胃壁中小血管、傳送至大血管、由大血管再傳入腎內、由內腎達膀胱而出、其有由胃壁未吸盡水量、同糟粕送於大小腸、再由大小腸壁之小血管吸收之、亦傳送於腎內、蓋血液之循環有定數、其每一次循環、至腎臟之水液、必由腎臟濾出、所以血管內之容量、不至過多、設腎臟不爲分濾、則血管之水液、必不得已而排出管外、變成腫脹、推其所以不爲分濾之故、即腎內之徵細管敗壞是也、治法大率、不可利小便、蓋腎內血管既壞、再利之則愈罹其害、故治之只好外用放水、內服溫腎吸水之藥、庶幾厥疾可瘳、

治虛勞以老壯分難易之我見

王治華

□老壯難易之間

□在保養與不保養而已

治虛勞病之難易、實與年齡大有關係、凡年在二十左右者難治、在四十內外者易療、然壯年精血易生、老年氣血難復、且人之精血、無異樹中之膠汁、樹無膠汁則枯、人無精血則死、而今反謂易生難療、難復者易治、豈通論哉、不知壯年之輩、氣血方剛、慾心多熾、君火一動、相火隨之、有室者、縱慾無度、而不能自制、於是元精日損、筋骨日枯、形神瘦瘁、無配者、必色意淫、精離深遂、夢遺時作、以致水虧不能涵木、木無水涵則火愈熾、淫慾愈貪、眞精愈竭、無形之眞氣、固不能亟復、即有形之精血、雖得易生、而旦旦伐之、安可得耶、欲借草木之方、挽回已竭之精、恐附鵲在旁、亦難措手矣、余大姊丈黃炳榮連襟方黎光、從兄仲賓、族叔質父、皆以壯年患虛勞而死、吾曾親目所覩、言之傷心、故謂二十左右難治者此也、若年至四十內外者氣血已空、君火已衰、相火自不妄動、色慾既淡、則精血自不日虧、所謂恬淡虛無、精神內守、雖氣血難復、而藥力之功、不難奏效、余師王濟生、親戚張國芬、從舅壽祖敏、均以老年患虛勞　轉危爲安、得終天年、故謂四十內外者易治此也、吾有感於心、故特表

而出之願吾同志、遇青年病虛勞者、當大聲急呼、直接痛告、俾其驚惕、而患病者、亦當以獨宿丸自珍、則未始非醫藥之一助也

頭頂腫痛

吳虎

症狀 人有遍體無痛、忽於頭頂之上、或在督脈經部位、（在頂後正中）或在太陽經部位（在頭頂正中後）或在少陽經部位、（兩耳前後髮際）腫痛一塊、其痛如拔髮、或針刺相似、幾不能忍、兼見惡寒身熱、口苦而乾等症、

病因 因頭頂汗出白濃、或飽食當風、或脫帽露頂、將頭頂之汗、被風吹落、雖強壯之人、易罹此疾、蓋其膝理嚴密、遇急風、立即閉合、將風閉於膝理之內、其汗液欲出、外孔已閉、其汗液欲入、而汗核中有續來之汗液、業已塡滿、不得不與風邪、同客於頭頂皮膚部位、其初覺不以爲然、及久之風因濕困、濕藉風發、忽然暴腫、即成此症、此症乃風濕二邪所致也、蓋風之爲病、痛復腫、則去而不守、濕之爲痛、麻且木、則滯而不通、今旣腫痛不走、乃風因濕滯、麻木腹腫、乃濕藉風威、以此辨之、

治療 消風勝濕湯、以辛溫疏散、通行上升之品、使濕邪與風、俱隨汗而去、則腫痛自愈矣、

用藥 荊芥穗錢半　青防風錢半　蜜炙麻黃一錢　草烏一錢　蘇薄荷一錢　川獨活一錢　北細辛一錢　皂刺錢半　甘艸六分

用水一碗半、煎一沸、（不可過煎、因表藥過煎、則反失其效力、）溫服、蓋被取汗、出汗時、萬不可急去衣被、注意、

赤白痢之簡易療法

張友琴

今之所謂痢疾者、即內經之所謂腸澼也、其病源由於飲食不節、起居不愼等、斯疾發於秋天者最多、因爲夏氣候炎熇、人身調節機能之戒備懈弛、肌膝疏鬆、汗流不絕、血渾弛緩、新陳代謝懈怠、全身機能衰弱、皆所以抑體溫之生成、而促其消散也、卒遇六淫侵害、或多食瓜菓等寒涼物、則內臟官能障碍矣、故秋涼外襲、多虛寒泄瀉也、是以知痢疾之原因、大都由於臟腑官能薄弱、而加六淫之侵害與飲食之不愼、以致腸胃分泌不淸、古謂傷于氣則白、傷于血則紅、未免太空、然西醫之所謂官能薄弱者、即中醫之所謂傷氣也、故凡痢疾初起傷氣、其次傷血、（因傷及微絲血管、故有血而謂之赤痢、）至其療法、西醫唯知殺菌、初起即瀉、中醫之治法甚多、自來論斯疾者殊夥、茲不贅、質言之、若受外邪傷及營衛者、必有寒熱、治當先顧其表、痢疾初起、可用蒼朮（或茅朮）羌活杏仁牛熟川軍等、腹痛者、用炒烏頭殊效、（烏頭當麵包煨、）表重者羌活重用、表輕者輕用、此方痢疾初起、用之甚靈、屢驗不爽、更有用血炭粉治痢疾者、此法簡而且效、藥房內有出售、若腹痛下痢者、用炒烏頭研末合血炭粉服之神效、按此法簡便非常、而其效如神、不妨試服、痢疾屬大腸迴腸者、治療較易、屬小腸者難治、茲錄小腸痢治驗一則、以供閱者、本埠唐姓、病痢四十餘日、每食粥一盃、食後不二小時、必大痛不可忍、隨痢少許、延中西名醫診治罔效、後請祝味菊先生診治、察其痢屬小腸、泄時痛甚而不甚後重、其病月餘、正氣大傷、乃用薑汁炒黃連末白蠟人參血餘灰、更用羊脂熬油、和粥食之、初食後二小時、仍有小痛、連服四日而愈、按上方製丸、又可治休息痢、若痢久津虛、口乾舌燥者者、用牛龍骨煎湯代甚數、以上各方、均是古法、而後人用之者甚鮮、坐觀驗方之淪沒不用、特爲之介紹如上、閱者可以採用也、

梅毒下之犧牲者〔上〕

塌鼻爛莖之新希望

宋慧身

▣楊梅穿頂▣爛脫鼻準
▣結毒下疳▣斷去玉莖
◉若不早醫◉爲害終身
◉補鼻種莖◉照舊復生
△眞實不虛△生育仍能
△黃金難覓△醫報可尋

凡患楊梅結毒、爛去鼻樑、或爛斷玉莖、俱能生長如舊、覓取頭胎男兒胞衣一具、用竹刀刮去汚血、新汲水洗淨、曬乾、另放用大粉甘草八兩、眞人參五錢、放水三碗、慢火熬至一碗半、將藥取起、放入胞衣於罐內、陸續以藥汁澆灌胞衣、候汁煎盡爲度、不可熬焦、將胞衣放入磁罐內、用黃泥周圍封固、炭火煅紅、候冷取出、胞衣如烏金紙色爲佳、名爲乾元、每用、配入飛硃砂四錢、珍珠、琥珀粉、各二錢、鐘乳粉一錢、上氷片一分、共研成極細末和匀、用米飯搗丸菉豆大、如補鼻、單用土茯苓四兩、煎湯送下、初服五分、次服三分、後皆以三分爲標準、日服一次、服至一月、生長如舊、未服藥前、先到車匠店、車成一個端端正正鼻樣、用黃蠟溶化、澆木鼻上大小合式、取下木鼻、將蠟鼻罩在鼻孔中間、用火烘粘在土星處、候一月服藥已完、取下蠟鼻、看新長鼻歪正如何、如若生長不正、速用出蛾蠶繭一個、煨存性爲末、黃蠟爲丸、酒作一次服下、如要速爛、可用蠶繭二三個煨服、次日漸爛、三日後照舊爛平、仍照前法、用蠟鼻粘上、服藥一月、藥完、其鼻又長全矣、如補陽物、亦用黃蠟做成照本莖大小、烘粘在根、中間留存一小洞、以便小水放出、照前法服藥、土茯苓內再加天花粉五錢、川牛膝三錢、煎湯送下、照法服至一月、藥完則莖自長如舊、須忌房事百二十日爲要、

編者按　梅毒而至爛脫鼻準、斷去肉莖、已至梅毒之末期、中西醫治法、收斂其毒、使之不致潰爛無已而已、均未能復生如原狀者、宋君來稿、盛稱此方靈驗、且言眞實不虛、余按此方藥性中和、並無收斂毒質之品、而治法奇特、爲歷來所未有、故特錄出、以供患此病者試之、

戒煙奇方

李春芝

▲分量稱準不可加減一味
▲服之其效有不可思意

鴉片之害、盡人皆知、不但弱種、尤能傾家、令人聞之、不寒而慄、常見患者、非不欲自拔、實無力戒除也、敷衍因循、以致困苦纏身、靡已時也、爰將屢經試用、百服百驗之方、貢之報端、以爲欲戒鴉片而無良法者告、幸勿以其輕微而忽之也、

川貝四兩　杜仲四兩　甘草八兩　用水六斤、煎至一半水時、以淨布擠藥出汁、再加紅糖一斤、熬成膏、分三瓶裝、第一瓶藥內加鴉片烟五錢、每日藥膏一錢、第二瓶藥內加烟二錢五分、服法同前、第三瓶內不加煙、服完卽可、完全戒除、毫不感受痛苦、

編者按　此方昔年滬上某慈善會印贈之方、曾見廈門醫藥月報中詳載之、然終未一試此方之效否、李君春芝、吾界之泰斗前以此方見賜、以經驗所得、認此方確有神效、故特錄之、以告一般癮君子、

從解剖學上得到的「女腹如箕男腹如斧之結果」

黃昭光

瀕湖脈訣云、女腹如箕、男腹如斧、蓋以辨男女之胎也、彼腐言滿口、善於曲解穿鑿附會者、至此亦無有法、于是有因理論不可通、而曰無此事者、有于字面上着想、津津談如何爲箕、如何爲斧者、後學不知其故、從而和之、徒有其說、而不能用、是何異於亡哉、

夫瀕湖先生之醫學、固非有口皆碑者、然於此二句、余輒暇思之、知爲事實、覺有至理、特表而明之、以供研究者之參考、

嘗讀產科書、和男女骨盤有不同、骨盤雖有大小之分、於本題有所供獻者、爲大骨盤、大骨盤者即在小骨盤之上腰之下、由數骨結成如漏斗狀者是也、男女兩者之比較、男者狹小如心臟形、女者寬大如橫卵圓形、則知男者大骨盤較女者爲狹小、證之事實、則閒步街頭、常見旗袍革履之婦女、益顯其臀部之肥大、男子與較、實覺有遜色、然其大也、非因其脂肪肌肉之豐滿、乃其骨盤大乎男子耳、男女骨盤之大小、乃先天所造就、有天然之妙用、大者壯者如是、推之小孩胎兒、亦何莫不然、

中醫之談產科也、憑理想、謂胎兒在母腹內、頭居上而臀居下、臨產則掉頭而出、西醫由解剖而得、知爲倒懸、若頭在上爲難產、則知理想有時錯誤、不如事實之爲確也、審此則所謂如箕如斧者、不難明矣、

夫箕者、乃箕帚之箕、以盛塵垢、其形底部略闊於口部、一般婦女大骨盤之闊度、較兩肩部略闊、倒之則上部略闊於下部、故女胎倒懸于宮內者、形之於外、再以手上下摸擦之、一如箕之倒覆於內、上部略闊於下部也、故曰女腹如箕、斧者非今肉肆所用之斧、蓋肉肆所用著名鉞斧、其狀如蛤、上下懸殊、與事實不附、此所謂斧者、定系斤之斧、研木之器也、其形、鋒部略闊於背部、一般男子兩肩部之闊度、較大骨盤爲闊、倒之則下部略闊於上部、男胎之倒懸于宮內者、形之於外、以手上下摸之、一如斧斤之狀、順置腹之內壁、下部略闊於上部也、故曰男腹如斧、惟是法也、必在受孕八九個月間、胎兒形體生成後、方可行之、否則無效、

以上之理、說破易曉、但今之中西醫界、無用此法以診男女之胎者、讀此篇後曷不一試之、

病家須知

義

(一)患病求醫必先究問病原、而後用藥、若迷信神佛、吞服仙方、藥石誤投、往往死於非命、

(二)無論患何疾病、須立卽延醫診治、

(三)延請醫生、須決擇富於專門學識經驗者庶可對症服藥、

(四)病家延醫、應具十分信仰之決心、不宜時常更換、恐醫生（指二人以上）審病不同、誤投藥石也、

(五)醫生之言、病家須絕對服從、如病未痊可、吝於服藥、他日舊症復發、病者之精神與金錢、所蒙損失必更大、

(六)病者飲食最易生厭、然不可一任病者之心理、隨意取食、蓋飲食不愼、殊礙病體之復原、

(七)病者之飲食用具、必用沸水消毒、以防傳染、

(八)病者之被褥亦宜時常曬晾、利用日光消毒、

(九)疾病初愈、尤宜注意飲食、毋求過飽、食料以富於營養、滋補者爲宜、堅硬辛酸葷腥之類不可食、

(十)病後操作不宜過度、恐傷身體、

民間治療

小兒癇病方

吳夢蘭

狠心一個、陰陽瓦焙存性、研細末陳酒冲服、再用狠心一個、洗淨切碎、香油熔好、入油鹽五味、以麵包(如餛飩)煮熟食之、蓋狠盡食生肉、其心之力、倍於尋常之畜、故食之、藉以補養腦髓、則癇症可以除根、

小兒脫肛

陳世超

小兒久瀉久痢、均有此症、用舊布鞋底、沾好醋烤熱、用七八層布包好、放在大人脚肚上、將小兒抱之坐其上、慰三四次即愈、

治小兒嗽喘

陳世超

長壽膏　藥用牛膽一個、生川軍三錢、研極細末、於冬月天寒之時將以軍末、入牛膽內與汁調勻、懸風處、除乾備用、若與小兒服時、每週歲服五厘、二歲服一分、三歲服一分五厘、用開水冲服、

治中風不語中臟立斃

吳夢蘭

用黃豆末少許入耳、用生黃星少許入鼻、再用青萢握、搗爛塡於臍內、再用胡椒一粒爲末、入舌尖之上、少待自醒、即可回生、惟中臟不及輾轉、急用女人舊鞋底燒灰、直入臍內、可以復活、再用藥治之、麻黃一分枯草帽三錢、煎水食之即愈、

移毒散

養氣軒

風毒發於骨節間、用此藥移之、或上或下、使無殘疾之患、屢試屢驗、用白芨一兩五錢、紫花地丁八錢、烏鷄骨(煅)硃砂雄黃輕粉各一錢、五倍子二錢、焙大黃二錢、猪牙皂八分、共爲末用上醋調敷毒之上截、即移之下半截、仍照人虛實內服藥餌、

治小兒急慢驚方

吳虎

蒿蟲丸　藥用　硃砂　輕粉　各等、研細末、配此丸法、於立秋後十數日、揀靑蒿大者剖用、其中有小蟲、若取之太早、其蟲甚小、取之太晚、其蟲則變蛹、化蛾飛去、當此之時、將其虫多取、去其頭皮、祇用蒿蟲之汁爲丸、汁多即多入藥末、汁少則少入藥末、和勻、丸如桐子大、除乾入瓶內備用、一歲一丸、以乳汁研丸化服、

編者按　幼科書中、嘗有以靑蒿蟲治急慢驚風云、及閱保嬰集中、又言其功效、並附一詩、詩云、一半硃砂一半雪、其功只在靑蒿節、任敎死去也還魂、服時須用生人血、、其言一半硃砂一半雪者、即此方之硃砂輕粉等分也、其言雪者、即形容白色之輕粉也、生人血者、即乳汁也、然蒿蟲之所以治急慢驚風、蓋蒿蟲汁、有弛緩神筋作用也、

敬啓者此次風潮種種之經過、本擬在本報逐期披露、現同人等議決、決計另印單行本一厚冊、分贈各界、俾便於披覽、而垂永久、此佈、

敬啓者本報自今正改革後、定戶寄遞、一律改用信殼、但本報定戶、邇來日見增加、故信殼每次所需不貲、印刷所一時不及、故上期(十四期)少許定戶、仍有用包皮紙寄出者、現已定製大批信殼、聽用以後一律仍用信殼、恐讀者誤會、特此聲明、此佈、

談猖獗的時疫

答本報讀者

近時江浙二省、時疫流行、報章所載、觸目驚心、本報江浙讀者、紛紛以此事見詢、本報負促進民衆之責、安敢默爾而息、今述之於下、

時疫之來源　去冬雨雪稀少、天時應寒不寒、今春天氣乾燥、寒熱不一、人在氣交之中、氣體怯者、即感受此不正之氣而成病、而今年厥陰風木司天、少陽相火在泉、風火相煽、故現是症也、西醫稱之謂流行感冒、肺炎、猩紅熱、腦膜炎、腦脊髓炎、中醫統稱之謂温病、彼所謂肺炎、猩紅熱、腦膜炎、腦脊髓炎者、即温病中之見證也、

時疫之症狀　温病由內而發於外、或表或裏、視人何經之强弱爲傳變、故一病即有發熱惡寒、頭痛項强、耳面腫痛、發痧發斑、或渴嘔胸滿、腹痛脊痛、二便不通、煩躁神糊、譫語狂妄、速則數小時即死、緩則六七日而死、小兒爲純陽之體、抵抗力薄弱、故患者多不及救、

時疫之預防　飲食方面忌食一切香燥辛熱及不潔之物、常以白蘿蔔、橄欖、淡竹葉、菉豆、煎湯化茶飲之、可以免去此病、尤宜注意各種衛生、如家中已有人患此病者、急速隔離、萬不可同居、以防傳染、小兒尤易傳染、更宜遠避、

時疫之治法　此症治法、不外表裏兩途、在表者宜辛涼解表、如葛根、薄荷、牛蒡、連芥、銀花之類、在裏者宜清解通府、如石羔、黃連、大黃、芒硝之類、若夫熱甚痙厥、譫語邪糊、則當以清泄肝火、芳香開竅爲治、如犀角、羚羊、石決、玉金、牛黃、至寶丹、紫雪丹之類、總因非而施、隨症加減、庶免貽誤、

流行性之天花

謝也農

未發時之預測
將發時之處置
治療之大法
花毒可以無憂
麻子可以免去

天花係俗名、醫籍中稱謂疫痘、亦曰天痘、蓋受天地不正之疫邪以發生也、人類爲血肉之軀、先天二五交感之熱毒、含而不洩、伏藏於血液中、此即發痘之原質、小兒呱呱墮地、即帶此原質以俱來、至一二年後、常施種苗花一次、（年底施種、名騎年花、）佈種或現時最穩妥之牛痘二次、使血液中伏藏之熱毒外達、即不再發天花、否則、不論遲早、必定染發、然亦有佈種苗花或牛痘向未發者、此因體元不足、或攖其他疾病、不能助氣血托毒外出也、迨經數年、或數十年後、疫邪觸之即發、是爲天花、其勢走竄、極爲猛烈、無論咽喉隙處、男子之龜頭、女子之陰道、均能延發、其流傳性亦至迅速、與人力佈種之牛痘苗花、有霄懷之別焉、夫一歲有四時、四時各有主氣、亦各有客氣、春之氣宜温、夏之氣宜熱、秋之氣宜涼、冬之氣宜寒、此爲主氣、春應温而反涼、夏宜熱而反寒、秋應涼而反温、冬宜寒而反熱、此爲客氣、主者正也、客者邪也、邪氣凌人、重則爲疫、如寒疫之類是也、天花亦疫邪之一種、其發作流行之時、大抵在冬至之後、夏至之前、其故何也、蓋因冬至之後、一陽初展、天時總遷驟異、吾人身體中之陽氣、昔爲嚴寒所壓、隱伏至此、則萌然欲動、腠理肌表、易於疎泄、邪氣之來、如影隨形矣、試看保種苗花之醫生、

施佈牛痘之機關、亦多取此時爲適宜也、

未發時之預測

染疫之人、或隨時感發、或越久纔發、不能懸定、須視受邪之輕重、體氣之强弱以異、茲將初病時見證十二條、臚陳于左、俾讀者知所預防也、

（一）大寒大熱　（二）頭身皆痛
（三）胸膈滿悶　（四）泛吐咳嘔
（五）遍體搔癢　（六）兩目紅絲
（七）咽喉哽痛　（八）渴或不渴
（九）欲便不得　（十）脈洪大數
（十一）舌色絳紅　（十二）苔乾膩黃

以上各證、爲天花必經之病態、凡血液中伏有先天毒質者、現出已上病症、雖未發見痘點、已可預知矣、

將發時之處置

預防天花之法、一至寒溫初交時令、見電線桿上、或墻頭壁角、貼有白紙黑字曰、「預防天花」「佈種牛痘」之招貼、速速謀預防之策可也、也農按、此種預防法、原屬要看、然花痘初發、諸證已現、如此時佈種牛痘、譬言之火上加油、益增其燄、蓋邪之害人、本非一朝一夕之故、伏之益深、發之益劇、諸病如此、非惟天花然也、故諸病皆有預防法、天花豈容緩耶、也農將管見所及、根據病理、擬別數條、庶幾深伏之熱毒、有透澈之途徑、讀者希勿河漢視之也、

（甲）薄着衣服、使身體溫度適宜、勿致發泄陽氣、睡時被不覆首、在初發時期、不得用厚被重壓、使痰火上騰、尤須注意清潔、

（乙）節食飲、戒甜味、勿使阻碍疫邪、

（丙）多服白蘿蔔湯、以解疫穢、並用白茅根、（去心）大荸薺煎湯、時代茶飲之、藉清血中之熱、

（丁）常用鮮芫荽（即酒席上香菜）煎水漬身、以助疫邪之速透、

病家至天花初發時期、宜先施用右列各預防法、然後再商治療、庶無貽悞、

（未完詳本期）

小兒之夭壽問題

爲什麼　富家之小兒多病　貧家之小兒常强　富家之小兒多夭　貧家之小兒常壽

小兒的吐瀉驚疳四重症都是飽暖造成的

吳夢蘭

小兒初生之時、腸胃綿脆、易饑易飽、易虛易實、易寒易熱、方書舊說人皆知之矣、曲禮云、童子不知裘裳、說云裘大溫、消陰氣、此人十五歲成童、尚不許衣裳、今人之愛護其子也、當正夏時、以綿襖裹腹、日不下懷、人氣相蒸、見天稍寒、即封閉密室、垂氈下幕、暖炕紅爐、使微寒不入、火暖不泄、雖衰老之人猶且不可、况純陽之小兒乎、王符潛論云、嬰兒之病、傷於飽也、今人養稚子、不問小兒腸胃所容幾何、但聞一聲哭、將謂饑號、急以乳哺之、兒口豈復知量、不吐不已、及稍能食、應口輒與、夫小兒初生、別無伎倆、惟恙號泣爲强良耳、此二者乃百病之源也、小兒除胎生病外尚有四種、曰驚、曰疳、曰吐、曰瀉、其病之源止有二、曰飽、曰暖、驚者火乘肝之風木也、疳者熱乘脾之溼土也、吐者火乘胃膈甚則上行也、瀉者火乘肝與大腸而瀉者也、夫乳者血從金化而大寒、小兒食之、肌肉充食、然其體爲水、故傷乳過多、反從濕化、濕熱相兼、吐瀉之病作矣、醫者不明其本、輒以紫霜進食比金白餅之屬、其中皆巴豆杏仁、其巴豆大熱

有大毒、杏仁小熱有小毒、小兒陽熱、復以熱毒之藥留毒在內、久必變生、故劉河間先以通聖涼膈神芎益元治之、皆無毒之藥、予嘗以牽牛大黃木通三味末之爲丸、以治小兒諸病皆效、蓋食乳小兒多濕熱相兼故也、

然善治小兒者、當察其貧富貴賤治之．蓋富貴之家、衣食有餘、小兒常夭、貧賤之家、衣食不足、小兒常壽、貧不得縱其慾、雖不如意、而不敢怒、怒少則肝病少、富家之子、得縱其慾、稍不如意則怒生、怒多則肝病多矣、夫肝者木也、病則乘脾、故貧家之育子、雖薄於富家、其成全小兒、反出富家之右、其暗合育子之理者有四焉、薄衣淡食、少慾寡怒、一也、無財少藥、其病自痊、不爲庸醫所誤、二也、在母腹中、其母作勞、氣血動作、形得充實、三也、母既作勞、每易生產、四也、此四者、與富家相反也、但諺曰、兒哭即兒歌、不哭不僂儸、此言雖鄙、切中其病、世俗豈知號哭者、乃小兒所以洩氣之熱也、老子曰、終日號而不嗄、予嘗授人以養子之法、兒未能坐時、臥以赤地、及天寒時、不與厚衣、布而不綿、及能坐時、以鉄鈴木壺雜戲之物、連以細繩、置之水盆中、使一浮一沈、弄之有聲、當炎暑之時、令坐其旁、掬水弄鈴、以散諸熱、內經曰、四肢者諸陽之本也、手得寒水、陰氣達於心中、乃不藥之藥也、嗚呼班固眞良吏、嘗曰有病不治得中醫、除暴得大病須服藥者、當謹熟陰陽、無與衆謀、若未病之前。從予奉養之法。病亦不生。縱有微疾。雖不服藥可也、

按小兒胃部較大人淺而扁、故易嘔吐實與大人不同、讀西醫生理學自知、

生熟附子功能之比較

陳中權

熟附子溫補脾腎
生附子回陽救逆
而生附子又有激刺麻醉性爲強心定霍亂之要藥

同一藥也、而一生一熟、力有大小、主治亦異、附子其一例也、附子爲辛甘大熱之品、助元陽、逐寒濕、爲藥品中斬關奪門之將、與半夏大黃、同爲國產藥品之佼佼者、每歲輸出以數十萬計、論其生熟功能之比較、根據古醫籍所載、大致熟附用之溫西補腎、凡脾腎陽虛、有寒濕等、用之均可治、如傷寒少陰病、麻黃附子細辛湯、用熟附以振腎中之陽、麻黃附子甘草湯、用熟附以補元陽、防發汗太過、太陽病、芍藥甘草附子湯、用熟附以補腎陽皆是也、其主用終關於溫補方面者、生附性味之烈、遠過于熟、凡元陽暴亡、霍亂厥逆、病在危急之際、非此不救、如少陰病白通湯、用生附以救治陰盛於下、陽格于上之症、通脈四逆、用生附以救陰盛於內格陽於外之症、霍亂四逆湯、用生附以回陽救逆皆是也、其主用終用於救急方面者、顚倒誤用、無益有害、至于強心定漏、亦惟生附能之、以生附大辛大熱、有刺激麻醉之性也、又經方所謂一枚炮者、皆熟附子、乾者可重七八錢、生用去皮破八片、至少亦五六錢、生附之治霍亂、確有大效、章太炎嘗勸中醫審霍亂之治云、霍亂其甚者、厥利交作、漸至脈脫、在中醫則以四逆湯通脈四逆湯救之、在西醫則以樟腦針鹽水針救之、四逆湯二方、並以生附子爲君、強其心藏、以乾薑爲臣、止其吐利、二者相合、脈自得通、樟腦針亦強心之術、與此同意、……』且川東夔府湘西辰沅一帶、三伏日卽以生附子猪肉合煮飲之、以防霍亂、此固強心健胃之要劑、若以熟附片進、則無絲毫之效矣、生熟附子功能之比較、不過如是、時醫昧于古方、不能治今病之說、不能將古方臨時視病輕重消息行之、懼熟附辛烈不敢用、遑言其生、動用輕清之藥以治病、彼以爲不求有功、但求無過、而不知過即伏於是矣、眞不知殺死人多少也、柯韻伯亦曰、『今

之畏事者、用烏附數分、必製熟而後敢用、更以苓連監制之、焉能挽回危證哉……』此語於醫界惡習可謂慨乎言之、

濕病之治療觀

吳虎

▲寒瀉疏導有害

▲辛燥刼津非宜

東南卑溼之區、無論寒熱瘧痢、無有不夾溼邪者、俗醫亦知濕病之多、苦未得治濕之法、一則誤於寒瀉貽害、妄執疏導之說、動手三黃芒硝、不知濕爲陰邪、豈燥屎熱結之比、以水濟水、是惟恐病之速已、又從而益之也、一則誤於辛燥刼陰、相勝相尅之常、燥濕本來對代、但人之病濕、浸淫於表裏上下之間、非區區燥藥所能敵、況辛藥既能燥濕、即能燥津、邪未去正先亡矣、觀仲景治水、惟出五苓一方、曷嘗用寒瀉辛燥乎、乃用五苓治濕不效者、多以此方爲冬令傷寒而設、專治太陽水邪、非治夏秋濕盛之證也、按濕有三因、一因腎水排泄、水無去路而蓄停、此五苓所可制也、二因脾失健運、土不勝水、至兆汪洋、三因肺失宣布、氣滯則濕不行、不從下利、並不從皮毛滲出、此二因者、非五苓下焦之藥、所能兼顧上中也、胃苓一湯、於五苓之外、增蒼朴陳草、直堪羽翼經方、蓋蒼朮有治濕專長、用於辛燥藥中、則太偏而有害、入於淡滲劑內 則相濟而有成、此其用意亦精矣、惟桂之辛熱、草之壅滯、濕溫猶當慎之、雷少逸之通利州都法、以茯澤通滑車前之利、用蒼桔赭駁之法、較胃苓尤善、而吾尚有鰓鰓過慮者、桔梗開提、固所謂通地氣於天道、惟氣虛乃見濕滯、過提亦非所宜、若去桔增以葛根、性雖升而不礙、況葛根長苗上達、既能通肺於膀胱、又有解肌妙用、內外分消、誠去濕十全良法、雖輕重亦隨體質而殊、而有此一方爲主、百變不能離其宗矣、豪用寒瀉辛燥者盍思之、

流行性之天花（續）

謝也農

〰治療之捷徑〰

天花一症、前代名家、論者頗多、惟各泥其言辭、各異其治療、或主升散、或泥寒涼、或喜補托、彼此易轍、使後人淺見寡聞者、無所適從、亦關心保赤之憂也、竊謂無論醫家病家臨床之際、隨病置宜、對症施藥、升散之、寒涼之、補托之、對鵠施射、無不中的、天花有疫邪、其發也、與正痘大異、而治療亦不同、大抵初起惡寒發熱、頭身皆痛、胸悶泛吐、諸證俱見、痘尚隱隱、欲發不得者、祗宜清輕宣透可矣、不必過事升散、以騰其疫火、倘痘出不鮮、皮焦頂陷者、疫毒瘀於血分、於清透之中、可參破瘀涼血桃仁大黃之類、如或不應、加入石羔犀地之涼解、總不嫌過、灌漿之期、最忌出血、以其熱邪逼血分出也、如遇此類病症、當倍加涼血元參赤芍丹皮紫草茸等品、可隨時斟酌、漿行而清稀、色白而不澤、此屬元氣虛敗、或因血熱未透、又須還其脈搏、察之舌苔、身熱與否、然後定補托清透之方、則庶乎其不差矣、

……花毒可以無憂……

天花回之太早、血分熱毒不清、最易釀成花毒、花毒發於遍體、毒水淋漓、腐爛焮痛、或作奇癢、其性纏綿、至難治愈、通俗成方、用松花粉摻之、或愈或不愈因蘊毒內伏也、當續服清解藥數劑、便可見效、花毒初發時必有毒胞、如滾水燙傷狀、此時宜速將毒胞刺破、用鮮綠荳粉少許、研極細末、加入蔴油、調塗患處、則勿致潰爛、如已潰爛者、用綠荳粉乾摻之、外蓋白色花毒膏、內服清解藥、卽可無憂矣、

……麻子可以免去……

俗說麻子天生的、不知麻子之生、天花成之也、往往有紅顏少女

、白面書生、一旦發出天花、不諳預防及禁忌、愈後忽變爲麻子、親友皆見、漫不相識、此誠一大憾事、天花感疫火最重、灌漿時欠服清涼藥、其漿胞乾癟、焦頭爛額、或作痛、或發奇癢、不能忍耐、以手搔之、必至出血、如病人氣體不足、漸致斃命、苟或氣體强壯、可望痊愈、然麻子終不能免也、今余有一法請試述之、凡花盛之時、或痛或癢、爲必有之狀態、此時切忌手搔、祇須用柔絹蘸眞蔴油、時時揩拭痛癢之處、潤其肌膚、寬其皮肉、若有毒胞、亦須刺破、貼花毒膏、然後再進適當之清涼解毒藥、即不致面麻矣、

血淋效方

沈國棠

■治血淋　徒恃五淋導赤

■不效　不思改弦易轍

（順題敷衍　爲時醫之惡習）

夫中國醫學、垂四千年之久、近乃橫被攻擊、豈眞無研究之價値耶、余謂不然、昔人經驗所得、良非易易、載之書籍、以傳後人、果能應用得當、自可效若桴鼓、今將近所治愈之血淋一症、述與讀者、聊爲吾說之一證云爾、倘得闡揚而光大之、是所厚幸、某氏者、年逾而立、素體孱弱、近乃忽覺小便刺痛、所溲皆血、大便數日不行、意以爲熱毒所致、一通大便即愈、乃購服燕醫生補丸四粒、服後大便未行、而下注特甚、痛亦隨之而劇、終日顰眉、其痛苦有不勝言者、迨夫明日急延邑醫某診視、某者邑中知名之醫也、觀其所書方、不脫五淋導赤之流、服後殊鮮效驗、復請於湯氏之門、湯氏者亦爲婦科中之佼佼者也、所開之方、與某無甚出入、服後效等於零、而病者窘態畢現、不可須臾忍者、余檢古籍、得藕汁髮灰飲一方、（髮灰二錢、（即血餘）鮮藕打汁沖服、）急語之如法製服、一而痛止、再而血淨矣、余詢於師陸氏、陸氏者年逾耳順、兩耳失聰、學養淵深、落拓不羈、是以爲時者所不喜、聞余言、慨然嘆曰、噫、湯屠之輩、抱敷衍態度者也、輕病不能使其愈、重不可望其生、時慮盛名之墮、日恐生意之絕、雖然享盛名者、莫不如是也、豈可獨責湯屠乎、余老矣、無能爲力矣、汝輩切莫蹈覆轍也、余俯而思、仰而答曰、師言是也、中醫學之所以江河日下者、皆一般敷衍者之所誤也、

治驗三則

汪仁壽

腹脹如鼓治驗

德勝門外陶姓迎診、云其媳得鼓脹急症、腹將脹裂、延過數位診治、不但鼓脹未減、且大便十餘日亦未通、命在須臾、務求施救、余乘輿往、一入門、即聆號呼肚子脹破了、余診得六脈微濡、舌白、面紅、腹高如鼓、當斷曰是太陰寒證、病家亦有知醫者、力爭熱證、經云如係陰寒、應面青、應腹瀉、今面赤而大便閉、火症無疑、余告以面赤者、寒極逼陽於上也、便閉者、陰結也、如嚴寒之歲、河凍不流、病家猶未深信、余索閱前所服之方、據云因不驗、已焚去矣、又問藥渣、據云已傾於門外、及往門外視之、係大黃十餘片、余曰眞贓見獲、可無疑矣、方用參朮苓草附桂炮薑、次日來謝、得知昨服藥後、約半句鐘、解下水糞半桶、鼓消脹愈矣、

氣喘胸高飲食不入治驗

直衙巷王某延診、及往診、已氣喘胸高、舉家啼哭、請一診以決行期之早晚、余診得左弦右關沉實有力、余告以病未臨危、不過食塡太陰、何得大驚小怪、王某云、因飽餐牛肺、即覺不適、屢次治療、日甚一日、飲食不進、各醫回復、余方開稻草五錢、山査五錢、福麯三錢、趕牛鞭燒灰存性二錢、火麻仁三錢、生甘草

二錢、當歸尾二錢、病家云此等藥草早已服過、毫無效驗、何必再服、余曰姑且試之、次日延復診、據云、服昨方約兩小時解下宿糞頗多、精神大爽矣、余告之曰、他醫之方、雖有消肉三味、而無消牛肉之品、今加稻草暨趕牛鞭。專消牛肉。所以致如桴鼓、

誤服壞馬肉而以爲牛肉治驗

禾草街周姓延診、據云服牛肉略多、腹中脹痛難忍、百治不愈務求救援、余開方與服、亦未見效、余再三思維、或係誤服馬肉耳、當將前方加人乳一大鍾、人中黃三錢、生大黃二錢、忍冬籐三錢、趕馬鞭一尺、越日、周府來云、服次方連瀉數次、腹已寬暢、且思飲食、不知尚可將次方再服一劑否、余告以藥爲病設、病去何得再服此藥、服調理脾胃藥可耳、

食補談

吳夢蘭

少食則胃之消化力强則足以奉養生身
多食則胃之消化力弱反足以滯而成積

一 誤解藥補不如食補者鑒之

經曰、五穀爲養、五果爲助、五畜爲益、五菜爲充、後人誤會經文、遂謂藥補不如食補、此不可不辨明也、夫食多而胃失運行、滯而成積、其害人皆知之、若胃氣勉强運行、雖積可見、而暗中隱受損傷、明哲尙多昧昧也、西醫考察胃之功用、謂胃中所生津液、謂之胃汁、功能消化、食物入胃、即有胃津生出、與之調和變成糜粥、食時所生之胃汁、適足供給食之用、如食過多、其汁即不敷用、此皆西醫實驗而知者、可見恣食過度、胃中津液之原、盡化汁以運食、胃氣必虧、胃火必熾、膏粱酣豢之徒、甚者結爲癰疽、發爲消渴、如平時撙節食物、俾津液充足有餘、諸病何作哉、喻嘉言寓意草中、屢申痰證多食之戒、其王原醫案語云、飲食之補、取其氣、不取其味、如五穀之氣以養之、五菜之氣以充之、每食之間、便覺津津汗透、將身中蘊蓄之邪熱、以漸運出於毛孔、何其快哉、人皆不知此理、急於用肥甘之味、目下雖精采健旺可喜、不思油膩阻滯經絡、邪熱不能外出、久久充養完固、愈無出期矣、此段雖略於胃汁功用、而發明食補之義、頗足正世俗妄談、故拈出之、

因於露風乃生寒熱論

沈德修

蕞爾之小邪往往能發生極大之病症露風微邪也而儘能發生寒熱衛生家可不防於微而愼於漸

人與天地並列、其氣亦與天地相通、氣者何、陰與陽也、苟陰陽固密、營衛調和、何疾病之有哉、生氣通天論曰、因於露風、乃生寒熱、是言陰陽失其將護也、夫露陰邪也、風陽邪也、露與風二者、又皆爲清邪也、金匱曰、清邪居上、又曰霧傷於上、平脈篇曰、陽中霧露之邪、必發熱頭痛、夫人之氣淸者爲衛、衛屬陽、所以露風之邪、必直侵於衛、衛有邪侵、即不能與營和、遂致倏寒倏熱、或漸漸惡寒、翕翕發熱、彷彿太陽中風之候是也、推之於脈、則浮大而弦之中、必帶濇象、難經所謂脈濇者、中霧露也、至張菴謂寒爲陰病、熱爲陽病、未免病在淺、而反求諸深不若徐靈胎所云、露風襲淸陽之分、營衛乖和、寒熱始生、其義爲當、徐氏又云、寒熱指忽寒忽熱者言、與傷寒實屬兩途、故靈樞只出寒熱病篇曰、皮寒熱者、不可附席、肌寒熱者肌痛、骨寒熱者、病無所安、蓋寒熱自是雜病、可暫可久、輕者有似感冒、重

者即變骨蒸、此亦是以發明寒熱之眞相也、
營衛爲水穀之精氣所化、營衛和、則肌肉充、腠理實、邪不能犯、營衛不和、則腠理虛、毛竅開、邪中即病、夫所謂邪者、乃露與風寒之氣也、西醫不知氣化、妄議陰陽爲非是、殊堪一笑、

德修文誌

最近世界驚人之發明

—人造肉—

陳宇澤

人造肉中　含有多量之維他命
給有病人食之　即恢復其健康
給兵士食之　即體重平均增加
給家雞食之　雞卵較普通加大
化學成分及製造方未詳細說明

近世科學進步、時刻不息、最近科學雜誌報告、不費一牛一雞之畜、用極簡單之科學方法、造成滋養豐富之肉食、殊非吾人意料所及、發明者爲德國林獨博士、查林氏發明之動機、因鑒於歐戰時食糧恐慌、人民大部以野草樹皮果腹、於是即着手研究人造肉、經十餘年之實驗、至今日始告成功、人造肉味亦甘美、形式亦豬、其中所含營養素成分與天然者亦同、據博士報告中云、無論任何疾病、食人造肉、毫無妨害、且能營養其體魄、博士在去年七月中試驗一只有脚氣病之鳩鳥、給以人造肉食之、經三晝夜之時間、即恢復其健康、從此點可證明人造肉中含有多量之B種維他命、以後氏又試驗三十六個兵士、分爲甲乙二組、甲組每日給以人造肉十兩、乙組給以普通飲食、結果三週間、甲組中有一人患脚氣病者、即漸漸見減、六人體重平均增加七百兩、乙組無甚變動、繼又試驗家雞四十只、亦分爲甲乙二組、甲組食餌中加以人造肉、乙組照普通食餌、經九個月之試驗、結果甲組食人造肉者、九個月中平均總重量增加三百兩、雞冠羽毛輝煌美麗、動作活潑靈敏、產卵亦較普通者增加、
人造肉製法極爲簡單、以砂糖、稀釋液、過燐酸、石灰、智利硝、〇〇灰窒素、酵母、混雜置於一器、而後通以適度之空氣、經經十三小時、酵即發生變化、人造肉立時成功、至於化學成分及製造方法如何、原書未得會細說明、殊爲憾事耳、

瘧邪不專在少陽說

周盤銘

古今言治瘧者、類皆專責少陽、幾乎定論不易、愚竊疑之、傷寒邪在少陽、必見口苦耳聾脅痛、瘧疾惟寒熱往來、與少陽傷寒不異、耳聾等候無聞焉、且少陽汗下皆禁、若瘧之汗出不透者、必用表藥發之、遇有實邪、硝黃攻下亦可、不應病發少陽、治法犯少陽禁忌也、西醫療瘧、專治胃、且必以治痰爲大綱、中國俗傳、亦謂無痰不成瘧、截瘧以常山爲最神、惟祛痰之力猛也、彼法效如桴鼓、豈如我之墨守少陽乎、或謂仲景言、瘧脈自弦、弦非少陽脈而何、不知臟腑皆有弦脈、不獨少陽、素問論瘧生於風、風脈本弦、且瘧有伏痰、痰症宜見弦脈也、然則小柴胡可不用乎、則又不然、寒熱往來、柴胡爲解肌主藥、況瘧不專在少陽、而治法必自少陽始、蓋瘧爲蓄積之邪、邪所在、痰即聚之、今世截瘧膏藥、必貼於第二脊椎、每獲神效、僕十年以來、背有停痰、雖暑覺冷、癸卯秋、瘧病淹淹、因用極大膏藥、發時以極大熱度貼之、時手足已覺寒冷、惟背受熱氣熏蒸、痰漸散而瘧乃止、經此試驗、知治瘧必重祛痰、而痰之深伏、大率在背、湯藥雖入腸胃、求其直達病所也甚難、惟少陽脈行乎身側、故內經云、少陽爲樞、欲引藥力至背、非轉其樞不爲功、陳修園瘧疾詩訣曰、人說能知半表裏、誰知功在轉其樞、此其聰明、頗能悟及、惜爲舊說所蒙、不敢輕於翻案耳、

汗牛充棟戒煙方中之又一

白茅根膏

盧逸軒

有製法
有服法　為萬全戒烟之良方
有實驗

〔緣起〕鴉片流入中國、自林文忠公膏方發表後、續出之方、不勝縷數、其間或效或不效、或祗抵癮而不能杜絕、或杜絕後另生枝節、即西醫以霸道減法、其後非精關不固、卽陽亢失眠、决未見其平和而能澈底蠲除者、予痛黑毒之戕我同胞、留心茲事有年矣、丁卯夏、任施診所職、會軍閥北退、黨政將頒、一般癮君子惴惴向予索戒烟方、蓋早知禁令定綦嚴也、苹以林氏法增減、審其體質、辨其寒溫、雖稍有效驗、而奏功太緩、多不能耐、未幾中止、

〔方〕無恒兩字、本中國人之通病、况禁令森嚴、彼等固非速功不可也、後由海陵龐效君述得一法、

〔用藥〕方用白茅根九錢、京川貝末三錢、粉甘草三分、紅糖（炒）三錢、烟灰三錢、（煎濾去滓）

〔製法〕先將白茅根洗淨、入鍋內煎稠、取汁去滓、將灰水加入再熬再煎、如魚凍樣、不住手攪、收膏時、再將貝草糖三物、一併放下、

〔服法〕用開水冲服、無須規定多少、惟以初服之時若干匙能抗癮、即以若干匙爲定、隨後量癮遞減、無論若何老癮、不兩星期便可告絕云、

〔實驗〕予初不之信、意謂此方亦通俗應酬法、不預其確有特效也、同鎮楊子衍、年四十餘、吸烟幾廿載、體質羸弱、面色灰白、舉動便喘、覩其狀者、莫不虞其將死、而自亦知其爲烟毒所戕、懊惱莫及、聞此方後、因所費有限、遂購服一料、初食之時、僅覺痰塊湧出、胸次易飢、迨接二料之間、大便忽溏、所瀉每夾黑色、癮卽杜絕、喘息亦漸次平靜、莊中譁然稱奇、相率戒者、凡二十八人、予歷試以來、確著功效、且無特別痛苦、卽最近風行之紅白毒丸、（檜上戒烟丸）以此方多加白茆根服之、亦莫不拔除、眞妙方也、

桑葉之研究

沈仲圭

（性質）甘涼而苦、

（功用）涼血去風、明目淸肺、

（主治）勞熱咳嗽、肺經風熱、盜汗赤眼、

（用量及配合）錢半至三錢　同芒硝煎湯洗風眼多淚、煎飲代茶止渴、研汁治小兒吻瘡、

（方劑）扶桑丸　烏鬚明目、

黑芝蔴　桑葉等分蜜丸、

（圭按）桑葉涼血去風、芝蔴滋肝益腎、而皆有明目烏鬚之特効、蓋黑睛屬肝、髮爲血餘、（時珍云「髮者血之餘、埋之土中、千年不朽、以火煆之、凝成血質、煎之至枯、復有液出」、可知其與血同類也、）肝陰不足、肝陽上升、遂至目昏髮斑、補陰涼血、自復原狀、蓋與杞菊等分爲丸、同一用意也、

（編者意見）本品近世只用於辛涼解表法中、以治風溫、實則對於盜汗、効驗甚著、從新載嚴州有僧、每就枕汗出遍身、比旦衣被皆透、二十年不能療、監寺敎采帶露桑葉、焙乾爲末、空心米飲下二錢、數日遂愈、攷盜汗一症、以火逼津液外出者爲多、涼血分之火、卽是止

皮膚之汗、桑葉味甘寒、善涼血、此甘載沉疴、所以數日而瘳也、

本品時醫多用經霜者、此法殊不可從、經霜之葉、枯敗不堪、雖投數兩、効亦不著也、

咳嗽概論及治療

海門杜恩浩

■說明致病之原因

■寫出治療的方法

有聲無痰曰咳、有痰無聲曰嗽、痰聲俱有、名曰咳嗽、咳嗽之爲病、固不獨肺與胃、然亦不能離乎肺胃、蓋肺爲華蓋、位居最高、內統一身之氣、而外合皮毛、皮毛能固、則外邪無隙可入、清肅能降、則痰濁難於逗留、咳嗽安可成焉、胃爲水穀之海、生化津液之所、津液得其正化、則爲氣血、失其正化、則爲痰濁、漬之於肺、咳嗽作矣、是故先哲云、胃爲生痰之源、肺爲貯痰之器、內經云、五臟六腑皆能令人咳、無不聚於胃、關於肺也、夫咳嗽總而言之、不外乎外感與內傷而已、分而述之、外感之因、亦不一致、如風邪客肺、清肅不行、喉癢痰多、治宜去風化痰、方用葱豉湯、及牛蒡、蟬衣、前胡、桔梗、杏仁、象貝、寒邪襲肺、氣機不宣、聲重鼻塞、法當疏解宣肺、方用芎蘇飲、華蓋散、溫肺飲等、連咳數十者、咯痰不爽、痰出黃稠者、此燥痰也、一嗽即出、痰清而白者、此濕痰也、燥痰乃肺炎灼津液而爲痰、瀉白散主之、濕痰爲水穀之濕、停生痰戀肺、二陳湯加味、又有風寒包熱於肺、咳嗽音聲不揚、宜輕開肺邪、而化痰熱、宜用麻杏石甘湯、若上感風寒、下受濕氣、以致面浮脚腫、法當開鬼門、潔淨府、方用麻黃附子甘草湯、合五苓五皮飲等、若夫外感咳嗽、久而不愈、形肉削瘦、延入損門一途、當從內傷例治、此治外感咳嗽之大略也、至於內傷則不然、有陽虛陰虛兩種、脾腎陽虛、生痰聚飲、逗留肺胃、咳嗽氣逆、此屬痰飲、仲景云、痰飲之爲病、當以溫藥和之、方用苓桂朮甘湯、風寒之邪、引動痰飲、以致心下悸、咳逆倚息不能臥、當仿小青龍湯、治飲不治咳之法、倘風燥之邪、引動痰飲、或爲陰虛質體、而病痰飲、正治之法、似覺難投、溫化痰飲方中、佐以清肅肺氣之品、恙久不瘳、以致肺腎陰虧、木火刑金、痰熱戀肺、清肅之令、不能下行、輕者輕養肺陰、而化痰熱、仿補肺阿膠湯、百合固金等、重者培土生金、虛則補母之意、方用薯蕷丸、異功散、黃芪建中湯等、最重者、滋腎潤肺、隔一隔二之治、若腎虛肺燥、因而咳喘、用金水六君七味都氣、腎虛脾肺俱寒、以致跗腫怯冷、用桂附八味濟生腎氣等、此治內傷咳嗽之大略也、要之外感咳嗽、輕而易治、內傷咳嗽、重而難療、外感雖輕、治不得法、亦能草菅人命、內傷雖重、救弊有方、未必不起沉疴、以此觀之、醫者豈可以外感咳嗽而疎忽之、內傷咳嗽束手待斃哉、

生死預知法

（夢蘭）

其法、伸手以五指蜜按燈火、則可知血液之循環、例如其顏色惟悴、漢醫西醫、均不能治、而以病人之手、映於燈上、其掌之週圍、指皆透明如薔薇色者、決不死、若容貌雖爽快、且無點痛疾、而其掌之五指々透明者、其死期必近無疑也、

消息

浙省各縣時疫蔓延之危險

浙省本年入春後、天時尚正、距嘉屬之海鹽縣、竟發生時疫、自二月下旬起、迄今已蔓延多縣、茲將疫症狀况及被災縣分、當局防治方針、覓錄如下、

▲症狀　當是疫初起時、民政廳即派技士毛咸赴該縣檢查、據稟是症均從惡寒發熱頭痛而起、同時侵犯呼吸道、則發生流涕咳熱、若是時併發肺炎、熱度必增、呼吸短促、咳嗽劇烈、假使侵犯腦部、幷發腦炎、或為譫語、若侵犯腦膜、則發生腦炎、則有厥弓反張、四肢痙攣等現象、若侵犯胃腸、即成急性胃腸炎、或嘔吐、或下痢、若侵犯肺部和胸膜、生命比較更危險、大都在二十四小時致死、祇侵犯胃腸或上氣道、比較輕些、有不死希望、是疫以體弱者容易侵染、以故小兒死者十之七八、各地染是而死者、先後已有五百餘人、但尚無詳確之統計、

▲蔓延　首先發現、在海鹽通元、至今已斃二百人、次即蔓延鄰區、次波及鄰縣、現有是疫者、計為海暨、海甯、嘉興、杭縣、湯溪、東陽、定海、上虞、平湖、崇德、奉化等縣、其他各縣、尚無報告、

▲防治　(一)目下由民政廳通令各縣、幷須發須防及療治方法、凡遇是疫發生、即行報省、一面召集機關團體、組織防疫委員會、籌議防治方法、幷設立臨時醫院施治、(二)是疫者再繼續蔓延、將來對於舟車往來及公共團體、均須檢查、以防傳染、必要時祇有斷絕交通云、

松江疫勢蔓延之防維

此間自旬日以來、所謂急性腦膜炎之傳染、其風益甚、縣屬各鄉以浦南為最、亭林等處之死亡人數、與日俱增、大概以十齡左右之兒童染者居多、三十日下午、縣府為預防傳染起見、特召集中西醫、籌議防維之策、到西醫焦湘宗、張紹修、中醫韓鳳九、金省三、唐志敏、夏景韓、會議結果、決組防疫委員會、推張紹修馮友鹿韓鳳九金省三朱文卿夏景韓等為委員、並推張紹修起積極防疫辦法

陝北登現鼠疫

西安通信、陝北米脂縣四合卯村近忽發現鼠疫、查米脂縣瘟疫發生地方、僅四合卯一村、該距縣城二百餘里、共八家、合計八十一人、死者二十九名、凡染此病者、頭痛發熱發冷、胸內苦悶、咳嗽吐血、又有吐黃水者、一二日即死、至遲不過三日、附近該村之安陽亦死六人、係四合卯之親戚、因來探病而死於該村、即所蓄之貓因食鼠亦有吐黃水而死者、細心審察、確係鼠疫、及究其發生原因、據稱該村人由膚施高橋川買羊一羣、內有病羊、羊死人食其肉、即生此症、查首先患病之人、確因食死羊肉而死、初死六人、後因埋此六人、繼續死亡不止、從此以後、所死之人不敢埋、亦不敢殮、未患病之人、又不敢在家居住、均逃避外方、迄二月下旬、差窮人往其村探視、未見傳染、始知停止、方敢歸家、

吳江

中醫藥業開始登記、吳江縣中醫聯合會、現因組織吳江縣中醫藥團體聯合會、特須發表格、分給中醫及藥店、開始登記、俾便從事改進

(本期以消息稿擁擠民間治療暫停此佈)

言論

中國醫藥不可廢止之管見

韓安

近日社會人民、爲中央衛生會議決廢止中醫一案、奔走呼號、議論紛紜、所有中國醫藥不可廢止之原因、就人事上與經濟上、各方討論綦詳、安不敏、謹就科學的原理上、及事實上、貢獻數言、以資參考、

(一)主張廢止中國醫藥之根本理由、在謂中醫非科學的誤人甚多、不若西醫之科學研究眞確有據、此言誠然、惟所謂科學的、與非科學的、亦不過是比較的、彼勝於此之辭耳、西醫之科學眞確、並非絕對是的、中醫之非科學、亦非絕對的不是、蓋西醫之原始、亦何嘗不與中醫大同小異、不過晚近科學昌明、西醫利用各種科學之進步、方日新而月異、卽至現在、亦未登峯造極、而仍在研究改進之過程中、今者舉西國醫藥中之已知者、吾恐未知者、仍佔多數、舉其已發明者、與未發明者、及將來可發明者較、料亦將以後者佔多數、中國醫藥、雖未經科學研究、然集中國數千年來之閱歷、數萬萬人之嘗試、所積之智識與經驗之良方、亦誠不可勝數、不過知其當然、而不知其所以然耳、換言之、卽未利用科學方法、將其已知者條分而縷晰之、並將其未知者、反知而不精者、研究而光大之耳、西國醫生、認中國本草綱目尙有研究之價値、從而譯成西文、以供泰西醫士 及科學家之研究、今我國乃自請將本國醫藥廢止之、是不啻將數千年來已知之醫藥知識、一概拋棄而毀滅之也、秦始皇焚書坑儒、對於醫藥種樹諸書、尙知保存、不圖今日之科學家、有過於始皇者、科學態度、對於不知之事物、採研究探索之方法、而求知其究竟、從未聞用廢止除消之方、而自絕其將來、蓋廢止禁絕、是專制獨裁之方法、而非科學求知之態度、我國農工商各種職業、大都未受科學之陶演、每與人較、常在落後、今者以處置中醫之方法、而推及於他業則各項職業、勢必均有廢止之可能、例如我國以農立國、但農業科學、則在他國之後、然國中業農者數在三萬萬人以上、曾經驗實績、自有不湮滅之處、今國家若提倡農業科學、其道何由、將利用科學方法、就中國之農業、加以研究耶、抑將引用西農而廢止中農耶、是知政府對於中國醫藥之方針、在提倡研究、而不在廢止、在培養中國醫藥專門人才、而不在消滅、如曰中國醫藥無研究之價値、則不啻曰、凡世界之物、皆無研究之價値也、如將此種理論、施諸實行、則舉凡世界各國所設之各種研究院、試驗場、及各種探險採集動作、均可一一廢止之、所引用各種專門人才、均可勒令他業、推其至極、卽西醫之研究探索、亦可在廢止之例、有是理耶、此廢止中國醫藥在科學理論上不能成立之原因也、

(二)中醫雖拙、其推行區域、已遍有中國二十餘行省之城市各鄉鎭、及世界凡有中國之人民之處、其影響中國人民數目、已在四萬萬以上、而佔全球四分之一、今若一旦廢止、在中國之十餘通都大邑、或可引西醫以替代、其餘五千餘之縣城、及百十萬餘鄉鎭、政府將何以救濟之、此廢止中醫、事實上一時不能辦到原因也、

編者按 韓安先生、乃前安徽敎育廳長、此次衛生部議決廢止中醫、有感而作此篇、具見先生關心中國醫藥、甚望先生、加以提倡、

醫藥革命聲中的感想

許勤勛

唉、中醫藥底同志們、你們聽說中央衛生委員會廢止中醫藥消息

後、怎樣感想呢、做兄弟的不瞞你說、好象「迅雷貫耳」嚇了一交、但是每次劇變經過、和今後對付方針、便要討論一下、從前北庭政府、對着我們中醫、不過麻木不仁罷了、所以我們一般同志們覺得還是舒服、什麼門診呀、出診呀、若說是改革——團結—— 他們非常的消極、也非常的敷衍、回憶民十四中華教育改進社及全國教聯會、先後開會於長沙太原、我們中醫方面、要求把中醫列入教統之議案提出、當場通過、留部參攷、不料那些西醫、從中作祟、利害得很、輕輕駁復我們中醫「不合教育原理」了案、當時羣情憤激、大有非達到目的不休的氣概、可是我們那邊有一位先生們、談其歷史、也做過新聞界主幹、他說、教部並沒有干涉我們、我們何必自尋煩惱云、……照上述去觀察情形、彼自命識時務者、尚且如此、難怪不識時務者、畏首畏尾毫無振作罷了、那知「天下之事、不進則退優勝劣敗、天演公例、」中醫的命運、在海禁以前、還是很尊崇、狠信仰的、現在呢、東亞西歐、形同一室、彼帝國主義者、垂涎我們中國好比一大塊肥肉兒、用種種侵略底手段、什麼洋貨呀、(貨自舶來者、謂之洋貨、)洋醫呀、(醫自外來者叫做西醫、我尊之曰洋醫)尤其是醫藥侵略爲尤甚、所以一般醉心歐化類似式的西醫們、上了牠們的當、處心積慮、在在想把中醫推翻、但是牠的計劃、是緩進的。並非急進的。時至今日、牠以爲時機到了、索性在堂堂會議上、提出廢止中醫的議案、來探探我們虛實、明目張膽、放肆極了、話雖如此、牠們用這種手段、來蔑辱我們全體、人非木石、義憤填胸、諒能表示同情、兄弟拿個證據來證明他、最近孫中山先生革命、人人都知道的、他經過了許多挫折、他的團體愈鞏固、意志也愈堅決、所以能把軍閥打倒、革命成功、講到這裏、促進我們醫界革命、不是牠們造成的嗎、但空言無補、實行有益、兄弟最希望此後大家努力、連絡一致、抱着大無畏的精神、不屈不撓的意志、努力醫藥革命、雖成敗利鈍、不能逆料、但事在人爲、古人有句話「有志者事竟成」願大家勉力這一點罷、

十八、四、六、作於勉齋窗下

致余雲岫書

雲岫先生大鑒 近代科學昌明、一切事物、徵諸實驗、而求實兆、若憑空結構、未足與論、此乃至理、雖宇宙間、事物無常、變化難料、有者能尋根本、有者是眩渺不明、以此兩者、可名之曰一科學化、Science 一曰哲學化、Philosophy 由此觀之、則中西醫之理、庶乎近焉、蓋西醫之致病、以細菌爲標準、染色微鏡能見、乃科學化也、而中醫以氣候立論亦唯物現象、理稍眩渺、乃哲學化也、亦非無理、蓋細菌之生育、由氣候而變遷、巳無疑義、若霍亂症 Chalera 腸熱症 Jyphus、其發在夏天、可知此種桿狀菌、Basellu 其在夏天氣候之濕而生長者、又腦膜炎 Moningiis 發在春冬兩季、此種球菌、在寒冷氣而生長者、中醫以氣候定病名、并取藥配氣候以治病、與西醫用殺菌藥同也、可恨知其所以然、而不知所當然、又西醫有的病原不明者、乃說從空氣、若瘧症 Malaria、由濕地沼池爲太陽蒸發之氣、感着人身、入血液內、而變成胞子蟲 Sparozaa 亦名沼池熱、與我國醫學以濕命病亦同一轍、以診斷論之、則中醫之傷寒論、條分縷析、審治分明、若有惡寒戰慄、乃屬初感、當表之、若久入內化熱、而渴、當下之、久病成虛則補之、以病理論、則各臟腑功能失職、有常變現象、亦有例證、若胃爲消化之器、病理則嘔吐是也、若胆因熱、而胆管閉塞、不入腸助消化、乃由血行而散布咽喉、覺苦是也、以用爲論、象形取義、嘗味、理義正確、以脈搏論、熱則脈數洪大、乃實病、當瀉之、遲細濡乃弱病、當補之、理義井然、以左右兩手分別寸關尺、而定心肝腎肺脾病、道理雖不十分充足、但亦稍

能會意焉、心爲全身血行之樞、而血脈分枝、滿布全體、各臟腑之血管、具有動靜脈、與大動靜脈枝吻合、各臟若有病、確影響血中樞、若西醫心臟瓣膜炎、Enjocarditis原因亦有腎臟炎、Nephritis可見腎臟之病、亦由血行而至心臟、以脈搏而斷定某病亦理也、至分別心肝腎等名稱、乃由序次階級而分也、比仿啞之上分爲數音、理相類同、惟分左右手而定各臟器之病名、頗屬虛渺、大概以血管向左右交錯、及各腺之與血管間接於大動靜脈而應嚮也、倘待審慮、忖想左右手之脈搏、出自左心房一條大動脈、但自摸亦覺微有不同、至十二經而命病名、乃各臟器固有之腺在肌肉不定、中醫之三焦(即膜網)與西醫之腺名亦類同、中醫之三焦爲決瀆之官、水液流行之道、注分泌排泄、故一切之消化榮養物、具腸而達網膜、而至血管、與西醫之淋巴、爲運送養料、及排除廢物之功作是也、網膜包裹大小腸、而淋巴系統發自腸壁、亦同理然、至分配各臟腑爲五行、三陽三陰六合、其理難渺、大概其各臟之性質有相同化不定、此種道理、乃會意天地化育萬物、由五行互相生尅之自然現象也、若水之尅火、是目中有物、土中有金鉀非僞造也、即以五行配科學、亦有例證 若金之含輕養原子、乃鹽基類、此化學分解的、故鹽之中有金輕養原子、五行理中、金能生水、即此理也、若中醫之五行生化原本中、北方屬寒、寒生水、水生鹹、鹹生腎、與西醫學之言腎中有鹹質、Adienaeja亦符爲例、以五行學生化原本、言水生鹹。若海水中之含自然鹽是也、可知腎爲水臟、質內含有鹹質也、我國之五行學立論、亦含有科學之理在焉、惟不加研究而分解爲恨、現在中西醫學、至於廢除問題、弟衷一是、余爲研究者當折衷評論、以申其說爭辯、聚談紛紜、尊亦不贊成、惟加之科學以改良之、亦可補助於世也、先生明目達聰、對弟之言論有何駁得乎、當此布臆敬祝

公綏

弟馮中樞再拜

論瘧

許弁靈

瘧者、寒熱往來、按時而發之病也、四時之氣、風寒暑濕、其中人也、邪正交爭、皆能病瘧、非獨夏傷于暑爲然也、經云、秋病者寒甚、冬病者寒不甚、春病者惡風、夏病者多汗、于此可以知瘧之來由矣、夫瘧之成、其原本乎暑、而引之發作者、則必因風寒、經云、夏傷于暑、其汗大出、腠理開發、因遇淒滄之水寒、藏于腠理皮膚之中、至秋傷于風、而病成矣、夫內經所謂水與寒者、即浴水乘涼之類也、故受寒則腠理閉、水不得泄 寒邪伏于皮膚之中、一遇秋涼之氣、風襲于外、內外合邪、與正相搏、邪入于陰、陰實陽虛而發寒、邪入于陽、陽實陰虛而發熱、所謂寒熱更作、陰陽相移者也、進而言之、卽衞虛則熱、表邪多則寒甚、裏邪多則熱甚、丹溪所謂人之營衞、晝行于陽、夜行于陰、夫陽者表也、陰者裏也、營衞行到所阻滯不通處、即寒熱偏勝而作之時、若夫作有遲早者何也、蓋邪有淺深之別、邪深者其發晏、邪淺者其發早、得陽則外出、得陰則內薄、陰陽內外相薄、故有遲早之作也、以上所述、不過道其瘧之大略範圍、不能盡言其底也、今列數條、分別于下、以使治瘧時之參考、

▲寒瘧

原因　夏傷於暑、暑必兼濕、既傷暑濕、故腠理爲之疎解、其汗必大出、表分空虛、失其衞外之力、適遇淒滄之水寒、藏于皮膚腠理之間、至秋金風栗栗之時、復感風邪、着于玄府之內、玄府秘藏、則寒瘧之病成矣、素問瘧論篇、有夏傷大暑、其汗大出、腠理開發、一遇夏氣淒滄之水寒、藏于腠理皮膚之中、至秋復傷于風、則病成矣、又曰夫寒者

、陰氣也、風者、陽氣也、先傷于寒後傷于風、故先寒後熱也、病以時作、名曰寒瘧是也、

症狀　先惡寒而後發熱、寒多熱少、頭痛無汗、有時或作嘔逆、脈沈緊有力、舌苔白膩、

治法　宜辛温先散表寒、不可即用小柴胡湯和解之法、經云、體若燔炭、汗出而散、用藥加桂枝防風袪其表邪、豆豉前胡透其裏邪、

▲温瘧

原因　內經瘧論篇帝問曰、先熱而後寒者何也、歧伯對曰、先傷于風、而後傷于寒、故先熱而後寒也、亦以時作、名曰温瘧、由是觀之、温瘧與寒瘧其間相去、亦有霄壤之別、夫所謂温瘧者、先傷于風後感寒氣、蟄藏于腎臟之中、至春陽氣發動之時、而伏邪猶不能出、自遇暑則腠理疎泄、或有用力太甚、體温乘其興奮之力、邪氣藉汗力暴出、幷于陽則先熱、幷于陰則後寒、故曰先熱後寒之温瘧也、

症狀　先發熱而後微惡寒、熱多寒少、汗出渴喜飲冷、脈洪大而數、舌苔膩、仲景曰、温瘧其脈平、身少寒但熱、骨節煩痛時嘔、二者見象微有不同、

治法　宜涼裏熱、辛散表邪、如用白虎桂枝之類、白虎清裏熱、桂枝袪表寒、

（未完詳本期）

傷寒温病神昏譫語之原因及治法

從實驗中得來的報告

張錫純

傷寒温病、皆有譫語神昏之證、論者責之陽明胃實、然又當深辨其脈之强弱、熱度之高下、非可概以陽明胃實論也、其脈象果洪而有力、按之甚實者、可按陽明胃實治之、蓋胃府之熱上蒸、則腦中之元神、心中之識神、皆受其累、是以神昏譫語、不省人事、或更大便燥結、不但胃實、且又陽實、阻塞腎氣、不能上交於心、則心神恍惚、亦多譫妄、或昏昏似睡、若斯者、可投以大劑白虎湯、或因大便燥結、投以大承氣湯、其證皆可愈也、

有脈象確有實熱、其人神昏譫語、似可用白虎湯矣、而其脈或兼弦兼數、或重按仍不甚實者、宜治以白虎加人參湯、曾治一童子、勞力過度、因得温病、脈象弦而有力、數近六至、譫語不休、所言者皆勞力之事、本擬治以白虎加人參湯、因時當仲夏、且又童年少陽之體、遂先與以白虎湯、服後脈搏力減、而譫語益甚、幸其大便猶未通下、急改用白虎加人參湯、將方中人參加倍、煎湯三茶杯、分三次温飲下、盡劑而愈、蓋脈象弦數、眞陰必然虧損、白虎加人參湯、能於邪熱熾盛之中、滋其眞陰、即以退其邪熱、（當邪熱熾盛之時、但用玄參沙參生地諸藥、不能滋陰、因其不能勝邪熱、陰分即無由滋長也、惟治以白虎加人參湯、則滋陰退熱、一舉兩得）且能起下焦眞陰、與上焦亢甚之陽相濟、是以投之有捷效也、

其證若在汗吐下後、脈雖洪實、用白虎湯時、亦宜加入人參、曾治一公署科長、温病之熱、傳入陽明、脈象洪實有力、譫語不休、投以大劑白虎湯、熱退强半、脈力亦減、其至數轉數、譫語益甚、細詢其病之經過、言數日前、因有梅毒、曾服降藥兩次、遂急改用白虎加人參湯、亦倍用人參、（此兩案中用白虎加人參湯、皆將人參加倍者、因從前誤用白虎湯也、若開手即用白虎加人參湯、則人參不必加倍矣）煎湯三杯、分三次温服、亦盡劑而愈、

有患寒温者、周身壯熱、脈象洪實、神昏不語、迨用涼藥清之、熱退脈平、而仍然神昏者、當係有腦髓神經病、宜繼用治腦髓神

經之藥、曾治學校學生、温病熱入陽明、脈象甚實、神昏不語、臥床並不知轉側、用白虎湯清之、服兩劑後、熱退十之七八、脈象已近和平、能自轉側、精神仍不明瞭、當係温病之熱上蒸、致其腦膜生炎、而累及神經也、遂改用小劑白虎加人參湯、又加羚羊角二錢、（另煎兌服）一劑而愈、又治一幼童、得温病兩三日、熱不甚劇、脈似有力、亦非洪實、而精神昏昏似睡、不知言語、此亦温病兼腦膜炎也、俾但用羚羊角錢半煎湯服之、其病霍然頓愈、蓋羚羊角中、天生木胎、性善解熱、而兼有條達上升之性、況其角生於頭、原與腦部相連、故善入人之腦中、以清熱也、

有寒温之病、傳經已徧、將欲作汗、其下焦陰分虛損、不能與上焦之陽分相濟以化汗、而神昏譫語者、曾治一壯年、仲夏長途勞役、因受温病、已過旬日、精神昏憒、譫語不省人事、且兩手亂動不休、其脈弦而浮、一息數近六至、不任重按、兩尺甚、投以大滋真陰之品、若玄參、生地黃、生山藥、甘枸杞、天門冬之類、共爲一大劑、煎服、一日連進二劑、當日得大汗而愈、

有寒温之病。服開破降下之藥太過。傷其胸中大氣、其大熱已退、而仍然神昏、或譫語者、曾治一壯年、得温病、延醫服藥二十餘日、外感之熱盡退、精神轉益昏沈、及愚視之、周身皆涼、奄奄一息、呼之不應、舌乾如磋、毫無舌苔、其脈象微弱而遲、不足四至、其五六呼吸之頃、必長出氣一次、此必因服開降之藥太過、傷其胸中大氣也、蓋大氣因傷重下陷、不能上達於腦中則神昏、不能上潮於舌本則舌乾、其周身皆涼者、大氣不能宣布於營衛也、其五六呼吸之頃、必長出氣一次者、因大氣受傷、而不能暢舒、故太息以舒其氣也、遂用野臺一兩、柴胡一錢、煎湯灌之、連服兩劑全愈、又治一少年、於初春得傷寒、先經他醫治愈、後因飲食過度、病又反覆、投以白虎湯治愈、隔三日、陡然反覆甚劇、精神恍惚、肢體顫動、痰涎欬吐不竭、口中喃喃、皆不成語、診其脈、右部寸關皆無力、而關脈尤不任循按、愚曰此非病又反覆、必因前次之過食病復、而此次又戒飲食太過度也、飽食即可愈矣、其家人果謂數日與飲食甚少、然其精神昏憒若斯、恐其不能飲食、愚曰、果係因饑而成之病、與之食必然能食、然仍須撙節與之、多食幾次可也、其家人果依愚言、十小時中、連與飲食三次、病若失、蓋人胸中大氣、原藉水穀之氣以培養之、病後氣虛、又乏水穀之培養、是以胸中大氣虛損、而現種種病狀、然前案因服開降之藥、傷其大氣、故以補氣兼升氣之藥治之、後案因水穀之氣缺乏、虛其大氣、故以飲食治之、斯在臨證者精心體驗、息息與病機相赴耳、

有温而兼疹、其毒熱內攻、瞀亂神明者、曾治少年、温病熱入陽明、連次用涼藥清之、大熱已退強半、而心中仍甚難受、精神騷擾不安、脈有餘熱、似兼緊象、合目恒作譫語、夫脈象熱而兼緊、疑其伏有疹毒未出、遂投以小劑白虎湯、送服羚羊角細末一錢、西藥阿斯必林二分、表出痧粒滿身而愈、又治一幼女、患温疹、其疹出次日即隱、精神昏昏似睡、時有驚悸、脈象數而有力、投以白虎湯、加羚羊錢半、（另煎兌服）用鮮蘆根三兩煮水、用以煎藥、共取湯兩茶鍾、分三次温飲下、其疹復出、病亦遂愈、

有其人素多痰飲、其寒温之熱熾盛、與痰飲互相膠漆、以亂其神明者、曾治一童子、得温病三四日、忽覺痰涎結胸、其劇時痰涎上壅、即昏不知人、脈象滑而有力、遂單用新炒蔞仁四兩、搗碎、煎湯一大茶鍾、服之頓愈、又治一童子、證脈皆如前、用蔞仁三兩、蘇子五錢、煎湯、亦服之頓愈、

温疫之熱邪、自肺傳心、其人恒有無故自笑、精神恍惚、言語錯亂、妄言妄見者、曾治一媼患此證、脈象有力、關前搖搖而動、投以拙擬護心至寶丹、（方載衷中參西錄第七卷、係生石膏一兩

、潞黨參犀角羚羊各二錢、硃砂三分、東牛黃一分、將前三味煎湯、送服後二味）一劑而愈、以上所論寒溫諸證、其神昏譫語之原因、及治法、大略已備、至於通變化裁、相機制宜、又在臨證者之精心研究也、

論妄用眼藥之害

諺云眼睛不醫不瞎
如此則眼病安可妄
用眼藥以治之乎

凡事有其標、必有其本、吾人之眼睛是標、而心肝脾肺腎是本也、眼眶僅彈丸之地、而萬一忽患目疾、則來源各不同也、或由心經所發、或由肝經、由脾經、由肺經、由腎經、所發、或祗一經為患、或有數經併患、患時顯象不一、病態各別、奇形怪狀、甚為複雜、更且變症百出、幻化無窮、是故治法、須視病勢進退以為標準、有宜服煎湯劑者、有宜丸散膏丹者、宜用點眼藥者、有宜用洗眼藥者、有宜用薰蒸者、有宜用手術者、惟須經過望聞問切詳診手續、觀其千變萬花之態、治以標本兼顧、隨機活潑之法、方可藥到病應、而得獲奏痊功也、斷無貿貿然、僅以一種眼藥、而能統治全科眼病之理、是故治時、若非詳加細察、必致失之毫厘而差以千里也、因此醫界先賢、為保護人生兩目安全計、籍歸專司治療之責耳、

嘗見街頭巷口、掛有種種出售眼藥之告白、美其名曰、眞珠某某丹、或云熊胆某某散、更有大吹其法螺曰、能治七十二種目疾、或云可以統治種種眼病、（按眞珠熊胆、貨少價貴、豈能以一二角小洋之代價、即可換得是項珍品、此種黑幕直正不值識者一笑、）度其出售是項眼藥之起、必是偶得一方、僥倖治愈過輕微之目疾、而遂發生貪圖漁利之念、即將該藥多製而出售焉、更恐無人顧問、特再美其名而大吹法螺、殊不知、目疾雖無生命出入、而誤人瞎眼之後、則人雖未死而已似同半死、及一生榮辱與受累實非淺鮮也、是故眞正醫學精通之士、莫不深知眼病之繁雜、治療之艱難（世有眼百帖之諺）決不埋沒天良、而為此製造瞽目原料之營業也、質之高明以為然否、

藥能祛病、亦能增病、無論內服外用之藥、有宜於甲疾者未必利於乙病、有合於兩恙者、或難益於丁症、是故治病必看視人體質之強弱、疾病之輕重、患起之新久、症象之變態、方可藥到病應、若以一種呆板之眼藥、而欲統治種種眼病者、必定利微而害鉅、此種似盲人騎瞎馬之舉動、吾知智者所不為也、

目疾中常有許多虛症、如散光昏矇、瞳神放大、眼胞下垂、黑花飛舞、視一如二、青盲夜渺等、二十餘症、既須禁用眼藥、用之病必日增、易於致瞎 又有二十餘種外障重症、如睛突、蟹珠、白翳、血瘴、胬肉包睛、黃液上冲、珠痛似擊、連眶腫脹 瘀滯貫睛、血紫侵瞳等等、若非內外兼施、及治不得法、則劇者六七天、次則二星期、立失光明而成瞽目、因是許多無知無識之人、忽生眼疾之時、不知自己所患者、是何種眼症、更不管眼藥點得點不得、輒購種種大吹法螺之眼藥、或日本貨之日月水、大學眼藥、及一切歐美舶來品之眼藥、糊亂用之、以致輕者變重、劇者致瞎者、實是不在少數也、雖云自作孼不可活、但是間接造成許多瞽目者、皆是出售利己誤人之眼藥、為之媒介、所以製售之人、實不能辭其咎也、余因鑒於吾國地域之廣、各省人口之衆、誠恐不幸而患生眼病之人、妄用種種之眼藥、致將輕輕之眼病、誤成重症、重者誤成不治、特此不量文字醜陋、言語粗俗、撰成是篇、普告全國同胞、如能不患目疾則最好、若忽患者、切勿妄用眼藥、致成自己加工製造、瞽目之憾、亟須速詣專科治之、方不

致誤也、

既不藏精又傷於寒春必病溫之非辯

郭志道

內經云、冬不藏精、春必病溫、冬傷於寒、春必病溫、而喻嘉言氏、於二條之外、復創既不藏精、又傷於寒一條、如傷寒之三綱鼎立、遙遙相對、說理雖精、考之實際不確、經之所謂冬不藏精者、好色戀慾之輩、陽氣疎泄、陰水先虧、時令之邪、易於蘊襲、內經所謂、至虛之處、便是容邪之所也、況春爲年首、冬爲歲末、春令之發生、全賴冬之閉藏、蓋人生一小天地、能順大時而固密、則腎氣內充、三焦命門之陽氣、以固腠理而護皮毛、雖春令升泄之時、而人身精氣、內外彌密、不隨升令之泄而告匱、雖有寒邪、安能內侵、冬傷於寒者、註家均謂冬令閉藏、寒邪伏於腎臟、當不即發、至春陽氣大泄、內伏之寒邪、乘陽氣升騰而外達也、夫寒乃殺厲之氣、安能久伏身中、況腎爲人生性命之根本、關係最大、邪之入內、有衛氣流行、豈容久伏至春而發泄之理乎、所謂冬傷於寒者、乃冬傷寒水之臟、與冬不藏精之說、適相合也、奚可以寒邪之說解耶、若僅不藏精、餘無受寒、則爲內傷腎虛、非春溫矣、獨受寒邪、則爲暴感明矣、喻氏經旨未明、後學者盲然從之、引入歧路、良可惜也、

無鬼論之一證驗

毛蜀藩

王姓婦、居四川忠縣順溪、民國十六年冬、偶感寒邪、醫者療以發汗方二劑、復用火烈水蒸攻之、其汗淋漓不止、昏厥猝倒、譫語吐沫、驚呼『來二黑漢、執索與鏈、强令之行、』時而青睛翻、搐搦作態、繼呼『阿姑速來救我、已擠我于門首水溝中矣、』因振振搖不已、汗雨下、一鐘之久、乃漸甦醒、自是之後、恐懼異常、白晝不敢獨處、一日夜恒三四度發、其狀如前、家人及病者均信有鬼、初不知其爲病也、延巫禳解、不遺餘力、而病勢愈重、卒不獲效、鄉人遂謠傳閻羅殿缺一陰使、是蓋提充陰使云云、時乃翁以婦病、夜數起受寒、心痛痼疾復發、延余往診、及翁病既已、家人談及乃婦遇鬼事、余探其病源、詢明病症、默思良久、恍然大悟、曰、『此殆二十難所謂『陽脫見鬼』之病也、內經云、『陰氣竭則夢涉大水恐懼』、亦可借爲明證、其得復甦者、以病尚未久、陽脫而能復續也 是宜察其色脈、斟酌命方 庶可有效、遂導余入內室、就床診視、察其明堂青、唇口白、六脈弦細、左寸短滑、乃詳爲解說曰、鬼神之說、事涉虛渺、乃古人假託以設教也、世之迷信者、見理不明、因疑生留、因留生變、往往釀成巨病、不知即使有鬼、宜有鬼政府、豈容彼無故祟人、昔阮瞻曾作『無鬼論』、今世科學家亦深闢有鬼神、此誠顛扑不破、五臟別論曰、『拘于鬼神者、不可與言至德、』是宜先打破迷信、然後可與言證、貴恙因稟素陽弱、舊病伏飲、此次因經大汗、心陽外越、腎水上凌、昏厥時所見之黑漢、蓋北方水色也、故自言其入水溝、水上泛成飲、故疾發吐沫、心陽脫、故汗出如雨、猶幸陽未離根、故能絕而復續、其汗亦無如油如珠之絕徵、乙癸同源、母動子從、故肝風動而搐搦睛翻、其明堂青者、內寒而挾風也、其脈弦細者、木水爲虐也、左寸短滑者、水飲凌君主也、此蓋傷寒發汗後之壞病、亦即卒厥之一種、象雖似鬼、而實非鬼也、病也、是宜服藥治之、尤宜鎮定自持爲要、』病者憮然爲間曰、『然哉然哉、』余乃借用柴胡加龍骨牡蠣湯去大黃鉛丹加蜀漆增茯苓主之、一劑而病如失、此余一年前之經驗、本無足述、綠病象奇離、可爲無鬼論之一證驗、敢詳書之、就正有道焉、

論瘧

許弁靈

▲癉瘧

原因　金匱要略云、陰氣孤絕、陽氣獨發、蓋邪氣藏於骨髓之中、鬱伏為熱、灼爍陰氣、故曰陽獨發、則熱甚為癉瘧之的症矣、

見症　按作時則熱甚、而少氣煩寃、手足熱而欲嘔、金匱曰、但熱不寒者、邪氣內藏于心、外舍分肉之間、令人消爍肌肉、邪氣內蓄于心、因有所觸、腠理開泄、邪乃外出、客舍于皮膚之間、分肉之內、但熱燒灼、由是肌肉漸形消爍也、

治法　宜甘寒解熱之劑、方為合格、如青蒿鱉甲湯之類是也、

▲瘧母

原因　由於伏邪痰瘀凝結、始由瘧邪不解、由衛及營、由經及絡、由腑及臟、邪痰挾瘀血凝于大氣難到之處、營衛氣血相遇則發、久作不愈、名曰瘧母、

見症　久瘧不已、少腹或脅肋等處結核、此瘧之根也、

治法　宜鱉甲煎丸、其中藥味甚雜、挈其綱領言之、有三法、(一)為扶正達邪、調和營衛、如參阿姜半柴芩桂芍、(二)為泄氣化痰、軟堅利水、如葶藶、射干、厚朴、海藻、大戟、蜂房、赤硝、石葦、瞿麥、(三)為搜邪通絡破血祛瘀、如鱉。䗪蟲。鼠婦、蜣蜋、桃仁、丹皮、紫葳之類是也、

▣結論

總觀上述各瘧分別、各種原因見症治法、以及內經之考古、各書之參裁、瘧理多端、派別明晰、斯可謂之昭昭著辨矣．總之、瘧疾症類繁多、不可勝數、今以大概言之、除上所述四瘧之外、其他如風瘧、痰瘧、濕瘧、暑瘧、以及五臟之瘧、六腑之瘧．各症有各種原因見症治法、不可一切俱述、今所欲言者、乃寒溫癉母四瘧也、以此種瘧病、為瘧症之大要、故大略述之、表出以為將來臨診參考也、

徵求

請問瘰癧之救星中乾餅藥究竟是何藥

羅燮元

外瘍險惡諸症、除疔毒發背而外、其最難醫治者、尤莫如瘰癧一科、蓋疔毒雖險、能治者、猶數見不鮮、收效亦速、惟癧症、古今無良法、中西無善治、而患斯症者、又恆見一般平民、每見治不得法、輒釀成癆瘵、遷延以死、良深浩歎、鄙於是不惜重資、廣購諸書、朝夕研究、以為患斯疾者請命、奈諸書方治、非失之慓悍、即失之庸劣、大都陳陳相因、無所短長、雖王洪緒有所發明、而所用小金丹、醒消丸等、又皆多犀黃珍貴之品、平民更無力購買、亦非善法、鄙常欲求一價最廉而收效最速者之方、以盡救濟平民之心願、果於去冬、得見三三醫社、刊行治癧全書一冊、係廣東嘉應梁希曾著、上虞俞鑑泉錄藏、其中治法、分內服外點、內服之方、大要和氣調血為主要、更視何臟之虛、辨其陰陽、各立專方、略加化痰消毒之品以為佐、從不雜一味霸藥、雖未試驗其方、已知為是症救星、必非虛語、至外點之藥、更平易近人、平民之家、亦易購取、鄙求之數年而不得、今則一朝得之、正為患斯疾者所慶幸、不意開始研究、乃於第一方點癧藥第二味、有名「乾藥餅」(下註又名見砂、潔白如雪者佳、)者、即發現難題、不知是何藥品、遍考本草綱目及拾遺、並無是種藥名、及

詢諸中西藥店、亦盲然莫識、同時函詢滬上、山西、天津、諸報社、亦無結果、鄙人正疑慮、間訴莫由、乃又見大書特書發刊瘰癧之救星於康健報二〇六頁、其藥名亦如之、鄙人今乃喜有問津處矣、想梁君既發單行本於前、今又公開登刊康健報於後、梁君既以救人為心、必不故隱其名而作要譽、想是異地而名殊者矣、今此藥既為點藥之主要、若此藥不明、全方皆棄、是非登刊人救濟之初心、此方既登於報、必有知其名者、或為礦物、或為植物、或是中藥、或是西藥、或見本草何部、何地特產請我海內同志、或登刊之人、一一詳釋、仍登各報、使患斯疾者、得此治法、如慶再生、庶不負梁俞二君濟世之婆心、而諸君亦造福無涯矣、不勝盼禱、

又按鄙近細查綱目石鹼條下、有同石灰合用、潰癰疽、消痰核瘰癧之作用、但亦無乾藥餅之名、近見作鹼者、用洋鹼原料、略加消鹼而和以水、其色甚白、名曰水鹼、能滌衣垢濁、發酵為饅首、與見砂色白相似、功用亦同石鹼、未知可是此物否、其外更有溪黃、凋竹、膠黃、黃花墨菜、白花墨菜、亦不識為何草藥、如有知其公名者、尚請附識、

種牛痘時之清冷淵消濼二穴

嚴蒼山

～小兒為什麼要種牛痘～

～種牛痘種在什麼部位～

～牛痘種下去怎樣不出～

■清冷淵消濼二穴種痘時宜注意焉

吾國嬰兒患痘、漢時便有云云、馬援征南蠻所得、名曰虜瘡、至宋時、始有以鼻苗種之者、活人甚衆、然猶不免於危險、存亡參半、迨乎前清嘉慶年間、有人從小呂宋來澳門、謂可施種牛痘、人莫之信、南洋邱熹者、聞而慕之、身先試種、果覺效驗、遂著書立說、廣行傳佈、種以手之上臂清冷淵消濼二穴、種過一次、便終身不再發、是為中國牛痘之濫觴、予究此理、蓋痘者、小兒稟先天之毒、伏藏於腎、二穴屬於上焦、根於腎系、與腎氣相通、內經云、少陽主腎、所以生病、又云少陽屬腎是也、痘苗一從少陽經穴點入、即直入腎經、引腎臟深藏之毒、盡從三焦穴而解、故一生不再患痘、法至善也、余亦粗習種痘法、實不限定二穴、每見鄉里痘師、種時用小尺量二次種之、予叱其妄、以為欺人術耳、熟知後來予所種者、或三四年、或五六年、一遇天痘流行、其毒重者、則必再發、訊之中國法所種者、固無恙也、然予所種之痘、亦皆貫漿落靨、經過甚順、迄未明其理、旋習岐黃書、數年後、始恍然大悟、方知吾國神聖之學、有非可常理論者、西人不識人身有穴可種、故只在臂膊外側、勻種三五顆、無非從牛常氣血中、傳入於腎、故引毒不淨、將來必至於重發、甚者與未種痘等、是以西法每人必每年種痘者、職是故耳、吾國是治其根本之法、故永不再發、即或有復出者、亦痘師未識空穴之故、乃予少時、系種二穴法、至今雖百種不再出、此其一證耳、但中種痘時、不講究消毒及保護法、始終循舊、不知改良、故易致痘腐爛、亦無法療治、此其所短、予謂方今中外一家、萬事皆發明、而牛痘一道、亦當匯而通之也、

痘師預備小尺一根、先量本孩中指長若干、譬如中指長一寸五分、持尺由臂灣首節、、對準小孩對背小圓肉窩內、量長一寸五分、即得清冷淵穴、次量小兒手心長若干、譬如手心長二寸、八折得一寸六分、即由清冷淵穴、向肩下臂外斜時分認準、量長一寸六分、即得消濼穴、但孩兒大小不等、中指手心長短不齊、宜用心推量 庶不致誤、

民間治療

說部中之效方三則

王錫光

(一)治肉瘊法

予讀鏡花緣、內載治肉瘊法、以靑銅錢一個、枷於瘊上、用黃表紙捻成圈、如圓核大、放錢孔枷出肉瘊頂上灸之、如痛、不妨少緩再灸、一日灸三壯、予弟手生千日瘡、以此法試、並未用圈、乃用艾壯、如麥大、灸之六壯、四圍生膿、連根脫落、後治別人亦效、

(二)治急驚風法

又載治急驚風方、用全蠍(看兒大小用多少)焙研細末以羌活防風煎湯調送、試之亦效、

(三)治腹痛蛔蟲方

又某小說載(偶忘其名)治腹痛蛔蟲方、用榧子、史君子、去殼取仁、各五錢、炒香爲末、在上半月蟲頭向上、用雞蛋打放鍋中、葱油滲入藥末二錢炒之、與患人食、藥完病愈、有一女年十四、患此多載、銷瘦不壯、傳此方服之、病愈而體壯矣、其功當在賓𥻘糖上、

仙芝堂驗方

盧逸軒

胎死腹中　細磁研末服之便落、

口疳　五穀蟲研末服之、

五臟神方　萊菔子四兩、用巴豆十六粒同炒、煨之紅、牙皂一兩五錢、沉香五錢、枳殼四兩、大黃一兩酒炒、琥珀一

兩、爲末、雞鳴時溫酒下、或隨病輕重加減、

小兒疳疾子藥　石決明、谷精草、夜明砂、黑白丑、炒白朮、煅石燕、均靑皮、黨參、各等分、胡黃連減半、炒研細末每以一分入鴨蛋淸燉服、

乳岩潰破　煅甘石二錢、蜜陀僧二錢、煅龍骨二錢、旱螺殼灰一錢、片黃四分、冰片二分、人指甲灰五分、乳至無聲外以熟地、知母、烏梅、搗爛貼之、

小兒疳疾奇方　公雞肝一個、(竹刀剖不下水)石決明三錢、硃砂五分、爲末粘雞肝上、竹箸褁好、米泔水煮熟分兩次淸早開水下、

飼鶴齋驗方錄

蕭季良

□爛瘍應用散

(藥方)　飛磁石五錢　明雄黃三錢　炒路通三錢　炙甲片三錢
炒蟢窅三錢　炒地龍三錢　炙沒藥三錢　炙乳香三錢
炙龍衣一錢　銀煤屑一錢　白粉霜二錢　炙耳垢錢半
斑　毛十只　炒全虫十只　炙天龍十只　炙蜈蚣十條
炙蜘蛛十只　炒土狗十只　共研極細末

(主治)　耑治疔毒、癰疽、對口、發背、一切無名大毒、瘡瘍潰後、用此自然定痛消腫、膿水旺流、

(用法)　以此摻入瘡口內、外用膏藥蓋之、日換二次、第三日加九一丹少許和勻、可摻收功、凡用此散摻後、不致疼痛、反爲舒適、

(修合)　前藥預先隔年配就、然後方可、午月午日虔誠齋供天醫藥王純陽、淨室焚香忌穢、修合、

言論

否認中央衛生委員會摧殘國醫議決案感言

陳松坪

病之爲病、有餘與不足、醫之爲醫、抑强與扶弱、中西醫術不同、天下之理則一、惟中醫講氣化、西醫重形迹、凡有形迹可尋者、西醫自可推爲能事、若氣化之深奥、參天地之化育、合人身之構造、有鬼神莫測之機、有不可思議之妙、窮理盡性、以至於命、故中醫非儒莫屬　我國自岐黄以降、代有名醫、史乘盡載、其經驗之深、著述之富、實非淺學者所能望其項背、故不明事理者、不足以知醫、不達人情者、不足以知醫、不知天時地利山川氣候者、更不足以知醫、凡學識不博、性情乖僻之人、習醫問世、適足以殺人、中醫之難學也如此、故其造就也亦宏、嘗見有西醫不治之病、中醫或能治之、而中醫不治之病、西醫未有能起之者、非敢議西醫之不良、蓋學識自有不同耳、松坪弱冠習醫、匯參中西積四十餘年之久、曷敢云窺堂奥、茲就旅汴十餘年經驗、略舉五事、用資考證、

(一)清宣統末年、汴洛鐵路總辦水夢庚君長幼二女、同患猩紅熱症、長初病　經本路西醫(姑隱其名)施治、竟死、次女病、不敢再延西醫　經柴如愚君介紹余診治、一來復即愈、

(二)民國紀元、開封聖安得烈學校教員、福建人、陳荔南君之子、患東名之(百日咳)症、先經西人施治不效、遂謂肺爛生蟲、推諉不治、嗣經聖公會魏亭牧師介紹余診治、未月竟愈、

(三)民國紀元開封大德通票莊、晉人許君、因濕熱壅滯、肝陽上升　耳竅紅腫疼痛難忍、西人謂爲耳內生蟲、非動刀不可、許君懦逸、就余醫治、服龍胆瀉肝湯一劑而愈、

(四)民十五夏、駐防穎縣校軍排長、畢君、剿匪中彈、患破傷風、西人用破傷風血清注射不效　推諉不治、經團副汪壽柏君介紹、余以養血益氣爲主、佐以逐風藥、並加用蜈蚣全蝎各兩條、再劑而愈、

(五)開封北三聖廟後街　浙川宋君之如夫人、年二十餘、患肺癆(即東人名之肺結核、西人名之都比加粒、)已達三期、西人束手、余治以清金生水法、外加冲服廣三七末、月餘霍然、

以上諸症皆余躬親閱歷者、是知尺有所短、寸有所長、中醫學理、雖足駕乎西醫之上、而西藥配製、亦實有輔助中藥之功　關係密切、匯通允宜、若謂余自矜其能、則事實具在、是非自有公論、試觀美國費城玫瑰花週刊中、七頁長文、足徵美人信仰中醫之熱烈、日本抄印本草綱目、頗受各國諸學家之歡迎　更足發明東西洋尊重中醫之心理、是非可掩飾者也、況中藥中產、因性爲用、牛溲馬勃、幾無棄物、至其價值之廉、更宜於貧病之家、盡人皆知、毋庸贅述、余有感於中央衛生委員會、排斥中醫各議決案、實關於中國之存亡、不敢妄自菲薄、爰將參加末議、仰望中醫學會、中醫協會　各醫報社、諸同志　爲國粹、爲利權、爲人民生命、爲中國存亡計、代表上書、力爭撤決、

中國內科普通療法

序

許半龍

中國內科證治之分類、或從臟器、或依臨床、而近代醫學譯本、

都爲臟器的分類、顧病理之變化、雖有歷程可考、而生理上之作用、小則一系之器官、互生關係、大則各系之機能、交相聯絡、一器一系、失其均衡、則他器他系、受其影響、且有時病狀複雜、往往不能遽斷其爲何病、或同系而他系之器官受病、他系他器、遂因之而成同等之變化、甚或爲他病之誘因、此臟器的分類、不能爲正確者也、

吾國舊時醫籍、或以方藥名證、如太陽桂枝證、傷寒中風柴胡證、此種分類、應用未廣、僅限於傷寒一科而已、其以虛實寒熱、爲臨床診斷之根據者、分類雖簡、亦不能爲實際之治療、蓋病有神全而形衰者、有神衰而形實者、或大寒而惡熱飲者、或大熱而惡寒飲者、又如怯弱者而傷寒傷食、則虛證而實也、强壯者而失血勞倦、則實證而虛也、此臨床的分類、又不能爲正確者也、

若夫頭痛救頭、脚痛救脚、按局部以治療、謂之對證療法、就其現在象徵、而考其已往病歷、察其環境、因其强弱、不拘拘乎局部、不規規乎成法、搜集診斷材料、以定治療之中心者、謂之原因療法、第對證療法、治標也、原因療法、治本也、苟病氣有餘、累及他臟他系、先治其本、不使轉入、病發不足、必受他臟他系之累、先治其標、不使受害、此二種療法之互相爲用也、然又有不從標本治、而從中見之氣以爲治療者、即培養其自然療能、而謀健康之恢復、此證治之分類、又不可不知者也、

丙寅五月三日起、訖六月十八日、凡四十五日、成中國內科普通療法二卷、因鑒於分類之不能精確、又不能不從俗編輯、秦君伯未、家兄太平、力助其成、語云、知者不言、言者不知、惟其不知、故偶有根觸、嬋媛不休、聊書此以就醫界之高明者、進而敎之焉、

中國醫歷四六四〇年七月吳江許半龍敍於上海

編輯大意

一、本書目的在使普通人明瞭本國內科治療之大概、

二、本書記載一百四十餘症、均爲習見、而方藥舉例、亦盡妥協、但無診斷之藝能者、不可輕於嘗試、

三、緒論、先將人體部位內腔生活等六章、介紹讀者、以便讀各論時之預備、

四、本國醫籍、汗牛充棟、雖多至理精義、却少有系統之記述、有組織之論次、其所抱主張、僅可於字裏行間、玩索得之、或蕪雜荒亂、令人眩駭、從未以合理的方式宣傳之者　惜本書範圍過狹、不足語此、故就其大而要者改革之、

(甲)驗診之新創　望問聞切、均爲他覺診斷的方法、而診斷者生理上之能力　未有異人者、卽其藝能、有獨到處、要不能證實其直覺之結果、因就中國原有之四診所聞、增加西法之聽診外、另創一驗診、爲測定呼吸體溫及檢查排泄物等、蓋以器械方法、或利用化學的分析、補助直覺之未周也、

(乙)官能之修正　列腦爲臟、並謂其有資助氣化之力、又改正腎之官能、爲化分清濁、均爲本書適應需要而修正、

(丙)病症之分類　或以生理系統者、或以病理之虛實寒熱者、或以頭面軀幹肢體三部者、或以婦孺者、各有利弊、本書編次、雖不能創開特例、仍以臟器爲經、臨床爲緯、其有一病而兼證者、另附說明、其有病狀相類而實非者、如心痛與胃脘痛之類、不另分門、以資辨別、

(丁)記敍之明顯　緒論之形式及內容、各論之症狀及療法處方、均用明顯的方式、展卷了然、(未完)

用拙齋說醫

秦愼安

■對華人西醫之感想

他國開化較遲、欲爲人生保障、自不能不研究醫藥、亦必就地土產、治人疾病、臟腑不明、不得不從事剖解、功力不知、不得不以動物試驗、加以化學分晰、故能日新月異、進步之速、誠屬驚人、所有藥性配合、內外症治法、應有儘有、猶復時有發明、不能不令人羨其格致之能、但亦只爲本國人之體魄、而定方藥、幷未計及推銷他國、而强以治體魄不同之人之疾也、况有政府提倡、助以資財、得一奇方、考驗有効、准其專賣、利之所在、舉國風從、又設立醫院、以便病人、偉大規模、法良意美、而華人對於本國之醫藥、畏其高深難學、見異思遷、負笈重洋、欲求捷徑、其實西人之於醫藥、亦幾經改良、至於今日、亦非淺嘗者之所能知也、倘能日久留學、用心考究、亦可得其精微、他山之錯、何嘗不美、無如留學者多非富有、可過三五年間、稍得唾餘、已足自豪、回國後斂財設院依樣葫蘆、無非以本國人作試驗之品而已、試觀華人所設醫院、曾有一西人肯留院治疾否、抑曾聞華人西醫有發明之一種特效藥爲西人所信服者否、且診脈有表、只查遲數、寒熱有針、專看、度數、况一師之傳、故能認病治法者同、而無或異又有特效之藥無須考慮佐使配合麻煩、即此橫行之字、已足欺病人不識、甚有未出國門一步、並不知何爲化學、但略觀字母拼音、僅就謡譯之西藥略擇萬國藥方、即儼然自居西醫大國手、購置器具、裝璜門面、遇梅毒即打以六〇六、（九一四）身體之强弱不問也、治白濁則打以果乃金、是否花柳濕痰濕熱寒溫不問也、且每針數元之代價、遇瘧瘍則加以乍鐵紅、（或碘酒）寒熱虛實陰陽均不問也、不愈則割之切之、而人之身體强弱能否勝任不問也、幸而體强得愈、則遠近烘傳、以爲西方之華陀再世矣、此種華人之西醫、亦與夕購書而朝懸壺者等耳、無怪乎華人之學西醫、而日見其多也、唉、

大凡能學醫之人、必是頭腦清晰、記憶力强、方能從事醫藥、有此聰明、盡不於本國醫藥加以精細研究、以造就一高尚良工、爲本國人民保障、乃不此之務、而求學遠方、不能盡他人之精微、于他人醫藥學中佔一席地、以取彼金錢、僅竊其皮毛、徒爲他人推銷貨物、不恤以本國人作試驗之具、責諸國薄弱、其又何辭、雖然我國四海之大、學西醫者又衆、其中或有保出之材、亦如西人醫學之高妙爲西人所信服者、容或有之、但余行年五十、歷閩廣江浙湘鄂齊魯燕趙之地、則未之或見、亦未之或聞也、

赤白痢簡易療法之我見

許勤勛

瀉痢古方

乃治瀉痢初起表裏俱急者

羊脂煎

乃治久痢不瘥裏氣尚滯者

讀本報張友琴君所刊佈「赤白痢簡易療法二則、」良深感佩、惜乎時下名醫、祇知用通套藥、愈則攘爲己功、敗則不負責任、其狡猾之手段、與江湖技倆何異、致活人之術、一變而爲斂錢之工具、反自詡高明、自稱賢達、予書至此、不覺爲之三歎焉、茲讀是作、所見略同、爰是不揣鄙雜、附綴數言、聊示管窺、所謂「人同此心心同此理、」不識張君其許我爲他山乎、

考痢疾一症、普通稱是熱毒、或云傷寒冷、或云挾食積、典冊俱在、班班可攷、但往昔學者、本其經驗所得、有主用涼瀉者、有主用溫退者、有主用消導者、各有所長、不可偏廢、不過此項辦法、必須謂醫生診斷明確而後可、否則如單方書中、汗牛充棟、不勝耐繁、然攷誓之、驗者寥寥、今細繹此方、頗有價值、語云「黃金可覓、良方難得」、闡而發之、不特爲人們之福利、抑亦醫者之職責也、欲知其詳、請閱篇末、

瀉痢古方　治瀉痢初起、寒熱夾雜、表分受邪、裏急後重、數圊未爽、

(藥方)生大黃四兩、川烏二兩、羌活二兩、苦杏仁四十五粒去皮尖、茅蒼朮三兩米泔水浸一夜香油拌透炒、上藥如法炮製、共研細末、裝入瓦瓶、勿令洩氣、每服三分、老小減半、孕婦勿服、(引藥)水瀉米湯引赤痢燈心引、白痢姜引、赤白痢燈心姜引、

勛按此方、見山西醫學雜誌、但據友人劉伯莊君報告、謂該地善家、已有製贈、查其藥方、與此無異云、

羊脂煎　治久痢不瘥、腸壁受傷、裏氣尙滯、不可攻下者、此方宜之、

(藥方)羊脂一棊子大、白蠟二棊子大、黃連末一升、酢七合煎敗稠、蜜七合煎取五合、烏梅肉二兩、亂髮洗去垢膩、燒末一升、上藥七味、合內沙鍋中、湯上煎之、攪可丸、飲服如桐子大三十丸日三服、方下張石頑註云、羊脂性滑利、千金方用治久痢不瘥、專取滑利、以通虛中留滯也、其後且有羊脂、阿膠、蜜蠟、黍米作粥方、深得炎帝本經補中寓瀉之意、

勛按上列藥方分量均係原文抄寄、不加刪改、俾張君簡漏之處、或可釋其疑竇、補成完璧乎、(作者附誌)

崩漏症治

周越銘

胞門之管轄不嚴
子宮之門戶洞開
故女子恣情縱慾
實造成崩漏利器

原因　此症屬寒者少、屬熱者多、氣虛血熱者爲尤多、而其實皆不慎房事所致、陰戶未闢、豈可近男、血海已枯、正宜絕慾、即少壯之婦、體質素虧、亦當知節、乃世之人往往縱情無度、不顧貽害無窮、稚年弱質、遽遭利刃之橫加、若婦經衰、尙不閉關而靜守、至于年華適可、則更恣意橫行、胞門之管轄不嚴、子宮之門戶洞開、一身中氣血陰陽、無甯靜安和之一日、安得不浪湧桃源、馴至滔天之患哉、或春水方生之際、忽如大雨傾盆、或潮汛將斷之時、猶見波濤怒號、原其致病之由、有謂肝不藏血者、有謂脾不統血者、有謂熱在下焦、迫血妄行者、有謂元氣太虛、不能收斂其血者、有謂瘀血內阻、新血不能歸經而下者、而不致皆自勤於房事來也、譬諸江河、砥柱一傾、遂致狂瀾莫挽、此亦勢之所必然也、若夫師尼室寡而患崩漏者何也、曰此輩房事雖無、慾心未能盡淨、不然平日清心寡慾、則食恬淡靜、而猶有崩漏之患吾不信也、

症狀　崩者忽然大下、如山岳之崩頹、漏者淋漓無常、如屋中之水漏、或先漏而後崩　或先崩而後漏、論其病似乎漏輕而崩重、然久漏不止、必成損怯、或頭眩心悸、或腰痠腹脹　或兩脅串痛、或遍身骨痛、或至暮發熱、五心煩躁、夜不成寐　漸至津液枯涸、精神痿頓、形體瘦削、往往遷延至半年一年而斃、若暴崩勢驟、必致厥脫、或忽然昏倒、不省人事、或噤口咬牙、沉沉若寐、或大汗不止、身冷如冰、從此一厥不返、頃刻傷生、所在多有、故婦科中崩漏症、最爲危險、

治法　外治之法、宜灸左右肩井穴、以止其崩、內服之藥、當橫決莫制之時、亦宜暫用止濇、以砥柱中流、迨其勢稍定、然後按症施治、熱則清之、虛則補之、陷則舉之、瘀則化之、然用藥非直到衝任、必不能達其病所、試觀葉氏案中、動云奇經、必有所經歷而言之也、

方劑

(一)■氣鬱致崩

烏附開鬱湯 製香附三錢 烏藥二錢 蘇梗一錢半 撫芎一錢 白芷一錢 當歸三錢 白朮二錢 神麯一錢 淸炙草一錢 水煎溫服

(二)■血熱致崩

涼膈合四物湯 黑山枝三錢 連喬二錢 條芩酒炒一錢五分 生甘草一錢 薄荷七分 白歸身三錢 生白芍二錢 細生地三錢 川芎一錢 加淡竹葉十二片、水煎、食遠服、

(三)■風入胞門

一味防風丸 防風 分兩隨配、晒乾研細末和丸、每晨煎牛膝湯、送服一二錢、

(四)■滯痰流滯血海

加味溫膽湯 姜半夏二錢 淡竹茹三錢 茯苓二錢 新會皮一錢 石菖蒲六分 條芩酒炒一錢五分 明天麻一錢 蘇丹參二錢 水煎、溫服、

(五)■鬱損肝脾

逍遙散去柴胡朮草加桑螵蛸杜仲 歸身二錢 白芍炒二錢 靑子芩一錢 分 黑山枝二錢 桑螵蛸三長 泡姜炭三分 薄荷四分 水煎、午後服、

(六)■衝任陽虛

參茸歸桂湯 老山東參一錢五分 鹿角霜一錢 桂心三分 歸身三錢 蘄艾炭一錢 茯神三錢 紫石英三錢 泡淡乾姜二分 水煎、溫服、

(七)■衝任陰虛

涼肝甯血丸 西洋參二兩 生地二兩 阿膠二兩 白芍炒二兩 茯苓一兩 鮮河車膠一兩 石殼建蓮肉一兩 藥共研末、用山藥粉蒸熟搗丸、早服四錢、晚服三錢、

(八)■血崩昏暈

固本止崩湯 大熟地五錢 白朮土炒二錢五分 黃芪淸炙二錢 當歸三錢 潞黨參三錢 黑姜四分 貫仲炭三錢冲 安瀾水煎、溫服、

(九)■奇脈虛風陽動

通陰潛陽湯 鱉甲心秋石水浸三錢 鹿角霜一錢 眞阿膠三錢 柏子霜一錢 牡蠣生打四錢 鎖陽二錢 水煎候涼服、

怪胎之一 痰胎

陳心田

■黃疸病後入房

■痰飲與男精相合

■嘔熱噁心是爲痰胎

乙丑仲冬、城內某巨紳之妾、年二十七歲、患腹中滿痛、眉鎖春山、淚含秋水、泛泛欲嘔、喃喃而語、云前年曾病黃疸厥後黃色漸退、臍中即起一塊、至今十重月、形同妊娠、時痞塞胸膈間、胃口漸減、信水應期、病耶胎耶、醫者莫決、自亦疑之、余細審其脈、往來絃滑、舌苔白膩、若果是胎、癸水雖轉、成孕者却有、今初起在臍、夫二五搆精、胎盤端在子宮、決無越俎、在中之理、當然認爲有病、惟病因黃疸、當日仲景謂黃疸成癃、亦不出方施治、今面目之黃早退、居然姿首桃腮、敢詢黃退之際、得毋有入房之事、渠固情性灑脫、嬌羞默認、此蓋黃疸將去、痰飲方流、男精下襲、相輾成奸、故其聲啾之、嘔熱噁心、病胎疑似、是痰胎也、亟宜蠲痰化濁、消積通腸、以晚蠶砂一兩、薄橘紅一

錢半、山查炭三錢、血餘炭三錢、共煎湯、吞服導痰小胃丹一錢、礞石滾痰丸三錢、一劑而下痰黏不少、再劑又下痰黏、直至五劑、腹平痛去、善後調理而安、此等膏粱之體、儼似身孕、若因循娟滋其病者之心、照胎施治、其害可勝道哉、

富貴 貧賤 之體勞而傷 腎 脾

張樹勳

腎爲先天之本、精之藏也、命之根也、胃爲後天之本、水穀之海、津液生焉、先天不起、得後天以補助、善治調理、猶可終其天年、苟先後天俱不足、而加以戕伐其人不夭折者鮮矣、然則、腎胃關係生命、豈不重哉、失富貴之體、家擁萬金、飽食暖衣、無憂無慮、終日嬉戲、以酒爲漿、以色爲常、酒爲火性、易動相火、酒愈飲而相火愈熾、則淫慾發動、往往三妻四妾、猶以爲不足、殊不知一人之精氣有限、安能供給多數妻妾之應需、以博一時之歡、以致腎之精氣日耗、腎主腰、氣虛則腰痛、骨屬腎、精虛則骨痿、斯時也、苟能戒酒戒色、痛改前非、治以六味丸、猶可圖治、否則、不知自衞、陰虛發熱、消爍津液、腎水乾枯、不能涵木、肝火上升、刑金尅土、肺病則乾咳無痰、吐血失音、土病則胸痞腹痛、納少便溏、脈象浮大、舌質光絳、雖有盧扁、亦莫之何、雖有培土生金、補母之法、亦不過備一格耳、若夫貧賤之人、衣食不豐、恆慮其不足、終歲勤勞、何暇於酒色哉、每得病於大飽大飢、飢飽失度、脾胃受傷、脾傷運化失職、腹脹便溏、胃傷納穀減少、胸塞嘔吐、脾爲溼土、脾困生濕、每屆長夏之際、溼土司令、同氣相求、故病加劇、脾色黃、主肌肉、溼氣流入肌肉、故面浮肢腫、遍體發黃、神疲嗜臥、懶於動作、吾鄉俗名夏黃子、卽金匱黃疸病也、然黃疸病有三、陰黃陽黃虛黃之分、陰黃脾病、濕盛而黃色晦暗、宜理中湯、陽黃胃病、熱盛而黃色鮮明、宜梔子柏皮湯、惟虛黃病、由於久病中氣不足、脾虛本色外現、非濕熱交鬱之黃、金匱所謂男子黃、、小便自利、當與小建中湯之類也、諸黃疸病、若遵方調治、何患不能痊愈、舍此不圖、病久根深、脾胃日見其不足、而水濕日見其泛濫、上犯於肺、則咳嗽喘促、下流於腎、則小便不利、中浸於脾、則大便溏薄、脈象虛細、舌苔白滑、成爲喘腫之重症、雖進以附大辛溫之品、亦如水之投石、終歸致斃而已矣、綜上兩端、一爲色慾過度、內損腎精、一爲飢飽過度內損脾氣、卽金匱虛門、勞而傷陰、勞而傷陽之謂也、

蟲症治愈

樊楚農

■八九寸長、白虫一條、

■遍體透明、蠕蠕而動、

■九日始化、泥然無迹、

去夏此間奇熱、寒暑表當午總在百十度以上、家母久病困臥牀蓐者九年、平日眠食雖不見佳、精神尙好、六月十二日亥時左右覺喉間堵塞、如有蟲行之狀、其時脈現緊促、蓋由於咳嗽嘔惡震盪使然、至丑初(卽夜十三日)一鼓氣吐出一團、檢收盂中、乃八九寸長白蟲一條、遍體透明、蠕蠕而動、兩頭尖粗如蒜苔、吐後鬆快、約半小時喉間又復作癢、時値深夜、又復大雨傾盆、急以蜀椒一二粒含口中、俟天亮用肥烏梅肉一兩濃煎頻頻呷之、並以烏梅含口中、若不食烏梅、則喉間又作癢矣、似此經過三四日始漸安、而腹大瀉、先服後方四五劑、繼服五苓散六七劑始愈、此蟲在盂中經過五六日、尙能爬至盂外、後置玻瓶中、以水養之、見其時作屈伸之狀、至九日始化、泥然無迹、此症是否蚘厥一類、因安蟲健脾而卽止、或病本止此一條蟲、而與安蟲之劑無關、但此蟲確極活潑、何故吐出、百思不解、豈天熱過甚所致耶、又在

此一年之前、時當初秋、有寇姓婦人年五十餘歲、素有胃氣痛之疾、忽吐出白蟲一條、約三四寸長、蟲出一二小時卽斃、經西醫治之愈吐愈多、長短不等、後經治十餘日始安、未經予診察、不知其所用何藥、不知與家母之病相類否、茲將治方列後、

第一方

烏梅肉二錢、廣皮二錢、苦杏仁二錢、炙艸一錢、歸身三錢、炒白朮二錢、生薏米五錢、潞黨參三錢、炒扁豆三錢、雲苓三錢、廣木香一錢、北沙參三錢、

第二方

烏梅肉三錢、廣皮二錢、苦杏仁二錢、花檳榔二錢、炒白朮二錢、炒薏米四錢、潞黨參二錢、廣木香八分、炒草一錢、澤瀉二錢、雲苓三錢、大棗二枚、炒扁豆三錢、北沙參三錢、

第三方

雲苓三錢、炒於朮三錢、澤瀉二錢、豬苓二錢、肉桂錢半、

梅毒之治療觀

秦慎安

- 九一四治梅毒未必有效
- 果乃金治白濁仍然復發
- 收斂毒性遺害無窮
- 功慢無弊中醫王道

楊梅瘡症、明末淸初、倘不多聞、因此乃淫慾之毒、染傳而成、稍知自愛者、莫不以尋花問柳爲極不名譽之事、士大夫少有患者、故其症名不顯、自淸咸同而後、西風東漸、男女競言自由、道德云亡、逾閑蕩檢、士大夫以不正當之交合、竟視爲常事、淫風大肆、未有甚於此時者也、前人治此症者、曾用以毒攻之法、砒石輕粉水銀大五虎小五虎升降諸丹、種種刦劑、效甚速而遺害無窮、幾經研究不用此等毒質、亦可斷根、但功慢而無流弊、近以西藥盛行、所用有名之藥、何嘗非砒汞碘之類爲主要、雖云提煉純淨、金屬毒質無疑、、製爲藥針、注入血內、與內服實無絲毫之異、華人好奇、并不知其藥何質、但求速效、卽明知其毒而不顧、不知此等毒藥、乃中國經過而不用者、乃暫時壓制不卽發耳、絕非根本之治療也、復發一次、病深一次、斷無不復發之理、或者西人體强、有抵抗毒質能力、而不復發者容或有之、華人體弱、必然復發、如現今有名之九一四之治法、必須注射一全劑、(卽十針)後陸續驗血、須二三年、倘不能決定不留餘毒、(見天德藥廠良藥提要)如未愈仍須繼續注射、乃今之華人、遇有梅毒者打一二針、竟不知是何功效、豈非盲從之尤者乎、且每針之價必須數元、較之華藥、豈止倍蓰又如果乃金爲治白濁之靈藥、查其宣言、乃用各種不同之白濁菌所製成、蓋其用意、無非亦如我國往昔用毒攻毒之法、可以直達病所、乃用者欲求速效、全不思及此多數不同白濁菌、不得謂非極汚穢之物、浸入我寶貴之身、新病卽許暫愈、又不能保不再復發、而此無量數之毒物、留於我之血中、如何排而去之、或還聽其存留將來同朽化乎、抑或死菌與活菌相角逐而自去耶、又何能不生仍變乎、不知用者、曾一慮及此否、中醫治此、雖屬功慢、然斷不肯用此猛毒之品、以留後患也、人生誰不愛其身體、只以一朝失足、追悔已遲、乃又受此藥物之害、眞可爲高太息者矣、此種妙藥、只可施之於體質不同之西人、決不可用於我華人者也、焉得患此者而遍告之、

現在解放之聲愈高、男女防閑、已成爲一種失禮名詞、行見梅毒之症、必將蔓延全國、(兩精相遇卽是梅毒敗精必須一來復方能流盡)僕恐卽有滅種之慘、尚望海內同道、急起研究一種無毒質而能治此症之專藥、廣爲傳播、救人卽所以救其子若孫、不禁皷予禱之矣、

大宗出口藥品中之「麻黃與甘草」

余小波

△麻黃每年運出有六十二萬二千磅之多

△甘草在外洋功用 烟草人丹等非此無味

▲▲▲是西醫竊取吾國藥物的唯一汚點 爲中國喪失神特效品之二大漏卮▼▼▼

中國藥物以數千年的研究、在歷史上自有牠的重要的地位、在治療上自有牠的特殊的功效、自然是歷萬古而不能埋沒的、可以確是引動的外國一般醫藥家竊取心了、他們曉得中國的藥品、取的確有特殊的功效的、往往運販了去、加以製造、成功了一種藥品、反銷售到中國來、騙取中國人不少的金錢、

現在不說別的、單就中國藥物中的麻黃和甘草來說、那麻黃一物、原是中國的發汗劑、極其靈驗的、於是被他們拿去、做成藥粉、假充他們的發汗劑、這種舉動、我想讀者總在別種報上看見過了、所以每年運出、總有六十二萬二千磅、你想可怕不可怕、現在我將美國波士頓晚報上的一片話、介紹給讀者「……今年在美國各大藥房中、又有一種專治乾草熱症、(Hagfuer)的新發明、這藥品的成分、就是中國數千年前發明的「麻黃」……」於此可見西醫竊取中國藥物、做他們「新發明」之一斑、

至於甘草、祇有中國出產、功用更是偉大、凡是烟草人丹等物、非此無味、每年在熱河、察哈爾、綏遠、三處運到日本、有六十萬担、價值一千萬元之多、據十七年十一月廿一日申報上說、晉政分會和財政部所收到甘草一味的藥材特稅、每年可以收到二百多萬元、這何等的可怕、由此看來、一個每年要運出六十二萬二千磅、一個運出每年要六十萬担、價值一千萬元、而且還祇說的是日本、美國二處、要是世界上統統算上去、這筆帳就是一輩子也算不清咧、唉、豈不是西醫竊取我國藥物的唯一汚點、中國喪失神聖藥品的二大漏卮嗎？可怕！

中國內科普通療法

緒論

一 人體之部位

人體外部、大別爲頭面軀幹四肢三部、

(甲)頭面 爲人體之重要部分、藏腦、并具耳目口鼻等器官、舌之下、腮之內、爲廉泉玉英、乃水液之上源、蓋即唾液之分泌處也、上連頭面、下接軀幹者爲頸、

(一)頸之前爲項、喉居前、接氣管、咽居後、連食道、喉頭內部、前後皺襞、附生聲帶中、則爲吭嗓、吭嗓之上、爲舌本、舌本居下腭之盡處、而上腭之盡處、則爲小舌、所謂會厭是也、

(二)頸之中部爲風府、頸之兩旁爲風池、頸之底高聳大椎、乃脊骨之第一椎、自此而下、第七節之兩旁、名膈俞、

(乙)軀幹 軀幹之前上半爲胸、脾之兩旁有脅骨者爲脅、下半爲腹、中間以膈、

(一)胸 咽喉之外、有動脈居乎頭之兩旁、即人迎脈、人迎之下、鎖骨空處、則爲缺盆、缺盆之下、兩乳之上爲膺、膺之中爲上膈、上膈近肺、即上焦、上膈而下、爲膈中、即胸膈、兩胸膈之中、爲膻中、即心窩、心窩之下、爲中焦、(未完)

用藥須順四時說

時候有升降浮沉之別
用藥有寒熱溫涼之殊
順之者則五臟相養
逆之者則伐其天和

薛復初

經云必先歲氣、毋伐天和、又曰升降浮沉則順之、寒熱溫涼則逆之、故春月宜加辛溫之藥、薄荷荊芥之類、以順春升之氣、夏月宜加辛熱之藥、香薷生薑之類、以順夏浮之氣、長夏宜加苦辛溫之藥、人參白朮蒼朮黃蘗之類、以順化成之氣、秋月宜加酸溫之藥、芍藥烏梅之類、以順秋降之氣、冬月宜加苦寒之藥、黃芩知母之類、以順冬沉之氣、所謂順時氣而養天和也、經又云春省酸增甘以養脾氣、夏省苦增辛以養肺氣、長夏省甘增鹹以養腎氣、秋省辛增酸以養肝氣、冬省鹹增苦以養心氣、此則既不伐天和、而又防其太過、所以體天地之大德也、昧者捨本從標、春用辛涼以伐木、夏用鹹寒以抑火、秋用苦溫以泄金、冬用辛熱以涸水、反謂之時藥、殊背素問逆順之理、以夏月伏陰、冬月伏陽、推之可知矣、雖然月有四時日有四時、或春得秋病、夏得冬病、神而明之、機而行之、變通權宜、又不可泥於一也、王海藏有云、四時總以芍藥爲脾劑、蒼朮爲胃劑、柴胡爲時劑、蓋因十一藏皆取決於膽、少陽爲發生之始故也、且藥有升降沉化、生長收藏成、以配四時、春升夏浮、秋收冬藏、土居中化、是以味薄者升而生、氣薄者降而收、氣厚者浮而長、味厚者沉而藏、氣味平者化而成、但言補之以辛甘溫熱、及氣味之薄者、即助春夏之升浮、便是瀉秋冬收藏之藥也、在人之身、肝心是矣、但言補之以酸苦鹹寒、及氣味之厚者、即助秋冬之降沉、便是瀉春夏生開之藥也、在人之身、肺腎是矣、淡味之藥、滲即是升、泄即是降、佐使諸藥者也、用藥者循此則生、逆此則死、縱令不死、亦危困矣、

讀黃昭光先生 女腹如箕男腹如斧質疑

梁瑤

本報第十五期有黃昭光先生「從解剖學上得到女腹如箕男腹如斧一篇、」考該篇之辨別、全以人身生理爲的、并骨盤之大小爲準、其見理之高、似頗超越前人、然余竊有疑焉、按黃先生之論男女骨盤大小、係人體生理之自然原則、然亦必須達於青春期、始能辨別、蓋此時人身之發育、已達完全、是時女子之骨盤、乃特別發達、此蓋爲產育時之作用耳、若在小孩、我知其不然矣、今於衆多小孩中、能將其骨盤辨別爲男爲女乎、括之事實、蓋不可能也、審是、則胎兒之在母腹、欲辨其爲男爲女、愈覺難矣、管見如斯、未知然否、

預防腦膜炎之又一說

葉勁秋

□種痘可以預防

日前遇傅仲明先生、談及腦膜炎預防法、法甚簡易、因述之如下、

腦膜炎之病原菌爲雙球、早爲世所公認、天花症之病原菌、迄未明瞭、近頃東鄰某醫學博士、發表最近學說、嘗謂天花症之病原菌、亦係雙球、而腦膜炎與天花症頗多關係、種痘法未行之先、本症絕少 嘗種痘苗以預防腦膜炎、爲效甚著、傅先生亦曾親自證明、種痘苗以預防痘苗爲有效、茲本症之流行、他未稍戢、用敢介紹斯說、防患未然者、曷一試之、

民間治療

脚氣外治驗方

胡瀛嶠

白礬二兩、地漿水十大盌、新杉木數片、煎六七滾、用杉木桶(新者更炒)盛一半浸脚、留一半徐徐添入、上以衣被圍身、略使有微汗、洗完隨飲薄粥如一次未愈、再洗二次、照藥方再加硫黃三錢、無有不愈矣、取地漿法、於淨土地上、掘二三尺深、用新汲水傾入攪濁、少俟澄定、取半清半濁者、吹去浮沫用之、

玻璃碎片刺入肉中治法

菱蓀

玻璃爲近世用途最廣之物、但爲害亦非淺、偶一不愼刺入肉中、碎末斷片、甚難取出、必至腐爛成患、今得秘法、錄之所告諸君、法以清水溶赤土(卽崖間草木不生之赤土)再三塗之不可懈、至碎末盡出爲止、

治小兒夜啼

張德馨

因穿蓋過暖、並父母同床熱極所致、諺云若要小兒安、須帶三分飢與寒、方用雞矢塗兒臍中、男雌女雄最妙、或用眞犀黃硃砂五厘、研和、塗舌上立止、

蜈蚣咬傷立時止痛

蜈蚣有兩鉗、鋒利異常、一被咬傷、其毒流走、最爲迅速、雖不不間有潰爛之害、然一時疼痛不止、余有法、較爲便當靈驗、可用本人手指甲、清水磨塗患處、其痛立止、

迅風掃籜散

吳子嘉

治發背癰疽一切無名大毒、以及瘰癧等症、屢試不爽、穿山甲七片蜈蚣七條(去頭足)蟬退五錢(洗)殭蠶二錢(炒去絲)乳香二錢(半去油)全蝎七個(頭足腰全酒浸去腹內腸)斑毛七個(去翅足糯米砂)明雄黃五錢麝香一錢香一錢冰片八分五倍子一兩半共爲細末、曝乾、勿令見火、摻于毒上、再以尋常膏藥蓋之、其效如神、

治泄瀉少進飲食

劉天和

糯米一升、水浸一宿、瀝乾、慢火炒令極熱、磨細羅過、如飛麵、將懷慶山藥一兩碾末、入米粉內、每日清晨、用半盞、再入砂糖一茶匙、胡椒末少許、滾湯調食、(此方大有資補之力、久服之、精寒不能成孕者亦孕、

治爛喉痧緊喉風

沈熊璋

喉科金餘散(凡風火喉痛喉腫喉間爛糜、吹之、足佐湯劑、初起尤靈、)人指甲五分(煅)鵝管三分(煅)眞腰黃(二分)硼砂三分(漂)大梅片(一分)姜蠶二分(炒斷絲)(照方修合、不可增減、)

右六味、除指甲梅片外、各研細末、置研器內、再研、然後入指甲梅片、研至無聲爲度、裝磁瓶內、緊塞其口、以防洩氣、用時以自來風打入、

因爲什麼衛生部有廢止中醫的議決案

因爲什麼結果中醫得到勝利

大梁鄭翿鶡

前向時我見報紙上所載衛生行政會議有通過廢止中醫的議決案、結果中醫不僅沒有廢止、而且教育部准予中醫傳習所備案、將中醫列入教育系統、恢復中醫固有平等的地位、這都是因爲什麼呢、有的人說衛生部這種廢止中醫的議決案、係余巖汪企張等之建議、其實余巖汪企張這些媚外的走狗、是絕對不能怎麼樣了中醫的、不過中醫界有少數不良的份子、記得幾個單方、知道幾樣藥名、對於診斷上、張口五運六氣、合口生尅制化、對於治療上、以患者的生命、爲自己所記那幾個單方的試驗器、唉、像這種僞中醫、我們眞正有價值有學識的中醫界、當然也要來廢止他、那嗎余巖汪企張等、以這少數的僞中醫爲口實、實行他們奸險的譎心、來廢止我們確切能治病的中醫中藥、以圖擴展自己的業務、置國計民生於不顧、甘爲媚外的狂犬、故有廢止中醫之建議、不知在此青天白日旗幟之下、這種奸險的譎心是逞不起來的、

像余巖汪企張這般媚外的狂犬、是利令志昏、倘不足責、獨褚民誼身膺中央之委員、爲全國之木鐸、其主特理論、應如何光明公正、不意褚氏竟與那些媚外的狂犬一個鼻孔出氣、誠堪痛恨、將中醫比成科舉、比成土車、比成油燈、將西醫比成學校、比成汽車、比成電燈、「不知科舉是君主時代的一種愚民上法」、使那一般腦筋靈敏的人去從事於八股文章、恐怕民衆起了爭平等自由的思想、實行民可使由之不可使知之的愚民政策、以防革命之發生、我們以學術療疾病的中醫、焉能比成愚民政策的科舉、若以土車汽車、油燈比電燈、則西醫書上的『原因未明尙無特效療法』等語、是不能行走的汽車、還不如原來的土車、不能發光的電燈、還不如固有的油燈、總之、褚氏雖用政治的力量來幫助那般媚外的狂犬實行廢止中醫的工作、也是不能發生效力的、

至於中醫得到勝利的原因、有人說是全國中醫藥界團結的鞏固、全國中醫藥聯合會的諸代表工作努力、其實中醫確有治病之良法、中藥確有癒病之功能、是中醫中藥原有平等的資格、所以在這講公理的時代、當然不難得到平等的地位、尤其是全國中醫藥聯合會之諸代表的學術、足以壓倒一般媚外的狂犬、使那些媚外的狂犬張不開嘴、所以我們中醫藥界有一舉得到勝利的結果、

現在我們中醫既是受了這樣重大的打擊、應當怎樣的感覺起來、雖然這次媚外的狂犬沒得齩傷我們、但是這種媚外狂犬病的疫苗、我們也得預備起來了、所以此時我要抱這十二分的熱誠、來敬告我們全國中醫同志幾句話、在我們自己的精神上、用我們實事求是的觀念、和我們江湖誆人的觀念去競爭、用我們利人救國的思想、和我們個人發財的思想去奮鬥、同時我們還要研究研究解剖學生理學、及製造醫療器械、把我們中醫的缺點趕緊補出來、總是我們對於余巖汪企張那般媚外狂犬病疫苗的一種根本預防法、不然要是一味的得意自喜、口頭上和西醫去競爭、恐怕余巖汪企張那般媚外的狂犬再來齩我們一口、到那個時候我們再來預防就晚了、

談談防疫口罩

唐芸中

蓋自滬地近以腦脊隨膜炎及猩紅熱等時疫盛行後、社會人士、無不談虎色變、街頭巷尾、遂有若干人用墨色口罩、掩蔽口鼻、以防疫氣之侵入、讀者喻之曰租界狗、引爲笑柄、査腦脊髓膜炎與

猩紅之症、非創生於今年、從前亦歲有流行、而未聞有用口罩、以爲防疫料、不知此種口罩是何人所發明、或謂此風被自歐美、然細察途中所見、外人多未用之、豈反不知防疫之道乎、考口罩之作用、不外防疫之自口鼻傳入耳、吾敢武斷句話、用口罩以防疫、收效値得於零、庸人自擾、徒自苦耳、今分析言之、

1. 吾人賴呼吸空氣以生存、而空氣中雜有微菌至衆、然何以或病或不病、須以個人身體强弱爲例、身體强者、其抗毒機能强盛、腠理緻密、外邪不易爲患、身體弱者、其抗毒機能薄弱、微菌一集、遂發而爲疾、是則欲免疫菌、除自求抵抗外、除非離開空氣、試問人們能片刻脫離空氣、不呼吸否、

2. 或謂口罩之搆造、理有消毒藥品、故能殺菌、使不能從口鼻而進、此說果確、則疫菌可以殺除、但無論何種消毒藥品、都含有毒質、人們旦夕御之、安然不中藥毒、寧有是理、

他如尋常宴會聚餐之際、張口大嚼時、亦能予疫菌傳入機會、不知用口罩者、亦曾顧及之否、

從舌苔的（白—黃—黑 灰—紅—紫）辨別病的（表裏 虛實 寒熱）

陸培初

完全根據傷寒雜病立論

■舌白表裏虛實寒熱辨

白舌　表裏虛實皆有之、凡白浮滑薄、其胎刮去即還者、太陽經表受寒邪也、白浮滑而帶膩帶脹、刮之有淨有不淨者、邪在少陽經半表半裏也、全舌白胎、浮脹浮膩、漸積而乾、微厚而刮不脫者、寒邪欲化火也、辨傷寒舌、大約如此、又有雜病舌白嫩滑、刮之明淨、口脣必潤澤無縫者、裏虛寒也、白厚粉濕滑膩、苔刮稍淨、而又積如麵粉、發水形者、裏寒濕滯也、舌白粗澀、兼有朱點、有罅紋之胎、及白乾膠焦燥滿、胎刮不脫、或脫而不淨者、皆裏熱結實也、又有白胎白滑者、風寒與濕也、滑而膩者、濕與痰、滑膩而厚者、濕痰與寒、惟薄白如無則虛寒、但滑膩不白者、濕與痰也、兩條滑膩者、非內停濕食、即痰飲停胃、白如積粉、則濕熱或痰熱也、

■黃舌表裏實熱辨

黃舌　表裏實熱皆有之、無虛寒也、刮之明淨、即爲無病、刮之不淨、均爲熱症、淺黃膩薄者、微熱也、乾澀深黃膩厚者、大熱也、芒刺焦裂老黃、或夾灰黑色者、極熱也、黃苔見於全舌、爲臟腑俱熱也、又有表症、風火燥皆有黃舌、惟傷寒邪在太陽時、均無黃苔、待邪傳陽明胃腑、其舌必黃、初淺久深、甚則老黃、或夾灰黑色者、皆邪火裏迫實熱裏結諸危症、又有薄黃爲熱、黃膩爲痰熱濕熱、黃膩而垢、爲濕痰秘結、腑氣不利、食滯亦時有此苔、又有根黃而尖白不甚乾、短縮不能伸出者、痰挾宿食也、又有痰飲水血諸症、多黃而不燥也、又有苔黃厚而舌中青紫、甚則碎裂口燥而舌不乾者、此陰寒夾食也、

■黑舌寒熱虛實辨

黑舌　寒熱虛實皆有之、均屬裏症無表、凡舌全黑、本爲陰絕當死、而有遲延未死者、非臟腑極熱、即極寒也、又有傷寒病、寒邪傳裏化火、則舌苔變黑、熱甚則芒刺、乾焦罅裂、其初必有白

苔變黃、由黃變黑、甚至刮之不脫、濕之不潤者、熱極傷陰也、又有虛寒而舌黑者、則必濕滑無苔、口不苦、唇不燥、無硃點芒刺罅裂、刮之明淨、如水浸猪腰、有淡淡融融之形證、又有眞寒假熱證、而見黑舌者、其舌必全黑、而分經、且必由淡白之時、忽然轉黑、其初無變黃之一境、約略望之、似有焦黑芒刺乾裂之狀、然刮之必淨、濕之必潤、環唇皆白而不紅焦、寒結在臟也、其症亦周身大熱、煩燥惡衣被、與實熱邪火症相似、實則中宮寒極、陽氣蒸發於外也、口大渴、喜冷飲卻不多、與實熱異、外假熱而裏極寒也、患此假證之人、必煩亂昏沉、六脈必遲弱無力、大便結、常欲下而不下也、又有中黑無苔、而舌底乾燥有小點紋可見者、乃胃經實熱、並無六氣侵擾也、中黑無苔、而舌底濕嫩光滑無點紋者、乃胃經虛寒、亦非六氣所擾也、又有全黑無胎、而底紋粗澀乾焦刮之不淨、極熱也、全黑無胎、而底紋嫩滑、濕潤如浸水腰子、淡淡融融、洗之不改色者、極寒也、全黑無苔、而無點無罅、乾燥少津、光亮似鏡者、卽絳舌之變、陰虛腎水涸也、姙娠者亦有之、如有點有罅、乾燥無津、澀指如銼者、極實熱症也、又有黑色暗淡、無胎無點無罅、非濕非乾、似亮不亮者、陽虛而氣血兩虧也、久病見之不吉、又有黑舌熱結燥實、津液焦灼、少陰眞水垂涸、此最凶象、或兼芒刺裂隔瓣者、須用新青布蘸薄荷湯濕潤、揩去刺瓣、看舌上紅色可治、若刺瓣下仍黑色者、則腎水已竭不治、又有胎黑腐爛者、爲心腎俱絕、舌黑而卷縮者、爲肝絕皆不治、有黑薄而潤或滑者、爲陰寒可治、又有始病卽舌心黑色、非由黃變化、舌轉瘦小者、爲眞臟中寒、此寒水凌心、腎色外見也、又有中點而枯、並無積胎、邊亦不絳、或略有微刺者、爲津枯血燥症、急宜養陰生津、又有中間一條、或母指大黑潤浮胎、兩邊或黃或白者、兩感症也、凡胎黃黑白雜見、或中燥邊滑、或尖乾根潤、皆併病合病、寒熱不和也、又有夏月中暑黑舌者、爲濕痰鬱熱、亦有熱黑滑膩厚舌也、又有舌灰而潤並無胎、更不變別色、如病卽見、非由白黃漸變者、爲夾食中寒、卽及停飲蓄血也、（未完詳本期）

釋脈大病進

趙芷汀

脈之大小由于壓束力之作用脈大者乃陽虛不能壓束脈管非陰虛爲陽所乘也

■再以實驗證明

內經脈大必病進、朱丹溪謂其病得之於內傷者、陰虛爲陽所乘、故脈大、當作虛治之、其病得之於外傷者、邪客於經脈亦大、當作邪勝治之、是說也、均誤解內經、含糊武斷、而貽禍後人者也、夫脈之所以大、豈得以陰虛爲陽乘、及邪客於經、二語括之而已哉、平人之脈、所以大小得中者、乃血既充足於脈管之內、外受陽氣壓束、所謂陰陽和洽、故不現漲大之形、倘內傷之症、陽氣虧一分、卽壓束之力減一分、而脈管卽漲大一分、是則脈大爲陽虛不能壓束脈管之故、而非陰虛爲陽所乘可知也、試證諸物理學、用豬膀胱一具、以玻璃罩罩之、其時罩內空氣、尚未抽出、則猪膀胱大小如常、及將空氣漸次抽出、則猪膀胱亦漸次漲大、而膀胱內原有之些少空氣、未嘗加多、祇因外間空氣壓束之力愈小、則漲力愈大、脈大之理、亦當如是、但脈管既漲大、非由眞血以充之、管內仍虛、故脈現軟弱無力之狀、以云陰虛、蓋此也、然所謂病進者、蓋謂病得大脈、不可視爲緩圖、倘不善調治、則病必進云爾、治法當於陰陽兩補之中、而施以陰三陽七之劑、斯爲有制之師、若夫脈大得之於外傷者、乃邪客於陽分、而非客於陰分、經言虛之所在、邪必湊之、雖不分陰陽立言、而脈大者必爲邪客陽分、以虛在陽分故也、治法當用辛溫、萬不可用辛涼、嘗治一吐血症、前醫均以爲陰虛、愈治愈壞、後病人來診、脈大、頭暈、身微熱、而面色蒼白、懶於舉步、斷爲陽虛、如法醫治、數日漸次見效、月餘復原、如仍斷爲陰虛、是一誤再誤、陰魂莫訴矣、

眩暈辨

陸培初

〔詳論眩暈之病理〕

有因于外感而眩暈者

有因于內傷而眩暈者

眩暈鬱冒辨　其狀目瞎耳鳴、如立舟車之上、起則欲倒、不省人事、蓋眩者、言視物皆黑、暈者、言視物皆轉、二者兼有、方曰眩暈、若甚而良久方醒者、又曰鬱冒、謂如以物冒其首、不知人事也、　培初按、目中昏花曰眩、頭中旋轉曰暈、不至於不省人事、病甚而昏若不知、則曰鬱冒、亦尚不至毫無所知也、

眩暈屬痰濕內風辨　肥白人痰濕滯於上、陰火起于下、痰挾虛火、上衝頭目、邪正相煽、故忽然眼黑生花、所謂無痰不作眩也、黑瘦人腎水虧少、肝枯木動、復挾相火、上踞高巔而眩暈、謂風勝則地動、火得風而旋焰也、

眩暈由腎虛血虛脾虛辨　人身陰陽、相抱而不離、故陽欲上脫、陰下吸之、若淫慾過度、腎不能納氣歸原、使諸氣逆奔而上、此眩暈出於腎虛也、血爲氣配、氣之所麗、以血爲榮、凡吐血崩漏產後亡陰、肝家不能攝榮氣、使諸血失道妄行此眩暈生于血虛也、脾爲中州、升騰心肺之陽、提防腎肝之陰、若勞役過度、汗多亡陽、元氣下陷、淸陽不升者、此眩暈出于中氣不足也、　培初按此條言病之原因、不言病之外候、非辨其外而知其內、與全書所輯體例不合、然可知各症、俱有眩暈、故幷纂入、俾得辨其爲腎虛爲血虛爲脾虛、再以他候證之、詳加審問、以爲治爾、

眩暈由氣鬱停飮辨　七情所感、臟氣不平、鬱而生涎、結而爲飮、隨氣上逆、令人眩暈、必寸口脈沉、眉棱骨痛爲異、若火動其痰、必兼心中嘈雜作吐狀、如其中氣不運、水停心下、心火畏水、不敢下行、擾亂於上、頭目眩暈、怔忡心悸、或吐涎沫、宜瀉水利便、使心火下交、其眩自已、

眩暈屬陽虛陰虛辨　有早起眩暈、須臾自定、日以爲常、謂之晨暈、此陽虛也、有日晡眩暈、得臥少可、謂之昏暈、此陰虛也、熱手按之而定者、陽虛也、熱手按之而不定者、陰虛火上炎也、

眩暈輕重辨　眩僅兩目昏花、其症淺、暈則天旋地轉其症重、眩或未必暈、暈則必兼眩、

眩暈因痰火因溼因風因鬱因濕痰等　眩暈之症不一、丹溪謂痰在上、火在下、火炎上而動其痰、然亦統論、未詳悉其致病之因也、因濕者、脈細體重、因暑者、脈虛煩悶、因風者、脈浮有汗、因寒者、脈緊體疼、因鬱者、脈沉、痰火隨氣而上厥、因濕痰者、脈緩滑、嘔吐身重、

陽常有餘陰常不足論

趙壽鼎

朱丹溪論人身陽常有餘陰常不足、歷舉天地之象、及內經男女精通、天癸至、精絕經斷之期以證之、使人收養身心、以存陰液、以保天年、此衛生家至理名言、誠不可易、至於引用內經、陽者天氣也主外、陰者地氣也主內、故曰陽道實、陰道虛之言、而不明白解釋、以俟後人、未免千慮一失、夫內經陽道實陰道虛之言、繹其詞意、乃所謂陽道易實、不可犯之以實、陰道易虛、不可犯

之以虛耳、詎得直指爲陽道便是實陰道便是虛哉、且內經以天氣爲陽、則蒼蒼者天、何嘗是實、地氣爲陰、則團團大地、誰謂其虛、如以物理學論、則固體液體與氣體、並峙爲三、均以體名無分虛實、然古人既以陰陽分虛實、則陽道無形、陰道有象、無形者虛、有象者實、此通例也、故堪輿家所論陰陽、其大旨亦以生氣爲陽、山川爲陰、其視形勢也、乃借有形之山川、以驗無形之生氣、故凡山之凸曰陰、謂其隆起不受陽氣也、山之凹處曰陽、謂其開竅易受陽氣也、即以臟腑論、腑爲陽、臟爲陰、而腑形中空、臟形中實、頭頭是道、處處皆然、若丹溪所引、苟以陽道易實、不可犯之以實、陰道易虛、不可犯之以虛解之、則庶乎近焉、

時醫喜用涼藥之心理

劉前英

▲寒涼藥誤事、暫可藏拙

▲溫暖藥誤用、禍則立見

此時醫之善于掩飾慣技

傳云君子之過、如日月之食、人皆見之、小人之過、善於掩飾、畢能明瞭、誠哉至哉、不獨人也、吾於藥亦然、藥之溫熱者屬陽、在人爲君子、寒涼者屬陰、在人爲小人、然醫者多偏用寒冷、慣於溫熱、斯不亦輕君子而重小人、用意果何在乎、謹將醫者心象、約略述之、蓋近時各地、習醫學者頗繁、其精通玄奧之士固多、而心田暗昧、不得登堂入室之徒、亦復不少、往往略識藥性之寒溫、粗辨脈理之浮沉、輒思懸壺市上、遇有疑難之病、束手無策、則選十餘味清涼藥品投之、若係表裏俱熱之症、自能立見功效、若係傷寒發熱之人、誤投寒涼、則寒邪深入於裏、藥雖誤用、而在表熱度、暫時輒覺輕鬆耳、此亦猶小人之有過失、猶能巧言遮人耳目、人難得而知、在醫者之意、對症固屬妙手、即不然、人亦難明藥之錯誤、所以藥用而無忌憚焉、若溫熱之藥、施於寒厥之症固當、設或誤投於實熱之人、則暫時有昏厥衄血之虞、譫語發狂之狀、此亦猶君子之有過失、昭若日月、人人得而見之、在醫者之意、用涼藥縱有誤事、暫時尚可藏拙、用暖藥設有誤事、則如迅雷疾雨、頃刻可至、所以不得不愼重而用也、然此輩庸碌之人、固不足道、而明達之士、亦有此種心象、其故何在、噫、時醫治病、不特薑附不敢輕用、即微溫如厚朴、亦須愼重考慮、往往認症既明、又墨守麻不過七、辛不過五之說、致病難於速效、而於涼藥、則漫無限制、此種風氣、不知始於何人、抑不知將何法挽回此惡習、曷亦明夫陽生陰長之理耶、

李笠翁頤養法

一曰行樂、二曰止憂、用老子退一步法、以不如己者視己、則日見可樂、以勝于己者視己、則時覺可憂、三曰調飲啜、食色性也、愛食者多食、但有調劑之法、飲雖多不使勝食氣、是怕食者少食、怒時、哀時、倦時、悶時、勿食、凝滯胸膛、不能剋化、即是病根也、太饑勿飽、太飽勿饑、饑飽相搏、而脾氣受傷矣、四曰節色慾、一快樂過情之慾、二憂患傷情之慾、三饑飽方殷之慾、四勞苦初停之慾、五新婚乍御之慾、六隆冬盛暑之慾、五曰卻病、病之起也有因、病之伏也有在、絕其因而破其在、只在一字之和、所當和者、有氣血臟腑胃筋之種種務本之法、然止在心和、心和則百體皆和矣、略帶三分拙、兼存一線癡、微聾與暫啞、均是壽身資、三復斯言、病其可卻、一病未至而防之、病雖未作、而有可病之機與必病之勢、先以藥物投之、使其欲發不得、猶預發以制人也、二病將至而止之、病形將見未見、與久病乍愈之人同一意況、此時忌猜疑、須問其是疾與否、苟作二歧之念、治之不力、轉盼而疾成矣、三病已至而退之、其法止在一字之靜、

此際主持之力、不在醫而全在病人不肯自述病源、徒使按脈定方、是以性命試醫也、病人之心專一、則醫之心亦專一、病者二三其詞、則醫者雜藥亂投、不能愈人、而反能害人矣、六曰療病、一本性酷好之物、可以當藥、二其人急需之物、可以當藥、三心所鍾愛之人、可以當藥、四一生未見之物、可以當藥、五平生契慕之人、可以當藥、六素常樂爲之事、可以當藥、七生平痛惡之物與切齒之人、忽而去之、亦可當藥、愈疾之法、得其意而已矣、

識病後之用藥問題

◉宜細心精審◉勿鹵莽從事◉

曹堯任

治病之要、首明藥性、用藥得當則救人、用藥不當則殺人、若性味猛烈者、人易知之、其間有極和平泛常之品、幾微之間、亦能僨事者、必須悉心研究、庶免致患、嘗憶昔醫治虛症、用四君子湯、平妥極矣、然亦間有枯燥者、以其白朮之燥、茯苓之滲、即爲大害、有陰虛用四物湯、尚能獲咎、以芎歸辛竄耗陰、夫苓朮極平和之性味、芎歸體陰微辛之氣、尚能遺害、至於暑熱霍亂、服生薑湯立斃者、書載難以枚舉、更有其藥本不對症、因其能揠苗助長、或治標病有小效、而其害過後方顯者、或因病重藥輕、藥邪相拒、初服反覺不安、患者不知、遂即更醫、反致錯亂者、凡此之類、尤屬闇而難測、惟須細心討論、藥病如何相制、如何相反之理、而用之得宜者、譬如氣虛者、祇宜甘溫極純之劑、不能稍參克耗、間不容髮、若病久胃虛、僅宜參芪草之品、若挾炒朮二陳歸芎等、即覺不受、又加陰極虛而亡血者、只宜純甘柔潤、以三才復脈等法、然必去桂薑、推而至於婦女之胎產、或血崩過多、或鬱勃日久、皆不得用升散之品、又有化燥化熱之證、不能夾絲毫辛溫苦燥、每見大泄之病、服胃苓而加劇、乃猪澤滲利太過、反助下行之患、他如寒忌清涼、熱忌辛溫、虛忌消耗、實忌澀滯、上逆者宜降不宜升、下泄者宜固不宜降、散亂者宜收斂不宜辛散、鬱結者宜宣達不宜澀滯、用藥相當則病瘳、相忌則病進、至於虛羸年老、孕婦產後、若患實症、攻邪宜早、乘其正未重傷、邪未深入、慎勿畏攻牽延、正爲邪傷、挽之莫及、余治大病、必用大藥、歷獲奇效、如大散以麻黃羌活爲主、大攻以大黃芒硝爲要、大溫以附子乾薑肉桂爲主、大清以石膏黃連爲主、大補以人參黃芪爲主、大滋陰以熟地二冬爲主、每遇大實之症、必須大劑大黃、由五錢至一兩、治大寒之症、附子由三錢增至六錢、大清之症、石膏由八錢增至五兩者、方克捷效、轉危爲安、所以醫貴閱歷經驗、而近世庸愚無識、每以輕藥相代、或用數分至錢半、以希起死回生者、何異癡人說夢耶、夫藥性生成、各具專能、生尅制化、用以補偏救弊、斷非他物可代、然用藥之道、各有次序、凡邪犯上焦心肺頭目清竅、則宜輕清之品、不宜重味、藥過病所、反傷中下、鬱結之病、治從輕宣柔潤、不宜苦重大熱補澀之品、非徒無效、而反增病也、倘婦女崩漏、治宜重大之劑、方可勝任、若用輕小之劑、揚湯止沸、於病無濟、大瀉之痾、湯劑直過病所、不能留戀、宜用末藥以緩止之、至瘋狂淫瘡疫癘等患、皆宜重下、輕微之品、難於取效、所列各法、皆平日歷驗心得、用特錄記、以備研究、作後進之模範也可、

從舌苔的白—黃—黑 灰—紅—紫 辨別病的表裏 虛實 寒熱 （續）

完全根據傷寒雜病立論

陸培初

□灰舌寒熱辨

熱傳三陰、則有炭黑乾苔、又有直中三陰、見灰黑無苔者、蓋灰黑與淡黑色頗相似、惟灰則黑中帶紫、淡則黑中帶白之殊耳、若寒邪直中三陰者、其舌淡黑無苔、至於舌尖灰黑有刺而乾、是得病後猶如常飲食之故、若傷寒已經汗解、而見舌尖灰黑、此有宿食未消、或又傷飲食熱邪復盛之故也、若純灰舌全舌無胎而少津者、乃火邪直中三陰症也、

□紅舌表裏虛實辨

全舌淡紅不深者、平人也、表裏虛實熱症皆有、惟寒無之、如全舌無胎、色淺紅者、氣血虛也、色深紅者、氣血熱也、色赤紅、、臟腑俱熱也、色紫紅瘀紅者、臟腑熱極也、中時疫者有之、色鮮紅無胎無點無津液者、陰虛火炎也、色灼紅無胎無點而膠乾者、陰虛水涸也、色絳紅無胎無點光亮如鏡、或半舌薄小而有直紋、或有泛眼而似膠非膠、或無津液而咽乾帶濇不等、紅光不活、絳色難名如豬腰將腐者、水涸火炎、陰虛已極也、(一)紅餂舌、心經、(二)紅硬舌、臟腑實熱已極、又爲燥火侵淫、誤服溫藥、實行燥火時疫症有之、全舌必紫而兼瘀、臟腑爲疫毒內攻、逼迫則舌根强硬、不能言語、或時疫直中三陰者亦有之、(三)紅癬舌、全舌純紅而有小黑點者、臟腑皆熱也、傷寒邪傳陽明府失治、以致邪火逼入三陰症、或疫毒直中三陰症、或實熱人、誤服辛溫藥、燥傷三陰症均有之、(四)紅星舌、金舌純紅、而有深紅星、乃臟腑血分皆熱也、(五)紅裂舌、如舌色赤紅厚胎膩而裂紋、臟腑實熱也、如灼紅色、即比絳色略鮮、無胎無點而裂紋者、陰虛火炎也、若紅色有裂紋如人字者、君火燔灼、熱毒炎上、故發裂也、(六)紅尖出血舌、乃心經邪熱壅盛所致、(七)紅色蟲碎舌、紅舌中更有紅點如虫碎之狀者、熱毒蝕齧也、(八)紅色紫瘡舌、瘡在心肺經位者、乃時疫毒中心肺、或楊梅毒注心肺皆有之、又有滿舌明紅、並無他胎者、爲絳色、心之本色也、舌絳而潤爲虛熱、絳而乾爲實熱、絳而刺爲熱盛、絳而光爲陰液不足、絳而燥裂、爲陰液大傷也、又紅中兼有白胎者、更感非時之寒也、紅中夾兩條灰色者、濕熱兼夾寒食也、兼黑胎者、邪熱傳入足少陰也、兼黑黃有芒刺者、邪熱傳入腑也、有紫星斑、或外症兼發斑者、心胃熱極者、起白泡者、心肺熱灼也、若紅色柔嫩、望之似潤而實燥乾者、數行汗下、津液告竭也、病多不治、

□紫舌實熱虛寒辨

紫見全舌、臟腑皆熱極也、表裏實熱有之、淡紫中夾別色、則有虛寒症也、如淡紫青筋、舌淡紫帶青而濕潤、又絳青黑筋者、乃寒邪直中陰經也、若舌不濕潤而乾枯乃是實熱、如淡紫帶青、舌青無胎多水滑潤而瘦小、爲傷寒直中腎肝陰症、有紫如熟豬肝色上罩浮滑胎者、邪熱傳裏、表邪未淨也、若全紫光瑩並無浮胎者、陽極似陰也、有紫胎中心帶青或灰黑、下症復急者、熱傷血分也、餘即酒後中寒、及痰熱鬱久者、往往見紫色胎、(完)

補品中之[白木耳 燕窩]有物可代

王肖舫

□肥鷄湯可代燕窩

□北沙參可代白木耳

〔爲貧病者闢一自新之路〕

肺虛蘊熱、每食白木耳燕窩而獲愈、貧病不能久服、用欲求有以代之者、余思代燕窩者、惟有肥雞湯一物、代白木耳者、惟有北

沙參一味、蓋燕窩以血燕爲佳、大能補血液、滋養虛損、而肥雞湯之效力如之、將肥雞煮下濃汁、不見鹽醋、其味甘美、大益血液、而爲補虛上品、凡唾出珠形、似肉非肉者、乃肺損也、正爲對症之藥、至謂數脈不減、乃肺胃之虛熱上炎、其人之脈必是上盛下虛、生沙參大能補肺陰、淸上炎之火、惟其性緩、必重用方能見功、而木耳之力、不過淸熱耳、用以代之、甚爲妥當、此四物之更代、乃從實驗中得來、去歲仲春、痘症發生、凡皮薄漿淸者、多以燕窩湯補之、而貧乏者、以肥雞湯姿飲、功效惟一、凡病肺虛蘊熱者、每重用沙參而獲效、請君放膽用之、（北沙參以山東諸城海濱產者爲最）

補腦補精戒煙方

杜丹忱

此方以胡桃仁爲主、取其藏精補腎也、查胡桃仁與腦模型相似、凡象形者、能補形、故補腦之力極富、其皮能塞精、其肉則生精補腎、嘗觀本草綱目、胡桃仁一味、載明日食胡桃仁三枚、三年以後、能使白髮變黑者、雖未實驗、其補力之偉可知、淸鴉片膏、則改變其習慣性、並消滅趂幾司之助、逐步減縮、於人身不致妨害、故一面減煙、一面補身、則調補兼顧而穩妥萬分、此方、對於（遺精）（陽萎）（早洩）等病上癮者、最爲相宜、前東臺縣知事廖君麓樵及友人譚君柱林周君藩德諸君、實行試驗、以此方而戒除軍官烟癮、不知凡幾、被戒者均不感困苦、精神舒暢、而照常辦公、於無影無蹤、不知不覺之間、脫去罪累、誠快事也、願閱者勿以簡易而忽之、

熟胡桃仁若干、和入淸鴉片膏內煮之、胡桃仁之多寡、視烟癮大小而增減、迨烟膏完全被胡桃仁吸盡、始取出、癮前十五分鐘、吞食數塊、食畢後、更如法泡製、但減去鴉片膏、增多胡桃仁、譬如初次鴉片膏一兩、加胡桃仁二兩、下次改爲鴉片膏九錢、胡桃仁二兩二錢、依此加減、三月斷癮、

傷寒傷風說

孫渫公

陰寒殺厲之氣、盛于冬、感而即病者、謂之傷寒、其不即病者、至春變爲溫病、至夏變爲暑病也、難經有云、傷寒有五、則五種外感、昔人皆謂之傷寒矣、傷寒論有治風治溫治暍治溼諸法、則非專論一傷寒矣、奈何今之以治傷寒名家自許者、見人發熱兩三日不解者、不論其三因六氣、便曰、此傷寒也、視其所處之方、則豆豉蘇梗耳、丹皮桑葉耳、牛蒡象貝耳、不然、則黃芩知母耳、石斛沙參石膏耳、又不然、則牛黃丸至寶丹耳、千方一轍、舍此無良法矣、夫傷寒之論、倡自仲景、傷寒之方、傳自仲景、則治傷寒者、亦當宗仲景矣、傷寒論中解肌發表之劑、則有桂枝麻黃葛根柴胡等湯、淸裏泄熱之劑、則有芩連白虎承氣等湯、利濕滲濕劑、則有五苓茯苓甘草等湯、溫中之劑、則有四逆理中眞武等湯、今之治傷寒家、皆屏而不用、獨用此數十味藥、以總治外感一切之病、宜乎動輒乖方、人命草菅矣、

傷風小疾也、雖庸工亦能治之、其輕者、飲以熱湯、厚其衣被、亦可發汗而愈、余何必言、然有不得不言者在焉、內經有云、虛邪賊風、陽先受之、風者天之陽也、其乘于人則傷衛、衛者人之陽也、故曰陽先受之、仲景又云、風傷衛、其治此症也、以桂枝湯爲主方、取其解肌而和營衛也、後賢之神朮散、香蘇散、亦由此方脫胎化出、而神白散治傷風之兼傷寒者、參蘇飲治傷風而元氣虛者、亦無不本此方而變通之、治法可謂無餘蘊矣、余復何言、然近世普通心理、往往視此症爲小恙而忽之、藥石雜投、飲食不節、以致釀成重病者、比比皆然、此魏玉璜王孟英輩、諄諄以誤表誤補垂戒後人也、然此症不特誤表誤補、多成癆損、即過投升提、過服寒涼、或過溼過燥、咸足搆成痼疾、語云、傷風不醒便成癆、此眞見道之言也、更有一種似傷風而實非傷風、乃本實先撥、浮陽上泛、當回陽固本爲治、一投表散、陽即外亡、此即喻氏所謂傷風戴陽症也、潛齋醫案中曾載此說、余亦曾治一人、以眞武湯加葱白合七福飲而愈、

中國內科普通療法

許半龍

(二)腹　內藏胃腸肝脾腎、大腹名坤土、屬脾、大腹之上、名中土、屬胃、腹之中心爲臍、位當小腸之部、乃衝脈所自出、臍之下爲小腹、小腹之旁、名少腹、小腹內有膀胱、少腹內有胞下血海、少腹下方內側與股相接處爲胯、

軀幹之下部、胯之上、脊之下、爲腰、與股端相接處、爲髖下兩股上端與腰相連者、爲臀、

軀幹之後背、由脊椎二十四枚連接而成者爲脊柱、上接肩膀骨、中連肋骨、下逵骨盤、

(丙)四肢　爲左右上下肢之總稱、俗名上肢爲手、下肢爲足、(一)左右上肢　肩臂內面交接處爲腋、自肩至腕爲臂、臂之屈節爲肘、自肘至腕爲肱、肱下爲手、有掌有指、(二)左右下肢自胯至膝爲股、膝之後曲節爲膕、膝之下爲脛、脛下爲足、而足又有蹠跗趾之三部、

上肢兩肘兩腋、下肢兩膕兩髀、(股之上屈節)名曰八谿、

二　內腔之生活

凡人體內腔所藏之器官、一有變化、即失調和、而生理上遂因之發生種種之異狀、時有牽及全體者、是名疾、疾加甚、謂之病、

內腔之臟六、腦、心、肝、脾、肺、腎、腑亦六、膽、胃、大腸、小腸、膀胱、三焦、

(甲)營養生活

(一)消化系　肝主藏血、兼有疏泄之能、脾主消化水穀、胃爲飲食消化之腑、膽泌苦汁、助脾工作、小腸爲化物分運總司、承小腸之渣滓、而排出於肛門、

(二)循環系　氣爲行血之帥、心爲匯血之海、經爲傳導由心臟送出之血液、絡爲輸送流回心臟之血液、而血液中吸收及排出之物、皆由孫絡主之、

(三)呼吸系　肺司呼吸、對於血液、有祛濁生新之機能、并可行全身之大氣、所謂相傅之官、治節出焉、

(四)排洩系　腎司血之清濁、濁者降爲下便、清者留之以運行全身、所謂藏精者、此也、膀胱承腎臟之輸出、而排泄於溺管、

(乙)神經作用

腦爲藏神、靈樞云、頭天谷以藏神、素門云、天谷、元神守之自眞、故腦之作用、神妙不可測、而其主全體之氣化、厥功尤偉、

(丙)三焦　爲體腔內各器官聯合作用之區域、上焦主氣、爲肺與肋膜、膈膜、中焦主腐水穀、爲胃與脾、膽、膵、下焦主分別清濁、爲腎與腸、膀胱、古說雖繁、大致不離手此、

(丁)五行生剋之與營養生活　由種種組織、集合而營一定之作用名器官、復由許多主要器官、互相聯絡、以營同一標的之生理作用名系統、如五行中心臟屬火、合經絡以成循環系、肺臟屬金、合氣道以成呼吸系、脾臟屬土、肝臟屬木、(脾爲製造白血球之所、抗禦侵略、爲內腔生活之保障、故視爲生命之母也、)合胃膽以成消化系、腎臟屬水、合皮膚膀胱以成排泄系、其生理之作用也、互爲營養、

(一)肺循環無恙、則腎之排泄易清、是謂金生水、　腎之排泄既清、則肝從血液中釀出膽汁必暢、是謂水生木、　肝之釀出膽汁既暢、則心之運血無礙、是謂木生火、　心之運血無礙、則脾助消化有力、是謂火生土、　脾之助消化有力、則肺之循環無恙、是謂土生金、　此五行相生之原理也、(未完)

民間治療

香參丸

沈仲圭

治痢極效、百發百中、藥用廣木香四兩苦參酒炒六兩爲末、將甘草一斤、煎膏和丸、如桐子大、每服三錢、按木香功能驅穢、苦參大殺細菌、甘草殺蟲扶正、本標兼顧、配合微妙、洵良方也、

香附餅

沈仲圭

敷乳岩即時消散、一切癰腫、皆可敷、藥用香附一兩研末麝香一分蒲公英一兩用酒二盌、煮蒲公英數沸、去渣取酒、加香附末作餅、將麝香置餅中、趁熱敷患處、外以布紮之、

（按）時逸人醫士之母、曾患乳岩、內服外敷、調理年餘、症如平昔、後以此法治愈、「乳岩險症之第一良方、」

消息

全國醫藥總聯會告國人書

全國醫藥團體總聯合會爲中國醫藥問題敬告國人書云、我國醫藥先由實驗之發明、而後附以理論之解釋、其歷史之最爲悠久也、故治效完善、昭然印入國人之心目、而理論繁複、未盡合乎時代之眼光、於是全國醫藥社團、組織本會、以期根據實驗、革新理論、保全民族之健康、補救國家之經濟、此不特爲各界人士所企望、卽有識之西醫、亦知專販西藥之終非久計也、乃有少數留日回國西醫、深受帝國主義之薰陶、手持一紙文憑、縱不能夢見我國醫藥上之歷史、橫又不能證察國民醫藥上之需要、既不知溶合固有之醫藥、有所發明、又不知斟酌國人之體格、有所通變、膠柱鼓瑟、墨守外國所得之成法、以爲彼等不得大多數人之信仰、實由中醫爲之阻梗、不知自勉、乃思假借政治勢力、廢止中國醫藥、以掃除彼等業務上之障碍、遂在西醫成分最多之中央衛生會議議決、廢止中國醫藥之辦法三條、社會人士、認爲與國計民生、均有關係、決非醫藥兩界局部問題、出而主持公議、政府諸公、亦有國家行政不能違背民衆需要之表示、宜如何潛修學問、以博社會之信仰、自製新藥、以挽已失之利權、養成說話之機會、今乃不此之圖、糾合上海一隅少數之同類遞呈、强迫政府之執行、謂黨部報館社團民衆之輿論、均屬蒙昧無知、有待於彼等之訓練指導、政府之設置衛生部、冠以儼然二字、語多侮辱、意存挾制政府、而願全民衆不遂所求、則必以詛咒輿論者詛咒政府、狂妄驕嚣、儼居黨國之上、而以合於國際時代自傲、殊不知就固有文化發揚而光大之、正所以表民族之精神、融會而貫通之、正所以顯民族之榮譽、時代之產物、固須迎合潮流、尤須根據歷史、此酌古斟今衷中參外之三民主義所以成功、該少數西醫爲三民主義之信徒否乎、查全國中醫數近五十萬人、而西醫不過五千、其比例爲百分之一、原呈所引海關冊、西醫用西藥計值六百萬、中醫所用外國藥材五百萬之數、姑認爲正確、則中醫每人年用外國藥材僅十元、西醫每人年用西藥一千二百元、中國而無西藥、則每年外藥進口爲五百另五萬元、中國之中醫、全由西醫替代、則每年西藥進口當在六萬零五百萬、至四十倍西藥果有長進、自造牛數、則我國金錢每年外溢尙有二萬餘元之鉅、試問社會能否擔負、今彼自命極有科學根基之西醫、豈無統計常識、乃以五千人之用量、與五十萬人之用量、據爲詰責、其爲不顧事實强詞奪理、可見一斑、總之、本會之所爭者、在保全民族文化經濟、與個人得失、初無關係、其保存之手段、在整理固有容納新知以謀改進、現已着手進行、用副全民之期望、如果政府預備造就五十萬西醫、以替代中醫之職務、而置藥商職工於不顧、社會預備每年三萬萬餘元之犧牲、置生命金錢於不顧、則中央衛生會議之議決案可以實行、中國醫藥可以廢止、我儕帷有根據大會閉幕宣言、實行退休而已、謹啓、

改進醫藥之感言

許勤勛

自從衞生會廢止中醫藥後、由局部問題、已關成社會問題、引起各方面的注意、和與論界的談判、自不必說了、滬上醫藥同志、爲鞏固全國醫藥團體起見、於是有三、一七、召集全國代表會議之產生、經衆討論、一致主張、其愛護國醫之衷誠、推行國藥之志願、奔走呼籲、務達目的、卒使對方奴隸化之西醫們、落魄喪膽不寒而慄、豈不是可驚可喜的一樁事嗎、但據兄弟的觀察、還有幾句話警告、古人說「靡不有始、鮮克有終、」又云「事過境遷」我中醫藥處此險惡幻境底當兒、彼忠實同志、固願意把重大的使命、和奮鬥的精神、擔承在一己身上、努力工作、犧牲一切、可是我們醫界裏面、大有不良份子存在、他們不顧大局、祇曉得號金多少、診資若干、用江湖技倆的手段、毫無學理之可言、一般愚夫愚婦、反趨之若鶩、推究其故、因爲一般愚夫愚婦、沒有醫學常識、以爲他們祖傳幾世了、經驗富饒了、較之初出茅廬之醫生、至少總要好些、然而他們的心理上、以爲病家這樣來信仰我、無論如何『西醫總推翻不掉的』除此以外『還有學貫中西的先生們』他們談到中醫『有相當的了解』講起西醫、也會用射注』有時拿起筆來、在醫刊上面出出風、吹吹牛、如曰某病中醫不能治療、某病西醫很是擅長、中醫的學說很陳腐、很懸虛、西醫的學說很高明、很切實、向壁虛造、信口雌黃、岐黃有知、斷不容若輩廁身於其間的、於藥界方面、除杭州以外、各省雖也有同樣之表示、和統共之組織、揆之實際、恐沒有澈底辦法。根本解決、而其効亦等於零、所以做兄弟的、最希望各地藥界快快覺悟起來、聯絡醫界籌集鉅款、創立醫校、陶鑄人才、羣謀發展、現時機偪薄、一再因循、恐要遭第二次挫折了、若僅僅靠着政府提倡、消極下去、一旦對方捲土重來、阽危地步、更不堪設想啊、總之中醫藥現在情實、在自動的改造、不可專恃政治的手腕、在切實的聯合、不可徒有形色的表示、杭州底中醫學校、完全係藥界所創立、飄風淒雨、慘淡經營、已經辦過了十二週年、雖無成績可言、要亦纔具雛形、各地藥界同志、如果有杭州藥界之熱心提倡、那末不數年間、吾料中醫學校之發達、可以佈遍全國、誇耀世界、所以兄弟很誠懇的望着藥界同志、把這種主張、極力鼓吹、促其實現、不特我中醫藥之光榮、抑亦東方民族之福利歟、

讀者呼聲

甘慕盧先生來書

□從邁通中西

□說到腦脊髓膜炎

上略上期貴報吳君有食補談一論、開手博引經句、末又參以新說、云爲西醫實驗而知、詢係熟讀內經、貫澈歐化、眞令人五體投地、然際此歐風東漸、侵略之秋、不幸而有新舊之爭、我數千年神聖華醫、數千百先哲發明、竟爲一二江湖醫士所斷送、幾被少數皮毛西醫所摧折、嗚呼、忍心害理、慨然有不能已於言者、夫言論出版、本有益社會、現我醫藥依繫民間疾苦、彰人耳目、關係人民信仰、至大且鉅、甚至我醫藥二界、能否萬古不敗、立足於社會、全賴乎人民之信仰、且人民之屬我中醫藥信仰與否、悉基醫藥報章、言論中醫中藥、屬於疾病是否確有相當發明、切實治療爲轉移、故中醫藥報、關係我中醫藥切身問題何等重大、想諸先進熱心纂辦此報、諒亦洞悉此中利害也、鄙人敢斷言我中醫藥自歧黃以迄今世、能治百病而無遺、苟能宗其旨而闡揚之、化裁之、雖怪症百出、實應變無窮、所謂神而明之、存乎其人、我中醫但知用中法中藥以治病、不知有西醫之西法西藥、凡我處身中醫界、當以歧黃之準則、先賢之成驗、闡揚而發明之有所不逮、何暇偷習西醫皮毛之皮毛爲新奇、自眩以眩人、比之西醫專刊

社會報來百般詆毀和汚衊、其過更十百倍也、不知者、以爲此報摧殘中醫、取締中藥、其實藉名以大登廣告、發揮其長、西醫之用心、可想而知、其中險惡、深可畏慮、但觀刻下之春温、流行病、不脫先賢所謂瘟疫二字、頃命于一二日間、謂之時疫、何以人民不喚瘟厥時疫、偏叫腦膜炎、與腦脊髓膜炎、何也、西醫之廣告力宣傳力强也、西醫於是乎大叫特叫曰、此病從古所無、中醫藥萬不能治、更有無恥中醫、亦呼之爲腦膜炎、傷心病狂、莫此甚矣、試問此病被西醫所治而死者、不可勝數、未見其有預防法而稍殺其勢、戴口罩、打血清、然西醫藥房之生涯大盛、我中醫藥已經影響大受矣、余之言此、非固執老朽、自信一個有爲青年、且極贊成中西溝通、舍短取長、互匡不逮、實西醫不予我也、請看社會報、一言一論、處處訕謗中醫、此其參以西說之所不可、爲貴報告者區區也、鄙人不佞、殊見經旨、先哲早有論及、嗟安可輕視同道、昧昧甘作西醫之宣傳員、完全忘去自己地位、嗟乎我中醫藥地位、已在水深火熱之中、尙不自振拔、爲他人之嘯郎、語云物必先腐、而後蟲生之、洵然、何怪西醫之昂首長鳴、而任意傾軋也、下略

最近時疫症中之「昏妄譫語」之原因及治法

陳啓文

（原因）今春燥旱多風、寒温不調、人身肌燥腠疎、寒温風疫之氣、得以襲入、伏於臟腑空隙地、（即三焦氣分是也）蘊積而變風蒸痰、其有不從肺胃分解、而逆傳心胞、血液受灼、隨氣上升、刺激其腦細胞、斯腦力之靈活頓失、於是昏妄譫語等證、霎然出現矣、西醫所謂、肺炎猩紅熱腦膜炎腦脊髓炎者、均是温病之見證、非發病之源、特受病之標末者也、

（見證解）（昏者）昏昧不知爲最重、疫邪深入心胞、腦力之知覺盡失、元氣被困、已無發展之能矣、故稚幼質脆臟嬌、患此者多不及救也、

（妄者）妄動妄言爲次之、元氣尙能與疫邪相爭、腦力之靈活未盡失却也、

（譫語者）以寐非寐、似清非清、語言錯亂無緒、爲又次之、疫邪內擾心胞、不甚閉塞、腦部雖受刺激、而靈活之能未失却也、

（治法）大要約分三項

（一）凉降以清心胞之熱、如犀角、川連、之屬、

（二）辛平以開鬱悶之痰、如鮮菖蒲、膽製南星、之屬、

（三）幽香以逐內竅之穢、如安宮牛黄丸、紫雪丹、之屬、

（兼證）如兼寒熱無汗、挾有表邪者、則佐以銀翹散之屬、

如兼渴飲自汗、脈形洪數者、爲疫近陽明之表、胃熱盛也、則佐以白虎湯之屬、

如兼二便不通、苔裂脈實者、爲疫近陽明之裏、大腸熱結也、則佐以調胃承氣湯之屬、

如兼頭痛項强、四肢抽搐、由於疫火、而扶厥陰之風陽者、則參以清熄之品　羚羊角、廣鬱金、之屬、

如兼耳面腫痛、由於疫火上攻、隨經發現者、則按部位、參以清解之品　殭蠶、板藍根、之屬、

如兼嘔吐泄瀉、由於疫火之伸泄者、則參以清和之品、竹茹、銀花、之屬、

如兼胸悶腹痛、由於疫火之鬱遏者、則參以清化之品、枳壳、桔梗、之屬、如兼舌絳鼻衄、由於疫火之迫血妄行者、則參以涼營之品、鮮生地、白薇、之屬、如兼苔剝舌縮、由於素體陰虛、疫火傷津者、則參以甘寒之品、鮮石斛、西洋參之屬、如兼發斑疹、為疫火外露之象、白亮在氣分者、則參輕清之品、連翹、竹葉之屬、紅紫在營血者、則參清營涼血之品、丹皮、紫草之屬、加焦梔子、人中黃之屬、一切清熱解毒之品、均宜參酌用之、未能一一曲盡、聊陳大略於此、以備採取、

（治法禁律）

若肢體震搖、欲作痙者、虛風已起、不可與銀翹散、（酌取亦可、）

若脈不洪數者、胃經之疫火未盛也、不可與白虎湯、

若脈不實者、大腸之疫火未絕也、不可與承氣、

若喘汗直視、面青脈濇、並見者、將脫之象、不可圖效也、

時疫之研究

池雨揚

近閱報載、有全國中醫藥總聯合會、及神州醫藥總會、開會討論、蘇滬現下之急性流行痙病、(西醫謂為腦脊髓膜炎)死亡甚速、其病因治法尚待考慮云云、敝地(揚邑)此症尚鮮、間有一二發現、迥異尋常、殆即所謂急性流行之痙病乎、忝立醫林、爰不自揣、敢參末議、亦芻蕘之一得也、

(一)病原之推測　經曰、氣為陽、血為陰、又曰、陰平陽秘、精神乃治、一有所偏、即不免於病矣、此人人所知也、故氣多血少之人、是陰本虛而陽本亢、加之天氣過暖、陽不潛藏、其素體陰虛者、安能供其發洩耶、小兒純陽體質、稚陰未充、熱汗過多、病此尤甚、況當風木司天、相火在泉之年、風火相煽、安得不變生倉猝、此正蓄久發暴之風溫症、不待辨而自明也、

(二)病狀之解釋　頭痛、項強、反張、熱甚於上、汗出、肢厥、不語如癡、舌赤苔黃、脈息弦數而鼓、以上見症、何莫非厥少之風火逆上乎、夫風自火生、火隨風轉、風火相煽、升騰莫遏、故神迷而腦炎、頭痛、血熱則筋無所養、熱甚風生、故項強而反張、風火升騰、故熱甚於上而汗出也、肢厥者、仲聖所謂熱深厥亦深也、神迷腦炎、頓失知覺、故不語如痴也、舌赤者、氣血兩燔也、苔黃者、上虛下實、津液消爍、腑氣不通也、脈弦數而鼓者、厥少之風火、升騰無制也、

(三)治療之大概　此症病狀、既如上所述矣、則不得不用急救之法、以挽回俄頃、最靈便者、莫如紫雪丹、具清芳開透之能、白虎湯、有驅炎送爽之效、犀角、羚羊角、清肝熱而定風、龍齒眞珠母、攝肝魂而不越、竹葉、葦根、輕可去實、鷄黃淡菜、鎮逆熄風、涼膈散、上下兼治、硝與黃、薪抽釜底、以上妄陳數藥、未審可治於斯疫之病情否、

胎生男女之討論

▣以男女身體强弱而分之論不足恃

▣以三月後變化而定之談不足憑

▣以時令而變易之說更屬不經

男精蟲有雌雄性之異
雌雄性又有强弱之分
胎生男女之主要原因
以精蟲雌雄强弱而定

處今日科學昌明時代、物理化學之精晰、無微不顯、誠所謂應有盡知者也、惟對于胎兒所以成男女之理、始終未能明悉、余於理想中得一見解、玆錄之、以供博雅之研究、夫胎之始成、由于卵巢之卵珠得精蟲而變成、此盡人皆知者也、其經過歷史、西醫諸書、已有詳載、毋庸瑣喋、然其所以有男女之殊、每多含糊未詳、有說以男女身體强弱而分、有說以三月後變化而定形、有說以時令而變易、余以爲皆非也、其所以分男女者、咸在精虫之雌雄、因精虫之體質甚微、頭闊只有六千分寸之一、尾長只有六百分寸之一、在顯微鏡中觀之、只見隱隱細小之體、何能辨其雌雄哉、故西人各種科學、雖發達至極、于此獨未之明也、至謂由男女身體强弱而分者、表面觀之、似頗合理、實則非也、若以男女身體之强弱而分、則卵體亦有相當成胎之勢力、決不致反爲精虫所化、何以華人男子與西婦女交接而生之孩兒、其目黑、其髮烏、西男子與中女子所生之孩兒、其髮黃、其目碧、若卵體果有相當造成之勢力、則胎兒之目、當不黑不碧、而成稷色、髮亦當不黑不黃、而成褐色、乃非但無力變褐與稷、而反爲男之所化、美國有白婦人、與其夫交媾後、夫出、即有一黑人强姦、致生一白胎嬰兒、一紫黑胎兒、凡獸亦然、與馬交後復與驢交、後生一馬一驢、由是知母體之卵蛋、不過供精虫之營養而已、若是則卵體變色、力尚不足、何暇有餘力以變其性別哉、此說之不足信也明甚、且小而至於猪犬、同一交接、而產生之小猪犬、雌雄間雜不等、同一時也、同一體也、安有或雌勝或雄勝之理、而產生或雄或雌者乎、以其雄勝、當然皆雄、以其雌勝、當然皆雌、決無雌雄夾雜之理、且夫其所以勝之者、由於身體之强弱、强弱之分、由來久矣、斷無在一體之內、一時之中、而起忽强忽弱之變者也、若是則知所以雌雄夾雜者、咸由于射出之精虫有雌雄不同之故耳、或曰一二月中、男女未定、待三月後形體方全、男女始分、此乃由變化而來、精虫何得而分之、此說更屬無稽、何則、男女之別、早由精虫之素體而定、其在一二月時　形甚小、目之明尚不足察其爲男爲女、迨三月後、形漸大、始能察之、譬以水、一彈指之微、宛若纖維、何能辨其爲水、及其多焉、乃知爲水、然在彈指之時已爲水、何嘗至多而變爲水哉、譬之米麥、初萌芽時、烏能辨別穀禾麥苗、及其長焉　方識爲穀爲麥、然屬穀屬麥、在下種時已分之、豈有長大變易之理哉、是故水自爲水、穀自爲穀、麥自爲麥、雌自爲雌、雄自爲雄、惟其在細小之時、目之明未能辨識而已、及其大而多焉、始明識之、其所謂性別由變化而分者、其謬不言可知矣、一言以蔽之、此之謂不知本、何則、凡事之起與成、必先有因而後有果、斷無無其因而反得其果、此天理之常也、而胎兒之生化、豈獨能超出天常之道者乎、况乎胎兒內之不關母體之强弱、外之無特殊之接觸、依其所言變由何來、詎毫無因由、而猝然發生變化者乎、然其所謂三月形始具、而性別乃分者、是猶水與苗禾、任多與長而識其爲水爲穀爲麥者、其理一也、或曰胎兒男女之分、時令使然也、如冬產者爲男、夏產者爲女、更屬荒誕之談、毫無討論之價值、果爾以時令而分男女、則凡在冬令生產者、當皆爲男、夏令生產者、當皆爲女、然余等每見冬產者、未必皆男、夏產者、未必皆女、或曰此不過舉其大概言之、烏得執爲定例、如是既屬大概、而始終未能定奪、則謂之時令　關、又何不可、夫如是、則上述三因、所謂男女體力之强弱、三月後之變化而來、及時令之關係而分性別、俱不足恃、然則謂由精虫素體之雌雄而定者、果何據而云然、曰有、西醫書云、當交接之時、男子所射出之精、約數萬精虫、奮勇前進、攻入卵體、强者存、(變爲胎)弱者亡、以此則知進卵珠者、必屬優秀强健份子、而强者之中、又有雌雄之殊、是以雄精虫强而攻入卵球、則爲男、雌精虫强而攻入卵球　則爲女、以雌雄精虫俱弱無定、故胎生男女、亦無定也、是故雄者勝而爲男性、雌者勝而爲女性、此男女之所由分也、按此則謂男女之性別由精虫而分者、似乎較上三說爲確耳、此所以覼然不揣鄙陋、濡筆錄之、以供閱者之討論、

論神昏

戴祖培

神昏而知痛苦者｛其症爲實 其病在血液 其治在心｝

神昏而不知痛苦者｛其症屬虛 其病在神經 其治在腎｝

有病神昏、而自言無痛若者、此病之最危險而難治者也、夫神昏固與胃實之發狂不同、而就中又有虛實之辨、其辨正在知痛苦與不知痛苦、知痛苦者爲實、其病在血液、其治在心、其藥宜芳香辛竄、不知痛苦者爲虛、其病在神經、其治在腎、其藥宜甘潤鹹寒、蓋人之知覺運動、關係神經、亦關係血液、神經每起一種作用、必血液流湊、而効力始顯、故神經病、血液病、皆令人神昏、病在血液者、因邪熱蒸熬、炭酸壅聚而不散、鉛毒阻遏而不行、此正秦越人所謂陽脈下遂、陰脈上爭之候、破陰絕陽、上下紛亂、由是不聽神經之命令、而自起野蠻之舉動、或譫妄、或痙厥、或偃臥、或罵詈不避親疎、或歌哭如見神鬼、顛倒昏狂、難以理喻、然必有時呼叫呻吟、自言痛苦、夫痛苦之在身、惟神經知之、今知痛苦、是血液病而神經未病、但神經之命令不行、故昏亂耳、若神經一病、則知覺胥泯、並有不知其疾之在體者、問之則似應非應、呼之則似聞非聞、言雖譫妄、而日時甚清、身雖偃睡、而有時狂亂、此正神經受病、中無主宰之候、雖痛苦萬分、咸自以爲無痛苦、人見其無痛苦也、以爲易治、不知此乃神經虛極、十難全其一二者也、此病血脈、而不病神經者、芳香通竅、無不應手而愈、惟兼病神經、則爲內潰、大勢已危、難以救藥、神經非他、即腎所生之元精是也、神經之白質灰白質、皆由元精組織而成、元精耗竭、生意已漓、故較血脈爲難治、血液之病當治心、心爲血液之源、神經之病當治腎、腎爲神經之根、牛黃丸至寶丹之屬、皆通心氣以流暢血液之方、葉氏加減復脈諸法、則滋腎精以榮養神經之治、同一神昏、而心腎之治迥別、醫者不可不究心焉

痰症析微

章聘

痰爲病之標、非病之本、治宜求其所以生痰之源、切勿徒消有形之痰、茲爲分析如左、

甲名稱

燥痰　溼痰　風痰　火痰　寒痰　食痰　鬱痰　驚痰

乙原因

一燥痰　此因久晴不雨、燥化大行、或因過服辛熱、損害真陰、致邪火熾盛、煎熬津液而成、

二濕痰　此因天雨濕蒸、或因喜食生冷、致胃陽受抑、脾不健運而成、

三風痰　邪風外襲、或因肝風內動、與痰相搏而成、

四火痰　此因炎暑流行、或因君相發動、有形之痰與無形之火交相固結而成、

五寒痰　此因形寒飲冷、或因體質虛寒、陽失宣化、陰津凝濇而成、

六食痰　此因飲食不節、消化力薄、積滯蘊釀而成、

七鬱痰　此因情志不舒、鬱氣凝涎而成、

八驚痰　此因心神不足、驚氣乘虛而入、搏涎凝結而成、

丙診斷

一燥痰　痰澀難出、脈濇氣喘、或灑淅寒熱、悲愁不樂、
二濕痰　痰白而多、脈緩嗜臥、或肢體沉重、腹脹食滯、
三風痰　痰清多泡、脈弦脅滿、或便溺不利、時有躁怒、
四火痰　痰黃稠粘、煩熱燥結、或顛狂嘈雜、懊憹怔忡、
五寒痰　痰色稀白、脈沉面黑、或四肢清冷、心多恐怖、
六食痰　痰濁濃厚、口出臭氣、或痞滿不通、變成瘧痢、
七鬱痰　痰滯咽喉、形如敗絮、梅核咯嚥不利、胸膈痞悶、脈沉而濇、
八驚痰　痰塊停于腹內、發則轉動、踴躍、痛不可忍、

丁處方

一燥痰　宜潤燥滑痰之劑、如金鑑清燥救肺湯、或張氏利金湯等加減、
二濕痰　宜燥濕化痰之劑、如潔古白朮丸、或局方二陳湯等加減、
三風痰　宜袪食消痰之劑、如沉氏千緡導痰湯、或張氏十味導痰湯等加減、
四火痰　宜清火豁痰之劑、如驗方清氣化痰丸、或沉氏清熱導痰湯等加減、
五寒痰　宜温中化痰之劑、如沉氏温胃化痰湯、或局方六君子湯等加減、
六食痰　宜消滯化痰之劑、如丹溪保和丸、或沉氏二母甯嗽湯等加減、
七鬱痰　宜開鬱化痰之劑、如節齋化痰丸、或金匱半夏厚朴湯等加減、
八驚痰　宜鎮心攻痰之劑、如沉氏妙應丸、或千金温膽湯等加減、

醫者意也辨

姚邦杰

中醫為什麼不振興
學術為什麼不進步
為什麼受西醫攻擊
完全斷送醫者意也一語

吁、醫何事、可以意為耶、醫所以寄死生、於病也千診萬察、於藥也千嘗萬辨、猶恐病不切藥、藥有礙病、一有不慎、性命所虞、吁、醫何事、可以意為耶、世有醫者意也之說起、蓋緣庸醫不諳藥之性味、偶以藥之形色所合病狀、徼倖得效、遂造此說、而名醫許胤宗、妄取其說、後人益惑、即聰悟如歐九、猶言橹柄之語、噫、可怪哉、夫藥所以能入藏府、透經絡、療疾厄者、在性味耳、形色何與焉、如謂杞子色赤、宜於補火、西瓜亦赤也、何不以之補火、而轉資除熱、地黃色黑、宜於滋水、牽牛子亦黑也、何不以之滋水、反為抉潰之用、兎絲之形似腎、以故補腎、百合之形似肺、以故補肺、然則柿之形似心、何不以之補心、海帶之形似腸、何不以之補腸、椽之形也似手、何不以之補手、椰之形也似顱、何不以之補顱、或以或不以、以此問彼、彼亦啞然自笑而不可解、持此蒙昧不通之意、妄以藥人、其倖而愈者不知何功、不幸而死者、不究何毒、尚容以醫者意也之稱謂耶、即謂杯蛇之愈、曾以意推、亦因疑解疑、切病發藥、初非泛意為之也、要之秦漢以前、無有此說、尚實學也、唐宋以後、醫學日浮、競創新說、此說乃興、迄今牢不可破、雖名醫輩出、亦附和不厭、西醫之敢議我中國醫術者以此、西人每藥測以化學、無敢妄談形色、泛意誤人、願吾國醫士、務崇實學、此後醫者意也一語、勿掛齒頰、貽笑西人也可、或曰醫者意也之語、肇自後漢名醫郭玉、似為不謬、不知郭玉謂、醫之為言意也、腠理至微、隨意用巧、鍼石之間、毫芒即乖、存神於心手之際、可得而解、不可得而

言也云云、此不過鍼醫之術、須小心活潑、勿得呆滯、當知此意字之中、具許多學問、許多悟性耳、豈今日俗傳泛泛之意、妄談藥之形色耶、望醫者須善讀古人書、

說夢

丁福保

夢之徵象
夢之性質
夢之吉凶

吾人睡眠中、因身體內外部之刺戟、而惹起半意識的現象、其名爲夢、夢境迷離恍惚、不能自由見之、且多不合於事物、於醒覺時、大惹注意者爲多、而醒覺時未易思出之事物、亦往往能現於夢中、如久不記憶之外國語、夢中乃脫口而出、極難解釋之算術問題、夢中乃爲正當之解答、蓋此於醒覺時、潛於識域之下、不易現出、至睡眠中、始浮於識域以上故也、亦有反於此者、醒覺時簡單明瞭之事、一入夢中、轉覺非常困難、如欲疾走以免危險、發聲以招親識、常覺大苦是也、夢之性質、隨其原因而不同、大抵於呼吸不自由時、則夢奇狀惡魔、消化不良時、則夢暴食馳驟、呼吸快適之時、則夢飛於空中、身體一部受寒之時、則夢浴於水中、夢爲東西各國、自古以來、信爲靈妙不可思議之事、周公分職、嘗設占夢之官、以占六夢之吉凶、六夢者何、即正夢、靈夢、思夢、寢夢、寤夢、懼夢是也、日本古時、亦有所謂占夢者、今尚行於民間、以卜吉凶之豫兆、夫夢之原因、既由身體內外之刺戟、與向嘗經驗之事而成、則其無關於吉凶也明矣、何以占爲、然此事亦不可以一概抹煞、如吾人身體於醒覺時、不能擦知之細微異狀、乃尚未發出之病氣、往往有先現爲夢者、但如此之夢、均爲凶夢、非吉夢耳、

眩暈之別解

由於炭氣作用

阿虎

凡人頭暈目眩之症、多得之老年、若少年之人、亦有此症者、乃因少年、理應强壯、其氣血虛弱、與老年相似、故少年亦有頭昏目眩者、其年齒雖差、而主治則同、細溯其由、則皆頭火炭氣爲病也、蓋炭氣容於經絡、久之隨陽經飛升而上頭頂、因其虛弱、再久之由大絡而溢於孫絡、夫炭氣既容於孫絡、雖有感觸、萬不能因感觸、而再入大絡、再溢血絡矣、惟孫絡極微極細、一有觸動、在孫絡之炭氣、出不易出、溢無可溢、又不能安於孫絡之中、其一發作、遂令人頭昏目眩、甚者身不敢動、目不敢開、或眩暈三五日、或眩暈十數日、俟觸動之邪稍減、其炭氣仍安於孫絡之中、又復不暈不眩、如此經年累月、或二三月內、一爲發作、或五六個月內、一爲發作、

論笑之益

丁福保

塵世一苦海也、人生一悲刧也、沈浮靡定、成敗無常、憂嗟之時多、歡娛之事少、一年之中、囅然開口而笑者、能有幾日、古人曰、人自呱呱墮地、即挾畢生之憂患而俱來、諺有之曰、人生不如意事、恆十居八九、以是而思、盛孝章之多憂、阮嗣宗之痛哭、豈無故哉、雖然、決不可憂、決不可哭、且當以快樂代憂嗟、以歡娛代悲哀、以嘻笑代號咷、人而能是、天壤間何事不成、何功不就哉、

西國有樂天家台莫克嗒其人者、天晴亦笑、天雨亦笑、得志亦笑、失志亦笑、中國有樂天家汪介人其人者、其言曰、余平日有喜色、無愁苦色、有笑聲、無嗟嘆聲、竊謂屈原之九歌、梁鴻之五

嘻、盧照鄰之四愁六恨、賈誼之長太息、揚雄之畔牢愁、般深源之咄咄怪事、皆其方寸偪仄、動與世懟、惜不與介人同時、爲作曠蕩無涯語以廣之、之二人者、吾何間然哉、雖然、世固有蹭蹬抑落、而快鬱、而嗟傷、甚至發癲癇而畢世者、人何術而能免是、無他、一笑而已矣、

笑也者、人生之一服清涼散也、烈日當空、炎威如炙、流金鑠石、神憊氣死之時、忽服清涼散、則憊者奮、死者生矣、人當千憂百愁、蝟集矢叢、抑鬱侘傺、無計擺脫之際、引吭一笑、愁顏頓開、神喪者忽鼓勇百倍、脫落者忽距躍三百、淪陷於沈鬱絕望之淵者、忽登彼岸而升天衢、笑之魔力、固如是哉、孤舟凌萬丈之怒濤、舟子神茶氣竭、相顧駴愕、而練達之舟主、聲色不動、卒迴萬死於一生者、無他、無恨之絕望、皆融釋於掀髯一笑中耳、孤軍陷重圍中、刀折矢盡、風雲失色、死氣交纏、視而推墨、當是時也、壁上觀者、莫不股弁膽裂、而毅勇沈鷙之老將、卒能奮勵將士、奏凱歌於絕地者、無他、談笑於死生之間、絕不以絕望之念、一攖其方寸地耳、故笑也者、最新鮮最活潑者也、唯新鮮活潑、斯不爲困頭挫折、不挫折斯成功矣、

人曷以而憂、蓋以審利害、言得失、過度故耳、夫人情世態、孰一非假面具者、脫認爲廬山眞面、何事不足以發人之牢騷、陷人於憂鬱、故吾人當覷破世上之假面、任無量數可哭可泣可悲可恨、艱難困苦之事、叢集於一身、無不以一笑付之、當保我身心中固有之新鮮快樂之精神、如是、而天下事有不可爲者、吾不信也、

疸證治驗

▣認定脾虛之極
▣脾之本色外現
▣一意補脾扶正
▣決不改弦易轍

家慈氏素有脾虛腹脹之症、時增時減、已十餘年矣、年六十四時、十一月間、因家務辛苦、連夜發潮熱、含忍不言、忽爾渾身面目俱發黃、竟成疸症矣、初用清熱利濕之藥、如茵陳梔子之類、一劑服下、夜熱更甚、百種不安、余思其脈堅勁洪大、搏指之極、乃革脈也、外有餘而內不足、不可作尋常疸症治、又思從來內有本經之病、則本經之色必現于外、黃者、脾之本色也、素患脾虛、今又久未服藥、脾虛之極、故脾之本色發露於外、至發露於外、而內裏之元氣虛竭無餘矣、則此之發黃、正脾虛欲竭之候、當健脾輔正、不可復用清熱利濕之藥、重傷眞元、況疸症有濕熱者、小便必短少、茲獨勤而多、則非濕熱更可知、細細揣定、遂用人參一錢、佐以扁豆、山藥、陳皮、茯苓、甘草、半夏、煨姜、因其夜必發熱、加當歸、丹皮、因平昔服朮不安、故不用朮、服此一劑、是夜熱輕而安神、各症俱減、服過三四劑、又復大熱不寐、更加參一錢、去半夏、服下又安甚、服過五劑、又復如前不安矣、余細思、若謂參不宜服、則初用便當不安、何爲多服然後不安、畢竟虛重參輕之故、因又加參一錢、每劑用三錢、餘照前藥服下、是夜熱竟全退矣、退過三夜、又復發熱、腹仍脹、余思參至三錢、力竭矣、再不能復加矣、如此脾虛、必須加白朮方好、向日雖服不得、此日又當別論、將朮製極透、竟用一錢、又思脾虛之極、雖參朮不能爲功、不惟無功、且恐更添脹悶、大虛者正補無效、當補其母、火爲土之母、補下元眞火、則能運行三焦、熟腐五穀、而脹滿自除、且使參朮塞藥、皆能運行、不留滯于中焦、遂如附桂各五分、只服一劑、次日覺口中有津液、不似從前乾澁、飲食知味、連服五劑、腹軟大半、服半月餘、腹脹全寬、飲食多進、小便減少、黃色盡退、

中國內科普通療法

許半龍

（二）肝之釀出膽汁不多、則脾臟助胃之消化力弱、是謂木剋土、脾助胃腑之消化力弱、則腎之排泄機能損、是謂土剋水、腎之排泄機能損、則心之運血爲難、是謂水剋火、心之運血爲難、則肺之循環不清、是謂火剋金、肺之循環不清、則肝之釀出膽汁必少、是謂金剋木、此五行相剋之原理也、奈何近世學者、沈醉於陰陽纖緯家五行之說、猶嘵嘵而不休耶、

三　經絡之解剖及病理

在中國之病理學上、及診斷學上、占重要之位置者、厥惟經絡、

經絡之起止、本導源於臟腑、因診斷之便利、分手足三陰三陽爲十二經、

（1）心爲手少陰經、（2）肺爲手太陰經、（3）心包絡爲手厥陰經、謂之手三陰、其脈皆從胸而走手、

（4）大腸爲手陽明經、（5）小腸爲手太陽經、（6）三焦爲手少陽經、謂之手三陽、其脈皆從手而走頭、

（7）膽爲足少陽經、（8）胃爲足陽明經、（9）膀胱爲足太陽經、謂之足三陽、其脈皆從頭而走足、

（10）肝爲足厥陰經、（11）脾爲足太陰經、（12）腎爲足少陰經、謂之足三陰、其脈皆從足而走腹、

互相聯絡、如環無端、於是可就其經絡之所在、而尋其病源、是猶按地球之經緯、而覓地位也、

此外復有衝任督帶四脈、謂之奇經、衝督任皆起於會陰、督行於背、爲諸陽之總司、任行於胸、爲諸陰之總司、衝則行於腹內、能導氣而上、導血而下、帶則迴環腰間、不使諸脈之妄行也、

十二經中又因臨床之分類、折而爲六、（1）太陽、（2）陽明、（3）少陽、（4）太陰、（5）少陰、（6）厥陰、人每因理學變化之六氣、而有六經應化之病理、（一）太陽之上、寒氣治之、以膀胱爲水之匯也、（二）陽明之上、燥氣治之、以胃爲溫熱之藪也、（三）少陽之上、火氣治之、以爲助化之腑也、（四）太陰之上、濕氣治之、以脾爲卑濕之地也、（五）少陰之上、熱氣治之、以心爲陽熱之臟也、（六）厥陰之上、風氣治之、以肝爲善升之體也、

十二經循環及六經之病症

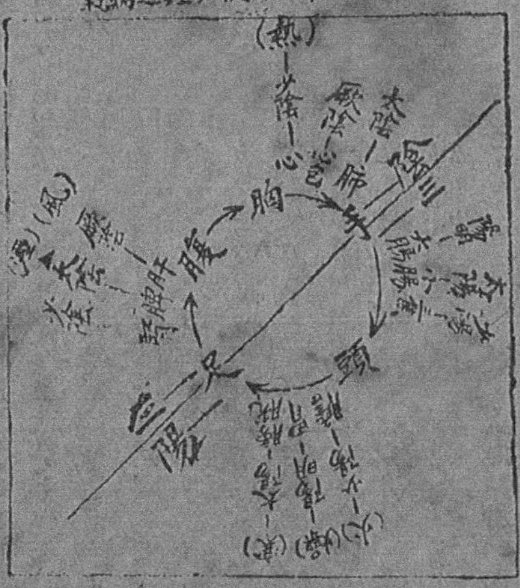

（一）自然界之六氣　我國醫學、往往以人體生理之現象、與自然界之現象、貫通一氣、又以人類之疾病、半因自然界六氣刺戟之反應、加以寒熱燥濕表溫度之升降、及氣壓之高低、更以風字表溫度氣壓劇變時之病因、對於病源菌及寄生動物之生滅、槪與自然界之溫度氣壓有關、都含於六氣總因中、且其侵襲人體、而人體所以不能排除或殺滅之者、皆內外感之故、

（二）　六氣病理之分解

（甲）氣盛、動脈血流迅速、其現象爲熱、又稱內熱、全體之

民間治療

效方五則

蕭懷之

一、咳逆失血、用山梔一兩，煎服、當於二旬鐘內、立止其血、其效頗驗、

二、患目昏暗不明、當於每年九月二十三日、用桑葉煎水洗眼一次、永除此患、

三、小兒未能穀食、久瘧不瘳、用冰糖煎濃湯飲之、卽可愈矣、

四、漆瘡、用乾荷葉煎湯洗之、可除此疾、

五、小兒黃水瘡、或作痒、破流脂水、疼痛不已、當用、松香　黃丹　鉛粉　硫黃等分、用蔴油調搽、刻日可愈、

消息

□中醫學校應改稱傳習所

△教育部命令

教育部鑒於研究中醫之重要、及中醫學制之應審定、昨特發布告云、查我國醫術、肇自遠古、典籍所載、代有傳人、近年學習者、鑒於外邦醫學之昌明、與夫國內醫校之設立、間有仿設中醫學校、圖謀改進、以期競美者、揆厥用意、良堪嘉許、惟醫業關係人民生命、至爲重要、各國通例、醫士之培養、年限較長、必須畢業於大學或專科、並在醫院經過相當時期之實習者、始准開業、查現有之中醫學校、其講授與實驗、旣不以科學爲基礎、學習者之資格與程度、亦未經定有標準、自未便沿用學制系統內之名稱、應一律改稱中醫傳習所、以符名實、此項傳習所、不在學制系統之內、卽無庸呈報教育行政機關立案、其考核辦法、應候內政衛生兩部商訂通令遵照、至中醫界有志之士、如欲整理舊有醫術、當以科學爲依據、探求原理、注重實驗、則將來成績、可觀必有、本部爲劃一學制並促進中醫之改善起見、故不憚剴切申明、希望醫界人士、共喻斯旨、除咨明內政衛生部外、特此布告、

□上海特別市衛生局

釐訂醫金之通告

逕啓者、案准中國國民黨、上海特別市、執行委員會函開、案據本會屬、第六區黨部來呈、以據所屬第八分部建議、爲本市各醫院及各醫生所訂之診金、無不昂貴異常、每逢出診、亦必多方留難、致使無資產之民衆、因而無力延醫、貽誤病機、甚或坐以待斃、殊非黨治下之社會所宜有之現象、應請咨行市衛生局、釐訂醫院及醫生之診例、並取締故意留難出診、以重民命等情、轉請鑒核施行等情前來、茲經本會第十一次常會議決、照轉在案、相應錄案函達、卽希　貴局查照辦理等因准此、查敝局對市內醫家醫院收費標準、尙未切實統計、卽請於一星期內、將診例及手術費住院費等、一一分別開明見復、以便核議、此致

貴醫士

上海特別市衛生局啓

□上海特別市衛生局

辦理中醫第三屆登記通告

本局現將舉行第三屆中醫登記、在衛生部、未頒發中醫士條例以前、所有一切手續、仍照本市管理醫士暫行章程辦理、仰市內前二屆未及登記各中醫、限於五月三十一日以前、照章塡具履歷志願證並呈繳照片及證明資格文件、來局報名、以憑彙案辦理、毋自貽誤、(本市管理醫士暫行章程本報下期披露)

今後的本報

編者

上海醫報是誰的

有個朋友這樣的問

要答覆這個問題、編者先要說明我們辦這個週刋方針和態度、

我們辦這張上海醫報、心目中無所私於任何個人、無所私於任何機關、換句話說、就是不是替任何個人培植勢力、不是替任機關培植勢力、我們心目中念念不忘的、是爲我們中國醫藥前途謀發展的、是要鼎我們的心力爲社會上服務的、

我們的標語『介紹醫藥常識』『促進民衆康健』就是以中國醫學精華、宣傳到民間去、使得社會上的民衆、得着我們一份精美的刋物、如同和一個醫藥顧問對面談天一樣、

我們希望的結果、就是要光大中國醫學、造成全國皆醫、

上海醫報是誰的呢…………………

本報從呱呱墮地到現在、巳經出了二十期了、並不敢說怎樣的精美、並不借廣告力的鼓吹、蒙社會的不棄、銷數居然日見增加、我想這也是讀者完全明瞭我們的宗旨的緣故、

天下無十全的東西、最要緊的、是要有常常力求進步的心願、我們自己覺得自己有許多的缺點、所堪自信的、就是能够改革進步、所以有指導我們的、我們極願虛心領受、務使本刋的缺點、愈益減少、優點愈益加多、這纔是今後的本報、

解剖學之我見

楊清白

- 西醫妄施解剖術實多敗事
- 中醫未精解剖亦少治療之一法
- 妄施解剖因不明病源而乏妥善之方
- 未精解剖亟當研究以備治療之助

今者中西醫學之爭、至於此極、論者謂中醫長於內治、西醫長於外治、而自解剖學昌明以來、遂爲社會人士所公認、蓋中醫於解剖學、固少究心、較之西醫、似乎落後、殊不知以中醫之診察治療、以治西醫之嘗解剖者、遠勝百倍也、每見西醫施解剖而蒙害者、指難勝屈、此無他、不能診察其病源、而乏妥善之治療、乃至誤用其術、致受力圭之慘、猶謂手術之神敏、而甘心樂死、殊不可知、卽如孫總理之高明博學、亦蒙其毒、他若胡景翼之紅絲疔、竟致離刀而逝、單顯臣之肝胃痛、亦因解剖以亡、當時報章所載、有目共覩、試問操刀之西醫、於心安乎、雖爾無心之過、難逃妄治之愆、舉此一隅、其餘可知、嗚呼哀哉、死者巳矣、來者奈何、竊思總理之肝癰、乃係思慮耗營、憂時氣結所致、急投育陰流氣之治、或有生機、烏可妄施解剖、蓋其解剖之時、卽爲絕命之日也、若紅絲疔、乃火毒之流于經絡者、治之中肯、一劑可愈、至肝胃痛、乃無形之氣病、不知何所見、而悉以利刃嚮之耶、然則解剖學不足爲治療、而不可用乎、此又非矣、要知解剖而敗事者、咎在妄用者也、以中醫診斷之明、治療之切、而又精于解剖、用其所當用功豈細哉、譬如騾形之難產、舍解剖何以生之、鎗彈之內溜、舍解剖何以出之、與夫湯藥所不能治、針砭所不能及、或亦可藉之而奏效、奈吾中醫、未加究心、授對方之譏、而蒙短于外治之頭銜、誠一遺憾事也、追思古代先賢、早有滌胃剔腸刮骨療毒之治、惜乎失傳、後學因循、然能追步先賢、容彼所長、深加研究而昌明之、豈但爲治療上之一助哉、

談七傷

張錫純

怎樣就傷脾　傷脾又怎樣
怎樣就傷肝　傷肝又怎樣
怎樣就傷肺　傷肺又怎樣
怎樣就傷心　傷心又怎樣

怎樣就傷腎　傷腎又怎樣
怎樣就傷形　傷形又怎樣
怎樣就傷志　傷志又怎樣

一太飽傷脾、　因脾能運化飲食、飲食太飽、脾之運化力不足以勝之、是以受傷、其作噫者、因脾不運化、氣鬱中焦、其氣鬱極欲通、故噫以通之、其欲臥者、因脾主四肢、脾傷四肢痠懶、是以欲臥、其色黃者、因脾屬土、土色黃、凡人之五藏、何藏有病、即現何藏所屬之本色、此四診之中、所以望居首也、

二大怒氣逆傷肝、　因肝屬木、木之條上達、木之根下達、肝氣能上達、故能助心氣之宣通、（肝系下連氣海、上連心、能接引氣海中元氣、上達於心、）肝氣能下達、故能助腎氣之疎泄（腎立閉藏有肝氣以疎泄之、二便始能通順）大怒其氣、有升無降、甚而至於橫行、其中所藏之相火、亦遂因之暴動（相火生於命門、寄於肝胆、游行於三焦、）耗其血液、所以肝傷、而血即少、肝開竅於目、目得血而能視、肝傷血少、所以其目暗也、

三形寒飲冷傷肺、　因肺爲嬌藏、冷熱皆足以傷之也、蓋肺主皮毛、形寒則皮毛閉塞、肺氣不能宣通、遂鬱而生熱、此肺之因熱而傷也、飲冷則胃有寒飲留滯、變爲飲邪上溢於肺、而爲懸飲、此肺之因冷而傷也、肺主氣、開竅於鼻、有病則咳、肺傷所以氣少咳嗽鼻鳴也、

四憂愁思慮傷心、　因人之神明藏於腦、故腦爲精明之腑、（內經脈要精微論）而發出在心、故心爲君主之官、（內經靈蘭秘典）神明屬陽、陽者主熱、憂愁思慮者、神明常常由心發露、心血必因熱而耗、是以傷心也、心傷則上之不能充量輸血於腦、下之不能充量輸血於肝、將腦中之神、失其憑藉、故苦驚喜忘、肝中之魂、失其護衛、故夜不能寐、且肝中血少、必生燥熱、故又多怒也、

五強力入房久坐濕地傷腎、　因腎有兩枚、皆屬於水、中藏相火、爲眞陰中之眞陽、共爲坎卦、以統攝下焦眞陰眞陽之氣、強力入房則傷陰、久坐濕地則傷陽、腎之眞陰眞陽俱傷、所以傷腎、腎傷則呼吸之時、不能納氣歸根、所以短氣、腰者腎之府、腎傷所以腰痛、骨者腎之所主、腎傷所以脚骨作疼、至於厥逆下冷、亦腎中水火之氣、不能敷布之故也、

六風雨寒暑傷形、　因風雨寒暑、原天地之氣化、雖非若癘疫不正之氣、而當其來時、或過於猛烈、則與人身之氣化有不宜、是以上棟下宇、以待風雨、夏葛冬裘、以節寒暑、衛生之道、自古然也、乃有時爲時勢所迫、或自不經意、被風雨寒暑之氣、侵其身體、氣弱不能扞禦、則形傷矣、形傷則髮落、肌膚枯槁、此猶木傷其本、而害及枝葉也、

七太恐懼不節傷志、　因志者爲心之所之、而必以中正之官輔之、此志始百折而不回、中正之官者、胆也、若過恐懼、則胆失其司、卽不能輔心以成志、所以傷志、志傷則心有所圖、而畏首畏尾、所以恍惚不樂也、

火柴燐毒之研究

吳虎

燐毒是殺身的利器嗎

燐毒是愈病的特效藥嗎

有病者服之不獨不能斃命而宿疾反愈此不得不研究者也

火柴一物、爲社會人家所必需、僻壤窮鄉、靡不購用、然有利必有害、查火柴爲燐所製、有黃黑之分、黃最有毒、含有强盛酸化力、用其少量、覺温暖熱灼、大量起滲性炎、且胃膜腫脹、潮紅出血、僅能爲骨成形之催進藥、而社會中之婦孺、一有口角、氣忿難忍、竟以火燐爲自殺利器、言之實堪痛心、然終未聞服燐毒、而能愈病者、

民九蘇州報載、北街之吳仁山者、在滬營業、因病返家、久臥不愈、其妻樊氏、以其夫久病不愈、竟置之不理、吳在床、痛恨其妻、不肯再爲醫治、故吳鬱氣難伸、遂於夜間乘人不備、服紅燐數匣、不意非但不死、反將原有之病、一掃而除、以故左右鄰居、咸以爲奇、遂以此事傳播通衢、作爲談助、

陳龍汝治一甘姓婦、宿有胃痛疾、服温藥不效、繼之又增少腹痛、遍體痠痛、其夫以推車爲業、無力延醫調治、痛恨之餘、即私服紅燐四匣、燒酒一碗、梳頭沐浴、以待死期、詎知一晝夜不見動靜、後覺人事不清、便血十餘日、毫無痛苦、而胃病若失、少腹痛遍體痠痛依然、求治於龍、用大劑辛熱通陽之品、服二十餘劑而痊、

以二者觀之、吳某之病名雖未言、而服紅燐後、宿疾痊愈、甘姓婦胃病症、而服紅燐後、胃痛霍然、如此則紅燐毒物、果具有愈病之特效歟、

春軒曰燐質本是人身構造腦髓神經和骨骼的原素、但是沒有製煉過的、那就成害人的毒物、所以醫生所用的、都經化學提煉淨的、才成功一種有益的有機化合物、如那甘燐、是燐之有機鹽中、最易消化的藥品、且補腦的效用是很大的、這是藥品中的燐、所以有益無害的、那姓甘的婦人、服的紅燐、可是沒有經化學提煉淨的、毒的作用、是一定要發作的、所以他吃了紅燐四盒、和燒酒一盌、一日一夜、就覺得人事不清、這就是中毒的現象、後來他也不死、只便血十幾天、好像把毒質都排洩出來了、且他因病自盡的病、也都好了、這不是不幸中的大幸麼、我要說過道理和諸位高明先生陳之、大凡毒物吸入、如直接輸入在血管裏、那毒物發作的毒作用、很是迅速、且他毒力也是很强大的、那甘婦嚥下的毒物、是走到消化器裏、(胃)但是胃裏空虛與充實、和那中毒的輕重、是很有關係、如胃裏空虛的時候、那嚥下的毒物、往往容相接觸、在胃的黏膜上、那受毒的作用、較爲迅速、要是胃裏充實的時候、(按患胃痛病的、往往因瘀血和積滯等、留在胃裏、甘婦胃病、或因於此、)那嚥下的毒物、就不會直接在胃黏膜、其毒物吸收的作用、也因遲緩、且毒物的溶液、幷得藉胃裏含有物的液體、可以使他稀釋、或使他中和、所以受毒的毒作用、就遞緩微弱了、更有其毒物在輸入後、誘起嘔吐和下利等、可以排洩於體外、或其毒物、因臟腑的種種變化、能減其毒質的毒作用、那有害的物質、遂往往變成爲無害的物質、這些生理的物理的變化、吾人意料是不能及的、這樣看來、甘姓婦人體質也算結實了、和酒嚥下紅燐、就是稀釋他的毒素、愈了胃病、就是燐的作用、使病菌消失、後來便血、就是臟腑排洩毒素在體外了、

狂癲治驗

■狂症屬實、宜攻下滌熱
■癲症屬虛、宜養血退熱

客冬、里中一女人、年三十餘、忽患狂疾、每夜出門狂走號呼、口稱火德星君、以石擊隣家門、近隣門俱被敲破、將天明則歸、至夜又復如是、大風雪夜、亦不畏寒、一連七夜、近隣被吵不安、其夫與子俱不在家、至第八日、病人之伯、邀余視之、兩手俱無脈、余謂是熱極反伏、遂用大黃五錢、黃連八分、石膏三錢、佐以菖蒲、茯神、遠志、棗仁、白芍、一劑服後、連下二次、是夜安睡、至五更又復出走、但略走呼叫即歸、次日復診之、脈稍出、仍用大黃三錢、黃連五錢、餘俱照前方、再一劑、復大下三五回、是夜安臥、一直到曉、次早起床、人事清白、梳洗更衣、夜不復出、其狂立愈矣、

又里中有一女人、因心事怏怏、而成癲疾、或哭或笑、或罵詈、但不狂走、名醫用百合、石斛、麥冬、貝母、花粉、蘇子、丹皮、扁豆、等藥、治之不愈、余視之、脈細而數、問發熱幾日矣、計算已十八日、晝夜熱不退、余曰、此不足症也、雖由心事、亦由熱灼神昏、今欲神清必須退熱、欲退熱、必須養血、重用當歸、生地、佐以龜板、白芍、茯神、棗仁、丹皮、微加香附、鬱金、服二劑而熱退、人事頓清、再將前藥減輕、去香附、鬱金、加參數分、調理全愈、

琉璃疳治驗

張幼川

陰囊腫大亮如琉璃
故名之曰琉璃疳症

病者患疥年餘
妄以瘡藥塗搽
瘡毒內伏於腎
玉莖腎囊作腫

■患疥瘡者注意

唐灝、高郵人氏、年近四旬、生一男孩、今年三歲、偶患琉璃疳症、甚爲危險、經余施治、幸得意外之效果、特錄於下、

(一)既往症　患者未發生此症前、素患膿疥、痛癢非常、精神疲倦、不時欲眠、尤怠於飲食、

(二)原因　患疥一症、原有數種、大都總由各經蘊毒日久而發、如心經血熱、則生砂疥、肝經風盛、則生蟲疥、脾經濕盛、則生濕疥、肺經燥盛、則生乾疥、腎經濕熱、則生膿疥、本病皆由體虛所致、

(三)現症　患疥年餘、家人惡之、以瘡藥搽擦、以致瘡毒內伏、肢面皆腫、玉莖及囊亦腫、亮如琉璃、大都腎經所致者、均如是也、

(四)病名　琉璃疳、

(五)療法　令患者仰臥、即施針術、針破囊皮、流出清水、約半碗許、然後以左列之方、

(六)處方　方劑一　桂枝八分、澤瀉錢半、猪苓一錢、赤苓皮二錢、陳皮錢半、蒼朮八分、川樸八分、甘草五分、冬瓜皮一錢、蟬衣一錢、

方劑二　川樸八分、澤瀉錢半、豬苓錢半、赤苓皮二錢半、五加皮一錢、橘皮錢半、青皮錢半、大伏皮一錢、通草五分、

方劑三　澤瀉二錢、赤苓二錢、橘皮一錢、薏仁二錢

、炒白朮錢半、山藥錢半、潞黨參二錢、甘草五分、建蓮七粒、

（七）結果　第一方服二劑、肢面腫漸解、下莖及囊腫亦減、二方二劑後、症狀全消、小溲亦利、後以第三方理楚善後、則完全恢復矣、

（八）說明　第一方採用桂枝五苓以燥濕、加蟬衣以驅風、二方係仿五皮飲稍稍變通、至用第三方、病勢大減、惟面目萎黃、故以健脾利濕之方、使脾壯腎强、則百病全消矣、

鵝口瘡之簡效方

郭受天

不用陳腐治法

祗用一味良方

鵝口瘡者、係由白屑生滿口舌、如鵝之口也、中醫病理云、由在胎中受母飲食熱毒之氣、蘊於心脾二經、生後遂發於口舌之間、其治法以清熱瀉皮散主之、外用髮蘸井水拭口、搽以保命散、日敷二三次、白退自安、此中醫治法之大略也、

至西醫學說、亦謂本病患者、乳兒居多數、由口內不潔而起、如大人患此、則係因傷寒、結核病、產蓐熱、白血病等而來、其症狀爲哺乳時發疼痛、或屢瀉綠色之糞便、最確實者、則口腔及咽頭之粘膜、生米粒大之斑文點點、其治法、須每日用百倍之硼酸溶液、二倍之重曹水、屢次滌其口內、或時時以布片、蘸硼酸溶液、清拭患部、或因情狀、而節減哺乳、或暫時休止、此西醫治法之大略也、

以上中西醫之治法、不過爲一般有效之療法、然亦有時有不效者、或經過緩慢者、余有一秘方、係得之鄉農者、試之良驗、不敢自秘、特介紹之於下、

附方

（一）基本　傳自民間、

（二）功效　專治口糜、及鵝口瘡等症、

（三）藥品　冰片一、樟腦十、

（四）製法　用銀皮紙一張、覆於碗上、碗下四圍之紙、以麵糊貼之、以前藥平鋪於紙上、再以烙鐵烙於藥上、其藥粉即落於碗內、後去紙、將藥密貯於有塞瓶內、待用、

（五）用法　用此藥粉、搽於患處、

嬰兒產生後之

◉斷臍◉餵三黃◉開乳
◉洗三朝◉剃滿月頭

是嬰兒產生後之重要問題
是嬰兒產生後必經之手續

處置的方法怎樣就算完備

唐芸中

嬰兒產生後、即斷其臍、使身與胞分、然後餵三黃、以滌其胎滯、清其胎火、而後開乳、三朝日洗之、以潔其體、滿月日剃其髮眉、此等習慣、風行全國、相沿數千年、牢不可破、竊以爲此種習慣、有關嬰兒生命、與民族前途、是爲人人所必知之重要常識、豈惟醫者獨有研究之可能哉、故不揣譾陋、略述所懷、一陳全國同胞、共同討論、而爲民族主義之一助、

斷臍

臍、爲人生先天性生長之本、降生後則失其作用、故須斷之、使身與胞分、此固人人必經之事也、其與後天、雖無生理作用、然

通內臓、故斷此不愼、而風寒逞機襲入內臓、竟成臍風、而至死者、時有所見、西醫列之於破傷風中、其意可知矣、噫、斷臍成何事哉、竟有生命危險、其不幸之甚矣、故不可不愼也、玆分標本二治法、（有係經驗所得、有係古書固有、）願同胞採之、在未斷之前、先以線緊札其近腹之臍根、而咬斷之、不然則以火燒之、或先稍熏之使暖、再以剪刀剪之、惟剪刀在未用之前、其刀口刀身、務須燒熱、方可使用、如是則風寒決無內襲之虞矣、若既成臍風、而現噤口、不乳、哭不成聲、等證、則宜溫散之、今就經驗而有效之煎劑抄後、其重者、可服麝珠膏、（一名臍風急救散、乃南通唐閘育嬰堂顧醫生所製）可以轉危爲安、

煎劑方　苦杏仁去皮尖一錢半至二錢　紫蘇葉八分至一錢　炒枳殼一錢至一錢半　苦桔梗宜多用一錢至一錢半　防風一錢至一錢半　上半截蟬脫五個至十個　米葱白二支至四支

■餵三黃

餵三黃、爲滌嬰兒胎滯、與清胎火而用、藥爲生大黃、黃連、人中黃（或用生甘草）或單用犀牛黃、玆分述其功能、而顯其利害、

大黃　稟地之陰氣獨厚、得天之寒氣獨深、味苦性降、走而不守、蕩滌有形積滯、有推陳致新之效、廓清血分實熱、俱長驅直擣之功、峻利猛烈、故有將軍之稱、以之下胎滯、當有過而無不及、然最傷眞元、耗血液、若妄投於無胎滯之兒、與多投於胎滯少而先天薄弱者、雖不至誅伐無過、藥過病所致死、其發育當大受其影響、

黃連　稟天地淸寒之氣而生、味苦性寒俱厚、瀉火涼血厲劑、治胎火當有殊功、但胎火輕者、而依定量盡餵、豈能不反成寒症哉、甚至天寒之候、兒降生後、猶置地上涼之、謂去胎火、而受寒者、或口吐白沫而嘔、皮膚青白作痙、猶照常餵之、能不誤死者幾希、

人中黃　亦苦寒、爲大解熱毒之品、其治嬰兒胎毒、當屬合法、但毒輕而藥重、亦有巨禍、

犀牛黃　性苦寒、瀉胎火甚澈底、下胎滯則非其能矣、

生甘草　味甘性稍涼、能調節峻厲藥性、故有國老之稱、以是餵之胎火輕者、甚佳、若胎火重者、則反留賊爲殃矣、

上藥誠爲嬰兒恩物、但不量其體質與天氣症狀、盲然從其定量、或藥輕而症不能盡去、或藥重而反罹其害、所謂利害相隨、使之者當研其極也、若其感寒者、當以溫劑、以生薑爲主、切不可以三黃爲萬能也、

■開乳

開乳、爲嬰兒生活上必經之事、習俗多以日數爲標準、各地各有定期、有生後餵三黃若干、次日卽開乳者、有三朝日者、有七日念一日者、各各不同、宗代替傳、各亦奉爲成法、卽中其流弊、亦不知解、痛矣哉、夫開乳過早、則胎滯尙存、或未盡、而現咬指、噤口、無聲、不食等症、卽不至因是而死、亦難免胎毒上竄、而生口糜、若開乳過遲、又難免於餓斃、卽至開乳時猶生、終難免反不能食而死、我鄉更有愚者、寧可歷久而不開乳、而餵以油　予米屑糕（一名八珍糕）等油膩膠滯不易消化之物、以待日期、若兒腹脹以至於死、則曰天命、且以爲開乳爲兒之一大關節、其愚不可及矣、吾以爲嬰兒之胎滯、各有輕重、不可同日而語、開乳須待黑色膠粘之胎滯下盡、而大便中現黃色、方能從事、其有餵之硃砂者、見下紅色則開乳、良有以也、是不能拘泥於日期、在開乳以前、胎火重者、可多餵三黃、胎火輕而胎滯重者、可專餵大黃與甘草、感寒者、溫劑中可加枳實、此吾從經驗得來者也、若因開乳過早、而生噤口危症、可多服前述之麝珠膏、祗生白

麋者、可以洗去、而搽人中白散、一日二三次、以不生爲限、口糜雖係輕症、然日久不治、則不食而死、若誤服油膩膠滯之物、致腹脹者、與無胎火而有胎滯者、可服保赤丸、（是丸與麝珠膏爲一人發明）若因胎火不清、而生胎赤者、可服導赤散加味、（此亦經驗所得）

細生地錢半至三錢　木通四分至八分　生甘草五分至八分　連翹殼一錢半至二錢　生枳殼一錢至二錢　赤茯苓一錢半至三錢　車前草大者一棵、小者倍之、若冬時無是物、則以其子代、八分至一錢二分

保赤丸之功用（此吾用之如后）

保赤丸小於六神丸、每分重有三百餘粒、藥爲王道、與保赤散不同、其主要功用、約有二種、

（一）小兒之痰、多不知吐、恒滯於喉腔、若積久不化、則傳入心房、而成痰厥危病、（即急驚風）常服此丸、則痰爲丸化、俾服之、則痰從大便而出、而下粘膩之物質、即絕無痰厥之患矣、若既成痰厥、多服之（約二十粒）可平、

（二）小兒食物、多無節制、人愛之即給以食、此常情也、然其消化力薄弱、食滯於胃、常現嘔吐、腹脹、不食等症、正是此丸之能、常服之、（一日一次一週之小兒約十粒）則可助消化作用、而無上述之患、若無食滯者服之、則丸從大便中整粒而出、並不誅伐無過、故知其藥爲王道、絕無霸消之品、吾只知其主重成分爲珍珠粉、其餘尚未能知、

■洗三朝

嬰兒降生後三日、穩婆洗週身、是日也、且請客祭祖、謂之洗三朝、清潔實合衛生、然天寒之時、小兒肌膚薄弱、極易感受風寒、甚至於死、故天寒之時、宜於密室中爲之、

■剃滿月頭

嬰兒滿月日、剃其髮、並剃其眉、俗謂之剃滿月頭、亦曰剃胎頭、所以清潔衛生、且有髮眉易長之謂、夫髮爲保護腦髓、以防寒熱與打撲之害、甚爲重要、天暖時行、猶不爲害、若天寒則易感冒、體質薄弱者、甚至顱部下陷而至死、其輕者亦有不覺之發育不健、此深當戒念者也、毋爲習俗所迷、且小兒長髮垂髫、甚爲有趣而可愛、有益而無損、何樂而不爲、即天暖時、亦可不剃而剪之、則更愼矣、

肥人可以變瘦

吳夢蘭

■肥人、你到夏天覺着熱的難受嗎

■肥人、你走路時覺着喘的難過嗎

■肥人、你做到事覺着許多不便嗎

照這幾種方法做去

一定可以免去痛苦

胖子是天生的、這句話、我們用醫學和生理學的眼光來判斷、完全不能成立、我看見肥胖的人、一到了夏天、汗流浹背的熱的不得了、平常走起路來、像牛喘一般的落在人後頭、做起事來像蹇臃似的不能彈動、坐下來不久、打瞌睡睏覺、是他唯一的特性、像胡景翼將軍、在辦公事的時候、忽然呼呼的大睡起來了、爲什麽緣故呢、因爲肥人的肌肉發達、就是安坐在那裏不動、已經覺得笨重極了、還能够行走勞動嗎、因爲他的脂肪豐富、阻滯各臟腑的機能、所以常常要睡覺、由這幾點看起來、肥胖的人、好像接受了法官判決後無期徒刑的犯人一般、這是多麽的難過呀、這是多麽的可憐呀、

我現在有幾個法子、可以教肥人變瘦、這個法子是簡而易行的、這要慢慢的做去、一定能够得到效果、幾種什麽法子呢、

(一)食物減少　食物減少、不是敎你不要吃、是大凡有脂肪質（猪肉等）澱粉（山芋等）和那糖類酒類食物、千萬不要吃他、因爲吃下去、都是生出許多沒用的肥肉來、

(二)睡眠減少　睡眠減少、仍然以八小時爲限、不要多睡、因爲多睡了、(一)易於發生消化不良、(二)消化的食物、供給脂肪、變成肥肉、最明顯的譬如、像畜類猪子一樣、牠是睡到吃、吃到睡、結果長成三四擔的肥白肉、給人家屠戮、

(三)動作增加　肥胖人是懶於動作、現在不但要他動作、還要他動作增加、動作增加、並不是要肩去抬去、例如運動、遊戲、或者飯後散步、都可以算是動作、照這樣的動作、能够使得體內的氣血流暢、排泄迅速、

(四)勤於沐浴　沐浴最合宜的是冷水浴、如冷水浴不慣、就用溫水、洗過以後、拿乾燥的毛巾、用力摩擦、使得皮毛疏通、皮內的氣血與奮、排泄力增加、所以體內的脂肪、都能够從皮毛內排泄出來、不致停留在裏面、

(五)結　論　上面的幾種法子、看起來平淡的很、實在都含着醫學和生理學的意義、照這樣做去、收效是很慢的、不過要慢慢的平心靜氣的做去、自然可以免去了這種無期徒刑式的痛苦、

天行赤眼

余彥怡

△爲流行疫病之一

△不治有失明之患

天行赤眼爲一種流行性之疫病、爲天地間一種疫厲不正之氣、行動極速、亦能傳染、往往一家一村之中、在同一時間內、不論老小、皆患此病者、當今天時寒暖不一、馬路之中、飈風塵沙、相迷而起、此症頗有發生之機會、故爲之說、

(一)症狀　此症初起、即爲目赤腫痛、而流膿淚、與平常赤眼頗相同、迨其甚後則見身熱、頭痛、大便祕結、久而久之、則眼卽尖起旋螺、蟹睛高突、更甚則眼珠爆裂、目卽盲瞎失明矣、

(二)原因　此症乃由空氣中之厲氣、乘正氣之不足、由口鼻皮毛、犯入肺部、肺爲嬌嫩之藏、一受邪氣、卽化爲火、上擾清空、卽成目赤、此由乃由肺之目赤也、若肺中邪氣、傳入肝經、則爲目痛、脾則爲目腫、

(三)治法　目爲五藏六府之精華所在、故治目者、宜觀其顏色、而知其病之在於何處、如眼白本色白、今見赤者、即可知邪之干於肺也、此爲目赤之初步、病尙輕、速用淸散以去邪熱、卽可痊愈、並無危險、若目腫目痛者、此邪已傳入肝脾、較爲難治、但須投以淸熱解毒之劑、內服外治並進、亦可見愈、除此以後、則症危而治難矣、

(四)結論　天行赤眼之症狀、原因、治法既明、而對于世俗誤謬之諺語、極無意識、不得不苦口闢之、蓋世俗謂目赤過七日、即可不治自愈、此種無理由之俚諺、不知害却多少生命、且目在人身、占重要之地位、其發病當然亦極危險、豈可不治、若謂過七日即可不治自愈、則疾病不必醫、醫生不必開業矣、豈有是理耶、

中国近现代中医药期刊续编·第一辑

中國內科普通療法

許半龍

微血管充血、其現象爲發熱、又稱表熱、 局部充血爲火、如胃火、肝火、若君火、相火、則爲生理之局部充血也、

（乙）氣滯、動脈血流緩慢、其現象爲寒、全體微血管而貧血、則爲寒戰、局部貧血、亦爲寒象、如胃寒、脾寒是也、

（丙）氣鬱、靜脈血流緩慢、其現象爲濕、爲全體鬱血之表徵、若脾濕、則爲局部之鬱血也、

（丁）燥爲熱之繼續發生者、但有因內熱或表熱、致血液中之漿液、分泌過度、水分蒸發既多、則血液漸虧、是燥之象徵、爲充血中兼有貧血者也、

（戊）氣之變態過旺、則起强度的充血、致成痙攣、過滯則起强度之鬱血、致成痺痲、其現象謂之風、若驚風中風等、皆兼痙攣及痺痲、故風之象徵、爲充血中兼有鬱血者也、

（三）臟腑受病之表徵 臟腑深匿於內、名曰內景、其器質及官能、或組織上有特殊之變化者、必顯露於外、而爲表徵、雖以五官之瑣碎、肛門溺管之低窪、俱有明顯之表徵、蓋內之於外、兩相隔絕、各營生活、而其氣實息息相通、故其表徵之地位、一驗即知、如驗耳可知腎、見目即見肝、相鼻即識肺、察舌即爲心、視唇以審脾、內病之表徵外部、因歷歷不爽、所謂直達症狀者是也、

若夫皮肉血脈筋骨、又爲介達症狀之部位、如肺在皮毛、脾在肌肉、心在血脈、肝在筋、腎在骨、是以醫者、應如何本其客觀之態度、而認定之焉、

四　病症概要表

（一）病因
- 外因（外感）—六氣
  - 熱
  - 寒
- 內因（內傷）
  - 七情
  - 六慾
  - 虛
  - 實
- 不內外因

（二）病質
- 症
  - 本症
  - 兼症
  - 變症
- 夾病
- 併病
- 病同症異
- 症異病同
- 症病相因

症狀（病能）（外候）
- 既往
- 現狀

- 自覺
- 他覺
- 直達
- 介達
- 指定

（三）病位
- 表
- 裏
- 內
- 外

（四）病勢
- 險
- 逆
- 絕
- 死

五　診斷之標準

既能認識病症之表徵、乃就其直達介達指定之現狀、進而爲他覺之診斷、但診斷雖憑醫者之直覺、而肉體之能力、縱有絕藝、容有未盡、僅憑器械、或不能無誤、於是本經驗之所得、以中國之四診、合西法之三測、參酌損益、定爲五診法、

（一）望診　舌之本體曰舌體、舌上之垢物曰舌苔、苔有黃白灰黑、舌有紫絳深淺、乾潤光晦、或粗刺賦裂紋、細辨舌苔舌體、即能審其在表在裏、在氣在血、屬虛屬實、（未完）

消息

⊙上海特別市市政府衞生局管理醫士(中醫)暫行章程

第一條　在中央政府尚未頒行醫士法以前本市區內營業中醫應遵照本章程辦理

第二條　凡未照章考試審查合格不予登記未經登記者不得在本區內開業

第三條　中醫之考試或審查由本局延聘中醫界中品學兼優經驗宏富者若干人組織中醫試驗委員會辦理之

第四條　每年舉行試驗期兩次第一次六月一日始第二次十二月一日始

第五條　非有後列免登記資格者應由報名應試並於報名時繳納試驗費銀八元其因第一次試驗未及格而於下次再請與試時得減半征收

第六條　凡經考試或審查合格者每人應納登記及執照費銀三元印花稅費銀一元均於領取開業照前繳納

第七條　受試驗人需於試驗期開始十五日以前依照定式將志願書履歷表及本人四寸半身照片一張連同試驗費一併繳局換領試驗證

第八條　考試分筆試口試兩種筆試及格者始應口試口試及格者准予登記給照開業

第九條　試驗之科目如左　(一)內難概要　(二)傷寒概要　(三)溫病概要　(四)疫症概要(瘧痢附)　(五)女科概要　(六)外科概要　(七)兒科概要　(八)眼科概要　(九)喉科概要　(十)傷科概要　(十一)本草概要　(十二)古方概要

以上十二目內其外科兒科眼科喉科傷科近皆號稱專科然各科皆以內難為本皆用本草皆用本科經方故內難本草古方為必考之目至號稱大方脈者(一)至(五)及(十一)(十二)計之七目均須考試

第十條　各科平均分數在七十分以上者為及格筆試及格者再行口試一次以定去取

第十一條　凡有左列資格之一者經審查合格後准予免試登記給照開業免繳試驗費

(甲)曾在國民政府大學院立案備案之中醫學校畢業領有文憑者

(乙)在特別市尚未成立以前曾領有北京內務部或前淞滬商埠廣州汕頭等處衞生局頒給開業執照者

第十二條　審查時遇有疑惑情形由試驗委員會函知本局通知被審查人提出補充證據或調查或令到會面詢以定去取

第十三條　凡具免試資格者應於試驗期開始十五日以前依照定式將志願書履歷表及本人四寸半身照片一張連同證明資格之文憑證書執照等件一併繳局以憑審查

第十四條　凡經審查或考試合格者給予醫士開業執照

第十五條　未經本局登記給照擅自在本市區域內行醫者得處以二百元以下之罰金並停止其營業

第十六條　各醫應備診療簿記載病人姓名年齡性別住址及病名治法處方診察次數等類以備查考並須保存至二年以上

第十七條　各醫診斷傳染病人或檢驗傳染病屍體指導消毒方法以免蔓延並速報告本局遇有生產死亡亦隨時報告報告書式由局製備各醫可預領備用

第十八條　各醫應將本局所發開業執照張掛易便衆覽之處以資證明而杜冒充

第十九條　各醫所領開業執照應於每年一月中繳驗一次驗明後將執照加印發還

第廿條　如有執照遺失得呈請補領惟應照第六條之規定繳納登記及執照費印化稅費此外須登報聲明舊照遺失作廢

第廿一條　各醫遇有遷移時應於二星期內報局備考違者處以十元以下之罰間

第廿二條　凡經核准給照各醫得在本市區內開業

第廿三條　本章程係暫訂辦法俟中央政府醫士法規頒行後即行廢止

第廿四條　本章程如有未盡事宜得隨時修改

第廿五條　本章程由　市政府核准公佈施行

胃病專號

導言

編者

◎中華民族：一致起來：努力強胃工作：

△胃！是生命之保護者

△胃！是疾病之抵抗者

■研究胃囊之生理

■考察胃經之病症

■討論胃病之治療

■注意飲食之營養

胃爲後天——氣血產生之根源——五臟六腑、皮毛筋骨、無不仰給于胃——病從口入——百病以胃氣爲本——有胃則生——無胃則死——

胃囊之生理（附圖）

澤民

胃乃連於食管下端之放大池形物、居脘部人字骨下、食物入胃、經齒牙加以咀嚼、使與消化津和透、乃由食管、經賁門以達于胃、成年之人、可容積三十二兩至六十兩之受量、胃之內層、頗似口之內面、胃內發生一種津液、名爲胃汁、（卽胆汁）此汁性味頗酸、有消化食物之作用、故吾人想象胃之內層、其溢出胃汁極如目見人膚之溢出汗汁然、以胃汁之自胃內溢出、與汗汁之由膚內溢出、其理正同也、胃之中部筋肉、作波形運動、擁逼食物、俾與胃汁互相接觸 展轉而達于末部、經幽門而入小腸、此時胃經消化、暫作休息、故欲胃強壯之消化力、所有進胃之食物、勢必先熱煮而碎嚼之、以及食物之富有營養者、設未完全煮熟及嚼碎、或太過之味、如至苦極辣之品、當然不能消化、須完全戒忌、常見進食之後、覺胃中發生奇痛脹滿、並噫出酸汁、此已呈病象矣、

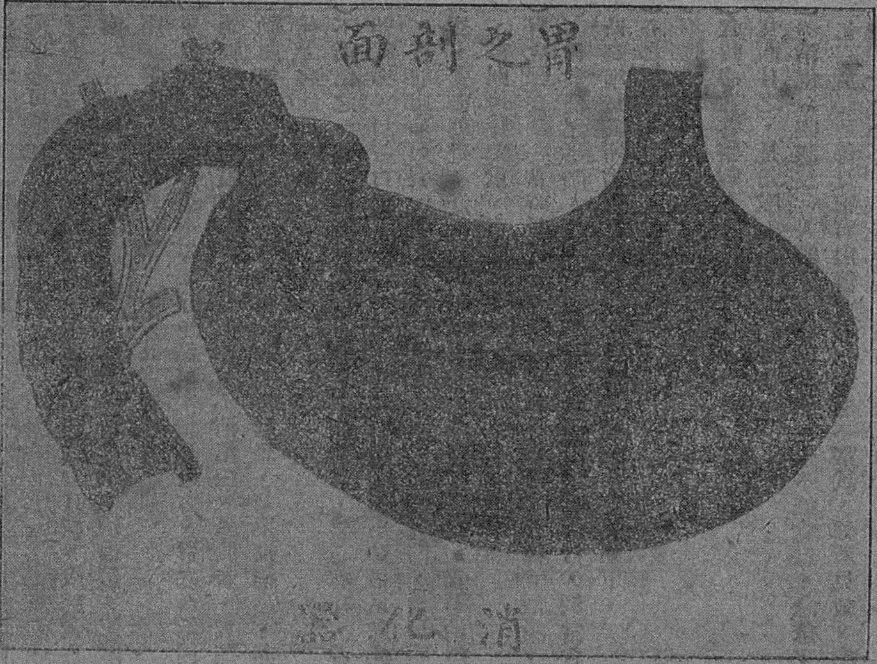

論胃

人龍

胃之本來功能
不消化之原因
不消化之症狀
胃經之保養法
不消化症調護

古諺云、「病由口入」胃爲百病之根、可知矣、然胃本健甚、循軌司職、初無二致、致病之源、欲歸之於腦、何哉、蓋人缺乏消化器衞生之常識、亂食亂飲、不擇善惡、不問須否、必俟痛苦呼救、始惕然知所以欲衞生之理、養生之道、亡羊補牢、時已晚矣、嗟乎、快一時之慾壑、致畢生之莫贖、亦可懼也、

(A)胃之本能　胃屬消化之器、居於腹上、處肌膈之下、其形如一彎囊、長約十至十二英寸、寬脹大小、隨食肌飽、上下有二孔、一端近接食管、名賁門、一端近接小腸、名幽門、食下時由賁門入胃、即有自然蠕動、兼以胃汁、同時消化、施佈全身、其作用略可分三項、

(一)能使寬張大小、適合食物之多寡、胃衣得與食物相體貼、以便略壓食物也、

(二)能便幽賁二門閉塞、禁飲物出而便消化也、

(三)胃有胃汁分泌、使與食物調和、易於消化也、

(B)不消化之原因　凡人一舉一動、食飲居起、勞力憂鬱、皆能阻滯消化、而尤以憂鬱爲最大之關鍵、試觀事大業居高堂者、往往着鉄蹙眉、雖有良好之膳品、亦不足爲其歡、因而罹此症、誠屬不尠、其餘種種、列如次、

(一)食入過多、胃蠕動增加、胃酸充塞胃穴、而感苦煩悶、此種祇要節制飲食、即可免避、

(二)煙酒辛辣、縱之過度、亦足爲其介媒、當其初起、糾正其嗜好、亦可避免、

(三)憂思苦慮、過則精神受傷、因而胃之蠕動力日減、或膳食時以家常瑣事相擾、由此患者、難以爲功、故尤須遷居、使離開其環境、休養其性情、厥疾其庶幾乎、

(四)身體過勞、此由全身各體互相維繫、體既乏力、胃之改縮因而弛緩、不克盡其職、其結果亦爲不消化症、患此者、宜運動腹部、不常作勞、宜慎飲食、不必驚恐、若妄投藥品、非徒無益、而又害之、

(C)不消化之症狀　輕者、覺腹不舒、頭痛脘塞、惡心嘔吐、舌苔膩垢、口苦口燥、腹痛或瀉、此稍有積滯、小孩最易患此、重則頭痛如裂、煩悶懊憹、飲食不納、大便乾結、口臭腹痛、食後更覺不舒、如有覇梗之狀、此停食阻結、宜早治療、否則傳變轉重、百病叢生矣、

(D)胃之保養法　食時毋使太過、必須細嚼慢咀、食後宜散步、不作劇烈之運動、或因所需不足、致大腸失其暢行、則當食時略增於其所需可耳、嘗聞有規定之食例、茲錄如下、

(一)必之所喜者食之、但毋使太過、

(二)不肌不食、不爲定時所拘、

(三)食時必從容整暇、

(四)食而甘之、是爲唯一有效之消化劑、

(E)不消化症調護法　人既患不消化之症、恨不能立愈、急急乎乞靈於藥、每見市有出售此等藥者無不嘗試、終鮮見效、繼則求慎於飲食、又苦於緩、或時食燒鴨醬肉、意求食多、要之此等不但無益、而且加害、所謂自然療法者、仍宜飲食得其當耳、晨起飲清水少許、早餐宜適暢、餐時佐以以新鮮果蔬之流液、又未去原料之穀品、亦爲主要品、其輔佐品、可

隨意選用、則其見效、必百倍於舖張聲譽之藥石、又有食時感覺不歡、常覺脹滿、進以食物、則稍平息、或夜半亥子之時、胃液充溢、則胸脅間煩悶而覺醒、患者宜速治療、使不常發而後可、若因循失治、致遷延而成胃癰、雖非絕望之症、治之亦甚困難、故須防之於早也、茲將預致不消化症之要訣列下、

(一)進食烹調得宜、而食有益之品、食時細咀、牙須時使清潔無垢、

(二)食時從容、勿匆匆然急遽下嚥、

(三)煙酒等宜戒絕、因其不論多寡、悉含刺激性也、

(四)食時不宜談笑、不宜幻想、

(五)生冷之品、不宜多服、毋使胃受奇苦、

(六)身體勞動、精神疲倦時及劇烈運動後、皆不宜進食、

(七)攻瀉止痛、蕩滌消散之藥、皆不宜亂投、

(八)食後宜廣步庭園、不作勞力之舉動、及用腦之事等、

疾病與胃之關係

吳夢徵

百病不足憂　胃氣不旺眞可憂

病退未可喜　胃氣來後眞可喜

夫水爲天一之源、乃萬物之母、故腎水充盈則稟賦豐厚、胃土納旺、則肢體強固、然賦體虧弱者、苟能中土培獲得宜、亦可轉弱爲強、蓋後天得所、奉生化赤、亦足濟先天之不足也、內經有云、營衛之道、納穀爲寶、得穀者昌、絕穀者亡、又曰、人無胃氣曰逆、逆者死、綜觀經義、胃氣之重要、不言可喻、是百病之叢生、未足憂也、胃氣之不旺、乃眞可憂也、諸恙之退舍、未足喜也、胃氣之來復、乃眞可喜也、以胃氣乃中流之砥柱、而後天之根本也、胃納健旺、則正氣自充、正氣充足、則疾病自退、猶天日當空、陰霾紛散矣、否則胃納衰、則正氣虛、正氣虛、則邪勢張、猶朝無良臣、宵小得志矣、奈近世之粗工、惑於子和丹溪之說、忽於東垣介賓法、專以苦寒爲事、淸降是務、而遇正氣虛弱之症、亦往往率進苦寒、不知過進苦寒、易以敗胃、胃敗而正氣傷、疾勢何從退舍哉、是猶濬河者之塞其源、而求其愈遠、灌木者之伐其根、而望其枝榮也、不亦謬乎、

胃病概論（上）

嘔吐

余鴻孫

■考古　諸逆衝上、皆屬於火、諸嘔吐酸、皆屬於熱、風氣客於腸胃、厥逆上出、故痛而嘔、

■分別　口中有聲、兼有物謂之嘔、口中出物、而無聲謂之吐、有嘔吐「淸水」「黃水」「酸水」「苦水」「食」（參反胃）「血」（詳嘔血）「膿」（詳胃脘癰）「蚘蟲」（詳吐蚘）

■病原　有胃陽不足、飲冷傷中、痰濕食積、肝火犯逆、及吸受不正之氣、烟酒過度、（餘詳各門）

■現象　嘔吐淸水、其人靜默、不渴不飲、舌白、脈遲、由于中氣不足、陽虛不能化水、或痰濕中阻、胃不下降、反致上逆、吐酸、以酸而苦渴煩燥悶者屬熱、酸而冷舌白不渴飲不欲食者屬寒、肝氣橫逆、衝犯胃脘、胆汁上溢、所以嘔吐苦水而黃、夏月冒犯穢氣、于是頭重胸悶、頻頻嘔噁、而並無物、是乃乾嘔之象、

■治療　淸水宜人參、白朮、桂枝、乾姜等溫陽氣、生姜、丁香、枳殼等平胃逆、有痰飲者、加半夏、茯苓、陳皮等化痰、吐酸屬熱者、宜重用黃連、輕用吳萸、及逍遙散等、屬寒者、須吳萸、干姜、豆蔻、藿香、砂仁等、病久

加人參黑草、肝氣衝胃、用小柴胡湯治之、乾嘔用芳香之品、如藿香、佩蘭、佛手、枇杷葉、橘紅、姜汁等、酒醉嘔吐、青果煎湯飲、煙醉用鹽湯、

調理 凡嘔吐之後、雖經治療平復、然胃氣大傷、消化必呈不良、宜少食靜養、

反胃

考古 病人脈數、數爲熱、當消穀引食、而反吐者、何也、師曰、以發其汗、令陽氣微隔氣虛、脈乃數、數爲客熱、不能消穀、胃中虛冷故也、胃氣無餘、朝食暮吐、變爲反胃、寒在於上、醫反下之、今脈反弦、故名曰虛、

分別 早日暮吐、暮食早吐、是謂反胃、食已即吐、則爲胃火、

病原 元陽衰微、飲冷過度、或火熱內蘊、

現象 脾弱胃寒、不能消化、故早食暮吐、或一二時而吐、或積至一日一夜、脘中脹滿、不可忍而復吐、吐出原物不化、兼吐酸水、倦怠無力、面黃色萎、形寒怯冷、冷涎頻吐、脈沉遲或弦數無力、若食入即吐、而物已腐化、口渴煩熱、脈浮而洪、此乃胃熱上衝、多見牙痛齦宣、腮頰頤腫等症、

治療 反胃病宜附子乾姜肉桂吳萸丁香砂仁等、溫養陽氣、甘艸白蜜半夏茯苓沈香橘皮陳香橼皮等養胃、腎虛者八味丸、脾虛者六君子湯、胃有火者、初起宜大黃黃連蘆根茆根竹茹生姜等、久延入人參歸身白芍生地等滋胃陰、

調理 反胃初愈、切勿食粥、恐傷胃舊病復發也、每日飲獨參湯、無力者用陳米煎湯亦可、

噫氣

考古 人之噫者、穀入于胃、胃氣上注於肺、今有故寒氣與新穀氣、俱還入于胃、新故相亂、正邪相攻、氣幷相逆、復出于胃、故爲噫

分別 歲者有聲無物、頻頻噫氣、乃氣病也、

病原 或胃惡氣、宿食痰濕、氣虛不運、

現象 噫聲頻密相連有力者、爲實屬熱、症必兼腹滿、或小便不利、或大便不通、若半晌噫一聲而無力者、爲虛屬寒、

治療 熱症以攻熱爲主、如通草、竹茹、柿蒂、蘆根、實症大便不通、加大黃芒硝、小便不通、入猪苓滑石、寒症以橘皮、丁香、桂心、附子散寒、甘草、人參等補虛、寒熱夾雜者、橘皮、竹茹、丁香、柿蒂同用、夾宿食者、加山查、麥芽、神曲等、惡氣用藿香、佩蘭、蘇梗等芳香之品、

調理 噫氣平後調理、與反胃同法、勿食生硬、勿飲冷水、

呃逆

分別 呃逆者、喉胸間呃呃作聲而無物也、

病原 有寒、熱、虛、實、火、痰、水氣、

現象 寒呃聲低怯而不能上達於咽喉、時作鄭聲者、多見於病後、或病重時、熱呃聲亘脈數、譫語便不通、爲實熱、舌光紅脈數無力、口糜煩昏厥者爲虛熱、痰閉於上、火動於下、忽然呃逆、神昏吐涎、此屬於痰火、呃而心下悸、或由飲水太過而作、此由于水氣、肥人手足冷、惡寒便瀉、飲冷即呃、多屬痰濕、

治療 寒者以丁香肉桂刀豆子爲上、正虛者合理中異功等方、實熱以通便爲主、如川軍、黃連、黃柏、芒硝等、虛熱者甘寒生津、如人參、西洋參、花粉　柿蒂之類、痰火以黃連、姜汁、山梔、痰濕以茯苓、半夏、廣皮、厚朴、木香等藥、水氣當利水如猪苓、茯苓、澤瀉等、

嘔血

■分別　血忽上冲、不借咳嗆而吐者、

■病原　肝火、損傷、房勞、

■現象　暴怒肝火沖胃、胃中熱甚、逼血妄行、面赤頭疼、間吐黃水、酒後嘔甚出血、飲食太過、不能消化、煩悶强嘔、因傷胃口吐血、或跌撲損傷、嘔吐紫黑血、男子精未充而御女、而成虛勞失血、血色每晦淡不鮮、漸至形瘦骨列、

■治療　血熱而嘔者、犀角、生地、丹皮、赤芍、茜草、柏葉、食積用枳實、山查、扁豆灰、內金等、跌撲以祛瘀爲主、如桃仁、大黃、丹參、赤芍、延胡索等、房勞血色㿠黯者、當用溫補、如甘草、炮姜、淮藥等類、溫理中氣、陰傷者烏雞丸、

■調理　嘔血乃各種誘因、鼓激胃中之血上湧、症頗危殆、患者務宜戒惱怒、斷色慾、寡思慮、免勞役、服藥靜養、庶可告痊、

（未完詳本期）

食物之研究

沈靜珠

◉動物性食品與植物性食品

吾人之食物、取自動植兩界、動物界之食物、以禽獸魚介卵乳等爲主、植物界之食物、以穀類根塊野菜果實爲主、此兩界之食物、莫不有營養素、其由消化器吸收而入於組織之內、作用亦無不同、惟其植物性之食物、則含水炭素有餘、而蛋白脂肪饋缺、此外尙有一差異之點、卽動物性蛋白較植物性蛋白易於吸收是也、

◉混食之必要

所謂混食者、謂植物性食物與動物性食物混合而食也、欲使營養狀態善良、不可不於蛋白、脂肪、含水炭素之三養素、採得適當之分量、而欲自一種食物採得三養素之適當量、其事至難、故我人之食物、宜由動物性食物以採得蛋白及脂肪、由植物性食物以採得含水炭素、如是則三養素皆得其宜、此混食之所以必要也、

◉食物之營養價值

食物雖有種種、而要以適於營養爲主、故其成分是否含有蛋白脂肪含水炭素等、固不可不知、而尤當熟察此等養素、是否能適於營養、例如麥飯與米飯比較、米之蛋白含有量、僅爲六、五八%、大麥則爲九、九%、然自消化器所吸收觀之、米之蛋白被吸收者、七九、三%、麥則僅四〇、七%耳、故米之蛋白量雖少、其營養價值、不能不謂其較大於麥也、

◉嗜好品

食鹽砂糖醬油醋椒酒菸等食物之香味佳好、或專爲嗜好者、謂之嗜好品、蓋所以增佳香味、刺戟舌之味覺、使消化液之分泌可因之而盛、然加之過度、則非徒無益、而轉有害、此亦宜注意者也、

◉食物之吸收

吾人所食之食物、蓋入腸胃後卽營消化、由胃壁吸收入於血液、以養身體而持續生活者也、使無消化吸收、雖有美味、亦無裨於身體、故消化器之健否、關係最巨、若不注意於養生、而自弱其

消化之作用、惟於食時用健胃藥、或消化增進劑等以求補救、則大非所宜、又胃腸之狀態、亦有並非疾病而不能吸收一定之食物者、如初生兒雖係健全、固其消化器未嘗分泌消化澱粉用之消化液、故與以含有澱粉之食物、不能消化、既不足以養其身體、反因異常之分解而有害於健康、

腸胃雖健全、而因食物之種種事情、消化吸收之度、遂以不同、如肉中之蛋白質、與豆之蛋白質、雖同為蛋白質、然肉中之蛋白質、其消化吸收常較豆中之蛋白質為易、此蓋因其構造不同之故、豆之蛋白周圍有木纖維之被膜、足妨消化之侵入、使蛋白與消化液不易接觸、反之肉之蛋白、固無此種被膜、故善與消化液合、消化良否之分、即由於此、

同一食物、新鮮者與乾燥者、或鹽漬者、其消化之度亦異、大抵新鮮常易消化、又同一食物、亦因切片之大小而異其消化之度、雖大片者自宜細嚼、然終以細片者消化較長、如馬鈴薯之磨碎成粉者、其蛋白質之吸收者八〇、五%、不消化吸收而由大便排出者、九、五%、若切成大片、則吻收者僅六七、八%、而不吸者乃至三二、二%也、

多食與少食、於消化吸收之良否、大有差別、少食則消化液之量足、故易消化、多食則否、且多食又有食物滯留過久之虞、因之起異常之分解、致其生產物為害於消化器、此外尤易起胃擴張之病、更造消化不良之原因、

我人所食之食物、蛋白脂肪含水炭素三者、雖不可或缺、然一方過多、則足使他物吸收不良、如食澱粉砂糖等之含水炭素時、同時多食脂肪、必且妨害前者之吸收、又味之美惡、亦關係於消化、蓋味美可以亢進消化器之分泌、善於消化、味惡者於雖無不能消化吸收之理、但其時間不得不較長、

◉烹飪之必要

欲使食物之味美、不能不有賴於烹飪、故烹調而後食、決不宜斥為奢侈無益、若美食而不惡味、是謂不知食物之利用法、而植物性食物、必須烹調而後食者尤多、且烹飪之功、并能殺附於食物之傳染病及寄生虫等、使之無害、存在於食物中之毒物、亦因烹飪得宜而可以免害者、此烹飪所以為衛生上之不可缺也、

◉食物之溫度

我人雖亦能以七十度之熱物與零度之冷物、入之於口、然過熱過冷者、均有害於齒牙、且足損胃、故以不食為宜、其最適當者、為與體溫相等之溫度、即三十七度是也、然食物之溫度、亦與味大有關係、如湯類之味、須稍溫者方美、故不可不略高於體溫、由是可知其反面亦有須較體溫四略低而味方美者、要之凡百食物之溫度、不必強之使近於體溫、唯至高不可超過五十度、至低不可降至十度以下也、

◉食物之危險

食物之危險、不可勝述、有毒物與腐敗物外、不消化而粗大者、亦有損害腸胃之虞、又起腐敗變化時、隨之而起之細菌、不可使入腸胃、致更益增殖、而發生胃瘍、此外傳染病毒與寄生虫、尤為吾人所最宜注意、此二者、多自動物性食物而來、而尤以肉類為最多、植物性食物無含傳染病毒者、寄生虫即以用糞便為肥料故、植物較動物為多、故宜洗淨而後食之、然植物性食物、其危險實較動物性為少也、

胃病概論（下）

余鴻孫

吐蚘

□分別　食即吐蚘、疼痛、甚者厥逆、

□病原　飲食不謹、濕熱阻留、而生蛔蟲、有寒、熱、寒熱錯雜、

■現象　脘腹痛陡然而來、截然而止、面色忽靑忽白忽紅、脈遲數無定、大抵屬寒者手足厥逆、吐出之蚘、色淡白、屬熱者、蚘多赤、而且多跳動不已、寒熱交錯者、靜而復時煩、

■治療　此症大都寒熱交錯、故用藥治療、總以烏梅丸爲主、不外烏梅、川椒、黃連、乾姜等、虛者加人參、寒者重用川椒、干姜、熱者重用黃連黃柏、不應則用甘草、鉛粉、白蜜等誘而殺之、至如使君肉鶴蝨榧子雷丸等其力微矣、

■調理　蚘蟲病小兒多患之、良以飲食生冷油膩不節、產生濕熱、胃失消化功能、蟲乃寄生、愈後以節飲食爲第一義、愼寒熱、戒五味、

脘痛（即胃氣痛）

■分別　脘部疼痛、時作攻脹、不欲飲食、

■病原　喜飲寒冷、食吃水菓、胃受寒氣、過食炙煿高粱、胃受熱毒、憂鬱恚怒、肝橫剋胃、胃失降和、

■現象　受寒者、脘部隱隱痛無巳時、互見反胃症象、厭食萎疲、受熱者、陣痛陣吐、吐出苦黃水、煩亂悶逆、肝氣犯胃者、泛吐不能食、食則脹痛更甚、脘部氣作左右上下攻築、

■治療　寒者溫之、桂枝、蘇葉、丁香、厚朴、蒼朮等是、熱者淸之、竹茹、黃芩、黃連、連翹等是、肝病當治肝、香附、鬱金、川楝、烏藥、靑皮、佛手、以舒肝之氣、烏梅、白芍、木瓜以斂肝之陰、

■調理　病從口入、故當以擇食爲重要問題、而肝氣痕逆、宜以怡養性情、切勿鬱憤、以檸檬佛手香橼泡茶、尤妙、

關格

■考古　陰氣太盛、則陽氣不能營也、故曰關、陽氣太盛、則陰氣弗能營也、故曰格、陰陽俱盛、不得相營、故曰關格、關格者、不得盡期而死也、

■分別　胃囊如關門格拒、而飲食不得入內、

■病原　胃陽不展、胃陰竭絕、或酒、鬱、痰濁所致、陽氣虛不運者、不飢不食、食則脘痛反吐、而脘部飢餓異常、身形日疲、陰液虛不潤者、咽道乾澀、食梗不得下、口渴舌紅乾燥、肌膚焦枯、情志不快、持酒解悶輩、往往成之、

■治療　關格病成、調治不易、大要以陰陽二字爲歸、陰虛者、則用甘寒生津之品、如沙參、麥冬、熟地、杞子、白芍、洋參、生梨、甘草、花粉等類、陽虛者、則用甘溫濡養之品、如人參、甘草、巴戟天、肉桂、冬朮等、或互相調濟用實症之、可兼入化痰濁解酒毒之品、

胃脘癰

■分別　嘔家有癰膿、但嘔膿而不咳、知非肺癰、而爲胃脘癰、

■病原　死血留滯胃囊、或憤怒太過、或食不潔有毒之物、

■現象　脘部疼痛、按之愈甚、舌苦經久不退、色黑垢膩、口中作甜、其氣穢濁、不能飲食、是即胃脘發癰之象、至嘔膿水、癰巳潰矣、

■治療　初起宜祛瘀敗毒、如大黃、芒硝、當歸、赤芍、甲片、桃仁、紅花、銀花、連翹等品、出膿則宜排膿爲要、如忍冬、連翹、苡仁、瓜子、丹皮、赤芍、草節等類、虛人可加黃耆、黨參、甘草、瓜蔞、和養胃家、膿淨自愈、

■調理　須多飲流質、以枇杷葉露、米飲湯代茶頗佳、

（待續）

丁甘仁先生遺著真跡

人身之顛平胃氣豈不大哉

◎生質之輕清者爲氣

◎生質之重濁者爲血

飲料之研究

飲水入胃與身體有重要之關係

保持適當之溫度
蕩滌體內之毒質
果汁爲最良之飲料
酒精乃召病之靈符
婦女烹茶之不合法
衛生家之長壽良法

謝九香

吾人須臾不能暫止之動作、厥惟呼吸、此不獨人類爲然、即彼鱗介之屬、亦必時浮水面、以呼吸空氣、蓋不若是、即將失其生命也、然於呼吸之外、又有一最緊要之事、爲吾人不可或缺者、則水是已、有水而無空氣供呼吸、因足致命、然使僅有空氣、而無水供飲、亦決不能生存於世也、

保持溫度　攝生要旨、首當保持適當之溫度、吾人無論赴北極熱帶、而體溫必在九十九度、否則即足致病、凡身體健康之人、或蹲坐火爐之旁、或跋涉冰雪之地、而體溫決無更變、是得水之力焉、方吾人經運動後、略待少時、然後坐於烈日之下、則此時吾人體內之水、流動非常迅速、所以使血液冷透、以待吾人由運動及烈日所曝而得之熱度輸入、以免增高溫度耳、方吾人口渴時、亦因體內各種生活機能、方在燃燒、而水之輸入、以解熱也、

吾人需飲料之最要理由　雖然、綜上所述、猶不足盡吾人藉水流動以生存之要理也、吾人生世、一日三餐、以及零星食物、任意大嚼、一一輸入體內、其中不無含毒性之渣滓、若不速行除去、即足致吾人於死地、人以呼吸爲生命者　其重不在吸入、而在呼出、如於人體有害之氣質、如炭氣等、即不容其片時居留體內也、然無形之毒、固可由肺部竭力除去、至於體內實質之毒物、豈亦將藉兩肺之力、呼出而飛揚於空氣中耶、是則不得不有賴於水之滌蕩融化、而攜之以出矣、故吾人需流動水者、以需時時繼續洗濯體內也、

洗去體內之毒物尤重於沐浴　洗濯之道、世人類能道之、然以爲僅及皮膚口齒已足、夫能時時洗濯皮膚等、固一良好之習慣、不過彼不喜沐浴而享高壽者、亦實繁有徒、然未聞有不洗濯其體之內部、而能生存者、洗濯體內之道如何、惟飲而已、吾人之飲、乃所以洗濯體內、使之清潔也、水由口而入、經行體內、如一蜿蜒之長溪、頃刻即注入血液、然後被血挾之週游全身、尋覓各機能中存在之毒物、如吾人平日康健之時、此類毒物、被水融化甚速、方水爲血之復返此處時、水即乘機挾此污物、共同排洩出外矣、猶之吾人沐浴、先以手指潤水向皮膚摩擦、少頃、即有無數如螞蟻大小之黑點出現、然後以水一澆、則此無數之黑點盡去、而皮膚纖白如常、

有智識與無智識之飲料　洗濯內部之功既如是、惜世人多不注意之、其於飲也、每作無意識之舉、喜飲種種不適當之物品、以致缺乏洗濯內部毒物之能力、遷延日久、即用水亦難融化、且不易蕩除之、自此逐漸長大、大肆活動於體內、遂爲疾病之根原、生命之大敵、

新鮮清水之難得　水固不愧爲飲料之最善者、特欲於近今之時、求一眞正新鮮之清水、誠不易得、化學家所取提揀之水、大都呆滯而鮮生氣、飲之亦殊乏味、他若自山泉中湧出、流入光明清潔之長溪澗中之水、較爲妥善、因其中有新鮮空氣融化在內、最宜於飲、然此僅少數人民、得享此權利、吾儕則如何、

良好之飲料即爲果實——葡萄橘子　邇來城內居民、能得一良好飲料、既無可怖之微生蟲、而又遠勝於含水晶質之山泉、此飲料

爲何、即果汁是也、如以果汁爲飲料、無時不宜於人、因各種果實、含肉甚少、大都皆爲水分也、

果子鹽之價値　果實之市價、現時並不豪貴、費十枚之銅元、即可購紫葡萄一球、他若橘子一項、亦美且廉、誠吾人最美最妥最滋潤之飲料也、且果汁不僅含水、而水中又含有鹽質、此乃果實採自植物之根際、而根際則採自泥土者也、此類鹽質、於我人身體上甚有價値、名曰果子鹽、普通果實中、盡備此物、飲之善排除體內之毒物、功用遠勝於常中水、

一杯茶之分解　果汁之外、世人所用爲飲料者、厥惟沸水、以其已無微生蟲生活其中也、又以其僅能療渴、而不足振興精神、故牽攙入茶葉與咖啡、因其各含有茶精及咖啡精等奮興劑也、吾人飲茶一杯後、頓使三物合、一曰水、二曰熱、三曰茶精、有此三物、遂覺心神非常愉快

婦女烹茶之惡習　我國印度錫蘭日本等、盛產茶、乃採茶樹之葉、以火蒸乾者也、惟其爲葉、故於我人不無損害、最好莫若置茶於熱杯中、亟以純粹沸水注入、三分鐘後即揀去茶葉、如是則茶精旣已泡出、而葉內所含之樹皮質、尙未發出、飲之有益而無害、每見冬日一至、婦女輒喜以茶壺、配以坐盤、下置炭火、緩緩蒸燉、雖免飲時之冷、其如葉內之樹皮質、悉數蒸出何、欲其疾病之不生、身體之健康、烏可得哉、因之近世衛生家、有提倡不飲茶之說、此不過爲婦女說法、實則如果泡製合法、不將樹皮質蒸出、決無絲毫之損害、

咖啡便人終夜不倦　咖啡製自果實、故不含樹質、惟含有一種油質、嗅之生激烈愉快之感覺、名曰咖啡油、飲之不甚毒、特咖啡之爲興奮劑、尤烈於茶、如夜間飲此、直可保持終夜不倦、故少年不宜飲之、如必欲一試、可與他種飲料、如牛乳等同飲之、

牛乳亦飲料也、惟飲之易飽、功用與食物同、故當列入食物類中、不復在本篇贅述、若茶若咖啡、斯可稱爲單獨之飲料、以其無食物可能也、然亦有人飲時加入糖或牛乳者、

飲鴆豈能止渴　吾人須知渴者、需水也、含水之外、無須他物治療之、乃有多數之人、每渴必飲與水迥異之液體、如酒精等、愈渴愈甚、此非療渴、直盼望疾病之惠臨耳、夫酒精已身爲最渴之物、飲之不特不能撲滅體內之渴、反增長其高度、如猛烈之酒精、一入體內之後、即週行全身、所經之處、必將血中之水分盡行吸乾而後已、試於睡前、飲火酒若干、則終夜覺非常燥渴、翌晨不特不欲目覩火酒、即連飲清水無數、亦不足療彼渴慾矣、

衛生家之格言　酒精之烈如是、故智巧之人、必屏絕之、彼等大都飲良善之飲料、如水果即其一也、是以彼等之壽命、與健康、自必遠勝於鄰居之不知衛生者多、推而至於天空之鷹、陸地之象、深山之虎、大海之鯨、皆著名之飲水專家、而各享高壽者也、歐洲有一壯士曰卡本得者、研究飲料之學、垂二十年、終歲無疾病、其康健幸福、雖南面不與易也、人或叩其法、則曰、我無他術、惟終身未嘗嘗過一滴之酒精而已、（按、本篇所稱酒精、任何酒類、均包括在內、）吾少年欲謀健康與高壽乎、曷師卡氏法、

孔子養胃法

魚餒不食
肉改不食
失飪不食
不時不食
色惡不食
臭惡不食
割不正不食
不得其醬不食
惟酒無量不及亂
沽酒市脯不食
不撤姜食
不多食食不語

討論久病遺精之原理治療答湯君

雲舫

▲青年注意攝生

埋首苦學　則心病遺精
淫慾過度　則腎病遺精

精中所含一點纖微溫度、爲生人祖氣、故經云初生之來謂之精、男女媾精、陰陽和合、神氣相感、莫或使之、而若或使之、究其實跡、乃心火下交、坎離既濟、是媾精爲心腎相交、即遺精爲心腎不交、故遺精非心病不交於腎、即腎病不交於心、腎關不固遺精、夫人而知之矣、心神不守遺精、前賢間亦悟及、終未透澈、是可證之經文、經曰、思想無窮、所願不得、發爲精痿、及爲白淫、此非心病遺精之彰明較著者耶、病者埋首苦學、窮極心思、又不好運動、無以舒發菀結之氣、心病遺精、固其所矣、且年十二即犯手淫、査男子十六腎氣始盛、先天陽氣、始化氣至於胞中、陽動陰應、任督交會、血從氣化爲精、故經云二八腎氣盛、天癸至、精氣溢瀉、故有子、是二八乃精氣方充之時、病者二八以前、即犯手淫、斲喪太早、較之成人、殆尤甚焉、故雖覺悟倘早、懲前毖後、然患遺精閱七八年不能愈、二十許人、即現內虧、來日大難、不寒而慄、由前一說、爲心病遺精、由後一說、爲腎病遺精、而病者兩犯之、總之腎病心病、心腎合病、久病無實證、不離乎虛者爲近是、虛宜補、經云、精不足者、補之以味、又云、陰陽形氣俱不足者、調以甘藥、來函云、初服知柏不效、服桂附亦不效、繼服歸脾丸遠智丸、似效不效、後服葛氏保眞湯爲丸小效、然終不愈、竊知柏苦寒傷陽、桂附辛烈傷陰、與補之以味、調以甘藥之旨不合、如之何能效、歸脾丸遠智丸、求之虛、求之必腎、似近之矣、而庸腐雜沓、板滯不靈、所以似效不效、葛氏保眞湯、類彙補藥爲劑、雜沓尤甚、識小效者、乃病者競業自持、年幼精氣易服、非藥之力也、然則治之當奈何、曰補之以味、調以甘藥、於內經得其理者、於金匱千金外臺均可得其方、金匱虛癆門治遺精、有桂枝龍骨牡蠣湯、桂枝湯於外證得之爲解肌、內證得之爲補虛、倍芍藥加飴糖名小建中湯、爲虛癆陰陽俱竭無可下手之主方、此即補之以味、調以甘藥也、加龍骨牡蠣、交姤水火、收斂浮越、以治心腎不交之遺精、面面周到、又外臺載小品治虛癆浮熱汗出、前方去桂加白薇附子、名二加龍骨湯、淸上溫下、一方兩扼其要、藉以治心腎不交之遺精、尤爲周匝、且可求之千金、後天之穀氣充、斯先天之精氣足、穀中含有二要素、一精氣、一悍氣、即經所謂營者水穀之精氣、衛者水穀之悍氣是也、孫氏透明此理、於建中湯對面、悟出炙甘草湯一方、彼用剛藥建中陽、而以助精氣之糖馴之、此以柔藥培中、而以助悍氣之酒鼓之、彼用剛中之柔、此用柔中之剛、有調營復脈之功、無助火刼津之弊、藉以治心腎不交陰虛陽浮之遺精、誠爲透過一層、以上三方、桂枝龍骨牡蠣湯爲正法、（桂枝芍藥生姜龍骨牡蠣甘草大棗）二加龍骨湯爲活法、（即上方去桂枝加附子白薇）炙甘草湯爲變法、（甘草桂枝生姜麥冬麻仁大棗人參阿膠地黃淸酒）化而裁之、頭頭是道、而何遺精之不愈哉、至若後泄補陰用知柏、即前方加白芍白薇意也、用桂附壯陽、即前方用桂枝附子意也、歸脾奉心化血、遠智由腎交心、即前方龍骨牡蠣意也、究之古人用之靈活、今人用之板滯、古人用之建中、今人用之傷中、古人用之養陰啓陽、今人用之戕陰賊陽、雖其中間合病機、間有可用、要爲變中之極變、至若彙集補藥爲方、此乃病後調攝、非方病時起死回生之劑也、而尤有一言爲病者告曰、人身中即有大藥、如臨深淵、如履薄冰、前有猛虎、後有毒蛇、勿俾成習慣、愈遺愈虛、愈虛愈遺、丈夫之行、取之桑榆、節飲食、適寒溫　愼

起居、而以上三方進退於其間、病其庶幾有豸乎、

(按)上文所述、於遺精原理、頗有見解、所選之方、凡久遺無夢者、極合、

內腎外腎睾丸在人之功用

張錫鈍

人身之實驗、西人最精、然西人謂內腎但能濾水、不能化精、與外腎之作強、毫無關涉、此囈語也、蓋西人但知重實驗、而不知重理想、但知考形迹、而不知究氣化、故西人論內腎外腎睾丸之綿造、歷歷如在目前、而所詳者、惟血脈管也、回血管也、精管也、溺管也、除諸管之外、而別無所發明也、被蓋見外腎精管、與內腎絕不相通、遂直斷其不相涉也、夫人之始生也、胚脂初結、天一生水、腎臟先成、左右兩枚、皆屬於水、而包腎之脂膜、連於脊椎十四節下、自下數七節之上、是爲命門、中生相火、位居兩腎之間、兩腎屬陰、通任脈而主水、相火屬陽、通督脈而主火、合爲坎卦、以總司下焦水火之氣、下焦之精血溺諸管、得此水火之氣主宰之、而後能各盡其用、猶如火車一切諸機輪之運轉、皆水火之氣所鼓動也、西人能創造火車、藉水火之氣、以成其利用、不知人身之利用、亦在水火之氣、因人身水火之氣、原非剖驗所能得、而又不能默契精微、參以理想、故但循其迹象、而覺謂內腎與外腎及睾丸不相涉也、且西人謂精係血之所化、然非血自能化精、亦必藉腎與命門水火之氣、以醞釀之、不但此也、西人於外腎論之詳矣、而仍有未詳之處、丹家謂外腎精管溺管之外、猶有行氣之隧道、當媾精之時、男女之眞氣、可由此交換、以互相有益、故人之色慾不過度者、轉有裨於衞生、而深明陰陽互生之理者、雖高年夫婦、亦同登仙籙也、(未得師傳者切莫認爲採鍊之術)蓋內鍊家當督任通明之時、返觀內照、纖毫備見、故能於臟腑經絡微妙之處、言之鑿鑿、遠勝於西人剖解之學也、按西人謂精爲血之所化、語甚膚淺、夫生精之處、在大腸之前、膀胱之後、有脂膜兩片相併、男爲精室、女爲血室、其脂膜與臍下氣海相連、前任後督相通、任脈輸血、存於其中、以滋潤下焦諸經脈、氣海中所藏之元氣、先天之君火也、有時其氣發動、命門相火、亦隨之而動、則外腎勃興、此時腦中元神、自然知覺、若因知覺而慾念一生、元神即隨督脈下降、至精室與元氣會合而化精、此精室之血、所以能化精之實際也、爲精爲元神元氣之所化合、故在人身最爲珍重、以此生育子女、傳我之血脈、並傳我之性靈也、試當房事將瀉身時、腦中必有異常之感覺、此上下相關之實驗也、至睾丸、西人謂係藏精之所、(剖驗之內實無精)而實藏下焦之眞氣化、以助腎爲作強之用也、其近脈通於氣海、其遠源亦通於腦際、觀於因傷睾丸殞命者、其腦頂必紅透血色、是其明徵也、

鼻鼽鼻淵

黎甫軍

□原因　腺病性人體、吸入塵埃、及炭養氣過久、循環器障礙、副鼻腔蓄膿、或濫用烟酒而發、其因急性鼻加答兒反覆侵犯而發者尤多、黴毒亦常發本病、

□症候　鼻根部疼痛、鼻腔閉塞、嗅感遲鈍、聲音帶鼻音、鼻腔黏液濃厚、如膿樣或稀薄而量多、有時分泌物帶臭氣、是名臭鼻、又有併發反射的神精病者、多於肥厚性鼻炎見之、其主要症候、爲喘息、神經衰弱、目疾、易於流產等、

□療法　鑑其全身狀態、與强壯劑、最要在局處療法、鼻腔內有潰瘍者、行硝酸銀棒之腐蝕法、又行轉地療養、以謀身體之强壯、魏玉璜曰、沈晉培、年三十許、患鼻淵、黃濁如膿、時醫以爲風熱上淫、與薄荷、辛夷、川芎、蒼耳、白芷、蔓荊、治之不效

、反增左邊頭痛、所下涕、亦惟左鼻孔多、就診曰、此肝火上炎爲疾耳、與生熟地、杞子、沙參、麥冬、十餘劑而愈．是症久則致成勞損者有之、立齋以前、未詳肝腎之治、國朝諸老、始漸講明、然多雜耆朮桂附、惟集靈膏一方最善、治法彙載之、但云吳中一醫、用之所向神效、是其知其然、而未知其所以然也、故守兎園一冊、覆餗多矣、

魏玉璜曰一瞽者、徐姓、年三十來、鼻淵年餘、醫亦與辛散、服之覺反甚、遂堅守不藥之戒、後遇予、教服集靈膏十餘帖而愈、

張景岳曰、治衆辛散、多不見效、莫若但清陰火而衆以滋陰、此卽高者抑之之法、故常以淸化飲、加白蒺藜、五錢或一兩、蒼耳子、二三錢、每獲愈、

有人患鼻中有瘜肉、垂出鼻外、不聞香臭、用瓜蔕、細辛、等分爲細末、以綿包如豆許、塞鼻中、須臾卽通、瘜肉化爲黃水、滴點至盡、三四日愈、又聖惠方、用陳瓜蔕以羊脂和、傅上日三次效、（醫學綱目）

一婦人、患偏頭痛、一邊鼻塞、不頭香臭、常流淸涕、或作臭氣一陣、治頭痛之藥、靡所不試、罔效、人莫識其病、有以爲腦癰者、一醫云、但服局方芎犀丸、不數十服、忽作嚏、涕突然出、一錠稠膿、疾愈、

衄血

黎肅軍

□原因　結核初期、心臟瓣膜病、鼻加答兒、肝臟硬化、出血性血液疾患、急性傳染病、鼻梁打撲、頭部鬱血、又有因心身過勞、成常習性、衄血者、處女當月經時、亦或爲代攝性月經而發、

□症候　爲鼻黏膜出血、無他種異狀、且有衄血、而反覺心身爽快者、然貧血者、發本病則眩暈耳鳴頭痛、全身倦怠、屢屢失神、

□療法　出血之鼻腔注入冰水或醋水、近頗用溫湯之注入、出血過劇、不能以普通方法防止者、以配魯氏管、施鼻腔之栓塞止血法、

張杲曰汝州、有保正趙溫、衄血已數斗、昏困欲絕、張使人扶掖、至鼻血如簷滴、張謂治血莫如生地黃、遣人覓之得十餘斤、不暇取汁、因使生服、漸及三四斤、又以其滓塞鼻、須臾血定、又癸未姊病吐血、有醫教用生地黃自然汁、日服數升、三日而愈、有一婢、半年不月、見釜中餘汁、輒飲數杯、尋即通利、其效如此、

一人鼻衄大出欲絕、取茅花一大把、水兩碗、煎濃汁一碗、分二次服立止、（良方）

李嗣立、治趙季修赴龍泉知縣、單騎速行、時值盛暑、未幾患鼻衄、日出血升許、李教服藕汁、生地黃膏方、趙云、某往年因赴銓曹聽選、省前急走數回、心緒不寧、感熱、驟得鼻衄之證、尋叩臨安一名醫、服藥遂瘥、謝以五萬錢、臨別時再三囑云、恐後時疾作、萬勿輕信醫者、服生地黃藕汁之藥、冰冷脾胃、無藥可生、半月易醫無效、李乃就此方隱其藥味、俾服之、三日疾愈、趙問曰、此藥如是靈驗、得非與臨安醫之藥同乎、李笑曰、卽前所獻之方也、趙歎曰、前醫設爲詭謀、幾誤性命、微君調治、吾其鬼矣、（續醫說）

許楣曰、余繼室、自幼患鼻衄症、來歸後、無歲不發、甚者耳目口鼻俱溢出、至淡黃色始止、凡外治內治之法、無不歷試、每發必先額上發熱、鼻中氣亦熱、近二十年來、每覺鼻熱、余以喩嘉言淸燥救肺湯投之、二三劑後、卽覺鼻中熱退不衄、或投之少遲、雖發亦不過略見微紅、蓋此方最淸肺胃之熱也、惟人參一味、余用西洋參、或加鮮生地、勢已定、則用乾生地、附記以備醫者臨症酌用、

王叔權云、予年踰壯、寒夜觀書、每覺腦冷、飲酒過量、腦亦痛

齒、後因灸顖會穴而愈、有兵士、患鼻衄不已、予教令灸此穴即愈、有人患頭風、亦令灸此穴即愈、但銅人明堂經、只云主鼻塞不聞香臭等疾而已、故予書此、以補其治療之缺、

驚人之腦膜炎

蘭遠

西醫所謂之腦膜炎也者
即中醫所謂之春溫伏熱

各處發炎腦脊髓膜炎急性症、中西醫如鯽之時、少精確應驗之療治、危孰甚焉、查中名春溫伏邪、西名腦脊髓膜炎症、此症觸一種癘氣、在人身內產生菌毒、病人滲出物、及穿刺脊髓液、發現雙珠菌、或連鈕球菌、彼此傳染、爲此病之原素、伏思今年節候未至而至、空氣溫燥、加以外吸瘴毒、由肺運入、醞釀而產病素之雙球菌、或連鎖球菌、菌毒忽聚集脊髓、腦腑、心房、加以肌膚被風寒縛束、故病發寒熱、頭痛如裂、口噤暈厥、四肢抽搐、夫霍亂邪中濁道、此時疫邪中淸道、多半由病人本身空虛、含有內邪所召、內經云、冬傷於寒、春必病溫、爲內少強病實言也、遭時疫傷人迅速、即葉氏溫邪上受逆傳心包之謂、

〔預防〕潔淨居室及飲料、保護體溫、而以甘菊、桑葉、銀花、橄欖、玫瑰花、泡水當茶飲、淸熱解毒、滑腸散火、而一切濁酒肥濃、房勞辛苦均宜禁、

〔療治〕如不幸有以上病狀發現、西醫對症療治、用冰囊治頭痛不宜、恐熱毒愈遏愈深、惟廿汞輕瀉臭素加里安知必林淸熱、與病情尚合、中醫辛溫藥品不宜、如銀翹散（銀花、連翹、桔梗、牛蒡子、薄荷、竹葉、荆芥、生甘草、淡豆豉、）涼膈散（大黃、芒硝、甘草、連翹、黃芩、山梔、薄荷、竹葉、）酌病情輕重出入、至重者牛黃丸、至寶丹、（藥舖備）初病以『紫金錠』磨服、頗驗、

可怖之蛔蟲

趙汝調

■爲小兒唯一之勁敵

▲詳述產生情狀
▲蛔蟲病之症象
▲防止蔓延方法
▲以及除蟲藥品

寄生人體蟲類中、以蛔蟲最爲吾人所熟知、吾國有此蟲者最多、西洋則不然、醫生於檢查大便時、如發見蛔蟲卵子、則頗以爲奇、故蛔蟲之分布密度、各國不同、歐洲各國、密度最薄、吾國及日本分布最濃、以地言之、市都薄於鄉村、溫帶薄於熱帶、寒帶又薄於溫帶、以時言之、秋冬較春夏爲少也、

蛔蟲侵入人體之徑路、依最近之研究、已完全闡明、蛔蟲先由人體腸中產卵、與大便同時排出、用此肥田後、附於葉、或流入水內、及其他不潔之物上、吾人食此附有蟲卵之物、再入人腸、化爲幼蟲、先穿腸壁．遊至肝內、更入血管、與血液同時流入於肺、然後營其發育、經數次之脫皮、逆氣管咽喉而再入消化器、此時已達成年、雄者爲父、雌者爲母矣、蛔蟲旅行吾人體內時、起種種之症狀、當遊至胃中、則起胃痙攣、入肝臟、則起劇烈之疼痛、亦有因遊入肝部而蟲死在其中者、亦有爲胆石之因者、或食破腸壁至復膜中釀成腹膜炎而因是生命危險者、其他至膀胱卵巢心囊尿道鼻淚等管、誠有無空不入之勢、體內蛔蟲有一條、即足以致吾人於死地、實不爲過言也、

蛔蟲病之症象、因蛔蟲多數聚集於大腸而起閉塞、或腹痛便祕、食物無味、胸中作嘔、腹部堅脹、日久形瘦色黃、以小兒尤甚、故小兒舉動呆滯、時覺不適、無故發熱、屢屢腹痛者、蟲症十居其九、其重者起貧血癲癇肺炎咳嗽夜盲斜視腹膜炎下痢等症、故

一有蛔蟲、必須驅外、防其產卵蔓延、誠於衛生上有重大之關係也、

防、其蔓延之法、第一先滅其卵、然蛔蟲卵抵抗力非常強大、濃厚藥液、如置於濃硫酸中、三十分鐘尚不能使其致死、濃鹽酸中四日間尚能生存、冰醋酸中能生存四個月、水內土中、能長時期生存、不待言矣、其他醬油鹽酒醋醬、并不能使其致死、遇攝氏二十度、卵即發育、化為仔蟲、故撲滅其卵、先宜改良糞便之處置、糞便為肥田之要品、便中雖置消毒藥品、為效甚微、反失其肥田之效、據最近之研究、尿便混合後、使其為濃厚原狀、久後虫卵自然死滅、不可不謂便利方法也、其次食菜類宜注意洗滌、虫卵於攝氏七十五度溫湯內一秒間卽死、七十度中十二分鐘可死、故生食蔬菜時、洗後再宜浸入熱水、如此並不變其原有之風味、卽維他命亦不起分解、小兒尤宜使其養成手部清潔之習慣、不特可防虫卵之附帶、並何預防傳染病之侵入也、

除蛔虫之藥品、恆以使君肉榧子白雷丸鶴蝨等品、而仲景烏梅丸、安胃治虫、頗有效驗、至劇者、則用鉛粉、以毒殺之、又有名鷓鴣菜者、殺虫最為靈驗、鷓鴣菜為海草之一、又名海人草、普通藥店出售者頗少、產於黑潮流域海岸、長二三寸至七八寸、微帶紫黑、福建漳浦頗多、本草綱目拾遺、謂其治小兒虫積、食之卽下如神、現德日諸國、莫不採此以製除蛔藥品也、

西法每用山道年治虫、最近有謂其效力薄弱者、且服後起副作用、價亦頗昂、

尸厥病

冉雪峯

不明虛實　生者治死
能辨虛實　死者回生

祛邪當先顧正　醫病尤須醫醫

周姓婦人、體質素弱、營衛不暢、每值經期前後、卽腰脹腹痛頭暈肢輭神疲、蓋亦婦科經水不利之常候也、每服調營和衛、疏肝達木、甯心固腎之劑、隨卽小瘥、不以為意、最後病發稍劇、某醫悉用尅伐、改變虛脹、改就某西醫診察、誤為實證、以腹部脹然、有物在焉、妄曰此水也、以利水大劑投之、大便下數次、復診謂水不盡、仍投前方、大下不止、因之尸厥、瞑目、不稍動、狀若死矣、闔家哀痛、焚楮帛、備衣履、治棺木、後族至、舉哀畢、察其體全冷否、以便入殮、而心口微溫微動、異之、細審鼻端尚有微息、曰此未死盡也、越半日如故、乃托友人延予、曰非欲求愈、一察其異以盡人事耳、予屆於友誼往覘、則見其高停堂前、與死無異、所焚楮帛餘燼未熄也、姑以手探其鼻、而開其息、果有似斷不斷一縷微絲、持其脈、亦略有動息、在若有若無之間曰、此眞死未盡也、其良人周鳳山因求救治、予曰現象如此、尚何救治之有、予豈吹竅定腦、鍊精易形、能生死人乎、周固請、友亦旁强之、因思西藥下後、中氣大傷、乃厥勉宜理中湯一方、不過事因其理、擇其近是者、虛與委蛇、亦非望其更甦也、令稍稍灌之、曰有轉機再商、翌晨復來迎診、曰已能睜眼、手足微動矣、復往以覘其異、見其仍停堂前、特上加被覆、目似開不開、鼻息稍大、脈雖沉細微弱之極、而不絕如縷、三部調勻、曰此眞怪事、豈此病尚可愈乎、若然、則扁鵲活虢太子、史傳為不誣矣、此時則萌僥倖萬一之心、細問病狀、察病情、診脈時見病者時欲以手覆腦而力不達者然、因問病者未厥時曾說腦痛否、周曰不錯、大下時先說腹痛、後說腦痛、余曰、得之矣、病者體質素虛、前醫悉用尅伐、中氣大壞、西醫不知培養、今大氣一轉、而反下之、無怪乎守中樞紐將絕、大瀉不止、脾陽下陷、濁氣上干、始腹痛、繼頭痛、而眞機欲息、尸厥成矣、然內部臟腑未壞、欲息未息、所以有今日者、幸之幸矣、竊思仲景治陰邪上逆、頭

痛欲絕、用吳茱萸聲、此病則眞爲欲絕、因卽用吳茱萸湯加附子倍人參、啓東土之微陽、振下焦之生氣、培元氣於無形、消陰翳於何有、一服而神淸能語、再服而略進稀粥、小便一次、越三日即强力起扶入內寢、後用小建中黃耆五物當歸內補建中各方、斡旋收功、最後服炙甘艸湯加減膏藥一料、肥健愈昔矣、

紅鼻簡單自療

黃超

有內治法　有外治法

鼻珠忽現紅色、延久愈紅、且起小瘰、破流淸水不痛、時破時起、星家謂爲火燒中堂是也、經以鼻爲中正之官、肺開竅於鼻、宗氣之道、係心肺之門戶、故經曰、心肺有病而現於鼻也、鼻準發紅者、火乘金位也、大都好飲杯中物、因酒濕熱乘肺薰蒸、或因肺經素多風熱、或因心經不遂、血熱鬱滯、皆發鼻赤而生𤺄瘤也、宜用涼血淸火、服煎藥、塗外治、庶幾消退、忌食椒姜韮膏粱等、擬方於後、

(煎藥)

大生地五錢、赤芍藥錢半、炒枯芩二錢、生甘草八分、天花粉二錢、天麥冬各錢半、(春黛八分拌、)蘇薄荷一錢、通艸錢半、連翹三錢、鮮石斛三錢、靑防風錢半、燈心二十寸、嗜酒者加枳椇子六錢同煎、

(搽劑)

雄黃二錢、白礬八分、硫黃二錢、乳香八分、杏仁二錢、大黃一錢、樸硝七分、輕粉四分、銅綠一錢、

右藥共硏細末、用蜜酒調和、臥時塗於鼻珠、次早洗去、每夜塗之、不可間斷、

談細菌

戴祖培

■西醫凡百病症的源　難逃細菌

■中醫凡百病症的源　俱稱賊邪

中醫所稱道的賊邪

卽西醫所談的細菌

內經生氣通天論曰、自古通天者、生之本、本於陰陽、天地之間、六合之內、其氣九州九竅五臟十二節、皆通乎天氣、其生五、其氣三、數犯此者、則邪氣傷人、此壽命之本也、蒼天之氣淸淨、則志意治、順之則陽氣固、雖有賊邪、弗能害也、此因時之序、故聖人傳精神、服天氣而通神明、失之則內閉九竅、外壅肌肉、衞氣解散、此謂自傷、氣之削也、陽氣者若天與日、失其所、則折壽而不彰、故天運當以日光明、

培按此段大旨、言人身生理、全賴天日之陽、舉六合九州之人、其九竅五臟十二節、無不以吸受天日之陽、爲壽命之本、逆之則賊邪傷人、順之則神明而壽、夫所謂賊邪者、何所指耶、吾意必確有一物、足以戕害生命者、必非泛論八風之邪、六淫之邪、而茫無指實也、嘗攷東西洋學說、均詳論細菌者、此內經所不載、中醫所未詳、然觀此段經文、言天氣淸淨、則賊邪不能害、又言天運當以日光明、天氣也、日光也、其力足以消滅細菌者也、今論賊邪而亟亟以天日爲言、然則所謂賊邪者、雖未明指爲何物、而吾竊疑其所指者、必是細菌、細菌非目力所能窺、故混稱爲賊邪、內經言賊邪處甚多、賊邪雖不專指細菌、而細菌可以賊邪二字該之、此處所云賊邪、正是細菌、故有藉於天日之陽、以消陰翳之毒也、石之有苔、屋之有遊、非在處處而有之也、惟卑汙之地、背陰之處、空氣所不達、日光所不到、乃始見之、否則不能生長而蕃殖、細菌之於人身、何獨不然、今夫然坱然太虛之中、幾無往而非細菌所充塞、野馬也、塵埃也、生物之以息相吹也、其勢力之伸張、蓋自古而然矣、加以風氣之傳送、蠅蚊之媒介

、一呼吸、一飲啄、而即不勝防、一握呼、一接吻、而即能傳染、悠悠塵世、幾不可以一朝居、然斯密亞丹之言曰、人之居養、至爲繁殊、有灼然必傷之程、而或冒由之以無罰者、蓋人身盛壯之時、其中生之機、自然有以相救、而不自知、雖起居飲食、稍有乖宜、其害不皆見也、夫所謂生機者、果何在耶、何莫非鮮潔之空氣、美麗之陽光、有以煦之嫗之、蒸化而搏翕之耶、人在氣交之中、日與微生物爭戰、而得以幸脫而無患者、賴有是耳、今之講衛生者、首以吸氣納光二事爲重要、揆諸生氣通天論之旨、無一不合、故吾有取焉、

耳疾經驗談

匡壽民

詳述耳疾形態

自古瘖聾跛躄、輒目爲殘廢之類、耳之不可以有疾也明矣、人自父精母血結合而後天生此耳、以備我聽聲之用、萬一不幸而得疾病、宜求一適當治法、以冀速痊、奈何不善療治、致耳鳴、耳疔、耳疳、耳衄、耳蕈、耳痔、耳挺等病、終無向愈之一日乎、經云、耳爲腎竅、而心之竅亦寓焉、少陽經絡、又多環繞入耳、精氣充分、自能上走耳竅、而聽自聰、發生疾病、無論耳上耳下、耳前耳後、大率少陽最居多數、而耳中總以心腎二經爲標準、雖右屬陽明、方屬少陽、胃經積熱、亦能使右耳起一重疾、非徒拘拘於少陽已焉、但耳疾之中、有內傷外感之分、外感如傷寒邪傳少陽、致有耳聾脅痛等症、仲景有小柴胡一法、無非欲使熱邪外解、而聽自復、內傷如耳中作響、聲似洪鐘、或在大庭廣衆、覺不聞人聲、非用六味地黃丸、益氣聰明湯、加入茯神、遠志、菖蒲等類、斷斷不能回復、因腎氣不足、心氣亦虛故焉、即天王補心丹、孔聖枕中丸、亦可採用、凡此皆爲內病、若外症加耳疔生在耳孔、色黑根深、形如椒目、非服蟾酥丸汗之、及研末調塗、何能消滅於無形、耳疳如耳出黑膿、臭不可聞、出青膿者、一名震耳、出白膿者、一名纏耳、出黃膿者、一名聤耳、俱由胃經濕熱、與肝經伏火相搏而成、宜用柴胡清肝、或龍膽瀉肝等湯、惟風耳則出紅膿、偏於肝經血熱、宜用四物加丹皮、外此當用、白龍丹、或紅棉散、時時摻入、待其乾結自愈、耳衄因上焦血熱、鮮血時流、若肝脈弦數者、可用柴胡清肝湯、腎脈虛數者、即用生地麥冬飲、總以涼血爲急、外治可用麝香、生礬、沉香、糯米之類、磨成細末、麵糊爲丸、左出塞右鼻、右出塞左鼻、亦能發生效力、耳蕈形如磨菇、頭大蒂小、耳痔狀若櫻桃、或如羊奶、耳挺形如棗核、細條而長、均從肝經怒火、腎經相火、胃經積火、蘊醞而成、當服梔子淸肝湯、外用硇砂散點之、可漸漸消化、他如耳外生瘡、爲旋耳瘡、耳根生毒、爲耳根毒、均不得謂之耳疾、即如蟲入耳內、勢頗危險、非用貓尿滴入、或取豬肉[illegible]香、放在耳畔、亦不易引出、昔有小兒將豆嵌入耳中、後竟脹痛、卒用鐵酣取而止、又有大病初愈、氣機內閉、不聞聲息、鄙人囑病家用甘遂插入耳孔、頻嚼甘草、使耳中鼓膜、能自振動、忽聞霹靂一聲、頓然復舊、以上治法、均從經驗而來、凡患耳疾者、幸勿河漢斯言也、

奇案一則

竹芷熙

尹氏婦、年近四旬、家小康、夫婦甚相得、事姑孝、姑亦待之善、生二子、皆十餘歲、家庭之樂、莫是過也、惟平素畏病、稍有恙、必延醫調治、恐即死、去年秋月、忽洗手烹茗、謹奉姑與夫之前、曰、媳不孝、不能奉事以終、二子不成人、媳已矣、二子不孝、姑好爲媳養之、其姑若夫、驚且駭、以爲若人也、何出此不吉之言、其中必有異者、歸守不敢懈、一日夜膳後、攜子入閨

、訓之曰、爾幼不知爲人之道、此後善事祖母、維父之言是聽、宜勤不可或怠、其姑隔房聽之、以爲訓子之道、宜若是也、未幾、二子睡熟、夫尙對客談、是婦急敲姑房之門、大言不好不好、夫與客聞聲奔往、伊姑亦出、見婦手刀、已將喉間刺三刀、喉將斷、食物如將漏出、血淋漓滿衣襟、扶榻上延醫治之、喉已完好、問婦何若此、婦曰、余之思想、生不如死、非有害我也、如是者月餘、婦心略轉、防亦稍疏、至仲冬夜間、鐘敲五下、婦驟起、夫問何事、婦曰余髮蓬蓬不理將如鬼、夫知其髮不理已數日、亦信之、婦走至他房、衣服盡脫、惟剩寢衣、將煤油遍澆身上、而火燒之、是時天亦明、鄰人起、見伊家烟罩上下、以爲火、急呼救火、撞門入、其夫其姑、始知有異、共尋之、而是婦遍身皆火、烟霧充盈、尙直立不倒、共救之已不及、其所脫之衣、尙存在別室、

室女胡氏、性慧清潔異常、從兄讀、過目成誦、父母鍾愛之、年二八、紅潮甫至、女吃一驚、潮遂止、腹痛甚、延醫治之、經已行矣、爲之擇偶、上下不相宜、越數月、患頭痛咳嗽、風邪傷衞、服藥已除、忽一日自言自語、暗中對人譆笑、每至夜半、若吃湯飲、母問之、則曰服某醫生藥、吾甚喜、母曰某醫生人不至、何爲服伊藥、女默然、母無如何、延某醫至、呼女診之、女即曰先生恒在吾側、吾屢服先生藥、疾已痊、今不必診也、吾曾與先生言、有美味之可悅吾者、吾甚愛之、昨夜之味尙不甚美、先生爲我易之、某醫生知有異、且應且診、六部脈浮弦沉、且兼澀、乍大乍小、近于鬼脈、其母曰、昨夜我女易褻衣、衣中有羊毛無數、不知何故、察其病因、必從腦力不足、心神不安而來、爲之立安心養神補腦之法、服數十劑、而自言自語如故、夜則神清、日則低頭喪氣、不欲近人、又越數月、夜間之毛愈多于前、形消骨立、氣息奄奄、與之藥、則曰、余服某先生、此外不必服也、至死之日、已讀之書、尙能記憶、沒後已殯柩內、尙作羊鳴云、

胃爲生化之源

吳公

▲久病每以胃藥收功
▲胃有起死回生之力

經云、胃者五臟六腑之大源也、人自有生之後、惟賴五穀以滋養、穀入於胃、化津化液、流行於臟腑、熏膚充身澤毛、莫不以胃氣爲本、人有胃氣則生、無胃氣則死、故仲景傷寒論、陽明症最多、陽明者胃也、變化五穀、滋生之大源、七情六淫、皆以胃氣強弱爲轉移、推而至於溫熱、暑濕、瘧痢、咳嗽、嘔瀉、腫脹、胸悶、氣痛、等症、均出於胃也、夫胃爲水穀之海、生化之源、內而臟腑氣血、外而筋骨皮肉、無不賴以灌漑、萬物所歸者也、經以胃爲多氣多血、一身之關鍵、人身七情之感、六淫之傷、固不免疾病之生、或因遷延失治、或因展轉誤治、以致病勢纏綿、正氣日憊、諸藥無効、餘如潰瘍流膿、口久不斂、氣血兩敗、往往用藥束手、寒熱兩難、熱之則陰分愈傷、而見燥象、寒之則陽分愈傷、是促其死也、斯時坐以待斃、終于心不忍、先哲有久病以胃藥收功之訓、症延如是、只須甘平養胃、俾胃氣來復、則氣血自然產生、且無寒熱之偏、則生氣日振矣、故凡胃得強者、雖久病亦可愈、胃日憊者、卽暫病亦難痊、蓋人身以胃爲總司、其用煩雜、其位衝要、凡內外諸病、無不歸之於胃、余每用治胃方法、以療諸病、功效捷應、今特揭明、以備採擇、不致爲古書所惑、孟子云、盡信書不如無書、推而至於內難經文、其中謬誤、不可枚舉、余爲活人計、不得不直言之也、

中國內科普通療法（續）

許半龍

為寒為熱、是風是濕、或燥或火、因痰因瘀、……蓋無痰屬表、苔厚膩而白者、屬寒濕、黃者屬濕熱、乾燥或紅起者、有熱也、起刺而有裂紋者、陰虧火盛也、若舌光如鏡血絳、則腎陰極虧之候、此憑舌與苔之現象、而定診斷之標準者一、

（二）問診　問其二便、痰汗飲食、煩悶耳聾口渴、及舊病原因、在婦女尤先問經帶、遲速、閉崩、小兒應問天花痳疹、此據病家之自陳而定診斷之標準者二、

（三）聞診　（甲）聽聲、——氣衰言微為虛、氣盛言厲為實、語言首尾不相類者為神昏、狂言恐罵者為實熱、新病聞呃為火逆、或濕阻、久病聞呃、則必致胃結而死、凡以器械而聽測其心肺者均屬之、

（乙）辨氣——凡感證必有穢濁之氣、鼻觀精者、可聞而知虎子、觸鼻可分寒熱、癰疽膿血、可別輕重、頗如鼾息、腸鳴、噫噦、矢氣、皆可以耳聞而鼻察、此依聲浪之傳達、及氣味之放散、而定診斷之標準者三、

（四）切診　（甲）切脈——兩手之脈、輕舉即得者曰浮、主表、重按得之曰沉、主裏、一呼一吸三至者曰遲、主寒、五或六至者曰數、主熱、應手流利者為滑、適勁者為弦、並主痰飲、有餘無力而廣者為弱、如絲狀為細、並主虛損不足、蓋浮沈為心臟一分時內之收縮數、遲數為一次心搏之快慢、滑弦為心臟收縮力之強弱、細弱為表示心室一次送出之血量、此按脈波之變態而測心臟之動作、

（乙）切胸——為測定呼吸回數之法、以一掌（冬季須預溫）切於病人之胸、他手持時辰表計其一分時之呼吸回數、健康人之呼吸、每分時約十六次至十八次、如達十八次以上、名呼吸促迫、必有熱病、小兒之呼吸回數、較成人為多、此切胸以驗肺臟工作、切脈以明血流現象、而定診斷之標準者四、

（五）驗診　惟醫者肉體之直覺有限、應用體溫計、以測熱度、烤勢銳 Caiorie 以計熱量、利用方法、以檢查糞溺分泌物、痰吐膿計血液、借X光以明察內臟、此賴器械及化學分析、而定診斷之標準者五、

以上五診、雖不能盡診斷之能事、而定標準之要件、蓋粗具於此、苟分經辨絡、膽大心細、視其環境、採其遺傳、審其體質、量其病情、而後由感覺知覺記憶想像等、所得之印象、從而比較之、分析之、綜合之、運用心證、決定法療之步驟、授以看護要訣、加以精神安慰、則病無遁情、藥不虛發、不然、證若繭絲、法同射覆、當則濟世之航、不當則殃民之刃、可不加之意哉、

六　藥理新詮

我無藥理十之四五、與歐西相同、即其所述效用、亦多與歐西藥物學暗合、然則古人之經驗、非不足恃也、特我無藥書中之術證、從無尋繹以解之者耳、茲分詮其意義如下、

（甲）關於溫度之調濟　（1）溫——能活潑神經、使局部血行暢利、（2）涼——沉靜神經、使局部血行和緩、（3）熱——刺戟神經、使局部微血管擴大、血液增多、（4）寒——刺戟神經、使局部血管收縮、分泌增多、

（乙）關於進行之方法　（1）升或表——刺戟肺部或末稍神經、使微血管起充血現象、（2）降或攻或下——刺戟腸神經、使蠕動急速黏膜起充血作用、（3）利或滲——刺戟心臟、使血液循環加速、或刺戟腎臟、使微血管擴大、泌尿增多、（4）濇或斂—刺戟皮膚或黏膜、使微血管收束、制止分泌、（5）吐——刺戟胃臟、使之為反動、而成吐嘔現象、（6）補養——壯健神經、滋益血液、（7）清理——調節神經、清潔血液、（完）

消息

山西中醫改進研究會致本社通電

(上略)頃接浙江中醫專門學校電開四月二十九日報載教育部佈告中醫學校改稱傳習所一節無異阻遏中醫之發展提出三項不合理由業已電致全國醫藥總聯會主張一致力爭此舉於中醫中藥前途關係甚鉅不容不力請教育部收回成命等因查閱三項理由極其充足無懈可擊敝會即附設有中醫學校及傳習所其學校課程科目均較傳習所完備其畢業年限亦較傳習所延長其學生人數亦較傳習所爲多傳習所之設不過爲速成起見程度去學校遠甚他處是否如此辦法姑不具講但中醫各界所要求教育部將中醫列入系統俾與西學並重也今教部不惟未允列入系統反將舊有學校降爲傳習所並學校之名亦不可得是仍偏重西學敷衍中醫事之不平無過於此除已函致總會請其依照浙校所陳理由主張力爭外理合函致

貴社務希一致否認教部此舉以維持中醫學校至爲企盼

山西中醫改進研究會啓(五月十六日)

記者按 國民政府教育部對於中醫學校名稱問題改爲傳習所一案原文已誌本報茲接山西來函加以否認山西改進研究會會長係閻錫山氏乃知閻公對於中醫學校固表同情矣又上海市教育局將上峯命令已正式函遞上海中醫專門學校大意謂須遵照辦理聞該校當局已定於出月初開始討論據該校重要職員對本社記者非正式發表意見以爲對於名稱方面另一問題蓋目前須先解决者傳習科畢業之學員是否有登記資格須教育局先發表方針然後再討論改名問題云云中醫界當此多事之秋本社對於重要消息有聞必錄以告我關心中醫之讀者

上海特別市衛生局登記中醫行將結束

上海衛生局第一二次登記中醫、在本報第一二期已發表、距今爲時不久、讀者想能憶及、現第三次於本月一日開始辦理、本月底截止、六月中間開始審查、茲將登記手續、及試驗委員會組織法、臚列於後、以貢讀者、

登記手續 五月一日至卅一日、此一個月中、均爲登記時期、上海中醫、在第一二次未及登記或未領到特別市衛生局開業執照者、均須登記、其手續約分二種、

(甲)由醫學會代爲辦理 上海中醫團體、能够代理會員登記者、有上海中醫學會、中華醫藥聯合會、神州醫藥總會三團體、凡屬會員、欲登記者、均可至會中索取登記表格、塡就連同照片等費送交會中、由會中彙報衛生局、衛生局收到上項表格後、發交試驗委員會審查、考試與否、須待試驗委員會議決、須考試者、發通告、指定地址、前往應試、

(乙)直接至衛生局登記 采取此項方法、可以免去入會麻煩、惟上海中醫、大都醫會會員、故履行此項手續者、殊不多見、

試驗委員會組織法 試驗委員會之組織、由衛生局通函醫會、每會指定舉出幾人、呈報衛生局、然後該局承認委任、此項職務係義務性質、試驗結束後、即無形消滅、車馬費、均須自理、前一二次試驗委員、未領醫士開業執照者、於審查完畢、開始發照時、衛生局於每一試驗委員、每人贈送開業執照、此種執照、與普通醫士開業執照相同、惟每人免交四元登記費耳、但已經領有開業執照之試驗委員、不再贈送、

夏令病症預防先聲

編者

氣候一天熱似一天了、可怖底赤帝、強迫得人們精神上覺感反應、身體上冒着不適、吾們終要想一個法子、改少精神上和身體上的不快、希望很美滿調濟一下子呢、本報是第一次過夏、所以想先載些夏令病症預防以及種種、將來對於重要的時令病、再慢慢的貢獻能、但是吾們自信一切是很有限的、讀者如有高論宏見、想一定極願意公開的吧、

熱天可惡之皮膚病

陳守眞

□能防之於先
□始無悔於後

▲疥

疥底起原、是一個小虫子、並不是自起的、多半是先在手上兩指間之空際處、或在手脖子上或在大腿上生起來、然後全身皆有、也不是因受濕氣發的、因爲這種小虫在皮膚裏控洞、使皮膚生些小胞、人因覺着很癢、常常搔他、以後就出水與膿結痂、

□治法　塗布配露、拔爾撒謨、和蘇合香分於發疹部、三日後、當洗浴換衣服、此外或浴於琉璜溫泉中、亦頗有效、簡便方法、泡濃礬水擦患處、

▲癤

癤郎膿泡胞瘡、在人身上沒有一處不可以發生、臂部尤是多數、都因爲釀膿菌深入不潔之皮膚毛囊空而發的、起初皮膚發紅、作痛稍微腫、隨後慢慢底隆突起來、或者像黃豆一樣底大、或者比黃豆小點、幾天以後突起底地方、當中略變白色、過後就自破流膿了、

□治法　用碘酒每天搽二三次、若是搽了二三天還沒有好、而且接連底腫起作痛、應當要用一塊白布、放在頂熱的水裏、浸濕絞起、貼在癤上、每分鐘換一次、使癤快快出頭、第一不可用膏藥、可用紫金錠磨汁、塗貼癤上、常飲金銀花露、

▲瘍

又名潰瘡、是皮膚裏破爛凹陷底瘡、這是濕熱蘊結在皮膚裏、細胞腐化了、所以多生在不淸潔人的皮膚上、

□治法　用溫罨布使他破潰後、再用熱鍬鸛養藥水洗滌、洗完之後、用幾塊比瘡略大底乾淨白布、在淡鹽水內浸濕、敷在瘡上、外用油紙包好、一天要掉數次、

編者　我來介紹一個很靈的外治藥、藥名叫皮脂散、功用在淸熱殺虫、治瘡瘍流水腐爛作癢、用麻油調塗、方藥如下、（青黛二錢、黃柏二錢、熟石羔二兩、烟羔二兩四錢）研末用、

▲癬

癬爲寄生菌之傳染而起、並不是皮膚上自長的、但是頑皮得很、漸漸地蔓延、不容易除去、所以皮膚須時常淸潔、幷愼防生癬的病人、

□治法　用加里石鹼精、或流動各里司林石鹼、洗滌痒處、中國方法用（黃柏三錢、黃丹三錢、柏礬三錢、熟石羔一兩、研末塗）

▲虱子

有寄生於頭上的、也有生在身上的、都不是皮膚自生的、由於寄生虫寄生在不潔底裏衣裏、在身體上吸引血液、能轉傷寒症、極爲危險、下等社會、不知殺除底法子、所以身上很多、不能夠強壯了、

□治法　襯裏的衣服、應當時常燙洗、把換下底衣服、在開水中浸洗、每星期、必定要洗浴一次、能多洗則更好、除頭上的虱子、第一注意帽子木梳等、他能夠傳染的、每早

先用石鹼水清洗頭髮、

▲臭蟲

也要傳染瘟熱症的、就是傷寒、不可使他繁殖起來、至於臭虫底產生、當然是臥床上、不整理清潔底緣故、

□治法　用除虫法、以浮萍長莖兩邊之生葉者焙乾、在床下面熏起來、或用加播勒酸、用開水化過、刷在床縫裏、臭虫也必定死脫、

▲面皰

多發現於青年人底春情發動期裏、因爲皮脂腺分泌物之停滯而起、(即皮臘腺、附着污物而閉塞他腺口所致的)在二十歲以後、就漸的少了、應當加意清洗、爲防皮臘腺閉塞、

夏天開始了

預防未來的時疫

介生

□遵守老生常談
□此乃衞生要道

每逢夏天的時候、各地難免時疫流行、雖因天氣異熱、也因世人不知道預防所致的、今將時疫未來的預防、寫在下面、

掃除的垃圾、宜傾倒在就近的垃圾桶內、或倒在自備的容器內、候清潔道夫挑除、不要任意堆積自己的屋裏、也不要傾倒在街道上和溪溝內、西瓜皮尤須注意呀、

飲食過的杯盤碗筷宜用清潔的沸水洗滌、不可稍有垢膩和穢氣、洗面的面巾、宜隨時洗滌清潔、不要稍有穢氣、若用過以後、宜用清潔的肥皂水、沸煮二十分鐘、等到漂洗清潔之後、再可用咧、

飲料在清潔的地方汲取、倘防不潔、宜用濾水器濾過、且不要貪便挑取不潔之水、就是盛水的水缸、也要時常洗滌、並宜浸鮮石菖蒲和降香等物、再加覆蓋、

燒煮熟食品用具、如鍋鑊刀勺和陶磁鉄石等器、宜時加洗擦、不要任其生銹和垢膩、

飲食物、宜用清潔的器具儲貯、再加完密的紗罩覆蓋、以免塵灰飛入、和蚊蠅散毒、

洗擦飲食器具的抹布、宜時常洗滌、並須隨時更換、不可有垢膩穢積、

天井和陰溝、多用水冲洗、不要任其閉塞、並宜投石灰末於陰溝、或用避疫藥水、免去發生穢氣、

吐痰最宜留意、切不可隨地亂吐、以免傳染、痰盂也宜時常用清水拌換、

房屋當時常灑掃、四壁以石灰刷新、或用除穢的藥水洗酒、不可任其污穢、

有汗的衣服、當卽洗濯、不要等汗乾後再穿、

飲食物的旁邊、不要擺設無罩的油燈、

天亮的時候、宜洞開窗戶、以流通空氣、並宜在空曠的地方、用深呼吸法、吸取新鮮空氣、夏天的時候、雖然炎熱、不要多吃桃子香瓜等東西、夜間不宜因貪涼而宿於戶外、

靈驗異常

紅膏藥乃……夏令治癤之要品

陳壽山

慈善家製藥施送此其時矣

近來天氣炎熱、小兒甚多生各種皮膚病、至於癤症則更多、但當發生時、痛苦難忍、甚至發熱灌膿、然灌膿時可請醫生代爲剖開

、擠去其膿卽愈、設於鄉村僻地、貧苦之家、豈忍坐視不治、今有一方、治癤極驗、大善士製就施送、則造福不淺矣、

（藥品）樟腦塊四兩、松香末五兩、黃連粉三錢、白蠟六錢、黃蠟六錢、蜂蜜半兩、銀硃六錢（另一包）銅青末二錢、蓖麻油二錢、

（製法）右藥除銀硃、銅青後下、其餘均先隔水燉至溶化、則滲下銀硃銅青、而再燉至滴水成珠爲度、取起候冷、再攪勻之便成、

此藥膏、富有吸膿性、若癤已滿膿者、可將此藥膏貼上、四小時後、其癤自破、並能將其膿吸盡、不能生肌拔毒、凡外科等爛瘍、皆極有効、但於未灌膿之癤、則無効也、誠爲缺憾、其初起時、用太乙救苦丹、磨水塗之、

五種暑病之簡便自療法

魏瑛

（一）髮臭　當酷暑之日、婦女之髮、一爲油汗所蒸、發生特種奇臭、殊令人取憎、亦非衞生之道、（剪髮者例外）玆有一法、以槿樹之葉、浸於井水中、過一晝夜、再用大塊紗布、濾出其液、（棄其濾過之葉）然後將髮浸於液中多時、用木梳徐徐洗之、洗畢、易以淸水漂淨、如此可免髮臭之患、但必須常常行之、若用硼砂水亦可、

（二）痱子　人每感受暑氣、而發生痱子、孩童最多、其治法可用絲瓜之葉搗爛搽之卽消、

（三）汗斑　天氣炎熱、汗流浹背、往往發生汗斑、試取老黃瓜（須擇其色純黃者佳）在汗斑處頻擦之便退、

（四）熱癤　熱癤在夏日最多、發生於頭面之上、此種熱癤、易變爲膿瘡、倘能以鹽湯、日日勤盥、其癤可除、

（五）坐板瘡　夏日熱烈甚强、凡凳椅之類、久爲日光所曬、人坐之易使臀部生坐板瘡、若欲勿藥治愈、可於每日淸晨、赤體坐於有潔淨露水之上、越數晨卽愈、（身弱者勿行此法、反恐受涼致病、）

天時乾炕可怕之喉痧

蕭懷之

預防和治療之方法

▲簡單說明理由

▲經驗和盤托出

喉嚨是人類第一要部、簡單說法、斷了咽喉之路、生命上就發生危險了、咽喉屬於肺胃、肺主皮毛主表、胃主肌肉主裏、毛竅弛張、風寒內襲、包熱于肺胃二經、則喉嚨作痒、再發寒熱、肺胃之氣內蒸於上、是以咽喉疼痛、白腐糜點隨現、黏連成片、蜜佈喉際、飮食妨碍、初則一二日無碍、繼則三五日不理、身熱見痧疹者、名曰喉痧、甚則腫爛者、則曰爛喉痧、此等時症、變化莫測、輕者變重、重則生死立見、豈不是可怕嗎、

一預防　如覺咽喉疼痛、微有表邪、可用王孟英之『青龍白虎湯』泡茶飮之、可防此患、方雖淸淡、其效頗著、

二治療　如覺喉間發生疼痛、白腐糜點等、隨現身熱乾炕、此時急當治療、萬一不愼、延長時日、發熱身見紅點、骨節疼痛、喉痧作矣、

外部治療、當用『冰硼散』『玉鑰匙』、吹於患處、富貴之家、二方內可加上珠黃少許、效驗更奇、每日二三次、當可一二日內達到治癒之目的、

內部治療、宜服『加味銀翹散』『山豆根湯』、如有表邪、宜服『荆防敗毒飮』、無表邪者不能亂服、

三方法　青龍白虎湯、

青菓五枚 白雞蔔三枚 泡茶飲之（此方并可預防）

外部治療 冰硼散、

上好頭梅片二分 西硼砂一錢 研細吹於患處、

玉鑰匙

炒天虫五分 元明粉 西月石各三錢 飛辰砂 上頭梅片各五分

此方內月石元明粉、必須煅煉、共研爲末、吹於患處、

內服治療 加味銀翹散

金銀花三錢 連翹三錢 豆豉三錢 牛蒡子二錢

蘇薄薄一錢 輕馬勃八分 白桔梗一錢 荆芥一錢

蔞皮三錢 黃芩錢半 青竹葉錢半

山豆根湯

山豆根二錢 射干八分 蘇薄荷一錢 元參三錢

甘草八分 連翹二錢 桔梗八分 麥冬三錢

燈草二扎

荆防敗毒散

荆芥錢半 防風錢半 茯苓三錢 甘草八分

枳殼八分 桔梗八分 白前胡錢半 蘇薄荷錢半

鄙附註 鄙人醫學尚在幼稚、上述各節、乃鄙人由臨診上經驗而得、决非紙上談兵、病家當覓穩妥之醫生診治、庶可無虞、以上最妥最善方法、不過聊作方針、及病輕者之自療、

蔬菜於醫藥上之效能

吾人常食蔬菜、非特使身體强健、血液增加、且有治各種病症之效、蓋各種蔬菜、均具有醫藥上之效能、世人苟能明其性而用之、其益勝藥石多矣、茲舉普通數種蔬菜、述其藥性之大要於次、文之工拙不計也、

（一）葱類 葱類可爲豫防熱病之食物、效大者並能殺菌、食之可使體中血液純良、故患肺病者、不妨常食、以之生食、有極良之效果、其他止痢助消化治感冒增進記憶力等、效果甚多、用作常食品、則於人身康健上有無窮之益、

（二）白菜 食之有益腸胃、性甘而溫、又有解酒醉之效、

（三）菠菜 菠菜甚宜於消化、與一般蔬菜類同有健胃補血之益、治腎臟病貧血症等效亦大、有便秘症者、食之即愈、

（四）萵苣 萵苣生食、可增進食慾、有清潔血液之效、又能鎮靜神經過敏、治不眠症、並有利尿之效、

（五）芥菜 爲香辛類之食品、其藥用價值、大抵記載於藥書、其種子研成芥粉 更練爲芥子泥、展布於皮膚、可爲退紅腫等用、依此方法、亦可治人事不省癲脫昏腫等症、又由種子製成之芥子油、可代芥子泥之用、芥子油之製法、搗碎芥子、加水放置、更加水蒸、即得、

（六）西瓜 其汁液可解渴、爲淸涼劑、有利便之效、尤著者、將此果實之汁液煎之、製成一種砂糖、稱西瓜糖、最有效於利尿、

（七）蕃茄 此於不眠有特效、又治肝臟病亦有偉效、又治肝臟痲痺而更可助脂肪之消化、凡在夏日胃之消化作用不良時、於食後進此一二、則無患胃弱等病矣、但不善食者、稍覺難於進口耳、然既成習慣、於夏季中每日啖此數顆、實有無上之裨益也、

（八）薑 爲日常所用之香辛料、可作健胃劑發汗劑、

（九）藕 爲婦人生產後之食物、治血悶口乾腹痛等、其葉燒黑、浸水、嚥之口中、可治口熱齒痛、其花乾燥、濡以唾液、貼於腫處有吸收膿汚之效、又葉柄死梗之普通藥、有解中蟹毒之特効、

（十）慈姑 與蓮根同爲生產後之食物、但姙婦不能食、自昔已有此說、

（十一）韭菜　有健胃補腎除熱下氣之效、又爲益陽止瀉之良劑、

（十二）萊菔　取萊菔子研而食之、最適於治消化器不良及胃加答兒（Katarrk）由蓋萊菔中含有糖化素（Diastacace）此糖化素爲澱粉有效之消化藥、已盡人皆知、又研碎其子、混於水飴、（甜果汁）而食之、可治咳嗽及喘息、又對於解蕎麥豆腐魚餅酒等之中毒、極有效力云、

（十三）冬瓜　其子有治雀斑之效、法將種子粉碎、加桃花、以蜜鍊之、塗面部、則雀斑不久即退、若中蟹毒、用其種子煎服即愈、其他爲可止渴利尿等藥、

（十四）胡瓜　取未熟果實、搾汁、入瓶貯藏之、可治火傷、又有清血液利尿及治汗疹等之特效、

（十五）胡蘿蔔　根製富澱粉、得治發狂及腸胃之病、搾汁貯久者、可治肺病、

（十六）蒜　能去寒濕、腹痛時食之即治、狗嚙則搾汁塗之、此種丁幾劑、（即蒜之酒精溶液）在肺病爲極有效之物、又下痢之時、以之與鷄卵汁和混、服下即止、夏季傳染病流行時、其需要尤多

（十七）芹　爲健胃蔬菜、需要最多、感冒邪者、服之有解熱之效、

開中醫的金礦

余彥怡

吾國古時的學說較之目下的新學有過之而無不及希望大家來開礦集腋就可以成裘

西醫對於生理上固然有許多發明、可是他們都是在死人身上用解剖和顯微鏡去看他固定的臟腑、在生時流動的氣血等物、就沒有法子可以知道、這眞是大大一個缺點、

我們中醫在數千年前、已能將生理上固定的流動的種種官能和動作、明白得淸淸楚楚、和現在西醫的學說不謀而合、況且在當時並沒有什麽解剖和顯微鏡等等東西幫助他、却竟能將人體明白得如此、這就够多麽有道理、不過那些發明者提起筆來著書立說時、說得太深奧了、而且動不動就將陰陽五行等代表流動的名辭寫上去、後世沒有人能夠會他的意思、也就滿口陰陽五行、却將根本上的學理湮沒了、眞正可惜不過、因此我將中醫固有而沒有人發明的學說、像金礦一般的開出來、看他是否合乎科學、一面是貢獻同志們的研究、一面是給民衆看看、不要以爲中醫只能說幾聲陰陽五行、說不出眞道理、應不了時勢、合不了科學呀、

現在先將血液和空氣上的關係、以及西醫所謂動脈靜脈紅白血球養氣炭氣等說說、這等名辭、在中醫固然沒有、可是他的作用却是知道的、不過不經細說、就覺得糊裏糊塗、莫明其妙、一經明白的講出來、就覺得很有味道了、

我先將西醫所說血液和空氣上的關係介紹一下、據西醫說、空氣由鼻孔吸入肺管、由肺管到同肺泡相似的氣泡中、氣泡四面、都密佈着肺動脈、肺動脈中都是洗濯過身體內部、紅血球中滿含着炭氣的濁血、當肺動脈中濁血經過氣泡時、就同氣泡中養氣作一度的交換、（就是炭氣呼出體外、養氣吸入紅血球中、）濁血頓時變成淸血、由肺動脈至肺靜脈、流入左上心房、再至左下心房、入到大動脈而週流全身、又負着不純潔的血、到大靜脈、自右上心房至右下心房、而至肺動脈、經過肺氣泡、流入肺靜脈、還至大動脈、……這樣週流不息的行動着、所以血液在全身是一個大循環、心與肺中間是一個小循環、大循環的作用是促進身體內部的淸潔、小循環的作用是交換血液中的淸濁空氣、

西醫說得這樣淸楚、於是大家承認他至理名言、了不得的發明、遠非中醫所能及、晴、他還不會將內經拿出來、細細的研究一番

、當然不能知道中醫也有這種學理、而且還遠在數千年以前、沒有什麼解剖器械的幫助、單賴着腦力的想像、竟能同今日賴科學發明的學說吻合、這就够有多麽的驚人、內經說、「五氣入鼻、藏於心肺、」這五氣就是空氣、藏就是「到」的意思、空氣由鼻中吸入乎於肺中、固然是誰都知道、沒有什麽希奇、可是這個心字、却大有道理、細細的說明了、保你會感覺到中醫的名貴、因爲空氣到肺中就到肺中了、爲何平空加上一個心字、那末他的意思、豈不是明明在那裏說、空氣由肺氣泡到肺動脈、由肺動脈到肺靜脈、由肺靜脈而溢入心中、經過左下心房而週流全身、所謂藏於心肺、豈不是說空氣中的養氣、是由肺中交換到紅血球中去嗎、因爲心是主血的、況且心字在上面、也就是說血液需要養氣、是極重要的、這就是中醫同西醫學說相同的一點、也就是古說能吻合科學的一證、再則我們要是讀內經讀得不懂、去看看各家的注釋、總不外陰陽五行、知其然而不知其所以然的說上一個昏天黑地、終歸給我們一個「不懂」、這也是大大一個缺點、而古說的發明、是不容些臾緩的、

內經又說、「肺朝百脈」、這句話也可以證明一下、所謂脈、就是指脈管中的血、「肺朝百脈」就是說各脈管中的血液都要到肺中去、到肺中去做什麽、當然是將濁血中炭氣放到肺氣泡中　乘機以吸收養氣到紅血球中、所以心與肺的小循環不可少掉、內經的「肺朝百脈」、也不可沒有、因爲不如是不足以盡生理的作用呀、否則中醫所說的肺是主氣的、又如何會朝起百脈來呢、現在既經明白、那末果然是中醫先發明血液和空氣上的關係呢、還是西醫先發明、諸君想來、總明白了罷、

在這裏我還來贅上幾句話、就是內經這一部書、太深奧了、他所講的話、完全只說一個大綱、好比一個人一般只看見一個頭、要是諸君能將他的身體手足尋出來、那是必定有許多的發揮、於中醫前途也大有可觀呀、

腎主水腎藏精的解說

沈企祥

我們中醫幾千年來、對於腎臟問題、沒有澈底的明瞭和解說、有的是說腎藏精、有的是說腎主水、這樣看來、腎臟究竟是藏精的呢、還是主水的呢、我們仔細研究起來、精是精、水是水、是完全不同的東西、怪不得他們命爲新醫的就要高唱着陳腐非科學的調兒來了、我以爲不然的、中醫的所謂腎臟、有內外的分別、今解說於左、

(一)——外腎是包括生殖器能言的、如睪丸、精囊、副睪丸、等是也、內經云、「腎藏精」、………「先天之本」、………「伎巧出焉」、………「藏精於腎」、………「腎者封藏之本、精之處也、都是指外腎而言的、

(二)內腎——內腎俗稱腰子、共有二枚、附在腰稚的左右兩側、內分腎盂、腎長、馬氏小體等、專司排泄血液中無用的東西、如尿素、尿酸、水分、鹽類等、總稱爲尿、排泄物由腎臟經過輸尿管、運送到膀胱、再由膀胱而排泄體外、內經云、「腎與膀胱相表裏」、………「腎主水」、………「腎合膀胱」、………「津液出焉」、說文云、腎水藏也　腎與膀胱的關係、和腎有排尿的機能、我們貴中國數千年前早已發明了、自命爲新醫們、不要像狂犬般的亂叫啊、

食水果之常識

有滋養之果物

艾 著

暑氣蒸人、各種新鮮之果物、次第陳列市上、食之可解渴淸心肺、惟食者多缺乏果物上之知識、食後往往發生疾病、茲擇其中之有滋養味者、略述其性質及用法於下、

西人食後、必進水果因其能促食物之消化、助胃腸之活動也、若新鮮果物而滋養昧者、不必限於食後、單獨食之、亦有益也、惟戒多食、

▲梅　青梅含有劇烈之毒質、名青酸、宜擇熟者食之、與鹽同食、即其毒質全失、尤爲安全、梅可製梅干、以梅干置於飯桶中、則飯不變味、浸入酒中、名梅酒、爲夏日之良飲料、

▲桃　桃亦富於滋養分、熟者、不特毫無弊害、並能助胃腸之活動、搗之成汁、中加砂糖及其他之甘味料、味美無比、摘其葉、和水煎之、有痱子處、用此水洗之、有效、

▲無花果　本品亦富於滋養分、榨取其汁、混和他種之甘味料、亦爲夏日一種良飲料、摘其葉、搗成汁、患鵝掌風者塗之、有效、患痔瘡者用此水洗浴、能消散腫痛、

▲梨　爲果物中滋養分較多者、夏日各水果、食後毫無損害者、梨其一也、

▲枇杷　皮汁中均有滋養分、身體發熱時食之、能退熱、又能止逆吐、摘其葉、和水煎之、名枇杷湯、飲之、能消暑、患肺胃病者飲之、有益、

▲葡萄　本品含有若何之滋養分、在今日尙難確實言之、惟用本品製出之葡萄酒、病症輕者飲之、能起適當之刺戟、趨於平愈、其汁亦可製種種之飲料、

▲林檎　本品不特滋養分之多、勝於他種果、且易於保存、四季皆有出售　患肺病者食之、亦有益、但其蒂有水氣泌出者、乃腐敗之徵、切不可食、

▲石榴　本品之成熟期、約在七八月之間、食之有清涼解熱之效、適合人之需求、以其汁製含利別、久藏不壞、醫藥中用之、葉之乾者、可爲涼瘡藥、其根亦可醫病、

斷食療病說

葛爵堂

▲什麼病斷食是有效的

▲什麼病斷食是無效的

⊙斷食的原理

⊙斷食的時期

斷食療病、西醫中亦有道及者、但範圍甚廣、余以爲未必盡然、西醫云斷食所治之病、如便祕、耳聾、嗅覺脫失、孕婦頭痛、及膵臟炎、胃癌等、均爲有效、余研究而試驗之胃病、獲效者頗衆、膽病、時感時、亦有時生效、餘者不足恃、

胃病者、如噯叫胸痛、食慾不振、或胃部發痙攣性之疼痛、或劇痛如刀刺、或痛時須托壓而輕快、以上均胃病、均可行餓食療法、並能收完全之效也、

胃爲人身最要之關鍵、營養賴之以富焉、胃氣旺、則經絡氣血貫通、體內俱旺、胃氣弱、則臟腑均蒙其害、譬之戰鬪之時、軍糈缺乏、兆退未有不敗者、

人無疾病之時、納谷即足以滋養、假使胃病一作、如不絕斷其飲食、是資寇以糧、病必由輕而重也、

時感者、內有蘊蓄之邪、外有客感之束、發熱燒渴、神志半明、此時亦當行斷食療病法、危險可期其速愈、腸病者、腸中積滯過多、欲瀉不得、斷食即壅遏者、可以宣導、藉此以暢達其機也、

至餓之時日、以四五日爲率、胃病重、即可斷食一星期、屆時自能恢復原狀、而疾病亦霍然矣、

設病者欲求醫診治、斷食與服藥無碍、醫以對症療法治之、此醫應盡之責、余不贅焉、

笑與衛生

吳夢蘭

■笑可化天暗爲晴朗

■笑可化沉悶爲舒爽

笑爲有感染性之補藥

體育家有人工發笑者、謂笑能引動身體上某種肌肉之活動、因其運用、遂生益處、笑爲一種有感染性之補藥、他人笑時、見之者、自不禁隨之而笑、笑可化天暗爲晴朗、化沉悶爲舒爽、笑也者、實康健之表徵、微笑與笑不同、微笑而似文雅然、文雅云者、未必卽合於自然、蓋强自抑制、即有剝奪自然情緒之傾向也、余常注意人之善笑者、必爲極康健之人、其人之視人生、必光明美滿、察萬事萬物、亦都如此觀念、則自然生氣勃勃矣、昔有某報記笑匠卓別林曰、卓氏實爲時代最偉大之人物、能每日以良藥供給一千二百萬人民也、故吾人宜笑、蓄情大笑、笑可福汝、所羅門曰『歡心勝於良藥』旨哉言也、曷少購藥、習多笑、以省錢哉、

快樂與腦部工作之關係

吳虎

智力上之工作使血流在腦中能維持其平均如若慮憂悶神經激起反應影響身體他部

純粹之智力上工作、無害於腦、故如作文、心境平怡、可以進行無限、如一有煩慮、則情景大變矣、煩慮與情緒、能藉神經系激起反應、而影響身體之他部器官、心臟胃與腎、同受感應、情緒擾亂之結果、全部神經系、遂入不應有緊張狀態、若祇智力上工作、依達爾文所說、耗費神經力量、最爲有限、凡未煩慮急切、或未起他項情緒之人、不易致神經衰弱、苟思力過度、亦只入於多少疲倦狀態而已、憂愁煩慮、則引高血之壓力、因此限碍智力上工作之進行、蓋智力上工作、全恃血流在腦中、維持得其平均也、快樂舒暢則有助於腦之工作至多、深思以後、亦祇微感疲倦而已、不若煩燥憂悶之動輙不適也、煩燥憂悶、大抵起於缺乏自信心、常以既往之失敗、律未他之嘗試、遂受其累、故爲人最宜時存勇氣、隨事見到其光明方面、則凡有努力、心境自然平怡、而思力亦流利勃發、泊泊然應手矣、

醬油與牛肉汁無異

孫中山先生遺著

醬油中含有多量之肉汁

中國調味、爲全世界之冠、近來華僑所到之地、則中國飲食之風盛傳、在美國紐約一城中國菜館、多至數百家、凡美國城市、幾無一無中國菜館者、美人之嗜中國味者、舉國若狂、遂至令土人之操同業者、大生妬忌、於是造出謠言、謂中國人所用之醬油、含有毒質、傷害衛生、致的他咪市政廳有議禁止華人用醬油之事、後經醫學衛生家嚴爲考驗、所得結果、即醬油不獨不含毒物、且多含肉精、其質與牛肉質無異、不獨無礙乎衛生、且大有益於身體、於是禁令乃止、中國烹調之術、不獨遍傳於美洲、而歐洲各國大都會、亦漸有中國菜館矣、

■內經有腎欲鹹、鹹能補腎之論、可徵醬油有補腎之功、惟不宜多食、蓋多食鹹、則脈凝泣而變色矣、編者誌、

中國內科普通療法

許半龍

各論

一、循環系病

一、心痛

心痛、非正心臟痛也、若果受邪而痛、則手足寒至節、朝發而夕殆矣、（一）胸次悶痛、徹背難忍者、乃寒濁上踞屬胸痺、瓜蔞薤白半夏湯主之、（二）心下痛而食入更甚、或兼泛嘔者、乃胃失和降、屬胃脘痛、平胃散主之、——但心痛之症、往往挾肝氣而作、故平胃之藥、當隨時加入焉、

處方

（一）瓜蔞薤白半夏湯　瓜蔞　薤白　半夏　白酒

（二）平胃散　蒼朮　厚朴　陳皮　甘草

二、呼吸系病

一、欬嗽

肺臟最嬌、受邪則生欬嗽、氣不條達也、（一）欬而喉癢、惡風鼻塞、聲重、痰多白沫、脈浮滑者、傷於風也、杏蘇散主之、（二）痰老且黃、咯之不爽、口渴脈滑數者、則痰熱內戀、清肺飲主之、（三）欬而無痰、音低息短口渴、形瘦、脈細數、則肺虛陰傷、補肺阿膠湯主之、

欬嗽之治療、不離乎肺、化痰理氣、爲不二法門、

處方

（一）杏蘇散　杏仁　紫蘇　枳殼　桔梗　前胡　半夏　陳皮　茯苓　甘草　生薑　紅棗

（二）清肺飲　黃芩　白芍　瓜蔞　竹茹　桑葉　杏仁　象貝　桔梗　甘草　花粉　枳殼

（三）補肺阿膠湯　蛤粉　阿膠　兜鈴　牛蒡　甘草　杏仁　糯米

二、痰飲

痰飲之症、每病於素體肥胖、濕氣充斥、復因中氣虛弱、致水不化津而凝聚、（一）欬嗽痰多、背惡寒、心下覺冷、頭目眩暈、脈弦而滑、苓桂朮甘湯主之、（二）甚者欬吐白沫、脅下引痛、氣短不得臥、小青龍湯主之、亦有用十棗湯者、惟藥力頗猛、非體實之人、不可輕試、

處方

（一）苓桂朮甘湯　茯苓　桂枝　白朮　甘草

（二）小青龍湯　麻黃　桂枝　細辛　半夏　乾薑　芍藥　甘草　五味子

（三）十棗湯　芫花　甘遂　大戟　紅棗

三、哮喘

哮喘之爲病、大概爲虛實冷熱四者、（一）熱喘者、痰熱內鬱、喉若沖鋸、不得臥息、身熱口渴、脈滑數者、桑白皮湯主之、（二）實喘者、肺感邪氣、胸脹氣粗、聲息涌不得臥、麻杏石甘湯主之、（三）冷哮者、痰飲盤據、惡寒、痰多、脈沈細、冷哮丸主之、（四）虛喘者、腎臟虧損、聲低息短、惶惶然若氣欲斷、勞動則甚、七味都氣丸主之、

哮者何、氣上有聲也、喘者何、氣短無聲也、

處方

（一）桑白皮湯　桑葉　黃芩　黃連　杏仁　貝母　梔子　半夏　蘇子　生薑

（二）麻杏石甘湯　麻黃　杏仁　石膏　甘草

（三）冷哮丸　麻黃　杏仁　細辛　甘草　南星　半夏　川烏　川椒　白礬　牙皂　紫菀　款冬　神麴（未完）

民間治療

一切外症外敷內服奇效方

沈仲圭

製大黃四錢、芒硝二錢、白礬三錢、雄黃三錢、共研成細末、每甲少許、淸水調和、內服外敷、均有奇效、

（逸人按）製此方施送、無不效如桴鼓、今年春季、約用去一斤有餘、功效彰彰、在人耳目、識者如以爲然、請實用之可也、

延生第一方

何半遊

小兒初生臍帶落下、取置新瓦上、炙之、煙盡、取起放於地上、以盞覆之、存性、研末、水飛過、加辰砂三分五厘、生地歸身各四錢、煎濃汁調抹兒之上腭、及母乳上、使藥下盡、次日大便遺下胎毒穢物、則無痘疹矣、

吐血藥露方

蕭季良

（藥方）鮮生地三兩　紫菀四錢　青蒿二兩　桔梗二兩　白花百合一兩　鮮竹茹二兩　桑葉二兩　甘草三錢　絲瓜絡二兩　粉丹皮一兩五錢　鮮首烏二兩　枇杷葉三兩（去毛筋蜜炙）　大生地一兩五錢　鮮石斛二錢　京川貝一兩五錢　鮮沙參四錢　穭豆衣二兩　旱蓮草一兩　鹽水炒橘紅八錢　知母一兩五錢

（製法）共藥和一處、蒸露、

（主治）常治吐血嘔血、雖延二三年之久、服此均獲奇效、敝人累次見效、故而宣佈刋入、俾四海有此血症者、請試服之、方知言之不謬、

（服法）每日朝夕、燉溫代茶飲之、

專治瘋犬毒經驗良方

林燮元

瘋犬之毒、甚於蛇蝎、但經一撲、雖未沾身沾衣、亦皆有毒、被咬傷痕、且易收口、毒內攻也、打瘋犬不可用木棍、須用竹竿、竹有節、毒不過節也、是方屢試屢驗、萬無一失、妙在可試驗其有無受毒、但咬後九日服藥方見、若咬後即服藥、毒未入內、雖服藥亦不見也、惟係以毒攻毒、性近攻耗、病後須有培補、方不礙體、百日內忌食鱉鯉雞鴨韭菜、以及甘甜之味、並忌羅鼓喧鬧之聲、

試驗方

木通三錢、車前三錢、淡竹三錢、滑石三錢、樟腦七分、山查一錢、班貓大七頭去翅足同朮米粳米炒至米黃存性用、服試驗方倘有腹痛、大小便急而不通、知內無受毒、須預浸川連水、以待服之即解、

解毒方

木通三錢、車前三錢、淡竹三錢、滑石三錢、樟腦五分、班貓七頭製法同前、山查一錢、白柚半粒、大黃二錢、朴硝一錢、麥芽一錢、眞射香一分、服試驗方、若無腹痛、大小便急而不通、急服此方二劑、其毒自從大小便而解、

（按）林君自福州寄來上方、並聲明係家傳驗方、百試不爽、曾活人以百計、故特附此聲明、

消息

上海特別市中醫協會、今日在甯波同鄉會開會員大會、討論目前重要問題、及會務進行方針、對於中醫學校改爲傳習所一案、將加以鄭重考慮、徵求公決、以備呈報全國醫藥聯會、探取詳細情形、當於下期本報儘量發表、

喘腫重症治驗

佚名

病有寒熱虛實　治當溫涼攻補

▲名醫習慣　每喜偏用
▲背乎中庸　誤人不少

族兄隣也、冬月、自浙江歸、舟中仆水、抵家則右半邊面浮、至臘月二十七日、造余館就診、其脈滑而軟、兩尺更沉、余曰、氣虛有痰兼少火不足、今當用六君子加減、稍後仍要用附子、隣也兄日日在其前村妹丈家、羈留數日、便中見某先生、發藥四劑、只服二劑、便致喘甚、竟不能行動、故煩酌之、余曰、某先生之藥、得毋用蘇子、桑皮、香附、赤豆、之類乎、答曰正是、余曰、兄脈軟、屬氣虛、彼不用補氣而反用瀉肺降氣之藥、安得不喘、昔賢云喘生毋耗氣、余與藥二劑、用六君子、加黃芪、百合、五味、人參只用八分、越兩日二十九、即除夕、時將二鼓、忽聞敲門聲甚急、啓視之、則隣也兄之令第靜致也、云家兄刻下喘甚、臥不倒、坐亦不安、求往一看、余即同往、且行且自沉吟、前脈軟、必當用參、何爲服參反更喘、一路思索、不得其解、至則其兄仰靠床上、面與手背俱腫、氣短、脈數亂、問昨藥內可依我用參否、答曰、我思名醫方用降氣、而老弟遽用補氣、故疑而未敢用、藥竟未服、余曰、是則自悞也、仍將前藥、加參芪一倍、每各一錢半、加橘紅五分、服下、喘定得臥、次早歲朝、即邀余往視、面浮與手背腫俱消、仍照前藥連服三日、安臥不喘、初四日、有郡中某親、亦係行醫者、來拜節、登樓候之、云肺氣未清、不宜用參、爲立一方、云服二劑包好、信而用之、其方則白前、桑皮、貝母、百合、花粉、黑參、黃芩、桔梗、麥冬、萎蕤、服下一劑、是夜喘甚、竟不能上床、並不能正坐、惟俯首坐至天明、次日迎余、余又遠出拜節、病者不得已、獨煎人參二錢服下、喘稍定、方知用參之功、而勸勿用人參者之害、然終不能上床、加之足腫、陡然至膝、初六日復視之、見其病狀、驚問其故、方知令親之誤、余曰、彼藥不獨瀉肺致喘並寒涼引動腎邪矣、蓋兄脈兩尺原沉、命門火氣原衰、火衰則水邪本易起、加之墮水、使外邪感觸其內邪、經云度水跌仆喘出于腎與骨、當是之時、勇者氣行則已、怯者則着而爲病也、經言恰中兄症、既以外之水邪觸動其內之水邪、而面浮手足背腫、其水勢已將發矣、而又以寒藥引之、是以水氣卒然上乘、而陡腫至膝、喘嗽不能臥倒也、蓋緣腎中無火、火不能制水、而水邪上淩土位、經所謂水氣並陽明是也、若土旺猶得制之、無如火衰不能生土、則土弱不能制水、水遂得越土位而上干于肺、故爲喘、爲咳、爲痰飲、經所謂淫氣病肺是也、要之其本在腎、其末在肺、用參、止能救肺氣、不能逐腎邪、欲逐腎邪、必須補火、欲補火、必須用附桂、隣兄曰、吾時有鼻紅、恐附桂不宜、姑緩之、強之不可、但于前藥內、加地黃、澤瀉、車前、服二劑、初八日又視之、兩腿盡腫、直腫至小腹下、脈益沉、余曰、附桂再不可緩矣、令伸舌視之、上有白胎、正如面粉厚塗在舌上、其白異常、病人自以鏡照之、問予曰、白胎非火乎、余曰、曾見白胎有此白法否、此名寒潭積雪、寒之極也、如潭水本黑色爲寒、又加雪積其上、其寒更甚、今兄舌本黑色、又加一層白胎、掩住其黑、若白胎退開、黑色自現、其有鼻紅者、乃下焦陰涎之極、將一線孤陽、逼之上浮、用附桂則引之使下、又何慮焉、急爲定方、用金匱腎氣作湯、內用桂附各八分、加人參、二錢、白朮一錢、照一劑、鼻中不復出血矣、舌上白胎退淡、果露出胎下是黑色、始信心用藥、每日用藥二劑、附桂各一錢六分、服五六日、腫消至膝矣、一日附子用乏、只存五六分、輕用一劑、是夜遂復腫起五寸、方知附子之功、所關不小、仍照前加重、服十餘日、始消至脚肚下、便可臥矣、惟脚下至足底一叚、最難消、病者反疑慮、蓋其尊人由此症而歿、故疑父子相承、爲不起症、余曰、尊公當日、係其名醫所治、此醫生平、只知用清不知用温、故萬不能治此種症、今惟服金匱腎氣、爲的對之藥、日服不斷、自然逐漸收功、如見疑、盍接余迪玆先生商之、能治此症者惟此公、他人則不敢荐、因作札代迎迪老至、亦用金匱腎氣、悉照古方、只加人參、不加白朮、使迅速下行、尤爲老到、余更爲製氣丸一料、煎丸並用、仍服二十餘日而後消至足底、平復如初、愈後共計服過附子一斤、肉桂十二兩、人參一斤、一日諸友偶談醫事、言及此症、用如許參附、方得收功、一友笑曰、無怪某名醫、議吾兄好用人參附子、余曰、人參附子、豈容好用、若不當用、卽一分下咽、便覺不安、若用之而安、而且病愈、則是當用、非好用也、惟余于當用者而卽用、彼于當用者全不知用、故少所見、多所怪耳、試問此病豈彼所好用之旋覆花所能治耶、舉座大笑、

乳巖

魏步寬

▲婦人最痛苦之病症

▲戒怒滌慮可免此患

乳疾最重而難治者、厥惟乳巖、丹溪云、婦人憂怒抑鬱、時日積累、脾氣消阻、肝氣橫逆、遂成隱核、如鱉棋子、不痛不癢、十餘年後、方爲瘡陷、名曰乳巖、以其瘡形嵌凹、與巖穴相似也、後明季薛立齋李挺翟論乳巖之起、亦以丹溪鬱怒傷肝脾爲主、淸蔣氏寶素、謂肝鬱不伸、脾土受尅、肝主筋、筋攣爲結核、脾主肉、肉潰爲巖穴、不獨將丹溪肝鬱脾傷、致乳中結核、久而成巖之理、更闡發無遺、爲說至善、抑亦有裨醫林者、至昔人所論治法、亦復甚夥、有謂乳巖初起、須多服疏氣行血之藥、及情思如意、方可獲愈者、又有謂初患乳巖、、卽宜服養榮歸脾等方、始可內消、若用行氣破血之劑、則速其亡者、予意乳巖由憂思太過、肝鬱傷脾而起、凡初患乳核時、宜用歸芎、柴胡、香附、蔞皮、川貝、鬱金、枳殼、靑皮、夏枯草、蒲公英、天葵麥等味煎服、外用蟹爪殼數十枚焙末、熱酒調下、以舒肝散鬱爲主、若服久核仍未消、更加參朮炙草、以兼益其脾、又乳巖年深內潰者、急須大補「血氣」、如用養榮歸脾之類、至問齋醫案謂乳巖一症、或因臟腑乖戾之氣所生、譬諸草木花實之異、亦由根幹之氣所化、須用醫話異類有情丹、以化臟腑生巖之異氣、及治乳巖高腫潰處、流鮮血甚多、而屬于實火內壅者、用龍胆瀉肝湯、以急瀉其火、而乳巖獲痊、是於乳巖一症治法、更多獨到之處、至堪採用也、

開中醫的金鑛(二)

▣其一

我對於腦之研究

夏祥麟

▲西醫言其標

▲中醫言其本

凡研究醫學、必從人體生理學始、而生理之中、腦其重要者也、吾試將內經之論腦髓腦筋、與西說較之、海論曰、腦爲髓之海、是言腦爲諸髓集中處、卽西說腦爲神經系統之中樞部也、至以謂末梢部者、亦卽內經所謂經筋也、其云腦神經末梢、專蔓延于頭部及臟腑、此又與靈樞經筋篇暗合矣、如足太陽之筋其別者、上挾脊、上項、其直者、結于枕骨、足少陰之筋、上至項、結于枕骨、與足太陽之筋合、其餘若足少陽之筋、足陽明之筋、于三陽之筋等、皆言從腑上行、分布于頭面者、然考其稍異之點、一云

中国近现代中医药期刊续编·第一辑

末稍神經、係由腦之底面發出、是從根本說到枝葉、一云經筋係自各腑上行、結于枕骨、是從支流說到合流、究其理一也、中西學說對于腦之構造既同、則其作用亦無不同、西說言腦爲運動知覺之本、內經則于不言中、顯出腦亦主知覺運動者也、何以知之、靈蘭秘典論曰、腎者作强之官、技巧出焉、又經脈篇曰、人始生、先成精、精成而腦髓生、可知先天水火之精、先生兩腎、腎精上注于腦、而腦髓生矣、是腎與腦有密切關係也、故知技巧出于腎、即技巧出于腦之互詞耳、蓋技巧則概括知覺運動言之也、由是觀之、腦之功用既可于不言中顯出、則腦之病症、亦可於不言中見之矣、據西說言顛狂爲神經病、而中醫則謂心腎之病、夫心主血、血液上注于腦、腎藏精、精髓亦儲于腦、精血調和、自足以養其神經、而安和無病、惟心腎失職、則精血不足以調攝腦筋、而腦筋遂橫決而罔制、是西醫其標、而中醫則言其本、亦不同而同也、又傷寒論曰、陽明之爲病、胃家實也、又曰、實則譫語、蓋胃家實熱、移于足陽明之筋、而上傳于腦、腦受熱、則昏亂而譫語矣、譫語即西說所謂腦炎病、今仲師不言腦炎、而言胃實者、亦舉其一端耳、其餘若遺精症、西醫則言神經衰弱、中醫則謂腎臟虛寒、各依法治之、皆得愈、此又足見內經論腎與腦有密切關係、洵非虛語也、總觀中西學說、對於腦之研究、無不相同、推而言之、對于人體各器官之研究、亦無不相同、在讀者能匯通與否耳、

■其二

心生血 肝藏血 脾統血 之原理

■果否合乎生理

張階平

■請一讀此文

中醫學說、以心主血、肝臟血、均詳於經義中、而後學復有脾統血之說、然而主也、藏也、統也、皆以血言之也、何謂主、言血運自心也、何爲藏、言血返自肝也、何爲統、言血本自脾也、經曰、中焦取汁、上化而赤、是謂血、血乃秉火氣之化、色赤屬心、故曰心主血也、經曰、衝脈者爲十二經之海、太衝之脈屬于肝、肝名血海、富于血脈、故曰肝藏血也、經曰、脾主爲胃行其津液、蓋脾主中焦穀氣之生化、變其精微之氣、以上奉於心臟、實爲血液生化之產生地、故曰脾統血也、試詳考西說以證明之、心爲血液循環器官、其心壁筋肉、能起不隨意之運動、以成一種壓力、而使大動脈暢流於全身、此中西之言心主血、其大致固相同者也、肝臟之腺、由解剖上以證明之、確爲繁雜而富有血液者、因肝門靜脈、與各藏府不同、蓋靜脈與動脈、勢不能相値、否則發血管之注射、與迴血管之收縮、自生鉅大之障礙、故必使血管不相接觸、各安其道、肝門靜脈、即迴血管全部入于肝藏、復出而上行入于右心房、所以避動脈之障礙、正所以調節動脈之機能者、則肝之有門靜脈、謂爲肝藏血也、不亦宜乎、至于脾、實由脾材及脾髓二者所成、滿充血液、近世學者、以爲主製造白血球之重要器官、究其實、尤爲血之主要官能、蓋從解剖脾臟言、動脈管則多赤血球、靜脈管則多白血球、是脾縱不能製血、而血之成分、與血之充滿、而謂脾統血、誰曰不宜、由是言之、中以心爲生血之主、西以心爲運血之主、中以衝脈入肝、爲肝藏血之要、西以靜脈迴肝、爲肝藏靜脈血之要（不知太衝脈猶大靜脈也）中說以脾爲胃行其津液、以變精氣、而爲血之本、西說以脾爲製造赤白血球之器管、亦爲血之本、實皆相通者、特以中說言其要、西說言其詳、吾人誠能互相參攷于二說、則知心主血、肝藏血、脾統血之說、實中西可匯通者也、

暑天普通飲料

濟民

一午時茶
二天中茶
三藥　茶

□宣佈藥味　俾得大衆週知
□方藥未達　豈可輕易嘗試

夏令炎熱、氣候鬱蒸、風寒暑濕、一切不正之氣、每易感冒、霍亂吐瀉、胸腹膨脹、停食瘧痢等症、取茶煎飲頗佳、惟方藥各說不同、茲於某藥號內、偶抄得午時茶一方、又於集驗良方丹方中得天中茶藥茶二方、故均照錄如下、

午時茶方

蘇葉八錢　葛根八兩　澤瀉五兩　草菓五兩　陳皮五兩
川朴五兩　白芷五兩　薄荷一兩　白朮五兩　香附五兩
砂仁二兩半　川芎五兩　烏藥五兩　廣藿香五兩　山查十兩
獨活五兩　桔梗五兩　神麴八錢　防風五兩　猪苓五兩
製半夏五兩　枳殼五兩　雲苓五兩　木香五兩　桂枝五兩
檳榔八兩　羌活七兩　大麥芽八兩　甘草二兩半　生姜八兩
青葱八兩　上茶葉八兩

□製法　右藥共研爲末、將姜葱打爛、擇五月初五午時、麵糊爲餅、每服三四錢、煎服、

天中茶方

厚朴（姜汁炒）五錢　陳廣皮三錢　山查一兩　青皮三錢
乾葛三錢　防風三錢　烏藥三錢　川烏三錢　枳殼三錢
白芷三錢　茱萸三錢　石菖蒲三錢　甘草三錢　砂仁三錢
廣木香（勿見火另研末）三錢　製香附五錢　廣藿香五錢
茅朮（米泔水浸洗）五錢　莪朮五錢　檳榔五錢　茯苓五錢
麥芽一兩　神麯一兩　紫蘇一兩　木通八錢

□製法　右藥廿六味、除木香另研、其餘均磨如粗末、五月初四日夜、用白酒每料一斤、浸藥於磁罐內、端午日用六安茶或紅茶葉每料二斤半、入藥內拌勻、待至午時、每料加雄黃末三錢五分、同溫燒酒八兩攪勻拌茶內、即於午時炒乾、臨上罐時、再將木香砂仁末、拌和候涼透、再紮好罐口、勿令洩氣、每服三錢、水煎服、

藥茶方

紫蘇三兩　川朴三兩　麥芽四兩　藿梗一兩　白芷二兩
甘草二兩　烏藥二兩　防風二兩　木香二兩　香薷二兩半
枳殼二兩　半夏二兩　神麯四兩　甘葛二兩　前胡二兩
山查四兩（搗）　扁豆二兩半　蒼朮四兩　茯苓二兩　川芎二兩
檳榔三兩　吳萸二兩　明雄二兩（後拌）　砂仁一兩
香附四兩（搗搗碎）　廣皮二兩　木瓜一兩五錢

□製法　右藥廿七味、用鍋熬藥半乾、用三五年陳茶葉十五斤、將藥拌、又加明雄再拌、拌後再用鍋焙乾、身體弱者、不宜多服、孕婦忌用、

小兒最危險之病症

陳壽山

臍　風

大原起於穩婆
不知清潔消毒
病菌由臍而入
小兒犧牲極多
報告經驗良方
俾作病家指南

我國每年初生之嬰兒、死於是症者、幾不能以數計、推其原因、多因我國人民缺少醫藥普通學識、有以致之、因一般婦女、將近

臨產之時期、則全數皆恃賴於一般穩婆、而此一般穩婆、大多數為毫無學識者、皆不知殺菌消毒為何物、一任己意之所欲為、以致產婦身體受傷、至使產婦受種種疾病之痛苦、甚者或至致命、更有無辜受累、即嬰兒初產後於一星期中、要發生一種危險瘈瘲症、即臍風是、此症之原因、多由於接生時器具及各等用物不清潔所致、因該症之菌由於不潔之物入臍帶、由臍帶入血至腦、而腦中其毒、而顯此病、其病狀即瘈瘲、面紅鼻常噴嚏、吮乳口鬆、口舌紅赤、臍帶組大、或不潔白、乳內生核、眼珠朝上、頭向上仰、雙手握緊、兩腿朝上拳起、手面之肌常形抽搐、其治法宜用針砭乳流出其血、後用新錢串索燃火灸乳之四週圍、約一銅錢大、左右同、

服藥　小紅丸方

黑丑三錢、胆星三錢、巴豆三錢(去油)、共研細末、煉蜜為丸、菉豆大、硃砂為衣每服四丸、服後抽搐流涎、用布拭去、此布宜棄去、(用脫脂棉亦可)過三四點鐘、可服下方、

川連四分、鈎籐七分、車前五分、檳榔三分、天竺黃四分、木通四分、姜蠶三條、全蝎一個洗、燈心十節、面過紅者、加眞羚羊一分、水五分煎二分服數劑、至病復原、面色轉白為度、

臍風一病、患者多為難治之症、惟有自呼負負、觀其死而已、但幸而得愈、亦極少數、誠可惜也、但今患是病、用上方功效頗大、已治好之人亦甚多、凡我醫界中人無妨一試、因上法簡而易、功效又大也、

闢回春丹統治小兒百病

夏壽頤

▲主治急慢驚風說之不可靠
▲急驚屬熱慢驚屬虛
▲症狀既完全不同豈可一藥兩用
▲未見手足牽動痙厥者切不可妄用
▲喜用回春丹自誤誤人
▲家有嬰孩者不可不看此篇

小兒初生、陰氣未足、性屬純陽、易致生熱、熱甚則生風痰、亦所恒有、腠理不密、易生寒邪、寒邪中人、先入太陽經、太陽之脈、起於目內眥、上額交顛、還出別下項、夾脊、抵腰中、是以病則筋脈牽動、遂有抽掣搐搦、妄用金石腦麝開關鎮墜之藥、引邪深入藏府、千中千死、不知小兒易於外感、惟傷寒為獨多、世之妄稱驚風者即此也、又傷寒門中、剛痙無汗、柔痙有汗、小兒剛痙少、柔痙多、世俗見其汗出不止、神昏不醒、便以慢驚為名、妄用參耆朮附、閉塞腠理、熱邪不得外越、亦為大害、但比金石差減耳、所以凡治小兒之熱、須審其本體虛實、察其外邪輕重、或陰或陽、或表或裏、但當徹其外邪、不當固邪入裏也、仲景原有桂枝湯、舍而不用、徒事驚風、毫厘千里、豈勝言哉、又云小兒外感壯熱、多成痙病、後世多以驚風立名、有四證八候之鑿說、實則指痙病之頭搖手動者為驚風之抽掣、指痙病之卒口噤脚攣急者為驚風之搐搦、指痙病背反張者為驚風之角弓反張、不治外淫之邪、反投金石腦麝重鎮之品、引邪傳入神經、上歸於腦、多致不救、病家缺乏常識、以為回春丹統治百病、明明載在仿單、依法服用、未必有誤、彼藥店主人、徒以獲利為目的、不顧他人之生命、在仿單上寫得天花亂墜、原以推廣銷路為目的、尚不可厚非、獨怪今之時醫、一見小兒發熱尚未手足掣搐者、亦投以回春丹、以為預防驚風、危險殊甚、考熱病傳變、共有兩路、一入少陰經、一入神經系、熱病傳神經系、亦有兩路、一是誤汗、一是誤用香藥、(香藥指有麝香牛黃等成分之藥)誤汗本係發熱汗多、因欲退熱、再用藥發表、就傳入神經而為痙病、此傷寒論中

、已經明白指示、至於誤用香藥、却是仲景並未說過、麝香能入腦、犀黃亦能入腦、熱病在太陽陽明經時、本欲向陽明府順傳、或向少陰經逆傳、若用此等香藥、病即另尋出路、直向神經系傳入、病既入神經系、就顯出種種敗象、病家手忙脚亂、不惜重金延聘名醫、惜乎病邪已深、雖有盧扁沉痾難起、此對於熱病妄用回春丹之危險也、

荒謬絕倫之回春丹仿單　仿單即該項藥品之主治何種病症也、查某著名藥店回春仿單有云、治急慢驚風、發搐瘈瘲、內外天吊、傷寒邪熱、斑疹煩躁、痰喘氣急、五癇痰厥、大便不通、小便溺血等症、夫急驚屬熱、宜乎清涼、慢驚屬虛、宜於補治、病情既完全不同、豈可一藥兩用、此回春丹統治慢驚風之根本差誤也、至於傷寒邪熱、則方內既無解肌發汗之藥、復無退熱清涼等劑、其不引邪入腦、逆傳神經者、已屬萬幸．藥不對症、病安得而可愈、以吾觀之、回春丹治痰熱咳嗽之急驚、或有功效、惟須手足牽動確已發搐者、方可服用、萬不可於寒熱不涼等症嘗試、因回春丹攻痰積甚烈、因急驚大抵熱甚生痰、痰甚生風、攻其痰積則根本解決、至於天麻防風全虫等、俱係祛風之劑、惟內麝香犀黃龍腦等、苟未見掣搐僅係身熱者用之、則熱邪傳入神經系而上歸於腦、則延髓被侵、敗象立見、其危險有不可勝言者、不佞見社會嬰孩、一有病即投以回春丹、不論寒熱虛實、以為服回春丹萬無一誤者、不知輕病往往因此變為重病、重病竟然變死、為父母者、安能知回春丹之實在主治、謹將回春丹之配合法、錄之如下、以供世有嬰孩者之共同研究、不僅於保赤方面、多一功效、其於中國醫學進步方面、亦不無寸進也、

小兒回春丹配合法

麝香一錢、牛黃一錢、龍腦一錢半、硃砂三錢、雄黃三錢、蛇含石八錢、胆星二兩、川貝母一兩、羌活三錢、天麻三錢、僵蠶三錢、白附子三錢、天竺黃一兩、防風三錢、全虫三錢、

右藥共為細末、另用甘草一兩、勾屯二兩、煎湯和煉蜜打為丸、如胡椒大、外蠟殼固封、

月經病辨治大綱

虞　公

婦人以血為主、月經為最要之一端、按月如期而來、（正當期候、二十八天一次、）血量不多不少、血色不淡不濃、是為康強無病之常態、若體有違和、或以六淫七情之影響、經來不調、或閉止不通、是為經病之現象、其因稟賦異常、而有避年、居經、暗經、等等、此為生理有特殊、自當別論、不能作病態觀也、

月經病之大綱、可分為二、曰不調、曰不通、而其間有兼證者、）或疼痛、或發熱、最宜詳辨、茲先就月經不調一端言之、

月經不調、為經病中之最多見者、其受病之因、或由交合非時、或由行經不慎、或由六淫之波及、或由七情之影響、其為病、經來期候參差、或先或後、血量不準、或多或少、血色不正、或淡或濃、更有兼證者、皆當因證施治

經來先期、多屬血分有熱、芩連四物湯為主方、（四物湯加黃芩黃連）而川芎只宜少用、丹皮梔子、不妨酌加、血量多而色濃者、須加阿膠生地、

經來後期、多屬血分不足、八珍湯為主方、血量少而淡者、須加紅花肉桂、

經不調而兼見腹痛者、須分經行前後、痛在經將行之前、多屬實痛、如氣滯、延胡索湯（延胡當歸赤芍桂枝乳香沒藥炒蒲黃）為主方、感寒、溫經湯（吳萸歸芎川芎人參桂枝生薑丹皮阿膠麥冬半夏甘艸按麥冬阿膠丹皮用時須斟酌）為主方、血分積滯、通經湯（四物加川楝小茴檳榔延胡木香）為主方、痛在經行以後、多屬虛痛、當歸建中湯（小建中湯加當歸）為主方、

經不調而兼發熱者、亦須分經行前後、經將行前發熱者、多屬客感

或鬱蒸、加味逍遙散（逍遙加梔子丹皮）爲主方、經行後發熱者屬血虛、六神湯（四物湯加黃芪地骨皮）爲主方、其他兼見證狀或挾外感、或因內傷、或屬表證、或屬裏症、難以枚舉、茲再就月經不通一端言之、

月經不通、謂之經閉、病較經候不調爲重、有因血滯經閉者、有因血枯經閉者、血滯爲實、血枯爲虛、同一經閉、治分天淵、經閉之因于血滯者、不外氣鬱寒凝熱結種種、所謂有餘症也、其症突然月經不通、腹部脹滿疼痛、或兼發熱、逍遙散紅花湯（紅花歸尾赤芍桃仁牛膝蘇木延胡桂枝香附青皮劉寄奴紫葳花）澤蘭湯（澤蘭當歸赤芍甘艸）玉燭散（四物湯合調胃承氣湯）大黃膏（一味大黃）爲主方、如屬室女寡婦師尼患此者、宜以通經散（三稜莪朮歸尾赤芍紅花官桂烏藥延胡牛膝丹皮辰砂劉寄奴穿山甲）柴胡抑肝湯（柴胡青皮赤芍香附梔子丹皮地骨皮川芎生地蒼朮神麯連翹甘艸）爲主方、

經閉之因于血枯者、多屬內傷血虧、所謂不足病也、其症逐漸而來、先由經來血量迭減、以致完全不通、腹無脹痛、身無發熱、即或有之、亦時作時休、每爲婦人成癆之初步、故宜從早醫治、切戒破血行經之峻劑、以養眞湯（四物加茯苓陳皮益母艸山萸肉梔子香附小茴香）烏骨鷄丸（方藥製合詳葉氏女科證治秘方卷一第十一頁）柏子仁丸（牛膝續斷地黃澤蘭卷柏）爲主方、餘如十全大補人參養榮補中益氣八珍等方、有時均宜酌用、如室女病此、多不治、其因經閉而成浮腫腹脹、或勞嗽骨蒸等病、治詳葉氏女科證治中、凡經閉不行而起居飲食如常、毫無病態者、在婦人須屬胎孕之徵、在室女須屬避年之象、可以弗藥、即擬方亦祇可調養氣血、切莫妄用通經行血之劑、

蚊煙香

章育

白花除虫菊爲蚊煙香中精美原料

我國普通所用之蚊煙香、多用雄黃和鋸屑製成、其精者則以雄黃和香粉製之、按雄黃係三硫化砷、以之燃燒、則硫被焚、而砷游離空中、不但惡臭難耐、且有劇毒、余每用按樹枝葉薰煙以代之、然按樹新自澳洲輸入、栽植不廣、縱可代蚊煙香以驅蚊、其如難得何、近有一種蚊煙香、來自東洋、既不惡臭、亦無劇毒、其原料係以白花除虫菊粉四、浮萍乾四分、香粉二分、碾成細末、雁香店按做香法製成、查除蟲菊有白花紅花兩種、除紅花者無除蟲效力、不適於用外、其白花者、係奧國原產、無論寒暖之區、只要排水良好之地、雖砂礫瘠壤、亦能栽植、其播種分春秋季、暖地宜秋播、寒地宜春播、既播之後、年年宿根自生、不須更植、每屆春夏之交、抽生花莖、開白色頭狀之花、花中含有一種化合物、能殺各種冷血動物、而對於熱血動物、則全不加害、故能除一切昆虫、而於人則全無妨碍也、花開之時、宜於每日淸晨、將半開之花採下、用火烘乾、以藥店之鐵船碾碎、反復細篩、其極細者、裝罐密封、用作臭蟲藥出售、價値頗昂、略粗者用製蚊煙香、其莖葉刈下晒乾、碾之爲粉、撒諸園圃或稻田中、可除一切植物害蟲、束之爲把、或碾細和木屑四分、用紙捲之成條、薰蚊亦有效力、

病家誤歌

求病速愈　請讀本文

▣免除病苦而享健康首在一己之調養

病家誤、早失計、初起抱恙不介意、人日虛兮病日增、縱有良工也費氣、病家誤、不直說、諱疾試醫工與拙、所傷所作只君知、

縱有名家猜不出、病家誤、在服藥、服藥之中有竅妙、或冷或熱要分明、食前食後皆有道、病家誤、最善怒、氣逆衝胸仍不悟、豈知肝木剋脾土、願君養性須回護、病家誤、苦憂思、憂思抑鬱欲向之、常將不如己者比、知得雄來且守雌、病家誤、好多言、多言傷氣最難痊、勸君默口凝神坐、好將眞氣養眞元、病家誤、染風寒、風寒散去又復還、譬如城郭未完固、那堪盜賊更摧殘、病家誤、不戒口、口腹傷人處處有、食飲相宜中氣和、鼓腹含哺天地久、病家誤、不戒慾、閨房衽席不知命、命至顛危可若何、願將好色人爲鏡、

社會承認對口菌能治一切虛病

馬嘉生

豈棺木之毒菌！亦能治病耶

對口菌者、生於棺木中之物也、對死人之口而生、故以名之、其狀較常菌爲大、而無根蒂、世人皆以之治癆症、然取之不易、因之價值昂貴、分許即須五六元、服之者亦無特殊之效驗、噫、何世人之好奇也、服之既無效驗、何必出重價以取之、俗云、無毒不成菌、況對口菌尤爲菌中之最毒者、良由病瘟疫之人、死後毒氣蘊鬱、從口內上蒸、棺木腐爛而生、以毒物而治癆疾、猶謂對口菌乃得死人之精氣生成、死人而有精氣、何其謬謬絕倫、一至於此也、願病者勿受廣告之惑、而被圖利者所欺、則幸甚矣、

解決人生的「吃喝兩字」

郭宗棠

▣吃好的能營養身體有益

▣喝好的能消耗精神有害

▲打倒吃茶葉▼

▲提倡白開水▼

人之一生、都說吃好的、喝好的、所謂吃好的、也無非吃好東西、好東西可資補身體、那是怎樣、因營養素多的緣故、說營養素多、可以能健康身體、那拜不是閉門造車、南轅北轍的怪事、是理所當然的、喝好的、就是不喝白開水、而飲好茶之謂、喝好的這一句話、這是人誤解的地方、不知茶的成分、胡說亂道、其實茶、就是個興奮性、少喝一點、可以助消化、喝的多了、能把全副精神一起兒提起、若這時正用精神、那還可以、若在閑坐的時候、一霎工夫、把全副精神用盡、過此以後、甚爲疲乏、把很可寶貴的精神耗盡、眞是以有用之物、用之於無用之地、實在可惜、又況茶水含有色素、沒見常喝茶的人、壺裏的四壁、不有幾日、即呈深紫色、從此可知茶水入到胃裏、難道不呈此色嗎、舉個顯而易見的例吧、只見喝入去是帶色的茶水、及自小便排泄後、即爲沒色的水色、拜非養料品、也不被吸收、不是存在胃、而與壺中相似嗎、我想色素存在胃中、與茶壺相仿、望大家以後、不要說喝好的美茶了、都改喝白開水吧、

防疫之簡便法

常隱泉

近時防疫之法、往往以臭藥水灑地、取其所發炭酸瓦斯、能驅滅疫毒、法誠至美、昔乎不能使瓦斯徧滿空中、盡除毒菌、亦是一憾、今有一簡便之法、如疫病大盛時、可用硫黃末與雄黃末合成、焚於室中、不但能驅滅室中之疫菌、亦可消滅于無形、蓋硫黃經焚、則發硫養、(一)雄黃含鉀(二)養(三)質也、但是焚硫之時、須將衣飾書畫、藏於別處、以防變色蠹壞爲要、查曩時染疫之家、每每於出柩後、房中鳴鞭炮千響、今以化學言之、是硫養二氣與淡氣充塞四壁、雖至低窪處皆到、毒菌自應滅盡、豈得以迷信目之耶、

中國內科普通療法

許半龍

（四）七味都氣丸　五味子　熟地　茯苓　山萸　丹皮　澤瀉　山藥

四、痿

痿有上下兩證、（一）上證屬於肺、肺中乾燥、津液消亡、欬嗽咽乾、口渴、泛吐白沫、皮毛憔悴、音聲不揚、脈虛數、謂之肺痿、麥門冬湯主之、（二）下證屬於胃、胃燥津液不布、濕熱下注、兩足軟弱無力、不能行動、內熱口渴、小溲短赤、脈濡數、加味二妙湯主之、

處方

（一）麥門冬湯　麥冬　人參　半夏　甘草　粳米　紅棗

（二）加味二妙湯　防已　當歸　萆薢　黃柏　龜板　牛膝　秦艽　蒼朮

五、喉痛

外感風邪、內伏痰火、鬱而上逆、喉痛生焉、（一）寒熱、咽喉紅腫焮痛、嚥飲不利、脈洪數、淸咽利膈湯主之、（二）紅腫疼痛、而聲帶之旁、起塊如乳頭者、爲乳蛾、一旁生者爲單乳蛾、兩旁生者爲雙乳蛾、利咽涼膈散主之、—大便不通者、當與攻下、使熱毒得泄、猶之釜底抽薪也、（三）有陰喉痛者、淡紅焮痛、時發時愈、玉女煎主之、

處方

（一）清咽利隔湯　連翹　山梔　黃芩　銀花　防風　荊芥　牛蒡　甘草　桔梗　元參　黃連　薄荷

（二）利咽涼膈散　梔子　元參　石膏　薄荷　黃連　花粉　牛蒡　貝母　大黃

（三）玉女煎　生石膏　熟地　麥冬　知母　牛膝

六、呃逆

肺受風寒、或胃虛痰濁中阻、氣不下降而上升、則發爲呃也、（一）呃而聲低怯、不能上達咽喉、時或作鄭聲、丁香柿蒂湯主之、（二）若聲有力而連續、大便堅者、則屬痰熱阻塞、半黃丸主之、

夫氣機不順、虛人患之爲劇、病久而見呃、則爲不治、宜早爲之防也、

處方

（一）丁香肺蒂湯　丁香　肺蒂　人參　生薑

（二）半黃丸　半夏　黃芩　天南星

七、吐血

血得熱則不循經道而外溢、其致病之原因、有虛火實火兩種、（一）實火者、肺受風寒、鬱而不解、醞釀成熱所致、血帶紫塊、脈浮而洪、四生丸主之、（二）虛火者、思慮傷脾、倦怠少食、肌肉瘦削、吐每盈杯盈盆、脈必洪大、而重按之全空、歸脾湯主之、

大低實證恒卒然而起、虛證恒積漸而來、

處方

（一）四生丸　生地　艾葉　柏葉　荷葉

（二）歸脾湯　黨參　白朮　黃芪　當歸　甘草　茯神　遠志　棗仁　木香　龍眼

八、風溫　濕溫

風溫由感受風邪、鬱而化熱所致、身熱微惡風、欬嗽、頭痛、口渴、脈浮數、舌苔薄膩而黃、銀翹散主之、（二）感受風邪而挾濕者爲濕溫、邪氣氤氳、最難速愈、往往身熱不退、胸悶泛噁、

端陽節

焚燒蒼朮白芷之研究

虞公

舊俗於端午日、除例置蒲酒艾虎外、並購蒼朮白芷焚燒室內、謂可辟疫驅邪、殺滅蛇虫、無論貧富、歲必舉行、相沿成習、牢不可破、其意殆與西醫之免疫法相仿、雖然蛇虫疾病之來、甯有定時、對于平日之清潔衛生、漫不講求、而欲於平安無事之一日、爲此迂遠之預防、不亦愚哉、

入夏以後、天氣酷熱、虫類繁生、病毒流布、霍亂瘧痢諸傳染症、蠭起疊出、故預防之道、應以夏初爲始、深秋爲終、庶或近是、焚燒藥品、爲滌蕩空氣之一法、與西醫之蒸氣消毒藥品消毒、其義略同、蓋空氣初本純潔、自動植礦物發生之氣、與人工造出之氣、混和於空中、而空氣始不潔、空氣不潔、始影響於接觸物者、其害甚大、如嵐瘴之氣、病房臥室之氣、動植物腐敗之氣、廢井廢坑之氣、花木之氣、均足以敗壞生理、而發生當然之疾病、惟藥品之氣、能補救之、緣藥品之氣之影響於接觸物者、其效亦偉、故焚燒蒼朮白芷之氣、能辟除空氣之穢惡、確有功效也、

竊考蒼朮之性味、本草註云、爲除邪氣之上品、又曰辟一切嵐瘴邪惡鬼氣、陰濕之處、焚之更佳、白芷芳香辛燥、祛風氣除穢濕、能解砒毒蛇傷、通竅辟惡、夫所謂邪惡鬼氣者、非眞有邪惡鬼氣之一物、實即空氣中劇烈之病毒也、陰濕穢濕者、即陽光不到之處、水分太濃、微生物之出產地也、蒼朮白芷、具此特性、且價廉易得、不妨預爲購置、設遇時疫流行之際、藉此以消弭病毒、詎不美善、

並可摻入大黃降香雄黃砒石等、定以限制、將室內門戶緊閉、煨燒若干時、俟煙消焰滅、方可入內居住、則費省事簡、未始不可於消毒法上、別創一格、願醫藥界、共研究之、

民間治療

治黃水瘡驗方

麝香一錢、枯礬三分、白芷五分、甘草三分、東丹三分、黃柏三分、共研細末、麻油調搽即愈、

立愈痔瘡法

皂礬　礬紅　二藥等分、研末須細、對肛門瘡口將藥貼着而坐、覺痛即去、痛止再坐、數次盡效、諺有十男九痔之說、可知患痔者多、但患此者、痛苦萬狀、平時如用此法、可以斷根、

暑令瘍癤簡便自療

忍冬湯

金銀花四兩、生甘草三錢、水煎頓服、凡暑令皮膚易生瘡癤、一服即消、並能治一切內外癰毒、能飲酒者、酒煎亦可、惟暑令病毋須酒煎、

治小腸氣內外兩法

金鈴子七粒、鹽水炒小茴五分、鹽水炒大茴五分、車前子一錢、橘核五分、用清水煎、頭煎內服、二煎外洗腫處、頗見功效、

孕婦痢疾穩妥方

用生雞蛋一枚、一端破小孔、納入黃丹五分、更以銀針探入攪勻、然後以桑皮紙封固、置飯鍋蒸熟、患者食之即愈、

小兒遺尿良方

小兒形體衰弱、中氣不足、膀胱約束無力、臥則屢屢遺尿、往往有至七八歲尚未除者、可用下方服之、桑螵蛸五錢、益智仁五錢、共研爲末、米湯調服、

傷寒新解

大梁鄭爵槑

太陽之爲病脈浮頭項强痛而惡寒

凡外感之邪侵襲人身之最淺而居外者、爲太陽病、人身感受最冷之氣候而病者、爲傷寒、血管遇冷則收縮故脈浮緊、血液遇冷則凝固、故頭項强痛、寒邪外束、週身之毛孔、閉塞不通、陽氣不能外達、炭氣不能宣泄、於是體內之温度增高、雖遇三十七度半高熱之空氣、亦覺其寒而惡之、故內經以傷寒爲熱病、是外雖傷於寒、內實病乎熱也、

太陽病發熱汗出惡風脈緩者名爲中風

風邪較温於寒邪、故葉氏稱春季之外感爲風温、以春季之氣、較冬令温煖耳、風邪亦係從外侵襲者、亦須先傷人身最外之處、故亦有太陽病之症狀、然風邪既屬温化、宜乎與傷寒之不同、不僅不能收縮細胞、閉塞毛孔、而且能使細胞之興奮、促進皮膚之排泄機能、故有自汗之現症、陽氣因汗出而外達、故身外發熱、炭氣因汗出而宣泄、即無內蘊之鬱熱、故脈見緩象、又因汗出不息、汗腺弛張、毛孔不閉、是以惡風、

太陽中風陽浮而陰弱陽浮者熱自發陰弱者汗自出嗇嗇惡寒淅淅惡風翕翕發熱鼻鳴乾嘔者桂枝湯主之

此條之陰陽、指寒熱而言、陽浮者、患者之體温浮於外、故身自熱、陰弱者、外感之風邪不甚寒、故有戟刺細胞之能力、而無閉塞毛孔之作用、此汗之所以自出也、嗇嗇惡寒者、鑑別無傷寒惡寒之甚也、淅淅惡風者、汗腺弛張、毛孔未閉、惡風之侵犯也、翕翕發熱者、熱在皮膚之外、與傷寒之鬱熱蘊於皮膚之內者不同也、毛孔既爲風邪所侵襲、則皮膚失其呼吸之機能、週身之氣化、具從肺竅而出入、故氣粗鼻鳴、胃氣因之不能四佈、故上逆而作乾嘔、以桂枝湯者、因風亦客邪、故用薑桂以發汗、風係温化、又恐津液之受刼、故芍藥用以斂陰、用甘草以緩薑桂之急、使徐徐汗解、不致汗出而邪留、用大棗以固胃氣、使邪去而正無傷、

太陽病發熱汗出者此爲榮弱衛强故使汗出欲救邪風者宜桂枝湯

衛卽表皮細胞而居外者、榮卽血中之氣質而居內者、蓋生理所謂之血清、其色白、是血中之有氣也、緣風邪不閉毛孔、內熱得以外達、故汗出而表皮發熱、內熱既可達於表皮、故曰衛强、汗爲血中之水分、實血清之所化、蓋氣之化水、亦物理之自然、血中之氣、既化水而外泄爲汗、故曰榮弱、此榮弱衛强、則外熱益甚、催促細胞之戰動亦愈力、所以益使汗之外出、故欲已此風邪之病變者、宜用桂枝湯治之也、

病人藏無他病時發自汗出而不愈者此衛氣不和也先其時發汗則愈宜桂枝湯

前言太陽中風之鼻鳴、熱鬱肺竅也、乾嘔者、胃氣上逆也、此言風邪客於衛分之輕者、各藏器無他種之病變、僅有時時自汗之一症而已、但風既客衛、邪雖不重、亦非自汗所能使邪外出、必與桂枝湯、發其汗於尙未自汗之先、則風邪方能外出、蓋自汗不僅不能去其邪、反能虛其正、此所以宜用桂枝湯、以發其汗而去其邪也、否則、表皮細胞留此邪風之障碍、故曰衛氣不和也、

病常自汗出者此爲榮氣和榮氣和者外不諧以衛氣不共榮氣諧和故爾以榮行脈中衛行脈外復發其汗榮衛和則愈宜桂枝湯

常自汗出、則炭氣尙有出路、不致內蘊鬱熱、故曰榮氣和、然自汗因於邪風之在衛、是表皮細胞有所障碍、不能與內部之榮氣共同諧和、所以宜用桂枝湯、復發其汗、則衛分之邪風去、內外之障碍俱無、則榮衛共同諧和而愈矣、血清在血管之內、表皮細胞在血管之外、故曰榮行脈中、衛行脈外、(未完)

溼溫證談片

秦丙乙

何謂濕溫、濕爲重濁有質之邪、溫是氤氳無形之氣、一則留戀陽明、一則盤踞太陰、暑與濕相合而成溫也、

傷寒有五、曰中風、曰傷寒、曰熱病、曰溫病、濕溫亦其一也、

濕溫之發、多在春末夏初、夏末秋初之間、此其緣故、良由其時濕土主令、人在氣交之中、因本體之素衰、抵抗力不足、兼之生冷油膩、膏粱厚味、飽嘗過度、乘時而動、一俟邪從外感、濕即發作於內矣、

溼溫證纏綿異常、最爲可厭、自始至終、非三旬不辦、所以醫家治此症、其能一手治愈者、十鮮其一、惟其奄纏、故病家朝換夕更、不能專一、致易於誤入歧途、凶危迭告也、

溼溫病之證象、始起惡寒、入後但熱不寒、汗出、胸悶、舌白或黃、口渴、不欲引飲、此其大略也、至於種種兼證、則不盡在此、譬如初起無汗、頭痛、身重、此在表分、發熱、憎寒、混身疼痛、此在肌肉、較爲沉重、他如耳聾、口苦、乾嘔、譫語、發痙、發厥、均有可能之性、

溼溫證治法、並無特異之點、貴在鎮靜縝密隨機應變、不爲羣言所淆亂、不以捷徑爲可操、更不可拘拘乎成法、汲汲於圖功、庶執簡御繁、成竹在胸、無論病勢如何變化、終有對付之方也、

治濕溫不可過表、過表則濕蒙清竅、易於神昏耳聾、且多汗不已、亡陽堪虞、亦不可過攻、過攻則脾受傷、易致洞泄、此汗下之宜愼也、再如果於溫燥、則唇齒焦裂、必易內陷、過於滋陰、則養癰貽患、邪將愈增、更難速痊、此淸燥之所宜知也、大概宣其肺氣、通其上焦、輕靈淸淡、乃治此症無上妙訣、非變證四起、病勢轉危、斷不容多所更張、小題大做也、

此症苔脈、頗非一律、濕盛則舌苔白膩、陰脈全呈、(陰脈即濡緩是也、)熱盛則舌轉絳赤、陽脈畢見、(陽脈謂洪數也、)各宜隨症施治、

濕溫證七八日、壯熱煩躁、口渴譫語、神昏脈洪、發痙發厥、狂亂妄笑、此乃濕邪化熱、熱灼心包、營血已乾、宜大劑犀羚、佐以生地、玄參、連翹、山梔、鈎藤之品、切勿用至寶丹蘇合丸等以開泄、

疾病盛發於夏秋之原理

章城

■夏秋暑濕薰蒸
■空氣穢濁不潔
■蚊蠅螻蟻之所傷
■貪涼飲冷之不愼

均爲造成疾病之原因

天空之下、地球之上、氤氳鼓盪、亘古以來人物之大氣海也、地球圓而成四季、於是分黃道赤道、經線緯線、南極北極、地球中帶上下四十七度、分爲二十四節、即黃道限、地球圓日、其體常欹、故黃道限亦欹、爲日影四季往來之差、其夏至之時、即日影直射之時也、是所晝長夜短、空氣炎熱、日光射入空氣、而空氣爲之變遷、於是乎分時令、人在氣中、受空氣以生、而何爲有疾病、以空氣與人身有息息相關之理、風寒暑濕燥火之氣、實一空氣所變化而成、入於人身、又復隨體質而變爲疾病、疾病萌於春、盛於夏、極於秋、衰於冬、人第知地氣之升降使然、而不知冬令空氣淸潔、故病症較少、夏令空氣最濁、但云暑濕、不足以賅之、試觀夏秋之月、蚊蠅蟻螻等蟲、最爲蕃衍、此猶目所能見者、其目不能見之微虫、正不知恒河沙數、如蠅之遺穢即虫、入腹

則患瀉、蚊之喙有微虫、入血則病瘧、此乃虫又生虫、昔人謂蟭巢於蚊睫、始以為寓言、今觀西說黴菌學而信之矣、况乎夏秋空氣之不潔、酸化發酵、莫此為甚、昔人謂吳楚之地暑濕薰蒸、多毒虫、東坡以雄黃、明礬丸治之、藥雖淺近、頗有深理、俞嘉言云、暑濕為濁陰之邪、以暑濕餘質、為水土穢氣雜合而成、覆合醞釀、化生微虫、薰灼蒸騰、散布天空、聚集食品、遂成患病之媒介、此穢濁化生細菌之原因也、合信氏亦云、乾熱不傷人、惟濕熱最傷人、可見濕為有形粘膩之邪、西醫不為無見、人在氣中、生命極為危險、有無數微虫、終日與人相爭戰、塵中土中水中皆有之、濕為水土之氣、固微生物所寄生之藪、而塵埃亦即為疾病根源、世界稱為紅塵、以塵得日光所照、隨光線而飛其色為紅、此莊子所謂野馬奔騰者是也、道途中謂之風塵、塵每隨風而起、往往風捲沙飈、即如一室之中、窗戶屋梁、每每塵積、彼一切微生物、隨空氣飄蕩、藉塵土寄生纖微之塵、能致絕大病症、嗚呼、人人在塵世中過、不離乎塵、世死復延於塵土、何塵之不利於人如此、古人用塵尾為拂塵、每談話間、必拂拭之、誠隱寓衛生之至意、方今交通日繁、疫病蜂起、加以夏秋之日光、直射於地球、人民之處於溫道熱滯中者、安能免疾病而保健康、西人深知此理、每屆夏秋、擇海濱山野、空氣清潔之區、為避暑之舉、誠有見於夏秋空氣過熱、地面在在皆病種、有防無可防者、曾考葛洪時後等書、有溪毒射工、沙虱三種、溪毒中人、一名中水、一名中溪、一名水病、頭痛惡寒、二三日則腹中生虫、食人下部、漸蝕五臟、注下不禁、又名溪鬼虫、此殆由飲食而入者也、江南射工毒、在山間水中、人行或浴、則此虫含沙射影、初得如傷寒、如中惡山水間沙虱甚細、人入水中、或陰行草中、此虫多着人、鑽入皮裏、如芒刺、三日後入骨則殺人、此殆由皮膚、而入者也、今之所謂微生物、所謂病原虫、所謂細菌黴菌桿菌、隨氣所至、孳生蕃衍、其惡毒者、傳染蔓染延、能滅人種、較溪毒射工、沙虱而過之、人僅以飲冷貪涼為戒、而不知夏秋暑濕鬱蒸、塵中有虫、土中有虫、水中有虫、不知不覺中、有許多危險之機暗伏、可不畏歟、

手癢之治驗

臺灣 陳茂昆

■一枝臘燭

■氣殺船醫

▲臘燭有滋潤殺菌之功

▲惜乎常人多不知之耳

余自客冬寒假歸臺後、以事稽留、至今歲三月杪始再買掉來申、是日午後登輪、覺精神困乏、遂安臥、及覺、則坐客告滿、惟左右皆屬鄉梓、天明覺精神稍佳、信手取一醫書閱之、忽鄰座有一商人問曰、君所閱者醫書乎、其中有治外科者乎、余曰、有之、彼曰、吾自入船後、兩手心忽起騷癢、異常難忍、塗以萬金油、及船醫敷西藥、未見效、反起白窠、腫連及手背、津水頻流、敢請先生處一方、以備至福州買藥服之、若癒則感德不忘矣、余曰、何得云感、此乃學醫者應盡之職、余有效方、恐汝不信、且不敢用耳、彼曰、但求不癢、有何不信、余見其誠、乃曰、可速向茶房購白蠟燭二枝來、自有妙用、彼即命茶房持洋燭二枝、置余枕側、問何用法、余命其將燭點着後、倒垂燒之、使其油滴于手背及手心所癢之處、待冷將點過之油取起、再點再滴、數次可癒、彼即疑之、而同房中人告曰、不可不可、此一燒之後、火毒大發、將如之何、可再與船醫治之為妥、某願與汝同往、且私相議曰、彼乃青年、不知利害、不諳學理、以此法輕試于人、雖仙丹亦不足信矣、且將余治法往告船醫、而船醫亦笑曰、學中醫者、

往往如此、不諳學理、不明細菌、欲瘉疾病、不亦難乎、是時余亦不與伊等爭辨、惟再閱書以俟之而已、及至福州、則雙手倍腫、津水大流、有勸其下輪、至福州醫治者、有勸試用他法者、紛紛不一、余乃曰、此法實非醫書所載、乃係由余實驗得來、必無害者、如有害、余願償君治療之資、彼曰、既如是、姑試之、乃點燭如法滴之、自覺痒稍止、再點再塲、不一日、竟獲全瘉、時船客互相嘆服、議論紛紜、均以此簡便之小物、能治瘉此疾爲怪、又有迷信者、以此物非能治病、彼必有咒祝、不然、船醫用盡殺菌藥、法已告終、區區此物、豈有如是之效哉、正在紛紜之際、而船醫來矣、視其兩手之患已痊、默默不言、良久乃用日語曰、ネオカシイネ(註即云眞奇怪、)是時余因初受伊之訕笑、故微慍而詢之曰、先生非船中之大醫士乎、彼即面紅耳赤、似不勝愧恧者、余又曰、西醫對于皮膚、尙未研究精詳、而治法有告窮者乎、吾中國醫藥、學理雖欠精通、而藥物治療、確有特殊之功效、先生烏可輕視、伊又曰、先生有此神技、未知在中國研究幾年矣、余曰、余在祖國學習、祇一學期耳、彼大驚曰、倘再研究二三年、則先生之技、不難與華陀幷駕矣、相與大笑、

余之獲得此方、殊覺奇異、緣去夏余足背滿生白瘰、痒痛徹骨、抓之流水、以皮脂解毒等散、及西藥治之、均無效、一日、夜間以蠟燭在帳中燃燒蚊虫、誤以燭油滴于足背、不獨不覺痛楚、且覺舒適、吾卽再以油滴之、亦然、繼續滴之、足背爲之塗滿、無一隙地、次日驪痒十減八九、卽以積油除去、再以燭油滴之、至下午、疾己若失、因悟及蠟燭、以油質製成、油質有滋潤皮膚之功、而乘熱滴之、能使皮膚局部痲痺、而撲殺細菌、故其效如此也、

談夏令中之霉溼

秦丙乙

▲霉濕成功之原理

▲感受霉濕之病狀

▲說明霉濕之治療

▲報告霉濕之預防

黃梅時節、霪雨淋淋、乍陰乍晴、時溫時涼、在此期內、我人動作飲食、不感特殊之徵覺乎、此無他、霉濕之爲祟也、查濕之爲物、黏滯重濁、於行爲土、於氣爲陰、長夏濕鬱主令、樹木流津、人身內部、本自有濕、二濕相幷、脾陽之運不固、抵抗之力告匱、但有屈伏之勢、絕無鼓舞之能、此所以節近端陽、無老幼、無強弱、在氣交之中、莫不感受影響也、於是頭重鼻塞、胸脘痞悶、四肢疼痛、大便溏薄、納食無味、辦事不振、甚則見食心厭、倦怠嗜臥、卽一言一語、亦發音重濁、懶慵無興、苟不以爲意、長此失治、則邪愈盛而正愈虛、勢必痰稠腫脹、嘔吐腸鳴、日久昏迷不省、直視無聲、是以霉濕之病、雖曰平淺、亦不容輕視、治之之法、宜輕宣清解、兼利小便、佐以健脾、在上汗之、桑葉、防風、薄荷等是、在中理之、藿香蒼朮羌活等是、在下宜滲泄、五苓六一之類主之、然用藥之際、不可過發汗、此則最所宜愼、良以濕家本已多汗、重汗之恐其亡陽也、雖然、療治於已病、曷若綢繆於未雨、今者芒種甫交、夏至尙遙、霉濕之勢、方興未艾、欲謀豫防、當於起居飲食、隨處注意、再於精神上兼事調劑、清心寡慾、內部旣已團結、外邪亦未由肆逞矣、所謂內安而外自攘也、

夏令應用藥品中「六一散之研究」

蔚堂

六一散爲四時清涼之主劑、醫者對於炎熱等症、恒用之而獲效、

夏令酷暑薰蒸、家庭中亦常和水飲之、以生津解暑、止渴去煩、功用之宏、非他藥所能及、價廉易備、夏秋時爲必需之要品、茲特將其功用錄之、俾人民有所參考也、

六一散成分之研究

六一散者、即滑石一兩、甘艸一兩、取天一生水、地六成之之意、故又名天水散也、今將其成分研究如下、

滑石一名畫石、其體質軟滑、可以寫畫、畫家用以代粉、潔白可愛、故謂之畫石也、產太山之陰、或赭陽山及卷山谷中、四時可采、體軟如泥、色潔白者爲上、堅硬色帶青灰及黃者、性毒不入藥、

滑石、味甘性寒無毒、治身熱便結、通利九竅、脚氣水腫、癃閉淋濁、力能行水清熱、豬苓湯四苓散等用之、因其淡滲爲陽、故解表而利小便也、

甘草爲衆藥之主、治一切乳石毒、解諸般毒品、調和五臟、故有國老之稱、一名蜜草、蜜草者、因其甜而立名也、

甘草生西羌諸郡者爲最上、故又謂之西草、取其藥材道地、功效易著也、今陝西河東諸郡皆有之、春生青苗、高一二尺、七八月間開粉花、葉如槐、花似奈、冬則結實、二八月時采之、根長三四尺、皮色帶赤者上也、

王好古曰、甘草氣薄味厚、升而浮、陽也、入足太陰足厥陰、李時珍曰、通入手足十二經、按甘草氣味甘平無毒、生則性涼、炙則性溫、古方用生者、居大半數也、

六一散主治之病症

主治臟腑熱邪、解毒下氣、婦人血淋腹痛、男子火結氣虛、小兒胎毒驚癇、雜症齒痛心悸等症、此指其大概言也、

劉河間以白滑石六兩、生甘草一兩、研爲細末、名曰六一散、其功效不僅如以上所述、茲將河間所云者言之、則功效自著也、

劉河間曰、六一散治傷寒中暑、疫癘煩悶、飢飽勞損、憂愁思慮、驚恐悲怒、汗後遺熱諸疾、兼解兩感傷寒、百藥酒食邪熱等毒、又曰、治五勞七傷、一切虛弱、健忘癇痰、煩滿短氣、飢肉疼痛、胸腹悶痞、及痰嗽淋濁、身熱嘔吐、泄瀉腸澼、下痢赤白、餘熱積鬱、止消渴蓄水、療婦人產後損液、血虛熱甚、並能催生下乳、治乳吹乳癰牙瘡齒疳等疾、又曰、六一散大養脾腎之氣、通九竅、利六腑、去留結、益精氣、壯筋強骨、和血通經、保養眞元、聰耳明目、安魂定魄、益志輕身、耐勞役、解飢渴、乃神驗之靈藥也、

六一散之加減法

傷寒直指方曰、六一散每服三錢、用法不一、虛熱加白蜜少許、溫水調下、實熱新汲水調下、通乳汁用猪蹄湯下、解表熱用葱豉湯下、催生用香油調下、此醫者所宜知也、

至六一散之加減法、當研究而並論之、如加硃砂則曰益元散、硃砂能安神益氣也、去硃砂加青黛、則曰碧玉散、治肝膽諸熱、其色碧、故名也、去青黛加薄荷、解表甚速、服之雞鳴時得汗而解、名之曰雞蘇散是也、

臨床實驗之報告

辛酉三月間、秣陵關王佃戶之子、食河豚血中毒、人事不知、家人抬至余處診治、詢之、云中河豚毒也、余用六一散四兩、令每服三錢、冷水調下、以愈爲度、服後果神昏漸愈、連得赤色小解十餘次、後水瀉四次而愈、東城棧業黃潤之妻、產後血淋、半月不止、家赤貧、無力調治、余令服六一散二兩、日服三次、每服二錢、清米湯調下、三日奏效而愈、去歲治一外症、久不收口、疼痛難禁、余用六一散五錢、令糝之、三小時後用銀花水洗去、再糝之、日必數次、五日肌肉生、痛止而愈、至於下乳消腫、清熱去濕、均有特驗者也、

端午日之蒲艾

寓斬斷色慾保養精神之義意
若謂天師驅毒之說實屬無稽

記者

世俗於端午節、堂前門首、皆懸插菖蒲與艾、不約而同、然設此二種植物、果何意乎、曰、菖蒲為寶劍、象形物之喻、故有蒲劍之稱、艾者青年婦女之寓言、古稱少女為少艾、猶言當此夏令、時疫流行之際、調攝偶乖、染疫尤易、豈可摧殘身體之抵抗力、與病邪以侵入之機、此用蒲劍斬斷色慾之原理、所以存正氣而避邪穢也、惜後世明此眞理者少、誤認為張天師驅五毒、種種不經之談、於是去古人立法之眞意遠矣、古語所謂傷生之事不一、而好色者必死、以其能耗損精神、普明子著有保生四訓、其言惜精神曰、午未兩月、金水俱傷、隔房獨宿、體質輕强、斯言誠為至要、可謂衛生之寶筏、防疫之南針、願世人一思及之、

談檸檬

趙朋

檸檬一物人祇知其為飲料之補助品為糖果之和合劑不知其味酸性平確有平肝和胃之功效也

檸檬水果中之一也、產閩粵等處、形如橘而長、味酸性平、微溫無毒、西醫製之、謂之檸檬酸、用於溫熱等症、服之有清涼功効、為西藥中有益之藥也、余嘗用檸檬治肝旺肝鬱等症、施治恒有效、如胸痛脅痛、脘悶噯氣、腹痛氣逆、梅核氣、中滿厥逆等、均可治之、此外如脾虛胃弱、不能再進水藥者、亦可用之、如腹脹泄瀉、腹膨久痢、赤痢腹墜、腹部堅硬、腸鳴便血等、宜煎服之、蓋酸能收斂、止渴生津、其氣味溫和、又能平肝益胃、故治肝胃等症、均可獲效、茲將余治癒者略述一二、以便醫林之採擇焉、一婦人病肝胃氣痛、數年餘矣、服藥後、或發或止、脾胃已虛、食藥嘔吐、疼痛不減、一日求治于余、以不服藥為請、余思之、詢以服丸藥如何、曰丸藥亦不能下咽也、余遂令購檸檬煎水服之、日用半個、十餘日而癒、一人病溫邪、服藥過多、胃氣大敗、熱邪甚熾、津液未回、口中時思飲水、服藥作吐、是時也、欲驅邪、則藥不能投、欲停藥則病根未去、遂令購檸檬煎服、日半個、不數日告痊、夫檸檬之功效甚大、如上所言、然能服藥者、必以藥劑投之、或胃氣虛弱、或肝鬱過深、不能多服水藥、間可以檸檬代也、檸檬治肝胃、雖有特效、究其功用、遠不及水藥之力、倘病者專特其功、不經醫家許可、自行購服、則流弊殊深、此又病者所宜知也、

枇杷……葉

■肺病之良藥
■夏令之妙品

沈靜珠

枇杷為常綠亞喬木、高二丈餘、葉長橢圓形、鋸齒甚細、互生、背有褐色毛甚密、冬月開小花、色白五瓣、夏初實熟、形圓色黃、味甘酸、皮有細毛、以江蘇之洞庭山產者、為最有名、其葉與果實、治病有效、特誌如下、

■枇杷實

味甘而酸、甘酸能生津清熱、故食之除上焦煩熱、愈渴下氣、利肺養胃、潤五臟、止吐逆、此物爲脾果、脾病宜食之然必俟極熟、以其味甘、可養脾胃、若生者味酸、則有寒中之虞、令人中滿泄瀉、切勿同炙肉及熱麵食、食之患熱黃疾、

■枇杷葉

功用　治勞傷、虛損、吐血、欬嗽、形瘦、發燒、精神疲倦、四肢酸軟、腰背疼痛、一切虛弱病症、

△患肺病者之夏令良品枇杷膏

藥品　枇杷葉五十六斤、(新鮮者更佳、洗淨毛)大梨二個、(深臍者佳、去皮心、切小片用)白蜜半鍾、(先熬滴水成珠、大便乾燥者多加、大便溏瀉者不用、以白糖代之、)大棗八兩、(或黑棗徽棗皆可)建蓮肉四兩、(不去皮)

製法　法至簡便、先將枇杷葉放銅鍋或砂鍋內、以河水煎出膿湯、用細瀝靑汁、去葉與渣不用、後將梨、棗、蓮、蜜、和入煎熬、以蓮肉融爛爲止、用瓷瓶收貯、多痰者加川貝母一兩、研極細末、俟煮熟時、入內煮一二滾取起、若吐血同藕節二十一個、搗汁同煮、

用法　隨意溫熱食之、早臥沸水冲飲尤宜、

編者按　凡虛病服藥、多則脾胃受傷、飲食減少、病更加重、虛弱欬嗽者、若不早治、肺損難醫、惟此方最益脾肺、治欬應效如神、至重四五料除根、

△解暑甘露——

■枇杷葉膏■枇杷葉露■

鮮枇杷葉不拘多少、刷去毛、淸水煎濃汁、去渣濾淸、加氷糖收成膏、治肺熱久欬頓嗽、寧欬潤肺、爲肺熱欬嗽之良方、

功用　淸肺、和胃、下氣、降火、消痰、止嗽、治肺有伏熱、久嗽不止、嘔逆口渴、及夏令一切暑熱之症、

藥品　鮮枇杷葉、不拘多少、去毛、

製法　如蒸花露法取露、

說明　枇杷葉性降而涼、氣薄味厚、爲下氣之良品、濕葉重及一兩、乾足三錢者、方氣足有力、

服者須知　枇杷之果實及葉、性屬寒涼、初起咳嗽、由於風寒者當忌、寒症禁用、其第一方專治損病、二三兩方、可治暑熱病患、

家蠅傳播病菌之研究及其預防法

胡宗瑗

人欲造偉大之事業、先具健全之身體、欲具健全之身體、必預防病菌之傳染、必研究輸送病菌之家蠅、余不揣謭陋以得一得之見、特述其形態習性及傳播之方法、爲講求衞生者、研究之資料、亦最緊要之問題也、

(甲)家蠅之命名

蠅屬皆蟲類、其種甚多、玆之所述、爲夏日之普通種、恒居於屋內、故謂之家蠅、除嚴冬外、幾無日不與人爲伴也、羣飛嚶嚶、翺之不休、揮之不去、實可惡之昆蟲也、

(乙)家蠅之形態

(一)全體　全體灰黑色、可分三部、曰頭、曰胸、曰腹、長度雌者三分、雄者約二分至二·五分、

(二)頭部　頭爲球形、頸甚細、故能運動自由、有觸鬚一對、感覺甚速　鬚側有複眼二、光最强、單眼三、成品字形、兩複眼之間、有一隔道、雄者呈黑色、極狹、雌者呈褐色、稍寬、卽此以分雌雄、口吻爲管狀、中又分無數細管如　形、以適於舐取食物之用、

(三)胸部　胸部由數環節而成、附以黑色之細毛、有膜質前翼一對、恃以飛翔、桿形後翅一對、已退化、

(四)腹部　腹部亦由數環節而成、每環節間、有氣孔一對、爲呼吸之用、秋末羽化之蠅、腹部有肥大脂肪細胞、爲冬眠之用、足有六、細而長、由五關節而成、被以色之細毛、足端之跗環節、各有二爪、鉤著糙物之用、又有蒲團形之二圓盤、爲粘著平滑表面之用、區區一蠅、而構造奇異若是也、

(丙)家蠅之繁殖

(一)生活期　家蠅繁殖甚速、故生活期甚短、一生間、約產卵二次、一年間、子孫更代、多至十餘次、未屆冬日、即已死亡過半、惟秋末之蠅、能度此嚴寒、壁縫屋角間、則爲安穩之冬眠地、春回氣暖時、則又出而繁殖其種類矣、

(二)產卵數　每蠅產卵之數、約有一百至一百五六十、母蠅於交尾後、其卵或產於糞便中、或產於柔軟物質上、僅十二小時、即孵化而爲幼蟲、形圓色白、頭尖尾大、俗名白蛆、全體無運動機關、惟腹面生有粗毛數列、以助其蠕動作用、尾部有黑色之橢圓盤二、成呼吸器官、頭部無目、有黑色之齒二、爲盲攻食物之用、經旬、即變爲蛹、皴其表皮、而成固體、不食不動、再經五六日、則成爲蟲、統計十餘日間、已成一生之交代替、其繁殖可謂速矣、

(丁)家蠅之食物

(一)液體食物　蠅之感覺力極銳、舉凡調治之食物、如雞羊也、魚肉也、牛乳也、麵包也、蔬菜也、旨酒也、人尚未食未飲、彼已偵知、利用其管狀之吻、篩形之吸器、羣集攫食、無所客氣、酸甜辛辣、一例適口、皤腹未裹、排洩幷作、天生尤物、誠可厭也、

(二)個體食物　家蠅之口器、不但適於液體食物之舐取、卽固體食物之有可溶性者、如砂糖糕餅等、亦能吐唾液而溶解之、以膏彼饞吻、若此食而不足、則又顧而之他、古有饕餮蠅得無爲其後裔也、

(三)糞便食物　家蠅之食物、除上述外、又於糞便中、營此齷齪之生涯、習性然也、時而復集人面上、或飲食中、排洩其糞汁、此實可恨、例如有患染病者、排洩之病原體、蠅啖食後、又飛集於他種食物、病菌即由此傳播、人不知而食之、病菌即由感染、此尤可恨之大者也、

(戊)排洩之糞點

(一)黑色之點　蠅食物既勤、故排糞最速、約四分時一次、凡家屋中蠅到之所、糞斑皆爲之充滿、人目所見者、僅黑色較大之點、若於牆壁天花板等處細檢之、微小之黑點、尤難勝計、胑不異一造糞機器矣、

(二)透明無色之點　蠅之糞點、除黑色外、又有透明無色之點、欲檢查此種糞點、可於玻璃窗上試之、每一平方尺、約得五千點至一萬點之多、病菌之傳播、即以此爲比例、可不懼哉、

(己)病菌傳播之方法

(一)附著於體外傳播者　常人患病時、家蠅之能傳病菌者、多由排洩之糞便、與吐唾之痰涎、蓋此等物體、排出體外時、病菌亦隨之具出、爲蠅所最嗜、立集此齷齪物上、與病菌相接觸、所舐食之口吻、及體足之細毛、尤爲附著病菌最適宜器件、吁、家蠅之繁、散布之廣、搬運病菌之多、傳播病菌之速、若不設法殲滅、恐人類將爲之暗殺盡矣、危乎殆哉

(二)吸入於口中傳播者、家蠅之吻端知篩形者、固以防他物之攙入、而病菌究能自由通過、入消化管後、則隨糞汁排出、或既入素囊、再至口中隨唾液而出、二者雖不同、而其傳播則一也、

(庚)病菌傳播之種類

(一)傷寒菌 傷寒菌之發現、始於一八九八年之美西戰爭、惹起世人之注目、後美國某旅館之子患傷寒、初不以爲劇病、旬日、其父亦爲此病傳染、舁入病院、不意該館鄰近、此病盛行、時有人置培養基於該館之便所而試驗之、得傷寒病菌多數之集團、取一家蠅檢之、亦得有同樣之病菌、可知鄰近之傷寒、確由該館家蠅傳播、故余謂家蠅之名稱、毋寗爲傷寒蠅之爲正當也、

(二)疫痢菌 疫痢病、爲損傷生命最恐怖之病也、研究此病者、爲英人那希氏、氏謂該病之多少、與家蠅之多少爲一致、後拿伊文氏、亦持此論、并作曲線圖以比較之、自此圖出後、疫痢病爲家蠅之傳播、遂爲舉世學者所公認矣、

(三)結核菌 結核病、無論城市鄉村、皆知爲家蠅之傳染、觀夫唾壺中之羣蠅咸集、飛散時、必挾此結核菌無疑矣、余於患者之家、捕一蠅而檢查之、腹中及糞汁內、具有此菌之存在、

(四)霍亂菌 西人尼古拉司氏、於一八四九年、曾於患霍亂病之家、檢一蠅、得霍亂菌一百二十七團、即約此蠅於玻璃瓶中、用以製培養基、得霍亂菌之集團、八千三百餘枚、并公布意見於世、遂盡力防閑、不敢稍怠矣、

(五)黑死菌 此病之傳播、多在蚤蝨、然有時亦爲家蠅所傳播者、一八九七年、那太氏曾以實驗證明之、謂入於家蠅驗中之黑死菌、雖三日內、猶能保存其發病之能力云、顧此病發生於歐洲、最爲毒惡、患之者、十不能愈其二三、近忽流行東亞、如奉吉閩廣等處、慘遭浩劫、他省不可不先事預防、免其支蔓也、

(辛)病菌傳播之預防

(一)糞便預防病菌之發生 如患者排洩之糞便、吐唾之痰涎、宜嚴密處置、無使家蠅接近、更用消毒藥劑、殲滅其病菌、無使發生、此根本上預防之法也、

(二)飲食預防病菌之侵入 凡患者所餘之飲食、皆有病菌侵入、宜煮沸之、嚴密保存、無使家蠅接近爲要、即衣服器具、亦宜以消毒水滌之、不可稍事疎忽也、

(壬)撲滅家蠅之方法

(一)藥劑撲殺者 凡廁所廐舍垃圾桶、撒布鹽化石灰、或硫酸鐵、撲殺家蠅發生之方法、蒸發石灰酸、或霍爾買林諸氣體、撲殺成長蠅類之方法也、以砂糖三十分、水烟筒水五十分、置血中調和之、蠅食立斃、此以食物撲殺、價廉工易之方法也、其他如捕蠅壺、及捕蠅黏紙等、雖曰適用、然其中含有砒毒究屬危險物也、

(二)人工撲殺者 人工撲殺之方法、以清潔爲第一要義、汗穢之處、須勤於掃除、殘廢之物、宜即時焚化、尤在改良廁所、使蠅類不能接近、設立捕蠅會、使蠅類不能發生、如此行之、庶乎其可矣、

(三)天然撲殺者 如蠅虎蜻蜓螳螂燕蛙等、皆喜食蠅、加以保護、使之繁殖、亦天然撲殺也、

結論

由上述而觀、蠅一微物、能加害於人類、奪人幸福、損人之生命、結怨於人者大矣、故世界各國、均欲設法殲滅其種類、研究試驗、時有所聞、以素不清潔如吾國者、尚未見注意、吾國人愛好幸福生命之念、異於歐美耶抑蠅之不能加害耶、此眞大惑不解者也、因草此篇文字、作大聲之疾呼、以醒我休戚相關、利害相共之四萬萬同胞云、

永免牙痛揩藥

牙痛名稱、固有風、火、蛀、虛、實、等因、而世之患牙痛者、不知內服外搽、對症治療、祇知用攝子拔去、鬆其牙床、咀嚼力不足、即消化不良、易生胃病、非善策也、現得一外治法、錄之如下、

茯苓一兩、石膏一兩、龍骨一兩、寒水石二兩、細辛三錢、

石燕子一對、共研細末、早晚揩牙、至老無牙痛之苦、

中國內科普通療法

許半龍

飲、脈濡滑、苔黃膩、或微焦、甚有神昏者、三仁湯主之、完全以清化為主、與風溫之治大異、

處方

(一)銀翹散 荊芥 薄荷 牛蒡 豆豉 竹葉 甘草 桔梗 銀花 連翹 蘆根

(二)三仁湯 杏仁 蔻仁 苡仁 厚朴 半夏 竹茹 滑石 通草

九、虛癆

人生所恃者氣血耳、一百虧損、即現衰弱之象、而虛癆之症成也、(一)氣虛者、怯寒、少氣、自汗喘乏、食減無味、嘔脹飧泄、脈大無力、保元陽主之、(二)血虛者、怔忡盜汗、欬血吐衄、遺精、骨蒸、在女性為崩漏經閉、脈數而無力、河車大造丸主之、(三)氣血並虛者、十四味建中湯主之

虛癆之證、審治較難速效、不可不預為告成也、

處方

(一)保元湯 人參 白朮 黃芪 甘草 陳皮

(二)河車大造丸 生地 熟地 牛膝 杜仲 當歸 五味子 瑣陽 蓯蓉 杞子 天冬 紫河車

(三)十四味建中湯 附子 麥冬 五味子 蓯蓉 人參 熟地 黃芪 白朮 當歸 白芍 肉桂 川芎 茯苓 甘草

三消化系病

一、痢

痢疾之起、大抵生冷油膩、滯於胃、濕熱鬱、積於腸、有赤白痢之分、而腹痛且脹、裏急後重、窘迫惱人、則一也、(一)肺脈洪滑而弦、舌苔厚膩、或黃色者、芍藥湯主之、(二)舌乾咽澀、飲食不得下、嘔噁、胸悶脈數實者謂之噤口痢、救胃煎主之、

痢症初起、以通導為主、不可補澀、若年老病久者、又當慎重化裁之也、

處方

(一)芍藥湯 芍藥 當歸 黃芩 黃連 大黃 木香 檳榔 甘草 肉桂

(二)救胃煎 生地 白芍 黃芩 黃連 玉竹 花粉 杏仁 麥冬 桔梗 枳殼 厚朴

二、泄瀉

寒濕困脾、脾失健運、致水穀不分、并入大腸而為泄瀉、(二)挾食積者兼腹脹胸悶、保和丸主之、(三)其有微溏者、屬脾之虛、白朮湯主之、

療治泄瀉之法要不外健脾為主、治其本也、

處方

(一)附子理中湯 附子 白朮 乾薑 黨參 甘草

(二)保和丸 神麴 山查 半夏 陳皮 茯苓 萊菔子 麥芽

(三)白朮湯 白朮 茯苓 甘草

三、嘔吐

嘔吐屬於肝胃、有寒熱之殊、(一)食入即吐、發熱、苔黃、脈滑數、此胃中有熱、謂之熱嘔、大黃甘草湯主之、(二)嘔而吞酸、口苦、脈弦數者為膽火上逆、左金丸主之、(三)嘔吐稀涎、寒飲、口鼻氣清、舌白、脈沈細、此胃中虛寒、謂之寒嘔、理中湯主之、(四)嘔多涎沫、而頭時眩暈、肝藏亦寒也、吳茱萸湯主之、

夏令衛生專號

夏秋却病要術

林先耕

■嚴守門戶
■不使外邪侵入
■爲防病第一上策

大凡天下事、快意之端、即爲失意、溽暑蒸鬱之時、誰不貪其涼爽、飲食肥美之品、誰不樂於饕餮、然而病之原因伏矣、况時至於夏、空氣最爲不潔、人在氣交中、息息相通、鼻腔呼吸、最易受病、鼻者肺與腦之門戶也、飲食皆從口入、口爲腸胃之門戶、而皮膚汗管、尤爲多數之小門戶、即如頭頂骨之罅隙、苟日之叉光線射入、立即昏暈倒地、此亦未始非門戶也、欲免除此類病症、務須守住門戶、不令外邪侵入、最爲防病之第一上策、如遇疫氣流行、口鼻門戶、尤爲緊要、不可不嚴行防守、保我健康、其法如下、

一防免腦受病　夏秋以腦病爲最急、如猝然昏暈倒地、不省人事、中醫謂之中暍、西醫謂之日射病、甚爲危險、其觸受穢氣發痧者、尤以自鼻達腦爲最捷之徑、欲免此病、須如下項、

(甲)日中行走、須戴草帽、或用洋傘、以蔽陽光直射、
(乙)隨身帶避穢清涼之藥、時時鼻嗅、行走時閉口爲要、凡湫溢囂塵之地、宜掩鼻疾走、口鼻向上、
(丙)有疫人家宜避、如入病家宜擇通風處、見日光處坐、
(丁)時常用冷水洗面、以清腦神、
以上四項、爲保護腦經之法、

二防免腸胃病　夏秋以腸胃病爲最多、如痢疾霍亂、及腹痛絞腸痧之類是也、如犯以上等症、均極痛楚且危險、欲設法預防此病、應如左列、

(甲)未煮沸之飲料水、及菜蔬食物未煮熟者、不宜入口、
(乙)夏月最忌食飽、勿爲過度飲食、少食猪肉油膩、
(丙)廚收變味之飲食物、愼勿愛惜、速棄之、
(丁)不遮蓋之飲食物、蒼蠅羣集、飛塵黏受者、不可購食、
(戊)生冷瓜菓、不易消化之物、及冰淇淋水涼粉之類、宜力戒勿食、
(己)食時洗淨手指、方可就食、食器須臨時揩洗、
以上各項、如不注意、則患腸胃病而死、

三防免發熱病　夏秋時以發熱病爲最[illegible]、如溫、暑溫、伏溫、及西醫所謂腸窒扶斯之熱症是也、輕則受涼或成瘧、其種種原因、失於調攝者有之、互相傳染者有之、預防之法有如左列、

(甲)室外夜眠、最爲受病之因、即在室內、而戶牖於開時、決不宜就寢、加人倦欲臥、不可裸體、宜[illegible]使勿受涼風、
(乙)當睡眠時必於腹部裹絨、勿令接觸於外界空氣、宜於帳內驅除蚊虫淨盡、免害瘧疾、
(丙)日間有暑風之處、不宜就榻高臥、
(丁)有汗最能出熱、天然却病之法、故動作後汗出雖多、只宜靜心休息、揩抹乾淨、不宜用涼水強行遏住、
(戊)有病人之處、及人衆穢濁之處、遠之勿接近、
以上五項、設不留意、其結果發生小腸炎、及溫熱大症、釀成極難治之候、雖神仙莫救、

四防免皮膚症　夏秋以皮膚症爲一大種、皮膚最喜清潔、苟積滯汚垢、或着毒虫遺穢、雖一小部分、即可成絕大癰瘍、欲爲防避、有如左開各項、

(甲)汗濕之衣、不可再穿、衣宜勤洗、勿留汚垢、

(乙)不時用温水揩擦身體、常置清水一盆、肥皂一塊、手巾一方、以便洗滌、

(丙)作事後須洗淨手指、方可就食、食後再洗、

(丁)皮膚發癢、忌用手指搔爬、

(戊)勿與瘡毒之人相近、

以上五項、乃保護皮膚之方法、

夏令衛生之防疫談

蘊芳

■杜絕傳染之來路

■增加體力之不足

時屆夏季、百卉怒生、濕土當令、氣候酷熱、而濁邪之生產力、於此時繁殖尤甚、但人體則反是、自四五月至七八月之間、反爲發育程度最鈍之時期、此所以易於招霍亂瘧痢諸疫之侵襲也、經云邪之所湊、其氣必虛、蓋夏季萬物滋長、穢濁之邪類、亦欣欣向榮、故時疫之發生、亦較他季爲最多、而防患未然之方法、亦當較他季爲周也、顧欲預防夏令疾疫之害、須先分列此問題爲二、第一杜絕傳染之來路、第二增加體力之不足、兩者相較、尤以後說爲善、孜兵法中有云、勿恃其不來、恃吾有以待也、經云、正氣足者、邪弗能干、準是以談、夏令衛生之法、首應注意者、則莫如色慾、古語所謂傷生之事不一、而好色者必死、以其能耗損精神、短促壽命、昔普明子著有保生四訓、其言惜精神曰、午未兩月、金水俱傷、隔房獨宿、體質輕强、斯言誠爲至要、可謂衛生之寶筏、防疫之南針、其次最要者、爲勿多食多飲、勿食不消化物及腐敗物、亦卽俗謂少食多滋味、多食傷脾胃、儒家食不厭精之意也、又其次則勿爲過度之運動、夜中勿過遊蕩、宜使足眠、晴日宜常納新鮮空氣於室中、或散步於廣場、飽吸清氣、精神宜清爽自持、切勿因循怠惰、或爲過度之憂慮等、凡此皆可使體氣增强、爲衛生防疫計、莫善於斯、內經云、飲食有節、起居有常、不妄作勞、精神內守、病安從來　此雖寥寥數語、實包括衛生防疫之一大部分、噫古醫聖之言如是、吾人可以爲法矣、因人於其病之既來而療之、曷若於其病之未萌而預防之、此良工治病於未然、所以防疫一法、爲各國所公認者也、再其次則當設法竭力驅除蚊蠅蚤虱等類、以絕其傳染之來路、因霍亂赤痢等病、多半係飲食之不潔而起、所以致此不潔者、大抵以蠅類爲媒介、而瘧疾之於毒蚊、亦與有關係也、至防疫法中之隔離一節、爲已經發生疫症時、治標法之一種、以其僅能禁疫地之人勿入境、不能禁地疫之空氣流行、非古醫家之不重視也、故眞正衛生之本原、仍須增加身體自然之抵抗力、使疫氣無從侵入、不亦善乎、茲再將以上所述衛生防疫之大意、參合近今之新理、約成十二條、分列於下、以便引起衛生家之注意、故不覺其言之贅也、

(一)居常宜抑制情慾之感動、

(二)居處臥室之地、或室之四隅、及厠所糞坑、皆宜頻洒消毒品如石灰水等、

(三)痰不可吐於地上、須置痰盂、吐痰其中、盂內宜用消毒物品、以殺滅痰中之菌、

(四)如至病人房中、出則宜換衣服、此衣服宜洗滌而曝於日光中、否則恐黏病菌、而致傳染、

(五)屋內宜常打掃清潔、並多開窗戶、以流通空氣、

(六)每日食物、宜有定時、食時亦宜有一定之分量、

(七)食品宜選擇易於消化、而富於滋養分者、

(八)食物宜煮透而後食、並宜熱不宜冷、至已腐爛或未熟之菓品、則不可食、

(九)飲料水宜汲取上流清潔之水、煮沸後而服用之、

(十)魚蝦之子、食之不易消化、并能生小蟲、於腸胃中、以侵蝕人之血素、致害身體、而無限之病狀、因此發生、於小兒尤當注意、

(十一)食物宜細咀嚼、俾易成乳糜、庶免妨碍消化之弊、

(十二)蚊蠅蚤虱、爲各種傳染病、病毒之媒介、宜設法竭力驅除之、

談夏秋衛生之要件

郭興仁

時屆夏秋、衛生之道、亟宜講求、若調攝偶不合宜、則疾病必乘之而起、故特揭其要領、以備衛生之採擇、

(一)凡出汗時、必以微温水拭之、使皮膚十分清潔、

(二)就寢時、無論暑氣若何酷熱、腹部必須有物覆之、若偶不經意、腹部着涼、腸胃病及痢疾病、病根即伏於是、

(三)晚涼時出外散步、固足以消熱悶、但爲時過久、不免有害、而更深夜靜之時、冷氣及濕氣過重、尤易受害也、

(四)須早寢早起、晏起最害衛生、而晏寢則日間消耗之精力、不易恢復、

(五)晨興時、必先漱滌牙齒、因牙齒污穢、頗有害於腸胃、易招疾病、

夏令衛生之種種

蔚堂

(一)電氣扇風

熱高百度、酷暑逼人、扇不停揮、汗流浹背、夫春之温、秋之和、均人民樂業之時、夏令之炎熱、較之冬令之嚴寒、尤可畏也、赤日當空、却暑之術、是時也、假何物以禦之哉、人之禦熱也、無不賴乎風、扇動則風生、則又尋特乎扇、今日機學盛行、百物之靈敏、皆電機所組織、器械之巧、亦至矣、是以富貴之家、及機關公共之處、因炎熱而設有電氣風扇、機軸一動、滿室生風、人居其內、詎不快哉、要之樂極悲來、實意中事、風生過烈、腠理不開、腠理閉、則生暑温霍亂之症、汗無從洩、氣機亦阻塞矣、凡有設電扇處者、時間不可過久、恐伏暑爲害、而爲病也、新學者其思之、

(二)冷水沐浴

夏時沐浴、有益身軀、解除不潔、足以衛生、蓋西人之沐浴、往往與吾國不同、西人常以冷水、華人不能也、因氣質有殊、稟賦各異、南北相距數千里、體軀即別強弱、安能步外人之舉動、而倣摹之哉、沐浴一節、近時爲國人所注重、平時講求衛生者、皆以此爲清潔之一端、然此足以暢我精神、驅我疾病、使身體健旺、而有莫大之益也、夫人心好異尚奇、炎熱之際、多以冷水浴身、浴時雖覺體質泰然、而不知隱受其患 非徒無益、而有損也、所言乎損者何也、頓生皮膚疾焉、如瘡疥癬濕之類爲冷水沐浴之病症、外部如是、而內部之疾亦旋踵至矣、如發熱肢涼 嘔吐下利、寒濕凝結、水腫脹滿、乃冷氣外逼、邪從內作也、由是觀之、冷水沐浴、可弗戒諸、

(三)瓜果桃李

炎熱爍人、煎熬津液、喜食生冷、藉以驅邪、夫暑熱之傷人也深矣、燥其膚而刼其陰、枯其肌而消其液、三伏之時、日光堪畏、人必口渴嗜飲也、縱飲之、津液不回者、渴猶不解、口渴已甚、則假生冷之物以濟之、瓜果桃李等、皆尋常之食物也、偶飲一二枚、桃李有生津之益、可止口渴、可以解暑、若多食之、則爲害巨矣、本草曰瓜果性寒而滑、可以去煩清熱、不宜多、桃李性濇而温、治消渴、除煩熱、食宜二三枚、多則致疾、姚李本果品之下乘、人知其爲瀉肚藥、瓜有天生白虎之名、寒可知也、果者、

指蘋果而言也、其體與桃李瓜三者有別、體虛少汁、性屬和平、其爲害也稍遜、至於香瓜菜瓜等物、爲致瘧疾之根、絕不可食、衛生者、爲未病計也、愼之可耳、

(四)夜靜納涼

夏日可畏、炎威難近、夜靜納涼、人之常態、夫暑爲陽邪、傷人也易見、寒爲陰邪、病人也難防、日間苦炎熱、日暮最易貪涼、至於夜闌人靜、涼風徐來、橫臥簷前、寐以待旦、吾人習慣、大半皆然、甚則貪涼無度、夜夜如斯、涼氣襲人、深入肌膚、不病則已、病則難以療矣、是故夜靜納涼、爲夏時衛生之一大妨礙、妨礙不除、衛生終難進步耳、茲將召病之由、略言大概、爲人民下一針砭也、凡世俗所謂寒痧吊脚痧者者、實夜靜貪涼之主病也、皆由涼風外襲、暑邪內侵、寒熱交攻、陰陽錯亂、霍亂暴病、吐瀉攪腸、變幻離奇、治莫能愈、由此殞命、更僕難窮、其吐也瀉也、見之者、無不驚駭失措、追悔莫及也、求平安無事者、盍從事於早乎、

夏令衛生

首宜注重飲食

江誠卿

夏日天氣酷熱
人則汗多氣弱
如食不潔之物
或飲不潔之水
則疾病叢生矣

夏令天氣炎熱、飲料易於不潔、食物易於腐壞、而蒼蠅叢集、傳染疾疫、速如反掌、今之衛生家言之詳矣、余因天時之關係、遂不辭贅述焉、願閱者注意及之、

一飲料宜清潔　近城內外河道、因居民繁盛、不知衛生之人、往往傾倒糞穢、及灰渣等物、或就河中洗滌穢物、以爲河水流通、置不介意、不知飲料　潔、其影響甚於食物、人受疾疫於無形、既速且重、願居民互相自愛、除此惡習、實爲衛生之一大助也、即水缸中、亦宜置解疫藥品、或用明礬雄黃兩味少許、置於飲料缸中、亦衛生之要務也、

二食物宜清潔　孔子云、食餲而饐、魚餒而肉敗、不食、色惡不食、臭惡不食、此數言對於夏令衛生、極爲切近、願吾人遵而行之、當夏令最好少食葷腥、多食蔬菜、凡食品用紗罩蓋好、或用俗名貓歎氣者收貯之、以免蒼蠅傳染病菌、更宜少食瓜果爲妙、孫眞人衛生歌云、瓜桃生冷宜少食、免致秋來成瘧痢、誠要言也、願同胞勿忽之、

古人云、民以食爲天、以其能保生、天氣炎熱、汗多氣弱、臟腑柔脆、一食不當之物、一飲不潔之水、則疾病隨時而生、可不懼哉、故夏令衛生、尤宜特別注意之、

附錄辟疫方　貫仲一對、菖蒲四錢、黑豆一匙、白礬少許、置入缸中、

夏令應注意之點

受天

飲食衣服起居
三者一不合法
均足釀成最流
行疫病之誘因

時值夏令、疫病最易流行、故衛生之道、不容稍有疏忽、考疫病之原因、莫不由於衣食住三者之不合法而起、茲特略述夏令衛生法中之簡要者、以便公共之採擇、倘能由此實行之、非但爲一身一家健康之要素、亦社會公共衛生之不二法門也、

第一　飲食物之注意

夏季尤宜注意者、爲飲食一事、飲食過度、固與衛生有害、而發生黴菌者、其害尤大、詎可忽乎、

(一)夏日食物、極易腐敗、故病菌亦易發生、凡有腐敗之物、及可疑之物、萬勿入口、

(二)飲食務須適可而止、不可貪多、且夏日天氣酷熱、口極易渴、若嗜欲不節、勢必害及腸胃、潔淨之冰、雖無大害、然用濁冰、及生水止渴、則有害矣、

(三)食物須擇其易消化者、因夏日腸胃、運動遲緩、凡百食物、本難消化故也、又尋常所嗜之物、即不易稍化、亦無大害、然食之無度、則爲害必劇、

(四)酒茶咖啡、凡有興奮性等飲料、不可多飲、蓋此種飲料、雖足振起精神、爽人心脾、及時過之後、體軀疲憊、必加甚也、

(五)飲食後、不可即行運動、必須依定時行之、又飯後睡眠、尤爲不宜、

(六)食品、必須有物蓋之、

第二　衣服之注意

衣服隨時、務須潔淨、固不必夏季始然、茲特舉其尤宜注意者、數事如左、

一衣服預用色白者、因有污點、易於辨認、且吸收太陽光線甚少故也、

二衣服之浸透汗及脂肪者、於體軀有害、須用襯衣隔之、

三寢衣、須與他種衣服有別、不可混用、四季皆然、而夏季尤宜注意、

四衣服不可共用、凡觸肌衣服、尤宜注意、是不僅夏季爲然也、

五衣服着過一次之後、須曬至十分乾燥、以免汗臭蒸蒸、黴菌叢生其上也、

六寢具、每來復須曬一次

第三居住之注意

房屋構造之法、其理頗繁、非此篇所能詳盡、茲特舉其有關係者如下、

一換氣法宜力行也、換氣法是不僅夏季爲然、而夏季尤宜注意者、因其爲害甚距也、

二房屋內外、須時時掃除、總以清潔爲主、

三塵溜水源、溝渠、井口、廚房、須掃除潔淨、且時時灑以藥品、消去毒質、又烹調食品之所、尤宜注意、因有病菌發生、即爲疾病之源也、

四廁所、須時時掃除、防臭消毒二法、尤不可怠、

五寢室、宵中雖可稍稍通入冷氣、但以身體不至着涼爲度、

六欲庭院涼爽、須植樹木、樹之種類、以落葉樹爲宜、

吃葷……吃素

吳虎

夏天的飲食、最應該清淡、不應該濃厚、外人不論什麼時候、都有吃素的、因爲魚肉類的食物、雖有滋養料、然而脂肪極多、不容易消化、多吃了、自己身體上的脂肪增多、筋肉弛懈了、最容易生病、況且魚肉類的食物、又容易腐敗、往往有黴菌寄生在牠的上面、談到清淡的蔬菜、牠的滋養料、固然不減於魚肉類、而且容易消化、又沒有黴菌、吃了可以清血液、含有鐵質、吃了又能夠補血、

念佛老太婆、他是抱定吃素主義、一身不吃魚、不吃肉、他的身體、到是很強健的、你看他們披着個黄布袋、手裏捻着佛珠、今天普陀、明天天竺的奔波、一點也不覺得疲倦、有錢的人、吃的是珍饈百味、差不多、無葷不下飯、考究起來他的病疾、反而來得多、而且一生病、最容易死、(容易死的原因不見得就關係吃

葷吃素罷）夏天到了、衛生家的人們、吃葷……吃素、聽你們選擇罷、

撲蠅時之注意

趙朋

■得其法者有益衛生
■不得其法反貽大害

（一）兒童撲蠅後、蠅有受傷未死者、往往喜以手折其翅、斷其脛、去其足、其已死者、亦有時以手取之、用以供雞虫之啄食、不知撲蠅之用意、本恐其身體各部、攜帶微生虫、易移集於食物之上、以傳入人胃腸、今乃以手捕蠅、是使微生虫借手爲媒介、得以移禍於人也、此第一危險之事、不可不使兒童知其利害、

（二）蠅集几案間、經撲後、往往蠅體穢液狼藉、此時宜用紙抹去燒之、庶不致誤染人手、

（三）蠅撲經數度使用後、難免微生蟲沾染其上、然兒童於佇立、待蠅飛集時、往往將蠅拍倒置摩弄、亟宜禁止以免危險、並於蠅撲一度使用後、施用消毒手續、而後再用、

（四）食物上蓋有紗罩、蠅往往飛集紗罩上、此時撲蠅者、須防用力過猛、致蠅之穢液、射入罩下食物上、

（五）秋日天氣漸涼、蠅喜麕集灶上以取暖、已不如盛暑時之活潑、故撲之甚易、但鍋釜須嚴密蓋好、以防墮入釜中、撲死之蠅、尤須隨時刷去、以免混入食物中、

西瓜將上市

天氣炎熱
食者注意

郭受天

我國俗云、瓜能解暑、每至夏令、人多視西瓜爲應時品之一、無論貧富、皆購食之、然往往有食西瓜、而招胃腸之病者、此非西瓜之不可食、實由食西瓜者、未得其法之故也、茲特將西瓜之功效宜忌、分析述之於下、以便衛生家之參考、

一西瓜名稱之由來

西瓜釋名寒瓜、按胡嶠陷虜記言、嶠征回紇、得此種歸、名曰西瓜、則西瓜自五代時、始入中國、今則南北皆有、而南方所產者、味稍遜於北方、蓋各地土質使然、亦甜瓜之類也、

一西瓜之性質

西瓜春初下種、蔓生、花葉皆如甜瓜、夏秋結實、有圓及徑尺者、長至二尺者、其稜或有或無、其色或青或綠、或黃白、其瓤有紅有黃有白、其味甘淡無毒、劣者多酸、以甘者爲上品、淡者次之、酸者最下、爲適於夏時之食料、

三西瓜之功效

本草云、西瓜有止渴清涼、去熱解暑之效、又有利小便解酒毒之功、故俗名西瓜爲天生白虎湯、

四西瓜之民間治療法

醫話叢存、載日本新橋藝妓某、嘗以西瓜治子宮病立愈、於是遍傳鄉里、盛稱西瓜之功效、其後有狎客某內閣、席間偶道及其夫人現病子宮、該妓心動、爲獻西瓜之策、某內閣一笑置之、既歸、忽憶妓言、辭意誠懇、當非愚人者、試購西瓜、授其夫人食之、竟獲奇效、自是日本北里姊妹中、一唱百和、遂視西瓜爲子宮病之聖藥云、

五西瓜之新學說

日醫某博士、謂西瓜爲天然之汽水、其功力能治腎臟性水腫、較其他之利尿藥爲優、但須擇其上品、尤宜採其新摘下者、俗謂之與籐西瓜、因西瓜既經摘下、放置已久、即未剖開、亦易發生腐

取食之、不但無益、且有害矣、

六西瓜之禁忌

西瓜雖有解熱之功、但不可多食、多食則腹部卽發膨脹、胃弱之人、均忌食之、產婦小兒亦然、又忌與油餅同食、

七食西瓜之注意

(一)不可食不熟之西瓜　西瓜不熟、則不易消化、食之不但無益、且有腹脹便泄之虞、

(二)不食已剖開放置之西瓜　西瓜剖開後、放置之、易招蚊蠅之叢集、故不可食、因蚊蠅性喜污穢、其足每黏有微生物、足爲傳染之媒介、如霍亂赤痢等病、大抵與蚊蠅有密切之關係、

(三)食西瓜當吐去瓜瓤中之纖維質　西瓜之瓤、吸取其水分後、下餘殘渣、卽係纖維質、惟頗堅韌、極難消化、其殘渣留於胃腸者、積久能發生蘊毒、爲害甚大、故食西瓜時、當食其精汁、而吐去其殘渣也、

多食瓜果之害

章城

天氣一到熱的時候、個個都歡喜吃瓜果、不曉得瓜果雖能够止渴、多吃了是要傷脾的、瓜果傷脾的病名、就叫做濕從內生的『傷濕』

濕邪的病、是很纏綿的、而且變病又非常多的、如若是先受了暑熱、再多吃了瓜果、那麼瓜果的濕、就遏伏了暑熱、在腹內蘊釀、就要變成極重的病症、

又有一種婦人、很愛她的小孩、一到夏天、往往買了很多很多的瓜果給她的小孩吃、小孩子、是無知無識的、所以有多少吃多少、小孩子的脾胃是很薄弱的、若被瓜果的濕所傷、就要變爲腹脹腹瀉的等病了、

以很康健的身體、因爲多吃了瓜果、而發生疾病、稍有知識的人、必不如此、

夏天致病的食物、固然很多、瓜果不過其中之一種罷了、古諺云『病從口入』我願衛生的人們、在夏令天熱的時候、瓜果少吃爲妙、

夏秋衛生瑣談

周小農

(一)飲水　最宜潔淨、水缸中宜常放大塊降香、大塊雄黃多打生礬末、(勿用貫衆水易穢臭)井中每年五月入整雄黃、整生礬各斤許、近街市之井水、尤須預汲、儲於水缸中、

(二)飲茶　老枇杷葉去毛、(稻柴廿根、線紮剪齊、揩毛易淨)、炒香同銀花、鮮青蒿、泡水飲、寒體或炒香蠶豆皮、大麥芽等(熱極飲冷成肺病)前清光緒間、周某遊慧山、步行受熱、渴甚、乃就道旁飲蔗漿、遊畢歸而漸咳、漸加咯血、裏熱盜汗甚、乃就其岳某名醫於滬上診不效、往角里陳御醫診、亦不治、竟死、蓋熱極肺體張大、驟飲冷果汁、能遏伏熱邪在肺、而成肺病也、

(三)愼食　熱天宜素食、如乾菜、萊菔、冬瓜、絲瓜、豇豆、海蜇、綠豆黃豆製物、或偶食葷、則台鯗、鯽魚、火腿等、勿嗜肥、勿飲酒、瓜果不可與油膩同食、須食後二小時、略食水果、忌飲冰、恐遏伏熱邪、傷脾壞腸、飲食滿筵油膩、不宜雜食水果、中虛敗陽、易起瀉利、某甲夏令盛讌時、雜食水果殿之以冰奇冷、驟患霍亂不治、

(四)愼浴　混堂悶熱、體弱則過汗非宜、肥人更恐引動中風、故宜自備長盆、浴後吹風成病、

(五)滅蚊傾積水　積水爲生蚊之原、見卽倒棄、痰盂水宜日換、陰溝須洒臭藥水、

(六)簡便除蠅　面盆注滿水、以大碗反合水內、用水煙末、赤糖

燒酒調、滿窗底、放蠅集處、蠅食醉墮水內、頃刻數十、

(七)戒遊蕩　夜戲勿看、賭錢勿賭、妓門勿入、勿遠遊、宜節勞、勿衝風　勿冒雨、勿烈日奔走、防日射中暑、

(八)臥室宜透風　窗隔略開、勿露臥星下、不可眠電氣扇下、勿居陰濕軍寒之屋、夏不登樓、自四月至八月、宜移牀樓下、防受暑也、臥起勿驟迎風、陸孩早起捉蟋蟀、其母不之禁、病伏暑、

(九)護臍腹　無論大小、臥前均用肚兜、肥人更用膏藥圍、同絲棉放臍內掩之、

(十)節慾勿懈　夏月伏陰在內、汗多陽易洩、夏令尤宜保精、肥人更戒遊房傷精而更傷陽、

(十一)家庭防患　老人有脹瀉等類、宜加減參苓白朮散、夏初預治、小孩平日可食八珍糕等、宜顧脾胃消化、食勿過飽、食後宜誡卽眠、至少必距離二小時、大便宜通、如停積滯、易感瘧痢、家有孕婦、宜居涼爽處、將產房中貯水一大桶、收吸暑氣、產後勿飲酒、及溫燥劑、

(十二)療病須知　病者不可隱瞞自病、存一試醫之心、亦勿自謝知醫、朝暮數醫、雜藥亂投、向西之室、不宜、更忌居樓、牀前宜暫放井水一桶、速行打點移居清涼處、

(十三)宜備要藥　急症撮藥不及、宜預貯要藥、黃昏夜深、既可應急、亦可方便　地土高燥、人煙稠密、宜備防疫寶丹、如重山疊翠、水鄉澤國、兼寒兼濕、宜備三合濟生丸、

(十四)辨別寒熱　凡霍亂用藥、勿徇衆人意見、張施痧藥、李贈藥水、當知痧藥多冰麝、藥水則樟冰與酒、病家雜投、防大汗亡陽、故宜鎮靜偵探、生黃豆細嚼不腥者痧也、神清而嚼薑不辣者眞寒證也、熱痧則宜痧藥、冷痧則宜藥水、熱痧則宜刮宜針、冷痧則宜熨宜灸、若寒甚逼陽多汗、速宜四逆回陽、忌熨灸、

(十五)虛體慎藥　平日便燥畏熱、脈數搏實者、防熱化、宜顧胃津、忌溫燥傷陰之過劑、平日易腹瀉、有遺精、脈細不起、防寒化、宜顧脾腎、忌過表清涼攻下、防其脫竭、平日宜備參朮爲要、

論裸體之害及改良法

沈仲圭

吾國人有最失禮之事、習俗相沿、迄莫能改者、裸體是也、當炎帝施威、火傘張空之際、試一涉足市廛、則沿途之小販工役、肆中之夥友學徒、莫不袒裼裸裎、一絲不掛、斯不特對人失敬、對己亦損人格、近年以來、各報對於此事、或婉言勸告、或嚴詞責備、然言者諄諄、聽者藐藐、曾未有一部分人之改良者、蓋僅言裸體之不道德、不述裸體之不衞生、固不爲世人所注意、而僅有勸止之詞、無改良之法、又奚能收圓滿之效果、今請先敍裸體之害、次及改良之法、

(甲)裸體之害

(一)裸體之不道德　吾國服制、以長衫馬褂爲敬禮、今沿途小販、商肆夥友、日與主顧交易、縱不長衫馬褂、亦當短褐蔽體、豈可赤裸裸地並褻衣而去之耶、至居家男婦、亦當衣裳整齊、蓋一旦客臨、不至遑迫無措也、

(二)裸體之不衞生　裸體不合衞生、約有四端、分述於次、

(子)衞生家嘗言、衣服顏色、冬令宜黑、夏令宜白、蓋黑色有吸熱之作用、白色有反射之功能、夏着白色葛布、光熱反映、熱度自減、若夫裸體、卽失此效、炎熱自較着衣爲增、

(丑)裸體放出之汗臭、聞之令人不耐、若一室之人、盡皆裸體、則汗臭充溢、旁人嗅之、必致患病、

（寅）不着衣服、蚊蠅飛集人體、散佈毒素、易致疾病、

（卯）裸體最易藏垢納污、而使肌膚不潔、

（乙）改良之法

（一）關於物質者　工廠學校公廨及大商店等、宜裝置電扇、則涼風習習、偏體為爽、自無揮汗經營之苦、且因此不感暑熱、工作自較平時增加、得既可超於所失、則為之主者、又曷必惜此區區、而碍人衆之衛生哉、若無力製備電扇之商店、或私人住址、可用人工風扇、雇人拉之、亦可得涼爽之效、至如沿途之小販走役、宜備草帽一事、以遮烈日、

（二）關於心理者　夫人雖分精神肉體二界、但精神之偉力、恒能左右乎肉體、試觀催眠術之利用暗示、使被術者執熾熱之火箸、而告之曰不熱、執者即不覺其苦、并肌膚亦不稍變者、豈非一彰明較著之鐵證歟、是故吾人治事、或勞動身體、苟能出之以鎮靜從容、未有熱不能耐者、蓋心在事而忘其暑灸、彼手不停揮、汗流浹背之人、胥一時暴躁使然耳、要之氣候無論若何酷暑、事業無論若何紛紜、斷無并一層轂輕紗不能著、而必去之始快者、蓋彼婦女、同是人耳、何以能着衣而不熱耶、

〔預防夏令〕

流行性之霍亂

▣早眠早起▣習勞習動

▣食宜淨素▣飲宜清潔

日來氣候漸熱、黃霉天氣已將及半、市上的毒質品出售了、霍亂的病症、已漸發現了、我在醫院中診察、也就忽忙得很、言至此、不覺我濟世濟人之手段、體天憫人的心腸、一發難收了、故月就數年中所診察的霍亂病、要想出一個預防和急救的良法、以防患於無形、亦古人不治已病治未病之意也、是以動靜眠食、俱將此意放在我的心房裏頭、昨天我出診後、訪我最相知的朋友、他向我問霍亂病的預防和急救法的要道、我就詳詳細細的對他言道、這個霍亂病起病的原由雖多、總不外乎起居不慎、飲食不潔、汗出當風、醉以入房所致、故昔人言霍亂災患、不越四條、若人能早起早眠、習勞習勤、身體強壯、血脈必定通暢、食宜素淨、飲宜清潔、不可惡熱貪涼、飲食宜有一定的時候、一定的分量、倘身上既已出汗、不可當風坐着、免使邪風由毛孔襲入血管、致發熱惡寒起來、若酒醉的時候、千萬不可入房行樂、因天氣既熱、酒能亂性、又能助虐、若勉強作樂、必致精神神疲、陰血奮作、霍亂病必由此導線而發生、到了發生起來、那還了得麼、及至延醫調治、重者多不救、輕者即俗所稱的吐瀉变作霍亂是也、重者即絞腸痧癟螺痧是也、所以研究醫理的人、與那講究衛生的人、必先事預防、遵上列四條、時加考察、消患於未形、即偶遇霍亂最烈的時候、不過千百中一二人病之、故預防之法、不可不細加研究焉、其治法亦很多、今就最簡單最易辦到者言之、即市間所售的十滴藥水是也、忽忙之時、病輕者可購買照做單服下、必能轉危為安、重者亦可用之以救一時之急、俟後仍非請醫生診治不可、

夏令衛生通俗談

蔚堂

▣實夏令衛生無上之妙法

▣非人云亦云者可比

酷暑薰蒸、炎威可畏、熱邪灼體、汗出如漿、斯時也、吾人體內之營養質、對外發極大之抵抗力、內部因之不足、空穴來風、最易為外邪所襲也、倘是時講求衛生之道、使賊邪無從干犯、消縮

病魔、精神康健、豈不美乎、但衛生學說、四時均宜講究、而夏令尤爲急務之先、却病延年、保我康泰、衛生實與吾人有密切之關係、而不可須臾離也、爰作夏令實行之衛生法、爲人民警告焉、

一　飲食極宜清潔、稍有穢濁者、即委棄而不食、

二　晨起宜較四時略早、立庭前呼吸片刻、多透空氣、藉此可以活潑精神、

三　古人所謂靜而得之爲陰暑、動而得之爲陽暑、陰暑較陽暑爲甚、不宜深居陰濕之處、使陽光不透、感受陰暑、而爲害也、

四　人身以脾胃爲主、消化飲食、尤賴之爲進退、少食油葷、免傷脾胃、時疫等症不作、亦衛生之要道也、

五　霍亂痢疾等症、夏時之流行病也、大半由蒼蠅所介紹、家中宜多置蒼蠅拍、隨時撲滅、或可不致於蔓延、

六　納涼一節、祇宜坐於簷下、不可臥於風前、有風之處、切宜避焉、

七　家庭中如有齷齪等不潔淨之物、宜棄之垃圾箱中、不宜放置於屋內、恐濁氣四佈、蠅蚊飛集而來、

八　腹中如稍有不適者、可服國產痧藥七粒、或十四粒亦可、藉此宜暢氣血、祛逐寒邪、雜品猛烈、宜審愼服之、

九　食瓜果之時、要精神爽快、汗出蒸蒸、值天時炎熱過度者、方可取瓜果食之、如精神委頓、汗少、天不甚熱、病後脾胃虛弱等、均不宜食、

十　夏令炎熱傷身、津液時虞缺乏、有力者、宜煎西洋參麥冬湯飲之、無力者、和六一散成益元散服之、亦清暑生津之法也、

十一　瓜能清熱解暑、人盡知之、病胃傷中、則殊多不解、蓋少食則生津滌暑、多食則病胃傷中、有益與否、覘食之多寡何如耳、

十二　消滅蚊蟲之法宜將雨水缸內放入小魚一二尾、魚即將子食淨、蚊蟲不生、如陳雨水缸內、則不可放魚、宜用木蓋蓋好、夏時切勿起蓋、不透空氣、則子不生焉、

十三　家中牆壁四隅、陰溝東廁、及有水濕氣之處者、宜多用石灰末滲之、日數一次、可於滅一切蟲菌、毒蟲無藏匿之所也、

十四　沐浴一節、宜量力行之、體質虛弱者、受害極大、絕不可輕於嘗試、感寒生疾、大半然也、

十五　赤膊本華人陋習、然亦易於發生病症、倘能提倡革除之、不獨與衛生大有進步、亦無礙於觀瞻也、

十六　物中爲吐痢時疫之媒介者、如冰淇淋、嗬囒水、涼粉、香瓜、玉蜀黍、及有脂肪汁之豬肉等、以余意度之、均宜屏棄爲宜、

十七　夏時飲料、最宜注意、凡與吾人有直接之關係者、莫過於水料倘食不清潔及不滾之生水、則胃部機能頓弱、旋即發生種種危險重症、疏忽於先、以致悔之於後、預爲防範者吾人當如是耳、

十八　發痧氣閉、世俗用括痧法、或用針刺法、比較之、括痧稍強於針、蓋括則氣散而病愈、刺則傷氣破血、施於氣壯者則可、體弱者、則不利焉、

十九　夏令宜戒除一切嗜好、勿嗔怒、勿憂慮、清心寡慾、百邪不侵、前人謂慾寡精神爽、思多血氣衰、斯誠養生之道也、

二十　烈日當空、避其射力、否則發生日射病、驟雨突來、宜避其陰寒之氣、否則即生水濕症、此不可以不愼也、

廿一　夏令常有患閉汗症者、則胸腹異常煩悶、因毛孔壅塞、氣機不利、亦一危險症也、倘一晝夜無汗、未有不悶厥而死、原因係由風寒外襲、熱邪內侵、近日發明之電氣風扇者、余頗畏之、以其能侵犯吾人體質、觸發百病、而易成閉汗症也、苟能不設此物、誠得衛生之真義耳、

以上二十餘則、實夏令衛生之無上妙法、非人云亦云者也、消除疾病、增長精神、世之所謂長生術者、吾於是篇期之

傷寒新解（續）

大梁鄭霽㠯

太陽病初服桂枝湯反煩不解者先刺風池風府却與桂枝湯則愈

凡發汗劑、頭煎已足治病、二煎不可再服、再服則津液受刦、今用桂枝湯表邪不解反煩者、是邪勢猖甚、藥劑太輕、非表邪入裏之故也、蓋表邪入裏、則表症當解、觀反煩不解者、是表症仍在、故仍與桂枝湯、以解表邪、則表症即愈矣、夫藥不勝病、則薑桂不獨不能使邪外出、適足以使血輪興奮、故表症不僅不解而反煩、又刺風池風府、以解內部之煩熱、非太陽病、即當刺風池風府之穴也、

欲自解者必當先煩乃有汗而解何以知之脈浮故知汗出解也

夫自汗、乃中風必有之症也、然有不待用藥自汗而解者、何以知爲却邪之自汗也、緣却邪之自汗、於未汗之先、必有煩躁之徵、蓋邪衰正盛、自身之陽氣、得以鼓動、方能抗毒而外出、即用桂枝之辛溫、亦無非使陽氣之鼓動、血輪之急走、體溫之上升而已、

病六七日手足三部脈皆至大煩而口噤不能言其人躁擾者必欲解也

此條仍指太陽病而言、是病雖日久、表症未除、一旦見此陽氣鼓舞之形狀、乃欲自動汗解之象也、否則、表症若無、邪已化熱入裏、如此興奮、焉能望解、

若脈和其人大煩目重瞼內際黃者此欲解也

此條非學識淺陋者所能注釋、姑缺之、以待明達、

問曰脈病欲知愈未愈者何以別之答曰寸口關上尺中三處大小浮沉遲數同等雖有寒熱不解者此脈陰陽爲和平雖劇當愈

寸關尺三處之脈搏同等、如聽診之無錯雜音、是血行無所障碍、循環器無病變、故病勢雖劇、待期當可自愈、

病有發熱惡寒者發於陽也無熱惡寒者發於陰也發於陽者七日愈發於陰者六日愈以陽數七陰數六故也

此條詳論中風與傷寒之鑑別、凡客邪外襲、則自身之陽氣、必出而拒之、陽氣者、即西醫所謂之抗毒素也、風邪不閉毛孔、則陽氣可直達表皮之外、於是表皮發熱、故曰發熱惡寒者、發於陽也、發於陽者、即中於風邪之謂也、但風邪不閉毛孔、則陽氣易於外泄、於是抗毒素之勢力、不能集中於皮膚之內、故中風之待期自愈之時期爲七日者、較傷寒之六日者遲慢也、寒邪有閉塞毛孔之作用、陽氣不能直達表皮之外、是以身外無熱、故曰、無熱惡寒者、發於陰也、發於陰者、即傷於寒邪之謂也、但寒邪既有閉塞毛孔之作用、則陽氣不能外泄、於是抗毒素之勢力、集中於皮膚之下、易於拒邪外出、故傷寒之待期自愈之時期爲六日者、較速於中風之七日也、（本條條文內之以陽數七、陰數六、故也、宜删、）

問曰凡病欲知何時得何時愈答曰假令夜半得病者明日日中愈日中得病者夜半愈何以言之日中得病夜半愈者以陽得陰則解也夜半得病明日日中愈者以陰得陽則解也

此條所論之病理、有合近代之物理、所謂陽得陰解 陰陽得解者、即熱病遇寒則解、寒病遇熱則解也、按物理論熱有三種、光熱即其一也、緣夜半無光、則日星顫動之熱、不能介送於吾處、故此時之得病也、多寒、日中爲日光最強之時、則日星顫動之熱、普及吾地之半宇、故此時之得病也、多熱、（未完）

南通觀摩社中醫考試問題答案

張渭泉

右答案五則係渭泉先生應南通中醫考試之答案前接南通醫學協會函覆略謂審查合格錄取甲等並囑將此稿重謄一份送呈省府存案然後由省府發給正式開業證書昨蒙先生以全文見賜敬一并登載

編者

問温病與傷寒如何分別

答、温病由冬令受寒、感温乃發、屬陽邪、爲熱病、傷寒由冬傷於寒、即時感發、屬陰邪、爲寒病、其所現症狀、驟視之頗相類似、而其實則有大別之異點在焉、茲分別言之、夫温病初起、乃陽邪首先犯肺、肺氣不舒、故有咳嗽氣逆等症、傷寒之邪初起、先犯太陽之經、於臟病無關、故咳嗽氣逆無有也、温邪傳入心經、則毒入血管、散佈全身、故有發熱身痛等症、傷寒之邪在表、故發熱必兼惡寒、且寒重而熱輕、週身疼痛相同也、温度愈高、血行愈速、微絲血管、一經破裂、故温病有發爲痧瘢瘰疹等、傷寒傳變未遍、痧瘢瘰疹、則絕少發見、倘血熱上升、胆汁鬱溢、故温病有頭痛咽痛、口苦苔黃等症、傷寒頭痛、牽連項强、無厚苔、口不苦、待傳變少陰之經、或有咽閉喉腫等症、胃液蒸傷、或腦筋中毒、故温病有口渴舌焦、神昏譫語等症、傷寒神清不渴、入甚亦有發狂譫語、又相同也、温病脈象洪大而數、其色垢晦如蒙、初起即有病氣觸入、入甚則薰蒸難聞、傷寒在表、脈象浮緊而數、入甚則沉細而微、神色光澤而滑、初起無汗、並無病氣觸人、待傳變陽明之經、間或有之、總不若温病之熱臭難聞也、其胸結脅脹、腰腹疼痛、嘔吐下利、厥逆煩躁、則又異於温病也、温病輕者一星期可愈、重者兩星期亦可全愈、若遷延至三星期以上者、則難治矣、傷寒十三日傳遍經絡而愈、重者亦有遷延日久、而不愈者矣、温病有温熱風温春温濕温之別、故見症亦微有差異、傷寒則有由太陽傳入少陽陽明、及三陰之經、故亦有各經見症之不同、又有陰毒傷寒、乃由交感受寒而得、爲直中症、其症狀原由、在本報第十二號內、鄙人已詳言之、此則與温病之區別、又大相逕庭也、以上所述、温病與傷寒之分別、大概如此、細究其詳、則各有專書、

問傷寒三陰症用承氣湯治之是否合宜

答、傷寒三陰經病、各有傳經直中之別、故各經見症不同、用藥自亦有異、少陰傳經症、口燥咽乾而渴、或咽痛、或下利清水、色純青、心下硬、或下利腸垢目不明、用承氣湯治之爲宜、厥陰傳經症、少腹滿、舌蜷囊縮、消渴便閉、亦用承氣湯治之爲宜、至於太陰傳經症、則用小柴胡湯加減治之、不宜用承氣湯治之、故三陰症中、承氣湯惟太陰症不宜用也、

問結胸症因誤服下藥而成何以仲景仍用陷胸等湯又下之試詳解其理由及治法

答、傷寒初起、邪客太陽、風寒在表、頭項强痛、發熱惡寒、無汗、週身骨節痛楚、脈象浮緊而數、此皆表實現象也、當用麻黃湯汗之、則表邪盡去、諸症悉解矣、倘斯時不用汗解之法、而誤下之、則表熱乘虛入於胸中、與不得爲汗之水氣、結而不散、爲之結胸、若熱結未深在心下者、脈浮滑、心下痞、按之則痛、蓋因熱邪藉痰、盤據胸中、無由發洩、結而爲痞、乃成痰火結胸之症、非豁痰瀉心之劑不爲功、故仲景用小陷胸湯下之、所以除熱散結也、以黃連之苦、瀉心熱結氣、半夏之辛、散痰飲熱邪、括蔞之苦、潤燥滌熱、是皆直瀉胸中之熱邪、以開結氣耳、若大結胸之高在心上、及心下至少腹鞕滿者、按之極痛、手不可近、脈沉緊、潮熱燥渴、蓋因胸中感受表邪、宗氣熱度頻增、則水氣汚濁而壅結、不能灌溉腸胃、下輸膀胱、乃成水氣結胸之症、必蕩熱逐水之猛劑以救急、故仲景又用大陷胸湯丸、分緩急下之、所以滌實熱攻水結也、以大黃芒消之苦寒、蕩滌腸胃實熱、甘遂之苦辛、直攻胸中水結、杏仁之苦温、開水中之氣、葶藶之大寒、清氣分之熱、是皆直攻胸中之實邪、以開結氣耳、結氣既開、胸膈自寬、乘虛入裏之表熱與水氣、自當消散於無形、且夫治傷寒

寒在表、宜汗不宜下、風寒入裏、宜下不宜汗、固定理也、仲景此乃治風寒入裏、急救一線危急之下法、彼風寒在表、當汗不汗之誤下、豈可同日而語哉、

問 痘初發熱苔白不食煩燥不安或吐或瀉將來之順逆不能斷定應用何法挽救

答、痘初發熱之時、有苔白不食、煩燥不安、或吐或瀉之見症、蓋因熱勢太甚、內症亦重、故其症之順逆、不能預必也、應用升麻葛根湯加味治之、疏肌散表、急欲升提腎經之毒、速發其痘於肌肉頭面、以救逆爲順、然後再用和解湯等、依逐期順症治之而愈矣、

問 中醫種痘種於冷淵消爍二穴其理安在

答、痘爲先天之毒、藏於腎經、感空氣之關係、或由時疫傳染、則發痘瘡、俗名天花、輕者治療較易、重者竟有性命之憂、殊堪痛懼、後人加以研究、發明種痘之治、天花自此可免、但所種穴道、必與腎經相爲表裏之區、方可直接提盡痘毒、使無復發之憂虞、清冷淵消爍二穴、俱在臂外中行、屬於手少陽三焦經、由本人肘節向上、與中指相等處、爲清冷淵、由清求淵向上、與手心相等、打入折處爲消爍、二穴屬於上焦、根於腎系、與腎氣息息相通、故痘苗從二穴點入、即直達腎經、引腎經藏毒、發於臂外、經過貫漿落靨之後、非常順當、毫無危險、且祗須種一次、即可終身不復發痘、無須年年復種、倘有種而復發者、乃痘師不明經絡穴道所誤也、其所以種於清冷淵消爍二穴者、意在此也、

論夏月伏陰在內

戴穀孫

問 爲誤解伏陰者下一針砭

方書言夏月伏陰在內、此語不知創自何人、實治暑之要訣也、丹溪解之曰、此陰字有虛之義、不得作陰冷看、妄投溫熱、景岳又引內經陰主寒之說駁之、解伏陰爲虛寒內伏、且引井泉冬溫夏冷爲喻、予按丹溪之說、既非正解、景岳之說、尤爲悖謬、蓋此陰字指陰精言、伏者潛藏之義、其意蓋謂治暑熱證、當保全其潛伏之眞陰也、經言陽爲陰之使、陰爲陽之守、陰陽之道、互相爲根、夏月陽浮於外、而不渙散者、特此潛伏之眞陰以爲之根也、如煎水然、薪燃於下、氣騰於上、水不竭則氣不盡、氣陽也、水陰也、氣根於水、陽根於陰也、夏月伏陰在內、故雖六陽之氣、一時發越、大汗淋漓、而斷不至亡陽也、若眞陰虧損、不能接濟於內、或七情煽擾、不令潛伏於中、猝感于邪、則陰隨陽升、漸漸乾滅、陰亡而陽隨之矣、故夏暑熯蒸、流金爍石、而人得以安生者、豈非賴此伏陰之調護與、知此理則知治暑熱證、當步步照顧伏陰、不令隨陽氣升騰、便是握要之道、丹溪詮釋不明、故致疑于世、景岳駁之、則又乖其義、而滋流弊、雖夏月間有寒症、需附桂薑朮者、亦必顧其眞陰、而斂陰即所以維陽、觀古漿水散之用酸漿水煎、冷香飲之用水浸冷飲、未嘗不照顧其伏陰也、奈何解伏陰爲伏寒、欲以辛烈耗散之耶、至井泉之喻、則尤未當、蓋井泉之冷煖、不隨時令爲變遷、特與地面之冷熱比較、故反覺夏冷冬溫耳、景岳又烏乎知之、

齒病瑣談

王錫光

問 齒與腎之關係

諺云、牙痛不是病、蓋謂齒痛無須治、此實未經身歷其苦者之言也、雖有風火蟲等之別、須知齒爲骨之餘而屬腎、齦嚼器之強弱病灶、全在腎氣之盛衰、一餐一啄、入口入胃之消化賴之、烏可不亟講也、予幼時受內經於先父闌亭公、猶憶上古通天論有曰、丈夫八歲腎氣實、齒更髮長、又曰、腎氣平均、筋骨勁強、故眞

牙生而長極、又曰、五八腎氣衰、髮墮齒槁、又曰、八八則齒髮盡去、女子以七計數、生墮齒髮之年亦如之、迴思軒岐之經文、與夫歷年治驗之確據、益信齒牙生墮强弱、關於腎氣非淺也、腎中相火曰命門、爲生氣之大原、少火生氣、而壯火則食氣、腎氣上應齒牙、猶山川之氣上應列星、星隕仍化而爲石、故經文又謂齒面目應星者也、予家治牙痛症、多以玉女甚獲效、玉女甚爲張景岳得意之方、其初意非治此痛者、王孟英始言之、陳修園新方砭、詆其擅改經方、白虎加以牛膝、有引邪下陷之弊、嘗見服此方者、每符靈前鳳燭上有聯云、金童引去、玉女迎來之識、而唐溶川氏則謂此方、其妙處正在能用牛膝、牛膝性苦下達、引知膏以清腎家之熱、爲熱入血室不可少之方、不過病未入下焦、用之審愼耳、若此、唐說周圓融、亦爲張之知己、幷證修園陋也、腎氣上應於齒也明矣、兼可知腎熱亦能令齒病也、何則、氣有餘便是火、火能食氣、地火有餘、能使山川氣竭、星隕爲石、腎氣有熱、能使氣失上榮、髮墮齒落、此玉女煎所以治齒痛有捷效者、義在斯乎、

實驗報告

予弱齡時、有王長慶者、齒痛不可須臾忍、每痛必一星期上下始息、在此七日內、日夜繞屋而走、號叫呻吟、殆無甯刻、一日、王踵前乞方、先父問曰、爾所痛處覺熱、半面亦赤熱乎、曰然、即以此方書付之、一服而愈、予於民國三年、往角斜場行道、有需錫五及張君周君諸人、先後齒痛、就診於予、皆以此方加減治之獲痊、有翟光祁舍親患此、予診其有寒熱、知兼表症、於玉女煎內加羌防去牛膝、覆盃而定、又顧維藩齒痛連頰、腫及於身、熱重寒徵、口不能張、人咸謂類骨槽風、其實爲風熱上壅所致、予於玉女煎加羌防細辛川連等、外搽龍鳳散、(方見後)而愈、又國府現聘鐵道部秘書胡儀曾先生、患牙痛甚劇、日夜不甯、予亦以此方治之、外擦龍鳳散、效驗、至今未發、家母患崩症、每發少腹痛甚、有塊如杯、左右各一處、每月經來兩次甚多、白帶頻頻、頭眩體瘦、面黃近死、用逐瘀湯下血塊十餘枚、腹痛大減、復以滲濕斷下湯、加鹿茸洋參等、眩止胃醒、知崩久成漏、兼有餘瘀、又服震靈丹多付、帶止而崩不止、經色標赤、旋因牙痛、與前述相合、姑以玉女煎服之、牙痛止而崩大減、咸疑爲涼藥所遏、予細察脈症、幷無別故、因放膽再服之、乖十八年久崩之患、兩帖霍然、會因畏藥停劑、次年發而不甚、因再服之、至今十餘年不發、家庭之樂、雖萬戶侯不易也、因知家母之崩、實熱入血室之候、藉牙痛以爲之徵兆歟、血室與內腎一息相通、益證齒病與腎有重大關係也、去年閱報載有巨公患頭眩症、與西醫診視、謂病原在齒、必須去齒數枚、病始克愈、初不之信、繼以不便視事、不得已、從西醫請、去其一齒、尚屬相安、復去第二齒、血流不止者由晝達夜、以愚度之、過用腦力者、每致頭眩、況宣勞黨國、民瘼關懷、日總萬機、人馬倥傯、運籌帷幄之中、決勝千里之外者乎、用敢聊進芻蕘、效野人獻曝之枕爾、腦之原屬腎、齒亦屬腎、此經文每齒與髮幷舉也、該西醫治病不求其本、而去局部之齒以塞責、不亦陋乎、

驗方彙錄

予家秘傳及心得外治牙痛效方、附列於下、以餉天下齒痛者、

(甲)龍鳳散方　煅青鹽、煅透囫圇整龍眼、煅鳳皇衣、冰片、原麝、共爲細末、搽痛處立止、

(乙)化龍散方　鯽魚一條、破去腸雜、以食鹽實之、泥裹煅透爲末、加入樟老射香少許、共乳極細擦之、

(丙)冰蘆散方　即冰硼散加入洋蘆薈末少許、擦患處、少頃痛定、亦有擦後反痛者　痛止不再發、

按甲方屢著奇效、於虛火牙痛更效、但藥經多日回潮、即

失其效用、乙方與甲方大致相同、丙方於實火虫牙有捷效、三方內均有鹽及牙硝、硝亦鹽類也、鹽硝功專入腎、雖外治法、亦以腎爲本、而始奇效、世人於齒病每多忽之、一旦痛苦所及、恨無效法可遵、因著斯篇、用質之於大方、

報告一件大堪驚人之統計表

曹朗生

全國共有
有兩雙眼皆瞽者八萬人
有一雙眼瞽者十六萬人
痼眼病三百七十六萬人

▲一不知衛眼常識
▲二初起遷延不治
▲三妄用種種丹方
▲四缺少專門眼科

在下前曾調查過念五個鄉村、每村小者七八戶十餘戶、中者二三十戶、大者四五十戶、每戶人口、少則三四人、、中則六七人、多則十餘人、姑以村之大小、人口之多少平均統計之、每村約三十戶、每戶約六人至七人共二百人、以念五個村莊計之、共五千人、在該五千人內、有一人是雙瞽者、有二人是單瞽者、有四十七人患有深痼眼病、所患者、如目力近視眼、老年散光眼、遠久爛弦眼、大眥漏膿眼、迎風流淚眼、努肉扳睛眼、翳膜遮瞳眼、倒睫拳毛眼、椒粟痒痒眼、（俗稱砂眼）、瞳神大小眼、花柳毒升眼、痘毒攻目眼等、由此類推、合全國四萬萬人計之、共有雙目皆瞽者八萬人、一目瞽者十六萬人、患有深痼之眼病者三百七十六萬人、誠大堪驚人之一件統計表也、閱者如有不信、請即閉目思之、君之親戚友鄰中、及親戚之親戚、鄰友之鄰友、有無雙瞽一瞽深痼眼病、余思若將全國人中、詳細調查之、恐尚不止此數耳、

但此八萬雙瞽目、十六萬單瞽目、三百七十六萬之痼眼病、何以致之、孰令如此、在下知者不出四種原因、

（一）世上之瞽者、並非生下即是如此、亦非誰人應爲瞽者、誰人不當爲瞽者、蓋有眼睛之人、皆有入瞽之危險也、惟有保護眼睛之常識者、方可眼目永保清亮也、

（二）眼病初起即須延請專科治愈之、每見世人初起之時、大多遷延不治、直俟眼病重劇、不能行走動作、方纔急急想到請醫調法、則十人中難痊四五矣、是故雖不成瞽者、即已誤成深痼眼病之根焉、

（三）有雖初起卽行醫治、但喜妄用種種丹方、無論甲戚乙族丙友丁鄰、傳來之方、莫不照法嘗試、殊不知、眼病少者、有七十二種、若以詳細別之、共有一百另八症也、若僅用一二三四項之丹方、而欲治愈如許眼病、吾知其必不能也、且雜藥亂投、大犯治病禁戒、乃最寶貴之眼睛、輕試無經驗之丹力、實是萬分危險耳、

（四）世人大多以目疾爲微恙、所以研究醫學之人、亦不願研究眼科矣、蓋學習精通之眼科、亦須五年十載之光陰、方臻完善、而不致誤害世人也、所以各處鄉間、往往十里路以內、難以尋到一位高明眼科醫生、且患眼病者、又多懶於出遠求醫、以致誤成瞽目或深痼眼病者、此亦一大原因也、

穀類之研究

張渭泉

古稱稻黍稷麥菽爲五穀、稻粱菽麥黍稷爲六穀、又有八穀九穀百穀之稱、穀之種類、誠繁夥哉、是皆吾人日常藉以生活、一日不可或缺者也、然不僅充飢生活已耳、亦醫療病症之緊要藥物也、今將關於藥物之穀類、分述于下、以資研究、斧正舛訛、是所望

于擎公、

一稻類之關于藥者、

一糯米、性溫味甘、黏性最富、爲稻類之冠、主溫中益氣、霍亂吐逆、補虛暖胃、消渴止泄、解斑疹毒、發痘瘡、尤爲能事、乃太陰之穀、爲補肺正藥、故錢氏補肺阿膠散重用之、蓋補脾即所以補肺也、　附釀造品、

甲酒、性熱味苦、有麻醉性、能行藥力、祛逐風寒、流通血脈、爲助暖調經要藥、如復元活血湯、眞人活命飲等、加酒煎、取其行藥勢也、固經丸、紅花酒等、取其調經血也、當歸酒洗、白芍酒炒等、亦皆無非取其助暖、以祛風寒之意耳、其餘種之藥酒、各有專治、名目繁多、不及備載、

乙醋、性溫味酸、善收、能殺邪毒、消癰腫、破堅積、理心痛血氣、制丹石等毒、其製炒藥丸等功用、大致與酒相同、但主治稍異耳、孟詵方、有醋磨青木香、止卒心痛、血氣痛、浸黃柏含之、治口瘡、煎生大黃服、治痃癖、調大黃末、塗腫毒、仲聖治黃汗、有黃芪芍藥桂枝苦酒湯、治黃疸、有麻黃苦酒湯、亦皆取其酸收、助藥性也、惟穀類皆可釀醋、俱不入藥、祗米醋陳者方堪入藥也、

丙飴糖、性溫味甘、善補中氣、健脾和胃、乃脾經氣分之藥也、仲聖小建中湯多用之、取其脾欲緩、急食甘以緩之之意耳、

丁糕糰餅餌、俱性溫味甘、養脾氣、厚腸胃、益氣暖中、但糯粳黍稷等粉、俱可爲之、惟糯粉次米、又可代糯糊、作丹丸之用、

戊穀芽、性溫味甘、能開胃啓脾、消食化積、下氣和中、古方穀神丸常用之、

二粳米、性平味甘、能溫中補氣、開胃益脾、清金瀉火、止渴解熱、古方桃花湯、麥門冬湯、用以補氣生津、白虎湯、竹葉石膏湯、用以清金解熱、是皆隨證施治、各從其用也、然早熟者性溫、晚熟者性涼、入溫中補氣藥、宜用早粳、入止渴解熱藥、宜用晚粳、蓋取其性之溫涼、以別其用耳、　附造作品、

甲飯、性熱味甘、能厚胃充飢、即吾人日常之食品也、若以各種藥物作湯造成者、亦各有主治、如用荷葉湯者、食之寬中、用芥葉湯者、食之豁痰、用紫蘇湯者、食之下氣、用薄荷湯者、食之去熱、用淡竹葉湯者、食之辟暑、亦各從其類治、以兼養胃之意耳、每見今之戒鴉片者、多以白米飯和藥爲丸、亦此意也、

乙粥、性熱味淡、能助胃液、易于消化、因其煮之糜爛也、其與他種穀類果菜禽獸藥物共煮者、名目頗多、茲不詳載、亦皆各從其類治、與飯大致相同、

丙粉、小兒初生無皮、及自汗不止者、樸之有效、惟入煎劑則甚少、

丁米泔水、可洗熱毒瘡等、或調洗肝散、菊花散等、服之治風熱赤眼、取其清熱涼血解毒之用耳、

三陳廩米、即粳米之囷積年久者、其性多涼、煎煮亦無膏膩、取其清涼解熱、消積利膈之功、

二麥類之關于藥物者、

一大麥、性溫微寒、味鹹、入湯藥頗少、惟外敷藥用之、附造作品、

甲麥芽、性溫味鹹、善消化、去脹滿、開胃助脾、古方保和丸、健脾丸、枳實消痞丸、多用之、專取其消補之意也、其功用、大致與穀芽相同、

乙麵粉、消脹進食之功、與麥芽同、惟久食可以令髮不白、

故加入針砂沒石子等、可作烏髮藥料、

二小麥性涼味甘、善走太陽經、少陰經、能利便通淋、止煩除熱、用於湯劑者頗少、惟單方常用之、 附造作品、

甲麵粉、性温味甘、能止血止痛、解悶補氣、入藥用飛羅麵為佳、不爾恐有石屑雜于其中也、入外科藥用調敷瘡腫、又煮糊作丹丸用、

乙蒸餅、性平味甘、如東垣枳實導滯丸、用以治消導滯積也、孫琳蒸餅蒜豉丸、用以利水通淋也、

丙麩、性涼、醋炒則熱、敷折扑損傷、則用醋調、熨冷痛濕氣、則用醋炒、非糟醋不能行其力耳、

丁神曲、性温味甘、善消積去脹、破癥除痰、下鬼胎、解酒氣、保和丸與麥芽同用、其意相同、越鞠丸、即用以消食、葛花解醒湯、用以解酒也、

戊小粉、性涼味甘、取陳久者、炒黃黑色、以醋調敷癰腫熱毒立效、

三蕎麥、性涼味甘、入藥須取粉、用醋炒敷偏正頭風、以醋調塗小兒丹熱赤腫、又能去滯下氣、止痢清濁、亦可作染髮藥料、（未完）

論楊梅仁為治脚氣病之單方

金鑑

△載之古籍班班可考

△證之綱目確確有據

按脚氣之為病、即內經所謂緩風濕痺是也、脚氣之名、漢時已有之、惟古人少有此疾、自東晉以後、則斯病漸多、迨至隋唐、而患此病者、尤復不少、讀韓昌黎祭十二郎文、有比得軟脚病句、竝云是疾也、江南之人、常常有之、至方書論治、於湯藥治療之外、更有針刺與艾灸二法、金匱治脚氣衝心之礬石湯、實為方藥之最古者、隋唐以降、論治脚氣之法較多、散見於醫林各家書之、宋人董汲、始著專書、名曰脚氣治法總要、迨至近世、吾江南之人、患脚氣病者尤多、徵諸韓昌黎之言、誠所謂自古已然、於今為烈、斯病傳染甚速、若療治稍遲、或治不合法、多有致斃者、徐洄溪有言、單方者、藥不過一二味、治不過一二證、而其效則甚捷、用而不中、亦能害人、即世所謂海上方者是也、嘗讀王性之揮麈錄云、王嶷字豐父、守會稽時、童貫方用事、貫苦脚氣、或云楊梅仁可療是疾、豐父乃裒五十石以獻之、後擢待制官、即此以觀、則楊梅仁者、可為治脚氣病之單方也、應驗然否、雖不可知、惟彼時童貫、以權閹預國事、若楊梅仁用而無效、則進獻之王嶷、豈復有待制官之升擢哉、可測而知也、考楊梅見於本草綱目、氣味酸甘無毒、李時珍曰、其形如水楊子、而味似梅、故名、又名朹子、說見段氏北戶錄、爾雅釋、木朹檕梅、郭景純注云、朹樹狀似梅、子如指頭赤色、似小柰可食、至楊梅核仁、雖亦載於本草綱目、僅云主治脚氣、並云取仁法、以柹漆拌核暴之、則自裂出也、至氣味、則並未論及、無由考證、愚因近據報紙所載、各埠有脚氣病發生、用將此方、表而出之、以供研究、

小兒亂食雜物

—能致疳疾瞽目—

曹朗生

△父母無育兒智識

△孩童有疳瞽悲慘

父母愛子女之心、世人莫不皆然、每見兒童哭鬧之時、為父母者、不思別法、引其歡樂、輒以種種糕餅菓品等、給其吃食、止其哭鬧、殊不知、給以食品、止其啼哭、雖暫時可安、實遺害無窮矣、蓋兒童十有八九、皆爲貪圖口腹之慾、不論生菓冷食、甜味

香品、食之不厭、越吃越要、即使腹中已經過飽、看見心愛之物、仍舊還想吃進口腹、以消化能力嫩弱之腸胃、容受許多食物、難免不及消完、致將食物停滯於腸胃之間、而患積食之病、如此日積月累、而成疳積瞽眼者、世上甚多也、兒童年幼無知、以致貪圖口慾、造成是病之源、則身爲家長父母者、不能辭其咎也、亟望爲父母者、常須限止兒童食物、不過使食爲要、古語云、若要小兒安、常帶三分飢與寒、願閱是篇諸君、家有兒童者、宜三注意也、

安眠法

葛蔚堂

入睡安眠乃調劑精神之缺乏夜間不能睡眠爲最痛苦之事

睡眠爲吾人必須講究之事、古人所謂日出而作、日入而休、實深得睡眠之法也、今人祗知睡、而不知何故入睡、祗知眠、而不知安眠之法、此與衛生大有妨礙者也、夫睡眠之理由、言者紛紛、取中西醫學而斷之、似不能有一定之準則、此篇所言、係安眠之大法、至睡之原理、暇時當作長篇之學說、再爲讀者告焉、

一睡眠宜有一定之時間、不宜遲亦不宜早、普通以八九時爲率、時間不一、眠則不安、

一臥時室內、宜略透空氣、多置花草、苟室內炭氣過甚、則體質必有一種不愉快之象、臥後必不安也、

一臥前不宜飲濃茶、張景岳曰、飲濃茶、則不寐、茶能損害津液、故也、

一臥前宜靜坐一小時、不思慮日間之事、精神疲倦、旋即就枕而臥、

一晚餐不宜食足、食足則胃部膨脹、臥時體內、必不舒適、寐則難寐、

一晚間宜用溫水洗足、洗後、隨即安臥、必較平時睡更甜也、

一日間遇事多勞、晚間宜休息少語、戒煩悶、勿食煙酒、飲淡鹽開水一二盞、心淸則易入睡鄉、

一被褥不宜過厚、春秋之時、尤當注意、温煖過度、則生夢遺滑精等症、

一天氣炎熱、酷暑薰蒸、晚間宜食淸涼之食物、藉以解之、一二時後、即可就寢、夜間臥必安靜、

一如患不眠症者、宜用綳帶浸冷水、束於額際及兩太陽穴、數分鐘後即去之、功效甚大、不宜服不和平之安眠藥也、

夏令衛生芻言

湯義方

兵可百年不用、而不可一日無備、人可百年無疾、而不可一日不愼、此孔子戰與疾之所並重也、夫備戰之道、姑闕弗論、而愼疾之法、爰申論之、不揣膚淺、臚陳數則於後、幸博雅君子有以正之、

一節飲食　孔子曰、食無求飽、陸放翁云、多壽祗緣餐飯少、隨園詩話云、不飽眞爲却病方、細繹所言、誠非虛語、蓋人飲食過飽、則胃氣壅塞、脾運艱遲、偶吸外邪、遂無出路、故易於釀疾、霍亂沙脹、因此而起者、尤爲多數、是故善頤生者、飲食所當節也、

一戒飲酒　酒之爲用、所以式燕嘉賓、吾人平居、萬勿酗飲、蓋造酒麴者、必取諸草汁以和米藥而成、凡草初出之兩葉尖者屬陽、性烈而味辛、可以造麴、初出之兩葉圓者屬陰、性涼而味酸、皆不中用也、故酒性純陽、大冷不冰、造酒之屋、木必漸腐、生物浸酒、皆能漸熟、苟人常飲、其能腐人腸胃、是不待

智者而知、況際茲暑令、安可飲酒以熱濟熱乎、此講究衛生者、所當屏絕勿飲也、

一瓜果勿啖恣 瓜果凉冰等物、雖能滌口、然過食驟食、既恐遏伏熱邪、不能泄越、又慮過度、而反為所傷、並宜撙節少食為妙、若口不渴、汗不出、溺不赤者、諸冷物皆在所忌也、

一暑期宜茹素 葷腥魚肉、性極粘膩、食之則腸胃氣機窒塞、易於勾留時氣、若茹素則腸胃寬綽、氣機流通、縱有客邪、不能久蓄、然蔬菜之中、以東瓜為最美、蓋其色綠可以清暑、其味淡可以滲濕、其瓤色白能入肺、而清水之化源、以通調小便、暑解濕去、氣化通調、病安從生、其他如蘆菔芹菜絲瓜豇豆、豆芽豆腐等物、皆為頤人妙品、茲不縷述、嗚呼肉食者鄙、焉知此味、苟能常咬菜根、則百事可做、豈但可以衛生、足免時邪而已哉、

二夏令不宜逸處 顯宦名公、富商大賈、際茲暑令、身居崇臺廣廈、水榭涼廳、每喜逸臥靜處、最易停食受涼、宜略事運動、或擊臺球、或散步庭內、庶幾氣血流通、不致受陰暑之患、

三夏令宜少出行 暑日流金爍石、其烈焰不亞於火、口鼻吸受、尚足致病、況奔走途間、堪此蒸炙乎、世有不遠長途、而尋名勝避暑者、何其不知輕重也、故吾人家居、苟無不得已之事、可以不必出行、以免感受陽暑之患、

一起居宜順天時 四氣調神大論曰、夏三月、夜臥早起、無厭於日、蓋夏令日間之暑氣、最能傷人、惟平旦之清氣、與入夜之涼氣、可以養人、此軒岐示人避暑却病之法也、故吾人令夏、早起宜六時、夜臥宜十時、

以上數端係管見所及者言之、掛一漏萬、識者諒之、然苟能身體力行、於衛生之道、未必無小補云爾、

夏日之勁敵

王鶴亭

△蠅類之禍害及驅除法

蠅類為吾人之大敵、時逢夏秋、其勢猖獗、能傳染疾病、散布污穢、使人於不知不覺之間、受間接之害、其因之而病者、因之而死者、更僕難數、惟吾人於蠅、大都習見而不之怪、是未明蠅類之患、足以病人死人也、受其害者多、余甚憫焉、請將蠅之種類、分別言之、以證其為吾人之大敵、

(一)曰家蠅、又名傷寒蠅、傳布傷寒霍亂痢疾三大症、更能媒介肺癆病、水瀉病、類似梅毒病、結膜炎症、熱帶瘍症、與脾脫疽症、家蠅繁生於馬糞人糞中、廚房之遺棄物中、腐爛臭穢中、敗壞之水菓蔬菜中、雌蠅散卵之後、越八小時至十二小時、而成幼蟲、幼蟲越五日而成蛹、再越五日至二十日而變蠅、其遲速依溫度濕度而更變、一對家蠅、自初夏至深秋、可傳子孫四百兆枚、其生殖之蕃如此、

(二)曰馬蠅、叮馬牛與人類、能傳脾脫疽症、五十年前、巴斯德與郭霍、發明脾脫疽菌、及蠅之傳布此症、

(三)曰厩蠅又名刺蠅、能吸人血、傳布脾脫疽、及嬰兒痲痺症、

(四)曰蒼蠅、散卵於人類或畜類之傷口中、移時出蛆、

(五)曰青蠅、其蠋(即幼蟲又名蛆)生長於糞便中、長成後、常集於食物及人體、排泄糞汁、最為可厭、

(六)曰肉蠅、善啄肉、不散卵、而即散蛆、

(七)曰灰蠅、又曰痲蠅、一次散卵多至三四百枚、六畜有傷、痲蠅散卵於其上、雖小創、必成大患、小兒之耳鼻中、經其吮啄生卵、卵成幼蟲、攻入黏膜、深陷於筋肉、曾有因此而斃命者、患者用樣片少許、可使幼蟲立斃、

（八）曰牛蠅、又名黃蠅、纏繞牛類、間及於人、被叮者中毒且甚痛、有因之而死者、

（九）馬蠅、散卵於馬體、馬舐之入腹、幼蟲發生於胃中、礙其消化、迨糞排出、易生長成之蠅、有時擾及人類、

（十）曰采采蠅、非洲有此蠅、叮之則生一種長睡病、近聞哈埠由客冬發生昏睡病一種、死亡甚衆、染此病者、倒地便睡、呼之不醒、不逾三日即行斃命、斯蠅之毒甚害、現寧垣山谷中亦有之、

由此觀之、昆蟲之貽害於人類、莫蠅若、欲求免害、莫如除蠅、爰將夏秋滅除害蠅之法、臚而別之、以供采用、

一 將白石灰末、洒於馬糞及其他穢物上、可以殺卵滅蠅、

二 掃除潔淨、勿令腐敗魚肉、剩餘粥飯、屯積於廚房、以引蠅而出幼蟲、

三 垃圾桶須有蓋、箸碗杯盤、宜入紗罩或廚、以絕蠅跡、

四 置備黏蠅紙、置於窗牖之下、或檯上、任其飛來、則黏膠裹足而斃、

五 置備玻璃捕蠅器、器中有溝、溝中置淡酒、器下備餌、餌以香甜物為之、任其來食、食罷飛上、則在器中矣、

六 用紗布竹片、製成小拍、如網球板然、逢蠅拍之、亦可捕而斃之、

七 用家蠅模型、（西洋有鐵製者）插於捕蠅之處、蠅見之、誤以為同類、而喜集之、可以引蠅入粘紙、或捕蠅器、

八 窗牖門戶、悉用鐵紗障之、使蠅類不能飛入、

消息

滬上藥業職工又罷工矣

■因於新舊工會之爭

最不幸之滬上藥業職工、屢以罷工聞、以勞資之糾紛、致罷工之舉、一現再現、際此時屆夏令、疾病甚盛、而不幸藥業職工罷工、又荐延數日、其經過情形、報章所載、有目共見、至其眞相、則外界鮮有知者、蓋據內幕中人云、此次罷工、完全在新舊兩會之爭、先是以勞資問題、發生數次劇烈罷工後、經各方之調停、始得相安、此次之怠工、因內部之分裂、發現新工會之組織、一般反對新工會工友、羣往市黨部請願、要求取締新工會、在黨部主張、新舊工會、一律取消從新改組一完美之藥業職工團體、此項辦法、至今尚未實行、工作仍未恢復、嗚呼、意氣之爭、置人民疾苦於不顧、置醫藥前途於不問、惜哉、甚願雙方各自退讓、致工潮不致延長、則幸甚矣、

中國醫學院第一屆畢業誌盛

■殷院長親臨致訓辭

中國醫學院、繼中醫專門而起、經王一仁秦伯未諸先生慘淡經營、於今數載矣、其精神之煥發、備設之完備、早為社會人士之所注目、故從而來歸者、頗不乏人、其間雖經過數次之風潮、終以師生情洽、無傷大體、際此暑假已屆、又值該院第一屆學生畢業、於前日（二十九日）行畢業典禮、先期柬邀各界參與、故是日來賓頗多、濟濟一堂、誠盛舉也、是日下午三時開會、殷院院長親臨致訓辭、對於畢業生詳加訓勉、並就該院所附設之中國醫院、在此時擴充之、為畢業生暑期中之實習、對於本院已規劃具體辦法、諸生無不鼓掌稱慶、後由來賓及諸教職員演說、至下午七時攝影茶點、始盡歡而散、

編者曰 殷受田先生吾道之先進、滬上之名醫也、學問經驗、世無其匹、其對於中國醫學院、不辭勞瘁、出任巨艱、使中國醫學院不至中墜、此不特中國醫學之幸、亦中醫前途之幸也、

傷寒新解(續)

大梁鄭壽曻

太陽病頭痛至七日以上自愈者以行其經盡故也若欲作再經者針足陽明使經不傳則愈

此言外感至七日之久、患者自身之陽氣、即當自動拒邪外出而病愈、若至七日而不愈者、是邪盛正衰、自身之陽氣、不能抗拒外來之毒邪、於是自身之陽氣、亦被外來之毒邪所同化、則毒邪進佔陽氣所在之地位、即變陽明之病矣、陽明病者、即代表身熱煩渴目痛鼻乾不得眠不惡寒反惡熱等病之症狀、與太陽病之代表脈浮頭項强痛而惡寒者無異也、針足陽明者、施以陽明病之對症療法、使邪解病愈、不致再變少陽病所代表之口苦咽乾目眩也、

風家表解而不了了者十二日愈

不了了者、似昏非昏、似睡非睡之象也、蓋中風自汗、又用桂枝以發汗、故表邪雖解、而體內之水分所耗者巳夥、此神經之所以失其榮養灌溉之源、而有似昏似睡而不了了之象也、在陰旺之體、不日可愈、間或亦有表邪解後無此現象者、若遇陰虛之質、須待十餘日之久、津液恢復、神經得其榮養灌溉之資料、則不了了之症狀、方能就愈、此條諸家所解、謂爲餘邪未盡者、非也、蓋餘邪未盡、則表症即不當盡解、既云風家表解、則表邪之盡去也、必矣、

桂枝本爲解肌若其人脈浮緊發熱汗不出者不可與也常須識此勿令誤也

所謂脈浮緊、發熱汗不出者、是傷寒之太陽症、非中風之太陽症也、言其桂枝湯當施於中風之太陽症、不當投於傷寒之太陽症也、蓋桂枝湯僅能鼓動自身之陽氣、而不能宣泄肺氣、以使毛竅之透達、中風自汗、毛孔不閉、故用桂枝湯以興奮、則陽氣被此辛溫之戟刺而鼓動、自能拒邪而外出、此桂枝湯所以有助正抗毒之功、而無開門放賊之能也、若遇毛孔閉塞不通之傷寒病、則桂枝湯不可誤用也、誤用不獨不能抗毒而外出、反足以匡助內部之邪熱以耗津、於是禍不旋踵矣、

若酒客病不可與桂枝湯得之則嘔以酒客不喜甘故也

酒味辛竄、而性慓悍、試觀常人之飲酒、多有頭眩而嘔、身痒如虫行等作用、甚至皮丘紅腫、發爲皮疹者有之、由此觀之、可知酒性之慓悍、上可達於頭腦、外可達於皮膚、此以酒爲漿者之頭腦、日受慓悍之氣所薰蒸、故頭痛時有、皮膚常被慓悍之氣所戟刺、則表皮細胞之組織踈鬆、故自汗惡風、在所不免、是酒客之病、似中風而實非中風者恒多、則桂枝奚可誤投、若果係中風之太陽病、舍桂枝而孰求、雖是酒客、則桂枝豈能列爲禁劑、讀古聖之書、烏可死於句下、蓋仲聖之所以諄諄告戒者、恐後人誤用桂枝湯、以治酒客類似中風實非中風之症也、非謂酒客絕無中風之病、及酒客之太陽中風、而桂枝湯絕不可用也、

凡服桂枝湯吐者其後必吐膿血也

此言酒客、胃中素多積熱、誤用桂枝之辛溫、以熱濟熱、勢必沸騰上越而作嘔吐、甚者胃粘膜被其灼爛成爲胃潰瘍、此膿血之所以必吐也、（未完）

西醫用器械診斷果完善耶

李健頤

■器械診斷尚未至完全時期

■四診化裁實具無窮之妙用

西醫云、診察病人、必藉聽診打診器械的檢查而後可、中醫惟以三指按脈、用五行生尅之理、判斷幽微之病情、誠謬之極矣、獨不

知中醫切脈、居四診之末、只爲補助望聞問三者之所不及、幷非切脈一事、即爲診斷完全之學、而勿庸用望聞問耶、今之西醫、乃以切脈之末事爲譏、自矜用器械之檢查、藥物之試驗爲善、吁器械藥物之診斷、就中醫觀之、猶未必許其善、何哉、蓋器械之診斷、只可施外熱已彰、病竈已成、如外寒內熱、及潛伏未發、七情六淫之病、彼則莫能洞悉癥結矣、然中醫於望色觀形、能知病之所出、於聞聲問情、能知病之所起、繼助於切脈、參究邪之從逆、兼辨表裏虛實、則隱微之病情、莫不了然胸中者、昔醫和診晉侯而知趙孟之將死、仲景能預斷王仲宣、四十當有疾、鬚眉脫落、落後半年必死、此皆由於望聞問而能預知、神乎技矣、試問西醫有此術乎、吾謂西醫用器械之診斷、該不如中醫四診之妙、譬如熱極生外寒、陰虛生內熱之症、西醫每因此而誤死者甚夥、特由於器械之不能辨別表裏虛實故也、鄙人屢見西醫用器械之診斷、無不誤者、略舉二則於後、俾西醫自詡用器械之善、以攻擊中醫者觀之、自可退思審誤、而知器械檢查之法、尚未得到完全之域、尤當再進研究吾國四診之法、以補助其所不及之處、庶可完善矣、中醫亦宜專心研究西醫之長、從新改良、闢自封故步之弊、開實驗新猷之路、將來進步、匪僅與西醫並駕齊驅已也、

民國十年十月、家嫂溫病、身熱咳血、心譋瞀亂、胸中硬滿、大便秘結、某西醫用聽診器、置胸部聽之、云係肺葉潰壞、病殆危矣、舉家驚惶、莫衷一是、余診脈察色、細究病情、認爲火甚刑金、痰壅胸膈、如傷寒論所謂大結胸症也、與大陷胸湯、服後連瀉六次、霍然而愈、

民十五年六月、陳聖秀之子、方六歲、患熱病、舌黑口糜、身體厥冷、四肢如冰、爲熱甚厥亦深之症、某西醫以華氏表檢查其熱、只八十度、爲不及度、斷爲心臟衰弱、用酒精等之興奮劑、又與鷄汁、病熱驟增、急來延余、用增液承氣白虎等、翌日口糜黑、苔盡退、再進甘露飲而奏功、

可見西醫專用器械之檢查、未即完善、爲西醫者、當自悟也、

鼠疫之治法

李健頤

余研究鼠疫之療法、十有餘年、發明加減解毒活血湯一方、（方見本報第四期、）風行海內、按方煎服、皆著奇功、旋思此方分配雖善、尤宜臨症加減得宜、庶不致誤、故不特不將臨證加減之詳細療法、贅述一篇、望海內之慈善者、廣爲傳佈、則功德無量矣、

此症治法最難、臨證用藥、有千里毫厘之謬、苟非細心診察、重用大劑、急追急服、則難挽回危機、然其所用之藥、專在解血毒、清血熱、去瘀通絡、殺菌瀉火、總宜加減解毒活血湯爲主、以分別表裏虛實、血分氣分、及熱伏於五臟、傳之於六腑、按證加減施治、無不效如桴鼓、

初起脈浮不數、重按無力、尿白如水、身無大熱、多汗口不渴、頭痛惡寒、爲表虛症、本方去雄片、加沙參三錢、元參五錢、竹葉三錢、服後溫覆取汗、其熱即退、如無汗、熱不退、再加石膏二兩、銀花三錢、日夜二服、未愈再照服、以熱退爲度、脈浮數滑大、舌質微黃、尿帶黃色、肌膚極熱、無汗、昏睡譫語、核先發出、浮腫湧起、不惡寒而惡熱、爲表實症、仍去雄片、再加白虎湯、即石膏二兩、知母五錢、甘草共用三錢、服後汗仍不發、熱又不退、照方再服、熱復不除、是轉入裏、脈沉而數、重按無力、身熱如烘、口渴苦黃、或帶白厚、尿赤便燥、爲裏虛、照本方加瓜蔞仁五錢、石膏二兩、元參一兩、麥冬五錢、日夜二服、服後熱反熾甚、是內液受傷、轉爲裏實、脈沉數有力、按之彈指、舌苔黑刺、或老黃、尿赤大便硬、神昏譫語、驚搐狂亂、核沉於肉裏、按之極痛、或不見核、是爲裏實、加調胃承氣湯、即大

黃八錢、朴硝四錢、甘草共用三錢、日二服、夜一服、以大便大瀉爲度、外核刺痛、用銀針刺出血、以消毒氣、再用加波力酸、西名(AcidumCarbolicum)調水洗之、塗以消毒膏、其痛立止、脈浮帶芤、目赤睛紅、口燥反不渴、苔縫帶黑、或紅艷紫赤、唇焦齒枯、大便黑色、尿如血水、齒縫帶血、鼻衄譫語、夾斑帶疹、毒核焮腫刺痛、是血分伏熱、如犀角地黃湯、卽犀角二錢、(磨冲服、)丹皮三錢、赤芍加二錢、生地加三錢、外治照前法、脈浮而洪大、身熱欬嗆、體痛多汗、口不甚渴、舌白而滑、小便微黃、或夾白疹核大而軟、按之不痛、是氣分伏熱、加大靑葉二錢、竹葉尖一百條、溫服取汗、外核用硼酸、西名(AcidumBocum)、一錢、安知比林西名(Antipypium)一錢、冲滾水一大盆、時時用手巾醮貼、乾卽換之、以抽毒氣、兼退火熱、此爲表裏虛實血分氣分之大綱、而用種種之療法也、至於伏毒於臟、傳之於腑、另有治法也、

如見煩躁心悸、神昏譫語、口燥反不渴、目赤睛熒、脈象虛濡而無力、毒在心包、加犀角二錢、(磨冲)元參一兩、蓮心二錢、安宮牛黃丸一粒、(匀冲)或至寶丹亦可、不寐善怒、呑酸噫氣、脅痛核靑、脈弦而急、毒在肝、加羚羊一錢、黃芩黃連各二錢、鈎籐鬱金各錢半、貧者無力用羚羊、改用石膏四兩、多汗欬嗽、喘滿氣急、痰涎帶血、胸脅刺痛、毒在肺、加杏仁、川貝、枇杷葉各三錢、欵冬花二錢、瓜蔞仁五錢、嘔吐呃逆、胸脅痞滿、舌質厚黃、毒在脾、加小陷胸湯、卽半夏、黃連、枳實、各二錢、瓜蔞五錢、脈沉而石、腰痛舌黑、遺尿欲寐、眼光矇矓、毒在腎、此症是由房勞傷腎、復感鼠疫、熱毒乘腎虛而內陷、治當育陰以補腎、原方減桃仁三錢、紅花二錢、加女貞子、旱蓮草、黃連、阿膠、各三錢、急服勿延、至熱平爲度、不可因其房勞、疑爲挾陰傷寒、而不敢服、坐視待斃者、若五臟毒甚、治不得法、乃傳於六腑、(未完)

穀類之硏究(續)

張渭泉

三豆類之關于藥物者、

一大豆、性平味甘、種類甚多　惟入藥多用黑豆、黃豆次之、善解藥石毒、及蟲蛇蠱毒、消積下鼓、止痛愈風、又爲辟穀救肌原料、　附造作品、

甲大豆黃卷、性平味甘、除水濕積熱、療筋攣痛痺、破瘀結、潤肌膚、亦產後理血止痛要藥也、

乙大豆豉、性寒味苦、療傷寒時氣、瘴毒瘧痢、能發汗、炒熟則又能止汗、古方葱豉湯、神白散、三黃石膏湯、茵陳丸等、皆取其發汗散寒、解肌利濕也、又能灸癰腫瘡毒、敷脚氣腫痠有效、

丙豆腐、性涼味甘、最易消化、善和脾胃、切片貼熱腫赤眼、杖瘡酒醉立効、

丁醬、性寒味鹹、善殺百毒、解輕粉砒毒、敷湯火及惡犬咬傷、煎劑用之頗少、

二赤豆、性平味甘酸、消水腫脚氣、解煩熱酒病、補血止瀉、利便通淋、研末消瘡腫丹毒、古方疏鑿飲、用以攻水于腹也、瓜蔕散、用以通氣助涌吐也、赤豆當歸散、用以療傷寒狐惑也、其辟瘟疫、下乳汁、催生下胞、尤爲特効也、

三菉豆、性寒味甘、下氣消脹滿、除煩解熱毒、去風消渴、利便止泄、其功用、與赤豆大致相同、合赤豆黑豆、名三豆湯、治痘瘡、及預服稀痘之用、又能解金石砒霜草木諸毒、乃其特殊之功能也、研粉治霍亂嘔吐、解丹風百毒、水調敷蹋扑杖瘡、湯火灼傷、癰疽瘡腫、一切熱毒、亦外科初起要藥也、

四藊豆、性温微寒味甘、主補脾益氣、療霍亂吐利、消暑解毒、下氣和中、古方香薷飲、縮脾飲、六和湯、菩提丸、常用之、惟白者入藥、紅者罕用、

四其他穀類之關于藥物者、

一胡麻、性平味甘、主傷中虛羸、療金瘡腫痛、補五內肺氣、逐寒濕遊風、潤肌益氣、聰耳明目、塡精强骨、辟穀延年、服食家取之、加以蒸搗、如法製服、可以返老還重、旺健異常、故仙經需爲要藥也、但單服者多、或合茯苓白蜜、爲麵食之、或作丸服之、又可研塗疔毒瘡腫、亦外科要藥也、附造作品、

甲油、性微寒、味甘、能吐癥瘕蠱毒、解熱殺虫、通利大小腸、催生落胞、又可調風腫瘡藥、取陳久者熬膏、能生肌長肉、止痛消癰、亦可作生髮烏鬚藥料、尤爲湯火灼傷特効藥品、視傷勢輕重、或內服、或外塗、均可、

二大麻仁、性平味甘、主潤肺下氣、破血逐水、利大小便、難產催生、古方有麻仁丸、治大便秘結、麻仁酒、治風毒骨痛、麻仁粥、治風水腰痛、蓋取其性滑下行、以兼佐使藥品爲用也、其外用及服食法、與胡麻麻油、大致相彷彿、

三薏苡仁、性微寒味甘、主筋急拘攣、風濕脚氣、健脾益胃、清熱勝濕、消水腫、補肺氣、久服能輕身益氣、亦服食品也、

四罌粟米、性平味甘、能行氣治利、壓丹石毒、其殼性微寒、味酸濇、能收斂固氣、故治瀉利脫肛、遺精欬逆等症、古方眞人養藏湯、訶子散、多用之、取其酸以收斂、濇以止脫也、附造作品、

甲鴉片、性温味酸濇、有刺激性、能治百病、古方一粒金丹、隨症加湯引下、然性有毒、常食能成癮、生者誤服殺人、

此外穀類尚多、但供食膳作酒之用、或不常用者、概未列入、祗取其最顯著、而常用者、略擇數類、聊供參考、（完）

吐血衄血之古方療法

黃蘇鼎

瀉心湯治心氣不足

瀉心者實以得胃
胃中之熱氣不蒸
則氣順而血不逆

卽繆氏治血先理氣之旨

平人之血、暢行脈絡、充達皮膚、流通無滯、是謂循經、循經者循其經常之道也、一旦爲外邪有所擾逼、不循其常、陽絡傷則爲衄血吐血、陰絡傷則爲便血、所以吐血衄血者、血爲氣逼、而溢出口鼻也、氣爲血之帥、其氣沖和、則血隨之而運行、氣結則血凝、氣虛則血脫、氣迫則血妄行、故氣逆不平、而欲血止、不可得也、然則血逆先治氣、爲無上妙法矣、仲景以瀉心湯治心氣不足、吐血衄血、旨深遠哉、吐衄雖屬虛症、然係血虛而非氣虛、且初起時邪氣最甚、正雖虛而邪則實、試思人身之血、本自潛藏、今乃反常、有倒行逆施之勢、非實邪與之戰鬬、血何從而出、故不去其邪、愈傷其正、虛益虛而實益實、烏乎可哉、此若補腎水以平氣逆、迂闊之談也、補心血以救其失、不及之治也、外治衄血用龍骨吹鼻、濕紙貼腦頂、十灰散塞鼻等法、杯水車薪、無濟於事也、不若用瀉心湯、大黃爲氣藥、苦寒下行、黃芩黃連、大苦大寒、瀉其熱邪、急奪其實、火氣自平、釜底抽薪、而血自止矣、所謂除暴安良、去邪存正也、方名瀉心、實則瀉胃、胃氣下泄、則心氣有所消導、而胃中之熱氣、亦不上蒸、斯氣順而血不逆矣、且大黃一味、有推陳致新之功、故凡氣逆於血分之中、致血有不和、大黃無不達、蓋其藥氣盛、能克而制之、使氣逆者不得不順、即速下降之勢、又無遺留之邪、今人多不敢用、惜哉、病之輕

者、後人立十灰散、亦可取效、方中亦用大黃、可知大黃爲吐衄實症之要樂也、虛者不在用之、然此湯宜於初起、若久吐血、又當救陰、又有消瘀寧血補血諸大法、固不可以瀉心湯概治血症也、

談五臟之生理

■中西學說互參

蕭懷之

■心 屬火、其形圓、上闊下尖、形如蓮蕊、其中有竅、內分上下左右四房、皆有氣管、爲生血去血之用、血受炭氣則色紫、回行至心左上房、有一總管回血入心中、落右下房、又有一管、運血出而過肺、被肺氣吹去血的紫色、血遂變純紅、還入心之左上房、落左下房、又有一管、運血出行、遍于週身、回轉於心、此即內經心主血脈之說、是故心生血、心血足、則氣體充實、精神活潑、其人未有不康健者、反是、則患驚悸怔忡、健忘煩悶、夜不安寐、甚則面黃肌瘦、腰痠疲倦乏力、索然無生氣者矣、

■肝 屬木、左三葉、右四葉、凡七葉、爲藏血之臟、肝藏血、血舍魂、肝氣虛、虛則生風、夫肝主風、而即惡風、血得和則氣流暢、血得邪則氣凝結、故世人中風、小兒驚風、以及一切風濕痲木癱瘓痙癇、或目赤眼花、或脹悶易怒、甚則兩脅疼痛、皆肝血不足、氣不和之故、是無一不當治肝、即無一不當養血、讀內經惟風能鼓盪其血、惟血能調養其風二句、而知血之與肝、有互相爲用者也、

■脾 屬土、中央黃色、後天之本也、上輸穀食之液、下受命門之火、以蒸化食料、使之消納於臟腑、位在中焦、統攝週身之血、故內經云、人生活命之原、全屬於脾也、按脾質凝血而成、專主消化、凡脾虧之人、食物滯消、生血不足、生痰有餘、消化不良、或泄瀉、或覺脹滿、四肢不舉、種種病狀、不一而足、此皆無血以培養其土故耳、若血液充足、則脾土健旺、而消化自易也、

■肺 屬金、形如華蓋、左二右三、凡五葉、難經云六葉兩耳、凡八葉、披離下垂、後附骨脊、前連胸膛、上通竅於鼻、中有無數氣管、專司呼吸之用、位居心外、稱相傅之官、爲淘汰心血之物、夫人失血過多、肺經受損、由是飲食銳減、呼吸無力、精神日就疲憊、而面容未有不黃瘦、肌膚未有不枯槁、若不速治、日久必成肺癆、挽救無及、肺主氣、血非氣不行、即內經營血與衛氣、會於肺中之說也、故凡咳血痰血咯血吐血、雖症之輕重不同、然無一不屬於肺經者也、

■腎 屬水、腎有兩枚、形如豇豆、相並而曲附居於脊椎骨之兩傍、伏於腹膜之後、有帶二條、上條繫於心、下條趨於下、爲人身中分泌血液排洩痰水尿酸之器、腎又爲氣之藏、主納、藏各有一、腎獨有兩、非皆是腎、左爲腎、右爲命門、命門者、精神之所舍、元氣之所係、男子以藏精、女子以繫胞、故知腎二、經云、用力舉重、入房過度、汗出浴水、則傷腎、大凡背痛、實非背痛、乃腎在背下作痛也、故膀胱失司、小便赤熱、滯血頻數、滑精夢遺、五淋白濁等症、皆出於腎經不強也、腎經強每一晝夜、輸出之痰水、大約有三磅、尿酸約有兩磅、輸入膀胱、化爲小便、由是血歸純潔、榮養百骸矣、

十八傷之注意

葆忱

多視傷精　目得血而能視、精由血化、故傷精、

多聽傷神　神滋於腎、腎通竅於耳、故傷神、

多臥傷氣　臥時張口散氣、合口壅氣、故傷氣、

多坐傷脈　脈宜運動、坐則不能舒展、故傷脈、

多立傷骨　立以骨幹爲用、故傷骨、

多行傷筋　行以筋力爲用、故傷筋、

暴怒傷肝　肝屬木、怒如暴風搖動、故傷肝、肝主血、肝傷則血不能榮、必筋痿、
思慮傷脾　思慮時脾必運動、太過則脾倦、故傷脾、
憂極傷心　心屬火、於味主苦、憂則苦甚、故傷心、
過飽傷胃　飽食運化難消、故傷胃、
多恐傷腎　腎屬水、主北方黑色、人受驚恐則面黑、故傷腎、
多笑傷腰　笑時必腎轉牽腰動、故傷腰、
多言傷液　言多則口焦舌苦、故傷液、
多唾傷津　津生於華池、散爲潤澤、灌溉百脈、唾則損失、故傷津、
多汗傷陽　汗多亡陽、陽隨汗出、故傷陽、
多淚傷血　血藏於肝、哭泣多、則肝損目枯、故傷血、
多交傷髓　人之陽物、百脈貫通、及慾火動而行事、聚一身血髓於命門、化精以洩、不知節慾、致骨髓枯竭、眞陽無寄、如魚之失水以死、

時令之病　痧症談

蔚堂

■痧病之證狀不同
■痧症之名稱各異
■或刺或刮均有一定之法
■常備藥品亦豫防之妙計

南方多患痧症、北地鮮聞之、蓋其體質不强、腠理不密、善食辛香之物、而肺氣常虛、偶冒穢濁之邪、則機竅因之而閉、於是腹痛悶亂、煩躁不安、肢冷而麻、遍身筋急、呼吸氣難續接、爪烏目黑而暈、脈至沉微、苔色粉白、醫云氣閉、俗曰痧症也、是症邪在皮膚氣分之間、宜刮之以宣其氣、在肌肉血分之界、宜刺之以和其營、此輕而淺、易愈耳、若深重者、脹滿異常、腸胃壅滯、脈象模糊、厥逆時作、經絡阻滯、刺刮無功、變在頃刻之間、危亡立判、治非辛香開閉之劑、逐穢通氣達邪、罔有效也、夫痧亦至不一矣、絞腸閉口、各異其名、羊毛麻脚、各殊其證、推之爲氣痧、爲水痧、爲烏、爲悶、爲熱、爲寒、爲陰、爲急、種種不可殫述、在臨時審察耳、痧字取義從沙、痧殆沙字之訛、蓋刮之而身見斑點、如沙土之狀、故謂之沙、法先條暢氣機、機軸通利、陰陽適宜、氣和血順、則諸患釋然也、近日西醫用藥水注射、亦能救濟於一時、但旣經注射、善其後者、非服藥劑不可也、家庭中宜常備各種藥品、如痧藥、紅靈丹、純陽正氣丸、藿香丸之類、皆爲治痧之良藥也、

食物和味應用之作料研究談

憶芬

和味作料、對於烹調方面、可以增加菜的滋味、使我們食時容易下咽、功用很大、並且對於生理上、也有許多作用、我分別寫在下面、

油類　性滑潤、含着很多的脂肪質、能使食物容易下咽、可以帮助榮養作用、發生體溫、

鹽類　性鹹、鹽分到胃裏、變成帶酸性的胃液、可以帮助消化作用、能够使腸胃滑潤、並且有防腐之效、

醬類　性鹹、有特別鮮味、可以增進我們的食慾、鹽分也很多、作用和鹽相仿、

醬油類　性味同醬一樣、是可以帶鹽的、却比鹽鮮美、使食物增加滋味、也可以助消化的、

醋類　性帶着酸味、到了胃裏、就有幫助消化力、也有止渴作用、

糖類　性甜、含有一種滋養質、能添食物的美味、糖分到身體裏面、能够增加體溫、並且中間也含着酸性、所以能够帮助消化、

酒類　有刺激性很强的、能够除掉食物的腥味、還能刺激腸胃、幫助消化、催促血液的循環、多飲則有碍衞生、

其他　像胡椒粉芥末等等、都是有刺激性的、能够促進食慾、少加也可幫助消化、

菜類　食物之主要成分、約分蛋白質脂肪炭水化物等三種、食物中具此三種而無缺者、惟菜蔬而已、至構成人體之主要原質、爲炭氫氮氯硫鉀鈣鎂磷鐵等十種、吾人飲食、即攝取食料中之此類原質以滋養身體者也、食物中具此十種原質而無缺者、亦惟菜蔬而已、由是觀之、菜蔬一物、實爲吾人日食所不可缺少者矣　昔時操航海業者、每至飄流海面、數月不逢陸地、無新鮮菜蔬以爲食料、故多患敗血症、如嘔血脹熱病等而死、蓋硫鐵二質、有清血之功、綠色菜蔬、含此至富、尤以菠菜萊菔豆類爲最多、菜蔬之所以有療病功能者、亦即以此、昔航海者、祇以魚肉穀類爲食、而不食菜蔬、故體內缺乏硫鐵、而患敗血症也、自維他命發明後、菜蔬之價值益增、良以菜蔬富有維他命、凡患血枯病者、但須常食青菜、足以治病、至於魚肉之成分、富於蛋白脂肪、而乏炭水化物、其價值遠遜於菜蔬、何世人貴魚肉而賤菜蔬耶、

夏日衞生二則

蕙

■藉芳香以避穢惡

人身臟腑、氣血津液、得生氣則香、得敗氣則穢、人受之、自臟腑蒸出肌表、氣血津液、遂蒸而敗、因敗而溢、溢出有臭穢、充塞有遠近、故發生病症、名有不同、總之、中醫所謂濁邪、西醫所謂細菌、即是此種汚穢之氣、誠時疫之媒介也、或謂疫鬼爲害、宜用芳香避之、此雖爲識者所譏、而芳香之氣、實能化濁邪而避穢氣、然則佩香袋爇香烟諸節、亦未可偏廢、至西人則喜用粗製石炭酸到處潑灑、以去穢邪、此雖習慣上之不同、然藉此去穢則一也、

■驅蚊蠅以防傳染

蚊多生於夏季、附於陰暗之處、喜刺人皮膚、吸人膏血、爲害頗鉅、且往往留一種毒汁、在人血中活動、釀成瘧疾、致招死亡、至蒼蠅習慣、不潔而貪食、其足帶微生物、一蠅所攜、多至六百餘萬、至少亦數百、每至夏令、不分上下、到處亂飛、甚至忽爾廁所、忽爾人面、汚穢齷齪、不可勝言、尤易傳染傷寒、霍亂、痢疾諸病、以蠅集食物之上、細菌乃隨之寄生該食物中、展轉分佈、爲害無窮、故除蚊宜疏通溝瀆、使無積水、則蚊自無附寄、驅蠅除勵行清潔外、更須設法捕治之、（如捕蠅紙、蒼蠅槍、擊蠅拍等）總以不使蚊蠅生存爲是、

病家之常識

江誠卿

■輕病變重

■重病變死

■是無生病之常識

事有最可歎者、世人往往不死於病、而死於藥、其故何哉、凡入夏以來、易於發生疫症、中醫所謂霍亂發痧、西醫所謂虎列拉之類是也、余意以爲此症、若治之得法、未必盡歸無救、若吐瀉腹疼、現有痧狀、急施刮放之法、服以相當丸散藥品、（如痧藥紅靈丹行軍散純陽正氣丸種種藥品）再請明醫診治、服以良藥、莫過

慌張、則其病未有不獲痊者、乃有無知之人、同聲附和、亂延醫生、朝張暮李、此熱藥而彼寒藥、莫衷一是、以致變爲壞病而死、豈不痛哉、余所目擊者多矣、願世人遇有此項疾病、宜鎭靜明察、勿聽多人擾動、甲傳一方、乙薦一醫、或喜延時醫、不問良否、以爲時醫診過、雖死無憾、嗚呼誤矣、余故有不死於病而死於藥之歎、更願醫者、悉心研究、以救人爲本、不必計利、鄙人不勝馨香禱祝、

衛生衫與小產

吳公

屢次漏紅小產自不知之

乃由於着衛生衫之細故

作趨時婦女之當頭一棒

某姓婦、每妊娠至二三月間、必漏血小產、一年連殞兩胎、懊傷萬狀、次年又受胎、就診於余、恐其再漏也、求安胎之法、診得六脈和平、尺脈滑動、因問曰、以前之墜胎、有無以勞動過度、或手持高取物、或房事過多者乎、皆云無之、又問曰、有着窄緊之衣衫否、曰常着衛生裏衣、余曰得之矣、此即墜胎之原也、蓋着衛生衫、必從頭上套下、兩手伸直向上、太陰之脈、起乳上三肋端、其系者、横出腋臑中廉、逵肘循臂、入寸口、上魚際大指內側、若兩手伸直向上、其乳房之筋、亦隨之而提高、以初受數十日之胎胚、形如露珠、吸力未大、偶有牽動、有不隨之而墜乎、遂命其換着寬大裏衣、每月服保胎無憂散數帖、果未漏紅、十月足而產下、此皆趨時新之害也、

編者按　近世之婦女、雖自號文明、而猶緊束其胸、以爲美觀、至妊娠而尤甚、殊不知妊娠而御窄緊之衣服、不特阻止乳汁之分泌、亦且妨碍胎兒之發育、此種野變式之舉動、敝人深惡痛嫉、吾意婦女們一讀此文後、當有所覺悟也、

衛生宜注重飲食

調和飲食爲要

勿貪口腹之養

衛生之道、以飲食調和爲要、蓋人之身體、由飲食而生存、飲食不調和、則不能成健康之身體、譬如、過食、則腸胃消化困難、腹中鬱結作痛、此顯而易見者也、他如粗硬之物、粘膩之品、惡臭之食、及味之過辛過酸者、皆不可多食、食之皆能致病、推而至於平常不慣食之物、及最嗜好之品、食之均有害臟腑者也、無識之人、往往以食量少則元氣不振、不食肉類、則精力不足、其實不然、蓋吾人所食之穀肉果蔬、在腸胃中消化分泌、化爲血液、運行周身、乃能營養身體、故食物之量、不可過多、俾腸胃之力、得能消化分泌、釀成純潔清淨之血液、則身體健康、精神充足、疾病不生矣、夫消化食物之機關、與磨臼之碎米無異、少納所磨之物、則粉細而不傷磨、若多加入之、則粉粗且傷磨齒、吾人苟明此理、以愼於食物、則飽食至八分爲度、決不使過飽、害及腸胃、此調和飲食、爲攝生之要訣、長生之道、胥在是矣、

衛生要義

康健幸福、人人之所欲也、疾病死亡、人人之所惡也、求其所欲避其所惡、莫衛生若、最要之義、勤愼靜潔也、

勤　晨起早　精神爽　運動多　筋骨强

愼　寒涼處　莫多坐　生冷食　莫貪吃

靜　毋暴動　氣血甯　毋多言　元眞足

潔　身常洗　衣常換　多灑掃　多洗滌

此四者、簡明易守、欲謀康健之幸福者、其勉諸、

中國內科普通療法（續）

許半龍

和中降逆、爲治嘔吐之正法、

處方

(一)大黃甘草湯　大黃　甘草

(二)左金丸　黃連　吳萸

(三)理中湯　黨參　乾薑　白朮　甘草

(四)吳茱萸湯　吳萸　黨參　生薑　紅棗

四、肝氣

肝氣普逆、逆則上升而爲病、(一)腹痛且脹、胸悶納穀不多、頭昏不爽、逍遙散主之、(二)挾濕者、更兼泛嘔、越鞠丸主之、(三)肝臟有寒者、更兼嘔吐酸黃水、吳茱萸湯主之、(四)有名肝陽者、乃血虛之候、於眩暈中求之、此症往往止而復發、不易斷根、要以靜氣息爭、善爲調養、恐非藥力所能及也、

處方

(一)逍遙散　當歸　白芍　柴胡　茯苓　白朮　薄荷　甘草

(二)越鞠丸　川芎　香附　蒼朮　山梔　沉香麯

(三)吳茱萸湯　見三、嘔吐處方

五、膈食

膈食者、食難下咽也、(一)食膈者、因卒然暴食、壅結上脘、閉塞不通、胸中苦痛、惡聞食臭、粒米難進、開關利膈丸主之、(二)痰膈者、頑痰留飲、凝結於中、咳嗽氣喘、喉間痰聲漉漉、食不得下、二陳加蘇子湯主之、(三)虛膈者、津枯血貧、不潤咽喉、食難、四肢怠倦、四物加乳汁湯主之、順氣潤下、爲此症之正治、但久病元虛者、往往收効較難、

處方

(一)開關利膈丸　木香　檳榔　人參　當歸　藿香　甘草　枳實　大黃　厚朴

(二)二陳加蘇子湯　陳皮　半夏　蘇子　茯苓　甘草

(三)四物加乳汁湯　當歸　川芎　熟地　白芍　人乳

六、腹痛

腹痛當分三部、(一)大腹痛、屬脾有寒濕、痛而脹滿、脈沉遲、悅脾湯主之、(二)繞臍痛、屬腎有濕濁、痛而當臍、脈沉細、開陽湯主之(三)小腹痛、屬肝有瘀、冷痛而作脹、當歸生薑羊肉湯主之、

腹中諸痛、大概由勞役過甚、中氣受傷、寒邪乘虛入客、陽氣不通所致、

處方

(一)悅脾湯　白朮　茯苓　附子　砂仁　木香　烏藥　苡仁　青皮　神麯　生姜

(二)開陽湯　附子　破故紙　益智仁　當歸　杜仲　烏藥　木香　陳皮　茯苓　生姜

(三)當歸生薑羊肉湯　當歸　生薑　羊肉

六、便結

大便之通利、全由腸液之充足、消化加速、蠕動力過强故也、(一)老年或嗜煙之人、腸液乾枯於內、便結最多、往往三五日一行、而堅燥難出、腹無所苦、神疲肢倦、不欲飲食、麻仁丸主之、(二)虛甚者增液承氣湯主之、(三)大便不下而脹且痛、壯熱煩渴、脈滑苔厚者、則熱滯內阻、大承氣湯主之、不急爲圖、勢必增劇也、

處方

(一)麻仁丸　麻仁　枳實　厚朴　大黃　芍藥　杏仁

(二)增液承氣湯　元參　麥冬　生地　首烏（未完）

民間治療

急救癟螺痧神妙法

張渭泉

凡夏時、遇有癟螺痧、急將多年不洗舊蚊帳一頂、或鴉片煙燈所用者最佳、置大浴盆內、燒滾水一大鍋傾入、盆口蓋以竹簾、令患者臥其上、用蔴椒殼套十指尖、捉活癩蝦蟆一只、從胸口往下拖曳、待患者十指甦醒、胸腹間發現黑條即退、再延中醫調理而安、

眼胞生疣治療法

張渭泉

當胞生疣、初起祇米粟大、漸長漸大、久之下墜、將眼珠遮蓋、不能視物、用大蒜切薄片貼疣上、將艾絨組成炷如豆大、穿針尖、隔蒜片上灸三五壯、初起時、連灸三次即愈、倘爲日已久、可連灸五七次、再服紫背天葵子浸酒一月、自然痊愈、

治臌脹神効方

張渭泉

用活大鯽魚、不去鱗雜、入好醋浸死、仍用醋煮魚熟、煮時醋沒魚背、以醋煮乾爲度、然後去鱗雜、淡食之、食三五尾見效、重者至多食至十三尾、無不愈矣、

（按）此方得自秘傳、有人患鼓脹、手足浮腫、諸藥不效、勢已垂危、後覓此方、食之而愈、姑錄之以備參考、

證明外科外敷內服之大黃

戈我同

余讀本報第二十四期所載民間治療欄外症外敷內服奇效方中製大黃一味如作外敷、可用生大黃、因余在夏、時遇有小兒患暑癤、輒用大黃之生者、研極細末、井水調敷、無不有效、倘有大如瘡瘍、即用敷於四周、必出毒即愈

編者按　大黃有清熱消腫之功、余治暑癤瘡癰等、均以清水或好醋用整大黃一塊磨之、以雞毛蘸塗患處、無不效者、磨之一法、似較研敷爲佳、不審沈戈二君以爲然否、

消息

上海市衛生局第三屆中醫登記

記者

上海市衛生局、歷屆登記中醫、向由中醫、神州、中華三醫會會同辦理、此次第三次登記、仍照前例、先由各醫生至醫會報名、由會彙送衛生局、聞神州報名者有三百六十人、中醫有二百八十八、中華有近百人、試驗委員、每會推舉二人組織之、現定本月十一日起、每逢星期二四六、在仁濟堂開始審查、衛生局方面、行將通函召集、大約一月後、即可頒給執照矣、全市登記醫士、三次結果後、計在四千餘人之多云、

上海中醫專門學校特設臨時時疫醫院先誌

每屆夏令、時疫蔓延、而又以上海一埠爲特盛、時疫醫院雖林立全市、而疫症依然鴟張、今年入夏以來、天令不正、恐霍亂一症、又將乘機發動矣、上海中醫專門學校、開設已屆十年、聞由包識生教授提議、於暑期中、設立時疫醫院、施診給藥、以惠貧民、全體教員、于六次教務會議席上、一致贊成、討論辦法、頗爲周密、大意急救仍參西法、善後則改用中法、三年級學生願任看護士者頗多、一切準備、現已急極進行、預料不出一星期、即可開幕、亦中醫界之新氣象也、

傷寒新解（續）

大梁鄭霽㬎

太陽病發汗遂漏不止其人惡風小便難四肢微急難以屈伸者桂枝加附子湯主之

汗漏不止惡風者、陽氣外脫而不固也、小便難者、內部之溫度過低、氣不化水也、四肢微急、難以屈伸者、血液凝固、循環不利也、仍用桂枝湯者、陽氣雖亡、而表邪仍在也、加以附子者、回其既亡之陽氣也、此條前人之注解、有謂津液受傷、水涸枯竭者、非也、蓋水分既竭、即桂枝之辛溫、亦當禁用、則附子之剛燥火熱、豈可再加而灼液哉、

服桂枝湯大汗出後大煩渴不解脈洪大者白虎加人參湯主之

此藥劑重而病勢輕、以致引起如是之附作用也、夫大汗出後、大煩渴不解者、水分外泄過多、胃液被灼太甚也、其脈洪大者、胃熱太甚、血液被其薰蒸而沸騰也、故用白虎湯以制胃中燎原之勢、又加人參以救既傷之液也、

太陽病三日發汗不解蒸蒸發熱者屬胃也調胃承氣湯主之

發汗不解者、非太陽病之症狀不解、乃又起之高度體溫上升不解也、蒸蒸發熱者、猶籠內之熱氣、蒸蒸而外達、以示熱之發於內而達於外、不若翕翕發熱之熱、僅在表皮之下也、緣客邪外感、則肺氣不能四佈、皮膚失其排泄之機能、炭氣即無外出之道路、於是鬱熱蘊結於胃中、既有三日之久、其勢亦可想見矣、故蒸蒸而發熱、即物理之所謂傳熱者是也、蓋胃中之結熱過甚、則熱氣傳於週身、而爲蒸蒸之象也、斯時也、非用大黃之推蕩、不足敵其內熱之勢、非用芒硝之直走、不能開其外出之路、又恐硝黃之性猛、過胃而入腸、以致胃中之結熱未能悉除、腸內之生理再起病變、故用甘草之甘緩、以止硝黃急走下行之勢、伸藥力留於胃中、以盡其推蕩開泄之能、裨胃中之結熱既解、而腸內之正氣無損、此調胃承氣湯之所以爲本病之對症療法也、

太陽病發汗後大汗出胃中乾煩燥不得眠欲得飲水者少少與飲之令胃氣和則愈若脈浮小便不利微熱消渴者五苓散主之

汗出過多、水分缺乏、口渴、胃乾、煩燥、不眠、是所必有之症也、故少少與水以飲之、此不加施治、待其自愈之意也、至於脈浮、小便不利、微熱、消渴者、是下部之溫度過低、水不能化氣而上達、以致水蓄於膀胱之內、則分泌不利、上部不得水蒸氣之濡潤、則作消渴、體溫壅浮於外、則脈浮身微熱、此泌尿器之生理病變、與外感之客邪無關、慎不可因傷寒論之命名、即疑爲外感之病也、故五苓散之用桂、藉此辛熱之興奮、以增加下部之溫度、於是水蒸氣得以上達而濡潤、則消渴自除、用澤朮二苓之甘淡滲利、以逐膀胱內蓄之水、則小便自利、於是泌尿器之障礙既除、下部之常溫已復、則體溫之外浮者、即可內斂、而脈浮微熱、亦當自退矣、

中風發熱六七日不解而煩有表裏症渴欲飲水水入則吐者名曰水逆五苓散主之、

按中風六七日不解、則水分之因於自汗而耗去者必多、是以渴欲飲水、渴飲無度、則水停胃中、故再飲則吐、名曰水逆者、言胃中之停水作逆也、有表症者、指發熱不解而言、有裏症者、指其煩而言、蓋煩與渴欲飲水、俱從汗出過多、水分受傷而產生、則水逆又從渴欲飲水、飲水過多而產生、故主以五苓散之甘淡滲利、以逐胃中所停之水、又有桂之辛溫、以助自身之陽氣、解除發熱之表症、至於煩渴之裏症、即可少少與水以飲之、而取待期自愈之療法、（未完）

鼠疫之治法（續）

李健頤

如毒傳小腸、糟粕終積於腸管、變成矢糞、證見口渴不止、腹脹隱痛、熱結旁流、小便紅熱、本方加白虎承氣、即大黃八錢、朴硝五錢、石膏二兩、知母八錢、甘草加二錢、熱傳膽臟、毒灼膽汁、則忘言亂語、多驚善怒、糞色青綠、加龍胆草、丹皮、芩連各二錢、紫雪丹一錢、(勻二次沖)、大腸與胃相通、大腸伏熱、乃傳於胃、遂成胃家實、其症必顯大熱大渴、心神狂亂、不避親疎、詈罵萬端、脈沉數彈指、或脈厥體厥、四肢逆冷、急加大承氣白虎、即大黃一兩、朴硝五錢、石膏二兩、(重症用四兩、或半觔、)知母五錢、甘草加一錢、一日二服、或三服、切勿遷延時日、如見脈厥體厥、四肢逆冷、急用鹽炒熱熨之、兼用刮法、遍身刮之、使四體温煖爲度、然此症與心包伏邪相似、蓋心包之病、大便無燥屎、可以區別之、若陽明實症、與清心藥、猶藉寇兵以齎盜量、鮮不殆矣、陸懋修云、『神昏之病、全屬於胃、若將治胃之藥、禁絕勿用、遂領胃中射肺之邪、直攻心臟、鮮不殆矣、』夫陽明實證、用治心包藥、尚屬有害、況鼠疫之熱、較陽明症爲劇、其害更不待言矣、然胃爲萬物所歸、匪特熱能射心包、亦能傳諸臟腑、如胃熱之盛、傳於三焦、症見渾身洪熱、口渴煩燥、六脈浮數、口臭苔黃、宜仿吳氏治溫熱蔓延三焦用三石湯法、照本方加三石湯、即石膏二兩、寒水石八錢、金汁水兩半、(勻沖)、金銀花五錢、竹茹二錢、杏仁三錢、通草錢半、以瀉三焦之熱、熱如未退、再加大黃一兩、日夜二服、熱再不退、不妨再服、至熱平爲止、膀胱蓄熱、則小腹滿、飲水多而小便少、宜加車前子三錢、滑石一兩、木通四錢、使毒氣由小便以解、膀胱蓄血、則小便多而小腹堅痛、加大黃五錢、三七二錢、服後小便見有血水者、照方再服、切勿驚懼、而不敢服、遺害匪淺、豈可不愼哉、

又有體質強弱之不同、熱毒輕重之特異、以及胎前產後、房勞、勞復、食復、種種治法、再詳述之、如老幼衰弱之人、素體虛極、一患鼠疫、津液必傷、故宜滯養陰以固其本、照方加元參一兩、麥冬八錢、玉竹五錢、如津液充郭、即可蒸變爲汗、以作戰汗、汗出熱自解、婦人有孕、最慮熱毒攻胎、急宜清熱以安其胎、原方去桃仁紅花、加金汁水一兩、天葵地丁桑寄生黃芩各三錢、日夜二服、熱如不解、腹中胎兒衝動、是毒盛胎不安、倘彼墮落者、其治療方法、與產後患鼠疫相同、宜原方去荊芥、加鍛鼈各四錢、延胡鬱金各二錢、蒲黃錢半、服至熱退方可停止、嗜酒之人、內蘊濕熱、外復感邪氣、兩熱相搏、其熱加盛、初起之時、即宜加石膏二兩、知母五錢、葛花二錢、滑石八錢、服後見減輕、再加大黃五錢、一日二服、勿因初起尚屬表證、不敢用膏黃、以致誤事者、吸鴉片之人、腸胃枯燥、大便本來燥結、一二日內、即宜加大黃九錢、麥冬五錢、洋瀉葉五錢、以瀉伏熱、不然、大便閉塞、熱無出路、爲禍之烈、誠爲可懼、如諸症愈後、不知戒色、餘熱復熾、口渴身熱、骨節腰脊痠痛、煩熱不寐、宜用吳氏清絡飲合黃連阿膠湯、即銀花西瓜皮絲瓜絡扁豆花阿膠各三錢、竹葉黃芩黃連白芍各二錢、滋育陰液、清解餘熱、即可奏功、或因勞役過度、以成勞復者、照前方、除黃連阿膠、加龜板鱉甲各五錢、元參八錢、又宜靜心閑養、庶可無虞、或因飲食不節、以致食復者、前方加山查麥芽檳榔各三錢、如諸病已愈、惟津液未回、舌苔乾燥者、宜多服六成湯、加減甘露飲、毒核潰爛、日久不收斂者、可服加味降癰活命飲、活血排膿、外核用加波力酸水洗之、再貼解毒收口膏、然此症最爲酷烈、若已治愈、尚須小心調養、稍一疎忽、則反覆無常、故宜節飲食、戒酒色、愼寒暑、謹起居、少運動、戒腦怒、寡嗜好也、

按晨下福清興化各處、鼠疫盛行、用此法治愈者甚多、故特錄于上海醫報、以廣流傳、容俟再將治驗醫案發表、

述近時之濕溫傷寒症

吳蓮洲

- 濕溫為粘膩之邪
- 一時最難驟化
- 在小兒多挾食滯
- 在婦人又兼經期
- 寒暖固宜當心
- 飲食尤要謹慎

濕溫傷寒症、為疾病中之最纏綿者、茲以一得之愚、摘述數則、藉供病家之採擇、近時之患濕溫傷寒症、由於今春氣候較寒、入夏霉雨連綿、人在氣交之中、感受風濕之邪、積停飲食之滯、互相薰蒸、化為濕濁、阻留腸胃之間、一旦觸發、而病成矣、濕溫初起、飲食少思、四肢痿軟、微有惡寒、或祇身熱、熱來之時、每在午後、三四日似覺尚輕、六七日反盛、尤有天天如此、不稍高低、必須二三個星期、調治得當、熱始漸淡、由淡而退、濕溫之熱、不能即退、良因風濕與濕濁、交蒸在裏、漫延三焦、不若他種熱在表分、一經清透、其熱旋解、此則有十與清透、未能稍減者、且熱在七八日得退則已、如熱至十餘日、更難速解也、

又述濕溫熱度、低者一百度左右、高者有達一百零四五度、均不可以高為凶、以低為吉、高是溫盛、低乃濕重、惟宜視其熱已透表、熱未外達、更於症情中詳審有無惡候、是為至要、熱度十數日之後、胸項間有佈發一種水晶粒、名曰白痦、細微赤黍、名曰紅疹、屢聞病家見之、頓起恐惶、未知有此種透露、乃是溫濕之邪、得有外化之機、熱有漸退之望、在一月始現者、較當注意、小兒濕溫、亦與大人同、惟小兒易於積食、食釀為痰、每多神志昏迷、四肢抽動、此時未能認為驚風一昧涼降、又頭痛甚者、未能認為腦膜炎、抽水注射、誤於診治、難以挽救也、再其人素有吐血便血、欬嗽氣喘、腕腹氣痛等、而患濕溫者、但須治其新感、舊恙即除、倘見血即止血、見欬即止欬、見痛即止痛、反致新者不去、舊者轉甚、此層極宜注重者、

總之病濕溫者、寒暖固宜當心、而飲食尤要謹慎、俗有餓不死傷寒之言、蓋以能食病輕、不能食病重、凡經醫生斷為濕溫病、宜以飯焦粥湯炒米湯薄藕粉代食、白開水佛手露等代飲、如雞蛋牛乳雞汁葷菜水菓等、均宜禁忌、我曾親見有熱已淡、胃已開、稍與食、熱即增、故斯症第一、須飲食清淡為上、熱甚時不食不妨、食之反助溫熱、即十餘日飲食不進、亦無大碍、有病則病當之、世人如以余言為然、庶幾輕症即痊、重症即減、險症或有挽回之希望焉、

濕溫症由來非伊朝夕、其去豈能數日、故診治之法、宜取緩和主義、未可因循、未可操急、倘病家存欲速之心、見五日不痊、即易一醫、七日不愈、再換一醫、甚有一日數醫、中西混雜、不獨於病無益、每易鑄成大錯、

濕溫症狀、輕者有胸悶泛惡、神怠乏寐、小溲短赤、惡見陽光、滴水不飲、即渴飲亦僅熱湯、隨症而作、並無一定、重者間或譫語神昏、乃是濕熱蒙蔽胃經、清陽之氣失宣、四肢搐搦、乃是濕熱流於經絡、與熱入心包之譫語、煽動肝風之肢搐、完全不同、尚有大便溏泄、乃是濕熱蘊蒸大腸、與熱陷有別、便秘又不可攻奪、攻則濕更深藏、難以達化、再有一種戰汗．凡熱在七八日或十五六日、忽然四肢寒冷、身熱增加、旋即大汗、此時不必慮及、蓋濕溫之邪、由內透外、邪之甚者、有二三次方得熱能退清、若作陽虛陰脫、誤矣、婦人病濕溫、與男子同、不過以經期為異、實則經期應時而來、來而甚暢、亦毋須顧及、但治其原有之病、如熱劇而逼下者、或澀少或頻多、則當稍用血分之藥、世人常以夾經為莫大之凶候、想是未明其理、又懷孕者、亦祇須治其原

有之病、當表則表、當下則下、不可因孕而多疑、常見世人不治其熱、專以安胎爲事、往往遷延時日、致熱深伏、反生不測、要知熱退而胎卽安、熱不退卽胎不安、

時行症之痙病談

刁也白

▲病因　由於燥濕風蘊而化熱灼液傷筋

▲治法　宜加榮衛以祛風兼清氣分血分

日來各地時行疾病之發生、接踵相起、雖窮鄉僻壤、傳染亦遍、而以頭項强直之痙病爲尤甚、至今中西醫士　尙無適當之治療法、致病者每多不救、心焉憫之、爲敢不揣冒昧、謹將數月來經驗所得、述其一二、以供當世之研究焉、

(病名)痙症、(古稱痓)一名風强症、

(證狀)身熱足寒、項强頭痛、口噤目赤、角弓反張、神昏發狂、噫嗝嘔逆、(此乃備言見證並不悉具)

(脈象)數急、弦緊、而以沉遲爲多、

(舌苔)厚白、花黃、薄白、焦紫、紅刺、黃粘、

(病理)查痙症之發生、實由氣候所醞釀、蓋冬未沍寒、春少雨水、致燥不寒化、濕反熱淫、況經春陽氣鼓盪之後、風從木生、其氣更愈厲而且悍、內經稱爲客氣邪風、中人多死、而嚇曦之紀、民病痙者是也、其中人也、始由皮毛、襲入腠理、而見發熱惡寒之太陽證、太陽脈起目眥、上額交巔、下腦入項、挾脊抵腰、風既深襲則同其經隧以上行、故目赤頭痛、項急頸直之所由來矣、强急則筋絡不舒、而牙關緊閉、且風客會厭、而口語不出、入於經俞、而背脊乃强、及併陽明、或傳少陰、則胸滿氣閉、臥不着席、攣急齘齒之種種險象、於焉蠭起、蓋太陽之損壞、卽是陽明、雖勢所必傳之經、然尙有藥力可救、而其現狀、亦不外乎大便乾結、鼻衄口瘡、棄衣摸手、甚至耳腮髮際、腫硬如粟、惟太陽之襲、係屬少陰、者傳入此、則病難救、總之此症之搐結、乃燥濕挾風、鬱成內熱、爍其血液、灼其筋絡所致、其最危急者、係在陽明化燥、或少陰火亢之際、生死存亡、在此俄頃、經謂入腑卽愈、入臟卽死、是不可不及早注意之也、

(用藥)初起和營衛以祛風、並以清氣分血分之熱、而潤太陽旣耗之津液、用葛根、括蔞根、赤芍、銀花、天麻、甘菊花、丹皮、石決明等味、繼則以輕浮之品、引風出路、而以洩陽明之燥、救其津液　清少陰之熱、復其元陰、當以麻黃梗、括蔞根、赤芍、秦艽、人中黃、晚蠶砂、生大黃、菖蒲、赤小豆、川連等味進之、均以石決明、生石膏、銀花煎湯代水、務使經氣流通、風邪自解、濕氣自行、筋不燥、以上各味、隨症加減、歷經驗效、

(急救)用冷水拍其頭項胸背、如强急甚、則以活鼠剖取臟、覆於臍眼、可以暫止、

(注意)此症分剛柔兩種、卽現稱急性、慢性者、剛則卒然暴發、亟宜進麻黃、石膏、大黃、黃連、石決明、桃仁、赤芍等味、以救垂危、而小兒患者、醫者每以爲驚風證、卽有識者、亦認爲風熱動肝之角弓反張症、不知現行痙症、治法不同、而驚風痰癇抽掣之別、不難細考也、

(預防)用菊花、天花粉、料豆、竹葉、苦桔梗、煎茶飲有效、

神經之衛生談

腦與心腎之關係

張伯熙

神經主要之機能、本在乎腦、而腦之所以能生感覺者、則在乎心

神、脈之所以能充足者、則在乎腎精、蓋腦之運用、全賴於神、神之所舍、全賴乎心、心神失其所依、則不能使腦成其知覺之運用、故觀好色之人、腦力必弱、頭暈之病、治腎多效、小兒之精不足、則腦不充、老人之精漸衰、則腦漸虛空、此皆足以證明腦髓發源於腎也、是則腦之體、生於腎、主於心、今人往往僅知腦、而不知心腎之有所體用者、烏乎可、夫心主血液之循環、腎主生殖及輸尿之作用、故詳腦而略於心腎、玆以腦之衛生分述於左、

(一)多讀書、多學藝、多研究科學、多識世務、此皆足鍛鍊腦力、漸臻發達、故西人有腦力愈用愈敏之說、

(二)用腦不宜太過、大抵每日用腦之時間、不得過十小時、若體質素弱者、尤宜酌減、

(三)用腦須有一定適當之休息、凡用腦一小時、宜休息十分鐘、每夜須睡眠八小時、俾腦力疲倦之後、仍得恢復其固有之機能、不致傷腦、

(四)讀書運動、或工作之時間、皆須預先規定、日以爲常、俾免臨時多用選擇之腦力、且心一而志專、時少而功倍、獲益匪淺、

(五)當食之時、及食物之後、不宜用腦、蓋食入于胃、血方聚胃而司消化、用腦則血分於腦、既礙消化、亦傷腦力、近年日本教育家、創議早晝每飯之後、須靠桌假寐十分鐘、即本於此、

(六)腦之捷敏、全藉心神之清爽、凡一切卑鄙煩惱之事、皆須避急、禮記曰、淸明在躬、志氣如神、洵有理也、

(七)常宜散步曠野、呼吸新鮮之空氣、使腦中之血液清潔、則腦筋活潑、記憶力强矣、

(八)常宜多食流通性補益之食物、以助腦之不足、

(九)頭髮爲保護腦體之天然物、蓋能反射日光之暴烈、兼抵抗外物之侵傷、故髮不宜薙淨、惟常宜梳洗、既使淸潔、且能使頭部之氣血活動、亦能有益於腦、

(十)擊撲頭部、最易傷腦、幼年腦髓甚嫩、尤易受傷、故兒童有過、不宜打其頭部也、

(十一)烟酒酸辣、皆爲損傷腦筋之害物、皆當禁絕、

(十二)腦髓之發源、根於腎精、房事勿令過度、過度則腦髓不足、腦力不充、爲害甚大、保生之士、切宜愼焉、

消渴異同說

孫連茹

■內經以脾胃心肺立論

■金匱以厥陰爲病立論

■實則殊途而同歸者也

消渴一症、在內經言其脾胃心肺爲病、在金匱言其厥陰爲病、乍觀之、以內經爲是、則金匱爲非、以金匱爲是、則內經爲非、推其極而論之、則殊途而同歸也、蓋消渴者、雖有上中下三消之別、然不過以其部位而言之耳、實皆由於陽氣壯盛、陰津枯乾、以致陽不生陰、五藏燥烈、煎熬眞陰、內失其養、故外發口渴欲飲水以自救也、設使津液充滿、腎水滋盛、則消渴何由而生、故此症之起、謂津液虧耗之所致可也、蓋津液者、生諸胃、取諸穀、胃陽納食、脾陰化食、濁氣歸心爲血、脾精歸肺爲氣、此經所以言其脾胃心肺爲病、而曰二陽結、謂之消、又曰、胃中熱、則消穀、令人懸心善飢、又曰、二陽之病發心脾、其傳爲風消、又曰、心移寒于肺、肺消、又曰、心移熱于肺、傳爲鬲消、又曰、溲便頻而膏瀉不禁、肝腎主之也、至金匱之論、則不然、其言曰、厥陰之爲病、消渴、氣上衝心、心中痛熱、飢而不欲食、食則吐蚘、下之利不止、雖似乎不合經旨、實則內經論其變、而金匱舉

其本耳、夫厥陰者、風也、木也、風善行、而木欲條達、若鬱于本藏、是木受寃曲、其生不暢、肝得邪而實矣、邪實於肝、因而乘其所勝、陽明受之、卽經所謂二陽之病風消是也、言風者、卽言風木之所致也、抑亦今之謂中消也、乘其所生、少陰受之、乘其所不勝、太陰受之、卽經所謂移熱于肺、肝腎主之是也、火隨木旺、金水被灼之所致也、抑即今所謂上消也、蓋陽何以亢、心火太扇之所致也、火何以盛、木生之也、陽明何以燥、肝木侮之之所致也、故予曰、推其極而論之、實殊途而同歸也、或謂金匱旣以厥陰爲病、消渴爲言、而又言飢不欲食、食則吐蚘、陳修園以爲厥陰證外並見之證、徐忠可以消渴例外之症、安可消渴一症、皆以厥陰主之耶、曰否、是皆似是而非之論也、蓋金匱之意、以三消一症、散見靈素、醫師自能對證發藥、惟責在厥陰、則古無論及、故特著於書、以示來者、並明氣上衝心、食即吐者、不可以傷寒之食即吐並論、且雖不欲食、而亦可目爲消渴也、觀其以下諸節、皆爲消渴、可以知之矣、

論風

楊百城

風爲六氣之一

▲有南北之不同

▲有寒溫之各異

▲有內外之分別

風者何氣也、氣曷爲成風、曰由於熱、日行南陸、空氣熱漲上升、北方之空氣入而補之、是爲寒風、日行北陸、空氣熱漲而上升、南方之空氣入而補之、是爲溫風、此言其常也、及其變也、暴寒暴熱、空氣激盪、飛沙走石、是爲暴風、若其微者、穿孔過隙、中人尖利、是又賊風之謂矣、人身一小天地、殆亦猶是、心火臟也、肝風臟也、風火相煽、各臟各腑之氣不平、彼此相乘、此內風之所由作也、故陰陽應象論曰、暴氣象陽、此所謂陽者、換言之、卽熱之謂也、熱極則風生、故又曰陽之氣以天地之疾風名之、斯則暴氣也、疾風也、一類也、故暴氣亦得以疾風名、以疾風名暴氣、斯經不啻以一言點睛也、故外風之作也、則迅疾飄悍、天地晦塞、內風之作也、則昏瞀瞑眩、神輕錯亂、風有外風內風、知此義而後可以讀內經之所謂風、

牙齒之衛生及治療

黃仁壽

■牙齒之衛生各法

■齒痛之統法良方

■虫牙之簡單療法

一、每小便時即將牙齒叩緊　則牙齒終身堅固

二、每晨用淡鹽湯漱口刷牙　則牙齒不患疼痛

三、少食煎炒糖菓酸味之品　則牙齒無虫損壞

四、不可時常用木籤子撈動　則牙齒不至稀鬆

五、食後用淡鹽湯或茶漱口　則牙齒免生污穢

倘失於衛生各法、致牙齒疼痛者、多因胃中蘊積濕熱也、甚則牽引頭腦、痛不可忍、臟腑之火、上行於牙齒而作痛也、治法宜瀉其火、然火有虛實之不同、大第虛火動於臟、實火起於腑、而實火之中、有心包之火、有胃經之火、虛火之中、有肝火、有脾火、有肺火、有腎火、同一齒痛、何以別之、不知各經在齒牙之間、各有部位、門牙上下四齒屬心包、門牙旁上下四齒屬肝、再上下四齒屬胃、再上下四齒屬脾、再上下四齒屬肺、再上下四齒屬腎、大牙亦屬腎、按經施治、無有不效、今以經驗所得、立一牙痛統治（無論虛火實火）之方、藥用黑玄參一兩、大生地一兩、

水煎服、無論諸火、服之均效、察其爲心包之火也、加川黃連五分、察其爲肝經之火也、加炒梔子二錢、察其爲胃經之火也、加煅石膏五錢、察其爲脾經之火也、加知母二錢、察其爲肺經之火也、加黃芩一錢、察其爲腎經之火也、加熟地一兩、飲一劑而火輕、再劑而火散、四劑而平復如故矣、

人有多食肥甘、齒牙破損而作痛、如行來行去者、乃虫痛也、夫齒乃骨之餘、其中最堅、何能藏虫乎、不知過食肥甘、則熱氣在胃、胃火日冲於口齒之間、而濕氣乘之、則濕熱相搏而不散、故虫生於牙矣、初則止一二虫、久則蕃衍而且多、於是虫損其齒、遂致墮落、一齒既朽、又蝕餘齒、往往有終身之苦者、此等之病、必須外治、若用內治之藥、未必殺虫、而臟腑先受傷矣、方用五靈至聖散、五靈脂三錢、研極細末、白薇三錢、細辛五分、骨碎補五分、各研爲細末、先用滾水含漱齒牙至淨、然後用前藥末五分、滾水調如稀糊、含漱齒至數時之久、至氣急吐出、如是者三次、痛止而虫亦死矣、斷不再發、蓋齒痛原因虫也、五靈脂白薇殺虫於無形、再加入細辛以散火、骨碎補以透骨、引五靈脂白薇直進於骨肉、則虫無可藏、盡行剿殺、虫死而痛自止也、

淡食養生之研究

王熾

五味各有所傷

▲有病者食之其害立見

▲無病者食之禍不旋踵

▲淡食養生實衛生之妙法

人之生也、以腎爲始、以胃爲本、胎兒臟腑未具以前、先生兩腎、故腎爲先天之本、人之壽夭、悉基此於、及其既生以後、一日不再食則飢、七日不得食則腸枯胃絕而死、故胃爲後天之本、人之生治、悉資於是、經云安穀則昌、絕穀則亡、夫穀食者、食之平淡而無味者也、經何以不云安五味則昌、而必云安穀則昌者、蓋五味之於人五臟、各有損益、不能全利、凡偏嗜一味者、補一臟還損一臟、固爲不可、即五味兼嗜、其中又難免不適不均之處、積久偏重、爲害更深、經曰辛走氣、氣病无多食辛、鹹走血、血病无多食鹹、苦走骨、骨病无多食苦、甘走肉、肉病无多食甘、酸走筋、筋病无多食酸、此猶就人之有病者、各有所忌而言之、其害爲人之所易覺也、若夫無病之人、多食五味、害更切實、如多食鹹、則脈凝泣而變色、多食苦則皮槁而毛拔、多食辛則筋急而爪枯、多食酸則肉胝 而唇揭、多食甘則骨痛而髮落、然則五味人盡可絕而不食乎、是又不然、蓋在負苦勞力之輩、臟腑筋骨氣血之消耗、與夫九竅毛孔排洩之作用、較諸常人甚大且速、五味各質、僅足供其需要而無餘、故不妨食、然亦不可偏嗜、若上流安逸之人、欲求衛生以養其精、充其氣、全其神、萬分千端、莫妙於淡食、蓋淡食無味、乃天地之正味、而稼穡作甘、有自然之甘味、甘淡之味、純補無損、佛氏所云、不生不滅、孔子所謂無聲無臭、胥是道也、語云人生於鹽而死於鹽、蓋鹽屬腎、爲五味之主、生於鹽者、即生於腎之義也、死於鹽者、即死於五味之義也、人果悟得此理、而後可以言養生之道、

夏令衛生談

任伯和

夏季暑氣偪人、熱度較高於平時、偶不介意、易致疾病、故夏日醫室、門庭如市、頗有應接不暇之概、蓋社會人士不慎於衛生之所致耳、衛生之道無他、慎重飲食、留意寒暖、特別清潔而已、爰將經驗所得、條列於後、俾人人有所遵循焉、

（一）慎重飲食　油膩肉類、易致腹瀉、甜食必泥痧症、瓜果冰淇淋啤酒水酸梅湯等、易致腹瀉腹痛及痢疾、均宜戒食、

(二)留意寒暖　夏日寒熱、早晚不一、夜間尤異、早晚夜間、不宜露體、不宜迎風而臥、尤不宜睡於露天及天井中、

(三)特別清潔　夏季暑熱、一遇穢氣、最易致疾、故必須勤掃屋內、遇有垃圾、隨即傾於室外桶中、穢水亦不可亂傾、宜傾於專器中、隨時傾於荒僻無人之處、器具衣服、宜日日洗滌、並宜勤於沐浴抹身、

以上三端、輕而易行、苟人人皆能仿行、必能卻疾病於無形、又何有瘧癘之發生哉、

女同胞應注意的事

蕙芬

不可束胸

■束胸是阻碍肺部的呼吸
■束胸是制止乳腺的發育
■既然害了自身
■還要害了小兒

我們中國的女同胞、是很歡喜束胸的、這種作用、總不外乎束縛兩乳、束到極平坦的地步、以為美觀的、但是這椿的害處、很大很大、我就把這個害處、寫在下面、請女同胞注意注意、女子的呼吸、為胸部呼吸、這是生理上說得明明白白的、若將胸部緊緊束縛起來、便是阻礙呼吸、呼吸不能充分、身體必定不能強壯、而且最容易得肺病的、若到妊娠的時候、乳線應該發育、乳房應該增大、每一大個線體「有二十個分枝的小管子」向乳頭部排列、預備來排泄乳汁的用處、到了這個時候、他仍然緊緊的縛住、那是產後的乳汁、一定是不彀哺兒的、且束胸的時候、首當其衝的、就是乳頭、因乳頭在乳房的前面、而且特別突出、既將乳房緊緊束縛起來、乳頭不能不往裏退縮、久而久之、即不束胸、他亦自然的縮住裏面、甚至成為一凹陷、到這地步、在未分娩的時期、固無什麼不便、到了分娩以後、乳汁因乳頭藏縮、腺管閉塞、鬱結在乳房的裏面、愈積愈多、乳漸漸漲起來、於是叫人吸吮啜、終不能恢復原狀、其結果就引起痛苦的乳疾、小兒因吸吮不便、以及乳汁不彀、營養是一定不足的、發育一定是不好的、唉、束胸的害處、非但害自己、還要害小兒、這種無為的惡習慣、盼望各位束胸的女同胞、大家齊來注意、解放了他罷、

編輯者言

光陰似水一般的過去、本報從呱呱墮地、已經出了三十期了、別的不說、單就稿子一方面而論、自問良心、本報的稿子、實在不能滿足讀者的慾望、

這也難說、醫報的稿子、和其他稿子性質不同、像在現在這樣醫報最多的時代、你也說、他也說、弄得是無話可說了、所以要找一點特別和精美之稿子、實在是難乎其難、

本報是素具改進的決心、尤其是編者想拿稿子弄得到特別和精美、貢獻給愛護的讀者的、所以在前幾期、也曾出過胃病專號、夏令衛生專號、都是希望讀者能夠得着點益處和研究、

現在夏令正屆了、我們想對於夏令、再出幾種專號、如『霍亂專號』『痢疾專號』『瘧疾專號』以外的還要出如『心病專號』『肺病專號』『肝病專號』『脾病專號』『血症專號』……』讀者能夠以這一類的稿子見賜、這是編者極誠的——希望——歡迎

中國內科普通療法

許半龍

（三）大承氣湯　芒硝　大黃　枳實　厚朴

八、齒痛

齲齒及寒熱之刺戟、乃成齒痛、其原因有強弱、痛狀有輕重、且牙齦爲陽明經所過之處、（一）胃火上升、唾液分泌過多、口臭、惡熱、喜寒、脈洪數而有力、淸胃散主之、（二）有因風熱外束、火鬱不宣而痛者、必兼形寒、身熱、口渴、脈浮大、當歸龍膽散主之、（三）若牙齦腫脹不退、連及外頰、則爲牙癰之兆、急延外科醫治、

（一）淸胃散　石膏　升麻　黃連　當歸　生地　丹皮　玄參

（二）當歸龍膽散　當歸　龍膽草　生地　升麻　黃連　麻黃　白芷　草蔻　羊脛

九、便血

脾氣虛弱、血失統攝、因而離經妄行、（一）先大便、後下血、血色稀淡、而黃肢冷、脈遲細無力、病名遠血、黃土湯主之、（二）血先下、後大便、肛門疼痛、血色渾濁、病名近血、赤豆當歸散主之、（三）甚有邪氣風積留於肝、擾動衝脈之血、血下純清、四射如濺、肛門不痛、則爲腸風、槐角丸主之、

本症除遠血之外、均不可妄投補濇之劑、

處方

（一）黃土湯　灶心泥　甘草　白朮　熟地　黃芩　阿膠　附子

（二）赤豆當歸散　赤豆　當歸

（三）槐角丸　槐角　地楡　黃芩　黃柏　黃連　生地　當歸　川芎　防風　芥荊　側柏葉　枳殼　烏梅　生姜

十、寄生蟲病

雜食生冷、甘肥油膩、停滯腐敗、腸胃不能肅淸、釀成濕熱、寄生之蟲、乃得孵卵繁殖焉、（一）腹痛陣作、嘔吐泛惡、睡坐不安、肌肉瘦削、面色萎黃、或帶青白、脈洪而大、化蟲丸主之、（二）若肝寒者、烏梅丸主之、

殺蟲之藥、以辛苦爲主、凡小兒患此者、愼勿以尋常食滯腹痛治也、

處方

（一）化蟲丸　鶴虱　檳榔　胡粉　白礬　蕪荑　使君子　楝根

（二）烏梅丸　烏梅　細辛　肉桂　人參　附子　川椒　乾姜　黃連　黃柏　當歸

十一、脅痛

肝臟近脅、故脅痛多屬於肝、（一）因怒氣鬱者、痛而脹悶、不得俯仰、脈弦、柴胡疎肝散主之、（二）寒痰流脅者、痛若錐刺、手不可近、增損流氣飲主之、（三）痛在脅下者、濕熱留薄、每兼腫滿、小柴胡去參加芎枳湯主之、

婦女患此者多、而男子較少、以女性善鬱故也、

處方

（一）柴胡疎肝散　柴胡　陳皮　川芎　白芍　枳殼　香附　甘草

（二）增損流氣飲　檳榔　厚朴　枳殼　木香　蘇葉　腹絨　桔梗

（三）小柴胡去參加芎枳湯　柴胡　黃芩　半姜　甘草　川芎　枳殼　牛蒡　紅棗

十二、臌病

（一）脾胃受傷、運輸失職、水濕結聚、是生水臌、腹部脹大、外皮繃急而薄、皮色蒼黃而澤、不能暮食、舌苔白膩、廓清飲主之、（二）甚者氣急欬嗽、合腎氣丸主之、（未完）

民間治療

腎囊腫痛外治法

陸守中

寒濕下流、腎囊暴腫、收引作痛、　用肉桂、吳萸、小茴共研細末、擇柔軟之布、製一小袋、盛藥末於袋內、兜繫囊上、則寒濕能爲藥力吸出、腫痛即消、

目痒效方

姚西柳

眼目奇痒難忍、若以手摩擦、勢必赤腫、　用胆礬白糖泡水俟冷、去底下垢膩、將清水點入目中、二三次、即可安然若失、

小兒吐乳方

姚西柳

小兒吐乳日久、變爲慢驚、　用人乳一盃、青葱連根一支、同蒸飯鍋內、時時飲之、四五日即可不吐、

冷痢治法

姚西柳

過食西瓜、必成冷痢、醫者照痢治之、頗不易愈、　西瓜皮炙炭三錢、砂仁五分、肉桂三分、焦查炭三錢、研末、分三次、白糖和勻、開水冲服、即瘳、

香烟火毒方

姚西柳

嗜香煙過度、喉痛飲食不能下咽、或全口脫皮、　胡黃連錢半、蘆根三尺、銀花三錢、煎飲數次、

消息

整理中醫第一聲之—全國醫藥總會教材編輯委員會開幕—

日期　七月七日

時間　每日下午五時至九時

地點　上海西門黃家闕路中國醫學院

出席團體　上海中國醫學院、上海國醫學院、上海中醫專門學校、廣水中醫藥專門學校、廣東光漢中醫學校、河南中醫學校、浙江醫藥專門學校、蘇州中醫專校、蘭溪中醫專校、

出席委員　秦伯未、朱松、陳任枚、胡莞鑰、盧朋著、盧宗祥、徐究仁、陸冕英、季愛人、狄進堂、張山雷、蔡濟川、方公溥、謝利恒、陸淵雷、包識生、費通甫、戴達夫、程門雪、

教材編輯委員會、關係整理中醫、最爲重要、本報特派虞君舜臣陳君天鈍逐日開會時參與、記錄各項議決案件、在下期本報發表、或出一專號、新閱者注意、

衛生局第三屆登記週報

上海衛生局登記消息、已誌前報、茲悉神州總會、推舉蔡濟平將文芳二君、中醫學會、推舉余鴻孫劉佐彤二君、中華醫藥聯合會、推舉倪頌龔徐松候二君、本月十一日、在仁濟堂開第一次試驗會、市政府出席一人、衛生局出席二人、先由六委員用票選法選舉主席、結果、蔡濟平五票當選主席、將文芳四票當選記錄、遂開始討論細則、議決仍照第一屆委員所議決而經市政府核准之登記細則、大意凡在本市市區中醫、報名登記者、具有下列資格之一、即爲合格、一、學校畢業領有文憑者、二、行醫五年以上而年滿二十五歲者、三、學識經驗豐富有憑件著作證明者、十三日即着手審查云、本報將每期發表審查合格者之姓名焉、

傷寒新解（續）

大梁鄭霈寫

太陽病小便利者以飲水多必心下悸小便少者必苦裏急也

此條詳言飲水多者之病變、非單指太陽病而言也、蓋太陽病最易引起內熱、而發生渴欲飲水之症、飲水過多、最易罹此病變、非謂有太陽病者、飲水過多、有此等病變、無太陽病者、飲水過多、即無此等病變也、緣飲水過多、則水停胃中、而胃中之溫度、於是乎低落、故附近之神經、受此寒濕之氣所侵淩、宜乎作悸　胃居心下、故曰心下悸、若小便利者、則水至下部、倘有外出之路　故下部不至再起他種之病變、若小便少者、是膀胱亦變爲行滯矣、則水之滲於下部者、具停於膀胱之內、故有裏急之苦、裏急者、自覺膀胱收縮、少腹䐜脹之意也、

發汗後飲水多必喘以水灌之亦喘

此汗後陽虛之故也、蓋藥物之所以能發汗者、藉辛溫之興奮、使肺氣鼓舞、以增血行之速度、即銀翹散桑菊飲之辛涼劑、其中亦有荊芥穗薄荷葉之辛溫、由此觀之、含辛溫而能發汗者、未之有也　此外如用承氣而能汗解者、腑氣不通、表氣不透也、有用增液而能戰汗者、水分缺乏、有邪無汗也、此種例外之發汗　俱非單純之發汗、以有他種之病變故也、夫發汗、既由於藥物之興奮、肺氣之鼓舞、體溫之升高、血行之疾速、至汗出之後、則肺氣與體溫、亦隨之而外泄、移時藥物之興奮作用消失　則肺臟必不能保其固有之常溫、一旦遇此水濕之氣、則體溫不能旁達而四佈、肺臟之氣機不利、其多飲水或水潠之而作喘也、不亦宜乎

發汗後不可更行桂枝湯汗出而喘無大熱者可與麻黃杏仁甘草石膏湯

前條言肺臟之溫度過低、此條言肺臟之溫度過高也、蓋發汗之後、表邪已去、若再投辛溫、徒增內部之熱氣耳、是以桂枝湯之不可更行也、不然、若發汗後、表邪已解、而更行桂枝湯者、則熱氣弛張、體溫當起高度之上升、既云無大熱者、是熱氣不達於軀幹之外、而蘊於肺臟之內也、鬱熱上壅、勢必作喘、況汗出而喘之一語、足徵喘之因於更行發表之劑也、故用麻黃杏仁以宣肺氣之鬱、用石膏、以清肺臟之熱、用甘草、以緩麻黃直走開泄之力、此處方之所以盡美盡善也、

下後不可更行桂枝湯若汗出而喘無大熱者可與麻黃杏仁甘草石膏湯

此條之意、與前條同、總之、無中風之太陽症者、則桂枝湯不可妄投也、蓋有表邪者　不可行下法、既云下後、而不云有結胸之變症者、可知原無太陽之病也、況縱有太陽之表症　既下之後、亦變爲陷胸湯之症矣、則桂枝湯、烏可更行、若更行桂枝湯、以至汗出而喘、無大熱者、是致喘之原、與前條同、既喘之症、亦與前條同、宜乎其治法用藥、與前條俱同也、

太陽中風下利嘔逆表解者乃可攻之其人漐漐汗出發作有時頭痛心下痞鞕滿引脅下痛乾嘔短氣汗出不惡寒者此表解裏未和也十棗湯主之

此言中風之太陽病已愈、又起他種之病變也、下利嘔逆者、熱在腸胃、消化器之疾病也、見此腸胃之病而無表症者、故可攻之以苦寒也、漐漐汗出、發作有時、頭痛、心下痞鞕滿、引脅下痛、乾嘔短氣者、網油蓄水、新陳代謝之疾患也、汗出不惡寒者、表邪已解也、故曰表解裏未和也、用芫花甘遂大戟以逐網油之水、欲使裏和也、用大棗以顧其正氣、使蓄水既去、而正氣無傷也、此仲聖處方之所以無微不至也、

太陽病外證未解不可下也下之爲欲逆欲解外者宜桂枝湯（未完）

認淋病爲梅毒的謬妄

許勤勛

□中醫診察
□確乎有據
□西醫功能
□可見一斑

西醫認淋病爲梅毒、予竊以爲不然、夫淋有膏淋石淋勞淋氣淋血淋之殊、即醫師治療此病者、亦當鄭重考慮、達權知變、非呆執板方、所統治五淋也、古有五淋散一方、謂可統治者非是、大抵該病之緣起、因於胞熱之故、經云胞移熱於膀胱、則癃溺血、又云、有癃者一日數十溲、癃者癃閉不通也、淋亦如之、可知癃即淋之互稱、已無疑義、又淋與白濁懸異、濁係胃家濕熱、傍衝而下、綿綿如線水狀態、而無痛感、淋則溺管刺痛、點滴難通、所以仲景亦云、淋之爲病、小便如粟狀、少腹弦急、痛引臍中、又云、淋家不可發汗、水爲汗源、爲膀胱所蓄、膀胱主津、又司分泌、發汗則奪其陰津、致膀胱之括約機、不能靈活、礙於分泌矣、此便血之所由來焉、詳考內經與仲景所言、皆主胞與膀胱之病、後世推究其義、始有上述五淋之稱、其治法於是乎大備、西醫對於生殖器疾患、每用顯微鏡、檢查患者之溺內、謂有雙球菌存在、常時排列成雙、二菌凹側相對如腎狀、實則該菌之發現、爲梅毒性之尿道炎一種、與不潔婦人交媾而起、概由傳染得來、與淋病之不由傳染者不同、前閱某醫報、有吳某者治一酒客膏淋、先是找西醫治、西醫誤認梅毒、要注射洗滌、後經吳某以方治之而愈、由是以觀、西醫之治淋病、絕端無發明之可能、彼之用注射洗滌、乃梅毒性尿道炎局部療法、與中醫所稱之五淋、斷非此項手術所可治愈、我爲之說明、其理由曰、西醫之所謂淋病者、是假性的、中醫之所謂淋病者、是眞性的、彼假性淋病、(即花柳病類)於藏府內病無關、故利於手術、若眞性淋病、(即藏府內病)病在此而源在彼、治其本、則其標可自愈也、若抱頭痛救頭脚痛救脚之主張、幾何不與西醫相等類耶、故診病之術、無論中西、貴在審證、而後用藥、或手術、乃爲有得、在西界固不乏通人達士、而弄巧成拙、畫虎類狗之輩、正復醉心傾向、揚揚得意、摶得皮毛、誇耀新奇、究之魚魯亥豕、舛訛疊出、在男子龜頭掀痛、在女子膣部腫赤、明明是鬱火下注、而彼等必目爲梅毒、明明是濕熱下流、而彼等亦必施以手術、殊不知生殖器疾患、除梅毒以外、無所謂毒菌、亦無所謂淋毒、然考之中醫治五淋方中、無消毒殺菌等藥品、卒能獲效、從可知非梅毒性之尿道炎、絕端無毒菌或淋毒也、然而西醫之妄謬、尚不祇是、茲就所見、以爲我同道告焉、

蒲黃之所以止血

陳中權

□發揮止血之眞正原理
□破除炒黑尅火之謬談

中醫學術之退步、在因循苟且、不求眞理、其於藥物亦然、不究其所以能治病之理、反穿鑿附會、從色形上着想、卒至病愈而不知所以愈、不愈亦不知所以不愈、此可爲嘆息痛恨者也、如蒲黃各本草言其生用行血、炒用止血、攷蒲黃性味甘涼帶滑、生用涼血散血固矣、失笑散是也、然炒黑能止血、以紅見黑則止、爲水勝火、此眞荒謬之談、須知失血之症、在上多由肺胃之傷、下則多由脾胃之傷、血管綻裂、血不行其經、遂致失血、止血之藥、但當取其有膠粘之質、或乾澀之性、能收斂血液者、則血自凝聚而可止、于色之紅黑固無有也、如阿膠補血、亦能治一初失血、濃墨亦止血、箬葉炙研服亦止血、甚至外症出血、以灰塵膏粉塗之亦能止、且亦不限黑色、如明礬和白糖同服、止血亦效、此數物者、色黑白不齊、而紅見之亦止者何也、亦惟各有其膠粘之質

性、故主治亦同耳、如必謂紅見黑止、則諸失血症、皆可以煤炭屑或黑水止之矣、此又不通之論也、吾謂凡膠粘乾澀之品、均可止血、按之事理 自有可通者、炒蒲黃止血、確有特效、會目有人外症出血不止、以蒲黃炭研細敷之即止者、然局方黑神散、主治行血下胎、(見醫方集解)、方中用炒蒲黃、不知何故、疑是生蒲黃之誤、

人生壽夭強弱之原因

阮金堂

飲食起居、爲人生所必需、而男女間之性交、及職業上之工作、亦人生所不免.於是余敢言人之壽夭强弱、當以此數者最有關係、而吾人欲謀健康與長壽 亦宜于是講求之、

■飲食 食宜細嚼而緩嚥、不宜妄吞而速下、飢則進食、食毋過飽、蓋細嚼則易於消化、而食物之精華、方能滋養五臟、若妄吞過飽、適足以傷脾臟運化之機能也、又宜多食素食、少食肉類、蓋猪肉入胃 須經過六時、始能化盡、鷄鴨之肉、亦須四時、惟飯與素菜、祇需三時半足矣、故多食肉類者、其消化力必由神速而成遲鈍、况畜類難保無病、人食其肉、易染其病、故吾人食品、宜以植物爲主、肉類爲輔也、生冷勿食、烟酒勿進、尤宜以白開水代茶、蓋生冷之物、每有微菌寄生、且難消化、吾人食之爲易致疾病、而酒有酒精毒、鴉片有嗎啡毒、紙烟有尼可丁毒、人若嗜之、適足以自戕其身、而茶性苦寒、久飲則傷元氣、必致痰飲停留、腹脹面黃、開水有清臟利便之功、以之代茶、不亦善乎、

■居住 吾人所居之處、務求空氣清淨而充足、蓋人之所以生者、賴乎血之培養也、而人體之强弱、亦以血之盛衰爲定、血盛則體强、血衰則體弱、欲求血盛體强、惟有多吸清淨之養氣、使其肺中濁血、得外界之養氣、變爲鮮明色之新血、而所含炭氣濁氣、亦由呼吸排泄而出、此項淨血、由肺入心、由心入動脈管、由動脈管週行人體、人體得其滋養、則四肢活潑、五官玲瓏、五臟六腑、亦各能稱其職矣、如吾人日吸不潔之氣、則結果適得其反、蓋不潔之空氣、雖亦含有少數養氣、而以炭氣濁氣居多、吾人吸之、雖不致驟然死亡、亦必致身體衰弱、生命短促、故吾人之居住、宜擇空氣流通之處、有暇則徘徊公園、或散步郊外、並宜于最清淨之處、作和緩之深呼吸、使肺中濁氣盡行洩出、則血液清潔、精力自强、睡宜露首于被褥之外、痰宜吐于痰盂之內、而戲館茶園遊戲場等處、衆人聚集、空氣混濁、勿往爲妙、

■性交 男女交媾、既爲生育之要素、亦爲立命之根本、然亦不得濫行、首宜有節、昔歧伯有言曰、上古之人、其知道者、法于陰陽、和于術數、飲食有節、起居有常、不妄作勞、故能形與神俱、而盡終其天年、度百歲乃去、今時之人不然、以酒爲漿、以妄爲常、醉以入房、以欲竭其精、以耗散其眞、不知持滿、不時御神、務快其心、逆于生樂、起居無節、故半百而衰也、由是可知色慾之害人、眞不啻利刃而戕人生命、蓋色慾過度、則精竭、精竭則腎虧、腎虧則頭眩眼花、骨痛腰痠、而陽萎夢遺、咯血欬嗽、亦必隨之而起、至於一般眠花宿柳者、尤足以中其毒而速其死也、故吾人强健長壽關鍵、首在乎節慾、且宜于事前行局部之洗滌、事後有相當之休息、若精神不爽、疾病甫瘥、勞動之後、醉飽之際、胎前產後、月經未淨等時、均宜禁止、並宜戒除手淫之惡習、實爲保生之首務也、

■工作 人生於世、各有相當之工作、士握筆、農耕耘、工操作、商貿易、然工作亦宜有恒、並宜於工作之外、得有相當之休息、每日工作、以八時至十二時爲限、宜日作夜息、若工作過度、而無休息、必致腦筋損壞、神經衰弱、四肢疲憊、又安能享健康長壽之幸福乎、工作之外、更宜運動身體、蓋運動能使陽氣充足、血脈流通、四肢亦隨之而矯健、臟腑亦因是而潤濡、自然無疾病之

廣矣、以上種種、皆與人體有密切關係、試觀富貴之人、山珍海味、姬妾廣置、秦樓楚館、戲園酒樓、以夜代日、以日代夜、其身體多衰弱、壽命必知促、而鄉野農夫、食則蔬菜、日出而作、日入而息、更不知姬妾妓院爲何物、反得優游以永其天年、於是知上述數端、眞與人之壽夭强弱、有極大之關係也、

丹砂能下死胎之研究

王葆琦

我國醫藥治病、罔不效如桴鼓、逈非西人所能望及、惟僅憑經驗、未詳其理、往往有一藥方、行之數千百年、而獲效已多、倘有不能道其所以然之理者、即如丹砂能下死胎一法、載之本草、而其所以有此效力之理、未見論及也、茲就管見所知、約略述之、女子以血爲主、衝爲血海、起於胞中、胎之生成、全賴衝脈血之液之榮養、胎死之因、多半爲血不足、不能攝胎、而丹砂之成分、爲水銀與硫黃之天然化合物、水銀之性、能入血而感動靜血之流行、硫黃之性、能入血心而增進運動血液之生化、靜血流行增進、動血化生增多、血液足而流行暢、彼胞中之死胎、自無停留餘地、且水銀性又下降、故能下面而去之、管見如斯、不知有當萬一否也、

銅器治疫之發明

張汝偉

醫家考察各瘟病熱病之所自、皆埋克肉爲之禍、埋克肉此人目能見之、微蟲更細十倍、以極精顯微鏡窺之、始蠕蠕然歷歷可睹、瘟病之埋克肉、由蚊傳染者也、其初藏於蚊涎、而當嚙人肌膚時、蚊涎與人血相接、頃刻滋生萬倍、穢亂全體、瘧病遂作、而各瘟疫之釀成、亦大抵由是、但不惟以蚊傳染、有由空氣吸入者、有由冷水飲入者、蓋天熱時、河水井水或浣濯病者之衣、或傾病者嘔瀉之穢、是以水中埋克肉無數、非烹至二百十二分沸度而後飲之、將不免於霍亂、今有美國名醫某氏發明銅之爲物、可制埋克肉、其法最靈、故凡飲水必烹於銅壺、而冷水亦必盛於銅器、則埋克肉即消歸烏有、不能爲殃、而銅器之化合於水、其分量不多、並無傷於人體也、記者又案十年前、江南疫癘流行、霍亂之病、朝發午逝、每有咀嚼古錢而愈者、民亦爲奇、實則亦由銅之能殺埋克肉、非別有神奇也、

謹按銅器煎藥、除禁忌外、均可入煎、因銅性下降、並能監痰涎而解百毒、余家小兒有病、湯頭均置雞鳴爐內煎服、較藥罐內有效驗、所以舟人煎藥、每置銅鍋內、亦有利無害、惟置荸薺入煎、則澀口不能食、若煮蟹食則成痼病、並不宜烹葷物、銅錫壺盛酒過夜有毒、燒酒尤甚、久貯飲之殺人、因銅錫中含鉛汞質也、轉錄之以告當世、

時令病之 痧症之宜忌

程哲

患痧症者往往不知禁忌、以致觸犯禁物、輕者變重、重者致壞、誠可畏也、余就痧症書所載、並參以自己之經驗、知痧症有種種禁忌、宜謹守而勿犯、欲知其禁、先知其宜、兩面對言、一閱自了、（刮放之法茲不贅及）

一藥品上之宜忌 痧症本爲感熱毒疫癘之氣而發、故治痧之藥、宜用清涼解毒芳香逐穢之品、救急用者、如杭痧藥、時症丸、仁丹之類是也、如用湯劑、藿香、蘇葉、薄荷、厚朴、陳皮、半夏 山梔、黃芩、連翹、赤芍、雄黃研冲、硃砂研冲、之類是也、最忌燥熱補濇之品、如參芪桂附之類、犯者其病立即增劇、

二飲食上之宜忌、當發痧之後、三五日內、忌食米茶椒薑 酒等物、及一切熱物、雖熱湯亦不可飲、並不可飽食、惟宜溫

吃少許之麵條拌湯、以少療飢卽可、如多吃、則痧氣與食相搏、立卽復發

三起居上之宜忌　患痧者宜臥於淸涼之處、頭部宜稍高、勿得多人亂噪、寧靜則心定氣閒、痧氣隨治而解、若坐臥於熱處、雖治亦難收效也、

脫肛奇治

奧門某紳子、患脫肛、截餘、出二寸、不能收、痛苦表狀、百藥不效、就診華安姜姓醫、將銹鐵三斤、濃煎沸湯、置便桶內薰洗之、再將活吸鐵石二兩、煎濃汁飲之、其肛漸漸吸之而上、再服升提補托之品、調理月餘而痊、所以爲醫者、讀書之餘、又須廣資見聞、此法可爲巧奪天工矣、

教材編輯委員意見書節錄

小引　全國醫藥總會中醫學校教材編輯委員會、開幕迄今、已經兩週矣、出席團體共八校、而代表凡二十八、（見上期本報消息欄）濟濟一堂、備極一時之盛、際此鑠金、揮汗成雨之時、而諸委員發抒宏論、互相切磋、其大無留之精神、未嘗稍懈者也、其會議之程序、（一）決定採用學識之標準、（二）決定教材之體例、（三）復議學程、（四）規定各科節目及分量、（五）試編各科樣張、旬日以來所通告之案件、不下百種、諸委認爲非常完滿、再此次各委員在大會中、所提出之意見書甚夥、讜論宏議、擲地金聲、本報特錄其一二、以饗讀者、是爲引、

教材體例意見

盧宗强提議

▲博採羣書　則可免固陋之識

▲融會衆說　則可免漏晦之弊

編輯莫要於教材、教材莫先于體例、體例既定、然後可以著手進行、此猶涉海之緊持其舵、行路之指定其針也、普通編輯醫學教本之例、大約分爲兩端、一則博採羣書、而臚其說、一則融會衆之言而衍其文、夫孤陋寡聞、貽譏大雅、暖暖姝姝之徒、泥一家說、、墨守一先生之說、是丹非素、入主出奴、其失也固、又或挾枕中一冊祕、授其徒奉爲不刊之典、其失也陋、若博採羣書、則固與陋之失庶乎免矣、然而連篇累牘、刺刺不休、游騎不歸、目的何在、其失也多、甚至兩說並列、冰炭不容、彼則繆仲醇之餘派、虛實不問、但談石羔之功、此則張景岳之末流、診斷未施、先定人參之見、其失也駁、是博採羣書、仍未爲得也、百家淆亂、融化爲難、坐井而觀天、望洋而興歎、顧此失彼、舉一遺萬、其失也漏、又或鑿穿附會、含意未伸、志在求深、及有格格不吐之談、其說也晦、若融會衆說、則漏與晦之失庶乎免矣、然而徒引其說、不舉其人、出處不明、數典忘祖、其失也疏、忽而甲、忽而乙、派別不淸、忽而中、忽而西、涇渭莫辨、其失也混、是融會衆說、仍未爲得也、故必採羣書、以資參考、鴻篇鉅製、固所必收、隻字單詞、亦所不遺、由是傾羣言之瀝液、吸衆說之精華、而採何書務于註明出處、又于各說之後、加以按語、使人瞭然、宗旨之所在、不爲摸稜兩可之談、如是學生讀書、既知提要而鉤玄、而教員心得、亦可舉示學生、無隱乎爾矣、下略、

十二經之經字解

周禹錫

經者猶界也
經過之道路
若認爲血管
則大誤矣

以省縣區域為喻

嘗讀內經論十二經之起止、自手太陰肺脈起、交手陽明大腸、足陽明胃、足太陰脾、手少陰心、手太陽小腸、足太陽膀胱、足少陰腎、手厥陰包絡、手少陽三焦、足少陽膽、足厥陰肝、復交還手太陰肺、周而復始、是經脈流行、此經字、近世醫學、恒指為血管、證之經脈經絡各篇、不為無理、然則經文一字有數義、此十二經之經、猶言界也、程郊倩云、經界既正、彼此輒可分疆、唐宗海云、經脈者、臟腑氣化之路徑也、內經以陽明為多氣多血之經、少陽太陰少陰為多氣少血之經、厥陰太陽為少氣多血之經、各經之氣血、既有多少之分、則經非流行不止環周不休之血管可知矣、然則經非血管、又屬何物耶、蓋經者、經過之道路也 人身臟腑、各有界限、如大地之省縣區域、各有一定劃分、臟腑猶各省城池、經脈猶沿途路綫、某經氣血之有多少、猶某省寒熱之有偏勝、地方之有饒瘠也、各經有各經臟氣之靈能、以統屬氣血之多少、猶各省練蓄兵戈糧秣之各有多少也、人身一小天地、天地本氣化靈能以運四季、人身亦本氣化靈能以運樞機、蓋以臟腑喻城池、氣化則譬有司、城池為有司理事之地、臟腑亦氣化寄託之所、其省內之強弱、全在有司能力以運籌、臟腑器官之強弱、亦視乎氣化靈能之幹運、顧氣化之於人身、大矣哉、西人解屍體以求氣化之形迹、烏乎可得、不知氣化之在人體內、猶空中之無綫電、此發彼應、故只可就其靈能變化上以察其神機之妙、不能在軀體臟器中考究其形質之狀也、曩者吾師趾痕夫子、嘗以一粒之穀、以喻靈能變化之神機、頗謂發明盡致、（載在三三醫報四卷二十七期中、可參觀、）余因讀經有得、故作十二經之經字解、以發揮其義云、

教材體例中之片斷

包識生提議

解剖學

▲先天八卦為九宮竅之模型

先天八卦、以乾坤為父母、原由伏羲先聖、觀察人體解剖而發明之圖形也、所謂坤『☷』者、兩目兩鼻孔兩耳孔六清竅也、所謂乾『☰』者、即一口一小便一大便三濁竅也、坤上乾下、即所謂地天則泰、若顛倒之、則變為天地否、則不成人樣矣、故在鼻孔之下、口唇之上、中間凵處、名為人中者、即此雙單竅分界處也、不但人如是、即禽獸亦然、故八卦能合萬象者以此、又按九竅為醫學之根本、良有以也、若令廢除、不啻莫辨面目、不明清濁矣、

▲十二經脈為全體解剖之圖案

絲綸之直者為經、橫者為緯、經徑也、如田徑路徑之義也、脈絡也、血中之理路也、如氣脈血脈地脈山脈之類、吾中醫稱經脈者、即人身氣血往來之路徑也、亦如地圖中之經緯綫度界限也、若以動靜脈即為經脈、則失之遠矣、古人雖愚、斷不至此、何況黃帝岐伯非愚氓也、

腰背胸腹無脈路也、何以亦有種種之經脈布滿胸背、或曰腰背雖無動靜脈、然有神經、神經即太經陽也、答曰、手足胸腹無神經耶、若以神經為太陽經、則全體皆有神經、皆可名如太陽經乎、神經病即可名為太陽病乎、摸稜牽強、可笑孰甚、

按中醫經脈、先分陰陽、陰陽各三、合為六經、再分手足、則為十二經、至十二經之分配、實即解剖學上軀殼臟腑界限之劃分區域也、亦即軀殼臟腑功能之表顯處也、今言其大略如下、

臟腑分配十二經、為人身之體、軀殼亦分十二綫、為人身之用、內病重臟不重腑、外病重腑不重臟、故以軀殼外面易見者名曰陽、陽之大部份、統括背後及頭項背、名曰太陽經、太陽者明陽部份之大地方也、人之前身、面胸腹一望即明白矣、故統括胸腹面

之明瞭地方名之曰陽明經也、除在前後部位正面背面之外、仍有側面一帶地方、因其地方最小、故曰少陽經、少者小也、自頰頸脅肋絡脅、故爲少陽經也、約言之、即人身之前面爲陽明、後面爲太陽　側面爲少陽經也、陰經亦然、以五臟在內不能見名之曰陰、五臟之中以肺爲最大、次及脾、故爲太陰、以心腎爲最小、故爲少陰、以心包及肝爲最深、且有來路無去路、故爲厥陰、厥者絕也、是陰之意也、此三陽三陰命名之義也　故前項背名曰太陽、而胸腹名曰陽明、頰頸脅名少陽、肺脾名太陰、心腎名少陰、心包與肝名厥陰也、此十二經分配臟腑、爲中醫治療之根本也、據之則爲無用似指矣、由此觀之、十二經確有原理、不過與西人不同耳、是人體各部合作之命名、關于病理之樞要、西醫按部定名、故治內科寒熱病、遜于中醫萬倍者、以此故、

生理學

▲後天八卦爲生理學之徵象

後天八卦、乃于乾坤之中間一爻、互相更易、則成爲乾變之離三坤變之坎三是也、故乾爲男、坤爲女、故男女生理之發育、無不從此兩卦上表現之發端、所以男子至發育年齡、其陽物發育特殊、其中坎爲水、水性下流、故在下焦、一畫發動、女至發育年齡、其乳房乃發育特殊、其內離爲火、火性上炎、故在上焦、二畫發動、由坎離水火相互升降之理也、又以男子屬陽、以氣爲主、故發育時肺部特殊、其喉特突、聲音大變、女子屬陰、以血爲主、故發育時肝部特殊、骨盤擴大、兩髂骨寬也、抑又男之遺精、乃氣之作用、色白象坎水也、女子月經、乃血之變、色赤象離火也、此以男子多氣勝、女子多血勝者、即其故也、茲列於左、

	肺	肝	乳房	生殖器
男	發育	照常	照常	發育
女	照常	發育	發育	照常

▲奇經八脈爲生理學之界路

十二經、是解剖部位上之分配、奇經八脈、是生理上氣血往來、故正經十二、是左右配對、可稱偶經、奇經是單行、故名奇也、督脈起於長強、循背中直上頭面、絡于上唇內、任脈起于會陰、循腹經胸絡于下唇、前後相連、每日起行一週、猶地球之赤道也、陽蹻陽維、循足外踝上行至肩背、絡于頭、陰蹻陰維、循足內踝上行胸臆絡于面、是左右陰陽升降之旁路也　衝脈則起于會陰、由人身胸腹中間、直上至頭止也、帶脈起季脅、迴身一周、如束腰之帶也、然諸脈在身、雖無形象、實確有其理、如任督之循環、靜坐功夫深者、立時可見、（因是蔣維喬先生已經實驗可證）平人則難以覺察、惟患有疾病時、始覺如奔豚病、氣從小腹上衝咽喉、亦有從足部上衝者、累累發現、可見八脈非空中樓閣、

▲陰陽二字爲物質上敵體之代名辭

陰陽二字、爲物質上敵體之代名辭、亦即絕對的相反不同之義也、如鐵質之有陰文陽文、物體之有陰面陽面、電學之有陰極陽極、天之寒暑、地之水火、人之寒熱、此陰陽之大體也、由此推而廣之、如男女雌雄內外上下前後左右氣血臟腑酸苦辛甜、舉凡物理相對之反象、統可以陰陽二字包括而代表之、提綱挈領、無可更易者也、若不以陰陽分性別、試問更有何字可以包含其意義、表而出之、按天無寒暑、萬物無以生、地無水火、百物何以造、人無寒熱、生命不能存、故內經曰、「陰陽者、血氣之男女也、左右者、陰陽之道路也、水火者、陰陽之兆徵也」、曰血氣男女、曰道路兆徵、此仍言陰陽非玄妙神秘稱奇古怪之物、乃以男屬陽、以氣爲主、女子屬陰、以血爲主、有左升右降之道路、水冷火熱之徵象可見也、而有人竟不解陰陽爲何義者奇矣、嗚呼陰陽、嗚呼廢陰陽、

中醫課程應加法醫學一科

盧朋著提議

法醫學是醫者固有之醫權

- 法醫學爲各國所公認
- 中國法醫學濫觴於洗冤錄
- 今日吾國中醫多不知研究
- 自甘放棄醫權可不惜哉

考法院審判醫生、有鑑定之權、同是醫也、或有醫權、或無醫權、利與于彼而靳于此、斯固吾中醫所必爭也、不爭、則坐視其失、而爭之亦未見其得者何意故、以不講法醫學故、法醫學者、西人還宜兒氏初定爲國家醫家、倶痕氏名爲法律醫學、退衣兒氏名爲醫法學、日本初變法時、譯爲裁判醫學、又作斷訟醫學、至明治二年後、片山谷嘉博始改譯爲法醫學、至今沿爲定名、考清光緒已亥趙元益譯法律醫學二十四卷、係英國該惠連弗里愛同譯、刊于江南製造局、爲法醫學譯入中國之始、此書最爲詳備、後宣統三年、吉林檢驗學習所、學生筆記之檢驗新知識民國、劉懷德譯之濕氏法醫學、萬青選編纂之新法檢驗書、徐雲丁福保同譯之近世法醫學　上官悟塵編譯之近世法醫學、均大同小異、不出其範圍、而莫能過之、乃譯本既已林立、而研究者絕少、西醫學校尚有講授、中醫學校則付闕如、是甘心以醫權讓人、其又誰咎、夫法醫學固明明曰法、而問之法家則不知、明明曰醫、而問之醫家亦不知、至法官審判死傷互案、不得已而付之檢驗吏、于是檢驗吏、得以上下其手、營緣爲奸、豈非草菅人命之至者乎　雖然審判之事、其需要法醫學亦亟矣、即如民十七年五月二十九日、廣州地方法院、刑庭審判長鄭乘圖、因禁煙總處檢查員徐濤一等、傷害李秉樞律師案、特到敝校咨詢中風症之狀態、與敝校陳惠言等詳細討論、庭判決此案、即根據以爲證、其判詞謂、因中風有脫閉二種、脫屬虛而閉屬實、脫則病發時仍能言語、漸漸而失知覺、閉則猝然暈倒、即失知覺、(參考咨詢中醫藥專門學校教員筆錄)由此可見李秉樞、在房內呼取如意油之時、即係受傷病發之時、追呼取如意油後、漸漸喪失知覺、按之醫學、其情形亦相符合云云、又十八年四月二十日、廣東高等法院、致廣東中醫公會函稱、敝院受理梁蘇氏毒殺親夫上訴一案、訊據原告訴人供稱、上訴人用劍花煲牛肉致被害人食後即斃、質之上訴人則謂被害人係因夾色致死、兩造情詞各執、自應調查、以明眞相、惟劍花煲牛肉、能否令人致死、須用至何程度及若干分量、始能令人致死、又夾色症、須經過多少時間、乃能斃命、素仰貴會於中醫藥性、研究有素、相應函請查照、希將上列各點、詳細查明見復、以資參考、懸案以待、勿延爲盼云云、(以上兩案、廣東法院、有案可稽、)則是當局、未嘗不以醫權予中醫者、此爲近日僅見之事、不可謂非中醫界放一曙光也、故中醫學校課程、法醫學一科、實不可少、且中國之法醫學、以洗冤錄錄爲最古、中國審判、相沿用之、從無不破之案、蓋外國法醫學、對于各種致死之由、原因雖屬甚詳、而轉察自殺、或他殺之情形、反不如洗冤錄之周密、可知洗冤錄、不特可用、且獨外國法醫學而上之、又如服毒一門、外國化學藥品通行、所以服毒者多、是化學藥品、中國則不然、此又以洗冤錄爲詳盡、拿國情故編法醫學者、必參加以洗冤錄、而酌取其精華、方爲中國之通用之法醫學、非泛然執一譯本、以爲教科書、便可以塞責也、誠能將法醫學一科、編定課本、加入講授、則豈惟取得醫權、即外國領事裁判權、亦不難收回矣、(下略)

中國內科普通療法（續）

許半龍

（三）其有因七情鬱結、氣滯壅脹而腫者、謂之氣臌、腹大、皮色不變而厚、鬱鬱然不堅、按之窅然而不起、喘促煩悶、脈弦緊、沉香降氣散主之、

氣爲無形、水屬有形、有形宜導、無形當利、此治法之大概也、

處方

（一）廓清飲　陳皮　茯苓　枳實　厚朴　澤瀉　腹皮　萊菔子　白芥子

（二）腎氣丸　附子　肉桂　山藥　熟地　山萸　丹皮　茯苓　澤瀉

（三）沉香降氣丸　香附　烏藥　砂仁　沉香　甘草

十三、腹脹

濁氣中阻、脾胃不和、則腹爲脹滿、（一）小便黃赤大便秘結、善噫、體重、臥不安、脈浮、寬中湯主之、（二）若中氣不運而腹脹者、責之脾虛、小便清白、大便稀溏、食少脈細微、香砂六君子湯主之、（三）更有蓄血而脹者、大便色黑、小便清長、發狂善忘、脈沉而急、桃仁承氣湯主之、

處方

（一）寬中湯　陳皮　鹽半夏　茯苓　枳實　山查　神麯　白朮　厚朴　萊菔子

（二）香砂六君子湯　黨參　茯苓　白朮　甘草　木香　砂仁

（三）桃仁承氣湯　桃仁　桂枝　大黃　芒硝　甘草

十四、黃疸

濕熱交蒸內結不散、發爲黃疸、（一）一身盡黃、色明如橙、煩渴頭汗、消穀善飢、小溲亦黃、脈滑數、茵陳蒿湯主之、（二）若身目爲黃、而色如烟熏、肢體重着、身寒胸痞、腹滿踡臥、自汗自利、小便渾少、則爲陰黃疸、茵陳四逆湯主之、

凡疸病初起、其兩目爪甲必先黃、比預兆也、

處方

（一）茵陳蒿湯　茵陳蒿　梔子　大黃

（二）茵陳四逆湯　茵陳　乾薑　附子　甘草

四　排泄系病

一、汗病

陽虛則不外固而自汗、陰虛則不內斂而盜汗、（一）自汗者不因勞動、不因發散、然汗出、或每至天明時出、身寒而冷、脈虛微、補陽湯主之、（二）盜汗者、寐中汗出、醒後倏收、不自知何時外泄、脈虛細、養陰湯主之、

處方

（一）補陽湯　黨參　黃芪　白朮　甘草　五味子

（二）益陰湯　山茱萸　地黃　丹皮　芍藥　麥冬　五味子　山藥　澤瀉　燈草　地骨皮　蓮子

二、腰痛

腰之內部爲腎分泌、一遇障礙機能、即形疲乏、故腎氣虛傷、經絡凝滯、而痛作焉、（一）痛攸攸不止、軟弱無力、不能久立、漸至精涸骨枯、猪腎湯主之、（二）痛如帶束、乃寒襲帶脈、調肝散主之、（三）痛而且重如、坐水中、乃寒濕內襲、名曰腎着、腎着湯主之、

腰之爲痛、虛者多而實者寡、使腎臟與氣備護、雖有寒濕、安能爲害、

處方

（一）猪腎湯　猪腎　青鹽　杜仲　續斷

民間治療

予閱太上感應寳筏圖說、內載六神湯一方、專治痢疾、其方爲當歸白芍萊菔子檳榔山查陳皮、如係旱年、內河易涸、飲水不潔、致多生此病者、加眞雄黃、予屢用之屢效、民國三年、予在角斜行道、合此送入、獲愈無算、

予讀聊齋、載有以□荔醫喉症者、□荔一物、家父曾於遜淸客兵部武選司李毓如幕多日、歸示予曰、□荔在北京見之、葉翠方紅、比吾鄉紅萊菔大可數倍、其翠紅鮮妍可愛、小販把向街頭賣京錢數枚、幷不甚貴、食者甚多、蓋亦知此物治喉有效也、與吾鄉喜食萊菔者同、但辣性遜耳、或者謂□荔滕本、是又一說也、聊齋又載詹茅水滴葱白上、以物承之、可洗瘤患、

歸田老人筆記、載有接骨法、用開元通寳錢煅後醋淬、至七次爲絕細末、用無灰酒服之、至醉取汗　銅即將骨斷處束住、有雞足斷、用此法試之、後宰雞剖其斷足看之、銅束宛然、

又鄉人欬吐帶紅多日、乞方先父關亭公、公即教用白芨爲末煮糯米飯吃、其病如失、後觀歸田老人筆記中、載此方云、一重囚判□罪、在獄與一獄卒善、言其幼時與人格鬭、傷肺部、有人傳以白芨爲末、服之遂愈、後因支解、時見肺上破處、皆爲白芨末補牢、先父借治欬血傷肺、正見善於變通也、

消息

中醫學校教材編輯委員會閉幕

全國醫藥聯合會中醫學校教材編輯委員會、已于七月十六號閉幕、議決各項、非常圓滿、(于下期本報披露)十七日、中醫學會、神州醫藥總會、中華醫藥會、三團體公宴各委員於滬南半淞園、共推陸仲安主席致歡迎詞、繼由各委員各來賓演說、至下午八時許、始盡歡而散、

衛生局第三屆登記中醫審查合格者彙報(一)

記者

(名錄於下以審查先後爲序)

劉松濤　喬景祥　程振玉　王保之　余潤之　顧良濟
顧允若　雷潤之　王聞喜　秦懋春　張懋夫　朱伯熏
周曙雲　茅培千　陳炳耀　陳振遠　錢新卿　蔡擬松
紀淮寶　李芳芳　梁靜軒　龔玉衡　李雲生　蘇致堅
潘觀誠　吳作人　曾愛廉　周少峯　潘月鋤　張桐伯
胡純香　楚毓英　張樹綱　吳祝堯　莊康卿　嚴孟丹
張天爵　俞含初　龔石松　馬春波　潘明德　邱子宣
徐　堂　蔡志明　吳蔭軒　范百仁　寇潔泉　李渡生
鄧東平　黃福成　俞一帆　王汝昌　劉菊人　史明智
孫梅修　施子良　張馬氏　周致祥　殷仰會　婁善全
鮑承良　徐景岐　戚伯林　王樹仁　歐陽愼咸　宋雲山
季百川　譚嶽生　陳理恩　陸精華　高向春　謝恩浩
姚雲樹　郭鏡秋　佟忠義　顧濟堂　邱式伊　程文之
李益春　徐渭江　余琴堂　馬繼堂　張瑞堂　陸克成
徐筱軒　洪湘波　張杲勛　謝明儀　沈伯藩　吳雪樵
顧潤皓　黃愛華　胡新驥　凌葉廷玉　劉樹遠　徐雨村

上列醫士經一二三次試驗委員會審查合格准予發給執照惟執照約在九月發出尚有未經審查者八百餘人本報當每週報告

傷寒新解（續）

大梁鄭爾鼎

此言外感症不可行下法、蓋下則不合乎太陽病之對症療法也、若太陽病曾經誤下、而仍有中風之太陽症、猶未發生他種之病變者、仍當用桂枝湯以治太陽之病也、

太陽病先發汗不解而復下之脈浮者不愈浮為在外而反下之故令不愈今脈浮故知在外須當解外則愈宜桂枝湯

太陽病發汗不解、是表症仍在也、有表症者、不當行下法、下之多生他變、然亦有僥倖而不生他變、仍係中風之太陽症者、仍當用桂枝湯輔助抗毒素之力、以解外感之邪也、若欲診斷太陽病誤下之後有無他種病變者、當取決於脈搏之浮不浮也、蓋脈浮本為太陽病之提綱、緣外感毒邪之初起、則患者之陽氣、即當從事抗拒而鼓動、於是血液沸騰、血管弛張、故脈搏外浮、陽氣者、即西醫之所謂抗毒素、亦即生理之體溫也、今雖誤下之後、其脈仍浮者、是陽氣猶未塌陷、太陽之病、仍無他變也、若下後脈不浮者、是體溫由消化器而外泄、即陽氣因下而塌陷、亦即抗毒素因下則抗毒之作用消失、故太陽之病、即當引起他種之病變也、

太陽病下之其脈促不結胸者此為欲解也脈浮者必結胸脈緊者必咽痛脈弦者必兩脅拘急脈細數者頭痛未止脈沉緊者必欲嘔脈沉滑者協熱利脈浮滑者必下血

（此條金鑑正誤曰脈促當是脈浮脈浮當是脈促脈緊當是脈細數脈細數當是脈緊脈浮滑當是脈數滑）

此詳言太陽病因於誤下之種種病變、皆當據脈搏之診斷而鑒別、其脈浮不結胸者、是患者之抵抗力、強盛異常、雖經誤下、則表邪猶不能乘隙而內侵、此邪不敵正、所以為欲解之象也、脈促者、陽氣塌陷、表邪內侵而化熱、血行急速、循環窒塞、故脈數而時止、所以必有結胸之變也、脈細數者、邪熱深入於血分、則血中水分、被灼而缺乏、是以必有咽痛之病變、蓋咽為消化系統排泄炭氣之出路、再加邪熱之內熾、又乏水分之滋潤、則咽之乾而且痛也、不亦宜乎、脈弦者、邪熱之勢大甚也、蓋內臟之炭氣過盛、則鎖骨下靜脈、遇此強度之高熱而收縮、所以必有兩脅拘急之變也、脈緊者、傷寒在表、血液凝固、雖經誤下、脈象未變、則頭痛之表症、宜乎未止也、但此斷或係下後又傷於寒者、亦未可定、總之、見有傷寒之太陽病、必有傷寒之太陽病症也、脈沉緊者、寒結於內也、蓋陽氣因於誤下而外泄、則消化器內、失其固有之常溫、於是寒濕聚於胃中、而不能運化、所以必有欲嘔之變也　脈沉滑者、虛寒之象也、按滑乃濕熱之脈、何虛寒之云乎、蓋協熱利者、協同表熱作利也、是陽氣因誤下而外脫、則腸中即無升提之能力、此利之所由作、表邪仍在、此身熱之所以未除、故曰協熱利者、下利兼有身熱也、而脈滑者、非普通濕熱內蘊所當見之滑脈也、是陽氣虛極、血行無所憑藉、來往流蕩、而無牽制之意也、況滑為沉滑、尤足定為陽氣下陷之鐵證、此協熱利者、不啻為虛寒利也、脈數滑者、是誤下之後、表邪內陷而化熱、邪熱太甚、勢必迫血而妄行、故下血之症、在所必有也、

太陽病二三日不能臥但欲起心下必結脈微弱者此本有寒分也反下之若利止必作結胸未止者四日復下之此作協熱利也（金鑑正誤曰四日復下之當是四日復下利）

疥瘡與梅毒不同之點（上）

胡潔民

諸位對於疥瘡和梅毒的感想、一定是人各不同的、知其所以的、當然不用我再來說明、可是現在普通人多以為這兩種是一類病、

全屬於花柳病範圍內、這種誤會、就我平素的注意經驗有兩個例可以證明、

例一　『專門花柳、包治梅毒惡瘡、五淋白濁、下疳橫痃、疥瘡等症、定期保好、不吐不瀉、不誤公事』這種廣告到處全有、是人人都看得見的、我看這種廣告不過是表示醫士研究的特長、處理的法、用他以廣招來罷了、但是這種廣告印像深刻在大家腦筋裏邊、一定落個大惑不解、必以爲花柳就是那廣告上的幾樣病、那幾樣病全是花柳　這種誤解是常聽人說的、想諸位或者亦有這樣的感想、但是疥瘡並不是花柳病、乃是一種寄生虫性的皮膚病、就上舉廣告而論、或者這位醫士是個皮膚花柳科的國手、然而他可特別注明的是專門花柳、或者他因爲疥瘡是個傳染人的病、才把他列在一個廣告上、但是能够傳染的皮膚病、又何只這疥瘡一種、這樣醫士根本悞解還是別有用意、我是不敢武斷的、總而言之、這樣廣告常在社會上出頭露面、恐怕普通人全要承認疥瘡是花柳病了、

例二　我在醫院看病的時候、來了一個老媽領着兩個妓女瞧病、診察的結果、這兩位妓女都得的是疥瘡、我就將這個診斷告訴那個老媽了、他雖然沒有說什麼、可是他的顏面筋肉動作起來、表示一種佩服的樣子和默認的意思、就像這兩位妓女是應當得這疥瘡的、後來我因爲這老媽那兩個妓女在一號住、就想檢查檢查他、受了傳染沒有、我就先看她的手、當這個時候我的注意被他表情轉移去了、因爲他以先那副和靄的面孔忽然變了、顯出一種極不高興的樣樣、她還說她雖然和那兩位妓女一同住、不過是個老媽子罷了、那能够得這種病、但是事實上他也確有受染的症狀了、就這個例看起來、固然可以證明疥瘡是極易傳染的、並且可以證明老媽亦誤認疥瘡是花柳一類病了、雖說老媽子多是無知無識的、沒有這種辨別力、但是現在進化國民應當有這種常識、除去誤解免受了他人欺騙、那才好呢、

現在我先將疥瘡和梅毒不同的地方、分條寫出來、請諸位看看、就明白了、

瘡閉說

盧哲夫

疥瘡毒發於毛膜
若急急求其速愈
用水銀硫黃薰擦
毒反內閉不得出
即發生危險症狀

瘡閉一症、甚爲危險、考歷來醫書、惟王肯堂云、患瘡疥用乾藥太早、致遍身腫、宜消風敗毒散、若大便不通、升麻和氣散、若大便如常或自利、當導其氣自小便出、宜五皮飲和生料五苓散、若腹腫在部、宜除濕湯和生料五苓散加木瓜澤瀉之類、如此等法、亦皆治標未求其本也、夫瘡乃風濕熱毒中於皮毛、瘙癢無度、愈發愈多、雖有大小乾濕之別、必待毒氣外達泄盡、自可漸愈、安有瘡閉之症、奈世人不悉此理、一見瘡發、急用水銀硫磺之屬、薰之擦之、望其即愈、不知毒氣正發於毛膜、而反禁其出、則毒不外達、而內攻肺臟、以肺主皮毛故也、肺臟中毒、則肌肉浮腫、咳嗽喘促、小便短少、胸滿壅塞、痰鳴鼻動、是外瘡雖沒、而內毒更烈、當此之時、欲求其出而不可得也、試申論之、其肌肉浮腫者、以肺臟中毒、不能下行清肅之令而水妄溢也、其咳嗽喘促者、肺臟不能運行升降之機而氣阻滯也、其小便短少者、不能通調水道之路下輸膀胱也、其胸滿壅塞者、肺葉張不能臥也、其痰鳴鼻動者、肺臟中毒阻其呼吸也、以上惡候、極危極險、治之稍失、鮮不誤人、臨症者急宜速救肺臟而兼解毒、加以鮮發之物以托毒外出、俾瘡盡發於肌表、而不使內攻於肺、庶幾可保無虞

、不知此理、而徒用羌防之屬、汗之散之、是人既入井、而又下石矣、夫羌防之不可用者何也、以邪之所湊、其氣必虛、其人體弱也、若體實而投羌防、又何害焉、

泄瀉之病理

受寒則腸胃血管束緊
受熱則腸胃蠕動亢進
脾胃衰弱則血管弛緩
食滯藴釀則血管壅塞

張治河

泄瀉一症、醫籍大概分爲寒熱虛實四種、屬寒者感受寒邪、脾陽衰弱 即內經所云、歲水太過、腸鳴泄瀉是也、屬熱者感受暑邪、協熱下利、即內經所云歲火太過、民病血泄注下是也、屬虛者脾土不足、運化無權、即內經所云脾病者、虛則腹滿腸鳴下爲飧泄是也、屬實者飽食傷脾、運化不及、即內經所云飲食不節、起居不時、下爲飧泄、久爲腸澼是也、此症經我國數千年醫學大家之研究、已屬發明無遺、然細繹諸說、大都從氣化方面立言、若更於實質方面推明其理、於經文固無抵觸也、吾人飲食入胃腔殼內、遂起種種變化、腸胃神經興奮蠕動生焉、血管擴張吸收作焉、水穀融化成爲一體、精華隨吸收流佈、以供各處需用、糟粕藉蠕動以排泄而爲乾糞、若泄瀉者、皆係血管吸收失職、水分不得四佈、以致糞變稀薄也、如受寒邪刺激、則腸胃血管束緊、失其吸收作用、水分下溜腸中、如受熱邪刺激、則腸胃蠕動亢進、水分長驅直下、血管又不及吸收、如脾胃虛弱、則血管弛緩、吸收無力、水分停蓄腸內、如飲食不節、醞釀於中、則粘膜受其刺激、血管腫塞、吸收障礙、水穀渾雜腸間、於是腸鳴腹痛而泄瀉作矣、治此者、審係血管因寒而束緊、則用辛溫藥以刺激之、審係蠕動因熱而亢進、則用苦寒酸斂藥以淸降之、制止之、審係血管因虛而弛緩、則用甘溫辛燥藥以興奮之鼓勵之、審係粘膜因食滯醞釀之刺激、則用消導藥以通下之排泄之、總之務使血管恢復吸收功能、水分得以四佈、游行全體、從泌尿器以下出、則小便利而大便乾矣、

飲食上底注意

金華勳

在我要說飲食上底注意以前、我先有一件聲明、就是各種疾病、各有飲食上底注意、我這篇講述是付之缺如的、何以呢、因爲疾病上飲食底注意、絕對不是幾句話就能使閱者一目了然、並且患者既然得了病、一定去就醫診治、那治療底醫生、一定會告訴你的、所以我所說飲食上底注意、是健康人飲食上的注意、

(一)食物原料底分配 我們天天所吃底食品、必須要將他原料配置適宜、譬如愛吃動食物的人、(肉類等是)要是每頓飯只給他肉類食物吃、一點兒植物性底食物(米麥蔬等)不給他吃、那麼他一定要生疾病的、反過來說、那愛吃植物性底食物的人、要是長久不叫他吃動物性的食物、也要發生疾病的、因爲這個道理、我們對於食物原料底分配、應當要注意的、

(二)吃飯時候底注意 吃飯的時候、必須安靜、精神必須愉快、要是一方面吃飯、一方面與他人爭吵、或是吃飯的時候、有意外底愁惱事情發生出來、都可爲疾病的原因、對於吃飯時候的注意、還有一種最要緊的事件、閱者千萬不可忽略、就是牙齒對於消化的關係、牙齒這件東西、是消化食物一件利器、所以我們吃食物底時候、必須要十分碎爛、才可嚥下、

(三)吃飯時間底注意 我們人類、因爲人人作業的時間不同、所以吃飯的時間也就不同了、但是對於自己吃飯的時間、要規定一個準鐘點、不然要是天天吃飯沒有一個準時間、日久天長也要生

病的、有許多人、愛吃零碎的食物、這也是沒有什麼益處的、凡是要零碎食物吃的、對於吃飯的食量一定減少、長久如此、營養上必受有重大底影響、以致發生種種疾病、

(四)飲食物不攝衛生的關係　例如暴飲暴食、難消化底食物、過冷的食物、不良的酒類、不成熟的菜類、不成熟的菜蔬、俱可爲種種腸胃病的原因、

(五)飲酒的注意　酒類飲用適宜的時候、固然有增進且行、興奮精神以及催促血液分泌的功效、慢性酒中毒的症、照這樣看起來、不能吃酒的人、我勸諸位可以不必學他、能吃酒的人、總要檢點才好、我對於飲酒這件事、還有或句話、要與諸位談一談、就是宴客的時候、必有酒在裏面、要是當時逞着豪氣、不肯退讓、飲足了還要飲、結果必發生酩酊的狀態、他的氣狀是動作粗暴、情緒難禁、忽喜忽怒、思致力衰弱、言語澀滯、步行跟蹌、眩暈嘔吐等、以至於睡眠、醒了以後、還有頭腫頭痛、胃病等症狀、其最厲害的、常因過量的飲酒、以致發生急性酒中毒而死、因爲這個緣故、所以我勸諸位於宴客的時候、要注意、

(六)茶和咖啡飲用的注意　茶和咖啡這兩種東西、都是普通飲用底嗜好物、對於神經有興奮作用、精神暢快、血行調節、運動活潑等功效、所以疲勞以後、和精神沈鬱的時候、吃茶或咖啡、實在相宜、若是飲用過多、或過於濃厚、因此精神興奮、以致不能睡眠、亦是有的、不可不加以注意、

(七)糖類飲食的注意　糖類是一種嗜好品、兼有滋養作用、他的消化甚慢、所以容易滯留在胃內、因爲醱酵作用而發生酸、刺戟胃粘膜、因此亦不可多用、吃糖類過多的人、並能發生糖尿病、這種病是很難治癒的、

(八)醬菜醬油類食物的注意　這類東西、是我們天天要用的、用得適當、是有益沒害的、

(九)香味類飲食的注意　這類飲食品亦沒有多大滋養的功效、但是用的適宜、一方面能催促食慾、一方面又能使消化機能增進、譬如胡椒一類的東西、要是用之過多、有刺戟胃粘膜的害處、

(十)吃飯對於睡眠時間的注意　吃完飯以後、不可立刻去睡覺、因爲我們睡覺的時候、身體各器官底工作力俱減少、胃的消化力亦薄的、要是吃過了飯就去睡覺、那豈不是容易生病嗎、

以上所述的、不過是飲食上注意的大概、我想遺漏底地方必定很多、就是談到的、亦是很簡單的、爲請閱者原諒、

人的面皮爲什麼獨厚

余彥怡

面部之血液獨多
面部之動作不停
而血脈特殊增進
故面皮老而厚也

要是說明白了、就得使我們希奇、——在冬天我們身上的衣服、總是穿得厚厚的、極力要使他溫暖、可是頭部除了頭上戴一頂帽子外、顏面上却從來沒有東西穿着、而並不覺得冷、可不是說明了就覺得奇怪嗎、現在我將他說一個明白、或者是西醫們所沒有的能、

面部的血脈最多、所謂陽明胃脈在面之中央、少陽肝膽之脈在面之兩旁、太陽膀胱之脈在頭之後、又如內經所謂「十二經脈三百六十五絡其血氣皆上於面、而走空竅、」這就可以證明面上血脈之多了、

太陽陽明少陽之脈在頭部的分配、自有至理、可是不在本篇範圍之內、恕我不來多說、不過總是說面部血脈之多罷了、至於內經所講的話、非說明一下不可、

所謂十二經脈、就是太陽陽明少陽等名稱的血脈、因爲中醫都將血脈分配十二經、所以十二經脈就是血脈、三百六十五絡這句話、我想說得有些不對、因爲那時並沒有解剖、就是有也決不能數得淸楚、況且面部的血管何至三百多、恐怕三千三萬都不止罷、總之是表明面部血管之多罷了、（這是我個人的意見、讀者諸君如能將這句話眞實的講出他的用意、那當然是萬分歡迎的、）

面部血脈多了、就必定有他的用處、所以內經連下去就是說、「其精陽氣上走於目而爲睛、其別氣走於耳而爲聽、其宗氣上出於鼻而爲臭、其濁氣出於胃、走唇舌而爲味、」這幾句話就是說他的作用了、

「精陽氣」就是陽氣的精華、換句話就是五臟六腑的精華、睛是看得淸楚的意思、這第一句就是說五臟六腑的精華、都要上注於目、使他看得淸楚、自然咧、眼睛是淸竅中最淸的一竅、所以要五臟六腑最最淸的氣之精華來保養他、眼要氣保養、耳當然也一樣需要的、所以他說「其別氣走於耳而爲聽、」這個「別」字講得很奇怪、往往使人不知他是藏着什麼道理、兜着大圈子去找、實在說明了也沒有什麼大道理、反覺得有些滑稽可笑、原來耳是生在面部兩傍的、氣要去養他、不能走正面而在兩邊走、爲了文法上的關係、不得不寫一個「別」字、宗氣在於肺中、肺開竅於鼻、所以宗氣是養着鼻子、而使他發生臭覺、所謂「濁氣出於胃、走舌而爲味、」這個氣字指的血而非氣了、因爲氣總是淸的、血總是濁的、脾胃變生了血脈、養到他的發竅處、——口唇——使他發生味覺、

內經在這數句下連着就是一句「其氣之津液、皆上熏於面、」那不明明是說不論五臟六腑的氣、血、津液、都要上注到面上、至於口耳鼻不必死死的分着何竅去保護他、也就在於言外了、

以上都是說十二經脈佈在面上的作用、和保養七竅的關係、至於顏面爲什麼要厚和不怕寒冷的理由、至今還不曾說出、好、我就來說他的原由罷、

面部所以需要極多的血液、是爲的七竅不住的工作、例如眼睛一天到晚要看東西、又不住的閃動、耳朵一天到晚要聽聲音、鼻子一天到晚要臭氣味、口唇也要時常張開吃東西、他們總是無休無止底動作、不像肢體只要睡了就可停止、我們總知道身上各部只要時常動作、他的肌肉就會厚實起來、（勞力的人、他的手足上的肌肉十分發達、可以證明、）面部既是血肉搆成、自然也逃不了這個公例、於是面皮就漸漸的老實肌肉也漸漸的堅厚了、

在少年的時候呢、肌肉正是豐富的時代、也就沒有什麼顯著的狀態、若是年紀一老、肌肉漸漸衰敗下去、那就不對了、眼眶因了時時閃動、而陷了下去、鼻子和耳朵、因爲並不張動、只有空氣和聲浪在那裏進進出出、所以並沒有異樣的變動、不過那處的肌肉、沒有少年時代的急張、是不言可知的了、

現在可算講完了、那末我來總斷一句、說一句簡而明的話：

因爲面上的動作不停、
所以面上的血脈極多、
因爲面上的動作不停、
所以面皮就老而且厚、

關於乾餅藥之答案

（一）汕頭李祝意君答

（上略）貴報　羅君燮元徵求請問療饑之救星中乾餅藥究竟是何藥一則、查乾餅藥係用草木類土製、色分黃白、黃濕味厚、白乾味淡、用以洗物去穢、以少數合入粉麵類食之、易以消化、鄉人常以少數合入飼豬料、取其消化之義、若合以漸出蜜石灰點鹽、料是

此義、又查深黃係野生藤草類、橫幹葉青、味苦性涼、解毒、用以治牛豬之疾、人有結成熱核、合豬瘦肉煎湯服食、可消結核、再黃花壘柴、白花壘柴、均是野生柴草類、種稍異而花分黃白、味性稍同溪黃、人沾咽喉干燥腫痛、用水煎湯含吞、立見奇效、以上四種、有此物確有此名、敢爲函告、（下略）

（二）汕頭謝寄塵答

上略　此物即植物、土名布驚樹、燒灰煮成鹹、陳白如雪、至製造法未詳、此藥凡嘉應（今改梅縣）屬下、茶食店內均有出售、價甚廉、（茶食店內要用此藥製造餅餌）敝人梅縣人、故知此物、（下略）

自本報一六八頁、羅君燮元徵詢乾餅藥一則登出後、即蒙李謝二君詳細答覆、本擬即將來函登載、惟適時編者適以事返里、編輯一職、託人代庖、致二函散失、迄今未曾佈露、昨又蒙羅君燮元、寄來異哉癧科全書之梘砂反由我發掘而表現一文、爰憶往事、急搜尋殘稿中、幸李謝二君之原函尚在、今特錄出以告羅君、並示歉意、編者附識

梘砂反由我發掘而表現

羅燮元

考吾國藥物名辭、多不統一、故同是一物、在此省則名甲、在彼省則名乙、見於醫報雜誌者、素見不鮮、致使良藥驗方、雖得之而不能用、即使好學深思之士、費盡搜索之力、亦徒喚奈何、殊可慨矣、即如癧科全書、言非不精、論非不細、不意亦有此種毛病、因余去冬、初見是書觀其所論治法精詳、嘆爲得未曾有、及一研究其方、乃於第一方點藥、第二味梘砂、便不知是爲何物、遍考本草、亦無是名、同時函寄天津山西及滬上各醫報醫社、乞爲指示、覆示均言不知、余正求之而不得、乃不意於今夏購來過安齋證治叢錄、上卷方藥門、一七頁、載有俞鑑泉君、函告一文、始知此物、確是鹼子、與余前徵文中、附識所考本草綱目之石鹼同意、自此懷疑頓失、特恐同人不知、再將彼論轉載於下、梘砂用雜柴燒灰、泡水製煉而成、此是原質、性類疏打、而消蝕力更大、觀於梘砂泡水、沾手皮縐、五月裹粽米、沾水即穿軟化、洗衣擦物、立乾淨、便知、

（燮元按）查本草綱目卷八、土部、石鹼條、集解、李時珍所云、亦係雜草燒灰淋汁煎熬而成、茲不贅、至論其性味功用、則曰氣味辛苦溫、微毒、主治殺齒虫、去目翳、治噎膈反胃、同石灰爛肌肉潰癰疽瘰癧、去瘀血、點痣靨、疣贅、痔核、神效、據其形狀功用、即梘砂之本名也、無疑、其點癧亦本於此、惟別名只有灰鹼花鹼、而別無梘砂之名、想是粵方言之異耳、以後做書登報諸君、其有不常用之藥、務祈要載本草之公名、使人人盡曉、其濟世之心、庶幾無憾矣、

（編者按）敝人自得李謝二君報告後、適以事回梓、迨返滬時、即往北四川路遍詢各廣東肆中、據云祇知梘砂、並不知所爲乾餅藥、且此物不可食、祇可供洗滌之用、爲製造肥皂中、大宗之成分、視其物、色微黃、成塊如石鹼、質堅、碎之內光亮、如冰糖相似、此概李君所謂黃色之一種歟、價甚廉、每斤不過小洋二角、購之歸、碎之濕甚、疑焉、同時又致函李君、請其代購梘砂少許、以便作一比較、而李君迄今未覆、不識何故、姑識之以詢李君、

教材編輯委員會會議記錄

七月七日　舉行開幕典禮

七月八日　議決各案如下

（一）對于編委會規程第一第二第三第四第五第六條照辦

（二）對于第七條應提出討論以定會議之程序

採用學說之標準問題案

（議決）一將固有學校確合科學原理者用科學方法解釋之

二確有實效者用科學方法證明之

三既無實效而其理論又甚不合科學者廢棄之

四凡成法所無者設法補之

五中醫所有西醫所無者保存而發揮之

七月九日　議決各案如下

（甲）　學期問題案

（議決）醫校以五年修業期滿

（乙）　學科問題案

（一）生理科問題　（議決）添置

（二）解剖科問題　（議決）應設解剖學不能與生理歸併

（三）藥物問題（附製藥實習科）　（議決）設置

（四）醫化學問題　（議決）設置

（五）衛生科　（議決）設置

（六）國文科　（議決）設置

（七）外國文科　（議決）設置

（八）黨義科　（議決）設置

（九）軍事科　（議決）設置

（十）醫學史　（議決）設置

（十一）病理科　（議決　設置

（十二）內　科　（議決）先定該科節目及分量再行討論

（十三）細菌科　（議決）設置

（十四）外　科　（議決）俟定節目後再行討論

（十五）診斷科　（議決）設置

（十六）婦　科　（議決）設置

（十七）方　劑　（議決）設置

（十八）幼　科　（議決）設置

（十九）臨症實習　（議決）設置

七月十日　議決各案如下

繼續上日討論

（二十）傷　科　（議決）設置傷科不必任學生自由選習

（廿一）喉　科　（議決）設置

（廿二）眼　科　（議決）設置

（廿三）針灸科　（議決）設置

（廿四）推拿科　（議決）設置

（廿五）法醫學　（議決）設置

（廿六）花柳病學　（議決）設置

（廿七）產　科　（議決）設置

（廿八）理化學　（議決）設置

（廿九）醫　經　（議決）設置

（十三）醫學通論　（議決）設置

七月十一日　議決各案如下

（丙）　支配實習時間問題

（議決）將五年中科學時間統計上課占十分之七實習占十分之三每學期暫以二十星期爲標準每星期三十三小時如各省地方情形不同得斟酌行之

（丁）　規定學科問題

（議決）生理　解剖　衛生　國文　醫學通論　藥物　外國文　黨義　軍事　內科學　醫學史　病理學　診斷學　方劑學　細菌　醫化學　理化學　婦科　產科　幼科　外科　傷科　喉科　眼科　針灸科　醫經　推拿科　法醫學　花柳病學　臨症實習

第一年 十科

生理 解剖 國文 外國文 藥物 醫學史 理化 醫學通論

黨義 軍事

第二年 十科

黨義 軍事 國文 外國文 藥物 內科 病理 診斷 細菌

醫化學

第三年 六科

國文 外科 內科 病理 診斷 方劑

第四年 十科

臨證實習 喉科 外科 幼科 衛生 內科 針灸 方劑 婦科

法醫學

第五年 八科

產科 眼科 針灸 傷科 推拿科 花柳病學 臨證實習

七月十二日 議決各案如下

（戊）規定各科節目及分量案

（議決）傷寒 雜病 温病 爲內科的內容

（己） 決定教材之體例

（一）教材須根據中國固有學理發揮之不能取毛去髓故求迎合

（二）教材須經全國醫林公認適當方可採用

（三）須有科學化不滲雜虛偽文字致失價值

（四）須有真實效驗人人可學可用

七月十三日 議決各案如下

（一）討論各科科目分量支配問題

（議決）以百分數支配教授時數分量

（二）討論科目之類別以爲定分量之標準

（議決）分甲乙丙三種

生理甲 病理甲 內科甲 藥物甲 外科甲 方劑甲

診斷甲 解剖乙 國文乙 婦科乙 醫經乙 幼科乙

傷科乙 喉科乙 眼科乙 針灸乙 醫學通論乙 黨義丙 衛生丙 外國文丙 細菌丙 理化丙 醫學史丙

軍事丙 推拿丙 法醫丙 花柳丙 產科丙 醫化丙

七月十五日 議決各案如下

（一）朱松先生提議如下

（一）對于樣張之病名須確定其病之名稱

（二）對于樣張內之藥物須統一藥之名稱

（三）製煉丸散須統一其內容之藥物及分量與調製方法

（議決）由全國醫會訂定後頒發各校遵照辦理

七月十六日 議決各案如下

（一）審核五學年各科教授時數分量表案

（議決）（一）傷科改爲八十小時 （二）外科改爲一百二十小時

（三）藥物改爲三百四十小時 （四）衛生改爲八十小時

（五）黨義改爲八十小時 （六）軍事改爲八十小時

（七）國文改爲二百四十小時 （八）醫學通論改爲一百四十小時

（九）醫經改爲二百四十小時 （十）其他各科照舊

一 生理 240 二 解剖 240 三 外國文 160

四 醫學史 80 五 理化 80 六 病理 240

七 內科 560 八 細菌 80 九 婦科 120

十 方劑 100 十一 診斷 240 十二 醫化學 100

十三 針灸 40 十四 法醫 240 十五 產科 80

十六 幼科 200 十七 喉科 40 十八 眼科 80

十九 推拿 40 二十 花柳 80

照議決案規定每學期二十星期每星期三十三小時爲標準統計五學年是爲六六〇〇小時除實習占十分之

三計一九八〇小時外授課時占十分之七計四六二〇小時以上各科時數共計四四六〇小時盈餘之一六〇小時由各校視其他各專科之需要酌量增加以資補充

(二)編輯課本案

(議決)由總會徵求材料後交各校分任編輯再由委員會審查

(三)試編各課樣張案

(議決)俟徵得材料再行討論

(四)本委員會規程第八條問題

(議決)俟總會徵集材料後再行討論

(五)本委員會規程第九條問題

(議決)俟總會將本會議議決提交執行各案辦理完了後再行召集

(六)本委員會應否推定常務辦事員于閉幕後辦理會務案

(議決)決定推理事兩人由謝利恒秦伯未二先生担任之

七月十七日　舉行閉幕典禮

消息

衛生局第三屆登記中醫審查合格者彙報(二)

記者

(名錄於下以審查先後爲序)

吳玉成　陳慶華　臧海齡　施錦龍　顧清源　黃祖安
毛近仁　錢蓀棠　張昌基　徐仲堦　王靜夫　陸會周
洪禹三　馬書常　張維周　沈錦康　張耆修　殷同卿
沈月明　曹鑫之　張鶴鳴　羅雪逵　邵浩榮　施九皋
龍春園　金保生　吳子泉　金百錄　張東山　虞叔韶
馬懷信　袁靜康　曹頌周　黃天宅　許太平　時逸人
嚴守靜　洪筱巖　莊少山　常墨林　沈芝九　朱鴻壽
沈亮卿　周永夫　黃鳳泉　黃瑞書　孫　恒　吳鴻卿
王覺才　潘國英　姚若琴　何雲鶴　賀子明　樓道貴
章孤鶴　陸宵春　龔石松　丁濟華　火仁方　仲添闌
錢石盤　陸濟衆　錢伯虎　周宜生　朱隱漁　朱石才
陸立江　趙友仁　陸叔平　陸永江　兪培元　方亮臣
繆愼齋　馬鴻遠　趙公僑　李鴻慶　葉尊琦　王亦明
顧雨時　賈其壽　王子平　劉泗喬　陳伯如　高　崙
邵逸琴　高明德　羅茂康　潘澄濂　胡蕃伯　王一山
張劍秋　劉佐良　吳海川　丁濟民　唐璐宸　蕭亦相
賈頌安　丁濟蒼　董少伯　黃偉才　韓哲仙　張文蔚
徐九齡　王鎮源　秦漢民　林馨英　沈慰親　周慧仙
殷郁文　徐錫美　祝景德　陳靜歡　辛元凱　王鶴翔
王召運　李慕韓　丁智醒　翟良如　蔣曉雲　吳望生
丁雲湯　黨靜波　章堯峯　陸春源　康庭孫　陳啓東
陸道章　朱純德　李漢章　孔丹樨　陳立人　袁松青
童俊夫　張雲龍　孫蓮茹　潘恩敏　葉志賢　祝堯封
程念修　張明初　傅道南　吳旗榮　胡紀衡　邱傑宗
陳相候　居醴泉　潘兆良　李元璋　徐鳴歧　聶廣成
劉仲華　馬嘉生　姚夢石　李鈞寰　李　安　沈志綠
巢承南　郭少良　王煥寶　諸誠候　顧友卿　張志堅
兪同芳　韓琴舟　虞舜臣　朱允宗　張翼景　任周森錐
樂文祥　陳平堦　趙相如　沈仰慈　郭紹仁　賭漢聲
朱年彬　汪竹泉　陳祖棟　楊乃培　蔣宏漢　張民權
吳伯明　林仲昆　馮子蘭　伍祖鞭　童春山　夏仲清
戴寄明　楊子卿　陳伯言　胡人偉　潘秀山　沈保康

中國內科普通療法（續）

許半龍

(二)調肝散 半夏 肉桂 木瓜 當歸 川芎 牛膝 細辛 菖蒲 棗仁 甘草

(三)腎着湯 乾薑 茯苓 白朮 甘草

五 生殖系病

一、遺精

遺精者、不因性交之感覺而精自流出也、多爲所欲不遂、心火動於上、相火動於下、(一)夜間夢交而出、脈洪弦、大補陰丸主之、(二)色慾過度、心腎兩虛、不能攝精而流出者、無夢、神疲、脈虛細、三才封髓丹合十全大補湯主之、

有夢者名夢遺、無夢者名滑精、夢遺屬實爲輕、滑精屬虛爲劇、

處方

(一)大補陰丸 知母 黃柏 熟地 龜板

(二)三才封髓丹 天冬 熟地 人參 黃柏 砂仁 炙草

(三)十全大補湯 黨參 茯苓 白朮 甘草 熟地 白芍 當歸 川芎 黃耆 肉桂

二、白濁

意淫於外、入房太甚、則腎藏之精、括約無能、輒隨溲溺而下、是爲白濁、(一)敗精流溢、放尿口時有穢物附着、如瘡膿眼眵、淋瀝不斷、脈大濇、按之無力、萆薢分清飲主之、(二)陰火鴟張、血液不及變精、即迫而流出、莖中熱痛、如火灼刀割、溺濁俱赤、則爲赤濁、清心蓮子飲主之、若赤而不痛、則爲尿血矣、

處方

(一)萆薢分清飲 川萆解 益智仁 石菖蒲 烏藥 茯苓 甘草

(二)清心蓮子飲 黃芪 麥冬 甘草 車前子 地骨皮 蓮肉 茯苓 人參 黃芩 遠志 菖蒲

三、疝氣

疝氣由肝中有寒、失於疎泄、濕濁復從而襲之、(一)睪丸墜脹、少腹急痛、脈大急、蠲痛丸主之、(二)挾濕熱者、小便黃澀、加味通心散主之、(三)若睪丸偏墜、有大小、臥則入腹、立則出腹、時上時下、脹緊攻痛、是爲狐疝、蜘蛛散主之、

厥陰之脈、循生殖器、故疝氣之病理、不離乎肝、

處方

(一)蠲痛丸 木香 茴香 烏藥 全蠍 金鈴子 牽牛 良薑 當歸 青良 延胡

(二)加味通心散 瞿參 木通 梔子 黃芩 連翹 甘草 枳殼 川楝子 肉桂 桃仁 山查 燈芯 竹葉 車前子

(三)蜘蛛散 蜘蛛 肉桂

四、經水

婦女經水、三旬一至、如潮之有信、(一)超前者、內有熱也、血鮮而多、或煨煉爲紫黑色、內熱口渴、脈象弦數、先期飲主之、(二)落後者、內有寒也、血淡而少、腹痛且脹、脈象遲緩、過期飲主之、(三)若經前與經行必腹痛者、病名痛經、屬瘀血挾逆氣內阻、烏藥湯主之、

夫氣爲血帥、氣行則血行、故行經之藥、必用利氣之品、方有實效、

處方

(一)先期飲 當歸 白芍 生地 川芎 黃柏 知每 茯苓 黃連 阿膠 艾絨 香附 甘草

傷寒新解（續）

大梁鄭壽舄

此必陽氣素虛者、方能罹此病變也、蓋表邪外束、則皮膚失其呼吸之機能、週身之氣機、遏滯不行、在陽盛之體、則二三日所蓄之炭氣已多、當有高度之體溫上升、在陽虛之質、內臟虛寒、氣機遏滯、過冷化水、二三日後、則胸腔之蓄水已成、臥則水氣上壅、肺臟不疎、故不能臥、起則胸滿而已、故曰、心下必結、脈象微弱、尤爲陽虛之徵、脈症俱在、猶恐後人之難明、又曰、此本有寒分也、可知仲聖之誨人不倦也、且陽虛水結、非宜下之病、若反下之、即犯內經虛虛之戒、陽氣因之而脫陷、當有瀉利不止之病變、但表邪不解、體溫不降、故曰、四日復下利、此作協熱利也、若誤下之後、瀉利一二行即止者、是陽氣尚未脫陷、則表邪乘虛而內侵、必作結胸之變也、

太陽病外證未除而數下之遂協熱而利利下不止心下痞鞕表裏不解者桂枝人參湯主之、

表邪未解、屢經誤下、以至表熱不退、腸胃虛寒、故協熱而利、利下不上、陽氣益虛、胃壁因之而凝固、此心下之所以痞鞕也、表不解者、外感未愈、翕翕發熱未除也、裏不解者、胃壁凝固、心下痞鞕也、主以桂枝人參湯者、用理中湯、以救屢經誤下所脫之陽氣、加桂枝以解未去之表邪、此仲聖立法之周至也、

太陽病桂枝證醫反下之利遂不止脈促者表未解也喘而汗出者葛根黃芩黃連湯主之

前條所論、患者之陽氣素虛、病變屬寒、此條所論、患者之陽氣素盛、病變屬熱、同一表病誤下而致利、患者之生理各異、故所現之脈症不同、而治法於是乎懸殊、蓋陽氣素盛、每易生熱、東垣曰、氣有餘、便是火誠哉、是言也、故雖誤下而致利、則表邪已同乎熱化、此條不曰協熱利者、表熱已退也、但表熱雖退、是表邪內侵而化熱、未可云解也、脈促者、邪熱太甚、不僅血行之速度增加、而且時有一止、血液稠滯之故也、喘而汗出者、熱鬱肺臟、躁動作汗也、主以葛根黃芩黃連湯者、用葛根以宣肺臟之鬱、用芩連以折燎原之勢、又用甘草以調芩連之味、此仲聖處方之精義也、

太陽病下之後脈促胸滿者桂枝去芍藥湯主之若微惡寒者去芍藥方中加附子湯主之

觀此條用桂枝湯之去芍藥、可知患陽氣之素虛、蓋桂枝湯之所以用芍藥者、誠恐藏桂之燥烈、有傷患者之水分、藉芍藥之酸寒收斂、以制陽氣之過盛、而防水分之受刧、若患者之陽氣素虛、復經誤下、則陽氣尤虛、滿腔寒濕、而乏氤氳之溫化、是以胸滿、此芍藥之所以必去也、學者慎不可以此條之脈促胸滿、認爲脈促者必結胸之意也、蓋此條之脈促、必應指而無力、是陽氣虛弱、血行失其依托、故脈搏流蕩無定、類似數象、乏陽氣之催促、故時有止歇、此本條之促脈、與脈促者必結胸之因於血行急速循環窒塞者、不同也、況結胸者、熱結胸腔、實窒也、胸滿者、濕鬱胸腔、膨悶也、一實一虛、判然矣、若本症再加微惡寒、是陽氣虛弱更甚、自身之體溫、不敵外界之空氣、斯時也、非加附子之剛烈、何足救其欲脫之陽氣也、但始終不離桂枝湯者、可知中風之表邪、始終未解也、

太陽病下之微喘者表未解故也桂枝加厚朴杏仁湯主之喘家作桂枝湯加厚朴杏仁佳

表邪誤下、陽氣內陷、於是自身失其抵抗之能力、外邪得以阻礙其氣機、週身之氣、盡鬱於肺而上壅、此微喘之所以作也、緣表邪未解、是桂枝湯仍不可廢也、解其表邪、則氣機之障礙自除、但喘勢既作、則氣逆之習慣已成、故加厚朴杏仁之降逆

、則表邪解、而微喘亦愈矣、若素患喘者、又得中風之表症、則桂枝湯中、亦須加厚朴杏仁以降氣、蓋表邪之所以能解者、全賴肺氣之四佈、方有抗毒之能力、而喘家之肺氣素逆、久失旁達之機能、此喘家之中風太陽病、徒用桂枝湯、而不加降氣之品者、不僅不能抗毒而外出、反足以助其逆、以增加其喘勢耳、

溼溫之治驗

蕭延年

醫學以傷寒爲最重、尤以治傷寒爲最難、蓋不熟讀長沙傷寒論、不即知寒極化熱、熱極化寒、凡論中所列中風、温病、濕暍、諸證、皆原於傷寒伏氣所化、不明內經熱病者皆傷寒之類、與難經傷寒有五之文、即不知中風、濕温、熱病、温病、皆感於時氣所生、與冬時天氣嚴寒、其病即爲傷寒之類、江南地勢卑濕、人烟稠密、往往温燠之時多、嚴寒之時少、故所生病以中風濕温熱病温病爲最繁、若概以長沙之麻黃桂枝湯施治、鮮有不僨事者、即或不用麻桂、而用大小柴胡等湯、重者或引邪入內而不救、輕者亦必纏綿累月、始能轉危爲安、本年三四月間、適四川羅君其次子偶患濕温、七八日汗出而熱終不退、特延余往治、余用鱉甲以入裏守神、用荊芥炭以散血分之風、用茵陳苡仁茯苓以滲濕、用黃柏知母以清手太陽小腸手少陽三焦之熱、兼用葦莖以通津液之關膈、服後不過四小時而熱退病除、調養數日而愈、維時余同鄉黃君、其子女前後亦患此症、余照前方斟酌加減、亦服數帖而安、觀此則知內經、所謂熱病即傷寒之類、與難經所謂傷寒有五、以及傷寒所云温熱濕暍諸症、實淵源一轍、不過長沙傷寒論、其太陽篇所以用麻桂者、乃對於即病之傷寒著手、茲易辛熱而爲清涼者、乃對於温熱濕暍用藥、治雖不同、而收效則一、謹述管見、以質之精於此道者、

疥瘡與梅毒不同之點（下）

胡潔民

一　原因的不同

疥瘡的病原是疥虫、龜狀、雖說極小、仍可看得見、呈微細顆粒狀、用顯微鏡放大百倍就看得極清楚、有腿四對、雌雄兩種、雌虫受胎後鑽入表皮、鑿成隧道、潛伏其中、產生卵子、雄虫就不然、交媾後就老死於皮外或皮膚瘡中、

梅毒的病原、若不用顯微鏡放大六七百倍以上、是絕對看不見的、形如小蛇、蜿蜒屈曲呈螺旋狀、竄入體內可生活於血液中、自由運動、遍佈周身、這種病原叫做梅毒螺旋菌

二　症狀的不同

單純疥瘡有一定的症狀、只限於皮膚表面、最要症狀第一是雌虫穿鑿的隧道、呈線條狀、隱於皮上、約長二三分、有正直的、有灣曲的、內部可以發現雌虫、和虫卵、隧道多生於常受摩擦的地方、譬如指間手腕上下肢的內面、以指間先發、小腹部最多、第二是癢、在安眠時尤甚、是因褥中温暖、疥虫活潑、出營交媾、雌虫穿鑿隧道、每致患者瘙癢難甚、妨礙睡眠、非至皮膚抓得破潰血出、不能稍減癢癢、皮膚因疥虫的刺激、器械的摩擦、常常發生微小吃疽、後來變成水泡或膿疱、此外常合併發生濕疹、（俗名黃水瘡）這時因病勢稍重搔爬過劇發生的、亦有同時起大膿疱、結厚痂的、

梅毒病原偏于周身、到處發生變化、軟如腦髓、硬若骨質、無不受其侵害、症狀非常複雜、因時間共分三期、第一期是在病原侵入部發生紅色硬勒吃疽、這叫初期硬結、後來破潰成了硬性下疳、第二期　毒巳入體內變化主現於皮膚、有生紅斑的、有生紅吃疽的、有生膿泡的、有生白斑的、有落髮的、到了第三期發生一種較大的吃疸、這叫梅毒腫、（橡皮腫）身體內部亦可發生、破壞力極猛、雖是堅硬的骨質、亦能穿破、此外有同時發生頭痛、音

瘂、四肢違和的、然而生病的地方多不覺痛、就皮膚梅毒論、雖有與疥瘡相似的、然絕無搔痒的症狀、

三　傳染的不同

疥瘡由疥虫的附着傳染于他人、自動的穿入表皮、產卵蕃殖、雖健康皮膚、亦受其侵害、然病變則只限于皮膚、梅毒不如是、體表無創傷時不能感染、是因梅毒病原、不能自動的竄入體內、其侵入門戶、常在陰部、後轉入體內、成全身病、

四　治療的不同

疥瘡是一種單純皮膚病、治療時只外部用藥、殺盡疥虫就成了、至於梅毒、在第一期病毒、只限于硬結下疳時、固可簡單治療、然毒侵體內後、非根本搜毒不爲功、或內服藥、或外敷藥、或打藥針、雖然治療稍繁、若能及時處治、亦必能全癒、所不同的地方、不過是繁簡二字、至其成効則一、

諸位看完了以上所說的、或者可以略微明白、不致再生誤會了、但是這篇原意還沒有十分說明、現在再和諸位談談、社會上的分子、良莠難齊、是人所共知的、若能專心防範、彼鬼蜮技倆、尙可無所施展、作醫生要是沒有道德心、病家往往不知不覺的受了他的陷害、常見疥瘡患者至醫生診治、定說是梅毒、因爲社會上的人、共認六〇六是梅毒的特効藥、所以迎合人的心理、就說非用六零六不可、吃得是六零六藥水、搽得是六零六藥膏、打得是六零六藥針、他打針的時候、也沒有一定部位、擇肉厚的地方一路亂打、一針無効、一天連打好幾針、至於打的是什麼藥實在令人難測、病雖然亦有治好的、可是到了算帳的時候、又拿出頭號的竹槓來敲、經濟損失到是小事、消耗人的光陰、耽誤人的病症、關係重大、不獨疥瘡患者常受這種欺哄、其他病人亦難免這種寃枉、像這樣不良分子、能够教他在社會上存在嗎、醫界中要這種敗類嗎、若是諸位稍有醫事常識、當然不受他的欺騙、自然就天然淘汰、我想我們有得這病的時候、總要找個靠實的醫生看看、就不致於拿疥瘡當梅毒治了、

治瘄臆說

張百銘

痧瘄一症、與痘並重、而治瘄各書、向乏善本、如東醫寶鑑、醫宗金鑑等書、類皆痘疹並列、治法亦混合不分、乃各處名稱不同之故、如杭人曰疹、蘇人曰痧、北人曰痲、甬人曰瘄、攷之字典、並無瘄字、而相傳至今、必有深意、謂此症發自胎毒、非紅痧風疹因於時邪者可比、故別以生字、或曰瘄者措也、其症熱時、有手足無措之意、甬地所行鄭氏瘄略等書、雖瑜瑕互見、而用之得當、亦頗有效、今年上海痧瘄盛行、每多喪亡、皆緣春寒過甚、來勢緩遲、當其初起時、醫者不知透發、反與涼解、或見其熱盛、投以石膏、遂致瘄毒內陷、雖有盧扁、不能挽救、余見亦多矣、實深浩嘆、夫石膏本爲治瘄要藥、然必用之欬喘劇烈、邪熱內熾、方爲合拍、今瘄尙未齊、咳不出聲、而貿然用之、是投井下石也、雖或佐以麻黃、亦安見其能效哉、前人有瘄宜涼解之說、亦謂咳多熱重、稍用辛涼以解毒則可、重用辛涼以冰毒、則斷斷乎其不可也、鄙人治瘄有年、略有所得、不敢不告、因見今年誤用石膏、爲禍尤烈、故特表而出之、俾醫家病家、知所儆惕、則石膏不致殺人、而反能救人、亦保嬰之意也、

消化之原理

楊達夫

◻穀在胃中猶穀之在釜
◻必待元陽眞火之蒸變
◻然後殆發生種種變化

西醫謂人身具種種器械、以消化食物、而爲力與溫之補充、食物之消化、由唾腺分泌唾液、由胃經分泌胃液、由肝臟分泌胆汁、

由腸壁分泌腸液、唾液消化澱粉質、胃液消化蛋白質、膽汁消化脂肪質、腸液消化澱粉、與蛋白質等、然後由腸壁之絨毛、吸收乳糜、經胸管入靜脈、而循環於周身、是西說謂人生消化之機能、完全由於化學作用、又謂此種種諸液、起化學作用時、有酵素以發酵爲之主動、然酵素如何造成、並消化以後、腸細胞吸收業經分解之榮養物、如何再集成其一部、變爲複雜之化合物、而運入血中、尙略而不詳、此由於爲化學作用所囿、視人體爲機械、不知我國氣化之理也、夫人體之消化機能、有屬於化學作用者、若唾液胃液膽液腸液種種諸液之消化澱粉脂肪蛋白諸質是也、有其作用非由於化合而生者、若唾液胃液膽液腸液之發酵作用、則有元氣爲主動是也、胃爲水穀之海、穀在胃中、猶穀在釜中、非釜底之火不足蒸發之、元氣者、發於命門、聚於氣海、化水穀而生血氣、俱此一點眞火爲之也、其腐化穀食之能力、尤大且速、穀食經氣海之元氣蒸發而後變化生、清者爲營、濁者爲衞、營行脈中、溢於諸絡、衞行脈外、達於膚表、各走其道、上行積於[redacted]中、與宗氣並居、於是乎經呼吸作用、吐濁納淸、津液化合、所謂中焦受氣取汁、變化而赤、謂之血是也、綜此以觀、人生消化機能、在下則氣海元氣以司蒸發、在中則營衞之氣以司營養、在上則膻中宗氣以司呼吸、舍此三元之氣、而拘之於種種諸液、故發酵營養之作用不明矣、

眼病七日談

曹朗生

有七日可自愈
有七日不肯瘥
有七日竟加重
有七日已不救

赤眼原因不一、或內熱、或外感、內熱如心肝脾胃肺等之火上升、外感如受天時不正之氣、或被人傳染等而成、七日內可以自愈者、必是輕微之病、至七日不愈者、病根必深、或初起早服涼藥硬制其火之故也、若紅眼發生、而雜藥亂服亂點、與不知戒忌、不悉保眼方法者、俟至七日、非但不愈、更且加重矣、尙有種種危急眼病、如瞼脹如杯、如血灌瞳神、如黃液上衝、如眼胞緊閉、如眼痛欲裂、如頭疼似劈等、延至七日、每多已成不救、蓋此項危重眼病、白睛大多發紅、而不知眼病者、自己以爲赤眼也、殊不知此項急性眼病、急急對症治之、尙恐不及挽救、豈可坐延七日、而犧牲萬分寶貴之雙目哉、不佞每每聞得人云、赤眼是火氣上升、俟過七日、就可火熄而愈、以致竟有許多病目赤者、果然直俟八九日仍舊不愈、方來診治也、如果一切赤眼病、俟至七日、皆可愈者、則世上可無如許瞽目矣、因見不少世人、一逢發生赤眼、妄信七日自愈之言、而每每延成重症、或竟不救、特此忠告世人、欲無大患、須防制其微爲是、赤眼如此、內外一切疾病、亦無不然也、

鍼後成瘡談

徐世良

■鍼之太過則爲精泄
■鍼之不及則生癰疽

經曰、針能殺生人、不能生死人、夫針灸之術、非盡能殺生人、而不能生死人者、特是施術者、不能加心研究、以求其眞理、惟略曉十數穴道、竟敢冒昧從事、偶一獲效、於是自誇其能、誠有他若無人之態、不幸一旦而失手、針後使病者穴孔成瘡、而己身又不能究其成瘡之原理、惟藉口曰命焉、嗚呼此輩庸醫、一味貪圖、視人命如草菅、其有不報於子孫者、余不信也、蓋靈樞有云、刺之善中而不去則精泄、不中而去則致氣、精泄則病益甚而恇、

致氣則生癰疽、此言醫者針刺之爲害也、一爲針刺太過之害、一爲不及之害、太過之害則爲精泄、病益甚、不及之害則成癰疽也、此二害在醫者臨刺之時、針下取氣工夫、要識得邪正二氣、邪氣之來、針下沉緊、正氣之至、針下和緩、補瀉手法行後、察其針下不沉緊、已經和緩、此時急出其針、則無以上二害矣、此時若不去其針、再行手法則太過、太過則正氣受傷、不惟病不去、而反傷正氣、則致人惟然不復矣、若針下正在沉緊之時、則爲邪正二氣交至、必須用手法、散其邪氣而後出針、醫不知此理、竟出其針、氣血凝結於下、不得流通而成癰疽、豈非至當不易之確理乎、或有謂針後成瘡、乃因針未消毒之過、此雖有理、究不若經文定而不凝也、

尸臭之研究

黃楣孫

有如死豬死犬之味

有如羊屎　羯之味

有如屎腥穢惡之味

■凡久病而得此味

■爲必死不可救藥

世皆知尸臭爲不治之症、而不知各不相同、前人未能詳言之、皆因少實地試驗之故、有單純死尸味者、余治一人、名吳統、因初發寒熱、多食寒涼、遂致手足不能移動、後醫作軟脚治不愈、作風濕痿痺治、又不愈、送入醫社、據云病經半年、現下脅痛足腫、食不下咽、嗅其身體、已如死豬死犬之已朽腐者、令人掩鼻、手足不能轉側、脈又兩左關已絕、余辭不治、改用他醫、診治十餘日方死、此尸臭之味、爲單純死尸之味、如壽夭人死、久而未殮、幷棺中流出臭汁、一樣氣味也、但不解其何術能延至十餘日耳、又診一徐姓、病膈食症、現尸臭味、不及三日而死、更診一謝姓、年老得下消症、尿起泡如豆腐、現尸臭味、後七八日方死、兼口鼻及谷道、有小虫無數走出、見者避易、愚謂久病纏綿、臟腑已先朽爛、身死而心未死、故發出此種氣味、萬無生理也、又有死尸味中、雜羶羯氣、如羊矢、如貓屎貓尿、如婦人脚帶味者、則爲鄒旺喬、年四十餘初腹痛下痢、繼肚脹足腫、請醫無效、嗣後較大如匏、身發臭味、羯異常、如上所述、送入醫社、據云所食之物、完全不化、後醫以附桂干薑等味治之、則口燥咽干、昏悶異常、現刻食粥與飯、半點即瀉泄、仍如舊形、若不下、則腹作痛、直至瀉下方快、極畏寒涼之品、食之則腹更痛、惟上部則覺熱燥耳、余審其脈、沉細中、兼有動數之象、擬用元參麥冬煎水、加黑錫丹二錢服之、服後病者大快、云是仙方、嗣後每日照前方服食、十日三方、尸臭及　羯味、漸次不覺、粥飯亦能化過半、且能起床行動、、余以爲可望治愈矣、嗣因盂蘭會、食酒肉過多、大醉而吐、忽然變症、臭味更濃、不可向邇、後三日而死、憶前治有一蔡姓、係噤口血痢、現此味後、不過三日、遂不可治、此尸臭之氣味、雜以羶羯者、又一種也、又有死尸味中、兼尿腥氣、如潰膿出癰者、則有楊生係患瘴燒、燥渴譫語、醫言不治、送入醫社、身上氣味、如同死人、更兼有尿腥之味、其味一日中、有數次發現、過發時、病者亦自能嗅而知之者、余用大承氣、加犀角石羔、下之而愈、蓋尸臭味中、有尿腥氣者、暴病可治、久病則不可治也、嗣後數日、又有黃生、係患痰火症、年餘、痰湧氣竭、送入醫社、身上臭味、與楊生同、但其臭爲永久的、非暫時的、未及服藥而死、死後口吐黑血、一身腫大、想未死之前、臟腑已腐朽、臭惡已凝結、故臭而腥也、余閱歷頗久、凡有尸臭、細心體察、此三種氣味外、並無他種、在尸臭味中、其一近乎死豬死犬之味、其二近于羊矢　羯之味、其三近于屎腥穢惡之味、診病時、遇有發生此味者、若係久病纏綿、不能轉側、儘可宣佈死期、斷不能救藥也、

勸讀醫書十則

王明五

一、吾人最尊敬者、莫過於父母、如不明醫、吾之父母有疾、任人施治、果遇明醫、尚不至於錯誤、倘或聘非其人、誤下藥餌、以致飲恨泉臺、亦徒喚奈何而已、是以欲爲孝子者、不可以不明醫、

二、吾人最親愛者、莫過於子弟、如不明醫、子弟有疾、自已乃無主張、朝用張醫、進一涼劑、暮聘李巫、用一熱劑、不誤於彼、則誤於此、是不死於病、而死於藥者、比比也、是以欲爲慈父者、不可不明醫、

三、爲人師者、教授學生、智德體三育並重、而學生一旦有疾、則師者、束手無策、只得任人排弄、雖誤傷性命、亦無可奈何、是以欲爲良師者、不可以不明醫、

四、吾最知交之友、患難相共、生死不貳、一旦罹疾、則無可如何矣、是以欲爲益友者、不可以不明醫、

五、世界貴重者、莫過於性命、吾人最宜講求者、苟急於衛生、而醫學乃保性命之根源、衛生之寶鑑、是以欲保全性命、講求衛生者、不可以不明醫、

六、藥性具物理之學、運氣乃生尅之本、內難諸經、於吾人肉體之構造、精神之運用、論之綦詳、是以欲講求物理化學者、不可以不明醫、

七、道教傳長生之術、釋門講不老之方、醫學則兼二者而備之、是以欲修養長生者、不可以不先明醫、

八、范文正公云、不爲良相、則爲良醫、然相者不可強爲、而醫則仁人志士、所得竭精委已、殫一世之力而爲之者也、是活人之道、不可必之於相、而可必之於醫、是以欲濟世活人者、不可不求之於醫、

九、世界百業、各有難言之苦、惟醫者、居則優閒自得、施術則仁慈爲懷、除應得之手術料外、而病者尙得頌揚救命之功、豈非職業之最高尙者耶、是以欲擇術者、舍醫莫由也、

十、醫學明了於胸中、即不爲人施治、對於家庭之人有疾、可作主病之人、不受愚醫欺蒙、以盡孝子慈父之心、對於師友有疾、可以任看護之責、以盡良師益友之道、倘或中途、事與願違、無事可作、則可以醫問世、雖不能致大富大貴、八口之家、亦可以無飢矣、是醫學爲人人之所當學也明矣、

水之清潔法

趙意空

水爲生活要素之一、人不能一日或缺、普通來源、有河流雨水井泉三種、晉省(山西)多山、人民飲料、多取給於井泉、然因礦產豐富之故、水中多含礦質、俗分爲苦水甜水兩種、即化學家所謂硬水軟水也、苦水固不適於飲用、甜水亦不純潔、比年疫厲時作、未嘗不因水料不潔之故、茲將水之清潔法臚列於左、以爲注意衛生者之採用、

(一)煮沸法　水當煮沸時、其中所含之炭酸氣放散、鹽類即沉澱、故水之硬度和鐵氣即稍減、又煮至七八十度時、普通細菌即死亡、百度以上、連煮三四小時、病原菌即可撲滅、故當傳染病流行時、煮沸法當特別注意、(最輕淺易見者、即非極沸之水、傾之玻璃杯中、在杯外觀之、混濁異常、一時不能澄清、乃病原菌尚未撲滅、如煮極沸者、則反是矣、編者註)

(二)明礬沉澱法　污濁之水、放入明礬、即可澄清、此爲相傳古法、其故因礬與水中之炭酸鈣化合而成、硫酸鈣和輕養化礬土、又有於瘟疫流行時、將黑豆或貫仲放水缸內、取其敗毒清熱之意、

（三）濾水器　用陶製之水桶一具、下面開一小孔、中間隔以細孔透水之板、上舖炭屑、砂礫、鐵絲、與石棉或棕櫚皮等層層相間、使水由上部漏下、則水即變清、其中所含之有機物與微生物、均可漏去、

（四）芥子油清潔法　此爲日本岡田博士實驗所得、於一百格蘭姆水中、滴入芥子油一滴、則可將水中所含細菌消滅、且芥子油揮發性甚强、滴油混和後、經過三小時之消毒、再攪數回、水即不含臭味、

藥物之作用

郭受天

有入於氣分者
有入於血分者
何者入於氣分
何者入於血分

西醫之藥劑分類法、雖有種種、如關於消化機官之藥物、有健胃劑、催吐劑、鎭咳劑、祛痰劑、關於排泄器之藥物、有利尿劑、發汗劑、制汗劑、關於生殖器之藥物、有子宮收縮劑、通經劑、關於神經系之藥物、有鎭靜劑、興奮劑、關於體温之藥物、有解熱劑、淸凉劑、關於皮膚之藥物、有收斂劑、刺戟劑、關於特別作用之藥物、有變質劑、消毒劑、驅蟲劑、關於無特別作用之藥物、有和緩劑、有矯正劑等等、然皆非十分完全、因研究藥物作用者、尙須分之爲局處作用、及吸收作用、局處作用者、不必吸收入血、任何局處、皆現其作用、如腐蝕藥之類、常用於外科、而少內用、吸收作用者、於吸收入血之後、或於一定之臟器中現其作用、此種作用、不外使神經中樞、或神經系中之某部、增進其機能、或消退之而已、此即可謂之氣分藥、又或吸收之後、於神經之特殊機能、毫無障礙、惟改變體液之成分、使組織中之新陳代謝機能增進或減退、如强壯劑、變質劑、淸凉劑、及解熱劑中之一部、卽可謂之血分藥、總之若將中藥所謂氣分血分者、如一一提驗其作用、復析其成分、亦可照西藥分類法、分爲鎭靜興奮及强壯變質等劑、所不同者、名稱之各別耳、執此以觀、中西藥物學之原理、無不大同而小異、至謂中西藥物學理完全相反者、是皆一孔之見、偏執之論也、

病家鏡

湯義方

語云人之病病疾多、醫醫之病道少、病之不愈、由於醫道不精、此固不易之論、倘病予聖自居、俗謬之見不解、雖盧扁再世、恐亦不能盡其術、不揣譾陋、漫述關謬數端、幸病家注意之、

（一）凡人患病、必須服藥、服藥必須擇醫、夫寒熱纏身、病人甚矣、然服藥一劑、病除者固多、而濕温暑濕之病、服藥寒熱不退、拖延多日、始克告痊者、亦復不少、邵新甫曰、暑濕之病、最難驟愈、其候也、或有微寒、或單發熱、午後則甚、入暮更劇、日日如是、必要兩三候外、方得日減一日、吳鞠通曰、濕温病、最難速己、蓋濕爲陰邪、自長夏而來、其來有漸、且其性氤氳粘膩、非若寒邪之一汗即解、温熱之一凉即退、夫病家倘患濕温暑濕之症、而望醫者一藥而效、不效則輾延他醫、他醫果明達也、尙可延時日以待愈、他醫而庸劣也、往往輕病轉重、重病轉危、嗚呼、有病而不擇醫、擇醫而不深信、貲百年之壽命、委付庸流、其謬孰甚矣、

（二）風寒暑濕燥火、謂之六淫、其傷人也、謂之外感、然傷人不盡屬於寒邪、世人不知、一患外感輒服薑糖、以爲可以解表、倘感寒邪、或可應手而效、使感暑熱、則貽禍無窮、蓋薑性辛温、能解寒邪、而不能解暑熱、且糖性粘膩、尤非暑濕感症所宜、夫不辨感症之寒熱、藥性之温涼、膠柱鼓瑟、其

謬孰甚焉、

（三）夏秋之交、患瘧最多、此亦時氣之病也、王世雄曰、有一氣之感症、即有一氣之瘧疾重則為時感、輕則為時瘧、不過輕重之別耳、世有不知此理、疑為鬼祟、不服藥而躲避之者、往往拖延日久、身體虛羸、釀為黃疸腫脹之病、不一而足、此種不明醫理之人、染病不醫、其謬孰甚焉、

（四）葷腥膩濁、無病者食之無節、即能生病、有病者食之無忌、病焉能愈、故仲景傷寒論、有服藥後禁食生冷粘滑肉麵五辛酒酪臭惡等物之文、蓋取堅壁清野、使外寇不能相侵之義、而俗流饕餮之徒、往往病尚未解、而恣葷腥、以致病難速愈、其謬孰甚矣、

（五）參苓耆朮、蓮子桂圓、固是頤人妙品、然施之於無病虛體、始能獲益、供身體强壯、邪氣方張之質、而誤食之、則氣機窒塞、邪氣無從宣泄、遏邪深入、致釀成大變、而世之自奉過厚之人、無病時、既常服補品、有病後、尤喜服桂圓、以為可以須補其虛、是不啻藉寇兵而齎盜糧、此種無識之人、妄補自誤、其謬孰甚矣、

以上所述、係為一般無醫學常識者、進一忠告、非敢厚誣我明達之同胞也、

為什麼吃了飯不可以跳

余彥怡

▲為的是盲腸作祟

在家庭裏、父母總不許小孩子們在吃飯以後劇烈的跳躍、這句話在醫學上很有價值、我且來說明一下、在大腸和小腸相接的地方、有一個像帶一般的東西、懸在大腸下面、名叫盲腸、這盲腸在太古時代、是極有功用的、因為那時人民對于吃之一道、極不注意、往往有極硬的東西、胃中不能消化、就使牠混進腸裏去、這時盲腸便發生功效了、——因為這盲腸中都是些小虫、這種小虫並不害人、而且有益的、牠看見小腸裏有硬東西放到大腸裏來時、牠便跳出來、將硬的東西弄成極細極小、——這便是牠唯一的工作、盲腸在太古時代、有重要的工效、已如上述、現在呢、人們在吃東西上既然注意、而且腸胃的消化力又大大進化、當然、沒有硬東西進去、盲腸便無形消滅了牠的工用咧、可是如果有什麼東西墮到盲腸裏去時、所發生的疾病、西醫就名之為盲腸炎、中醫所說的痧疾、也就是由於盲腸作祟呀、——所以不許小兒跳躍者、因為恐怕吃了的飯墮到盲腸裏去呀、

落夜

（裘吉生）

宿與夜寐的起居、本來是個自然的天則、就是鳥獸、沒有不是這樣的、雖然、人不能同鳥獸相比、但人也是一個動物、一樣秉着這個自然天則生活的、為什麼要違背他呢、事情多忙、沒有法子、有許多早晨好早不早、留着多少事情、到夜來去做、這個忙、原是自己弄出來的、生理學講起來、睡為一種最要緊的、因為做事倦了、必須靠着夜裏去休息、纔能回復一天的事的勞倦、所以日中做事、落夜再做、精神方面得不到休養、固然是不好、若是日裏睡着不做事、到夜裏來做事、更加不好了、至於因嫖賭去落夜、那更不必說了、不好的緣故、就是落夜的人、本身的生理上抵抗外邪的力量減少了、不遇着外邪、不覺得害處、一遇着外邪、就容易生病、講衛生的總要曉得落夜的害處、

中國內科普通療法（續）

許半龍

（二）過期飲　當歸　白芍　熟地　香附　川芎　紅花　桃仁　蓬莪朮　木通　甘草　肉桂

（三）烏藥湯　烏藥　香附　當歸　木香　甘草

五、白帶

肝虛生熱、脾虛生濕、濕熱入於帶脈、旁滲膀胱、時流稠液、綿綿不絕、（一）色淡黃、稠粘腥臭、腰腿痠痛、頭暈眼花、脈濡數、完帶湯主之、（二）肥人多濕多痰、帶脈失於約束、亦成帶下、色白稠黏、腰痠神疲乏力、口不渴、脈象細小而遲、越鞠丸主之、

患此者、當注意於衛生、戒絕性交、調和七情、尤不可忽也。

處方

（一）完帶湯　白朮　山藥　人參　白芍　車前子　蒼朮　甘草　陳皮　荊芥　柴胡

（二）越鞠丸　見上消化系病四、肝氣處方

六　泌尿系病

一、尿血

尿血原因、多由腎陰虧損、下焦結熱、或內藏損傷、妄行之血、滲入膀胱、由溺管外泄、（一）其色鮮紅、如尿長流、絕無阻滯、且不疼痛、脈數、舌絳、導赤散主之、（二）若濕熱內蘊、因而尿血、則淋瀝不爽、管中刺痛、甚則小便點滴不通、小腹痛脹、脈弦滑、名曰淋血、石葦散主之、

處方

（一）導赤散　生地　木通　竹葉　草梢

（二）石葦散　石葦　冬葵子　木通　赤苓　車前子　瞿麥　榆白皮　滑石　甘草

二、消渴

消渴爲病、有上中下之別、（一）上消者、心肺有熱、大渴引飲、飲而善消、咽如火燒、小便頻數、舌上赤裂、麥門冬飲主之、（二）中消者、脾胃有熱、多食善飢、自汗、大便堅、小便數而甜、西醫名糖尿病、調胃承氣湯主之、（三）下消者、肝腎有熱、煩燥引飲、飲水不多、隨即洩下、六味地黃丸主之、

診察消渴之病、都從火斷、寒者實鮮、

（一）麥門冬飲　麥冬　知母　花粉　黨參　葛根　五味子　茯神　生地　竹葉　甘草

（二）調胃承氣湯　大黃　甘草　芒硝

（三）六味地黃丸　地黃　丹皮　茯苓　山藥　澤瀉　山茱萸

三、癃閉

癃閉、乃小便不通之謂、多因濕熱蘊結於膀胱、或腎藏不強而水不能排泄、（一）溺時淋瀝不利、少腹脹滿、渴而不能多飲、脈滑有力、症屬實、八正散主之、（二）溺不爽而惡寒便溏、少腹裏急、脈沈細無力、陰屬虛、腎氣丸主之、

處方

（一）八正散　車前子　木通　瞿麥　扁蓄　滑石　梔子　大黃　甘草

（二）腎氣丸　見消化系病十二臟病處方

七　神經系

一、痙病

寒熱而項背強者、謂之痙、大都因津燥而爲風寒所乘、筋肉起強直狀也、（一）中於風者爲柔痙、發熱汗出、身體強、几几然、脈沈遲、栝蔞桂枝湯主之、（二）傷於寒者爲剛痙、發熱無汗、反惡寒、脈弦緊、葛根湯主之、

民間治療

治鬼箭風

週身痛處發青、用亂髮擦之、髮捲成團而硬者便是、用金銀花一兩、煎水時時飲之、

治大腸下血

用猪腸八寸、洗極淨、以白蓮肉二兩、(去心不去皮)納入腸內、兩頭以線縛住、入鍋、加水少許煮極爛、取蓮肉加白鹽少許、日服三次、每次三錢、連服三日血即止、(豬腸食與不食均可)

治大腸脫肛

用有殼蝸牛十餘條、須頭生雙鬚者、新瓦焙枯研末、以猪油調敷、立愈、(桑樹上蝸牛更佳)

治風痰

用白礬一兩、細茶葉五錢、共研成末、蜜和爲丸、如桐子大、每日服五十九、姜湯下、痰從大便出

治週身發斑毛髮變硬

此症乃胃中熱毒結於下焦、急用滑石白礬各一兩、煎至一碗、冷服即愈、

治邪祟發狂

遇邪發狂、踰牆上屋、用淨絲棉一尺、燒灰研末、好黃酒一杯冲服、或開水下亦效、

治蛇咬簡便方

柳定亞

如遇蛇咬者、急取辣椒生食十餘枚、要如大指者、不可用圓小者、凡被咬中毒之人食之、不但不知其辣、而反覺甘美、再嚼數枚、敷患處、起小泡、流水、定痛而愈、

又方、以竹旱煙筒中煙垢、須吃熱煙桿、以冷水洗出、服一二碗後、不覺辣苦、并以水煙筒頭中之煙垢、敷傷處、亦即隨水消腫、定痛而愈、

又方、用明礬一兩、甘草一兩、研末、各用三錢、開水冲服、外敷亦可、

消息

衛生局第三屆登記中醫審查合格者彙報(三)

記者

(名錄以審查先後爲序)

金玉磬	費贊賦	朱貴屏	宋如玉	錢逍昌	楊琴舟
顧永德	陳鳳鳴	徐少乾	金慕琴	俠偉德	王潄青
唐至誠	王蕙康	趙文元	包杏蓀	唐仲華	王如樑
盧泰蓀	葉蓁如	王渭芝	丁勵修	徐鏡明	經仲賢
劉國柱	吳文希	楊清白	繆康壽	徐丹香	王愼軒
張伯良	盧學獻	王撥安	馬琴蓀	尤學周	陳霖雨
顧紹名	顧景名	顧振名	張志誠	徐雲階	陳智明
宋益初	田承祖	繆玩雲	沈濩泉	王福堦	沙雲衢
王向湼	陳正然	衞品純	孫養賢	楊小馨	巢伯康
胡九功	徐海春	陳耀初	康志翹	張鵬九	夏紫陽
孫叔倫	顧福田	張瑩娟	王雨田	儲乃昌	周讓之
王水田	劉雲閣				

傷寒新解（續）

大梁鄭爵鼎

太陽病下之後其氣上衝者可與桂枝湯方依前法若不上衝者不可與之

氣上衝者氣盛也、氣不上衝者、氣虛也、表病誤下、其氣當虛、其邪當陷、其病當變、若下後其氣上衝者、可知雖下之後、其氣猶盛、故邪不能留、病亦不能變、所以仍可與桂枝湯、以解其表也、表邪既解、氣機通利、其氣上衝之病型、不期已而自已矣、若下後其氣不能上衝者、可知氣因誤下而致虛、表邪無所抵抗而內陷、所以桂枝湯之不可與也、

病如桂枝證頭不痛項不強寸脈微浮胸中痞鞕氣上沖咽喉不得息者此為胸有寒也當吐之宜瓜蒂散

寒壅胸腔、則陽氣即不得內藏而浮、此汗出惡風、在所難免、即寸脈之微浮、亦此義也、是如桂枝湯之症、實非桂枝湯之症也、頭不痛、項不強、亦非麻黃湯之症也、胸中痞鞕、氣上冲、咽喉不得息者、寒濕內蘊、氣機不利、呼吸壅滯也、胸在膈上、使邪從上而吐之、即內經所謂高者因而越之之意也、欲使其吐者、必用赤豆瓜蒂之酸苦、以刺戟患者味覺之神經、方能引起反射之作用、又恐吐逆以致傷及胃氣、故用香豉之穀類以匡救之、俾邪既吐出、而正無傷、且胃氣亦不至因吐而常逆、

病發於陽而反下之熱入因作結胸病發於陰而反下之因作痞所以成結胸者以下之太早故也、

此條之陰陽、指患者體溫之高低而言、此條之病、指脈浮頭項強痛之太陽病而言、病發於陽者、太陽病發於體溫過高之人也、病發於陰者、太陽病發於體溫不足三十七度半之人也、緣體溫過低、當汗誤下、則陽氣下脫、表邪內陷而從寒化、縱胸隔膜遇寒則凝固、是以胸中痞鞕、體溫過高、當汗誤下、則陽氣內陷、表邪入裏而從熱化、縱胸膈膜遇熱則拘急而收縮、故成結胸、此結胸痞鞕之所以成者、皆因未至當下之時而下之也、故西醫之治腸熱而取待期療法者、待其當下之時而下之也、

太陽病脈浮而動數浮則為風數則為熱動則為痛數則為虛頭痛發熱微盜汗出而反惡寒者表未解也醫反下之動數變遲膈內拒痛胃中空虛客氣動膈短氣躁煩心中懊憹陽氣內陷心下因鞕則為結胸大陷胸湯主之若不結胸但頭汗出餘處無汗躋頸而還小便不利身必發黃

陽氣外越、則脈見浮象、陽氣與外邪格拒、其脈厥厥而動搖、陽氣鼓動、所以熱生、血行之速度、因是而增加、此脈之所以見數、內臟之熱度過高、水分於是乎缺乏、此陰虛陽浮、故作盜汗、即此而論、已知表邪之仍在、若再惡寒、則表邪之未解也、自勿庸議、醫者妄下、胃中之陽氣降落、故曰胃中空虛、則血行之速度、因之而驟減、是以脈之動數者、即變為遲、雖然、陽氣內陷、表邪入裏、邪同熱化、聚於胸廓、以至胸膈膜暨肋胸膜拘急而收縮、是以短氣、心臟受此邪熱之薰蒸、無怪乎心中之懊憹、胸膈膜與肋胸膜既有生理之變態、即失分泌水液之機能、於是蓄水於橫膈膜之上、此心下之所以鞕、結胸之所以成也、故用甘遂之滌蕩、以逐胸腔之實邪、用硝黃以開其路、使從胃腸而外出、此大陷胸湯之所以陷其胸腔之實邪也、若此症誤下、不為結胸、但頭部汗出、他處無汗、小便不利者、是內熱太甚、水液雖不能由網膜而分泌、亦被熱氣蒸騰而外越、於是血液遇此濕熱之氣、則血色素即起化學之作用、是以身黃、蓋生理所謂血遇炭養氣及水、色素即變暗赤色者、可知血色素之有變化也、

太陽病重發汗而復下之不大便五六日舌上燥而渴日晡所小有潮熱從心下至少腹鞕滿而痛不可近者大陷胸湯主之

暑病概論（上）

俞義葆

暑病原因

赤帝當令、流金爍石、深居廣廈者、似覺煩躁不已、何況奔波勞役乎、龔廷賢曰、人當避酷暑之亢、相安於燔炙之宜、毋冒灼灼、毋致愴愴、其知道者、夏月養陰扶陽、順之則祥、逆之則殃、三伏炎炎、三暑蒸蒸、腠理開洩、眞氣不藏、故孫眞人製生脈散、令人夏宜常服、補斂金氣、不使爲熱所耗、正所以防微計也、欲謀康健者、甯可而忽之耶、

暑病考古

吾國對於暑證、論者固夥、竅要殊鮮、或云仲景止論傷寒、而無暑論垂訓、誰知金匱書中、暍字早已闡之、注云暍卽是暑、可見名詞雖異、其義則同者也、痓濕暍脈證篇曰、太陽中暍、發熱惡寒、身重而疼痛、其脈弦細芤遲、小便已、洒洒然毛聳、手足逆冷、小有勞卽身熱、口開、前板齒燥、若發其汗、則惡寒甚、加溫針、則發熱甚、數下之、則淋甚、又曰、太陽中熱者、暍是也、汗出惡寒、身熱而渴、白虎加人參湯主之、又曰、太陽中暍、身熱疼痛、而脈微弱、此以夏日傷冷水、水行皮中所致也、一物瓜蒂湯主之、嗣後潔古東垣輩、冠以靜動二字、以別陰證陽證、精當可師、而參各家學說、類多譏之、宜乎立名未妥、然其分證、確有見地、蓋勞逸異形、陰陽殊異、治猶冰炭、若不然者、難免毫厘千里也、

陰暑證治

夫陰證者、即靜而得之也、凡天暑炎熱之際、避暑於深堂水閣、密樹濃陰、或以揮扇迎風、則風寒襲表、汗無從泄、以致陽氣不伸、暑氣被遏、其爲證狀、頭痛發熱、惡寒無汗、身形拘急、肢體痠疼、脈浮緊、或浮弦有力、治以解散爲主、如香薷飲之類、若不慎口腹、生冷瓜菓、恣啖無節、脾胃受戕、而爲腹痛吐利等證、此雖因暑受寒、治以溫中爲主、如大順散之類、

陽暑證治

陽暑者、即動而得之也、凡盛暑烈日之時、農夫田野、經商長途、不辭辛勞、心肺過受燔灼、抵抗力乏、邪得乘虛入之、其證頭痛身熱、煩躁氣喘、大渴大汗、無氣以動、無氣以言、脈洪大浮虛而數、或弦細芤遲、重按無力、治以清補爲主、如益元散、竹葉石羔湯之類、

變證治法

甚至激動其痰、阻塞孔竅者、猝然悶倒、身熱汗微、牙關微緊、有或口開、狀若中風、但無口眼喎斜爲異、急令平臥於樹陰之下、或屋舍之處、用辛藥納鼻中、取嚏以通其竅、繼以雷氏清暑開痰法、或手足厥冷、灌下蘇合香丸、外以地泥沿臍繞圍、令衆人尿於其上、俾暖氣透臍即甦、其芳香利竅、如牛黃丸、至寶丹等、皆可選用、若四肢搐搦、志識不清、或角弓反張、搖頭鼓頷、此得之於金虛水虧、木火獨旺、外暑與內熱、互煽而生風也、此與外來之風、相去天淵、設或誤投、變證百出、宜羚羊鈎藤湯、清熱熄風、熱去則金自清、而木有制、神志自安矣、

暑證分解

▲中暑

原因 內經暑症、即金匱中熱中暍、多由太陽而入、陽明其應、暑爲熱邪、最易耗氣傷津、津氣兩竭、勢必內燔、亦有兼風兼濕者、所謂暑風暑濕也、

診斷 身熱或微惡寒、汗出而喘、煩渴多言、倦怠少氣、脈虛數、兼風則發熱惡寒、身重疼痛、小便已、洒然毛聳、手足逆冷、小有勞身即熱、脈弦細芤遲、兼濕則身熱疼重、胸悶頭重、妄言多汗、脈微弱、

變症 中暑一症、起暴而勢急、延誤則邪陷而神昏、發汗則奪津而寒甚、溫針則助虐而熱甚、數下則刼陰而淋甚、

治療 中暑宜白虎加人參湯、清血養津而益氣、暑風宜黃連香薷飲、清疎而達邪、暑濕宜一物瓜蒂散、湧吐而達邪、後人以五苓散加葱豉、或葱豉湯代之亦可、神昏者宜犀角地黃湯、以清心滌熱而安神、

善後 病後津氣兩虛、宜益氣生津爲是、西洋參、天花粉、之品可常服、

▲伏暑

原因 先受暑毒、繼爲風寒所閉、漸漸入內、伏于三焦腸胃之間、或秋或冬、久而始發、有謂曝書曝衣、暑氣未散、隨卽收藏、至秋冬近之而遂發、則近乎附會矣、

診斷 頭痛脘閉、漸至唇燥齒乾、內熱煩寃、或霍亂吐瀉、或腹痛下痢、或瘧疾寒熱、亦有暑毒深入、熱結在裏、譫語煩渴、不欲近衣、大便秘結、小便赤澀者、與承氣湯症無異矣、

變症 由氣分延及血分、神呆舌縮、鼻煤唇血、邪已逆走膻中、既入營絡、神識漸昏、內閉外脫、危期至速、

治療 伏暑宜黃連清膈丸、宜藿香正氣散、宜木香交加飲、宜小柴胡湯、加香薷黃連竹葉、宜調胃承氣湯、寒涼以清暑、芳香以化濁、辛燥以理氣、急下以存陰、終不離乎此旨也、

善後 火邪雖退、餘熱未楚、愼勿恣啖飽食、內經曰、食肉則復、多食則遺、不可不慮也、

▲暑厥

原因 暑穢薰蒸、鬱遏于內、閉塞孔竅、頓失知覺、此暑厥之所由、若忽然中暑、頓時神識昏迷、名曰暑厥、似厥而實非厥也、當分別論治、

診斷 暑厥多見四肢逆冷、面垢齒燥、二便不通、神志昏冒、脈滑而數、或一厥而熱便得汗解、或再三厥而熱、但頭汗出者、仲師所謂厥深熱亦深也、暑厥則昏迷不省、欲睡嬾語、手足或亦厥冷、惟不若厥之勢急耳、

變症 暑厥過服寒涼、必至吐利不止、煩燥多渴、外熱內寒、狀如傷寒論之陰盛格陽、若再誤投寒劑、其命立傾、

治療 前者、先用牛黃丸至寶丹等、以芳香利竅、神甦後、再用連翹心、竹葉心、玄參、生地、麥冬、天冬、之屬、以清涼血分、後者先用星香湯、加香薷以清神利竅、神甦後、再用香薷飲、急則治標、乃不易之法也、過服寒涼者、縮脾飲加附子冷服之、

善後 厥後當清心養神、蓮子糯米、同煮時飲、神清後、宜稍帶溫、陳皮佩蘭代茶喝、

▲暑瀉

原因 暑邪中人、挾濕挾滯、擾亂腸胃、腸胃受傷、乃爲暑瀉、亦有暑月煩渴、引飲過多、脾胃停積冷濕而成、全屬寒證、與上有差、

診斷 挾濕而瀉者、症見煩渴溺赤、腹痛陣瀉如水、日夜無度、自汗面垢、積冷濕而瀉者、症見腹痛喜按、泄瀉直注、口或渴、必熱飲、全屬太陰爲病、因當暑令、故稱暑瀉云、

變症 大瀉之後、暑濕併去、似已邪無所留、不知久瀉傷陰、瀉而不止、變故正多、

治療 前者以清暑化濁爲主、宜桂苓甘露飲加減、君以黃連、佐以葛根升麻之屬、後者、以溫中健脾爲主、宜大順散加減、君以生姜、佐以蒼朮藿香之屬、久瀉不已、主其虛殆、

亟宜玉龍丸用之、萬不可施通因通用之法、

膈症論

哲夫

為四大重症之一

由於賁門之枯槁
由於頑痰之積聚
由於瘀血之阻塞

愚按膈症、病在上焦、而其原實在下焦、飲食下咽、至膈不能直下、隨即吐出、乃賁門為病、血液干枯、胃口收縮、初病漿粥尚可入、病久飲食俱難下、蓋血液枯槁、津液不潤、凝結頑痰、而阻塞胃脘者有之、氣結不行、血滯成瘀、而阻塞胃脘者有之、第賁門之槁、頑痰之聚、瘀血之阻者、皆由憂思過度則氣結、氣結則施化不行、酒色過度則傷陰、陰傷則精血耗竭、運守失職、而脾中之生意枯、五液無主、而胃中之津液涸、緣虛陽上泛、挾衝任二脈、直上陽明賁門、終日為火燔燎、迫之又迫、不槁不已、是以膈塞不通、食不得入矣、雖然膈之食不得入為有火、與反胃之食久復出為無火、迥乎不同、而膈症之火、其根實發乎腎、若腎中水虧、不能攝伏陽光、而虛火不藏者、治宜壯水之主、從陰引陽、而焰光自斂、若腎中火虧、不能生化元氣、而龍火不歸者、治宜益火之源、補陽生陰、而眞氣上升、如是、則血液有生動之機、賁門有滋養之潤、胃司受納、而脾司傳化矣、夫酒色操心之輩、多有此患、為虛為實、不辨自明、若劉氏下以鹹寒之味、損胃尤烈、嚴氏分有五膈之名、惑人失從、不若養血益氣、以通腸胃、補陰助陽、以救本源、則大便潤而小便通、下既宣通、必無直犯清道、上冲賁門之患也、奈因學淺庸工、泥於氣結不行、阻礙道路之故、妄投辛香破氣、化痰清火之藥、謂病生於鬱結而驟開之、或得始效頃刻、終必至于乾枯委頓而斃者、不可勝數也、張鷄峯云、病在神思間、謂養其神清其思、而後津液歸聚于胃中、庶能稍延歲月、病膈者其可不達觀而內照耶、余閱歷二十餘載、見年少者無此、患年老者多此症、其為氣血之虧、水火之弱、上焦之枯、腸胃之燥、已明效大驗、治此者、不急急求脾腎根本而補救之、而反從事於開關、詭異之法、以為捷徑也、以為得計也、以為理是也、噫亦愚者哉、

痔漏治驗

劉丙生

痔漏為最難愈之病
不能從俗妄施刀針
血肉有情塡補腎陰
自然消除不藥而愈

痔漏一症、生於肛門之前、腎囊之後者、為海底漏、今之醫者、莫不以難治目之、富貴之人、保重身命、皆聽西醫挖割、非不速效、不久復發、再發再挖、鮮有能收功者、予憫同胞之愚、甘心聽人挖割至陰之地、暗中短去壽命、消耗元氣、損失榮血、不過取效一時、不數月瘡根復發、徒費錢財、徒減壽數、而不忍不傳秘法、以救同胞、以振國學、予嘗於有清壬辰年二月、先痔後漏、痔生於肛門右、半內半外、大僅如荔枝核、痛甚、妨礙二便、每當二便出止之際、括約筋夾肛兩夾、則痛徹心脾、恨極、以針瀉之、出紫血、冀其毒瀉可以輕減、不意非惟無效、而且愈大如荔枝殼矣、清熱敗毒之藥、又無效、脈變小濇、其時予已遠色四年、不信自己精血虧虛、腎陰不足、然脈既如此、姑用血肉有情、填補腎陰、當不致誤、於是以濂珠粉為丸、用豬腰子湯送下、

並未外治、不意其效竟捷於影響、藥後四小時、睡醒如厠、二便皆爽、并無痛苦、再捫患處、前已如荔枝殼者、現僅餘針孔處如綠豆矣、何速效至於此極哉、自漸學力不及、有意外之功、即有意外之過、因篤學深思、研究收效之速、是何緣故、一月之後、方得其解、良以濕熱煙酒煎炒花柳等毒氣、發爲瘡瘍、倘使陰氣不虛、何處不可發泄、乃竟發於至陰至靜地者、必其人酒色傷身、腎氣先虛、而後濕熱等毒、乘虛而入至陰至靜之地也、已潰不斂、久而成漏者固虛、即初起未潰、堅硬脹痛者亦虛也、已潰而虛、人所易知、未潰已虛、人所難解、今欲伸明其理、此症實因虛而起、非初起然後虛也、堅硬脹痛、似實而虛、亦如石疽脫營之症、虛極反實之所生也、安可妄用刀針、况挖劀乎、厥後予之針孔、四圍堅硬、小如綠豆者、用原法服之、十餘日、然後消化無形、一針之害、已如此、况挖劀乎、

編者按　痔漏妄施刀針、今人已悟其非、余治此證、以滋補腎陰爲主、清熱化毒爲助、青龜丸、（方載在瘍醫大全）一方、實治此證之良藥、某醫藥報曾一再言之、余亦試驗數次、甚效、

暑病概論（下）

俞義葆

伏暑證狀

上述治法大略、在患於當時者設、若伏至秋而發者、爲病不一、瘧痢等證、方書多有紀載、惟秋時晚發、倘鮮專論、已任篇始創是名、邵氏推廣其義、以暑濕一類同推、夫暑爲薰蒸之氣、濕爲粘膩之邪、二者叢雜、其難治也可知、治不對鵠、則暑熱從陽上薰、而傷陰化燥、濕邪從陰下流、而傷陽變濁、至神昏耳聾、舌乾齦血、脘痞嘔噁、洞洩肢冷、束手之候疊生矣、

用藥之難

初起之候、或微惡寒、或單發熱、熱時脘痞氣窒、渴悶煩寃、每至午後更甚、天明得汗暫緩、日日如是、必要二三候外、日輕一日、方得漸解、如元氣不支、或調理非法、不治者甚多、蓋表之汗不易出、攻之便易溏瀉、過清則肢冷脈細、過燥則唇齒燥裂、

治分三焦

然始發也、必由新邪感觸、先以治表爲務、表解則氣分開、而伏氣可隨之而去、推考香巖用意、仿河間三焦論立法、在上者、以辛涼微苦、如竹葉、連翹、杏仁、薄荷之類、在中者、以苦辛宣通、如半夏瀉心之類、在下者、以溫行寒性、質重開下、如桂苓甘露飲之類、

陰陽氣血

更究人之體質、以明邪之所在、陰虛者火旺、邪歸營分爲多、陽虛者濕勝、邪傷氣分爲多、理營分者、有清補之分、清如犀角地黃、補如三才復脈、治氣分者、有寒溫之別、寒如諸白虎法、及天水散意、溫如二陳湯、及正氣散法、餘如濕熱混沉者、蒼朮白虎湯、氣血兩燔者、玉女煎法、虛者、生脈參附諸法、其變治最爲麻煩、尤須存乎其人、方能妥善、吳氏鞠通、暑濕並感之證、從兩太陰分治、亦屬捷徑、當可奉爲圭臬、

胎兒受食之研究

胎兒能食乎　非也
胎兒食血乎　非也
然胎兒之所以生存
全特臍帶爲之生化

郭演康

客有問於予曰、胎兒在母腹中、吸食母血、此說信乎、予曰、不足信也、客曰、然則何特以生、曰特乎無形之氣化也、客曰然則、月帶何以不行、且李東垣王肯堂等、皆謂兒食母血、兒之初生

、口中且含有血塊、纔一發聲、血即嚥下、一切痘毒丹毒、皆此釀之、君謂兒不食血、能言其理乎、

子曰、凡胎之初成、(西說詳後)二五之精、妙合而凝、其時尚無口與腹也、迨三月後口腹略備、若謂兒吸食母血、當係指既有口腹以後而言、顧三月以後、既須食血、則三月以前、未有口腹之時、將何說以處之、三月以前不食而能生、何以三月以後定須食乎、譬之瓜果、由花而實而熟、樹藝者但培其根本、不聞瓜果日須灌漑也、

至云月事不行、留以養胎者、謂留以滋養之耳、非留以供其食料也、觀分娩時、下血甚多、而正氣不傷、人身那有如許閒血、不過九月經血、聚積於中、其精華爲胎元所攝取、隨產兒俱下者、皆糟粕、故色紫成塊、兒初生時、正欲開口發聲、產血適下、周身且染血汚、何況於口、兒不知吐、事或有之、必謂含有血塊、未免失於考察、如以食血論、兒孕九閱月、食血必不少矣、若有入無出、兒必脹死、若有入有出、則胞衣中當有多數糞汁、何以必待母乳之排洩、始下漆糞乎、胎毒之發、謂由有形之血毒、不知無形之氣、亦能含毒、設受胎之後、起居無度、或過食辛辣等物、蘊熱化毒、病根實生於此、

更有分經養胎之說、尤不足信、金匱有七月太陰當養不養一語、後人遂強加附會、巢元方至硬劃六經、分配各月、謬妄孰甚、若東西醫之誤、與中說適成爲反比例、而謬誤相等、中說之能食、係指三月以後、證以三月以前、未有口腹之時則說窮、東西醫之誤、謂食在三月以前、證以三月以後、蟲化人形之時、則說亦窮、何也、東西醫謂精蟲入於子宮、恃人卵爲養、一月後其形如蛆、二月後官能漸具、斯時既脫離精蟲時代、而爲人形時代、人卵之食料已不合、且胎漸長大、卵巢中恐無須多卵汁、供其恣啖、又不言改食何料、惟東醫竹中成憲、有胎兒自母體吸收營養分一語、吸收云者、似與予攝取精華之說合、然則胎兒果不食矣、獨不解三月以前、何以確定其能食也、從中說則先不能食後能食、從東西醫說、則先能食後不能食、予於此兩說不之疑、獨疑予之言何歟、

仰予有一言、爲中外之所同、全世界所公認、可以堅予之信矣、兒在胞中不通空氣、而臍帶實司呼吸、故中說名之曰命蒂、東西醫謂中有、動脈二、靜脈一、由胎盤輸送母體之血液於胎兒、以爲營養、此時肺無功用、口腔亦無功用、迨兒生後、肺爲空氣所翕張、遂司呼吸、而臍帶乃退處於無權、此等學理、前賢早經發明、東西醫又與之適合、足見兒在胞中、全恃臍帶爲生化之原、決無受食之理、客聞之、憬然而退曰、吾將持此說、以就正於天下有道之士、

中醫與日貨

抵制日貨經濟絕交
爲吾人同抱之決心
而日本大宗之藥品
暢銷中國仍然如故
諒以吾國科學不明
不能提取藥物成分

釋戒功

抵制日貨四字、豈非四萬萬同胞、惟一之目標乎、自濟案發生、全國鼎沸、凡有血氣者、莫不有與日偕亡之決心、故經濟絕交、誓死不用、則較往日之抵制美貨、誠堅決矣、然吾儕醫人、鰓鰓焉抱杞人之憂者、蓋亦有故、何也、西醫東來、醫院林立、其所用藥品、皆爲舶來之物、而十居八九又係日貨、我國地大物博、藥物偏地、徒以科學不明、不能提取成分、故院氏曰、有砒石不能製六〇六、有當歸不能製補血精、與言及此、能勿慨嘆、況經濟早已絕交、吾儕醫生、亦中國人也、亦當協同以抵制日貨、假使

日藥不來、西藥不至、試問醫院諸先生、果肯用中國之草根樹皮乎、抑將停止營業乎、是中藥用途不能推廣、即學西醫者之致命傷也、今之業西醫者、動曰、消滅漢醫、打倒中醫、不知中醫倒、而中藥亦隨之俱倒、吾國之藥商因之失業、其言猶小、利權外溢、其害獨大、況中藥之價值在乎製方之配合、若中醫打倒、而明乎君臣佐使者雖也、感冒而用麻黃丁几、貧血而用當歸越幾斯、單藥治症、原為中古時代之醫術、沿用於二十一世紀、合乎、否乎、不然以黃芪為治糖尿病之特效藥、（昔胡適、患糖尿病、北平某醫院院長、謂須靜養一年、胡改用中藥、數日即愈、後某院長見方中重用黃芪、遂認黃芪為治糖尿病之效藥、於是乎爭購黃芪、提取成分、以此患糖尿病之人、仍無寸效、）騰笑全球、吾願中國業醫者、勿作鷸蚌之爭、委棄國貨、使他人笑我愛國之心薄弱也、

郁李仁之研究

唐宗一

▲癟殼毫無効力

▲淨仁方能潤燥

醫藥本屬一事、原不分行、故古之醫者、藥皆自備、無有仰給於人者、降及近世則不然、醫是醫、藥是藥、知醫者不識藥、識藥者皆不知醫、於是不肖之徒、圖一已之私利、以譌作眞、置利害功用於不顧、是以醫者雖能洞見癥結、有時亦不能奏効於萬一、興言及此、能不慨然、夫郁李仁潤藥也、舉凡腸液枯燥氣結臚橫之症、咸能治之、老年之患便結者、尤屬相宜、蓋其仁中所含發揮油甚為豐富、而具緩下之功也、詎知一考今之藥肆中之所謂郁李仁者、皆屬枯癟之殼、煮之無味、榨之無油、名雖是、物全非、設欲持此以去疾豈可得乎、茲全國醫聯會有統一藥名之提議、固屬正當之舉動、而審查藥物之良窳、似亦急不容緩者也、僕馨香禱祝以俟之、

奇怪的驅蚊法

憶芬

蚊虫最畏日光
蚊虫又畏黃色
若用黃色衣帳
蚊虫決不敢犯

蚊虫為夏日最繁盛之物、又為夏日最妨礙衛生之物、小則嚙聲成雷、擾人清夢、大則四處飛集、為疫病傳染之媒介、故人莫不惡之、然防不勝防、驅不勝驅、故人對之、亦無可如何、近閱某醫學報中、載有驅蚊奇法一則、頗為奇特、因錄之、以告讀者、美國一女子、論驅蚊之法曰、余所居地、蚊虫極多、余歷試而得一法、凡身穿黃衣時、蚊虫即不近余身、有格致家、亦於多虫處設紗幕、入夜蚊集幕上、蚊性夜出日匿、故特置各色紗匣於幕內、以供晝時之藏匿、而暗藍色之匣、藏蚊最多、黃色之匣、蚊獨不入、經數禮拜之歷驗、絲毫不爽、且知蚊所喜之色、暗藍為最、深紅次之、棕色、紅色、黑色、青灰色、綠色、妃色白、灰色與白色、又次之、而所憎者、獨一黃色、於是有人驅蚊、則用黃色、多蚊之地、衣黃色衣、懸黃色帳、及黃色窗帘、捕蚊則於室中用藍色匣、蚊於天明時、恆匿於其中、收而滅之、易如反掌、於是則蚊虫之勢力、自可衰少矣、

（按）蚊蟲畏日光、故日匿而夜出、人之所知、而蚊蟲又畏黃色之物、衣黃衣、張黃帳、則蚊不敢近、其理則不之知、所言如此、余終未一試、願讀者試之、

夏日衛生漫談

黃星樓

康健為常、疾病為變、故人情恆惡患病、乏倦鬱悶、有種種難名之痛苦、人生無病、乃為無上之幸福、所謂不痛不癢、即是神仙

、然人體本可以無病、病之所由生、實基於維持身體、不得其法也、夫四時之氣候不同、即四時之症狀亦各殊、而夏日溽暑薰蒸之際、多有駁雜之氣、各種胃腸性傳染病菌、更有積極活動之機會、故傷人致病、尤爲劇烈、如霍亂、赤白痢、泄瀉、瘧疾等症是也、若應食應戒者得宜、則重症可轉危安、輕症不難即瘉也、諺云、口者病之基、又云、禍從口出、病從口入、欲保身體健全無病、則先注重衛生斯可矣、而衛生之道爲何、曰、必要適當之運動、新鮮之飲料、潔淨之空氣、起居之有常、皮膚勿宜垢汚、垢汚則血管之廢料、不能排泄、衣服勿宜壓迫、壓迫則軀體之血液、不得循環、致成諸種惡性疾病、倘能不失其適當之衛生、必能增進其康健、而爲强壯活潑之人也、其他食物、宜紗廚冰箱以藏之、廁所宜石灰粉臭藥水以灑之、去堆積之髒物、滅蠅蚊之生路、掃除一切傳染之媒介、庶幾夏日之瘟疫絕跡矣、然無論富貴貧賤、莫不寶貴生命、但往往忽於防衛耳、孔子曰、寢處不時、飲食不節、習勞無度者、疾共殺之、是衛生爲康健之根本、不然乎、

個人衛生與公衆衛生

▲個人鍛錬身體

▲不如公衆合作

論衛生者、每分個人與公衆兩派主張、個人衛生「惟個人鍛錬爲最可靠之康健」、而主張公衆衛生者、則謂「公衆合作始能得眞康健」觀於近數十年之民族健康統計、知後說之理由較長也、蓋觀人民死亡統計、以傳染病爲最多、時疫之傳染、每借多人團聚之機會、如宴會、如公衆講演、如輪舟火車之中、或學校運動場之內、或賽會觀劇等、皆疫症傳播之最佳機會也、在此等機會中、病毒細菌、肆其侵襲、無論平日個人衛生如何講求、或身體鍛錬如何認眞、皆不足以禦其毒餤、此公衆衛生所以最重防疫也、觀於白喉喉痧傷風肺炎等病之流行不休、往往全家或全城同時染疫、可以證明矣、吾人人既不能完全脫離公衆而獨立、則此等個人防疫之法、不可不講也、且疾疫如傷風白喉等之傳播不必定須巨大團體、即茶館之內、電車公共汽車之中、凡多人擠一處之時、均足以受病而有餘、試思其危險爲何如乎、由此觀之、個人衛生與公衆衛生、固有密切關係者、何可强分爲二乎、

夏日之警惕語

◀眞翹▶

天氣果然很熱的、露天少睡、請醫服藥、不是便宜的事、

香瓜西瓜多的很、瓜皮、瓜子、請你們、少去些路上、少引些蚊蠅來罷、

洗了澡、風口裏睡一覺、多麼舒服啊、沒有地方洗澡、露天洗洗罷、吃飽了飯、馬上就洗澡、這樣、包管你多吃些藥料、

馄風扇、開足些、豁豁的大風、打一個盹、睡他一瞭、包管你舒服、包管你去見藥王菩薩、

冰淇淋啊、西瓜水啊、酸梅湯啊、啃嘣水啊、吃下去很清涼、一線到底、肚腸根根涼到、待了嘔嘀嘀肚痛了、畢列畢列的瀉了、瀉了不算數、還要請你不能睡、一夜起碼幾十次、或者坐上馬桶不瀉、立了起來又瀉了、甚至弄得、滿褲襠是桂花米、請先生做好事、那嫌遲了、

中國內科普通療法（續）

許半龍

痙而稱剛柔者、以風性緩而寒性急也、

處方

(一)括蔞桂枝湯　括蔞　桂枝　芍藥　甘草　生薑　紅棗

(二)葛根湯　葛根　麻黃　桂枝　芍藥　甘草　生薑　紅棗

二、

厥之為言逆也、陰陽之氣、不相順接、大要分寒熱兩症、(一)寒厥者、陽衰而陰盛、手足逆冷、身寒面青、踡臥便溏、不渴、脈遲細、四逆湯主之、(二)寒厥之甚者、表熱下利清穀、食入即吐、腹痛、脈沈伏、則陽有欲脫之險、白通湯主之、(三)熱厥者、陰衰而陽盛、手足熱、身熱面赤、煩渴昏冒、溺赤脈數、四逆散主之

厥病危在頃刻、最宜悉心明辨

處力

(一)四逆湯　乾薑　附子　甘草

(二)白通湯　葱白　乾薑　附子

(三)四逆散　柴胡　芍藥　枳實　甘草

三、中風

風邪挾痰、中於經絡、臟腑、是名中風、(一)口眼喎斜、四肢不舉、舌蹇吐涎、昏不知人、脈浮弦而滑、烏藥順氣湯主之、(二)腎陰不足、因熱生風、風火挾痰上升、驟然跌仆、舌痦偏枯、甚則神昏、脈沈細者、曰類中風、蓋別乎眞中風也、地黃飲子主之、

眞中風屬實、類中風屬虛、皆由挾痰而起者也、

處方

(一)烏藥順氣湯　烏藥　川芎　白芷　炮薑　橘紅　枳殼　桔梗　麻黃　殭蠶　甘草　生姜　紅棗

(二)地黃飲子　熟地　山萸　石斛　麥冬　遠志　五味子　茯苓　菖蒲　蓯蓉　肉桂　附子　巴戟　薄荷　生姜　紅棗

四、癲狂

癲狂、非一病也、狂屬痰熱、上蒙心包、癲屬鬱痰、壅塞心包、(一)狂之為病、善怒善恐、自高自尊、少臥不飢、時罵詈、妄行無度、脈實大、鬱金丸主之、(二)癲之為病、或笑或歌、或悲或泣、語言顚倒、精神恍惚、經年不愈、脈滑大、金箔鎮心丹主之、

癲狂之病、大都為神經錯亂、情志不遂所致、

處方

(一)鬱金丸　鬱金　硃砂　白礬

(二)金箔鎮心丸　膽星　天竺黃　琥珀　硃砂　牛黃　雄黃　珍珠　麝香　金箔

□注意　此篇因續稿未到故僅排至此

顧惕生先生 演講札錄

（記者）

西方人　以牛羊肉為食料之大宗故身態偉壯而性情强暴

東方人　以疏菜為食料之大宗故身形瘦弱而性情和平

民間治療效方六則

蕭懷之

牙痛　茘枝連殼燒存性、研末、擦牙即止、

或用硼酸七八分、温湯一合調和、含極效、

温病後浮腫　每日食茘肉數枚神效、（余已試驗過多次）

血崩　地栗一歲一枚、煅存性、研末、酒調下、

湯火傷　猪膽汁調黃柏末塗之、

蛇貓咬傷　鮮薄荷葉、搗汁塗之、即愈、

不眠　凡患不寐症者、將睡之時、食少許流動體之温煖食物、即能熟睡、

證氣蠱方中之蝦蟆

黃葆餘

前閱第十四號本報、所載治氣蠱鼓脹方、用大蝦蟆一個、查得本草綱目云、蝦蟆有數種、要皮上腹下有斑點、脚短不鳴者是也、鄉人云、蝦蟆未有不鳴者、余照此法用之、少見功效、復查得驗方新編、載有此方、用大癩蝦蟆云云、本草綱目、並無癩蝦蟆之名、想癩蝦蟆必是蟾蜍婆、惟蟾蜍婆不大叫、後又遇此症、將蟾蜍如法用之果效、謹呈數言、以證明之、

消息

衛生局第三屆登記中醫審查合格者彙報（四）

記者

（名錄於下以審查先後爲序）

陳同祥　陳少白　潘玉春　夏松山　吳漢江　朱志龍

龔醒齋　張一平　趙殿文　伯步林　傅念孫　沈小芳
方燮銓　張吉臣　馬治卿　王石卿　孫志在　葛演舟
王橘莊　劉立志　朱寶山　譚恢堂　邵俊傑　饒鳳亭
黃世林　薛呂舟　李平復　黃小舫　沈定安　吳企梅
何鉄珊　顧東亭　華秉庵　潘仲良　康愷伯　徐小岡
包鴻鈞　吳評夫　王文頤　張企蕃　孫鵬先　王一方
顧堃瑞　鄭其升　胡葆齡　高穎川　楊安甫　吳子周
沈鑄才　吳恭甫　金霽時　李晴生　郭岱雲　劉一香
吳近仁　張靜生　錢賡頌　臧石巢　錢選青　葉新之
朱贊善　王演平　戴致中　郭紹儀　胡咸生　萬小山
徐景南　郭仲良　朱紹裘　陳良發　張軼羣　費欣辰
蔡權中　莊慶卿　俞起華　尹濟明　戴菊溪　余春榮
戴存心　顧永安　曹公肅　石金聲　張少湘　朱怡劍
陳生和　鄒耀宇　繆視仁　林杏園　陳良卿　奚慶餘
孫鑫芝　許幼先　應紹棠　蔡樂農　翁韻石　馬師摯
姚錫韓　余奉志　徐人龍　顧兆奎　張漢傑　陳中權
黃彝鼎　顧應龍　汪汝椿　張友琴　吳國鈞　許莘耕
錢公白　邰家驪　韓國鏞　景芸芳　謝斐予　王岐山
朱鴻慶　潘沛泉　章汝庠　黃玉麟　王松筠　王夢周
黃少堂　謝錦章　徐光裕　顧鶴松　董祖德　陸雲瑞
丁鳳祥　王指南　沈吉生　俞廷芳　陸其祥　鄭野橋
朱達賢　洪惠民　吳振嘉　張寶銘　梅子俊　黃問岐
吳振邦　李鴻賓　金叔平　黃雨農　何時華　徐煥章
陸志東　沈聯賡　言金聲　許衛道　石蘊華　費滋庵
蔣著卿　金百川　陳卓如　孫培昌　陳葆良　趙　奚
李鵬翔　奚伯初　張君華　白睛川　周耀章　張嶺梅
薛弁笙　石幼山　黃幼田　朱桂生　凌松棠　周渭清

證明脫肛奇治中之磁石（參閱三十一號本報）

高崙

確合科學學理
執此一端極可證明中醫學術無往而非科學

世界上知道利用磁石吸引第一個人、就是我們中醫界之功臣黃帝了、他曾做指南針發明磁石的作用、物理學上論磁石的一段、『……將鋼條磁石折爲兩段、折處也能吸取鐵粉、卽各現一磁極、成爲獨立的兩磁石、再將此兩段分爲四段、便成了四段磁石、四而八、八而十六……可以分成若干獨立的小磁石、由是可以知道磁石是由無數的小磁石集合而成的、這些小磁石、稱爲分子磁石、分子磁石也可以吸取小微的鐵粉、與大塊磁石顯同一作用、』

脫肛奇治中說、『……將銹鐵三斤濃煎沸湯、薰洗久脫之肛、再將活吸鐵石二兩煎濃汁飲之、其肛漸漸吸之而上……』

按銹鐵者、氧化之鐵也、經沸水一煑、則鐵之分子溶解於水、以鐵分子溶解的水、洗在肛門上、當然肛門也附着許多的鐵分子了、同理、磁石經水一煑、磁石分子也氧化在水裏面、（其分量不多、並不傷人體、且人體中亦含有磁石的用場、）給脫肛的人飲下去、利用磁石引鐵粉的作用、脫肛症當然易愈、執此一端、足可證明中醫學術確合科學原理、亦可證中醫學術無往而非科學也、

暑病再論

劉文若

暑病之證狀

暑爲陽邪、熱病居多、夏至以前、天未大熱、故經以先夏至爲病溫、後夏至爲病暑、誠以是時三氣司權、相火令行、天暑炎炎、地熱蒸蒸、人處其中、感之皆稱暑病、邪傷氣分、則頭脹脘悶、漸至面垢舌膩、煩渴自汗、或嘔噁腹痛、泄瀉肢冷、倦怠少神、殆古人所謂暑邪深入、熱勢橫逆、則氣泄、熱傷元氣是也、夫熱火爍金、則肺傷而氣虛、仲景金匱論中、以夏月外感熱病、標名曰暍、首條用人參白虎湯者、所以重保肺而清金也、經云、因於暑、汗煩則喘喝、靜則多言、蓋暑熱擾榮迫肺、則汗煩喘喝、脈虛身熱、內干於心、則精神內亂、言語無倫、可知治之者、先用滌暑清氣爲宜、歷代賢哲、皆云暑病首用辛涼撤熱、繼用芳香逐穢、甘寒存津、大忌辛溫發表、或用攻下、觀聖經發表則惡寒甚、溫鍼則發熱甚、數下之則淋甚、而益明瞭矣、

陰陽之辨別

夫暑乃夏月之名稱、純陽無陰、挾其時令之火以襲人者、固屬熱邪、然而張景岳曰、暑熱逼人者、畏而可避、可避則犯之者少、陰寒襲人者、快而莫知、莫知則犯之者多、故凡病暑者、陽暑多不見而陰暑居其八九、納涼廣廈、過襲陰寒、致周身陽氣不能伸越、惡寒頭痛、肢體拘急、膚熱無汗、乃陰暑之傷於表者也、宜香薷飲、六和湯、藿香正氣散、消暑十全散等治之、恣啖瓜果、內傷生冷、致中州陽氣、不能運行、腹痛肢冷、瀉利嘔逆、脈見沈緊、乃陰暑之傷於裏者也、宜漿水散、大順散、理中四逆、冷香飲子等治之、惟此犯之者、多富貴安逸之人、蓋彼輩任情悅性、避暑涼亭、大扇風車之下、最易夾雜陰寒而不自覺、潔古所謂靜而得之爲中暑、中暑者陰症是也、顧名思義、乃人事之兼傷、非天氣之本然、換言之、即人子之病、

非天予之病、故所謂靜得、所謂陰暑、直暑月之傷於寒冷者耳、不然、何以解於暑淫明炎、流金爍石、純陽無陰之哉、

暑病必挾濕

若夫長夏濕旺之令、溽暑蒸之、最易兼感、故治暑者當知其挾溼爲多焉、而又須究其暑溼二氣、何者爲重、暑甚者白虎湯爲主、溼甚者天水散爲主、暑溼沈混者、蒼朮白虎湯爲主、設一不愼、則暑熱從陽上蒸、而津液耗傷、溼邪從陰下沈、而氣不施化、馴至神昏耳聾、嘔惡煩渴、舌乾肢冷、妄言多汗之危症、斯時宜以竹葉、連翹、銀花、荷葉、苡仁、蔞皮、生地、元參、石斛、花粉之品、甘涼清上、及紫雪丹、甘露飲之類、宣中開下、使三焦寧、表裏和、闢門通、陰陽利、熱散溼去、方可向安也、

暑病之兼證

夫暑本屬火、而能兼溼、固無論矣、至其傳變、則爲瘧痢霍亂、而條其淺深同異變證、則有傷暑、冒暑、中暑、中暍之分、暑風、暑溫、暑厥、暑瘵之殊、其感而不即病者、至秋時爲伏暑、歷稽古今方籍、雖皆有論列、而雷少逸時病論中、尤爲精詳、既分類彙編、闡發奧義、復自訂清涼滌暑、祛暑解毒、清暑開痰、卻暑調元、清離定巽、芳香化濁、清宣溫化諸法、按病立方、有條不紊、示人以規矩準繩、洵治暑之金針、學醫者宜究心焉、

說可危之痰病

吳虎

甚矣、痰病之困人也可危、忽而呢喃自語、忽而奔跳咆哮、而四肢瘛厥、忽而口眼喎斜、如鬼神之作祟、變幻多端、故古人云、痰爲怪病、誠哉是言也、夫痰有溼痰、食痰、氣痰、風痰、瘧痰、頑痰之別、要不外脾胃中津液膠黏而成、卒然昏倒、不省人事者、痰蒙清竅也、驚癎發狂、語無倫次者、痰裹心包也、沉痼之疾、轆轆在喉者、痰塞氣管也、結核成瘍、年久不愈者、痰流經隧也、面赤咽乾、氣喘擡肩者、痰火上湧也、食入即嘔、肚腹膨大者、痰停中脘也、此皆痰之爲患、令人傾危、而古人治痰之方頗多、如二陳湯治溼痰、清氣化痰丸治熱痰、順氣消食丸治食痰、三子養親湯治氣痰、滌痰湯治風痰、截瘧七寶飲治瘧痰、礞石滾痰丸治頑痰、古人立方盡善、而成效卓著、然痰之源不一也、

(熱痰)有因熱而生痰者、脾土溼熱、久鬱不化、醞釀爲痰、冒暑遠行、吸受穢濁之氣、凝滯中宮、則氣血與暑濁、蒸化爲痰、

(食痰)有因食而生痰者、素體薄弱、遂食瓜果寒涼之物、不易消化、阻遏肺氣、清陽不升、濁陰不降、積久化爲痰飲、或酷嗜麴糵、溼傷脾土、兼食辛熱油膩之物、皆令生痰、

(風痰)有因風而生痰者、肥人氣虛、風中心脾、痰塞心竅、舌本木強、而不能言語者、又風盛則氣壅、氣壅則筋脈不利、欬嗽氣急、

(氣痰)有因氣而生痰者、經所謂氣有餘、便是火、陰虛火盛、隨氣上湧、痰塞胸膈、懶食喘滿、

(瘧痰)有因痰而成瘧者、內伏暑邪、食入化痰、外觸新涼之氣、陰陽相爭、陽勝則多熱、陰勝則多寒、有一日二日三日之變、

(頑痰)有因風木太過、土虛不能運行、食物積滯生痰、阻塞上中二焦、迴薄腸胃曲折之處、而成頑老之痰、猝發怪病、立見危亡、總之一切痰病、皆屬危症、考其源流、究不離夫脾胃二經、夫脾爲倉廩之官、胃爲分金之爐、穀食入胃、藉脾氣以輸運、分布於五臟六腑、周流於四肢百脈、而人之所以康強無恙者、無非賴穀食所化之津液也、若脾氣虧損、或積有伏邪、則穀食不化津液、而化爲痰涎、其變病如上條所言、故龐安常曰、善治痰者、不治痰而治氣、氣順則一身津液亦隨氣而順行、準繩云、治痰宜先補脾、脾復健運之常、而痰涎自化、百病自除、觀此二語、頗得治痰之樞機、然而痰症有標本虛實之殊、未可一概論也、如呢喃自語者本也、奔跳咆哮者標也、四肢瘛厥者本也、口眼喎斜者標

也、辨明標本之理、而治痰無不當矣、豈可以區區順氣健脾之法、而盡治痰之蘊哉、

女子生殖器

吳公

此篇乃摘譯於美人霍力克所著之生殖器新書一部分民初曾登載於問樵所輯之醫學報中吾見此詞義淺鮮讀者易於瞭然致特錄之　編者識

女子生殖器之外象、雖於生育無關、然有數器焉、爲極有關係者、小腹之下有交骨、交骨之前有厚油質、此待長成而始有者、長成以後、其外皮有毛墳起之處、名曰陰阜、是爲男女區別之大者、往古以毛爲貴、謂女子無毛、可恥孰甚、古時西律凡女苟台三次、則剔去其毛、而號於市以辱之、夫有毛與否、實關天生、有僅有者、有幷一無之者、不毛之婦、其身必無蛋核、或有之而不作工、人於得某種大病以後、驟受他種猛藥、其毛必落、或有得大驚恐、而毛忽變色如髮者、父母之視女、醫士之驗婦、每以陰阜高平、陰毛有無、以爲成人與否之證、蓋有之矣、雖然不盡然也、陰阜稍下之體、名曰外陰唇、唇下油質充滿、故豐潤可掬、其外皮以毛被之、內皮生有液核、至外陰唇長短之度、則自交骨起、以至轂道、約相距一英寸許而止、外唇上下相連、中豁如門、間有陰唇紅腫、而使陰唇併合者、設是女未嫁時、不亟治之、則將來必受大害、

外陰唇之內、爲內陰唇、其圓徑較小、光潤亦遜之、幼年之女、內陰唇外露可見、及已長成、外陰唇忽加繃脹、而內陰唇爲所掩矣、此就未婚者言之耳、若已生子之婦、其外陰唇旋自收縮、內陰唇奪門而出、以見於外、世界東方諸國之女、內陰唇甚大、陰道幾爲之塞、蓋是體爲愛觸最甚之地、故陰唇大者、其交合念亦大、若欲割去是體、法頗易施、且於人體無傷、非洲黑婦、其內陰唇甚長、垂于陰戶之外、亦幾過之、當時或有疑其僞飾者、今已知爲天生、夫此與白婦大殊、黑婦陰阜低、外陰唇小、陰道大、而其口甚小、彼於踞地之時、其陰時露於後、余曾見某婦之內陰唇、長及三英寸半、且見有人長至四五寸者、遊非洲時、曾見有長九英寸之婦、陰唇過大、實阻交合、必手分其唇而後可、東方之女、內陰唇之大者、實已數見不鮮、故割唇者、往往聞焉、各國之著者、曰亞比西尼、曰古猶太、回教中人、必割去其女唇之長者、彼謂余去惡觀也、實將戢其慾念耳、抑猶有原因焉、回教之律、一男娶數女、故必嚴絕淫體、以杜其外心、余友某嘗旅行東方諸國歸、而語余曰、回教徒於所俘之女、常以鎖閉其陰門、非主人自開、無有能苟合之者、某嘗旅居於埃及、道其埃及之俗曰、埃及人有以割唇爲業者、每招搖過市、而自呼曰、余精於割唇者、有欲問余者乎、其器祇粗刀一柄、既割、以灰擦之、余思埃及之俗如此、或一原於男子之妒、或一原於不便、於陰體人之割陰唇也、其言曰、必去其陰唇、而交合乃易易爾、（未完）

頭痛之治驗

沈仲圭

中懷鬱結不舒
肝陽化風上竄
法袪頂巔之風
兼清肝經之火

隣居張鏡潭先生、革命先輩也、近年息影聖湖、不問世事、栽花飲酒、意頗自得、不幸哲嗣平歐兄病肋膜炎不起、悲痛之餘、悒悒寡歡、蓋平歐年僅三十二、歷充政界要職、一家負擔、端賴賢子也、

本年六月下旬、張君忽患頭痛、在巔頂骨之左下方、約加拳大、疼若針刺、徹夜呻吟、翌晨招余診之、餘痛猶未已也、當詢其除頭痛外、有無其他副症、則云一切如常、余尋思痛雖奇特、而致痛之源、實由中懷結不舒、肝陽化風上竄之故、爲書桑葉、池菊、生打石決明、川芎、蔓荊、製胆星、炒殭蠶、明天麻、一方、一以祛頂巔之風、一以清肝經之火、私念雙管齊下、或有小效、不意藥甫終劑、痛竟若失、

余記此案、非敢炫一己之長也、蓋有二種感想、如骨硬在喉、非吐不快、今日社會人士、恆嫌中藥性平、奏效迂緩、故一過痛症、輒注射醉神經之藥液、以冀痛苦立止、不知中藥雖屬原料、但對症用之、恆有立竿見影之奇績、觀於張君之疾、可爲明證、又時下醫工、選藥製劑、都喜隨意湊集、經驗成方、未嘗一試、此余所大惑不解也、夫執方臨病、固屬不可、若藥症相對、正宜採用、以確定其療效、仲圭臨症以來、無論經方時方單方驗案、苟與病情脗合、無不儘量取法、即如張君之方、亦抄自驗方別錄而略爲增損耳、

秘製小兒化痰餅方

徐殿魁

愚按小兒多痰、總因脾土消化力不强、肺金肅降力不足、更以乳汁食飲相雜、由是停壅而生痰矣、夫痰之體爲液、痰之成爲火、所謂痰由火灼也、蓋小兒初生之體、少陰未充、太陽方旺、合乎陽生陰長之理、故痰之爲患、常從熱化爲多、若論治法、須以辛滑之品爲君、佐以甘緩、使以微苦、消息圖治於平時、自然消弭意外之痰患也已、(方義見後)

生半夏二兩　先以水浸一宿取出、

鮮生姜一兩　切片、

粉甘草片一兩　二味同半夏、用小磨和水研粉、再用羅篩過淨、如取漿法、用布袋濾淨聽用、

鮮薤白一兩　生搗自然汁、漬入前半夏粉內、曬乾、

瓜蔞瓤六錢　洗自然汁濾淨、漬入前半夏內、曬乾、

鮮石菖蒲六錢　生搗自然汁濾淨、如前法漬入、

鮮綠萼梅一兩　如無鮮花、用乾者亦可、生搗自然汁、如前法漬入、

以上各味、照方如法製成、曬乾研粉、用薄糊爲餅、每塊五分、陰乾、磁瓶收貯、每服一塊、開水冲下、殊有特效、

經云食入於胃、遊溢精氣、上輸於脾、脾氣散精、上歸於肺、通調水道、下輸膀胱、如此則何痰之有、是方以半夏生姜甘草爲君者、取其辛甘發散爲陽、以暢脾氣散精之義耳、佐以薤白取其通陽瀉濁、合乎通調水道下輸膀胱之義也、使以菖蒲梅花者、菖蒲爲水氣之精獨堅、最能開氣豁痰、梅花得春生之氣最厚、專擅助胃化食、藥性如此、豈有痰不消化也哉、

編者按　此方藥性中和、不寒不溫、確有開氣化痰之功、方中以半夏爲主、蓋即市上之某製半夏、某製半夏黐乎、吾意此方不妨修合收藏、無論大人小兒痰喘欬嗽、服之均有奇效、不致受市上僞藥之欺朦、而往往受害也、

鹿茸之製法

秦愼安

鹿茸之功、全在其血中之燐質硫質、故能補陽、以前製此藥、往往用火烘酥、或隔水蒸脆、而後爲末、不知此質一經見火、即行飛散、功力已去八九、此皆不明化學之故、若以之鋸成寸叚而鎚碎之、置于石灰缸中收燥後、生礙爲末、則原質全在、其功力必大不同、(但茸不得留過三年)惟此品以關東產者爲最、即家蓄者價已不貲、若得野生者、更爲可寶、否則用川雲所產者、名曰南茸、照此製法、亦有功力、而價較廉也、

傷寒新解（續）

大梁鄭爵鼎

此外感停食、未得正治之法也、蓋行下法而不大便者、是客邪外束、表氣不通、則臟腑之氣、內蘊而不能透泄、雖行下法、亦奚以爲、愼不可以曾經重發其汗、即云表邪已解也、此停食因下之而不得其當、於是下入迴腸盲腸而爲燥糞、故日晡潮熱、少腹痛而拒按、表邪因誤而內陷、此結胸之所以成、其鞕滿下至於少腹者、不僅胸膈膜與助胸膜之有病變、即小網膜與腹膜、亦起生理之變態也、五六日舌燥者、水蓄網膜之內、而不能上潤也、此用大陷胸湯之逐水蕩滯、正所以救其舌上之燥也、

小結胸病正在心下按之則痛脈浮滑者小陷胸湯主之

小結胸者、結胸之輕者也、是邪熱未甚、僅有心下局部結邪、他處無病焉、實胸膈膜單純之病變、他處之網膜、尚無病變也、按生理所云人體之常溫、最高者、莫過於右心（即右心耳及右心室）之血液、其熱度、可達三十八度八、再遇從外內陷之邪熱、則該部之熱度益高、於是附近之胸膈膜暨助胸膜、獨受高熱之爍灼、所以拘急而收縮、失其分泌水液之機能、濕熱內蘊於胸腔 故有小結胸之病變、此小陷胸湯之用黃連、所以瀉其高度之熱、用蔞夏所以滌其內蘊之濕、以下部之熱度較低、尚未引起腹膜之病變、則鞕滿而痛、所以僅在心下、而不能至於少腹、故大陷胸湯之不可用也、緣表邪內陷、陷於肺臟、肺居胸廓、是以結胸 前條所謂心下至少腹鞕滿而痛者、是胸部之鄰之病熱邪、波及於下部、以至引起腹膜之病變 非少腹直變也、蓋所謂結胸而不言結腹、所謂陷胸而不言陷腹者、即此義也、此條之脈搏浮滑者、亦濕熱沸騰之象也、

傷寒六七日結胸實熱脈沉而緊心下痛按之石鞕者大陷胸湯主之

傷寒六七日、患者之陽氣、內蘊已盛、抵抗力已充、當愈之時也、此時不愈、則表邪內陷、同乎熱化、而成結胸、但此條之結胸、雖未波及於少腹、則脈沉而緊、心下痛、按之而石鞕、據此脈症而論、是胸膈膜已被熱灼而固定、胸腔之蓄水已滿、誠非小陷胸湯之力所能勝任、故主以大陷胸湯、逐其蓄水、蕩其實熱、良有以也、

寒實結胸無熱證者與三物小陷胸湯白散亦可服（此條金鑑爲之正誤曰小陷胸湯亦可服宜删）

此乃患者之陽氣太虛、體內之溫度過低、以致胸膈膜不得陽氣之溫化而凝固、於是胸腔蓄水、成此寒實之結胸 無熱症者、驗其舌下與腋之體溫低落也、總之結胸者、胸腔之內蓄水也、治結胸者、必不能捨其逐水開滯之法也、但此條之結胸既屬於寒、宜用性質溫熱之品、以逐其水 而開其滯、此三物白散所以用巴豆之辛熱、且有反射之作用、使此膈上之蓄水、就近從口而上越 用桔梗以利胸膈之氣而開其滯、用貝母以滌胸膈未盡之濕邪、蓋恐巴豆之激烈、暴吐暴瀉 而不能盡蠲其邪以使之淨也、

傷寒十餘日熱結在裏復往來寒熱者與大柴胡湯但結胸無大熱者此爲水結在胸脅者也但頭微汗出者大陷胸湯主之

傷寒十餘日、患者之陽氣、蘊蓄已久、抵抗之能力已具、正表邪當解之期、否則、入裏化熱、而爲他種之病變矣、若復往來寒熱之症者、是內部之結熱雖成 表邪仍未盡除、故主以大柴胡湯之舊柴、以宣其未盡之表邪、黃芩以泄其熱、枳實半夏以開其結、芍藥斂陰以救結熱所耗之水分 大棗健胃 以防消化之不良、此仲聖處方之周密也、若表邪入裏而致結胸者、則患者身外之體溫、永無高度之上升、與往來寒熱之身外自[illegible]而高熱者、不同也、結胸之病狀、心下鞕滿而痛、或直達於少腹

、頭部汗出、他處無汗、結胸之治法、大陷胸湯主之、結胸之原因、是蓄水於胸腔、已詳論之於前矣、

結胸者項亦强如柔痓狀下之則和宜大陷胸丸

此乃結胸之甚者也、項强有如柔痓之狀者、非項强、亦非柔痓也、是胸腔之蓄水過多、則肺葉上舉、俯仰不能、所以類乎項强柔痓之狀也、緣胸腔之蓄水過多、上壓乎肺臟、故加葶藶杏仁之瀉肺、使肺葉下降、則俯仰自和、局部之治法也、用硝黃之蕩滯、甘遂之逐水、以除肺下之障碍、根本之治法也、又慮實邪過盛、不宜湯劑之迅烈、誠恐藥力過急、徒傷患者之正氣、而不能盡去其實邪、此所以用丸劑之性緩、使此胸腔所蓄多量之潦水、徐徐而盡去、亦不致徒傷其正氣也、

結胸證其脈浮大者不可下下之則死

此必結胸已久之所致、蓋結胸雖由結熱而成蓄水、時久則結熱反被蓄水所消滅、滿腔同乎行潦、體內即無陽氣存在之餘地、於是陽氣外浮、其脈浮大、實非陽氣之盛、乃陽氣之游離、戴陽之象也、斯時也、用眞武四逆以救其將散之陽氣、猶恐不及、豈可再行下法、以重虛其陽氣也、倘誤下之、則陽氣下脫而外散、故可預知其必死也、

結胸證悉具煩躁者亦死

此亦陽氣虛極之故也、蓋神經藉陽氣之溫和、則安然而暢適、若結胸已久、胸腔之蓄水已多、於是週身之陽氣、一變而爲寒濕之氣矣、神經受此寒濕之氣所侵犯、而失陽氣之溫化、此神經之所以煩躁而不安、是亦主死之候也、醫者、愼不可以此條之煩躁、誤認以爲邪熱擾營之煩躁也、

問曰病有結胸有藏結其狀何如答曰按之則痛寸脈浮關脈沉名曰結胸也何謂藏結答曰如結胸狀飲食如故時時下利寸脈浮關脈小細沉緊名曰藏結舌上白苔滑者難治

結胸藏結、皆因表邪誤下之所致、結胸者、心下鞕滿而痛之病名也、按之痛、即指心下而言也、藏結者、胸中作痞之病名也、如結胸、即指胸中作痞如心下之鞕滿而言也、結胸得於陽氣旺盛之人、藏結得於陽氣虛弱之人、此種奧義、已詳論之於前矣、緣藏結既由陽氣之虛弱、則寒濕之氣得以踞之、此下利之所以時作也、飲食如故、是胃中之陽氣、尙足以運化其水穀、猶非難治之症也、若舌白苔滑、是胃中亦被寒濕之氣所佔據、陽氣耗散已無餘、食慾亦因之而不振、故曰難治之症也、其脈小細沉緊者、血管遇寒凝聚之故也、至於寸浮關沉者、寸部之肉薄、關部之肉厚、誠不可以此而爲臨床之診斷也、

病脅下素有痞連在臍旁痛引少腹入陰筋者此名藏結死

此內臟之體溫已無、即陽氣已絕之死候也、胸腹之網膜凝結而蓄水、故脅下連臍旁而作痞、少腹引痛者 腹腔神經節遇寒而凝聚也、其痛入於陰筋者、寒氣侵及腹、主動脈叢成對之纖維部也、

藏結無陽證不往來寒熱其人反靜舌上苔滑者不可攻也

此言臟結絕無狂妄之舉動、亦無往來寒熱之症狀、神經安靜、舌白苔滑、純係陽氣之虛弱、故雖有蓄水之實邪、不可攻之以陷胸、尙急救其陽氣、以防致變於須臾、

病在陽應以汗解之反以冷水潠之若灌之其熱被却不得去彌更益煩肉上粟起意欲飲水反不渴者服文蛤散若不差者與五苓散身熱皮粟不解欲引衣自覆者若以水潠之洗之益令熱被却不得出當汗而不汗則煩假令汗出已腹中痛與芍藥三兩如上法、

病在陽者、邪在外也、緣表邪之療法、當助其陽氣之鼓動、使汗出而邪解、若噴之以冷水、或灌洗以冷水、則陽氣冰伏而內鬱、此煩熱所以益甚、抵抗之力却退、毒素反得所背助、是以表邪益不得去矣、肉上粟起者、以表皮遇此寒濕之氣、黏液層

於是乎凝結、皮丘所以增大也、但陽氣係冷水所冰伏、則內蘊之鬱熱、所挾之濕氣必盛、故口雖乾、飲水而不能下咽、所以用一味文蛤之鹹寒以滌其濕熱也、若服文蛤散而不效者、是濕氣盛熱、已成蓄水之症矣、必用二苓澤朮之淡滲、以利水濕之氣、佐桂之辛溫、以助其被刼之陽氣、方爲對症之療法、若身熱皮粟不解且惡寒者、是表邪方盛、當汗之症也、當汗不汗、再以冷潠之或洗之者、則陽氣復被其冰伏、內熱益甚、必有煩躁之症也、若當汗而汗之、表邪已解、而腹中痛者、是內熱灼陰、水分缺乏、腹腔神經節失其潤養之資料、必用芍藥之酸斂、以救被灼之水分、方爲上工之治法也、

太陽上篇終

目病淺說

康維恂

■目病之診斷與治療

凡病目者、男子多患左目、女子多患右目、此陰陽氣血不同故也、或有左右無常者、乃邪熱攻竄故也、如男先傷左目、而右目屢發、定不可保、女先傷右目、而左目屢發、亦不易救、但亦須觀人老少壯弱爲主、少而壯者易治、老而弱者難治、易治者用藥溫和、難治者用藥滋補、隨症用藥、不可執一、目症雖有多端、先將難易預定、用藥不致有誤、如瞳神凸凹者不治、青綠白色者不治、純黑者不治、睛少光華不治、此乃老人血衰之症、若翳障如半月之狀、亦不易治、若睛圓不損、不論星之多少、翳之厚薄、悉皆治之、惟翳怕光滑、星怕在瞳神、如翳膜輕薄、星點細小、若過翳障未盡、切不可用刀割、目得血而能視、刀割則傷血、更不可用火灸、因翳膜生自肝火、再以火攻之、是以火濟火、惟服藥與點藥相輔而行、則病漸退、而可以復明也、

■五輪之鑑別與病因

「白眼」名氣輪、病因凌寒冒暑、愛飲寒漿、飢飽虛疎、寒邪入內、其候或痛或昏、赤筋纏在白睛、視日如隔霧、看物如生煙、日久不治、變成白膜、黑暗難開、

「烏睛」名風輪、病因喜怒不常、作勞用心、晝視遠物、夜讀細書、其候眥頭乾澀、睛內偏疼、視物不明、胞臉緊急、

「臉胞」名肉輪、病因多食熱物、好吃五辛、遠重奔馳、食飽耽眠、風積痰壅、其候眼胞赤腫、昏蒙多淚、倒睫澀痛、痰血侵睛、

「眼眥」名血輪　病因七情煩勞、內動於心、外攻於目、其候赤筋纏眥、白膜侵眼、胞腫難開、昏澀不爽、日久不治、光明愈失

「瞳神」名水輪、病因勞役過度、嗜慾無厭、又傷七情、加之多食酒麵、好啖鹹辛、激動腎經、逆於黑水、其候冷淚鎮流於面上、飛蠅相趁於睛前、積聚風邪、或澀或痒、結成翳障、常多昏暗、

湯液之代解剖

廉賓

史記稱上古之時、有俞跗者、能湔浣腸胃、漱滌五臟、列子稱扁鵲能換公扈齊嬰之心、 證諸現在西法自非虛誕、況經絡臟腑、原非空中樓閣、可以意想、當日若不實地考證、安能言之鑿鑿、獨昔古人抱此絕技、竟無隻字相傳、抑實有其書、而爲後世湮滅耶、商之伊尹、去古未遠、搜求猶易、何以不傳剖解經、而獨傳湯液經、扁鵲即秦越人、既能攻偕生之疾、何以不傳其手術、而獨傳八十一難 是不可解者也、鄙意謂古人剖解雖精、猶以爲未足、誠恐一有不慎、則生命隨之、行險僥倖、終非萬全之道、必求治病之術、更有精於剖解者、而幾行之而無弊、此湯液所由作也、不然、閣難亦剖解之 術、何以僅傳粗淺愚夫、而歷代名醫、棄而勿習者、蓋實無需乎此也、或曰、汝爲湯液以代剖解之說、不過鑿空妄談、究以何者爲根據、則告之曰、予不觀夫湯名柴葛解肌乎、夫解者 剖解之解也、肌者、肌肉之肌也、第人人從口頭滑過、不加深思耳、請以傷寒論諸方證之、麻黃湯、剖解皮

膚之利器也、桂枝湯、剖解肌腠之利器也、葛根湯、剖解項背經輸之利器也、小柴胡湯、剖解三焦膜原之利器也、麻仁丸、剖解脾臟之利器也、麻黃附子細辛湯、剖解腎臟之利器也、烏梅丸、剖解肝臟之利器也、五苓散、豬苓湯、剖解膀胱之利器也、大小陷胸湯、剖解胸膈之利器也、抵當湯、桃仁承氣、剖解小腹血室之利器也、十棗湯、牡蠣澤瀉散、剖解大腹之利器也、瀉心湯、剖解心包之利器也、然有剖解必有封固、於是桂枝附子湯、四逆湯、以封固皮膚肌腠、旋覆代赭湯、白虎加人參湯、以封固胃、理中湯、建中湯 以封固脾、桂枝甘草龍骨牡蠣湯、炙甘草湯、以封固心、眞武湯、以封固腎陽、黃連阿膠湯、以封固腎陰 赤石脂禹餘糧桃花湯、以封固腸、白頭翁湯、以封固肝、由此推之、藥不外乎通補兩途、通即剖解之效用、補即封固之效用、奈何多月傷寒、見青龍而咋舌、夏時中暍、遇白虎而驚魂、胃實而譫語滔滔、視硝黃如蛇蝎、陽亡而流汗渙渙、畏薑附若砒鴆、雖有明眼之人、亦不敢爲驚世駭俗之劑、不得而求其次、惟有掇數味無過疲藥、待病氣之自己、以言無效、誠哉其無效也、夫峻藥原不可妄投、故醫書言其功、必言其害、病家聞其害、幷忘其功、因噎廢食、奚可哉、獨怪今人畏中藥之神丹、而偏信西人之藥石、藐中醫之氣化、而盛稱西醫之剖解、得毋能讀西書者少、但知其利而不知其害歟、

夏季眼之衛生

憶芬

凡含有鹽質之物、皆能刺激皮膚、小兒食含鹽質之物、如黏於口畔不爲之拭淨、即當立發鹽黴、

大人皮膚、較之小兒、既强且厚、而皮膚尙有被激刺之虞、故小兒皮膚、往往因鹽質而起變化、其薄弱之黏膜、一遇鹽質、即起刺激、此本無足異者也、

凡人啼哭之後、眼而發紅、此皆由眼淚中含有鹽質、眼之黏膜、被其刺激故也、康健之人、一時雖可復原、然如罹一種害眼之病者、其痛輒因此而增加、

眼睫皆所以衛眼、勿使汗流入眼中、萬一汗液流入眼中、當速即用清水洗之、

凡一種患眼病之人、因在海水中浴身、海水流入眼中、致病由此加重者不少、日本有一人、因海水流入眼中、幾至失明、醫治數月、始告痊愈、故凡海水流入眼中者、當急用清水洗之、千萬注意、

內外科

（秦慎安）

外症之名、所以別于內症、此外字非專指外面有病、而無關于內也、古醫十四科曰脾胃、曰風、曰傷寒、曰大方脈、曰婦人胎產、曰鍼灸、曰咽喉口齒、曰瘡瘍、曰正骨、曰金鏃、曰養生、曰祝由、幷無外科之名也、乃今之外科、專屬于瘡瘍傷症、凡業此者、決不知有諸內形諸外之理、外科正宗一書、專以霸功、會經徐靈胎批斥、乃世尙有奉爲不傳之秘者、可謂誤盡蒼生、應請政府嚴爲取締、凡外科不知內科者、勒令補習內科、否則禁止行道、以免遺害社會、

土鱉蟲治瘀血之奇效

莘農

有木工被重物壓傷、臥床月餘、延傷科療治、腰痛未愈、就診於予、詢知痛在右腰受壓處、其爲瘀血無疑、乃病者以去瘀藥服過不少、如七釐、三七、紅花、當歸等、疑是體虛腰痛、欲服補劑、予曰若係虛症、必兩腰均痛、斷無獨痛右腰之理、爰用通絡活血藥、而以土鱉蟲六十枚、炙研末、冲酒分三次服之、尋愈、蓋末一服、重用此蟲見效也、

又有一婦人、產後獨患腰痛、余斷其有瘀血、撤却杜仲續斷等、亦以前方三服即愈、蓋產後瘀血最多、生化湯藥性太溫、反不如土鱉蟲之穩當也、

一少年患少腹湯痛、用疏肝藥無效、知係瘀血、用土鱉蟲而全愈、

（按）以上土鱉蟲之功效、皆由予試驗而來、非純任理想可比、予於土鱉蟲一物、亦素來輕視、自經木工壓傷一症、投諸去瘀藥均不效、而後以此試之、初非敢謂必效也、詎服之而其痛若失、取效頗速、始注意而推用之於產科後腰痛、少腹偏痛、獲奇效而亦愈、始信此藥之果有殊功也、業內科者、每視此爲傷科藥、棄而不用、豈不可惜、蓋內科瘀血之症頗多、只用赤芍、丹皮、茜草、大黃、桃仁、紅花、歸尾等、所不能愈者、此藥定能奏效也、無妨一試、且古方用水蛭虻蟲、以攻積堅、今人多不能用、以有此方、無此藥、每多缺憾、乃土鱉蟲、亦動物蟲類之一、與水蛭虻蟲相似、取而代之、當不相讓、凡瘀血內必有死血、用之最宜、考其藥性、無毒、力亦不猛、不若水蛭虻蟲之流弊、惟氣味不佳、人聚聞之、可炙透研末爲丸、易其名而用之、則盡善矣、

醫家須重道德

（唐采臣）

醫乃仁術也、濟世則可、爲拜金主義、而攻訐同道則不可、嘗見業醫者、每有不肯慮己自重、祇知詆誹同道、若此之輩、大多自鳴不凡、技而獲售、滔滔炫一己之長、病入膏肓、咄咄斥前方之誤、詎知人果有謬、不妨誠意討論、己自有長、亦嘗南針指示、今乃不此之圖、而竟甲說乙非、乙排甲誤、堂堂醫士、體統何存、此種行爲、雖號高名醫者、亦所不取也、殊不知、神農嘗百草、黃帝成內經、扁仲景、諸多先賢、要皆利人爲懷、概將所有經驗、著書行世、傳至數千百年、而供人採用、何曾秦爲秘密、藏不宜傳、每觀世醫、一得先賢特種經驗、驚奇炫異、指前人之唾餘、往往引爲己長、有自出之新裁、更覺一矜自得、秘密深藏、至死不傳、揆諸先聖前賢、利人濟世之意、不啻背道而馳、是等舉動、實深浩嘆、務望列位醫家、概宜遵重道德、一勿攻訐同道、二勿秘守經驗、如此非但病者之福、亦中醫前途之幸也、

民間治療

乳症內消丸

藥方　炒川椒子　六兩　小靑皮　二兩　兩頭尖　四兩
炒香白芷　一兩　醋香附　二兩　炒白芍　一兩
當歸身　一兩　炙百脚　十條　漂全蝎　廿只
廣玉金　二兩　蒲公英　二兩　廣橘絡　一兩
帶子蜂房　三個炙存性

主治　婦女肝氣、乳癖、乳中結核、形如棋子、墜重作痛、或不痛不潰、皮色如常、其核隨喜怒消長、多由腦怒思慮、致傷肝脾鬱結之病、服此舒肝和脾、開鬱消核、和血消痰、養神活絡、

服法　每日臨臥時、服十二粒、黃酒送下、不拘輕重、一料均愈、

合法　右藥各研淨末、水泛丸如皂子大、曬乾收貯、

治蛇咬簡便方

柳定亞

如遇蛇咬者、急取辣椒生食十餘枚、要如大指者、不可用圓小者、凡被咬中毒之人食之、不但不知其辣、而反覺甘美、再嚼數枚、敷患處、起小泡、流水、定痛而愈、

又方、以竹旱煙筒中烟垢、須吃熱烟桿、以冷水洗出、服一二碗後、不覺辣苦、幷以水煙筒頭中之烟垢、敷傷處、亦卽隨水流消腫、定痛而愈、

又方、用明礬一兩、甘草一兩、研末、各用三錢、開水冲服、外敷亦可、

急救蛇鑽入竅

柳定亞

如有蛇誤入肛門、急宜取蔴線將蛇身緊縛、令一人挽住線頭、以針二枚、先以其一挨肛門刺蛇身、蛇負痛縮出、更以一針刺之、蛇即可盡出、

消息

衛生局第三屆登記中醫審查合格者彙報（五）

記者

（名錄於下以審查先後爲序）

錢哲明	劉君亮	王廷弼	趙惕寅	邵春喬	劉壽石
陳冠白	潘燮生	閔孝誠	程次朋	韓石安	曹味冰
孫遇齡	徐伯仁	王肖駿	余斐臣	孫植性	任明遠
吳小香	孫庭飛	周惠仁	張企明	石漢章	潘行素
沈文彬	楊軼千	錢滬畦	林兆康	陸心耘	秦耕雲
趙冠羣	陸念曾	趙子求	謝葆章	丁壽石	吳幼庭
戴燮良	張季生	洪志剛	丁桂生	吳煒堂	於新伯
吳嶽甫	盛懷潔	倪作宏	儲麟蓀	李雲生	胡質卿
邱儉齋	王蘇民	何維裔	陳明初	吳榮章	蔣少卿
王開喜	費子權	周濟衡	費小權	俞渭棠	費少權
趙振康	張子容	戴育民	葛秀岩	高文卿	葛秀峯
余道惟	唐薛琴仙	龔壽仁	蔣蔭春	張昇齡	方汝霖
田應龍	張始生	陳漢洲	吳古康	吳養田	秦上古
宋圖南	秦苑花	黃聘岐	殷丹天	錢玉祥	侯仲良
黃達夫	盧秉濂	姚襄琴	徐福民	徐利民	楊經之
劉醇庵					

霍亂專號

章太炎先生霍亂論（上）

秦伯未述

此篇乃太炎先生舊作、曾載於前年某大報中、引起多人之討論、傳誦一時、伯未先生又搜入古醫學講義中、敎授生徒、最近某報曾轉載之、惜其殘缺不完、今本報霍亂專號出版、特再錄之、　編者

霍亂之症、世人亦不識久矣、其過在不能確實指出霍亂之見症、究竟怎樣、而見吐利交作、便曰霍亂、民國十五年八月十二日起、申報上載了不少的霍亂、或者說霍亂當溫、或者說當涼、或者折衷之、其實主涼主折衷者皆非、其原因便在不識眞霍亂、且錄中國醫學院院長章太炎先生之霍亂論于下、

太炎先生說、霍亂吐利四逆之症、多起于夏秋間、依大論熱多欲飲水者、用五苓散、寒多不用水者、用理中丸、四肢拘急、手足厥逆者、用四逆湯、脈不出者、用通脈四逆湯、兼煩躁欲死者、用吳茱萸湯、並見霍亂少陰二篇、余十六歲時、嘗見一方數百里中、病者吐利厥冷、四肢攣急、脈微欲絕、老醫以四逆湯與之、十活八九、三十歲後、又見是症、老醫舉四逆湯吳茱萸湯與之、亦十活八九、此皆目擊、非虛言也、而五苓症則絕少見、理中證亦甚不亟者耳、

夏時得此、何也、大凡心臟搏動、藉酸素輸致之力、夏時空氣稀薄、酸素寡而心臟弱、——千金以五味酸藥爲生脈之劑、即此義——冬即反是、是故冬日氣寒、則血脈之行疾、夏日氣熱、則血脈之行遲、加以汗出陽虛、心轉無力鼓舞、血脈遲且懈矣、觀夫傷寒脈緊、而暑病則多弦細芤遲之脈、所謂脈盛身寒、得之傷寒、脈虛身熱、得之傷暑、非獨病時爲然、血脈流行、冬夏亦自有張弛也、

夫知此、則可以知霍亂之原矣、歲暮嚴寒、冰雪凛凛、而人之處其中者、脈勁血駛、戒嚴亦嚴、是以乍得傷寒、多得陽症、其得少陰症者、必平時心臟特弱之人也、夏秋間氣或稍涼、較之冬時、不逮遠甚也、然以久處炎熇、心力弛懈、脈行甚遲、猝遇寒邪中之、營衞雖欲抵拒、而素不設備、遇敵退撓、則惟任其直入、寒入而厥、血脈不能收攝水分、上下出于腸胃而爲吐利、旁出于腠而爲魄汗、水分盡泄、則血如枯衃、脈欲停止、于是死矣、冬時寒雖盛而易制、夏時寒雖微而莫當、守備有殊、而勇怯之勢異也、徐靈胎不解此義、以爲大論所謂霍亂者、因于傷寒、而今吐利出于夏時、則非霍亂、四逆湯服之必死、不悟大論所說者屬傷寒、而今之發于夏秋間者爲寒疫、叔和序例云、從春分以後、至秋分節前、大有暴寒者、皆爲時行寒疫、夫以陽盛氣柔、脈素懈緩、爲寒所薄、則病更亟于傷寒、是以頭痛發熱之霍亂、夏秋間不可得見、而死期卒至、亦無有過經者、則以傷寒尙緩、寒疫彌暴也、徐氏所謂服四逆湯必死者、此乃夏時偶傷飲食使然、本非霍亂、夫嘔吐而利、其病衆多、非獨霍亂一候、嘗見霍亂起時、老醫與四逆茱萸、用之神效、改歲有偶患吐利者、新學不識、竟與四逆致斃、其識者或與半夏瀉心湯、病即良已、則前者爲眞霍亂、後者爲尋常之吐利耳、霍亂無有不吐利、而吐利不必皆霍亂、大論太陽篇傷寒發熱、汗出不解、心中痞鞕、嘔吐而下利者、且以大柴胡湯主之、此與霍亂乃有冰炭之殊矣、然其辨之亦易明也、大柴胡證爲太陽傷寒久未罷者、與夏秋間霍亂暴至者固殊、諸瀉心證初無手足厥冷、脈微欲絕之狀、且霍亂所泄者、如清米汁

、而溶使甚少、非若鶩溏腸垢之穢雜者——今西人以腹中不痛者為霍亂、痛則非是、蓋痛則不通、通則不痛、其理易明、太陰之為病、吐利腹痛、治雖用理中、然非霍亂、——自非粗工、安有目眯黑白者也、(未完)

霍亂證治概論

吳夢徵

■霍亂之證狀

經曰、清氣在陰、濁氣在陽、營氣順行、衛氣逆行、清濁相干、亂於腸胃、則為霍亂、又曰、太陰所至為中滿、霍亂吐下、又曰、足太陰厥氣上逆則霍亂、又曰、土鬱之發為嘔吐霍亂、又曰、歲土不及、民病飧泄霍亂、綜觀經義、霍亂一症、脾胃病也、夫脾宜升則健、胃宜降則和、升降反常、清濁混淆、致胃不能降而嘔吐、脾不能升而下利、、陰陽乖戾、揮霍撩亂、故有霍亂之名、而為時症中之最危急者、其同時兼見諸症、則心腹絞痛、懊憹煩躁、四肢厥逆、冷汗淋漓、若再進一層、必螺癟轉筋、當此之時、危險極矣、

■霍亂之病因

原其起病因、由於夏秋之交、受暑濕之邪、濕遏中焦、加以飲食不節、將息失宜、所受之邪、乘間竊發、脾胃因之不和、氣機因之窒塞、

■霍亂之治法

其治之之法、總以斡旋中樞、疏理脾胃為主、古人論治、每以夏連平嘔、姜附止利、故有朝連暮附之法、又如連理湯、連朴飲、藿香正氣、六和湯、不換金正氣散、皆能疏理中樞、導滯化濕、胥是此症之的方、而玉樞丹、來復丹、神犀丹、又能辛香逐穢、芬香辟惡、亦是此證之良劑也、用之的當、俄頃奏効

■轉筋之治法

若吐利之後、脾胃土虛、風木鴟張、而成轉筋之症、轉筋者、其症一似痙狀、即俗名吊脚痧是也、治之以鷄矢白散、蠶矢湯、及木瓜白芍之類、如轉筋入腹者難治、

■寒霍亂之治法

若中陽素餒之人、偶感暑濕、姿食生冷、則邪從寒化而為寒霍亂、其證下利清穀、而非臭穢、上吐澄澈、而非酸濁、小便利、口不渴、方是寒症之真諦、治之以四逆湯、大順散、冷香飲子之屬、

■熱霍亂之治法

若陽氣素盛之人、暑濕穢濁、充斥上下、而為熱霍亂者、治之以白虎湯、桂苓甘露飲、六一散之類、

■絞腸痧之治法

又如腹中痛、上不吐下不利之乾霍亂、即俗名絞腸痧者、甚則亦現螺癟肢厥等證、蓋此症因暑濕之邪、鬱遏不達、而又內停食滯、一時不能發越、若不探吐消導、勢必脹悶而死、故吊脚痧、絞腸痧、較之寒熱霍亂、又其危者也、

■霍亂變症治法

至若夏秋暑濕伏邪、延至冬春而發、其勢之緩者、因是伏暑晚發、而勢之亟又因停食者、亦能變成霍亂、而其治法、亦當以霍亂之法治之矣、故霍亂一症、四時皆有、熱者十中八九、寒者百中二三、濕者死少、乾者死多、熱化者、天運之自然、寒化者、地氣之所逆、武陵王孟英著有專書、對於此症、言之至為詳盡、業醫者所當亟讀也、嗚呼、余草此篇、慨乎饕餮之徒、口腹不節、為害大矣、經云、飲食自倍、腸胃乃傷、喪身之禍、雖曰天命、豈非人事哉、若飲食有節、起居有常、偶受暑濕、豈得致霍亂耶、易曰、不節若、則嗟若、攝生者、尤當慎之、

霍亂論略

表裏虛實易辨
寒熱二門難分
諺云毫厘千里
司命者其慎之

滕竹軒

四時皆能生病、而夏秋爲尤多、百病均可傷人、而霍亂爲最烈、發多倉卒、變在須臾、治或差訛、補救無及、此僕問世以來、所以精心研究、而敢稍涉粗疏者也、今當夏秋、此症時見、用是不揣譾陋、謬將歷來應手之成方、及經驗所得之確證、摭湊成篇、以於芻蕘之貢獻焉、若霍亂一症、營衛倒逆、清濁混淆、其來勢之速、原與四時雜病不同、然其中亦有表裏虛實寒熱之辨、臨時務宜凝神審別、究竟屬表屬裏、屬虛屬實、屬寒屬熱、對症立方、毫無偏見、庶幾肯棨悉中、藥不浪投、倘籠統不分、拘執一偏之成法、則是强病就藥、其不至貽誤也蓋亦鮮矣、或曰、霍亂率係吐利、屬表屬裏、於何辨之、曰凡吐利而身有寒熱屬表、吐利而身無寒熱者屬裏、惟屬表之中、又有傷寒傷暑之別、如吐利、頭痛寒熱、身疼痛、熱多欲飲水者、乃傷寒屬表之霍亂也、吐利身熱煩躁、氣粗喘悶、或厥逆躁擾者、傷暑屬表之霍亂也、有表雖同、而寒暑不一、傷寒者宜五苓散、傷暑者宜香薷飲、若身無寒熱、吐利作渴、胸脘悶脹、欲瀉便痛、得吐反快者、乃飲食停滯、或食瓜果過度、鬱結傷脾、霍亂之屬裏者也、屬裏者宜加味胃苓湯、（即胃苓湯內加製半夏廣藿香而赤口渴加炒川連轉筋加宜木瓜）曰、表裏之辨、亦既聞其梗概矣、而虛實更以何證辨之、曰、辨之以腹痛與不痛耳、昔賢云、凡痛皆邪正相爭之象、上吐下利、而心腹絞痛者、乃邪正交爭、兩不相下、霍亂之屬實者、其見證吐利交作、心腹絞痛、宜加味香蘇飲、（即香蘇飲方內加藿香砂仁厚朴細辛鬱金降香屑）以上四症、稍細心者、均易審別、所最難辨者、莫如寒熱二門、同是吐利、脈伏肢冷、大汗轉筋、冰炭不分、水火莫判、甚有陰盛格陽、不煩而躁、（心不安曰煩身不安曰躁）渴欲冷飲、而赤戴陽、看似大熱、實則伏寒、藥一誤投、死可立待、所以孟浪者、動手見禍、畏葸者、輒束手無方也、然則究以何證爲確據乎、曰、以所吐所利、酸腐臭惡與否耳、如吐出酸穢、瀉下臭惡、令人不堪觸鼻、便溺黃赤、手足厥冷、六脈俱伏、唇面指甲皆青者、伏熱也、竹葉石膏湯主之、吐利手足厥冷、二便清利、不甚臭穢者、伏寒也、理中湯主之、吐利陰盛格陽、但躁不煩、面赤、渴不欲飲、甚則反欲冷飲、二便清長、厥逆無脈、或脈大無根者、白通湯主之、吐少利多、或利下不止、手足厥冷、脈細、煩躁不渴、或但躁不煩者、吳茱萸湯加烏梅主之、（淡吳萸二錢、甘草五分、生姜二錢、大棗三枚、吉安烏梅二枚、西洋參一錢、河水煎服）吐利、肢冷脈伏、喉痹轉筋、百藥不效者、雞白散主之、（雞屎白八錢、吉安烏梅三枚、木瓜三錢、貫仲三錢、吳萸七分、井河水煎、按霍亂利不止者、治以此方爲最善、寒症熱症、均可用之、僕經驗多年、救人甚夥、如同志預合末藥、隨手施送、則造福無量矣、）若欲吐不得吐、欲利不得利、煩躁悶亂、須臾難忍者、名曰乾霍亂、乃穢惡壅塞、土鬱不洩、升降失常也、宜亟用鹽湯探吐法、先通中陽、後再酌用救中湯九痛丸等藥、至若耳聾目盲、舌卷囊縮、四肢不收、膏汗如珠、躁欲入水、乃霍亂中之絕症也、百無一生、法在不治、

霍亂概要

郭濱康

霍亂、西人名爲虎列拉、其傳染之真原、爲點狀菌、觸接於食物及飲水而傳染、治法用阿片、龍腦、鉛糖、硝酸、銀依的兒等、

鎮吐上下與霍藥、中法則用甲乙丙三種、

甲、頭痛身疼、發熱惡寒、吐利、甚則厥逆煩躁、手足拘攣、轉筋入腹、大汗出、身冷、目眶螺紋塌陷、聲音小、鼻唇指甲青、周身肌肉、消脫不留、俗名鬼偷肉、又名癟螺痧、或因與乙類之霍亂相混也、名之曰濕霍亂、其實傷寒論霍亂篇、已詳載脈症方治、毋庸另立名詞、致滋岐誤、其症揮霍撩亂、樞機將絕、三焦失職、中土已傷、法當用溫、仲景用理中四逆通脈輩、實爲千古不易、陳修園著續論、闡揚其旨、（中用四逆散亦智者千慮之一失）扁鵲心書之金液丹、（硫黃煅蒸餅爲丸）已不如四逆等湯之靈活、加滑石爲珍珠散、則愈去愈遠矣、朱肱傷寒白問陰毒一症、與此頗類、用正陽丹返陰丹、即是此意、然斯時陽消而陰亦竭、過用辛熱之劑、似非所宜、且六元正紀大論云、不遠熱則熱至、熱至則身熱吐下霍亂、劉河間亦云、三焦爲水穀之道路、熱甚則傳化失常、而吐利霍亂、火性燥動故也、霍亂見於夏秋之交、其時濕土司令、暑穢外感、太陰受之從寒化則爲寒、從熱化則爲熱、王孟英嘗暢論之、案中桂苓甘露飲、白虎湯等方皆治熱霍亂也、竊謂此症初起、原有寒熱之分、但既吐既瀉之後、陰陽俱盡、察其寒多熱多、以辛熱苦寒、互相佐使爲宜、乃高數輩用正氣散、時俗竟有痧藥辟瘟丹、諸辛香走竄之品者、此時吐瀉交作、氣機渙散、再用開法、去生益遠、譬言滑亂、智者當知所折衷也、再灸關元氣海各三二百壯尤妙、

乙、欲吐不吐、欲瀉不瀉、腹中絞痛、關竅閉塞、是爲中惡之症、俗名絞腸痧、又謂之乾霍亂、與甲類一閉一脫、適成爲反比例、最宜開泄、正氣散、痧藥臥龍丹等劑、正爲此症而設、仍宜刺委中穴、令出紫血、徧刮胸背、以散其勢、並用炒鹽及礬水涌吐法、

丙、發熱頭痛、身疼痛、既不吐瀉、又不腹中絞痛、此霍亂之輕者、四逆與茱萸藿香正氣散香蘇散等劑、不可輕用、熱多欲飲水者、五苓散主之、寒多不欲飲水者、理中湯主之、

霍亂寒熱辨

雲際

■以各種見證爲據

■然後定溫凊之治

霍亂者、夏秋間吐瀉之疫症也、其原因大率由於飲食不節、起居不時、穢濕雜邪、傷其正氣、擾亂中焦所致、但其中有或偏於寒、或偏於熱、患之輕者、正未大傷、邪未深入、脈未沉伏、神識尚清、不難因證辨治、斷不至於大謬、惟患之重者、脈伏聲啞、舌苔獨膩、揚手擲足、煩燥喜飲、肢體厥冷、吐瀉頻仍、目眶低陷、汁出如雨、伏寒有是證、伏熱亦有是證、見證似同、寒熱各異、稍或孟浪、生死立判、千里毫釐之際、可不詳爲辨哉、或曰可由運氣推之、愚以謂不可盡信、氣候有不齊、氣體亦各別、或可以之備參云耳、鄙人不揣謭陋、於見證似同之中、察其獨異之處、於獨異之處、認爲熱寒之據、如同是音啞也、屬熱則氣粗語速、或其語有壯厲之意、屬寒則語遲氣微、有懶語呻吟之態、同是揚手擲足也、屬熱則坦腹仰臥、兩足排開、手不近身、惡近衣被、轉側便利、屬寒則每多踡臥、膝腿偎依、手或按腹臂或附脇、喜近衣被、身體重着、同是舌苔濁膩也、屬寒則浮而白膩、屬熱則糙微黃、或舌底邊尖、現有絳色、同是煩燥欲飲也、屬熱則喜飲冷、飲熱則胸中似怔、入口即吐、飲冷則胸間頓暢、嘔亦遲緩、屬寒則喜熱飲、卽有假喜飲冷者、飲冷則胸格似痛、作嘔大吐、飲熱則胸中暢適而不作嘔、可以陰陽水、或明礬水試之、同時吐瀉也、屬熱則腹痛者少、卽有痛者、或係乾霍亂之瀉不出而痛拒按也、所出之物、酸穢異常、而出勢迅速、火性急也、屬寒

則腹痛喜按、所出之物、不甚臭穢、而出勢較緩、寒濕性滯也、且有先寒而後化熱者、先熱而後變虛寒者、或寒熱複雜者、總宜刻刻留心、處處着意、審之以詳慎、應之以活潑、審係寒者、可附桂理中等、審係熱者、可芩酒白虎類、但是症無論寒熱、兼挾穢濁積滯者、實居多數、辟穢化滯之藥、亦可隨宜加入、鄙陋臆見、未識然否、

章太炎先生霍亂論（下）

秦伯未述

者眞霍亂證、發于冬時、與傷寒相屬者、頭痛發熱、容有之矣、發于夏秋、與寒疫相屬者、則熱象不可得見、是以經文長夏善病洞泄寒中、徐靈胎王孟英乃云、絕未見有寒霍亂者、豈當時適未遇之、抑過爲矯誣之論也、——近人陸九芝善治溫熱、悉歸本于傷寒論、痛斥葉天士吳鞠通輩生地麥冬犀角牛黃之非、議論快絕、至治霍亂、則鞠通取用四逆理中、而九芝獨爲異論、其所謂霍亂者、實無吐利形證、不知何以混稱也——按靈胎治連耕石暑熱壞症、脈微欲絕、遺尿譫語、循衣摸床、以爲陽越之候、急以人參附子與之、三服得生、然則暑熱陽越、尙爲虛寒欲絕之狀、豈暴寒所刼、而無寒疫耶、斯實一間未達矣、

西人治霍亂、有以雅片制止者、此即斗門方中御米止利法也、民間無醫、亦有以礬石石榴皮澀止者、其用與雅片同、輕者得止、劇者仍無以愈之、獨以鹽水注射脈中、雖危亟亦有起者、按鹽水探吐、本千金治乾霍亂法、而今施于吐利、世多不解其故、余以鹽水能收攝血脈、周官瘍醫、稱以鹹敎脈、少兪曰、鹹入胃也、其氣走中焦、注于血脈、脈者血之所走也、與鹹相得則血凝、亦能收攝水分、令不外泄、許叔微、以禹餘糧丸治水脹、稱食鹽則水脹再作、是其證也、是以鹹能凝血、亦能調血、陰陽大論稱心欲軟、急食鹹以之軟、霍亂血結如塊、用鹽水者、非取其剛、而取其柔、夫治有異法而同愈者、鹽水與四逆茱萸二湯近之矣、非溫涼相反之謂也、

問曰、別錄、香薷主霍亂腹痛吐利、唐本草、薄荷主霍亂宿食不消、陶隱居云、霍亂煮飲香薷、無不差、千金翼方治霍亂、有一味香薷方、有一味雞蘇方、恐心臟垂絕、不應更用辛散、答曰、言腹痛則非無阻拒、言宿食不消、則不關血脈、此非眞霍亂、特以相似名之耳、

（伯未按）太炎先生之論霍亂終于此、其反復申述之苦心、在糾正現在一般醫者之誤認霍亂證、故有『霍亂無有不吐利、而吐利不必皆霍亂』之語、大抵常病之吐利、自腸胃涌泄而出、是以利必有溏糞、吐必有餘食、霍亂之吐利、自血液抽汲而出、是以瀉如米汁、而溏糞餘食鮮見、且腸胃亦不與相格拒、無腹痛狀、心合于脈、脈爲血府、故血被抽汲則脈脫、脈脫而心絕矣、夫以血脈循環、內攝水泃、其凝聚之力甚固、曷爲不能相保、使如懸雷奔瀑以去哉、在中醫則以爲寒邪直中少陰、——心臟——西醫則以爲血中有霍亂菌、二說雖殊、要之邪併血分、心陽撓敗、力不能抗、則無異正可參攷同觀也、（完）

最可怖之 傳染性之霍亂

憶芬

△最活潑之小兒

△二小時內斃命

徽寧路某姓婦、霍亂吐下後、赴滬南某醫院用鹽水注射後、便泄稍止、嘔吐如故、四肢厥逆、冷汗頻頻、延余診治、余用通脈四

逆湯合瀉心湯、三劑而痊、該婦有一幼女(約六七歲)平時身體素强、嘗余一次二次代伊母診病時、女依依床次、似深知其母之病危、若不勝隱憂者、余三次往診、其父(即病婦之夫)告余曰、不幸小女、昨夜死矣、余訝之、詢其所以、知該女於昨夜八時頓覺微暈、家人以伊母病重、亦不之理、命安臥於床、少頃吐瀉交作、(最奇者與伊母初病時無異)當即車送至某醫院注射、未入門即氣絕身死、前後不過兩小時耳、

余告之曰、此傳染性之霍亂也、諒由食其母食後之食物、或由與伊母接近、呼吸上之接觸、不然同一霍亂也、何如此之速哉、

其父曰是矣、伊母欲食梨、先生不云少與之乎、一梨伊母食三分之一、其二均小女食之、伊母欲飲茶、先生不云以焦米湯代茶乎、每盂伊母飲其湯、其米而女啜啜又欲食、亦即與之、近數日時時均在伊母床前不去、以爲可得食伊母食餘之食物也、噫、傳染之霍亂、不獨小兒易受傳染、即大人亦能受其傳染、今汝女已死矣、以後當(一)汝妻新病初愈、此消息萬勿告知、(二)汝妻病雖愈、病菌仍未撲滅、病人所臥之床塌及一切用物、如衣服被褥等、均當棄之如遺、不然多用水洗淨、曝曬數日、始可收回、(三)房中用芳香藥品焚燒、地板桌椅等、亦宜用水洗過、(四)病人食餘之食物、即傾之汚器中、勿再姑息與他人食、其夫唯唯而退、

編者按　凡患霍亂者、家人均當與之隔離、惟小兒爲尤甚、而飲食一層、實爲霍亂傳染最佳之機會、故家人一患霍亂、其所用之碗箸、均當特別注意、

霍亂與痳痧

滕竹軒

霍亂與痳痧病因不同
霍亂與痳痧病狀不同
霍亂與痳痧治法不同

一

霍亂之外、又有所謂痳痧者、夫痳痧一症、雖古方書不載、然證以平日之所見、却有與霍亂同而不同者、蓋霍亂必吐利、痳痧不皆吐利、痳痧必四肢痳痺、霍亂不皆四肢痳痺、痳痧必心腹脹痛、霍亂不皆心腹脹痛、且痳痧之來、較霍亂爲尤速、或立刻遍身痳痺、或片時煩悶難名、或絞痛欲絕、或口噤神糊、或猝然昏仆、存亡呼吸、頗覺駭人、以故攪心絞腸痧螺吊脚急痧悶痧諸名目、隨口相傳、愈出愈幻、然痳痧之名目、雖無可考、而痳痧之之治法、亦未可厚非、或取嚏、或用吐、或攻下、或用錢刮、或內服痧藥、法雖世俗相沿、而亦往往奏效、蓋因此症由于穢惡壅塞、正氣鬱遏不伸、嚏則開其肺氣、吐則開而胃氣、刮與痧藥、則開其關節臟腑之氣、氣開則通、通則穢惡洩、而悶痛自減矣、然而諸法之奏效、猶不若針灸之神速也、針之得法、誠有手到病除之妙、第不善針者、取穴不眞、手法不活、針如不針、僕灸針一道、略窺門徑、而未能自信、故迄今凡遇痳痧、仍從事于藥餌、蓋自問無虧者、庶問世不致大誤也、

痳痧初起、四肢痳水、甚則抽搐、心腹絞痛、身外兼有寒熱者、加減防風湯主之、

防風、荊芥、麩炒枳殼、川厚朴、鹽水炒陳皮、廣藿香、黃鬱金、降香屑、北細辛、如大便自利、腹鳴不痛者、去枳殼、加貫仲、

痳痧、煩悶擾亂、痳木抽搐、心腹脹痛、兼有吐利者、寶華散主之、雞白散亦主之、並前吐利轉筋諸方、亦可擇用、

寶華散方　鬱金二錢、北細辛二錢、降香屑三錢、芥穗六錢、共爲細末、大人用六七分、小兒用二三分清茶稍冷調服、

痳痧心腹絞痛、抽搐吊脚、及滯下脹痛等症、急救硫黃散內外治之、

眞倭硫黃五錢、當門子、四錢、生香附一兩八錢、紫油肉桂心八錢、母丁香一兩二錢、共研極細、磁瓶收貯、每用三分

、置肚臍中、取葱頭搗爛、做成餅樣、蓋在藥上、上加艾團灼灸、知熱知痛、其病卽解、或用膏藥貼于藥上亦可、孕婦忌之、

證列諸法、不過略分崖岸、自知無裏於高明、然從此推勘研求、辨證擇方、則較有把握矣、

處理急痧霍亂之方法

謝利恆

秋風漸盛、伏暑內鬱、上海人煙稠密、遂致急痧霍亂日多、好善之士、多設時疫醫院、以資救濟、有防疫針以預防於前、有鹽水針以救急於後、方法雖善、然非可統治一切所謂時疫霍亂也、夫尋常感冒、尚須研究病情、以為施治標準、矧茲危險重症、豈可無分析處理之法、故說明如左、以為家庭衛生之助、

■病前之預防法

（一）酷暑蒸發之際、皮膚毛竅齊開、貧者暮宿堦墀、飽受夜中風露、富者貪涼飲冷、飽受電扇急風、於是風寒深入於經絡、速則發為寒霍亂、遲則藏為秋溫症、皆非防疫針所能預療、故暑天切忌受涼、

（二）夏季熱濕交侵、脾胃消化已弱、若再恣食酒肉肥甘冰類水果、於是腸部宿垢、益積滯難化、一至秋涼、或發為瘧、或積為痢、苦痛之狀、甚至致命、故暑天切忌妄食、

（三）精髓為人體生命之本、內濡百骸、外抗菌毒、極為寶貴、然當此酷暑之際、已經消爍折耗、若再恣於色慾、以戕其根本、則無論何種病症侵入身體、均如摧枯拉朽、多致不救、故暑天切忌房事、

（四）百憂感心、萬事勞形、為吾人生活上所不能免、但當此酷暑之際、雖不能完全休養、而外務亦宜力從節省、以免形神疲困、則外邪自不能入、故暑天切忌多勞、右四則若能注意、則時疫霍亂、自無傳染之慮、不能注意、雖打防疫針亦無益也、

■既病治療法

既遇傳染須治療、輕者俗稱、『起痧』、重者名為『霍亂』、因其傳染迅速、故又稱為『時疫』、其症為頭痛、昏迷、胸悶、腹痛、泛噁、或吐、或瀉則一也、但性質須分四種、用藥大有區別、

（一）屬於受熱者、用臥龍丹—紫金錠—紅靈丹—行軍散、

（二）屬於受寒者、用蟾酥丸—純陽正氣丸—辟瘟丹、

（三）寒熱夾雜者、用蟾酥丸—痧藥水—刮痧法、

（四）挾食滯者、先以消滌腸胃為主、又分三法、

（甲）滯在胃而嘔者、平胃散、午時茶、神曲山查麥芽之屬、

（乙）滯在腸而痛瀉者、屬寒、用木香檳榔丸、屬熱、用枳實道滯丸、萆麻子油、

（丙）胃腸俱有滯者、用保和丸、藿香正氣丸、凡挾滯之痧疫、大忌服蟾酥丸紅靈丹等香料藥品以破氣、氣傷而食滯不去、反難着手、又大忌服痧藥水、因其中有鴉片精、足以收斂鬱濕食滯、使之不能排洩、而成危證、

以上四類、均係較輕之普通痧症、除食滯外、刮痧法最適用、挑痧則流弊甚多、

■霍亂分乾濕兩種

（一）乾霍亂　腹痛悶欲死、而不吐瀉、俗稱絞腸痧也、先以臥龍丹吹鼻、再服十滴水半小瓶、至一小瓶、或飛龍奪命丹蘇合香丸、外用刮痧法、挑痧間亦有效、舌苔白膩者、以肉桂末五分納臍孔中、外以老薑及艾灸之、至痛止而止、或以熱手巾揩腹部痛處、上灑鴉片精少許、頻換之、

（二）濕霍亂　吐瀉同時並作、一點鐘內至數十次、全身水分洩盡、體溫低而螺門癟、命在呼吸間者、則時疫醫院之鹽水注射、為唯一急救法、初起不妨多服痧藥水以治標、切忌用挑痧法以洩氣、

■病後調治法

各症以濕霍亂爲最重、惟注射鹽水可挽救後、必須再認眞調治、非注射後即可了事也、其治療法如左、

一、腸胃枯槁、元氣將絕者、宜大劑理中湯、或獨參湯、

二、腸胃枯槁、肢冷脈伏者、宜附子理中湯、

三、肢冷汗多、陽氣衰脫者、宜四逆湯、

四、津液枯槁、遍身作痛、而舌淨者、宜復脈湯、或六味地黃湯、

五、浮陽上越面、熱足冷者、宜三甲復脈湯、

六、暑濕未淨、表裏未和者、宜六和湯、倘有吐瀉餘波者、宜理中湯及藿香正氣丸、

七、熱邪未淨者、宜黄連解毒湯、

八、吐瀉止而寒熱交作者、是病邪由裏達表、宜照寒熱例治、用柴葛解肌湯之類、

九、吐瀉止而發熱不退者、是轉成暑溫也、宜竹葉石羔湯、及梔豉湯銀翹散諸法、

十、吐瀉止而轉筋腹痛者、宜蠶矢湯、

總之時疫醫院鹽水針、祇可作濕霍亂臨時救急之用、救轉後、亟須認眞治療、虛者補之、滯者和之、寒者溫之、熱者涼之、餘邪未淨者清肅之、隨症施治、病去爲止、若以爲注射鹽水、即可了事、則性命仍難保全也、

消息

衛生局第三屆登記中醫審查合格者彙報（六）

記者

（名錄於下以審查先後爲序）

鄭鴻祥 王碩輔 郭悠卿 鄧仲先 田子才 陳覺民

湯仲謀 丁方模 馬德志 邵濟舟 胡良傳 姚大囟
張仲友 喬良伯 陸鳳岡 黃航仁 張國棟 李煥章
王鳳樓 湯步雲 姜授齡 何能任 蘇雲望 王銓達
張濟康 黃杏園 柳雨人 高蔭堂 周承祖 王彥彬
王植之 黃心午 胡彭年 鮑子卿 潘杏初 陳小銘
鮑談生 汪石山 孫野農 汪慎言 陳治恩 陸成一
彭天演 蔡文緯 閔清麟 閔鴻清 謝寅堂 黃繼曾
焦孚尹 王應之 汪克敏 魏春陽 傅梅生 項心如
余逸農 黃昭光 徐賡和 陳敬先 余公俠 陶升良
汪士珍 王衍香 懷中玉 邱品璋 朱硯農 邱炳章
朱春廬 朱潤萱 吳熊卿 陸根生 周守仁 陳杏園
沈少伯 吳玉書 郭揚濟 高振邦 朱春岩 王寄鴻
蔡志福 吳鏡軒 方佑人 沈尙眞 陳雲舟 蔣佐榮
龔覺生 徐景耆 張斌夫 盛鴻書 趙宵紅 瞿子才
李子川 丁慶澄 徐手春 王品笙 金鴻纔 黃禹錫
黃一平 費惠民 賴震東 伍浦生 韓妙學 鐘誠志
蔡仲一 葉曉雲 張慶麟 王宏賢 浦敬民 田然東
胡秉超 章璧如 蘇樹蟠 王鶴堂 施鶴年 吳新霞
袁文鐸 羅表齊 王鳴皋 朱旭初 李蓮卿 金潤川
朱斐君 朱省三 徐瑾清 劉淑英 徐國楨 李佩華
邵文洪 張信章 蘇家璋 沙新民 張蓮開 蔣華國
傅永昌 沈逢介 湯濟氏 周子才 沈濟蒼 黃器周
管理平 何若愚 許韻泉 干伯揆 余叔卿 潘清澄
朱慶衍 黃維炎 何春帆 朱士華 王靜苑 楊柱連
顧嘉發 朱筱林 劉叔賢 沈粹坤 沈子詳 顧仲籍
劉世忠 李裕蓀 范上地 張淑貞 夏雨辰 張爲仁
張立成 李仁卿 蔣景山 顧大鑾 何天德 陸仲安

癟螺痧分經談

嚴富春

指螺而致癟、乃霍亂吐瀉後、水分缺乏、故一經吐瀉後、指螺完全癟陷、此篇獨分經立說、加減施治、似屬不經、但言之有據、姑錄之、以待研究、

癟螺痧證、感觸天地乖戾之氣、如傷寒直中三陰三陽、夫癟者枯也、視何指螺癟、即知某臟某腑受病如大指螺癟、屬肺、名肺癟、（出葉天士臨證指南）次指螺癟、屬大腸古稱絞腸痧、俗云爛腸瘟、中指螺癟、屬心胞絡、名心痛痧、（出郭右陶痧脹玉衡）無名指螺癟、屬三焦、名乾霍亂、（上焦不吐、下焦不瀉、中焦懊憹不安）小指螺癟、分內外側、內側屬心臟、名心痛痧（心痛見內經）外側屬小腸、名小腸痧痕（小腸脹見內經）總括之曰癟螺痧、此證病起倉猝、一時延醫不及、而窮鄉僻壤、延醫尤難、內服寶華散、外刺諸穴、屢試屢驗、寶華散（出李一亭醫綱提要）治七十二種痧脹、古稱治痧仙劑、屢試不爽、

北細辛一錢、鬱金三錢、荆芥四錢、降香三錢、

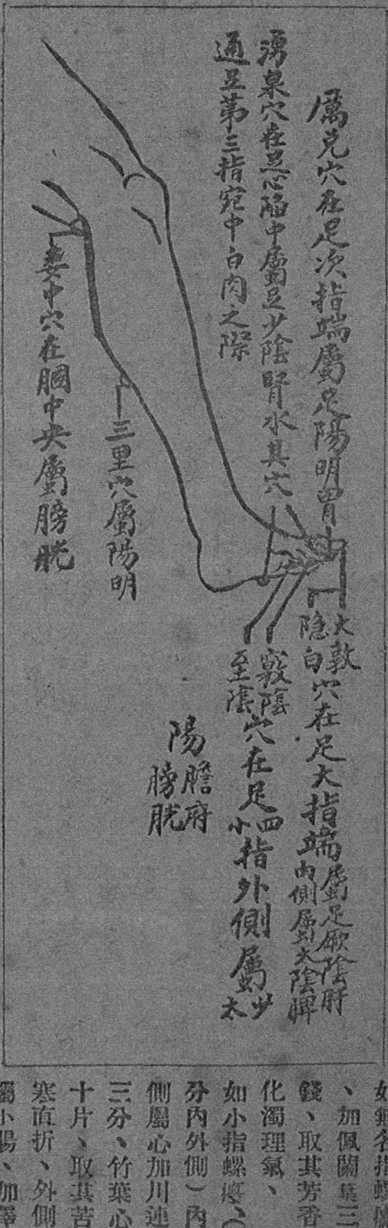

右藥研極細末、清茶調二錢、冷服、小兒減半、切忌生姜、紅糖、甘草、米飲、燒酒等、如法服之、立可起死回生、切勿輕視、

加減法

如大指螺癟、加杏仁（去皮尖）三錢、麥冬（去心）三錢、取其益肺清金、

如次指螺癟、加酒浸大黃二錢、小兒減半、取其急下存津、又可解瘦、

如中指螺癟、加石菖蒲一錢、取其芳香、開竅流氣、

如無名指螺癟、加佩蘭葉三錢、取其芳香化濁理氣、

如小指螺癟（分內外側）內側屬心加川連三分、竹葉心十片、取其苦寒直折、外側屬小腸、加澤瀉炒山枝各一錢、取其曲屈下行、

右加引經藥、用河水煎調寶華散、冷茶二三匙、和服、外用生姜擦十指、再按諸穴針刺、出血以洩邪熱、今之痧脹、古名霍亂轉筋、轉筋者、兩腿抽搐、心中懊憹不安、今謂之吊脚痧是也、外寒熱兩法治之、外刺委中三里諸穴、

附霍亂治法

寒霍亂治法

五苓散　治霍亂身熱頭痛、渴欲飲水、

茯苓、豬苓、白朮、各七錢半、澤瀉一兩、官桂五錢、

右藥研極細末、開水和服二錢、日三服、多飲煖水、汗出愈、如臍上築築然動、腎氣動也、去朮倍桂、蓋朮味甘、能壅氣、桂味辛能下氣、故倍用之、

漿水散　治陰寒霍亂、暴瀉如水、汗多身冷、氣少腹痛、脈沉或脫、

附子、甘草、乾姜、官桂各五錢、良姜、半夏、(均醋炒) 二錢、

右藥用地漿水煎、冷服、

■熱霍亂治法

左金丸　治霍亂轉筋、肝火內熾、或吐青綠水、

川連六兩、開口吳萸一兩、

此丸每服三錢、陳木瓜五錢、煎湯送下、

蠶矢湯　治霍亂轉筋、肢冷腹痛、口渴煩躁、目陷脈伏、

晚蠶砂三錢、陳木瓜三錢、酒黃芩一錢、生苡仁四錢、製半夏二錢、川連六分、白方通一錢、炒枝子一錢二分、淡吳萸二分、大豆卷四錢、

右藥用地漿水或陰陽水煎、稍冷服之、

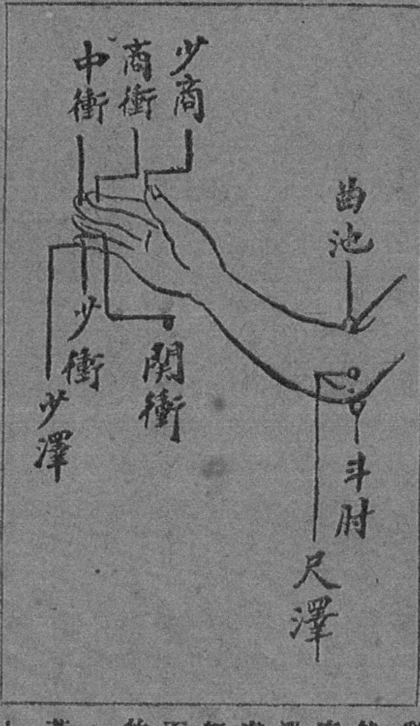

霍亂病之研究

朱文卿

唐孫思邈曰、原霍亂之為病、皆因飲食、蓋飲食不潔之物、致腸胃發生變亂、以其病發迅轉、揮霍撩亂、成於頃刻、故名霍亂、傷人最烈、盛於夏秋、患此病者、必上吐下瀉、或不吐而瀉、或不瀉而吐、手足厥冷、腹痛轉筋、清濁之氣、亂於腸胃、西人名之曰虎列拉、中醫謂病由飲食而得、西醫謂因由不良之飲食物、致病菌侵入腸胃、名辭雖有不同、其理實一也、考西醫學說、謂此菌乃一千八百八十三年、即清光緒二十四年、為德國醫生穀霍氏所發見、菌體短而有一度之螺旋、形如，狀、菌之尾端有一鞭毛、運動活潑、此菌隨飲食物而侵入消化管、對於酸性之抵抗力甚薄、在二%鹽酸液中即死、故胃液有殺菌作用、若該病菌在食物之中心、不與胃酸相混合、即可通過胃部、或因胃能機障礙、胃酸分泌減少時、亦能侵入、發育繁殖、乃起病變、然我國雖未知霍亂菌之一種、而亦人人皆知蒼蠅與污穢之物、為傳染霍亂病之媒介、故夏月茹素節食、謹慎起居、即防患於未然耳、究其霍亂之病因、雖不外乎上述數點、然亦當辨別其寒熱濕食、素問氣交變大論曰、歲土不及、民病飧泄霍亂、夫歲土不及、則脾胃素虛之人、因天運而見其虛、中陽既虛、寒濕自盛、以致朝食暮瀉、而為飧泄、甚加嘔吐而為霍亂、故其見症、面色慘淡、小溲清利、瀉物不臭、嘔無熱氣、當用五苓理中、素問六元正紀大論曰、土鬱之發、嘔為吐霍亂、凡諸鬱之發、必從熱化、土鬱者、中焦濕盛而升降之機乃窒、其發也、每因吸受暑穢、或飲食停滯、遂致清濁相干、亂成頃刻、其狀必大渴大煩、素飲涼水、面目發赤、轉筋急、舌苦乾燥或黑燥、脈來濇數而模糊、當以然照白虎等法、並須鹽湯探吐、吐盡其宿食、病源論曰、霍亂者、由人溫涼不調、陰陽清濁之氣、有相干亂之時、其亂於腸胃之間者、因飲食而變發、所以茹素節食、為衛生之第一要義、若論寒熱、必熱多於寒、夏秋烈日當空、流金爍石、人在氣交之中、受其蒸淫、留而不去、其為熱霍亂者必矣、故治霍亂之症、先當辨別其寒熱、不可概用四逆理中也、

傷寒新解（續）

大梁鄭爵舄

太陽病或已發熱或未發熱必惡寒體痛嘔逆脈陰陽俱緊者名曰傷寒

此詳言傷寒之症狀、與中風不同也、已發熱者、表邪外束已久、陽氣內鬱已甚、而起反攻之勢也、未發熱者、傷寒初得、陽氣被表邪所束縛、抵抗之力尚未發生、體溫尚不能外溢也、寒邪凝固表皮之黏液層、所以閉塞毛孔、使陽氣內鬱而不得外達、則皮膚失其調節體溫之技能、於是外無禦寒之能力、所以必有惡寒之症也、陽氣內鬱而成熱、胃中即起酸化之作用、此嘔逆之所以作也、血管遇寒則凝結、故體痛脈緊、此等病型、名之曰傷寒太陽病、

太陽病頭痛發熱身疼腰痛骨節疼痛惡風無汗而喘者麻黃湯主之

寒邪之勢凜冽、能使患者周身之照黃氏鞘（即包經纖維之結締組織）凝固、故全身皆痛、寒邪有閉塞毛孔之作用所以無汗、毛孔閉塞、則皮膚失其呼吸之技能、周身之氣化盡鬱於肺臟、是以作喘、炭氣不能由皮膚而宣泄、則體溫升高、自覺外界之空氣淒涼、故爾惡風、麻黃之輕淡、可直達於皮膚之外層、用杏仁以降肺氣、實使肺氣之旁達、以開毛孔閉塞、用桂枝之興奮、以助其抵抗之力、用甘草以緩諸藥之性、使客邪徐徐而解、誠恐汗生過急、表邪不能盡去、此麻黃湯所以為中病之對症療法也、

傷寒一日太陽受之脈若靜者為不傳頗欲吐若躁煩脈數急者為傳也

傷寒初得、定係脈緊頭項強痛而惡寒之太陽病、其脈不轉數象而靜者、是表邪不與體溫合化、故不能變為陽明病所代表之身熱自汗出不惡寒反惡熱等症狀、若脈急數而不靜、又有煩躁欲吐等不靜之症者、是表邪已與體溫合化、體溫即變為邪熱矣、所以必有陽明病之變症也、

傷寒二三日陽明少陽證不見者為不傳也

此言傷寒二三日、表邪與體溫合化之時、當變陽明少陽之病也、不見身熱自汗出不惡寒反惡熱等症者、未變陽明之病也、不見口苦咽乾目眩等症者、未變少陽之病也、不起陽明少陽之病變、故曰不傳也、是傷寒二三日、雖至傳變之時、仍不傳變、猶當用麻黃湯、以解太陽病之表邪也、

脈浮者其病在表可發汗宜麻黃湯脈浮而數者可發汗宜麻黃湯

脈浮者、其病在表、固當發汗、用麻黃湯、宜也、即浮而兼數者、係陽氣鼓動、體溫外達、抗毒素與外邪抗拒使然、此血行之速度雖疾、浮象未變、病仍在表、所以仍當用麻黃湯以發其汗也、

太陽病外證未解脈浮弱者當以汗解宜桂枝湯

外證未解者、頭項強痛而惡寒之太陽病仍在也、脈浮弱者、脈在浮候無力也、緣脈搏無力、知陽氣必虛、縱係傷寒、亦不可用麻黃之透達毛竅、而大發其汗也、誠恐外邪雖解、陽氣亦脫、故用桂枝湯匡助其陽氣、以發其汗、而驅其邪也、況此條雖列於太陽病之中篇、未云傷寒、亦未必定非中風之症也、

傷寒發汗已解半日許復煩脈浮數者可更發汗宜桂枝湯

此陽氣不足、抵抗力微弱、故麻黃湯僅能開泄毛孔以發汗、而不能去其邪也、但毛孔既開、其汗已出、邪雖未去、已有宣泄之路、不至鬱竄於皮膚之內矣、此其所以似解、實非真解也、故半日之後、復煩脈浮數者、是陽氣與外邪格拒、力不足以去其邪也、故用桂枝湯以助其陽氣、即足以解其邪矣、不再用麻黃湯者、亦割雞不用牛刀之意也、

發汗病不解反惡寒者虛故也芍藥甘草附子湯主之

此陽氣素虛之極也、雖用藥物以發其汗、終之抵抗之能力、則發汗不僅不能去其邪、反足以使陽氣之外脫、此表病未解、虛

寒已成、是內部之體溫已將消失、不敵外界空氣、此其所以反惡寒者、惡寒之甚也、故用附子之剛烈、以救其欲絕之陽氣、而已特殊之惡寒、又恐剛燥過甚、有傷水分、故用芍藥之酸斂、以固其津液、再用甘草以緩附子之性、使陽氣漸漸恢復、不至陽氣未回、再起陰竭之變也、

發汗後惡寒者虛故也不惡寒但熱者實也和胃氣當與調胃承氣湯

發汗後惡寒者、虛故也、已詳論於前條矣、若發汗後不惡寒但熱者、是表邪雖解於外、熱結已成於內故曰實也、緣寒邪外束、毛孔閉塞、體溫不能外達、炭氣不能外泄、陽氣內鬱、久則即成熱結、又用辛溫以發其汗、則陽氣得所背助、是以內之熱結益甚、故用調胃承氣湯之硝黃以蕩其熱結、使炭氣由胃腸而外出、以減低內臟高度之體溫、而已此不惡寒但熱者之病變、佐以甘草者、炭氣尚未滿充乎腹腔、結熱猶有可緩之勢、故用甘草以緩硝黃之猛、恐結熱未能盡去、反傷乎胃氣矣、若至潮熱神昏、脈搏長實、譫聲重濁、舌起芒刺、便堅溲赤、是炭氣已滿乎腹腔、胃熱而及於腸熱、非大承氣湯不足以勝任、豈可再加甘草、以緩其勢、而掣其肘哉、否則內熱已極、而所謂腸出血、穿孔性腹膜炎等危候、烏可得而免耶、

病家鏡

劉壺隱

(一)煎藥服藥法

煎藥之法各殊、有先煎主藥一味、後入餘藥者、有先煎衆味、後入一味者、有用一味煎湯以煎藥者、有先分煎後併煎者、有宜多煎者、(補藥皆然)有宜少煎者(散藥皆然)有宜水多者、有宜水少者、有不煎而泡漬者、有煎而露一宿者、有宜用猛火者、有宜用緩火者、各有妙義、不可移易、今則不論何藥、惟知猛火多煎、將芳香之氣散盡、僅存濃厚之質、如煎燒酒者、將糟久則酒氣全無矣、豈能和營達衛乎、須將古人所定煎法、細細推究、而各當其宜、則取效尤捷、其服藥亦有法、古方一劑必分三服、一日服三次、并有日服三次夜服三次者、蓋藥熱入口、即行於經絡、驅邪養正、性過即已、豈容間斷、今人每日服一次、病久藥暫、此一暴十寒之道也、又有寒熱不得其宜、早暮不合其時、或與飲食相雜、或服藥時即勞動冒風、不惟無益、反能有害、至於傷寒及外證痘證、病勢一日屢變、今早用一劑、明晚更用一劑、中間間隔兩晝一夜、經絡已傳、病勢益增矣、又發散之劑、必煖覆令汗出、若不使出汗、則外邪豈能內消、此皆淺易之理、醫家病家、皆所宜知也、又惡毒之藥、不宜輕用、昔神農偏嘗諸藥、而成本草、故能深知其性、今之醫者、於不常用之藥、亦宜細辨其氣味、方不至於誤用、若耳聞有此藥、並未一嘗、又不細審古人用法、而輒以大劑灌之、病者服之、苦楚萬狀、并有因此而死者、而已亦茫然不知其何故、若每味親嘗、斷不敢冒昧試人矣、此亦不可不知也、

(二)凡病不宜輕用補藥論

人之有病、不外風寒暑濕燥火爲外因、喜怒憂思悲驚恐爲內因、此十三因試問何因是當補者、大凡人非老死即病死、其無病而虛死者、千不得一、況病去則虛者亦生、病留則實者亦死、若果元氣欲脫、雖浸其身於參附之中、亦何所用、乃謬舉內經曰邪之所湊、其氣必虛、氣虛固當補矣、所湊之邪、不當去耶 蓋邪氣補住、則永不復出、重則即死、輕則遷延變病、或有幸而愈者、乃病輕而元氣漸復、非藥之功也、余少時見問疾者、聞醫家已用補藥則相慶、病者已愈、今則病勢方張 正擧相議進參附熟地、豈不可駭其始也、醫者先以虛脫嚇人、而後以補藥媚人、浙江則六味八味湯加人參麥冬等藥、江南則理中湯加附桂熟地鹿茸臍帶等藥、於是人人習聞、以爲我等不怕病死、只怕虛死、所以服補而死、猶恨補之不早、補之不重、并自恨服人參無力以致不救、醫者虛脫

之言、眞有先見之明、毫無疑悔、若服他藥而死、則親戚朋友羣詬病家之重財不重命、死者亦目不能瞑、醫者之罪尤不勝誅矣、所以病人向醫者述病、必自謂極虛、而旁人代爲述病、亦共指爲極虛、惟恐醫者稍用攻削之劑、以致不起、或有稍識病之醫、即欲對症擬方、迫於此等危言、亦戰戰兢兢擇至補之藥、以順其意、既可取容、更可免謗、勢使然也、此風之起、不過三十餘年、今則更甚、不知何時而可挽回也、

王士雄附按曰、病去則虛者亦生、病留則實者亦死、眞千古名言、蓋人者氣以成形耳、法天行健、原無一息之停、惟六氣外侵、或七情內擾、氣機窒塞、疾病乃生、故雖在極虛之人、既病即爲虛中有實、總宜按症而施、宣通消解之法、一味蠻補、愈閟氣機、重者即死、輕者成錮、奈醫家目不識病、開口言虛、病者畏死貪生、樂於從補、是以貪人無力服藥、得盡其天年者多、若富貴人之死於溫補者十居七八也、迷而不悟、覆轍相尋、誠如徐氏所言、讀此可爲痛哭、

女子生殖器（續）

至若陰莖爲物、乃生於內陰唇上下之界、大似蠶豆、其形狀功用、直與陽莖無異、能自兀舉、且極靈警、女子交合念輕重之數、視陰莖完缺以爲比例、莖果完矣、其交合念必太、不能自抑、古謂女之奸、以爲自暴、雖然是亦關天然焉、西律婦犯奸四次以上、則去其陰、以令於市、抑亦奇已、夫人方胎居、莫別男女、實緣女子陰莖、有甚似於男者、間有陰莖過長之女、能與他婦交、特交法不完全耳、余會驗某婦之陰莖、與八九歲之小兒同、甚壯而偉、時自直舉、職是之故、人或信世有半男女人矣、夫陰莖與陽殊別之處、陰莖無管、不通於膀胱、其靈警者、或偶自觸衣、或與外陰唇相摩、皆能感動思腦、而生全部之慾念、據此則女子之善私者、非德行之未善也、勢爲之也、不然、胃而消化食物者、人飢則思食、而謂爲胃之無德乎、夫德行者、能制慾於既發、而不能禁慾之不生、女有以陰莖過大、慾念暴長、而習爲敗德之事、彼固無庸以德行勉之矣、或告以止慾之道、或別其生慾之器而去之、抑余有止慾之法焉、曰勤沐浴、愼飲食、母之於女 當愼護之、此非僅於母爲安、而亦爲女子之幸福、女方幼年、而交念甚大、乃至習爲非法、其母知之、或詈焉、或撻之、此何爲者、兔鼠及猴之屬、其陰莖尤爲完備、莖有小骨、與陽莖似、某種猴類、名曰蛛猴、其陰莖甚似陽體、長及四寸、且有莖頭、有外皮焉、若陰阜與內陰唇二體下等動物皆無之、雖猴亦然、其外陰唇小而薄、無陰毛、陰道之口、爲圓式、曰陰阜、曰陰莖、曰內外陰唇、女生殖器外部之狀、盡此矣、然其地位形狀、種與種殊、人與人異、陰道之口、亦復不同、白種之婦、其陰口高、其陰道隘而淺、其外陰唇圓而堅、其毛不多、其陰莖大小亦中常度、凡此不同、皆余由屢驗得之、故書此以揭其異也、若夫外陰唇之狀、產後頓異、或一經交合、而即變者、堅亦遜之、陰唇內皮、於童女爲桃紅色、於已婚婦爲紫色、或糉色、明其故者、可知女之貞潔否矣、雖然、亦有因他故而改變者、此不可不愼也、

余驗童女陰道之內隔以陰膜、人謂未經交合、其膜常存、但此非的論也、陰道口之下端、與轂道相界之地曰會陰、陰口之上端、與陰莖相界之地曰陰墀、陰墀之間、爲溺管、不知者以爲是即陰道、而實非也、設於生育崩裂以後、二管交合爲一、蓋亦有之、夫世上唯男女之事爲大、而亦唯陰膜之關係爲最重、或謂陰膜既裂、必非童女、此乃大繆之見、因女子於天水初至之時、有冲決其陰膜者、或身跌而膜裂、或跨足而膜裂、古猶太人之驗新婦也、以血爲證、然此爲不根之言、常言曰、女子有陰膜者、凡遇初交交合、必有血焉、但余驗陰膜已裂、而血行如故、凡女陰初交之

過外物、必皆有血、寡婦再醮、亦間有流血者、或能造僞為之膜、以愚其夫、女於初次之交、其在二十歲以內、常自覺痛、過此則痛減、或幷無之矣、陰膜之下端、必有一孔、以備天水之出、或且無之、則天水必阻滯不行、重或成疾以死、良醫治之、極易措手、但針破其孔耳、間有陰膜甚堅、雖以男子之陽、而莫能破之、（未完）

癰疽審治之基本過程及其象徵

許半龍

余於癰疽治療之術、固未有深切之研求、而為相當之貢獻、在鄉問業、三易其師、僑滬施診、滿目瘡痍、不難療人之瘡、獨難醫醫之病、爰就積年搜集整理所得之材料、按其內容、釐訂為內癰學、癰疽治療法、分症之研究、將完全公開的貢獻於全省、全國、以至於全世界之學者、幸垂鑒焉、

一審治上之基本過程　癰疽醫之技能、不徒審身外之表面而已、局部而已、貿然診斷而已、治療而已、必審其本而治其源、推器官之變化、以求化學方程、究物理之公例、而探心靈之神秘、斷非偏重物質的畸形醫家、所能夢見、蓋癰疽雖現於軀殼之表、而病源實起於五臟之中、發於五合之外、（五合說為外科學上之五例詳見拙輯瘍傷科審治法）大病為癰疽、小病為疥癬、惡病為疔瘡、外病縱凶、不犯裏症、或不致死、苟必詳先生之機、自有五善七惡之條、為診斷之根據、而外治之法、亦惟、內消、托裏、排膿、去腐、生肌、五節而已、其病從五臟之內、現於外者、因喜怒憂思悲恐驚……等心理變態之內傷所致、其病從五合之表、而入於裏者、乃風寒暑濕燥火等、物理變化之外感為患、要之、得病之處、係臟腑筋骨經穴血肉皮毛等部而分淺深、或因血流障礙、凝而為瘀、氣體不行、成結而滯、液體不運、濁敗而為痰涎、精不固、洩漏而為淋濁、失治、變生下疳橫痃跨癰等症、如精神不衰、本原壯實、則諸邪奚能侵、百病何由生、乃病者、率多不善衛生、以致元神消耗、臟腑不能合作、斯血不營於中、氣不衛其外、營衛不得周密於身、則外邪易感、內病易成、救治癰疽之基本過程、必先保留其本原、以為抵抗之工具、若不究其本、率投含毒之動物、如蜈蚣、斑蝥、蟬酥、毒蛇之類、訛言以毒攻毒、或用腦砂、巴豆、信石等、腐蝕之藥、為外敷、不知於親和作用之際、每傷及環境而加劇、化生新物而變症、或酷施艾燒刀割、甚至腐透心腸、妄行割刺、濺人鮮血、暗傷元神、燒灸體肌、皮開肉綻、復塗冷藥、遏毒內攻、早用生肌、反增腫潰、然則不經基本之過程、而欲盡醫家割股之誼者、不亦難乎、

二、象徵上之審定、癰疽之象徵地位、大概在脈搏上、症候上見之、

（甲）脈搏上　脈洪弦相搏、外堅內實、欲發癰疽也、脈數惡寒、癰疽之候也、未潰前脈、宜強旺、不宜衰弱、成膿時、脈宜弦滑、不宜芤濡、出膿後、脈宜安靜、不宜洪數、收斂時、脈宜緩和、不宜緊細、此象徵之顯著者也、

（乙）症候上　診斷癰疽吉凶之象徵、要在辨識其腫之形式、測驗其毒之深淺、凡視一症、先察其腫之程度及形態、色之赤白明晦、然後按其局部之寒熱堅硬動牢之分、兼問其痛癢、麻木之狀、更以撮搖腫部之根脚、浮動者毒淺、堅牢者毒深、

腫狀之集中者、根脚巳定、放射者、攻走未甯也、

若腫毒高聳、其色焮赤、時作痛脹、堅如橙橘、捏之且鬆、此為元氣病氣皆有餘、吉徵也、腫毒平塌、其色紫暗、或白軟如棉團、或作麻木、此為元氣病氣皆不足、凶徵也、勿以大者為凶、小者為吉、或腫大尺餘、形如覆瓢、焮痛身熱、不犯裏症、必無大害、或如細麻子、塌如平錢、不如痛癢、而犯裏症者、恐難保全

中国近现代中医药期刊续编·第一辑

、故治外病、必以內病爲本、不僅見腫便割、挖肉補瘡、所能了事、蓋內病者、五藏受病、外症者、肌膚受病、五藏者人體生活之本、肌膚者、五藏之標也、癰疽者、雖爲身外之病、實受五藏生活之影響、是以癰疽之毒、只宜盡量發出、不宜罨入、必使毒邪外洩、庶無變症發生、

者腫態暴發、結核尙鬆、皮色尙活者、毒氣未結也、用內消之法、保其五內之本原、以消其體外之腫狀、苟審得久腫不潰、時作痛陣、核硬皮頑者、毒氣已結也、用托裏之法、誘導五內之原、驅毒透出肌膚之外、不致內侵、縱有潰腐、未必盡傷內膜、

大抵癰腫身熱作痛者、通常之徵象也、潰後而膿盡排出、自能腫消痛止、若欲收斂、必膿稀毒盡、腐脫腫消、方得用生肌摻藥、不致遏毒內攻也、

雖然、所謂本原、所謂元神、均爲人類生活上之自然良能、所謂病氣者、抗毒素工作之表示、醫而能辨象徵、於歷程上爲必要之準備者、余日望之焉、

外科辨膿施針之研究

楊孕靈

手術之關係於癰疽、亦多端矣、有發於骨髓者、有發於筋脈者、有發於肌肉者、有痰之腫焉、氣之壅焉、大抵辨形察色、可以知其吉凶、然癰疽之可消與否、膿之巳成未成、或淺或淺、竊恐不施手術、不足以斷其確實、假如外面不紅不腫、內則貼骨疼痛、輕按之不熱、力按之乃覺蒸熱、若以兩手重力按之、一起一按、(即參差按吸)內似動搖、根牢而大者、則膿成於骨髓之候也、如腫平堅硬、肉色或變或不變、或燃熱疼痛、似以兩手挖之、內有物如梭穿行者、則膿成於筋脈之象也、如高腫而軟、色紅而熱、按之陷而復起、有如革囊盛水之狀者、則膿成於肌肉之徵也、若痰之高腫、肉色如常、患處不熱冷、按之隨手而起、外雖高腫、而內實無膿、以其肉色不變、腫上不熱故耳、尙可內消、卽不可誤爲有膿也、若氣之壅腫、患處不熱不冷、如平人之溫度、按之覺呱呱有聲者、其候始終尙可消也、以上數端、若不悉心研究、則膿之有無不能斷、癰疽之生熟不能明、至於用針手術、尤當考究、癰疽生於骨髓者、針之宜略深、(可入半寸)生於筋脈者、針之宜稍淺、(可入分許)生於肌肉者、針之只宜五六分　如此可以俱達膿所矣、更有點穴不準、動針無膿、而反增其痛者、傷筋截絡、而出血不止者、往往有之、此非癰疽之無膿、乃施針之手術不佳故耳、膿巳成、卽當針、針之當先定其穴部、避其經絡、量其淺深、辨其寒熱、而施針爲可也、若當膿之未成、而遽針之、則氣血先泄、而膿反難成、膿既熟、而不針、則腐潰愈深、而反攻內膜、傷筋蝕骨、症必難瘳矣、要之辨膿施針之際、不外審乎患處之寒熱腫痛生熟淺深數端而已、尙誠慨世之治癰疽者、對於辨膿施針、多漫不加察、而任意爲之、夫奚可哉、用敢撮經驗所得、貢諸同志、殊非嚮壁虛言也、

結胎漫談

靜盦

結胎一件事、是女子的天職、但女子一生、只有三十五年能夠結胎、因爲女子的子宮、天癸(就是西醫所謂細胞、在男子西醫叫做精細胞、在女子西醫叫做卵細胞、其實是一樣的細胞、猶之乎中醫稱之爲陰精陽精男精女精、其實一樣是精、一樣是天癸、但從前有一位醫學家叫王太僕、他誤解內經、說天癸就是月經、於是至今有好多醫生也說天癸就是月經、其實是差的、)任脈(就是西醫所謂輸卵管)月經等等、生殖的工具、只有三十五年是成熟期、三十五年以前、還未長成、三十五年以後、己經衰敗、不堪應用了、結胎是全靠生殖工具成熟、所以說女子一生、只有三十五年能夠結胎、所謂三十五年是那三十五年呢、就是十四歲起到

四十九歲止、然而也有十二三歲已結胎、也有十六七歲還不能結胎、也有四十五六歲已不能結胎、也有到了五十一二歲、再得一個老來子的、這都因有了別種原因、或是地氣關係、或是環境關係、或是體氣關係、或是智質關係、大概地氣熱的地方、像廣東一帶、女子能够結胎的時期、開塲比較早些、而收塲遲些、地氣冷的地方、像北京等處、那末開塲遲些、而收塲早些、適成一個反比例、環境的關係怎樣呢、像冷僻村鎮上的鄉下姑娘、環境很清爽、往往十七八歲、還不能結胎、生在繁華城市上的女子、耳之所接、目之所觸、都是淫褻的言語行動、那末生殖器發育很早、而衰敗也比較的遲些、所以日夜困于不良環境中的妓院裏的養女、十一歲已月經到、所有生殖器也發育完全了、這都是環境關係、體氣素來熱的、總比體氣素來寒的、結胎可能期開始早而收塲遲、智質聰明的、也比呆笨的開始早而收塲遲、總之十四歲到四十九歲的規定、是『內經』上定的一個標準、憑此可以紳縮活動的、並不呆定的、內經是一部極有價值的醫書、他發明女子的生理、每隔七年、便有一次變態、今把女子生理變態一段照錄如次、而略加註釋、『女子七歲、腎氣盛、齒更髮長、（七歲以前、齒係乳齒、髮係乳髮、並非正式的齒髮、到七歲時、腎氣盛才掉換的、）二七而天癸至、任脈通、太衝脈盛、月事以時下、能有子、（二七就是十四歲、天癸就是卵細胞、任脈就是輸卵管、此管從腎系通到子宮、專司輸送天癸的、太衝脈是引導月經到子宮裏的、月事就是月經、十四歲時這許多生殖的工具、生長成熟了、倘和男子交媾、便能有小孩子了、）（三七、四七、五七、六七、四個時期、每次都有變態、但與結胎問題、沒有關係、所以不錄、）七七任脈虛、太衝脈衰少、天癸竭、地道不通、故形壞而無子、（七七就是說四十九歲、任脈衝脈等見前註、）內經一書、是三千年以前做的、這些話至今句句合符、唉、說中國的醫學三千年前已精密到如此地步、我想西洋各國、只有一千九百念幾年的歷史、三千年前自然連『醫』的字也不知從那裏說起、不要說有『西醫』產生了、所以中國人再說中國的醫學沒有價值、眞眞要笑煞外國人哩、

內經上說女子的生理、是七歲來一個變化、但說男子的生理、却八歲來一個變化、本來本篇是不必說的、可是男子的生理變態、有一部分是和女子結胎有連帶關係的、因此再抄一段、

『男子八歲、腎氣實、齒更髮長、』二八腎氣盛、天癸至、精氣溢瀉、陰陽和、能有子、（二八就是十六歲、男子發育比女子慢二年、天癸就是西醫所謂細胞、這男子的細胞、可以稱之謂精細胞、這時和女子交媾、才也能有小孩子了、三八……四八……五八……六八……七八……八八、則齒髮去、五臟皆衰、筋骨懈墮、天癸盡矣、故髮鬢白、身去行步不正而無子、』

女子雖在十四歲、已有結胎的可能、男子十六歲、已有生小孩子的資格、但是褚澄先生說過、『男雖十六而天癸至、必三十而娶、女雖十四而天癸至、必二十而嫁、皆欲陰陽完實、然後交而孕、孕而育、育而爲子堅壯強壽、今未笄之女、天癸方至、已近男色、陰氣早洩、未完而傷、未實而動、是以交而不孕、孕而不育、育而子脆不壽、』這段話與如今新創的反對早婚說完全吻合、頗有價值、有人也許誤會這段話、和內經上說的『女子二七……陰陽和能有子、……男子二八……陰陽和能有子』互相矛盾、其實內經僅是說明學理、當然非據以實行的、

菸酒及咖啡之害

劉仲儒

捲菸

吸捲烟己成爲社會上一種普遍弊病、考烟含有多種毒素、能碍身體及智識之發育、妨碍消化之作用、其所含最猛烈爲尼古丁Nicotine吾人若食三滴之尼古丁、足致生命於死地、此可知其毒之烈且猛也、故未成年之幼童吸烟者、於身體及智識必受影響、昔巴黎有一實業學校、將吸烟與不吸烟學生、分爲兩組、俟至畢業、考得不吸捲烟之學生、其身體發育及學業之成績、均較佳於吸烟者、察其原因、人於幼年爲心與神經系發生之時、不可有何種物加以攻擊者也、至若飯後吸烟、消化上亦有妨礙、且心爲之失常、其影響約分兩點、

(一)心受烟之刺激、跳動增劇、因失常度、

(二)受烟之過度刺激、心之工作力減弱、

酒

酒爲社會上一部分人所極嗜好、但酒於衛生上有種種之妨碍、考嗜酒者、其胃、肝、肺、心、及神經系等、皆蒙其害也、就酒之刺激性言之、飲酒能使血管擴張、且能令血管之神經麻木、心之跳動加速、每每使之麻醉或癱瘓、以失去平日管束及遏制之効能、因其刺激過度、而生出種種不合理之舉動、苟繼續大醉、則神經必受劇烈之影響、雖清醒時、亦成爲昏瞶之狂漢、且濃厚之酒、含有酒精、能令胃液素及蛋白質凝結、而失營養及消化之能力、考其凝結之原故、係破壞原生質、及吸去水分而使之凝結也、

在常人深信酒能增加體温、殊不知此說實屬謬解、其所以增加體温者、乃皮膚血管擴張、內臟之熱度、實因此而減去也、此種事實、經有北極探險家證明、蓋其前往Sierranavadas測量、該地空氣異常寒冷、其中有稍飲威士忌酒以禦寒者、即覺舒暢、因此大食就寢、則暢樂安適、而不知天明、不飲者、反安然無事、大飲者、則己畏寒特甚、觀此可知飲酒增加體温之說爲謬解矣、

咖啡

咖啡向爲西人一種嗜好品、現流入我國、國人已趨之若鶩、然其是否有益於衛生、此不可不加以研究也、考咖啡含有有一種咖啡精、令吾人於生理組織、有特種障碍、故飲之腦髓必受其刺激、(如臨睡時飲之、必難入寐)若常用之不輟、則必成癮癖、既成癮癖之後、偶而中斷、則神經系因此無力、各種功用亦爲之頓停、因此種有機鹽類、每每使人沉溺於其中、而不能自拔也、

上述三者、爲國人近日流行之嗜好品、特爲言之、俾知其害而戒之也、

浮沉遲數四脈以辨表裏虛實

朱文卿

讀內經脈診篇、方盛衰論曰、形氣有餘、脈氣不足死、脈氣有餘、形氣不足生、知人之死生、全賴其脈、而醫之治病、亦要在切脈之一道耳、故先賢明哲、以浮表沉裏遲寒數熱之脈、彰明較著、不惜切實聲明、使後之學者、不至茫無頭緒、夫浮者表也、沉者裏也、遲爲寒象、數乃熱徵、浮脈法天、輕手可得、泛泛在上、如水漂木、其脈本清、故見此脈者、在於表而不在裏也、沉脈法地、重濁在下、重按乃得、與筋骨相應、如石之墜於水底、故見此脈者、在於裏而不在於表也、遲脈主臟、陰冷相干、有力爲痛、無力虛寒、豈非虛之明證乎、若寒毒入裏、或沉寒痼冷、則脈形定必亦見遲象矣、數脈主腑、主吐主狂、有力實熱、無力虛瘡、此亦實脈之顯象也、雖然、浮脈主表、腑病所居、有力爲風、無力血

虛、浮而有力、則知風邪所干、浮而無力、則知陰血虧損、風邪所干、則實而有餘、陰血虧損、則虛而不足、所見者僅浮脈而巳、而所病者、則有虛實之不同、沉脈主裏、爲寒爲積、有力痰食、無力氣鬱、沉而有力、是有餘之象、沉而無力、乃不足之象、所見者一沉脈耳、所患者則有有餘不足之殊、總之表裏虛實之證、必先審察其脈之綱領者何、即浮沉遲數而巳、知脈之輕清泛上者爲浮、其病在表、浮數風熱、浮遲感寒、可汗而解、知脈之重濁者爲沉、其病在裏、沈數裏熱、沈遲冷結、熱則清化、冷則溫通、浮而小且輭者、其名曰濡、濡則陽虛、故知其爲虛也、若浮中沉三候皆有力、則知其爲實矣、實則熱症、或者積滯、藥宜疎通、所以醫家治病、必先審察脈之形象、而後可投劑有效、又須細辨脈之虛實、方能奏頓起之功也、

梅毒與眼目

楊興祖

▲何以知梅毒入目

▲當於見證中求之

梅毒或稱黴毒、始入中國之時、正十五世紀之末、即明季弘治正德之間也、此症有傳染性、故愈傳而愈廣、洎乎今日、其勢更熾、良以世風日下、沈迷於花柳者日多也、梅毒前後可分三期、其初期大概陰部發生硬結、潰而成瘍、再進則全身俱發、如全身發疹、倦怠頭痛、膚色蒼白、毛髮脫落、脈搏加疾、熱度加高、則巳入第二期矣、至第三期、則疹面加大、繼至潰爛、筋骨疼痛、甚者鞍鼻、此時雖僥倖獲愈、亦全非本來面目矣、大抵患梅毒者、甚則自喪其生、或終其身不育、或傳毒於其子女、綿互及於數世、禍亦酷矣、又有身染梅毒、上發於目、來求診治、大都諱莫如深、不肯明告、但細察症候、確有梅毒之嫌疑者、便須檢視其齒、倘上間齒之下椽、缺損作半月形者、即患梅毒之確證也、

凡梅毒之發於眼瞼者、必生硬結、逐漸增大、終成潰瘍、或目胞赤腫高脹、睫毛脫落、發於結膜、則生多量之顆粒或邱疹、頗似顆粒性結膜炎、發於角膜、則角膜溷濁、成乳白色或黃色、灼熱疼痛、流淚羞明、發於虹彩、則有劇痛、夜間尤甚、瞳孔細小、乾缺、其形不正、發於脈絡膜、則黑暗生花、凡視百物體、俱成青綠、或呈紫色、或變視、或夜盲、發於網膜、則溷濁出血、視物不明、亦有眼花及彩視等症、入於視神經、始則視力薄弱、繼成黑內障矣、總而言之、此病症候複雜、變化煩多、此特其大略耳、暇當分別論之、

霍亂與鹽水針

沈崇斌

夏秋之間、霍亂猖獗、患者初起、心腹苦悶、惡心嘔吐、腹中雷鳴、繞臍作痛、泄瀉不巳、始爲糞便、繼而所泄者、僅水汁而巳、瀉後又復作吐、上吐下瀉、體內水分盡去、足下腿拘攣、面削眼陷之現象、口內奇渴、急者於半小時即虛脫而亡、若能堅持至一日、不爲所困、可以轉危爲安、我國舊法、於霍亂初起、多用挑刮兩法、症之輕者、當可獲中、重者不免誤事、西法則注射鹽水針、其效較挑刮爲捷、故急救時疫者、多採用西法、然調查其結果、治愈者果多、不救者爲數亦不少、凡西醫治霍亂、不論輕重、更不講眞性與假性、概以鹽水注射、此實大謬、症之輕者、不必用鹽水、性之假者、不能用鹽水、一物一制、妄用則失其所制、計不售矣、注射鹽水之目的、在水分有充量之補救、不致阻礙身體各器官之生活力、而尤含殺菌功用、故大吐大瀉、卒然大肉陷落者、以鹽水灌注、無不如響斯應、其輕者、未經大吐瀉、水分倘充、無用注射、假性者以多食生冷、胃運不健所致、泄瀉者之數量雖多、並無霍亂擾亂於中、不需乎鹽水也、而西醫概以鹽水注射之、未免少辨症之經驗矣、

述霍亂菌之原委

姜介石

教育會擬印教育月刊、太池先生書來向家嚴索稿、家嚴自去年先大父棄養後、哀毀之餘、神經刺激過甚、腦病至今未愈、惟念先大父猝患虎疫、中西醫均苦無特效藥、刻下時當秋令、虎疫又將發生、爰命介石撮述霍亂菌之原委、以供學校衛生之參考、

霍亂彎菌、屬彎曲細菌科、彎菌屬、為霍亂症之病源、誠菌常於患者之腸內、及糞便中發見、但血中則無之、其形如螺旋菌、斷片、成西文斷續符號，之狀、此菌常各個分離、且活潑自動、亦能迴旋運動、故亦編入螺旋菌中、然在尋常水中、被他細菌之侵襲、則其生存競爭力甚弱、故逢腐敗之水轉易消滅、又化學之抵抗力亦微弱、遇百分之〇・〇七至〇・〇八之硝酸或鹽酸、卽可殺滅、逢胃酸亦被殺滅、故康健者之胃腑、霍亂菌不能通過也、

歐洲初發生虎疫時、人心恐慌、幾若天禍之難以倖免、後經法醫某博士、深切研究、宣言健康無病之人、雖偶吞霍亂菌不能為人患、各醫士多非笑之、某博士乃開會邀集著名醫士、自吞霍亂菌若干、歷半週時安然無恙、人始信服其言歐洲各大報多稱誦之據此則人欲免虎疫之禍、平日宜愼飲食風寒、生意康健為主也、至

如西醫治霍亂之用樟腦自蘭地酒、十滴水、五酒溶液、三油溶液、生理食鹽水針、鹽強嗎啡針、殺菌滌腸法皆屬間接治術、並非特效之藥、亦視其人之能否自行抵抗耳、

此為小女介石應教育會之約而作、展閱一過、肝腸寸裂、爰再錄康健報、以望人之欲免眞霍亂者、努力維持健康、

鼠疫治驗及方案

李健頤

鼠疫彙篇之解毒活血湯、竊方中所用之藥味、恐未必盡善、用者亦未必盡獲有效、鄙人潛心研究、已歷十餘載之經驗、發明加減解毒活血湯一方、治效甚多、活人無算、因思此方之善、眞大有益，不敢私秘、存心牟利、診讀之暇、不揣固陋、著迷鼠疫新篇一書、特因診務所羈、未克修整、付刊、茲適興化平潭一帶、此疫大作、余曾以此方療治、皆著奇功、謹將所治各治案、幷方案數則、於後

治案

(一)民國十三年、大路嶺李阿琴之女、於六月十六日、午後、徒發惡寒、渾身戰慄、至夜卽轉大熱、口渴、四肢痺痛、延劉醫生診治、與銀翹散、加赤芍丹皮無效、次日其熱大熾、胯下發生二核、大如杯、熱腫刺痛、改與解毒活血湯、日投兩劑、大熱不減、更加舌黑譫語、大便閉結、邀余診視、與加減解毒活血湯、加犀角二錢、大黃八錢、石膏四兩、知毋五錢、金汁水二兩、服二劑、大便連通二次、熱減其半、惟譫語不除、再用原方加紫雪丹二錢、諸恙霍然、但胯下之核、腫大不消、用消毒膏敷之而愈、

(二)民國十四年、五廟街順記店東蔡姓者、於夜半忽惡寒發熱、身體倦怠、四肢厥痺、神色昏瞀、脈浮數、重按無力、余與加減解毒活血湯、去雄片、加解竹葉心八十條、解馬齒莧二兩、服一劑、大汗淋漓、次日而瘥、

(三)平潭觀音粵陳姓者一日頭痛發熱腋下生一核、疑是寒邪結核、與仙人活命飲、冲酒服、服後大熱熾甚、心神狂亂、舌黑口渴、四肢痺痛、延余診治、投與加減解毒活血湯、加虎清宮、二日計服五劑、其病若失、

(四)民國十四年、平潭任厝邊、任耳聲之妻、患疫症、服解毒活血湯、加承氣白虎、服三四劑、熱勢不減、胯下之核、刺痛難堪、延余診治、卽與加減解毒活血湯、加大黃八錢，朴硝三錢、乳香三錢、皂刺三錢、石膏一兩、外核用銀針鑿小孔

、再用西藥加波力酸、西名(AcidumCarbolicum)冲隂湯、用棉花浸貼、其核遂漸轉青色、痛亦稍止、繼因津液損傷、大便燥結、投與六成湯連、服三四日而收功、(未完)

消息

醫院註册之布告

▲舊設者八月底截止

上海特別市衛生局昨發布告云、爲布告事、案查管理院規則、早奉衛生部頒布、並經本局分別佈告令通知各醫院遵照、限於八月三十一日以前塡就聲請書、呈請本局審核註册各在案、玆查管理醫院規則第二條載明經營醫院者、須將左列事項呈經該管官署核准後、方得開業、(一)經營者姓名年齡籍貫住所(經營者如係法人、則其法人之名稱事務所、代表之姓名年齡籍貫住所、(二)醫院之名稱位置、(三)醫院各項規則、(四)建築物略圖、(五)病室間數及每間所占面積、(六)病室區別及病床數目、(七)火炎及其他非常設備、合再布告、仰各市民一體知悉、此後如欲設立醫院、須按照前項規則、先行報局審核、俟核准給照後、方得開業、如不遵章先行呈報、定即照章取締、勒令停業、其各遵照毋違、此佈、中華民國十八年八月三十日、局長胡鴻基、

市衛生局規定診金標準

市衛生局訓令各醫生云、爲令遵事、案准市黨部執委會函開、據六區黨部所屬第八分部建議、原訂醫院醫生診例、及取締故意留難出診、以重民命、並經第十一次常會議決、照轉來局、當經本局徵集各醫院醫生之診金數目、分別考慮、取其折中、呈請市政府核、准公佈奉令、內開該局厘訂診金、既係折中規定、當有伸縮餘地、應准作爲暫定標準 由該局通知各醫院醫生注意、並於每年繳驗執照時、隨報各項診例、再依照此項標準、加以審核、如確係超過普通診修過多、即飭其改訂、並勉以慈善天職、毋得拒絕應診、以重民命等因奉此、合行令仰該醫遵照、耷醫以濟世、本致孳孳謀利者不同、應即遵照本市規定診金標準、於可能範圍內力圖低減、以符造福人羣之本旨、毋違、此令、計抄發診金標準表一份、(診例)門診、二角至一元二角、出診、普通一元至五元(車資在內)特診、六元至十元、(隨請隨到深夜出診之類)(手術費)小手術、一元至五元、普通手術、六元至十元、大手術至五百元、接生費五元至五十元、(指醫師醫生助產士而言)舊式、十元產婆不在此例) 住院費二角至十元

民間治療

療蛇纏驗方

謝誦穆

法用燒酒和麥粉拌勻、依蛇纏之長闊、將麥粉捻作長條、貼於蛇纏上、然後以艾火徧灸麥粉條上、一二次立愈、

黃疸痧驗方

謝誦穆

將陳年破芭蕉扇洗淨扯碎、再尋羊鬍鬚草一大握洗淨、二物同煎濃汁一碗、飲之確有奇效、此方係外王父馬十六先生所傳、曾療多人、

治便血驗方

謝誦穆

者便血曰瀉、患者苦之、方用猪大腸頭三寸、買黃連末灌滿之、煮爛搗爲丸、如梧桐子大、用開水送下服、重者三服可止、民國十年、家父佐治廣德縣、署役顏金標、年五十餘、適患便血、家父告以此方、彼如法製服立愈、

傷寒新解

大梁鄭爵梟

脈浮緊者當身疼痛宜以汗解之假令尺中遲者不可發汗何以知之以榮氣不足血少故也

傷寒脈浮緊、身疼痛、當用麻黃湯以發汗、已詳論之於前矣、若尺中遲而有身疼痛之症者、是體温不足。血液缺乏、以致遲慢而微弱、則脈搏不僅不能浮緊、而反沉遲矣、其獨言尺中而不言寸關者、以寸關二部之皮薄、雖無表邪、亦有時而脈浮、獨尺部之皮較厚、非表邪外束、陽氣外達、則浮脈不能或見於尺中、此身縱疼痛、寸關雖浮、尺中獨遲者、不可認爲表病、而行汗法也、是脈之應浮者、當取決於尺中也、推而言之、則脈之應沉者、即當取決此寸關矣、

發汗後身疼痛脈沉遲者桂枝加芍藥生薑各一兩人參三兩新加湯主之

此發汗太過、或陽氣素虛　陽氣隨汗而外泄、以致寒邪雖去、虛寒又成、蓋寒邪者、感受外界之冷氣、病之變也、虛寒者、自身之體温低落、生理之變也、感受外界寒冷之空氣、固可凝固照黃氏鞘而致身痛、自身之體温過低、亦能使照黃氏鞘凝固而致身痛也、所以知爲體温低落而致身痛者、徵諸脈搏之沉遲、緣陽氣虛弱而不能鼓舞、則血輪下沉而不能外浮、血行之速度、亦因之而驟減、與表邪外束陽氣內鬱之脈搏浮緊者、不同也、此身疼痛之現症雖同、原因各異、治法懸殊、故桂枝新加湯之重用人參、以補既虛之陽氣、用姜桂以使陽氣之興奮、則體温即有外達能力、照氏鞘得此温化之陽氣、則凝固者、即變爲柔和矣、神經纖維不受強固之物所壓制、則身疼痛之現症、即可自除矣、又恐陽氣過盛、有傷水分、故重用芍藥以斂陰、又用甘草大棗以健胃、嚴防消化之不良、正內經所謂上工治未病之與義也、

病發熱頭痛脈反沉若不差身體疼痛當温其裏宜四逆湯

觀夫發熱頭痛、身體疼痛、可謂傷寒之太陽病矣、然脈不浮緊而反沉、實非傷寒之太陽病也、是內部之炭養缺乏、輕淡過盛、則體內温化之陽氣、一變而爲水冷之寒邪矣、於是欲絕未盡之體温、內無存在之餘地、外浮而爲發熱、所謂陰盛格陽者、其斯之謂歟、頭痛身痛者、亦陽氣衰微、寒冷過甚之故也、脈在沉候者、陽氣衰微、不能使血輪沸騰上起也、故用乾姜附子之大熱、以救欲絕之陽氣、而煖內部之沉寒、又用甘草之和緩、以調薑附之性烈、此處方詳愼之義也、

傷寒若吐若下後七八日不解熱結在裏表裏俱熱時時惡風大渴舌上乾燥而煩欲飲水數升者白虎加人參湯主之

傷寒吐後或下後七八日不解者、體温之高熱不解也、定非傷寒之表病不解也、蓋傷寒延至七八日之久、又經誤吐或誤下、即表邪不解、亦變他種種病矣、況表病未除、則白虎豈可妄用、人參奚不可亂投、結熱、裏者、胃中虛熱也、蓋既云吐後或下後、則胃中之食物、即當外出而盡、所存之熱結、僅炭氣與養氣化合所成之燃燒而已、此所以用白虎不用承氣者、良有以也、表裏俱熱者、因胃熱、而體温升高也、即物理所謂傳熱者是也、時時惡風者、自身之體温過高、覺外界之空氣寒涼而惡之也、大渴、舌上乾、躁而煩者、是胃汁既被熱灼而內耗、又經吐而外竭、故欲飲水數升者、大渴之甚也、用石膏以清胃中之熱、用知母人參以救胃中之液、用甘草粳米以和胃中之氣、此白虎加人參湯之用意也、

發汗已脈浮數煩渴者五苓散主之（金鑑云脈浮之下當有小便不利四字）

此條之義意、乃膀胱蓄水、泌尿器之生理變態、其理論註解、

詳見太陽上篇、

傷寒汗出而渴者五苓散主之不渴者茯苓甘草湯主之

按此條亦當有小便不利之症、否則汗出而渴、是水分外泄、津液缺乏、少少與水飲之、待期即可自癒、無需五苓之再投、若汗後而小便不利不渴者、是濕氣過盛陽氣不足（即炭養不足輕淡有餘）之故、緣小便之行也、全藉陽氣之運用、試觀少年之人、陽氣壯盛、小便通利、溺多而便數少、老年之人、陽氣衰弱、小便淋瀝、則溺少而便數勤、此中醫所論之氣化、實解剖之所不逮、愛克斯之所難明、誠非西醫之注重形跡者、所能望其項背也、故甘草茯苓湯用茯苓之甘淡、以利過盛之濕氣、用桂枝生薑之興奮、與夫甘草之甘溫、助其不足之陽氣、陽氣既足、小便自利矣、蓋五苓散所治之小便不利者、膀胱蓄水、而為泌尿器之官能障碍、病變也、本病之小便不利、乃陽氣不足氣化不行、自然生理上之變態也、觀此條所謂不渴者之一語、可為濕氣過盛之鐵證矣、

鼠疫之治驗及方案（中）

李健頤

（五）有翁姓者、因房後、復感染鼠疫、初起發熱體倦、神識不清胯下叢生二核、痛刺難堪、自疑為房後風寒、中直少陰、其核認為寒邪聚結、投與桂枝湯、加附子白朮、服後大熱增劇、鼻衄咳嗽、舌黑如煤、狂言亂語、頭部極熱、四肢厥冷、延余診視、按脈沉數有力、是熱毒伏於肺胃、誤服辛溫、鼓動血分、逼血上行、所致、熱已極矣、幸臟腑未敗、毒氣尤堪用藥制止、遂與加減解毒活血湯、加大黃一兩、石膏六兩、朴硝三錢、黃連二錢、犀角二錢、羚羊角一錢、服一劑、無效、再投一劑、大便連下三次、熱退身涼、再將原方減大黃羚犀石膏、連服二劑、而收功、然此症之劇、苟非膽略卓識、未免錯誤、乃世人不明病原、屢以房後有病、為少陰、投與熱藥、誤死甚夥、余以是重有憂也、

（六）福清縣嶺美村、林某、年十二歲、于蒲夏廿六日午後、陡見寒慄、發熱口渴、服西藥阿司必林、西名（Acipumacetylsal—icylicum）餅、一粒、大汗出、而熱轟退、少頃復熱又服又退、至廿八早、熱反熾甚、甚至神昏譫語、投以銀翹白虎湯無效、余因岳父病痢、特往審治、林某之嫂、係家岳之姪女、知余到、即為介紹延診、見其病勢險惡、脈象模糊、舌質白滑、四肢痺痛、即斷為鼠疫重症、毒竄血管、散漫心肺、急與加減解毒活血湯、如犀角二錢、大黃六錢石膏六兩、連追二劑、其熱不退、即令病家、將病人全身浸於冷水、露出首臉、頭部另用手巾二條、醮水掩攬、互相接換、以抽毒氣、閱數數鐘分之久、即挾之而出、再照原方加減、日夜追服、至六月初一日、神色清爽、熱退大半、減大黃再服二劑而愈、共三日計服七劑、繼用加減甘露飲、養液清熱而收功、

（七）鄙人原籍泉州晉江、於民國十二年、回籍祭祖、適遇鼠疫盛行、有族長昭謙、夜半大熱熾甚、腿核刺痛、神昏譫語、即投加減解毒活血湯、加白虎、日夜連服四劑、熱退神清、繼與清絡飲、清其餘熱、其子孝芬、亦中毒而發熱、亦服此藥、而愈、查此時敝鄉老幼人等、患此症者有二十餘人、死者四人、是由誤治所致、其餘皆無恙矣、

方案

一平潭街劉某年二十八歲

一診病至第二日請診

毒菌早已潛伏於血管、復感暑熱、毒菌受暑熱為引線、遂發高熱、熱氣由血管而入心色絡、故神昏譫語、舌為心苗、熱毒上薰、刼奪津液、津液枯涸、外現于舌、故舌質紫絳、口

渴不止、宜用解毒殺菌、兼瀉心包伏熱、京赤芍三錢、浙貝三錢、小生地五錢、連翹殼三錢、桃仁泥八錢、正腦片八分、紫草皮二錢、雄黃精一錢、川紅花五錢、黃連二錢、板藍根二錢、金銀花三錢、荊芥穗三錢、粉草錢半、蓮子心二錢、肥知母三錢、安宮牛黃丸一粒冲化

二診服二劑後第四日復診

神色頗淸、譫語稍定、四肢痺痛、膚體大熱、是心包之熱巳除、而轉內結於裏、裏氣內實、陽明受之、陽明爲胃家實之症、胃實則大便難、胃熱內蒸、迫汗、故汗濈濈、宜瀉胃火淸毒邪、如胃火平、而血管之毒邪可除矣、赤芍藥三錢、浙貝三錢、小生地五錢、香連翹三錢、光桃仁八錢、紫草二錢、正腦片八分、雄黃精一錢、川紅花五錢、肥知母五錢、銀花三錢、板藍根二錢、錦大黃五錢、甘草三錢、生石膏三兩、元明粉三錢、此方日夜計服三劑

病家鏡

劉壺隱

（三）小兒有疾宜停乳食論

小兒之疾、熱與痰二端而已、蓋純陽之體、日抱懷中、衣服加煖、又襁褓之類、皆用火烘、內外俱熱、熱則生風、風火相煽、乳食不歇、則必生痰、痰得火煉、則堅如膠漆、而乳仍不斷、則新舊之痰、日積必至脹悶啼哭、又强之食乳、以止其啼、從此胸高氣塞、目瞪手搐、即指爲驚風、其實非驚、乃飽脹欲死耳、此時告其父母、令減衣停乳、則必大惱、謂虛羸若此、反令其凍餒、無不唾罵、醫者亦不明此理、非用剛燥之藥、即用參耆滋補、至痰結氣凝之後、則無可救療、余見極多、敎之適其寒温、停其乳食、以淸米飲流其胃氣、稍用消痰順氣之藥調之、能聽從者、十愈八九、其有不明此理、反目爲狂言者、百無一生、

（四）無病不宜服藥論

無病服藥之流弊、久矣、而今爲甚、此皆執前人服藥於未病、與上工治未病之說而謬焉者也、不知服藥於未病者、即致治于未亂、保邦于未危也、善政治者尊賢使能、振綱肅紀、則政修民和、苞桑萬世矣、若無過與師、則內生反側、外兆邊塵、不反自貽伊戚哉、然則保國保身無二理、用藥用兵無二術、善衞生者、能於平時節飲食、愼起居、少嗜慾、寡縈慮、使五官安職、百體滑和、將遊華胥而躋喬松矣、苟思患預防審醫可也、問藥性可也、讀岐黃書可也、若以草木偏攻、則寒者戕賊、脾元熱者煎熬血脈、是猶小人陰柔巽順似乎有德、而國家元氣鮮不爲之潛移者、古人謂壁中用柱、壁中添鼠、不可不深長思也、至若不治已病治未病、則又是有說、如肝邪旺恐、傳變於脾、當先瀉肝以平之、心邪旺恐、傳變於肺、當先瀉心以平之之類是也、是則治未病者、治病之未傳也、非治人之未病也、服藥於未病者、調攝於未病也、非未病而先服藥也、二說各有所指、皆非無病服藥之謂也、夫何貪生者、假爲棲眞元牝之丹、縱慾者泥爲嬰兒姹女之術、岐黃諸戒、視若弁髦、伐性斧斤、恬如袵席、是以痾端呈現、種種旣常、蒂固根深、卒難期效、而猶咎刀圭無補、毋乃愚乎、

生殖器新論（續）

吳公

曾有夫婦二人、至前求醫、蓋其夫屢屢思交、而不可得、余以刀裂之乃愈、刀其陷陣之利器哉、人有膜厚如骨者、是非刀圭兼施、不可爲治、常人之膜、於既裂以往自留淨處、以成累泡、其觸覺至爲靈捷、嘗有某少年於初婚之夕、不能得妻之貞據、因而自殞其身者、彼固愚夫也已夫、此大惑不解、而女以誣而死、男以誣而罪、蓋十有八九矣、余嘗欲破其惑、以爲苟得驗女良法而可乎、而惡知其不能、則童女固大難區別也、抑有一法焉、驗女陰內

有無精蟲、有蟲者必有精、有精者必有交合、然此必姦僅數時、乃易覘察、人有以被姦來告者、驗女之陰、與夫近衣、有蟲者是、無蟲者非、雖相隔已久、精蟲盡死、而或與液和、或已乾縮、皆可以顯鏡得之、因精蟲之狀、至爲奇異、驗之者見而即知、無有誤及他事者、故持此讞獄、獄無不決、某書言某地野人之於女也、常以圈鎖其陰、又言某地之俗、方女初生、即以線縫其牝、初婚之夕 夫以刀解之而交、然亦有與大反者、亞西亞與亞非利加、有某種部落焉、童女初婚、必先遣僕與私、而後自御之、否則無婚之者、古時阿米尼愛人之女、必先露宿寺廟、以待姦者、既姦以往、人乃聘之、腓尼基人有專以交童女爲業者、此可見好惡之無定矣、余前言僞爲陰膜 以愚其夫、夫世固有多力之女、而能自縮其陰、雖屢經交合、而仍能完其童女之相、嘗有二女子以作妓被訴、二女堅不自認、後有良醫驗之、乃決其一爲妓、一未決、久而知作妓已久、彼固有非常之本領、能於衆人之前、以自掩其惡、不可謂非至奇也已、

女子交合後之佐證 前言驗女貞否、殆非易易、以外狀固未改變也、雖然、亦有可窺驗而得者、夫交合之最易驗者、莫精蟲若矣、新交者有氣可尋、即交隔數年、而其遺跡、可由顯鏡得之、精漬于布、雖已乾枯 略潤以外氣、精蟲即能徐發、且精與火有化性、試以漬精之布、爇於火上、久之漸顯黃色、中多白點、蓋不能與他質相混也、士師以此法破姦者、不知凡幾、古生物家嘗以陰膜一物、爲生人獨具之體、且以童女之德行、今知其非也、年幼之女、其陰膜不僅由天水冲決、而裂者、即天水亦或無之、若人與動物異者、乃在內陰唇之有無、多種往往無此、故陰膜之用、容有不盡知者、然決非以驗童女、舊約有言、女至成婚之夕、漬布無血、則羣以石投之、悲夫、文化未開之日、女以無罪而死者、烏可以一二計哉、(未完)

婦人經痛之研究

李健頤

有因於氣滯者
有因於肝鬱者
有因於血虛者
有因於脾積者
若徒忘用祛瘀
終非對症之治

痛經一症世人皆謂瘀血積痛、故多用通經去瘀之藥、然此藥恐未必均獲有效也何哉、吾謂病者因瘀痛用此藥、正是對症良方否則、適增其害耳、蓋此病由於瘀積、然瘀之所以積者、有因於氣滯、肝鬱、及血虛、脾積之不同焉、醫者宜分別施治、庶獲有效、不然、徒用通經去瘀之藥、亦非對症之治、故不能達於最良之結果也、蓋氣爲血之帥、氣行則血調和、而不滯瘀作痛、故治此症者、宜以調氣爲先、香附鬱金元胡降眞香沉香之屬、肝爲將軍、存血之器、肝氣不鬱、血能收藏、即不作瘀、故病不生、治宜暢肝開鬱爲先、神麯香附鬱金黑枝子川芎木香丹參之屬、血屬陰、性好靜、血旺則經調、血虛則經不調、經不調、則阻滯而作痛、治宜補血養營、歸脾湯養榮湯之屬、脾主運動、統血之機、脾虛則血積不行、而痛經之症作焉、故脾虛經痛者、必兼見白帶白淫等症、治金櫻子白果芡實蓮子白朮淮山黨參木香砂仁之屬、審證用藥、自能獲效如神、豈僅通經去瘀之法、即能建成巨功哉、鄙人研究此病十有餘年、歷證頗多、皆用以上各法治之、俱著奇效、診讀之餘、選作一篇、請同道者、共襄研究之、

灰塵與人生之關係

胡忠藏

泰西各國咸知科學爲救國之本、人人盡心盡力研究、以致有今日

科學光明的歷史、自歐風東漸、科學二字、傳入我國、一時風雲四起、研究科學的人材、如春筍一般、偏地皆是、但人人只知戴科學的冠冕、而不努力去研究、知其然、而不知其所以然、良可歎也、吾人研究科學、應以『怎樣』『爲什麼』『在何處』這種的疑問都是研究科學不可少的問題如自然界裏面尤宜注重觀察、所以現在將自然界的灰塵與人生之關係、寫在下面、以釋諸君腦殼中一個疑問、

吾人一舉一動、位於自然界中、莫不被灰塵環繞、據醫學家云、灰塵爲疾病傳染之媒介物、人人應極力避之、所以傳之全日、莫不視灰塵爲仇敵、其害既如此、若自然界中一失灰塵之作用、則人類之生存、岌岌乎殆盡、依科學家之研究云、灰塵關於人生有兩種作用、

(一)若人類間無灰塵、只有日光照耀的地方格外光明、而日光不照耀的地方、則成黑暗、因灰塵在空氣中飛揚、將日光傳入黑暗的地方、以後方可看見人物、譬如黑暗室中鑿以小孔、通以日光、則見光線中許多微細的積點、飛揚室中、光明如外入、此卽灰塵傳光的鐵證、若君不信、可往黑暗室中、試一試、以明其理、

(二)俗語云、生物離五分鐘之空氣卽死、由此可知空氣、爲人生第一要素、除此以外、水爲第二要素、吾人知水之來源、皆自雨雪、雨雪之成因、由物質三態而得、當流體蒸發升騰空中之際、在冰點之下、凝結爲雨、在冰點之上凝給爲雪、但雨雪的凝給、必有相當的主體方可凝結、譬如人之身體、若無骨格、必不能支持、此一定之理、所以骨爲人身中之主體、究竟雨以何物爲主體、實灰塵是也、由此觀之、灰塵對於人生之關係如此、人類可以輕視乎、

兩件不注意的衛生

高子密

▲舊估衣舖的衣服

▲都是死人病人的

走到一個熱鬧的地方、驀然間遠遠地一種歌調式的聲浪、送到耳朶裏來什麼這一件呀湖縐單衫呀、接着又是幾塊錢呀、大便宜呀、斷續零落、聽個不了、原來估衣舖的夥計、在那裏叫賣衣服哩、那估衣舖門前、羣頭攢動圍着好些的人們、幾乎把往來交通斷絕、就有些人們、瞧着東西怪不錯的、聽着價錢怪便宜的、心想如果覺着合式、買他一件兩件、馬上就可穿着起來、倒比買新料、找裁縫、花工錢、省便的多、因此爭先恐後、趨之若鶩、所以這種估衣舖的買賣、也就一天一天發達到十二分了、但是估衣舖半新不舊的衣服、多半從人家手裏買出來、那麼死病中用過的衣服、一定不少、如果死者之病、是傳染病、例如鼠疫猩紅熱肺癆等等、不幸人們買得這類衣服穿用、豈不危險萬狀、這不是見利忘害、見小忘大麼、(說句乾脆話、同逛窰一樣、花錢找病)細菌學上曾經道過衣服上假使附着有病原菌、能够經過很長久的時候而不死滅、遇着相當機會就可蕃殖、所以奉勸人們對於此點、要注意纔好、

■菜館裏用冷水漱口

■病原菌由此而增

人們上館子裏用罷酒飯之後、照例夥計們必須端上檳榔牙籤碟、另外排的滿棹子涼水杯、以供主顧們嗽口之用、爲的是清潔口腔牙齒、立意未嘗不美、但是涼水中往往含有細菌、您別瞧他的外觀、澄清如鏡、假使用一種方法(遠心沈澱器)採集种渣滓、再用顯微鏡一瞧保不住有許多細菌、可以發見出來、杳水裏含有的病

原菌、如霍亂病源菌、痢疾病源菌、傷寒病源菌等等、往往甚夥、那麼夏秋之間、霍亂痢疾等流行的時候、用涼水嗽口、豈不擔心、所以號稱清潔衛生的涼水嗽口、倒成了病源菌侵入體內的一個機會、却應着古語「病從口入」一句話了、但是鄙人並非是反對食後嗽口的、想人們如在館子裏用飯、當然不惜小費、可泡壺清茶、用茶嗽口、多們清香、何必從俗、往危險道路上走、這種改良的嗽口水、有利無害、說做便做得到、還望人們講究講究、至於早晨刷牙用的嗽口水、不用說涼水亦當廢止、涼開水最爲清潔安全、只要費點工夫、用瓶子之類、裝滿開水、以備臨時取用、亦甚便當、往大處說、就便洗滌果子、也是用涼開水洗爲妙呵、

鼠疫之治驗及方案（下）

李健頤

三診第五日復診

大便連下四次、胃熱己平、胯下之核、猶剌痛不休、舌質帶絳、脈象疾數、是血管之毒未離、肝火尚熾、胃熱尤甚、照原方日夜再服二劑、以觀動靜、

加紫雪丹一錢冲服

四診第七日復診

熱邪全退、核亦漸消、脈象和平、舌質紅潤、口渴唇燥、是津液虧傷、血氣未復、宜養液涵陰、以培木氣、活血柔筋、以調金臟、

大元參一兩、小生地八錢、貫麥冬八錢、生石膏二兩、肥知母五錢、生甘草二錢、金釵斛三錢、天葵草二錢

一平潭大路頂李某年十八歲

一診病至第二日延診

房勞傷腎、熱毒犯肺、腎屬少陰、肺爲太陰、邪伏二陰、故無大熱口渴、其腿縫毒核刺痛、昏睡譫語、身體倦怠、皆是毒在血分、急宜解血分之毒、兼通脈壅、

光桃仁八錢、小生地五錢、板藍根二錢、西藏紅花五錢、浙貝母三錢、香連翹三錢、金銀花三錢、肥知母五錢、赤芍藥三錢、正腦片八分、雄黃精一錢、紫草皮二錢、

二診上方連日服四劑到第三日復診

瘀血由大便以下、熱已漸退、神色略清、是毒氣已解、餘熱未除、防其餘毒復熾、照原方加錦大黃五錢、以除留毒、

一平潭右營村陳姓者三十歲

一診初起一日請診

右脈偏動、皮膚熱甚、舌質白滑、四肢痺痛、係毒中於肝、肝屬於左、故左半身痲痺不仁、少陽之脈、循兩脅、貫兩耳、故脅痛耳聾、宜用加減解毒活血湯、加柴胡青蒿、以治少陽伏邪、

桃仁泥八錢、小生地五錢、板藍根二錢、西紅花五錢、浙貝母三錢、連翹殼三錢、金銀花三錢、肥知母五錢、赤芍藥三錢、荊芥穗三錢、正腦片八分、雄黃精一錢、紫草皮二錢、荊芥三錢、正腦片八分、軟柴胡錢半、北青蒿二錢、粉甘草錢半、

二診第三日復診

初服二劑、大汗淋淋、是毒已由汗以外泄矣、再宜清絡脈之伏邪、瀉肝臟之餘毒

照原方去柴胡青蒿、加絲瓜絡二錢、扁豆花二錢、川大黃四錢、

一平潭觀音澳鄉鄭某年四十八歲

一診至第二日請診

唇焦齒枯、舌黑如黧、身熱似烘、有時譫語、有時清楚、是

毒菌蔓延遍身、熱甚津傷、肝主筋、筋傷則四肢攣急、心屬血、血熱則胸脅刺痛、心肝兩傷、毒勢猖獗、急宜急治、稍遲恐難挽救、瀉毒火、以平心榮、育陰液、以柔肝木、

荊芥穗三錢、川紅花五錢、紫草皮二錢、光桃仁八錢、小生地五錢、浙貝母三錢、雄黃精一錢、赤芍藥三錢、香連翹三錢、板藍根二錢、正腦片八分、生甘草二錢、肥知母五錢、川大黃一兩、生石膏四兩、黑犀角錢半、洋瀉葉五錢、

二診至六日復診、

毒除火平、神色俱清、餘熱尚留爲祟、津液致未恢復原狀、用加減甘露散、

二門冬各三錢、生地黃五錢、枇杷葉二錢、棉茵陳二錢、山梔子二錢、枯黃芩二錢、金釵斛二錢、肥知母三錢、蘇玉竹三錢、

婦嬰要略

抱琴生

夫病六氣爲多、女疾七情爲廣、琴不敏、將婦人之所以爲病、約略言之、并編除婦外、更繫以嬰門、一得之見、諒閱者所樂聞也、凡婦人經閉發熱、此症以滬地尤多、得之何故、蓋行經未淨、飲食生冷、緣海上之生冷品爲最易購、四時不斷、固無慮小食之缺乏也、然而疾病從此作矣、蓋血遇冷則凝、逢熱則行、此婦人之最大病源也、然不幸發生疾患、其證象除閉經潮熱外、進一步之重候、則發現頭眩目昏、口苦舌乾、不思飲食、腹內如雞卵形之衝動、則形勢已劇、匪易着手、然尚可爲、其治法當分二期、

第一期發熱經閉、無他症者用

消遙散加丹皮、全當歸、大白芍、軟柴胡、雲茯苓、焦白朮、炙甘草、薄荷、牛姜、(如發寒加姜棗去丹皮薄荷)

第二期頭眩等患、邪已至深、肝胆亦病非重劑不以爲功宜以消遙散去姜薄加石蓮、天花粉、龍胆草、其經水一通、則萬事俱了、若再無功、又一變爲欬嗽痰多、泄瀉不止、外形日見消瘦、盜汗或夜午睡夢發斷續呻吟聲、則皆不治之症、

方論

湯之治內、同一功用、故其首用當歸白芍、次以柴胡入肝經、祛潮熱、再則苓朮補中、甘草和中、薑薄去新邪、若上述之證、得諸飲食患、薄荷可不必用矣、至第二期、其邪已深、即使有寒、亦將化熱、故口渴舌乾之象見、

其第二期第二方不效、則宗旨古方如下、紫金丸、荊芥、阿膠、杏仁、蘇子、白芍、陳皮、桑皮、五味子、紫菀、欵冬花、或作湯藥服、或爲丸均可、此係治前後二期之患咳嗽等症、於無法挽回而設法之、然方味與上劑、截然一不同、施於症虛者、容有效果、若肥胖之人、則不敢必也、

按上述之症、與懷姙者最易相混、端在臨症時體會、調其脈象、度其奇恒、若月份淺、較易着手、若延有二三月、則更宜三注意焉、否則未可師爲法也、

友竹醫寓隨筆

謝安之

仲景自序言作傷寒雜病論合十六卷、則傷寒雜病、未嘗分爲兩書、且傷寒一書、爲仲景所自編、而金匱所述、乃門人所紀錄、觀臟腑經絡篇屢稱師曰可知也、故金匱所有、往往與傷寒類同、

仲景門人衛沈、知書疏、有小才、撰四逆三部厥經、婦人胎臟經、小兒顱顖經三種行世、名著當時、見張仲景方論、

抱朴子謂仲景開胸納赤餅、是否屬實、尚待考究、

仲景見侍中王仲宣時、年二十餘、謂四十當眉落、眉落半年而死、令服五石湯可免、仲宣不聽、果屆期而歿、仲景之醫、何其神也、按五石湯失傳、五石即陽起石、鍾乳石、靈磁石、空青石、

剛石是也、又史君扁鵲倉公列傳、齊王侍醫遂病、自練五石服之、不知五石、是是否與此相同、

仲景傷寒論、最重六經氣化、旨出內經、不分手足、言手而足在其中、言足而手在其內、後賢謂傳足不傳手、謬矣、

今日之醫、强分各科、或有以仲景爲治傷寒之能手、殊不知對於溫病、喉痧、耳齒、癰疽、花柳、神經諸證、均各有方、仲景實世界之一完全大醫師也、

仲景傷寒論一書、我國醫界之至寶、然自西晉及叔和編次之後、註者不啻數百餘家、或隨文順釋或透發精義、而其原文經此變遷、已非其舊可知、天津醫士李遂良、(原籍長沙)起而新釋之、參以近代科學定理、删去可疑之條不爲無功於仲景、余流覽此書、其特點有三、(一)初學便於頌讀、(二)注釋新穎不雜、(三)習題便於自修、其缺點亦三、(一)原文删去許多、似乎可惜、(二)合併痙濕暍溫雜病等、宜各另立一篇、以改釋之、(三)原文之字句有不相接續者、宜删去、或更正之、昔吳氏鞠通有言曰、仲祖傷寒論、誠爲金科玉律、奈註解甚難、蓋代遠年湮、中間不無脫簡、又爲後人妄增、斷不能起仲景於九原而問之、何條在先、何條在後、何處尚有若干文字、何處係後人僞增、惟有闕疑闕殆、擇其可信者而從之、不可信者而考之已爾、余亦膺其說也、

叔和謂仲景學醫於同郡張伯祖、而仲景論中未嘗爲其師少留地步、伯祖亦無醫績可見、則可知當日之張伯祖者、不過一時醫而已、

如何教養兒童

沈葆德女士

如何教養兒童、第一先養成清潔之習慣、自耳目口鼻髮爪以迄四肢、全身須大天爲之洗滌、飲食有一定時候、小兒啼哭、不全是由於饑餓、不必即予以食物、清晨多吸空氣、涼時勿曬陽光、多天進些魚肝油、並令多睡眠時候、飲食以後、即令睡眠、不必多抱、抱則變易腸胃、親友來訪、似以少看小孩爲宜、衣服不宜多穿、過暖每易傷風、長大行走、當任其自動、大人不宜事事幫忙、欲驗小孩之是否健康、當視其活潑與否、如果不跳躍、不行動、即爲消化不良諸症、凡小孩愚笨、不全由於先天、必爲營養不良、或扁桃線、或鼻後生瘰等症、小孩幼時腦力不足、不宜使其多寫字、現在一般國人太多自私自利、最足令人痛心、此蠻無可救藥、挽救方法、惟有從教養小孩入手、自小養成愛公正辨別是非之心、幷多予以活潑之機會、跳躍奔馳、任其所之、並且利用碗盞儘其自理、萬一碎傷、則常常恐懼、而易於碎壞矣、關於智力思想方面、應多用顯明兒童圖畫、及動物故事及耐用美的趣味的玩具、對於小孩應養成廉恥心、不宜當衆處罰、亦不必過事獎勵、長其驕氣、有一十二三歲之小孩、嘗問其母何以地球不墜落、其母答以無暇、此兒詢過三次、其母謂生於石上、小孩因問石生於何處、母不能答、父母因處處體諒子女、應時時與之同運動游戲、做他最好之友伴、不知不覺爲兒童、愛好、而事足爲兒童良好之領導者、集數十兒童於一堂、由一教師教授、不問其個性何似、以同一之方法教導、優等不能發展天才、劣等生更減苦痛、補救之法、應於課內多留自動機會、以各遂其天性之所趨、自十二三歲至十七八歲之青年、此時代之教育尤爲重要、應尊重其自由之意志體貼其意思、解除其困苦、以養成其快樂、爲父母應與子女同一研求學識時之進取、以免事事落後、此則更宜注意、

答覆求治者

羅燮元

鄙人自去年秋間、夜坐辦公、忽覺目力昏暗、有冷氣自心坎上升入腦、即頭腦昏暈、手足厥冷、麻木、左右項筋緊抽、腎囊縮動、小便甚多、上焦脹悶、形如急痧、嗣後時發時愈、幷時有遺精、但發時不如初次之烈、雖經中西名醫診治、至今無效、近日覺

有煖氣發於胸背及腰腹之間轟熱而出汗、狀如煩燥、或日腹脹、惟噫氣、及放屁則覺稍舒、有時熱氣漸升後腦之頂、而人又覺昏暈、平時雙目不能久視、常見塵灰在前飛揚、舌苔厚白而糙、精神不振、四肢乏力、胃納可食一碗、外表視之、與好人無異、病發則昏沉如上述、滬上名醫、多謂用心過度、肝腎兩虧、腦虛血衰、熱血上衝腦部所致、但投以平肝補腎養陰之劑、完全無效、迄今九閱月有餘矣、下略

上略、今據諸症、均屬詳明、惟脈未悉、據症想來、脈必沉細、或微弱、否則、亦必浮大而芤、或洪而無力、方與病對、未知有如此現象否、至論得病之由、滬上名醫、謂係由用心過度、肝腎兩虧所致、固然不謬、其用平肝補腎養陰之劑、而猶有不效者、乃治之未盡吻合也、今據足下所述、乃爲一申言之、查足下貴恙、不但肝腎受傷、而實心脾亦受其損、且不但陰虧、而陽虧尤甚、蓋脾胃爲後天倉廩之官、主運納水穀、腎爲先天藏精之所、主製造精球、而土別剛柔、腎分水火、故內經稱脾爲至陰、胃爲燥土、雖經以左腎屬陽、右腎屬陰、其在平時、水火既濟則生津液、燥溼互助、乃化水穀、由是而化氣生精、運養百骸、終而復始、如環無端、乃爲平人、否則或由思慮過度而傷其脾、或因縱慾無節而傷其腎、脾腎既傷、健運失常津液不充、則無以奉生身而滋百脈、於是水火不交、氣血失調、乃形神俱弊、而以上諸症由斯以起矣、惟是傷脾傷腎則同、而偏陰偏陽則異、蓋有傷於脾腎之陽者、有傷於脾腎之陰者、又有陰陽兩傷而各有偏重者、因人感天之氣以成形、不無偏倚、故有賦質偏於陰者、終身酷嗜辛熱、偏於陽者、隆冬亦喜寒涼、病之來也、每乘其賦質之弱點而中之、而作種種之表現、試觀陰之傷也、或爲水不涵木而生潮熱、或蒸於口鼻而爲口糜舌爛、或火乘金位而爲咳衄、其擾於心包也、則生煩、其刺於精囊也、則遺精、陽之傷也、則反是、蓋脾陽失運、水不化氣、終於舌而苔白、氣機不宣、滯於中焦而生脹滿、陽爲寒遏、則浮遊無定、乃或升於腦而眩、或衝於心而燥、陽不達於四末、則肢厥肉痲血不養於神筋、則項強筋急、諸如此類之標準、皆表現其臟腑之偏也、所謂素稟有陰臟陽臟之殊、治有宜滋宜溫之異、此理在張景岳曾已先言之、是不可不辨、今足下口不糜亦而苔惟白厚、身不骨蒸而只煖氣上衝、腹有時而脹、而放屁覺舒、心有時而煩、而汗出乃定、據症察情、是脾腎之陰雖虧、不若脾腎之陽傷更甚也、明矣、足下因辦公過勞、損及肝腎之陰、盡人皆知、損及脾腎之陽、人猶未察也、蓋脾主思慮、過度、未有不傷其心者、志出於腎、過用亦未有不傷其陽者、其陽昔賢曰爲龍雷之火、陰虛固能上越、陰盛亦愈喜奔騰、蓋陰盛逐逼其陽而上升、乃循任督上衝於腦、影響運動神筋、故項強脊强而作痲痺、刺激知覺神筋故頭作昏暈而目視不明、其心煩汗出者、心陽被擾也、精有時而遺者、氣不收攝也、腹脹肢疲噫氣者、脾陽亦受困也、此正合內經血之與氣、並走於上、則爲大厥、氣還則生、氣不復還則死、不過彼爲暴寒直中、故其性急、此爲由漸而來、故其性緩、不如是之甚也、綜此以觀、其恙乃心脾腎三臟受病、而尤以腎陽受傷爲深、至論治法、急宜宣佈上焦之陽、鎮納下焦之火、運其中樞、調其氣血、庶使烈日當空、羣陰退散、則龍雷潛伏、諸恙自除、此係主修園治癆之法、雖前人駁太之偏、不知在於陰中之水虧而陽亢者、固偏、而在於足下水中之陽虧者、則爲對症也、若不以鄙見爲妄謬、曷請試之、必有可觀者矣、今列方於左、請政高明、

茯神湯　茯神四錢、獨活二錢、箭芪六錢、遠志肉三錢、防風三錢、西洋參三錢、冲服於朮四錢　獲苓四錢、炙草四錢、生附子五錢、歸身三錢、生牡蠣六錢、天麻三錢、沉香四分　廣香一錢、生龍骨六錢、生姜三錢、飛硃砂每

次冲一錢、以上諸藥、用白蜜二兩、先將附子同煎、至不麻口爲度、然後再將各藥加入、酌加潔水、柴火緩煎至大半碗、温服、惟沉香臨時對冲、至少以十劑爲度、

按足下貴恙、而用歸脾以補心、則遺於腎、用腎氣丸以温腎、則遺於心、用理中眞武、則失其剛、用安神補心、則失其柔、是用藥之難、有不能盡述者矣、今選是方、乃出於千金第十三解、心臟方、頭面風第八、茯神湯、本治風眩倒、屋轉、吐逆、惡聞人聲、因與本症相合、故藉茲化裁、期與貴恙吻合、其解張石頑甚超、錄左、

按張石頑曰、茯神湯、治風眩吐逆、惡聞人聲、脾腎虛風、夾陰火而上逆、故用朮附統攝虛風、保元固護衞氣、歸芪温補營血、茯神遠志、交通心腎、蓯蓉牡蠣、益精收濇、獨活防風、搜風逐邪、生姜辛散、發越諸藥性味也、今再加龍骨天麻、合牡蠣而潛陽鎭風、加沉香廣香、納氣而疎胃、是龍火之上衝者、必隨龍牡而降斂、噫氣之不除者、必隨沉木而快通、其用硃砂乃又藉其鎭魄安神、涼心滌熱、與附子之温腎扶陽、並駕齊驅、各盡其能、而相得益彰也、照原方倍用芪附者、是取其温腎之力强、佐參歸蓯蓉、則又取其陰中涵陽、龍火自然歸宅矣、如是而加味、則面面俱到、庶陰平陽密、而火靜風平、腦不受激、有不霍然而愈乎、未之有矣、

再擬丹方如左　茸硃丹）治腎虛火炎頭痛、必先眼黑頭旋、辰砂別研、川烏頭、瞿麥、鹽柏各一兩、右除辰砂、以三味爲粗末、用磁碗一个、將姜汁塗烘數次、入辰砂在內、鋪諸藥末於上、以盞蓋之、掘地一窟、安碗在內、用杜炭五斤、煅令火盡、吹去藥灰、取砂研細、用鹿茸一對、（余意用官茸貳兩爲末）爛去毛、酒浸切片、焙乾爲末、煮棗肉丸梧子大、每服三四十丸、空心參湯、或黑豆淋酒送下、强者加倍。羸者減用之、

按是丹、前人雖未有確解、然細繹其義、却有妙理存焉、考鹿茸、甘温無毒、主補虛勞、添精髓、益血煖腰壯陽、是其補腎、即所以補腦、温腎即所以充精、故前人多用以補腦、蓋取善通督脈、同氣相求之義耳、辰砂安魂定魄、補心寧神、與鹿茸相合、乃成既濟之功、用川烏者、是取其逐溼驅風、興奮神筋、破陰回陽、雖辛温大毒、乃用其氣而去其質、況有黃柏之瀉壯、以製其慓悍之氣、用瞿麥者、則又取其伏丹石藥毒、是藥雖猛勇、能配製得宜、乃化剛燥爲平和有利無弊、誰謂中醫無化合之科學哉、觀於是方製法之巧、思過半矣、

水菓可爲藥

謝安之

水菓一物、可稱爲天然良藥、所含之糖質、乃受日熱蒸熟者、性最滋補血液、且含水質酸質、二質頗善治病、食而覺爽、多因菓內含酸之故、凡合時而食、又細而嚼之、則不消化之病自無矣、間有患者、食水菓與蔬菜同時、及和有牛乳之食品等所致、雖然、獨宜與五穀之類合食、素問藏氣法時論曰、五穀爲養、五果爲助、（謂桃李杏栗棗也、）五畜爲益、五菜爲充、氣味合而服之、、以補精益氣、若夫食之過多、及其生熟不均者、則又皆非所宜、甯多費數文、購佳者鮮者、以免發痧、或泄瀉諸危候、食水果宜膳後、若無定時、及膳間食之、仍有妨消化部運動、其汁蓋爲最要易化之質、故用之必須合度、凡患寒熱往來之症時、及肝藏不張之人、食之最爲有益、頭風時食之亦效、至於淸瀉、尤其所長、惟無花果梅子葡萄與成熟之橄欖有神效、胆汁過多者、若數日內、食料專用水果、能見奇功、且其他各病、亦可依法以治之、祗須七日或十日之間、其酸質至胃而化成鹽質、可除血內之酸質、故患風濕病之人、可多食含酸之果、頭背痛者亦可、蓋其血含毒質、而水果足以敵之、至於堪爲小兒藥料、尤不少焉、總之、食肉者病多、食水果者病少、而膚亦滋潤、人能仿此行之、則無謂之痛苦自減矣、

釋金匱「痙」「濕」「暍」

王一仁

(一)痙病

痙病卽俗名角弓反張之症、說文云、痙彊急也、顏云、體強急難用屈伸也、金匱云、病者身熱足寒、頸項強急、惡寒時頭熱面赤、目赤、頭獨動搖、卒口噤、背反張者痙病也、此則爲痙病之總綱、痙非風不病、而其所病經脈、屬於太陽爲多、故曰太陽病發熱無汗、反惡寒者、名曰剛痙、太陽病發熱汗出而不惡寒、名曰柔痙、痙病原當解散風寒、但發汗自有分寸、本文云、太陽病其證備、身體強几几然、脈反沉遲、此爲痙、括蔞桂枝湯主之、又云、太陽病無汗而小便反少、氣上衝胸、口噤不得語、欲作剛痙、葛根湯主之、且痙病亦有可下者、文云、痙爲病胸滿口噤、臥不着席、脚攣急、必斷齒、可與大承氣湯、雖然、太陽病發汗太多、因致痙、又曰、風病下之則痙、復發汗必拘急、準此以觀、汗不可以治痙、亦足以致痙、不可不愼也、且夫瘡家雖身疼痛、不可發汗、汗出則痙、痙病有灸瘡難治、豈非亡血脫液者、別有養血泄風之法、而不當概用汗劑也、以余所見、痙病之患、以小兒爲多、蓋其陰陽氣血、兩未充長、筋骨柔脆、易受風邪、鎭心安魄之藥　萬不宜用、惟以輕淸解散而已、所謂輕可去實者、此也、至論痙病之脈、大概以弦而緊者爲正、文曰、痙脈按之緊如弦、直上下行、蓋身體強直、而弦亦有似弓弦、並非奇異、依金匱言、痙病症治、似皆屬於風寒、內經云、諸痙項強皆屬於濕、是濕留經絡、亦足致痙、而血虛不能養筋、亦每有致痙、陽虛衞弱有用烏附者、是不可不察也

(二)濕病

濕之致病可分內外二因、內因者貪食生冷瓜果是也、外因者雨淋汗出當風是也、而金匱所論、蓋偏於外因爲多、外因之濕、往往挾風而至、風爲濕之先導、濕爲致病之源、是以風濕並提、但其病與傷風傷寒、究屬有別、而其症又有類似者、如發熱身體疼痛是也、恐人誤認傷寒、而用峻劑發汗、故別立濕家一名、其總論濕病脈症曰太陽病關節疼痛而煩、脈沉而細者此名中濕、亦名濕痺、太陽病者指其邪從表入、若屬無形之風寒、脈應見浮象、今乃有形之濕　濕爲重着之邪、每多病於陽虛之人、故脈見沉細也、且必有內濕、而後引動外濕、其症爲小便不利、大便反快、則當利其小便、(五苓散症)此示人治濕、應利小便、與治　寒之宜發汗者有異也、然濕鬱久而化熱、濕熱蘊蒸、則發黃疸、發熱身熱、如薰黃矣、(茵陳四苓散症)不發熱者、茵陳木附陽爲佳、西法治痺、令食糯米、殆指除黃治法、若濕雖化熱、而外兼風邪、一身盡疼發熱、日晡所劇者則當用麻杏苡米甘草湯、濕邪兼風、原亦不禁發汗、以皮毛與小便、同爲濕邪之出路、惟不可過耳、故曰微微似欲汗出者、風濕俱去也、如濕兼寒而在表、身體煩疼、則用麻黃加朮湯、陽氣火虛、脈浮虛而濇者桂枝附子湯、皆治濕之汗法也、夫濕有表虛者、其症脈浮身重、汗出惡風、防己黃芪湯主之、有濕勝陽微者、惡風不欲去衣、或身微腫、甘草附子陽主之　有濕在局部者　發熱面黃而喘　頭痛鼻塞而煩　脈大而飲食如常、病在頭中寒濕　內藥鼻中則愈、(瓜蒂散)又不得誅伐無過、而用濕散之劑也、濕病不可下、誤下傷陽、則爲額上汗出、微喘小便利者死、下利不止者亦死、誤下傷陰、則爲噦爲胸滿爲小便不利、渴欲得飲而不能飲、則口燥煩也、欲免誤治、不能不愼之於始、

(三)暍病

暍卽暑病、在炎天赤日之時、每有兩濕蒸薰之氣、間雜其間、且暑復傷氣、其爲病較痙濕多端、要不外于暑濕之變幻耳、論曰、太陽中暍、發熱惡寒、身重而疼痛、其脈弦細芤遲小便已洒洒然

毛發、手足逆冷、小有勞、身卽熱、口開前板齒燥、若發其汗、則惡寒甚、加溫針則發熱甚、數下之則淋甚、此條仲景無治法、但從見症推求、汗下溫針皆所禁忌、惟有清暑化濕一途、李東垣清暑益氣湯、方非不善、惜嫌大雜、以予所見、當用蒼朮黃柏澤瀉赤苓花粉洋參石斛六一散等味 庶于清暑化濕益氣三方皆無顧慮若已化熱、則仲景有白虎加人參湯、若傷過重之濕、而更兼暑邪、一物瓜蒂散主之、江陰曹穎甫君、曾治一人出外冒暑歸飲白酒、又食瓜果立時發熱肢冷、神昏悶氣上喘、用瓜蒂數十枚煎服、病卽退、然則瓜蒂治暑、古人豈欺我哉、

傷寒新解(續)

大梁鄭蔚鼎

脈浮數者法當汗出而愈若下之身重心悸者不可發汗當自汗出乃解所以然者尺中脈微此裏虛須表裏實津液自和便自汗出愈

有是傷寒之太陽病而脈象浮數者、是抵抗力殊盛、陽氣得以鼓動、仍係表病、發汗卽愈、愼不可以脈象是數、卽謂化熱入裏之病也、若誤認以爲化熱入裏而行下法、不變成爲結胸者、是陽氣強盛、足以當此妄下之誤也、身重心悸、尺中脈微者、陽氣雖盛、因於誤下、變爲虛弱矣、斯時也、雖有表症、亦不可用麻黃以發汗、誠恐水分因汗而竭、陽氣因汗而亡也、待其陽氣恢復、津液充足、卽當自汗而愈矣、

傷寒二三日心中悸而煩者小建中湯主之

此陽氣不足、血中之水分亦缺乏也、緣傷寒之表邪外襲、則陽氣外出而抗毒、內部之陽氣益虛矣、再加血中之水分缺乏、於是神經失其溫潤之氣 宜乎作悸作煩、所以用生姜桂枝助陽氣、以解表邪、神經得此興奮之劑以溫化、則心悸自除、用芍草飴棗、以補營陰、(卽血中之水分)神經得此甘潤之劑以滋養、則煩卽自愈矣、此小建中者、建其身中之陽氣與營陰也、

傷寒脈結代心動悸炙甘草湯主之

此條之義意、與前條同、亦陽氣與營陰俱乏之候也、脈結代者、足徵血液之不足、心動悸者、神魂飄蕩、足徵陽氣之虛弱、由此觀之、則此條之陽氣與營陰所虛者、較前條爲尤甚、然此條吾所論之陽氣營陰、考之生理、究係何物、蓋陽氣與營陰之不足、卽血清所含之蛋白質與水分缺乏也、所以主以炙甘草湯者、用人參大棗以補陽氣之不足、用生姜桂枝以伸陽氣之興奮、又用甘草麥冬麻仁阿膠生地以補營陰、則血清恢復如常、而結代之脈、動悸之症、亦自恢復如常矣、

未持脈時病人叉手自冒心師因教試令欬而不欬者此必兩耳聾無聞也所以然者以重發汗虛故如此

觀夫師因教試令咳而不咳者之一語、似非仲聖之原文、況此條之意義、與下條同、是以不解此條、以免煩數、而出仲聖之原文、

發汗過多其人叉手自冒心心下悸欲得按者桂枝甘草湯主之

此亦陽氣與營陰俱虛之故也 但此條陽氣與營陰之所以虛者、由於發汗過多之所致、一時之虛、急性也、與小建中湯炙甘草湯所主之陽氣與營陰自然致虛、慢性者、不同也、所以僅用桂枝以助陽氣、用甘草以緩營陰、卽足以恢復生理自然之成分、則神經衰弱之症狀、亦可自愈矣、

發汗後其人臍下悸者欲作奔豚茯苓桂枝甘草大棗湯主之

按解剖學所謂結合臍係蹄之兩脚 卽是腸系膜上之動脈、緣發汗過多、陽氣虛弱、於是腹腔之炭養缺乏、此臍下悸者、少腹畏寒之謂也、甚者腹腔虛寒、中部之陽系膜凝固、則腸系膜間之脈管跳動而上衝、所以發爲奔豚之症也、金匱云、奔豚病、從少腹起、上衝咽喉、又曰、皆從驚恐得之、是奔豚之原因、由於陽氣之不足、所以必有神經衰弱之前趨症狀也、所謂奔豚

病從少腹上衝咽喉者、不可謂爲直接上衝於咽喉也、蓋腸系膜跳動而上衝於胃、胃即上衝於橫膈膜、橫膈膜上衝於肺、於是氣管上衝於軟口蓋、此奔豚病從少腹間接而上衝於咽喉、非直接上衝於咽喉也、但此條所謂欲作奔豚者、猶未成奔豚也、故不用奔豚湯之峯藥重劑、僅用桂枝甘草大棗以助其陽氣、用茯苓以促進腸系膜分泌水液之機能、庶不致蓄水於少腹、誠奔豚病之預防法、亦心下悸之治療法也、

服桂枝湯或下之仍頭項強痛翕翕發熱無汗心下滿微痛小便不利者桂枝湯去桂加茯苓白朮湯主之、（金鑑正誤曰去桂當是去芍藥）

此乃傷寒之太陽病、誤下固非所宜、即用桂枝湯以發汗、亦懦夫而舉烏獲之鼎也、今誤用桂枝湯、或誤行下法、仍有傷寒之表症者、傷寒之太陽病猶未變也、由此觀之、則麻黃湯、似可再投矣、然心下滿而微痛、小便不利者、是陽氣已虛、氣化不行、以致蓄水於縱膈胸膜、不能分泌水液而下行、由泌尿器而排泄、斯時也、雖有傷寒之表症、亦當禁用麻黃、以防陽氣外脫之虞也、故用桂枝湯匡助陽氣以發汗、驅此傷寒之表邪、雖屬法外、亦係權變、但既成虛寒而蓄水、故去芍藥之酸斂、加朮苓之燥滲、以督促進連網分泌水液之機能、已去心下滿痛之苦也、

痢疾概論

余繼鴻遺著

痢疾古名滯下、滯下者、明乎痢乃積滯之病也、古人定名、殊爲精確、俾後人見其病名、即知病原、治法以去積爲主、自無疑義、然人之體質、至不同也、有虛有實、有寒有熱、若概以去滯法治之、不足以愈痢、徒調其虛實、和其寒熱、亦不足以愈痢、必也標本同治、庶去邪而不傷正、養正而不留邪、然製方重在去滯、滯不去痢必不止、欲去其滯、當用丸劑、凡有物之渣滓、必走大腸、水液必走水道、此一定之理也、丸劑煎服、仍無益也、必吞服之、使藥之渣滓、入於大腸、與滯相合、迨藥性發生治病之功用、將滯積逐而去之、丸劑可用導滯或木香檳榔、初服三錢、以次逐漸減之、服丸後必下穢物甚多、下痢次數即減、此明驗也、待後重除、紅白盡、即可去丸、專調中宮、自收全功、初用丸劑時、即宜與煎劑並進、按其體質製方、有熱者用黃連黃芩、寒者用肉桂炮薑、虛者用白朮甘草、痰多用陳皮半夏、氣滯用檳榔厚朴、除後重用桔梗、和營血用歸芍、止腹痛用香砂、其調中之法、亦不外芩芍湯加減、不過重在去滯耳、世人治痢、每用分利之法、此大誤也、分利乃治泄瀉之成法、利小便所以實大便也、非所論於治痢、如治痢利其水道、則腸中乾澀、滯愈難下、故甘平如茯苓、尚不宜用、澤瀉車前、更無論矣 此義知之者甚鮮、是以泄瀉用藥忌滑腸之品、而痢疾不忌也 要而言之 痢疾宜急治不宜緩治、重在初治合法、乘其正氣未傷、即行攻導、自可速速奏效、如行軍然、大軍初集、銳氣正盛、鼓行而進 雖有堅城、可以立下、迨相持日久、即難圖矣、夫痢任其成休息、成噤口者、皆由藉口愼重、與和營調氣、而不施攻劑、或用攻劑而不能合法、腸中積滯不去等久化熱、蒸於腸胃、胃失通降、濁氣上逆、或爲口糜呃逆、舌絳脈數、腸中腐爛、百不救一、經云、通因通用、先哲云、痢無止法、痛無補法、雖不可一概而論、誠見道之言也、西醫名痢爲大腸炎、若早用攻法、去其積滯、大腸安有發炎之變哉、又婦人胎產、老人虛體患痢疾者、此法又不盡合、宜攻補並施、即補氣加參耆、養陰如阿膠、亦宜加入、斟酌損益、神而明之、治痢之道、大略具矣、

天癸新義

費澤堯遺著

頃於書堆中得天癸新義一稿、回憶費君任職中醫專校時、將此稿見示、珍藏有年 今費君客死山西矣、安忍不載諸本報、一流傳其新穎之學識耶、夫天癸一名、自王冰解爲月事之後、醫

說風行、眞義不彰、本篇立志高超、論說精透、閱報諸君、其討論之、

編者誌

天癸在生理上之作用　未有吾身之先、一點胚胎、即由父母之天癸凝合而成、故靈樞本神篇云、初生之來謂之精、決氣篇云、常先身生是謂精、是天癸爲造成吾人之始基、遺傳種子之根蒂也　其質實爲稟受於先天、滋長於後天之一種精液的泌腺、吾人當一二三歲時、已能穀食、天癸即逐步發育滋長、漸具內分泌之作用、所謂分泌者、即塡充腦髓、堅强筋骨、發長形軀　故凡小兒言語步行等等、自三四歲起、即一一表現、至七八歲後、後天生化之源旺盛、此液之滋生亦富、因此形軀發長愈速、腦髓充量愈豐、髮黑齒固、而智慧意識日以發生矣、此靈樞經脈篇所以開首即有人始生、先成精　精成而腦髓生、之文也、迨夫男屆二八女屆二七之年、內部組織、已臻豐固健全、生殖器亦以成熟　（所謂生殖器成熟者　男子睾丸產生之精細胞、（即精虫又名精子）女子卵巢產生之卵細胞（又名卵子）均達成熟時期、兩性之外陰部、亦已充分發育、而女子月事、即以時而下、表現其排卵之作用也、）此節所謂春機發動期、又名成人期、此時天癸除內分泌作用外、已有盈餘、乃開始外分泌作用、所謂外分泌者、即兩性結合、生育子女之功能起矣、素問上古天眞論所以云、女子二七而天癸至、任脈通、太衝脈盛　月事以時下、故有子、丈夫二八天癸至、精氣溢瀉、陰陽和、故能有子也、其所云天癸至者、即外分泌開始作用之謂、並非天癸此時方生有也、由一至字、何等奧妙、惜讀者未能會意耳、試觀男女發育、比較上總有遲早之差　（素問所云二七二八、謂其大概之時期、）而早遲之間　恆以其人智愚强弱爲斷、不尤足以證明天癸之分泌、必由內有餘而後及於外乎、男子八八、女子七七、天癸盡竭、（此素問亦言其大概之時期　其間因稟賦厚薄、亦有遲早之不同、未可拘也、）於是老態龍鍾、逐漸衰頹、生育終止、凡人至此、蓋已入退化期矣、然則天癸在吾人生理上之作用、其力之偉大、可以想見、惟素問所云云、僅言其旺盛及氣竭之時期、且宗旨在發揮生殖一端、故必合靈樞以觀、方能澈底了解　若徵諸西說、名雖不同、理實一致、吾中醫所謂天癸—精、即西醫所謂生殖腺、（統男女之名詞）—精液、（在男子名之）—濾胞液、（在女子名之）也、

天癸在病理上之徵象　自天癸誤作月經代名詞以來、天癸之名義、從此莫明　而天癸之爲病、亦因以不白、抑知無論男女、天癸爲病幾無人無之、故天癸在病理上關係實非淺鮮、請舉言之、方知余言之不謬也、男子之遺精白濁、女子帶下白淫、即天癸病之最著者也、（前人對於女子帶下、有分五色之名、實多誤會、蓋帶之正色、爲糙白、或淡黃、或濃白、與男子之遺精、正無二致、所謂赤色黑色即紫色者、實非帶下、爲崩漏之一種、乃月經病而非天癸病也、昔吳梅坡云、婦人下滑白而不甚稠者、曰白淫、與男子白濁　同系於相火、滑白而稠黏者、謂之白帶、即如男子自遺之精、又朱丹溪亦云、婦人帶下與男子夢遺同治之、足徵前賢並非無見到者、言夫病理、亦無歧別、相火熾盛、或淫慾過度、在男爲濁　在女則爲淫、肝火衝動、（相火寄於肝、故肝火實即相火、）或濕熱下注、在男爲遺、在女則爲帶、惟其不明屬天癸爲病、故徒以男女而分名耳、天癸何以爲病、以其不應分泌而妄泄、反其作用之常軌也、故凡得天癸病之深者、每因分泌障礙而引起乏嗣之苦痛、次深者、則引起頭暈腰痠、精神困頓、記憶薄弱、食慾不振、面色萎黃等一般症象、而在男子　則更有病陽痿痿廢、或舉而不堅、在女子則更有月經不調、或閉止等症、是由外分泌過度、奪取內分泌之一部、內分泌亦受缺乏影響、於是種種之症象起矣、更有所謂童子癆者、形軀羸稚、而貴無神、雖達成人期、而仍如兒狀、未能發育、每多夭折、此亦天癸爲病、其

得也非營養不良、卽屬斵傷太過、（如曾患病等等、）以致天癸失於滋長故也、總之、天癸之為病、小之有損自身之體質、大之有害國家之元氣、（國家元氣厚薄、係任民種之强弱、）其關係之重要、莫與倫比、豈可醫者不明、病家不知乎、宜我民種之衰弱、以至於此也、

最痛苦而兇惡之痲瘋症

劉仲儒

病狀 痲瘋之種類甚多、茲舍其煩而論其簡、故分別為紅雲凸團痲瘋、血癬痲瘋、

一、紅雲凸團痲瘋、紅雲痲瘋、初起每發紅斑、與未被桿菌侵入之皮肉分界甚為清楚、則後患處色素漸消、或沉着、然其痕仍存、惟感覺則漸失而變為麻木、成為赤褐隆起之結節、是為結節性痲瘋、亦可稱為紅雲凸團痲瘋、其進程可分為三個時期

第一時期

初起者或充血、或淡紫、而起於顏面者、為稍凸、其形狀不一、大小不等、小如壁錢、或似小豆、大至寸許、或有過之、或成橢圓形、在此期間、感覺未失、或覺麻痺而未麻木、

第二時期

罹疑既經多時、則色素漸由淡紫而變褐色、由小而漸大、害成膹膹之結節矣 若以手按之、則較於別處之皮、緊而光硬、病至斯時、由麻痺而漸覺麻木、

第三時期

在第二時期中 若不早為醫治 剛毫不可圖、蓄時已久而毒已深、蔓延亦廣、故患處增大、互相叢密融合、瞼皮下垂、口唇向下外翻、外耳穀浮腫如梳、延及鼻隔則肪爛而鼻尖蹋陷、形容大變、可怖可憫之醜惡狀態畢露、在此時期中、有名之曰獅子臉、

二、血癬痲瘋 血癬麻瘋、其初起時部位本無一定、惟當發覺之初、形似銅錢、邊紅而略凸、中央呈灰白色、其形似癬、故曰血癬、此種麻瘋、亦可分為三個時期、

初期

此等血癬、時現時隱、時青時紅、變幻無定、而於隱時、其邊含色素甚有界限、與未連及之皮面、迥然不同、故有蔓延歷多年、始顯麻瘋之醜惡狀態、

二期

病至第二期、神經亦已受累、然感覺未失、或時覺時失、或重按始覺、惟有時覺骨痛如刺、或身起叢癬、癢不可當、甚至有骨癢難忍狀態、——此等證狀患紅雲痲瘋者亦有見之——患者必自覺之、須速求醫治、不可諱疾忌醫、以致自誤、

三期

患疾既久、受毒日深、麻木之顯現、以手、足、臂、股、面、為最早、當麻木初起時、是末梢神經受病、感覺尚未全失、旣則漸深、重按始覺、再則更深、由末梢而延及神經幹、則感覺全失、而成為完全麻木 斯時雖針之亦不痛、割之亦不覺、炙之或亦不知、久之、手指則乾枯彎曲、作不規則之爪形、小腿及足亦枯縮無力、步履頗形困苦、至股、肱、胸、面 等肌肉亦因之而然、而且兩眼瞼皮上翻、眼之開閉運動失却靈敏之活動、上述諸症、是因其以顯形狀而分 然至毒深之時、有時互見、每呈混合之狀、至呈混合之狀、則指趾脫落、在此時期、名曰切斷痲瘋 蓋患者因感覺全失之結果、對於一切外加之觸傷、毫不知覺、每生潰瘍、甚則潰穿、關節脫落、其全部之指趾、作山辛臭氣 不堪 鼻、

診斷 診斷此症之要法如下、

(一)驗其皮膚是否感覺麻木、因爲此病不麻木者甚少、

(二)問患者時有骨痛如刺、或皮膚似有虫行等感覺否、因此爲病者應有之覺也・

(三)檢查患者血癬之中央、或紅雲凸圓、有無汗出、因此病癩處必無汗、可設法使出大汗而察視之、

(四)診察其鼻涕涎血液等有無瘋菌、

此外如書載眉毛先落者、毒在肺、面起紫泡者、毒在肝、脚底先痛、或先穿者毒在腎、遍身癬者、毒在脾、目先損者、毒在心、此皆有之內、形之外、吾人亦可引爲診證之參考也、

施治大法　世人幾目此病爲不可醫藥之痼疾、但病雖惡、而未必盡無救治之方、倘患此者病在第一期、即求醫治、實無不全愈者、若及第二期、罹病時間漸久、醫治當然較難、而仍然有醫治之法、可以全愈也、若及第三期、至成獅子臉、切斷、全麻木等……則醫愈之希望頓絕矣、余曾醫過患者脚底已穿、厥後僅可減輕、欲完全痊愈則不能也、

考方書所載、治法甚多、而絕少見效、近來海識氏HILSER用大楓子油樟腦油雷鎖辛等調合、配劑注射之、此法頗佳、余信楓子油於癩瘋必有效力、惟製楓子油、余祖父之師張翁、巳用之慣熟矣、然其醫治此症、所用之搜毒丹、處方不外殺菌、營養、外洗、外塗、間有灸法腐肉法等、蓋殺菌則新菌不生而舊菌滅、營養則根本固而拒毒强、此爲治癩病之大法也、至若製法、如楓子之蒸溜取油、及砒石之煆鍊取丹、其術甚爲精細、此又非親臨實習、不能習知之、倘製法不精、病人服後、鮮有不致變生他病者、因油與胃極有障碍、致令人嘔而不能服食、及易傷目也、

衣食住的調養法、日常居住之室、與軀體周圍境遇之關係最爲密切、所以居室以多有窗牖者爲佳、俾其新鮮空氣、得以天然調換、—空氣以鄉村高曠之處較佳於城市—至如衣服宜清潔、食料尤貴滋養、因患此病者、血氣津液必然大耗也、

預防　預防之法、概分三種、略述如下、

個人預防

(一)人痘或有瘋毒、切不可種、以種牛痘爲佳、

(二)注意賣瘋男婦、勿貪一時之色慾、自受其毒、

(三)不與患者往來

公衆預防

(一)禁其來往於通衢大道、公園戲院、與及公衆熱鬧地方、

(二)禁其爲傭爲賈爲丐、及檢查娼婦、注意瘋女爲娼、

(三)宜廣設癩瘋病院、以安置一切患者、免其瘋毒蔓延、

患者家庭的預防

此病既知由瘋菌傳染而來、故當隔離患者、毫無疑義、但患此疾者、每因父子兄弟等關係、多守秘密、每每同居同食、不顧傳染之慘、誠爲至愚、然患者在醫治期間、有因事勢所限不能隔離者、事實上確有其事、則當亟宜施行下列患者家庭中的須防也、

(一)大小便不可同器、糞便尤不可作爲田料之用、

(二)衣服亦能傳染、故洗患者衣服、要施行消毒法、

(三)大凡起居飲食器用、宜分別、不可混用—如別房離床、用具分別等……

(四)若病至第三期時、其潰瘍等分泌液、傳染至易、故無論如何、必要實行離居、否則貽害全家、爲害更廣、

用藥須知

錢渡五

◉藥有不宜加以炮製者

竹茹竹身之原質也、竹之原質、係一種纖維體之組織、以刀破之、有纖綿性、以竹本生於陰濕之地、受陰濕之素而成、故竹伐之後、須藏之於水、以保牛青之色、清涼之氣、纖綿之性、否則被

風吹日晒、不久而憔悴枯槁矣、本草主治潤燥涼血、除煩熱嘔噁吐衄、以天之燥熱流行、耗傷人之肺津胃液、喉咽無潮而嘔噦發生、火性暴烈、煩熱起而血絡崩破、吐衄交作、此我古聖哲取新鮮之茹、清涼之氣 微甘之味、以消其邪熱、補其津液、而諸證悉愈、何後人不察、多有用辛辣之姜汁炒之、灼去清涼、僅存枯燥、既不去病、反足助邪熱、盲俑瞎傳、殺人不知凡幾、余雖不敏、既知之而敢祕之、特爲此言、同志者諒不我責焉、

金銀花稟清香之氣而生、甘平之味而成、古人取其除熱解毒、煎之過甚、猶恐失去輕揚之氣味、此葉氏天士能神其妙用、取花蒸溜用露也、豈有炒成灰炭、用之而還有效力乎、作俑何人、智者識而改之可也、

(編者按)銀花炭和營清熱、亦痢熱瀉用之甚驗、未可盡行抹煞、

木香稟芳香之氣而生、辛苦之味而成、形雖如枯骨、咀之確有一種芳香油、本草主治一切氣鬱、瘴瘧霍亂、滯下後重、皆取其芳香油、有化濁滯之功、辛能散氣、苦能沉降之力也、既云畏火、何以又用麵裹煨、使芳香油、升發竟盡、辛苦之味、又不知變成何種性味矣、沿誤至今、踵其跡者比比、茲特正之、以便通曉、

龍骨係山谷中發生一種石塊、因其形如龍、質似骨、故以龍骨二字代替、非有真龍骨也、嚼其質有脂、黏舌而澀、嘗其味 微甘而性平、本草主治吐衄崩帶、遺精 脫肛腸滑、瘡久毒去、而不能收斂、病久陰傷、浮陽飛越、驚夢紛紜等證、皆賴此脂之澀、味之甘、性之平、以補之斂之和之也、況石質性味有限、用之得當、分量輕、恐難勝任、何能以巴豆紅蔻麻黃樁皮良姜等暴烈之品、造成一種麯、釀成一種酒、合浸合煮 將龍骨自有之平性、甘味澀脂之原素 完全消滅、只落得一種死石灰質、用之何益也、有研細水飛三度、亦同此弊、火煅留毒、更不能言、

牡蠣殼係一種石灰體、因隨水沫凝結而成形、產淺海泥沙中、因其左殼凸大而右殼薄小、故以牡字作名、嘗其味則鹹而澀、徵其性則寒而平、本草取其鹹以軟堅而消結核、澀以收脫而固真元、寒以除虛勞煩熱、用之誠有效驗、何其後又書曰牡蠣煅用既成死灰、何能治病以訛傳訛、敗事多矣、煅石決明之弊亦然、種種糊塗、不求真理、妄逞私見、遺害蒼生、相習成風、積重難返、甚矣醫道二字 余最不願言也、略呈一二、望司斯命者鑒之、

疫痧辨症概要

陳道耕

□疫痧名義

痧古書名瘄疹、浙人呼爲瘄子、其病輕、自古無專書也、至石頑醫通、始有瘄疹一種 其書曰、瘄疹者、手足太陰陽明蘊熱所致、邇來瘄疹變幻百出、其危有甚於痘者、書中諸論極詳、至爛喉之說、疫毒之名、未之加也、而近年發痧、大半爛喉、且復重險、何也、感疫毒也、感疫輕則爛喉輕、而痧亦輕、感疫重則喉爛重、而痧亦重、重者最易傳染、往往一家連斃數口、可謂險而又險也、

(杜子良按)時痧不傳染而輕、疫痧易傳染而重 疫痧爛喉、同源異派、痧透則喉爛鬆、痧伏則喉爛劇、不必拘拘於喉、只要化疫透痧、自可化險爲夷矣、

□疫痧治法

爛喉疫痧、以喉爲主 喉爛淺者疫邪輕、喉爛深者疫邪重、疫邪輕者易治、重者難痊、醫者當視其喉、喉爛宜淺不宜深也 觀其神、神氣宜清不宜昏也 按其脈、脈宜浮數有神 不宜沉細無力也、察其痧 痧宜顆粒分明、而緩達透表、不宜赤如紅紙、而急現隱約也、合而論之、以定吉凶、

(杜子良按)爛喉疫痧、雖以喉爲主、然痧達則邪有出路、喉爛自鬆、痧伏則疫邪內閉、喉爛轉劇、予目以爲喉之輕重、係

平痧之逵伏、精氣神、乃人身三寶、精傷氣傷、猶可治療、若神傷而昏、脈更沉細、則危、

■疫邪所干臟腑

爛喉疫痧、疫毒自口鼻吸入、干於肺胃、盛者直陷心包、口鼻之氣、通於天、天有鬱蒸之氣、霾霧之施、人自口鼻吸入、着於肺胃、肺主咽喉、故疫痧多見爛喉也、至於神昏、其疫毒已陷心包、如暑氣之歸心矣

(杜子良按)疫毒入於肺胃、猶可使其化痧從皮毛肌肉以泄其邪、若直犯心包、則至危至逆、牛黃丸、紫雪丹、或可挽救萬一、

■疫毒感染

疫痧之毒、有感發、有傳染、天有鬱蒸之氣、霾霧之施、其人正氣適虧、口鼻吸受其毒而發者爲感發、家有疫痧、人吸受病人之毒而發者爲傳染、所自雖殊、其毒質一也、

(幹卿按)愚謂疫痧之毒、既有感發傳染之分、其間不無有輕重之殊、蓋感發因人正氣不足、偶由口鼻吸受天之鬱蒸毒氣、着於肺胃、暴然而發、而傳染則不然、其毒由受病人處吸來、此毒既經彼人臟腑之爭搏、而再傳於他人、則毒素之抗力已減、當比較於直接之受爲輕耳、

■疫痧正陰不足

發痧有正虛、正陰虛而疫毒盛、誠爲危疾也、正虛疫盛者、灼熱無汗、喉爛神昏、痧隱成片、而脈細如絲、軟如緜、正氣欲脫、疫邪直干臟腑矣、陰虛疫盛、無汗灼熱、神昏喉爛、痧隱成片、而舌絳且光、短且強、陰液燥涸、疫火灼傷臟腑矣、二者斃甚速、正虛之斃尤速也、正陰者、人之賴以爲生也、正陰實而疫毒盛、毒火炎炎、迅如雷電、陰液爲之涸、正氣爲之敗、猶屬不治、而況正陰素虧乎、而況正陰俱虧乎、

(杜子良按)正正氣也、陰陰精也、經謂邪之所湊、其氣必虛、又謂陰精所奉其人壽、足見正陰不虛者、疫邪不能干也、若疫重而正陰虛、誠爲危候、其斃可立而待、然一息尚存、豈容坐視、唯扶正以化疫、養陰以助汗、或可挽救萬一、

■疫氣所結

疫厲氣也、厲氣何自而結、結於天應寒而反大熱、天應熱而反大寒、或大寒之後、繼以大熱、大熱之後、繼以霾霧、大熱之後、繼以大寒、大寒之後、繼以淫雨、或河水泛而氣穢、或疾風觸而氣毒、或天久陰而鬱熱、或天盛暑而濕蒸、此疫氣之所由結也、然此特於象求之、天之布疫也、象無可擬、或布一方、或布一家、有感有不感者數也、

(潤韶按)此則言疫、悉本天時地氣失常立論、至若人事、全未道及、如明末流寇、張獻忠李自成、暴戾恣唯、殺人盈野、屍穢鬱蒸、釀成巨疫、吳又可因而著溫疫之論、此又非天時地氣所關、學者弗可弗審、

(幹卿按)余每見鄉村市鎮之間、垃圾亂拋、坑厠雜埋、動物之死壞者隨丟、植物之腐爛者任擲、凡此皆足以致疫毒之釀成、亦爲疫毒起始之原質也、倘遇風雨之不時、寒暖之失常、隨其天之不正、而成疫氣、若人感之、豈有不致病哉、是故現代之衛生家、有汲汲也取締此種惡習、良有以也、雖然、都省大邑、果已實行、而鄉村市鎮、難免斯習、倘望同好者、目擊此種惡習、立加革除可也、

■避疫氣

疫之來也、無從而避也、避疫之說、不過盡人事以聽天爾、凡人疫家視病、宜飽不宜飢、宜暫不宜久、宜日午不宜早晚、宜遠坐不宜近對、即診脈看喉、亦不宜與病者正對、宜存氣少言、夜勿宿於病者之家、鼻中可塞辟疫之品、以上之法、皆有象之避也、

至於無形之感觸者數也、無從而避之也、一日羣醫在疫家診病、一醫年最老、主人問曰、疫之傳染於人、人所知也、而醫者日至疫家、必有避忌之法、或曰視疫病也、宜飽不宜飢、或曰診疫脈也、坐宜偏不宜對、或曰醫至疫家不一、然所至之家、俱暫而不久、一診之後、義論定方、未必即在疫病之房、其感氣淺、所以傳染少也、老者默然、主人叩之、曰、諸公之說俱是、然余之言、異乎諸子之說、疫邪、厲氣也、厲氣不勝正氣、醫者本醫家診脈定方、殫心竭慮、必求危病得安而後快、是正氣也、在我有正氣、在外之厲氣、何自而干之乎、余聞其言、心甚敬服、而筆之於書、

（杜子良按）避疫之法、內經正氣存內、邪不可干之說最精、夫疫往往乘虛而襲、若經有疫之區、切忌先自氣餒、尤忌掩鼻屏息、設息不能屏、則一吸而入、甚達氣海、受疫轉深、嘗見甲乙兩人同行、有擔糞者過、甲見之而掩鼻、覺其臭氣衝腦、乙未見、而談笑自若毫無所覺、蓋人之呼吸有常度、一切外氣不能擱入、若屏息片時則偶然一吸、外氣反得乘之、避疫者不可不知、

□疫邪所由來

疫痧之發、昔日少而近日多、昔日輕而近日重、重者死、而死者多、不可不考其所由來也、其所由有四、疫毒厲、干臟腑、氣稟薄、易吸收、種痘甚行、胎毒未清、起居不調、疫毒易干、疫氣今昔之所同有也、然往昔疫邪、未聞發痧、往昔發痧、未聞爛喉、疫痧者、疫毒直干肺臟、而喉爛氣穢、甚者直陷心包、而神昏不救、瞬息間、命遂夭殂、毒氣傳染、枉死甚衆、疫厲之重、良可哀也、然人之氣稟厚、正氣旺、精神強固、氣血充和、呼吸之間、疫毒無自而干、即或氣稟薄、正氣弱、而能寡嗜慾、節飲食、調寒暖、以慎起居、使臟腑和諧、精神清暢、疫毒雖厲、究亦邪不勝正、否則疫毒之干、誠易易也、痘是借溫熱之邪、以發先天之毒、邪甚毒重、十斃五六、時痘纏綿、盈村累巷、而種痘之法、俟其溫熱不蘊積之時、發其先天一二分之毒、種之得法、十不失一、簡便靈妙、無逾於此、種痘之法、是假人巧、以息危疾、而疫痧之行、又因人巧、而致危症、自出之痘、胎毒輕則痘輕、胎毒重則痘重、先天之毒、必毒達乃已、而種痘者、胎毒雖重、不過發其一二、其餘胎毒、仍蘊而未發也、毒未發而疫毒干之、則二毒混淆、若火燎原、津液為之涸、臟腑為之腐、得其疾者、危殆不救、疫痧之行、非因人巧而致危症也乎、然因疫症而詆種痘、則又非也、胎毒雖盛、氣稟雖薄、疫厲雖重、而能寡嗜慾、節飲食、調寒暖、消疫痧之患於無形者、亦未嘗無之、所謂人定可以勝天也、即或寡嗜慾、節飲食、調寒暖、而終不免為疫痧傳染者天也、人不得而知之矣

（杜子良按）種痘取巧、先天伏邪、未盡發泄、誠有是理、此今之痧、所以重於昔之痧也、雖然、未可一概而論、膏粱之輩、蓄積通溫、熱先內伏、陰更暗傷、易於感疫、藜藿之輩、飢飽失常、污穢不潔、足以釀疫、更有久旱久潦、兵燹之後、水災之餘、天時人事、醞釀而成痧者、此又關於定數也、

（未完）

育兒常識 嬰兒飲食之研究（上）

沈志成

凡嬰兒之食物、莫妙於人乳、若遇意外、不能得人乳以哺嬰、須另製食物、普通以牛乳代之、然牛之脛質多（即蛋白質）而糖質少、嬰兒食之、必至食滯之狀、故宜將牛乳用法、配製使與人乳之成分相若、庶可收完善之效果也、

人乳乃乳腺所出之泌、非從血管滲、當婦人未娩之前、壓其乳房、或得數滴、分娩後至第三四日、始有多泌、當哺時、乳房皺撓

釀造、乳色白而味甘、乳中含有脂、糖、脛、鹽礬、及水五要項、脂能助長骨　幷能增加身體之脂網、更能生體溫、糖爲人身中生溫熱所必需之品、更能增加身體之肥壯及精力、脛爲體脒、（身體乃爲極多之小圓脒集合而成、名曰體脒、最要成分、其體脒（又名細胞）如血中之紅白脒及成臟腑肌肉身體各部之脒也、鹽礬專爲長骨之用、水能助食之分析消溶、故嬰兒之腸胃軟弱者、可用此而易消化也、

初乳　初乳者首三四日之乳、與後出之乳不同、其色甚黃不及後乳之甘、微有鹼性、內含多量蛋白質及鹽礬、

茲將初乳及人乳之成分列表於下、

初乳之成分

蛋白質	五·一七
脂	二·〇四
糖	三·七四
鹽礬質	〇·二八
水	八六·二三
共	100·00

人乳之成分

蛋白質	一·五〇
脂	四·〇〇
糖	七·〇〇
鹽礬質	〇·二〇
水	八七·三〇
共	100·00

人乳多寡之試驗

欲悉人乳之精微成分、非用化學之法、不能探識、然欲知其大畧、則有他法、可爲醫士之資助、論之如下、

乳之多寡、用抽乳器、亦可知之、惟不確耳、如嬰兒吮乳至四十或五十分鐘之久、則應疑母乳無多、若哺時乳房漲硬、其乳或多、苟乳房鬆軟及哺乳時始滿者、乳則有限、然欲確知其乳之多寡、須於未哺之前後、權其嬰兒、越三月再如法權二三次、如此、則知該嬰每次吮乳、爲四至五兩抑一至二兩也、

人乳爲境遇之改變

乳母年歲　凡年歲甚少、及過三十五歲產婦之乳、含脂較少於二十至二十五歲之產婦、

急性症　患輕而暫之急性症、多半與其無涉、惟患重熱症、則乳少、倘屬傳染症、乳中亦或有細菌、

食物　乳母之食物與其乳之脂及蛋白質、大有關係、惟糖則不然、食含脂與糖類而少運動、則乳內脂多、苟不食含脂之物自祇食菜蔬穀粉等類而運動則乳內脂少、凡乳母無論飲何種流質、均能令乳增多、當爲乳母時食量較常尤大、宜供純美食物及飲牛乳、勿食酸辣等物、非礙於嬰、乃恐令乳母之胃不消化耳、無論何種生菓菜蔬、均可食、惟須有度、

月經　當經時其乳或有改變、會有味而醫士云行經者之乳、多半擾攘嬰胃、使之不寧、然豪慈醫士蹟行經之乳、無甚擾攘其嬰、當月經未來之前及已來之後、驗其嬰之大便、循常者有百分之九十、不佳者百分之八、胃不消化及嘔吐者、只有百分之三、

細菌　尋常乳母之乳、有細菌無幾、或全無、此細菌乃從輸乳管口而入、若乳房發炎生膿、則乳內或有多數細菌、產後細菌染血者、乳間亦有細菌、

乳內有攻菌及敵孽素　哺乳嬰兒、有敵接觸傳染之能、久已知之、但至今未明其故、在美國紐約醫院曾查三十六乳母、接觸傳染者、然無一嬰兒染之、因此而知乳內必有一質、能令哺乳嬰有免疫能（敵孽能）也、

牛類

下等動物、惟牛類之乳、能爲嬰有益之食物、故醫士對於牛乳之所有關緊、不可不研究、哺嬰牛乳之要義有六、

下等動物、惟牛類之乳、能爲嬰有益之食物、故醫士對於牛乳不可不研究、

（未完）

痢疾解

程門雪

痢疾古稱滯下、內經之腸澼是也、後世混稱痢疾、實則此症欲便不能、肛門艱窘、與利字字義大背、當從滯下爲正、若自利一下、到則近世所稱水瀉者是、暴注不禁、方與利字相合也、金匱下利、混水瀉與滯下爲一門、已於義例不合、況其原文簡缺、乃取傷寒厥陰下利之文以補之、而辨病之痢疾、遂不可復覩矣、是不可以不辨也、按痢症一症、原因復雜、最普通者、分紅白二種、舊論紅者熱、白者寒、未免拘泥、後賢非之者、謂無論紅白、均屬熱症、亦屬矯枉過正之談、平心論之、痢症熱者固多、然不得謂無一寒症也、且寒熱夾雜者爲最多、故偏熱偏寒、均非確論、推以白者屬濕、紅者屬熱、白者屬氣分之濕熱、紅者屬血分之濕熱、爲的當不移之論耳、痢必腹痛、痛有先後、先痢而痛者屬實、痢後而痛者屬虛、痢症初起必先痛後痢、痛隨痢減、此痛屬宿滯、當與消導、輕者查麯、重者硝黃、隨其實而攻之、積去則痛自止、書所謂下痢腹痛實之爲重者、蓋爲先痢之痛而言也、若久痢之後虛痛、不在此例、痢必後重、後重者、肛門氣墜、臨圊內急、欲便而不得也、初起屬實、久病屬虛、痢症初起必見後重、以溫熱阻於腸胃、逼氣下注、大腸氣不得通、則爲後重、後重以理氣行氣爲主、輕者枳桔香附橘杏之類、重者厚朴檳榔之類、書所謂氣行則膿脹自愈、氣調則後重自除也、然後觀其赤白多少、赤者熱重、宜參以涼藥行瘀、純赤者熱重、涼血爲主、白頭翁黃連飲等之類、晦赤者不二、一宜溫寒、桃花湯眞人養臟加炮姜肉桂之類、二宜去瘀、桃仁承氣或加歸尾赤芍查炭枳炭之類、大抵初起者、瘀積爲多、久病者、虛寒爲重耳、白者濕重、化濕爲主、濕熱者、口苦苔黃溲赤而短肛門灼熱、宜苦溫苦寒合化、苦溫化濕、苦寒清熱、熱重者純用苦寒、苦能燥濕、寒能清熱、如小陷胸瀉心芩芎香連之類、寒濕者、舌白口淡形寒溲清肛門時出冷氣形寒脈遲、宜溫寒化濕、宜藿香正氣香砂枳朮理中溫脾縮脾大順之類、舌苔白者、全屬寒積、固爲一孔之見、而近代作者、每加痛諷、竟謂全屬暑熱、若用溫藥、百不一生、亦屬太過、持平之論、其在斯乎、此痢症赤白普通之治法也、再論痢症初起、每見發熱、經謂腸澼身熱者死、此一語印人腦海、致醫者見痢症發熱、每加危語、實則初起必有之象、不足憂也、惟久痢忽熱、爲可危耳、痢之起因、雖非外感、及其發也、必有外感之邪以引動之、故必見寒熱、宜疎邪與治痢幷用、若外邪重者、竟可全用解表之法、表解而裏自和也、以荊防敗毒散爲最妙、寒熱一日不解、解表之藥一日不除、若在表失表、表邪內陷、或純用清導、引邪入裏、必致危險、嘉言有逆流挽舟之法、使其從表入者、仍從表出、固爲不二法門、維挽亦有法、體實者可仍用表散、引邪外出、體虛者必兼扶正、助以達邪、然亦維身熱未淨者宜之、若邪症盡入裏、表全無者、仍用逆挽、道遠根深、挽於何及、固虛其表、速其死耳、是以不可不審也、痢症初起、每見嘔噦不食、此即所謂噤口痢也、前賢云、痢噤口者不治、故醫見痢症嘔噦不食、每多謝絕、其實噤口、亦非盡死症不治、而嘔噦不食、亦不過噤口之根萌耳、初起見此、多屬濕熱、苔必黃而厚膩、此腸中濕熱、不得下達、乘胃虛而上逆、胃爲降濁、濁不降則嘔、胃主納食、胃不和則不食、宜苦辛開瀉、黃連半夏、爲必用之要藥、濕重者加以吳萸生薑之辛散、熱重者佐以石蓮黃芩以苦降、若湯藥不受、先以蘇葉黃連各三分、濃煎呷服、或玉樞丹磨冲亦可、但得入口、便能止噦、嘔惡一止、食則納矣、若正氣已虛、濕熱上泛者、朱丹溪有人參萸連石蓮之法、最爲合拍、用之得當、十數七八、更有苔膩黃而乾嘔惡欲死、絕粒不進者、此胃陰太虧、正氣不足支持、濕熱逗留不化、症見若此、危險已極、惟有重用人參洋參麥冬石斛之類、大養氣陰、稍佐苦化濕熱芳香化濁之品、或可挽回一二、舍此以外、別無治法也、大抵噤口重病、當以胃氣為前提、雖有痢症、得從末治、一切苦寒傷胃攻下傷正之品、不可輕投、致傷正氣、反成絕症、古有見痢莫治痢、提防傷胃氣之語、真秘訣也、尤有一法、每當噤口、欲死之時、病勢至重、病重者忌用重藥、正不勝邪、反從邪化、只用輕清之品、開其胃氣、待其胃氣來蘇、再商治病之治、如鮮蓮子鮮荷葉鮮藕汁蘆根汁、生谷芽露香稻葉露之類、氣味極其輕清、毫無藥氣、徐徐溫服不拘時刻、每逢險症、輒有奇功、即輕可去實之意、所謂輕者、非輕重之輕、乃輕清之清耳、後人誤會、每用藥二三分以治重病、以為取法古人、不亦債乎、至於胃寒嘔逆、噤口不食、取用吳萸湯者、百不得一、古方治噤口、每用溫燥、此一大病、噤口熱者、十居八九、寒者極其罕見、非脈症準確、不可妄用、禍如反掌、極宜審慎、（未完）

生殖器新論（續）

吳公

子宮　子宮為由蛋成胎之地、故卵生動物皆無之、位界于大腸膀胱之間、上端較二體略高、下端綴於陰道、自外觀之、若與陰道合一者、細加剖視、分體宛然、狀與梨若、大端居上、為扁圓形、勢稍彎曲、向背而突、下端忽細、名曰子宮之頸、植於陰道之內、有經焉、繫於交骨、使勿偏倚、所繫各經、名目繁多、而本體所佔之位、仍切合無間、故當能安居而不搖、時或生某種疾病、而諸經因以懈弛、本體肌肉、亦復寬鬆、則子宮因而下墜、治之之法、詳於後章、子宮約長二寸半、上端約闊一寸半、下端不及一寸、其厚亦復寸詳、以油質極多、故外皮既厚、中必必小、且內形與外狀殊異、上為三角形、漸細而下、至下端、忽又加大、為子宮之口、其形橫長、摩之以手、亦可觸覺、方未產育、是口光潤如油、既產則或裂、或有斑矣、口之前唇較厚、故口若倚後、童女子宮甚緊、觸覺非易、及已生育、則口唇張舒、承之以手、即易尋覓、且童女子宮、較已產者為直、子宮之頸、徑亦較粗、其質為肌肉、故放縱如志、懷胎之頃、以次漲大、胎已長足、宮及一尺、胎出而宮縮、仍如故狀、凡出血與迴血之管、與夫腦筋知覺、達極繁庶、補質亦多、蓋含蛋核以外、當以子宮為最有知覺矣、若子宮之功用生長、胥倚蛋核以為之本、無蛋核斯無子宮、子宮緊端、界於陰道之上、是地為交合感動之處、較之陰莖陰唇、倘為過之、故人於交合之事、若徒於莖唇二者、勉為加意、則交合終非美滿、而必達是地以為快、婦人於交合至樂之會、其子宮微微作動、血脈僨起、突然上升、此時與男之莖頭、偶與相觸、則無上快樂、油然而生、且速其洩精之期、夫此為我生以前之生物家、所不敢言者、謂余言及此、將於德行有傷、雖然、余又烏能隱之、或謂交合之際、陽莖入子宮、此乃大謬之說、觀於二體構造之狀、可不辨而自明、或又謂交合而孕、乃精射入子宮而然、斯固然矣、抑二人洩精之期、雖非同時、而成孕如故、或子宮略小、而生蛋難於久留、則孕事較難於常人、或有幷子宮能無之者、某婦天水不至、既嫁亦復不育、嗣知是婦幷無子宮、或小異、或欠缺焉、生物子宮之狀、至為不同、或為圓形、或為長圓形、或為三角形、或為义形、或誤某體為子宮者、果子宮矣、疾其狀而指為非、嚙物之獸、如鼠如兔、其子宮必二、每一叺刺管、各綴其一、自外視之、顯然可見、袋獸則無子宮、其叺刺管直通陰道下端、略闊、以代子宮之用、既已如此、功用烏能完備、故胎居僅歷小時、即推入袋內、以為長養、且其陰道有二、各綴以刺叺式管、鵡物未交以前、亦有陰膜蔽于陰道之口、但不如人類之完全耳、人亦間有二子宮者、有二口以通陰道、每一子宮、各綴於附近之蛋核、時或先後受胎、亦有一子宮而中有隔

膜者、因是之故、容有先後迭孕之事矣、

育兒常識 嬰兒飲食之研究（中）

沈志成

哺嬰牛乳之要義有六、(一)宜新鮮、(二)勿含免腐藥、(三)牛亦取於健康之牛、(四)須清潔、(五)勿去皮或用法作僞者、(六不可含有致病之細菌、

哺嬰之牛乳、醫士宜知其成分、無論何季、乳宜柿稠相若、平常牛乳須取用於二十四小時內、若過此時、乳則發釀而速變、在夏季尤易、如以善法料理牛乳、宜置乳在冰箱、

牛乳之試驗 凡牛乳將變酸、熱之即凝、如此者不應給與嬰兒、牛乳之反應、本常微有酸性、凡有鹼性者、則知此乳已置免酸之例、

牛乳與人乳之異點 牛乳不及人乳之透明、雖人乳含脂較多、亦不濁於牛乳、

牛乳之反應、初時性酸、有不酸者、乃因加入免酸藥類、而人乳雖有微酸然必較酸腋遜於牛乳、

牛乳與人乳之糖、含成之法雖同、惟多寡不等、牛乳每百分中、含糖四分半、而人乳則含糖六至七分、

飼養法 其法有三、(一)用乳房飼養、其母或乳母均可、(二)混合滋養、即哺乳並喂人造之食物、(三)人造之飼養、此三法中、何法爲宜、須視該嬰壯弱、並其母健康、及嬰兒環境何如、可先用何法而飼之、

母乳哺飼 此爲天然最佳者、如其母之乳合飼嬰兒醫者宜力贊成之、當嬰兒未出之先、須飭理其母之乳頭、既出世後、防其乳頭裂及乳頭炎、並須告知其母如何調節身體使乳汁完善而增多、不合自哺乳者有五、(一)其母有肺病或隱或顯、若自哺乳、愈令其患速發、或至傳染該嬰、(二)其母分娩時、有加雜病、(三)其母有心病及癎症、(四)其母平素薄弱、若自哺乳、兩俱無益、(五)其母曾產二子、皆不合以巳乳哺之、凡有以上等患、皆不合自哺其嬰兒、須用布帶束其胸前、另擇他法哺飼之、

乳母哺飼 其母無乳而覓乳母哺之、然亦有諸多妨礙、蓋乳母酬金非鮮、貧者難爲、或所僱之乳母、有隱症、致傳染其子、又使他母子分離、於心覺有不安、雖以人乳嬰飼佳於牛乳、然有如此妨礙、究不若以牛乳飼之爲便、然有等勢不得不僱乳母者、如其嬰未足月或弱、或在初月中失調理、又薄弱嬰兒常起胃不消化及危險病狀、此等嬰兒、若有佳乳母哺之或有可望之機

哺飼人乳

授乳料理法 授乳之時、欲其及嬰兒皆穩妥、須謹慎潔理其乳房體、每哺乳後、必洗其乳頭及乳房體、

初數日哺乳法 其母與嬰、均須練習、又空其乳房之初乳、如何可助子宮收縮、首一日母六小時與乳一次、第二日母四小時與乳一次、此兩日需乳至四及六兩巳足、至有不足者、天自能養之、無庸過慮、凡嬰兒出世後數小時頻啼者常事也、然人每以爲所或餓、而多與流質類飲之誤矣、蓋嬰兒出世即啼、乃天特使之如是以張其肺也、如嬰兒異常壯大、啼哭過甚、不妨以二三錢沸過之水和少許乳糖飲之、至第三日其母無乳、須嘗人造之飼養、照湯定時間喂之、

哺乳時間之常例 初與嬰兒吮乳、須有定時、較隨時無定、便易不少、爲醫士須知該嬰之情形、始能令其母如何哺之、初一月之第三日後、母二十四小時哺乳、不宜過十次、凡嬰兒在二十四小時內、必有一次睡四五小時之久、除此睡外、可每二小時哺乳一次、在哺乳時間、雖睡亦須搖醒、直至夜間九句鐘後則任其久睡

不可令醒、由夜九句鐘至晨七點鐘祇好哺乳二次、

嬰兒於初數星期哺乳不利之病狀　爲母者有不宜哺乳於嬰然亦有冒險爲之、其結果每使其嬰生命陷於危險、故醫士切須察驗其堪哺乳、或不堪哺乳、如見嬰兒有胃不化或起他症、宜注意察其母及嬰、方可斷定、

察驗嬰兒之重量、大有助於醫士、每一星期可權二次、

有時嬰兒煩燥不寧、或嘔吐、所吐者爲未化之有乳黏液和于其內、或噫氣或胃痛大便閉結或稀、間有凝塊在其中、有時大便多氣、酸臭、以至激惹肛門、若大便閉結、甚者常腹痛、須施以合法治腸、

察驗其母首須查其乳汁之多寡、查法、乃觀其嬰吮乳如何、如吮五六分鐘即止、乳汁必多、若吮半小時或四十五分鐘始輟、非飽定也或因倦耳、此即乳少之證明、

其乳雖小而質佳者、該嬰無腹痛嘔吐胃不消化等狀、祇見其困餓而啼耳、

有些乳過飽者、由其母壯健、乳房豐滿、其故由平常飲食足、運動少、屢略飲醉酒以助之、吮此等乳或令嬰兒難睡、嘔吐大便數多、食物不化、又有乳足而乳質不佳者、

此因其母不甚健康或有血虧症、或因分娩時加雜意外之事、

料理法　此等病狀、乃關其母食法、非關嬰兒也、故醫士須查其乳合與不合以藥治之少效、

料理之法有四、(一)仍繼續哺之、惟須理其母之飲食起居、以冀改正其乳、(二)哺之、兼以乳瓶飼之、(三)暫不哺乳、然須日用抽乳器、抽出其乳、免乳房輟工、及驗其乳漸佳與否、(四)斷乳、此四法中應用何法、須察嬰兒病狀之久、暫、輕、重、及其乳母身體如何、

乳母　凡擇乳母、不必乳多者、惟取其乳質合乎滋養耳、先驗嬰兒吮其乳後何如、如不見有意外事即可、然須歷一月之久、乃能定其不變、夫乳母無論其產後一月至六月者均可用、因一月至六月之乳、無甚改變也、此等乳未足月嬰兒亦可食、或須於未食之前、取其乳、略加開水令淡、是以擇乳母、不必拘一月嬰兒須產後一月之乳母最要者乃驗其乳與此嬰合否、

斷乳　凡斷乳須緩、爲乳兒與母均有益、若遽斷之、能令嬰兒起急性胃不消化、然所以致此者、非因斷乳、乃因飼以牛乳而不知淡耳、例應哺至九月須別種食物並用、每日用乳瓶哺乳一次、至斷乳時、導以乳瓶飼之亦甚易、如非習慣、每見甚難、或有等嬰兒至極餓時、方肯由瓶或羹取食、

人類之仇敵

山西戒烟會

詳論鴉片之源流——性質——成癮之理——以及一切戒除方法

鴉片源流　剌取罌粟殼上之漿、熬曬成塊曰鴉片、以其多產於印度國、其處呼爲波不、雅片即其轉音也、又名爲土、以先產自土國、該處於二千年前、即知用以治病、我國唐時始植爲花卉、宋時蘇軾乃贊其苗當春蔬、實比秋穀、並謂其粟煮粥、可益老人、迨明代西班牙來通商時、始有射利者、以一粒金丹、通治百病、其方見本草綱目阿芙蓉條下、其後有南海島人、用此治喘、一日誤滴於爐炭中、覺其烟悅鼻而無苦味、遂時聞之、喘竟未作、於是傳佈、漸以管吸、又漸爲現在之烟具、詎意我國竟因是受無比之毒害耶、

鴉片性質　罌粟將熟之漿、即其根以吸土中之淡輕、與水上升、合棄所吸空中炭養化成、其實即將成粟之材料也、所其有原質、不外淡輕炭養四質、而分劑化合、各不相等、遂成生物質廿餘種、其中含有鹹類性者十八種、酸性者二種、又含有香膠油各類質五六種、其毒最大之鹹性質即嗎啡之雜鹽類質是也、

成癮之理　以水煮鴉片、濾去不化之油類質熬膏、以火炙化爲氣、呼入肺內小氣膛、趁血質放炭養氣之會、混入血中、血行週身

時、其紅輪受其激刺而漲大、其輪內之鐵質、亦活潑而速化、腦筋遂大被感動、其知覺運動更靈、少頃則麻痺而顯醉迷之情形、此時人若安靜、則易熟眠、若有所動作、則精神陡增、不覺其疲矣、久久吸之、則腦筋與之狎習、非多加不顯其力、若忽離此、則腦筋倦怠殊甚、故久吸之人、週身之功用無不頹靡、而血薄胃弱、尤爲顯著、且人肝臟有化五穀成糖之能、自吸烟之後、其能力漸弱、身中缺乏糖質、故喜食甜物、而填腦長肉之品、反不欲嘗、其精神愈提愈疲、故愈欲加烟、猶之妄用以借債、債積而致貧、愈欲借債以救目前之急也、果欲治之、非設法清償其債不可、各種妄想皆無益也、

除癮之理　人皆知由漸而增者、亦必由漸而減、然陡減甚難、於是有改途之法、大略用烟灰烟膏嗎啡等和藥末爲丸、呑服以減之、然多難減盡、未及兩月、而生烟癮又成矣、生烟癮更難脫體、因難覓頂便之途、以除之也、改途即能減少之理、以牛烟和藥末入胃、必漸以入血、身雖不暢、尚不大苦、迨至下次吸烟之期、其力尚未全盡、故減也少許、猶能如故也、然究不如用代法、今西醫院中所用、即代法也、其法用高告精化水飲以代烟、其性略似鴉片、而實不相同、是秘魯國人所常食之樹葉、與我國之茶相類、提取其精華、則成白顆粒形、合輕綠酸則易消化、每用一厘或二厘、亦可至三厘、若有不寐再加飲湯治之、除癮不過十日、然我國之人、並不甚喜之、蓋西人意在速除、雖苦不計、我國人喜在緩除、戒烟時欲其如常人、故明知舊戒烟方者、無非烟灰嗎啡、仍信之不疑、總由不能吃苦一念害之也、

除癮方法　按我國之性情、採用各國之法、必須用替代抵癮之法、要用調理與填補之法、以善其後、庶幾可副、國家與各大憲之期望、擬訂方如左、風茄花一錢七分半、（或以此花之一錢四分之一代之）、（或以關羊批膏減半代之亦可）、煉樟腦八分七厘半、龍膽草膏八分七厘半、肉桂六分、乾薑六分蔻仁六分、各研末加煉蜜四錢、爲丸百粒、如癮重身弱之人、可加高告精二分二釐、在西藥房買、每一二丸、一日可服五六次至十二次、三日後以次遞減、至盡爲度、如烟癮在一錢左右者服一丸、二錢內者服二丸、癮極重多者不過三丸、因最重之癮、總不過三錢、以人雖日服兩餘、而肺力所吸受不能過三錢也、四五日後便可逐漸減少、月餘可以減盡、若吞生烟與泡與灰之人、則癮無定限、又難覓便途以代之、其胃腸尤爲孱弱、其人大概有肌寒之累、並不得數月調養之、欲籌一妥善之策、實難措箸、無已則先養其胃、俾物日增、俟生癮減至極小之時、再用此丸以除之、其法每飲食須擇軟潤滋補之品、最宜者爲起酵之麵食、與煮麵筋山藥山芋、俱宜煮爛細嚼乃可咽、切不可囫圇速吞、而鮮雞蛋尤爲補養第一要物、最宜用停沸湯冲服、或加鹽少許、或燉水蛋食之、亦可總不可囫圇煮食、以其易於困胃也、一切鮮瘦肉、亦宜煮爛食之、

減生烟癮方法　用當歸廣皮薄荷葉番木鼈末各四錢、煎取湯二十六兩、加汾酒十六兩和勻、分貯二瓶內、（二十六兩）（一二十兩）另照平日所服四十次鴉片更以汾酒補藥酒之缺、依此法服至一月以後、再服此丸、可除其癮、不然、徒無益也、

太陽壞病治法（上）

沈仰慈

壞病者、言爲醫藥所壞、其病形脈證、不復如初、不可以太陽病之原法治療也、仲景曰太陽病三日、已發汗若吐若下若溫針、仍不解者、此爲壞病、此條中若與或同義、言或汗或下或吐或溫針、而病仍不解、即爲壞病、細玩其義、是病不應汗而汗、病不應吐而吐、病不應下而下、病不應溫針而溫針、法不中病、非特本病不解、抑且變生他症、故又曰「觀其脈證、知犯何逆、隨證治之、」曰犯何逆、是逆不止一端也、曰隨證治之、是證不止一種

也、謹就太陽篇中誤治之逆、及其變證、分別羅列、並述其治法如次、

一、　誤汗之逆、

太陽病頭痛、發熱、身疼、腰痛、骨節疼痛、無汗、脈浮緊者、法宜麻黃湯汗解、若脈不浮緊、而見遲與微者、不可發汗、蓋脈遲脈微爲裏氣不足、營血不充、設强發其汗、汗液大泄、而筋惕肉瞤振寒悸慄諸證、隨之起矣、此即誤汗之逆也、救逆之治、有桂枝湯加附子法、如「太陽病發汗、遂漏不止、其人惡風、小便難、四肢微急、難以屈伸者、桂枝加附子湯主之、」是也、有桂枝甘草湯法、如「發汗過多、其人叉手自冒心、心下悸、欲得按者、桂枝甘草湯主之」是也、有眞武湯法、如「太陽病發汗、汗出不解、其人仍發熱、心下悸、頭眩身瞤動、振振欲擗地者、眞武湯主之」是也、有芍藥附子甘草湯法、如「發汗病不解、反惡寒者、虛故也、芍藥附子甘草湯主之」是也、有苓桂甘棗法、如「發汗後、其人臍下悸者、欲作奔豚、茯苓桂枝、甘草大棗湯主之、」是也、

二、　誤吐之逆、

太陽病惡寒發熱、病邪在表、當以汗解、而醫反吐之、傷其胃氣、於是變生自汗出、不惡寒、發熱內煩、及腹中飢、口不能食、朝食暮吐諸症、此非病邪應爾、以醫吐之所致、是曰小逆、和其胃氣可愈、和胃之法、仲景未出方、余謂黃連湯可以斟酌用之、是方中人參甘草大棗、可以養胃氣而矯誤治、黃連乾薑、一寒一熱、可以調陰陽而止嘔吐、桂枝辛溫解肌、仍可以託邪外達也、

三、　誤下之逆、

太陽病者、軀殼外層之病也、邪未內陷、宜從表解、若誤用下劑、則結胸痞鞕下利心煩諸症作焉、故曰「病發於陽而反下之、熱入因作結胸、病發於陰而反下之、因作痞」、又曰「太陽少陽併病而反下之、成結胸、心下鞕、下利不止、水漿不下、其人心煩」、又曰「傷寒中風、醫反下之、其人下利日數十行、穀不化、腹中雷鳴、心下痞鞕而滿、乾嘔心煩不得安」、治結胸有大小陷胸諸法、治痞有五種瀉心法、治下利協熱者有葛根芩連法、治下利虛寒者有救裏四逆法、治心煩熱胸中窒及身熱不去心中結痛者、有梔子豉湯法、治心煩腹滿臥起不安者、有梔子厚朴及梔子乾薑湯法、此外如脈促胸滿者、雖已誤下、邪猶在陽、治以桂枝去芍藥湯、若微惡寒者、由陽氣不起、則於去芍藥方中加附子以助之、如微喘者表仍未解、以桂枝加厚朴杏仁湯主之、至如胸滿煩驚、小便不利、讝語、一身盡重、不可轉側、則邪因誤下而散漫一身、有柴胡加龍骨牡蠣湯之法、其人渴而口燥煩小便不利、乃熱邪與水蓄而不行、則有五苓散之法、夫太陽病誤下、變症多端、因脈辨證、又如脈緊者必咽痛、脈弦者必兩脅拘急、脈細數者頭痛未止、脈沉緊者必欲嘔、脈沉滑者協熱利、脈浮滑者必下血、經曰不宜下而攻之、諸變不可勝數、此之謂也、

（未完詳本期）

疫痧辨症概要（續）

陳道耕

□發痧有疫無疫

疫痧爛喉、原是溫熱之症、其症無疫者輕、有疫者險、無疫者、疫雖重而死者少、究其由、無疫而發痧、無疫而喉爛、則溫熱之邪、僅在經絡、疎而達之、故易鬆解、若觸發而發痧爛喉、一時俱見、則溫熱之毒、深藏臟腑、故病重者、重用疎達、而痧反隱、神反昏、喉爛反盛者、往往有之、何也、溫熱之邪、自肌表感冒、溫熱之毒、自口鼻吸入、肌表感冒者、邪在經絡、疎以達之、得汗即鬆、口鼻吸入者、毒在臟腑、疎以達之、所以反險也、

(潤韶按)溫熱之邪、未嘗不自口鼻吸入、特無疫毒之重耳、

□疫邪所干不同傷寒

傷寒傳徧六經、而疫痧之邪、不傳徧於六經也、其感冒疫邪在肺胃、甚者直陷心包、如嘔噁呃逆、舌絳口渴、牙關拘急等象、是邪據陽明病象見也、如鼻搧鼻煤、喉爛氣穢、失音齁齘等象、是邪犯太陰、而太陰之病象見也、如神煩神昏、鼾睡譫語等象、是邪干心包、而心包之病象見、肺胃在身半之上、主乎口鼻、疫邪自口鼻而入、故其邪多據於肺胃、而心包與肺胃相近、宜乎心包之徑捷也其餘他臟、或火盛而波及、未必疫邪據此矣、

(杜子良按)寒傷論六經、疫邪論三焦、其傳化大相徑庭、疫邪由口鼻入、首犯肺胃、甚者直陷心包、以傷寒之法治疫固誤、即以治溫之法治疫、亦尠有效、蓋疫邪純屬厲氣、非兼辟穢解毒、無以清其源也、

□疫邪迅速一感即發

疫之爲病、一感即發、未發之前、安然無恙也、既發之後、迅若雷電也、醫者全在視其感疫之輕重、觀其正陰之虛實、正陰虛而感疫重、一發即多犯象、感疫輕而正陰實、其發自有順機、其犯象也、其順機也、亦必身熱痧見、而後定之、不能因弟發痧、而決兄不發也、亦不能因兄發痧、而決弟之必發也、亦有兄發痧、而預使弟服藥、盡因弟發痧、而使兄他居之爲妙乎、他居之而亦發痧者、數也、人不得而知之矣、若論如傷寒之伏邪而後發、何以病疫之家、兄發而弟亦發、此發而彼亦發、天然之巧、伏邪人聚於一家乎、若論感疫、久之而后發、何以朝見兄病而夕即弟病、亘有親來視病、而即染病乎、總之醫者、在乎視其感疫之輕重、觀其正陽之虛實、而定其病勢之順險、其險其順、能於一發之時、決而無誤、斯爲老眼、

(幹卿按)疫痧之火、固有如雷電之迅、若人感之、身一發熱、便見爛喉神呆、與夫痧隱肌赤、不分顆粒、其炎炎毒火、灼傷臟腑、在於頃刻間爾、安能如傷寒之傳變六經、綿延日久哉、然而人之所以感受者、亦必正氣先虛、而後邪入、倘正氣內充、邪不易干、若夫防其疫而果能免其災、應無疫痧之患、何今之患虛者反多、殊不知避疫之法、宜以精神防之也、精神防之何謂乎、寡嗜慾、節飲食、調寒暖、愼起居、使臟腑協和、精神清暢、氣血充任、雖有如何之疫厲、究亦邪不勝正、無由而襲、若徒形式以防之、而不以精神防之者、則疫邪勢所難免矣、俗謂木必先腐也、而後蟲生之、豈虛語哉、

□疫痧愈後宜謹愼調攝

疫後調攝、最宜謹愼、調攝不善、豈特痧後虛勞、種種惡症、隨其所犯而乘之、曾見食堅硬而腹脹死、食生冷而水腫死、如此之類、不可勝記、疫痧之症、毒火內熾、津液爲之涸、臟腑爲之傷、其後病愈未久、餘火雖退、而正氣甚虛、或正氣虛而餘火未清、偶有所犯、則邪火復熾、正如撥盡燼、折朽木、往往有直干臟腑而立斃者、夫疫痧惡症、其愈甚難、痧後不謹、其斃甚易、思既愈而後斃之可畏、必自謹愼調攝矣、

(潤韶按)無形之邪、每借有質爲依附、痧後餘燄尙存、不特堅硬生冷宜禁、即飲食亦應多頓少餐、防其食復、痧後食堅硬生冷、必腹脹水腫而死、乃胃陰脾氣傷、而未復之故、

□時痧見象治法

時痧、次於疫痧也、身乍熱而痧細隱約、無汗脈鬱、喉爛神煩者、疫痧也、身發熱而咳嗽神清、有汗喉不腐、數日後痧點乃見、三三五五、零星散布、又數日、咳嗆脈大、或兼便溏、痧光轉大、轉多、大塊雲密、肌膚赤燃、此爲大塊時痧、次於細小疫痧也、夫大塊痧、未必必無疫、必不死也、細小痧、未必必有疫、必

死也、痧雖細小、而熱不猛、神不昏、脈有胃氣、喉不腐爛、無疫毒之伏、非必死之症、痧雖大塊、而熱不止、神不清、津液乾涸、正氣敗壞、即無疫毒之伏、亦爲必死之症、然大塊之痧、無疫者多、死者少、細小之痧、有疫者多、死者衆、細小之痧、熱不盛、喉不腐者、俗名爲風痧、非疫痧也、不以此例也、大塊之痧、亦如疫痧之易於傳人、而死者少、余敢以時痧知之、疫痧治法已悉此、特以時痧之見象治法言、時痧者、風温時、邪在經絡、無疫毒干臟之愈、身熱而有汗、咳嗽而神安、其發也遲、始則三五散布、繼則赤𤈦雲密、自白至退、常十餘日、兼有便溏、火下泄也、喉不腐爛、緣無疫也、痧足而便溏止、身熱退、胃氣開、病將愈矣、其治法也、身熱咳嗽、痧點未達者、疎解兼以開肺、繼則痧點漸透達而未足、或兼泄瀉、仍用疎解、不必止泄、痧足而泄自止也、痧雖未足、目赤神煩、舌絳脈數、散藥加犀、達而兼清、痧透已足、赤𤈦雲密、脈象數大、舌絳神煩、清火養液、在所必需、痧足漸回、熱退胃開、而咳嗽未止、輕清理肺、其病自愈、痧發早回、而燥熱不退、神機呆倦、腹痛胸滿、鼻搧氣促、液滴舌乾、正虛脈亂、此等惡象、犯之多危、勿謂大塊時痧、必不死者、

(杜子良按)時痧次於疫痧、喉雖腐、口不臭、身雖熱、神不煩、痧雖密、色不暗、辛凉疎達、易透易解、反是則爲疫痧矣、

太陽壞病論法(下)

沈仰慈

四、汗、吐、下、重複誤用之逆、

治病之法、貴乎中病、方法一誤、變症百出、豈堪再誤、仲景深慨當世醫術之荒蕪、故補偏救弊之法、太陽一篇中、居其大半、玆更條列如左、以明先聖之用心、

(一)太陽病重發汗而復下之、不大便五六日、舌上燥而渴、日晡所小有潮熱、從心下至少腹鞕而痛不可近者、大陷胸湯主之、夫汗爲液體、重發其汗、津液巳耗、而復下之、則津液重傷矣、津液一傷、大便閉結、燥熱相搏、於是燥渴潮熱、心下至少腹鞕滿而痛不可近、治以硝黃甘遂、即所以行水滌熱、而除其燥結也、

(二)傷寒大下後、復發汗、心下悸、惡寒者、表未解也、不可攻、先解表、乃可攻、解表宜桂枝湯、攻裏宜大黃黃連瀉心湯、此爲下後復汗之補救法、而着眼於惡寒一症、仲聖之法、精矣哉、審矣哉、

(三)下之後復發汗、晝日躁煩不得眠、夜而安靜、不嘔不渴、無表證、脈沉微、身無大熱者、乾姜附子湯主之、此爲汗下傷陽之治法之既汗且下、陽氣大傷、故脈沉微、治以乾姜附子、即所以振陽虛也、

(四)發汗若下之、病仍不解、煩躁者、茯苓四逆湯主之、此汗下之法、不能盡其邪、反傷其正、邪正交爭、乃牛煩躁、既不可以麻桂之屬逐其邪、又不可以梔豉之類止其煩、故取乾姜生附之辛以散邪、參草茯苓甘以養正、乃助正逐邪之策也、

(五)發汗後下後、虛煩不得眠、若劇者必反要顛例、心中懊憹、梔子豉湯主之、若少氣者梔子甘草豉湯主之、若嘔者梔子生薑豉湯主之、此條方法尤備、發汗吐下後、正氣既虛、邪氣亦衰、乃致虛煩懊憹等象、梔豉相合、能徹胸中邪熱、爲除煩止躁之良劑、少氣者合甘草之甘、可以益氣也嘔吐者合生姜之辛、可以散逆也、

五、誤用火治之逆、

傷寒論中曰火灸、曰火薰、曰熨背、曰溫針、曰燒針、皆古時以火治病法也、仲聖見誤用是法之傷人生命、故大聲

疾呼曰、脈浮宜以汗解、用火灸之、邪無從出、因火而盛腰以下必重而痺、名火逆也、又曰微數之脈、愼不可灸、因火爲邪、則爲煩逆、追虛逐實、血散脈中、火氣雖微、內攻有力、焦骨傷筋、血難復也、又曰脈浮熱甚、反灸之、此爲實、實以虛治、因火而動、燥吐血、又曰太陽病以火熏之、不得汗、其人必躁、到經不解、必圊血、名爲火邪、又曰太陽傷寒者、、加溫鍼必驚也、又曰太陽病中風、以火刼發汗、邪風被火熱、血氣流溢、失其常度、兩陽相熏灼、其身發黃、陽盛則欲衄、陰虛則小便難、陰陽俱虛竭則身體枯燥、但頭汗出、劑頸而還、腹滿微喘口乾咽爛、或不大便、久則譫語、甚者至噦、手足躁擾、捻衣摸床、小便利者、其人可治、即言小便不利者、無可挽救也、又曰太陽二日反躁、反熨其背、而大汗出、火熱入胃、胃中水竭、躁煩必發譫語、如此一再申說、以明火治之誤、其警世救人之心、至矣盡矣、至於救治之法、則火逆下之、因燒鍼煩躁者、有桂枝甘草龍骨牡蠣之法、以火迫刼亡陽、必驚狂起臥不安者、有桂枝去芍加蜀漆牡蠣龍骨救逆湯之法、燒鍼令汗、鍼處被寒、核起而赤、必發奔豚、氣從少腹上衝心者、有灰其核上一壯、與桂枝加桂湯之法、若夫風溫溫病而誤用火攻、惟有促命期已耳、雖有仲聖、亦末如之何也矣、

仲景論太陽壞病之所由生、及其補救治療之方法、如上所列、可謂詳且備矣、又有冷水潠灌一條、更可爲今日西醫之棒喝、今日西醫之粗淺者、一見熱症、便用冰水罨護、卒之熱不得解、而變成壞病、余已數見之矣、安得揭仲聖之言示之、使知國醫之精深乎、仲聖之言曰、「病在陽、應以汗解之、反以冷水潠之若灌之、其熱被刼不得去、彌更益煩、肉上粟起、意欲飲水、反不渴者、服文蛤散、若不差者、與五苓散」、夫文蛤散之治法、能否相當、不無研究餘地、而其論冷水潠灌之弊、曰其熱被刼不得出、彌更益煩、肉上粟起、則一字一珠、於生理上體工反應之作用、固已昭然若揭、不待詮釋矣、如此精義、豈不可貴、吾願號爲西醫者、亦取而一讀之、

育兒常識

嬰兒飲食之研究（下）

沈志成

混合飼養

夫混合飼養者、乃哺乳並用人造之食物也、無二十四小時、雖祗間時哺二三次、於嬰兒甚有裨益、當產後漸愈時、或有故阻其之前進、致久不如常者、可用此法數星期、俟其母復原後、乳自足而佳、無庸並喂食物矣、夫如此飼嬰兒、可致失其滋養、更有一妙法、每日以乳瓶貯沸過水哺之、使嬰兒習慣、倘遇母或乳母不在便於用乳瓶也、

人造之飼養

夫飼嬰之食物、以人乳爲最佳、而代人飼嬰之食物、普通用鮮牛乳取其便於尋覓也、茲將牛乳之糖增加而鹽礬減之分述如下、

（一）牛乳之反應屬酸、間有加入、石灰水或重炭酸鈉（蘇打）Sodii Bicurhonas於內、每牛乳二十英兩加石灰水一英兩用重炭酸鈉每牛乳一英兩加一英厘、（二）牛乳二十英兩、可加糖1399英兩、（三）牛乳中之早及鹽礬多於人乳、每令嬰兒食之不化、宜將牛乳一份加水二份、但未足月之嬰兒、當于每一份之牛乳中至少以三倍水冲淡、（四）當牛乳未滲淡之先、當取乳皮以硬加入應用之乳中、（取乳皮之法）將乳成于大口直瓶中、過四小時、其上層之乳、即爲乳皮、其乳皮中含脂之多少、乃依牛乳多少而定之、

飼養不循常嬰兒

此分兩步、一爲胃弱、或有特性、或不能營養者、二較多於一等者、因嬰兒所食之物、有不合、令其胃有痼性不消化也、夫如此、雖有良醫、頗費躊躇、苟其嬰屬幼嫩、或嘗酷暑、尤難療治、然其母每以爲無甚險要、治之可愈、在醫者亦每以爲病屬尋常、不加詳究、不知此等嬰、倘不謹愼理之、他日貽害非淺、或有致性命之虞、

理此兩等嬰兒、預先詳查其所食之前歷、及食後所現之病狀、卽嘔吐及大便、重數之如何、夫如此察之、可以其前歷作方針、無事他求、

亦有所備之食物合滋養、而飼時有不合者、卽食物過冷、或喂瓶不潔、或庫秋乳頭積酸、或飼之過促、或飼之時間相隔過短、

夫此兩等嬰兒、能痊與否、在治之者能否治其病原、凡理此兩等嬰、須逐日察其大便、及察其症、嘔吐、又須察其胃口如何、身體重否、如其胃病略痊、卽安舒、及胃減辛苦、體日加重也、

食物分量及相隔時間　有等嬰兒每次所食無多、惟次數須密、有等嬰兒每次所食不少、但時間相隔須略久、凡飼不循常嬰兒、相隔時間、宜長於循常嬰兒、越三時餘方行復飼、至於七八月之嬰兒則須隔四小時、

飼胃不消化之嬰兒、須以淡食物、夫飼以深食物、亦合有不合、因食物過淡、能令其胃汁淡、故不宜過於冲淡、惟少飼之、如飼濃食物而致其燥渴、可於與食前後之中時以水飲之、蓋每隔四小時、飼以四兩濃食物、勝於飼八兩淡食物、然須於未飼之前一小時半、飲以水四兩乃可、

凡食物於嬰有不合、卽更換之、倘更換少許、無甚有益、須將所食之物完全更換、如前飼淡食物、以濃食物、前用牛乳、換以穀類、但換濃食物、必須隔時略又飼之、或能見效、

用穀類稀粥代牛乳　初月之循常嬰兒、胃若無病、不合以穀類粥代牛乳、倘代以此、轉起胃不消化、惟胃不消化、尤不能消化蛋白質者、以穀類粥代乳、大爲有益、因穀類之功用有銷如水、又有謂加入牛乳內、能阻免乳中之凝塊也、

製穀類粥或羹、平常用大麥或米或藕粉或麵粉此數者可擇一用之、以粉作羹、可煮二十分鐘、而以粒作粥、須煮四至六小時之久乃可、

凡嬰胃現有不消化病狀時、可以穀漿或粥以代牛乳、然須知不可食牛乳、有久有暫、切莫恒以穀類食物代之、蓋又不食鮮乳、常起血貧或佝僂病也、

飼養嬰之選擇　凡出世無病嬰、若嬰與其母無意外、又無不合飲母乳者、須先哺以母乳、至請乳母哺之乃飼嬰法之次者耳、況各國選擇乳母如此之難、故不得不施以喂飼之法、

人造之飼養法　能代人乳者、最佳爲鮮牛乳、飼初月無病之嬰兒所用牛乳之成分卽脂、蛋白質、糖、鹽礬實水是也、或加石灰水、與嬰胃甚合、至如何加法、須視其胃之强弱而定、

凡初飼牛乳時、宜用蛋白質之略低者、後漸加多、方免意外、蓋初星期之嬰兒、宜注意有無胃不消化之病狀顯露、

如嬰兒雖非漸增重量、然不見其胃有不消化、亦宜略加乳之成分、若有症者、減其蛋白質、食後即嘔者、減食物、屢反及吐酸凝塊者、減脂或糖、大便時結者、又須加脂及蛋白質、

解大蒜臭味

榮頌賢

大蒜之功效甚大、除開胃、健脾、通竅、去寒濕之外、在夏月食之、又能解暑氣、辟瘟疫、誠夏令良好之食品也、然其功效雖如此之大、但厥味臭極不堪、若食後與人交談、必致彼方掩鼻不及、余於友人黃君處得一方、彼言於食蒜之後、將茶葉四五片、含於口內、經五分鐘之後、然後將其吐出臭味立解、余屢試屢驗、詢不誣也、嗜蒜者、可以無患矣、

痢疾專號

痢疾解（續）

程門雪

（五色痢）　更有五色痢、每與噤口同見、精室孚傷、五液并下、古人以爲腎病、以腎藏精而爲胃關也、仲景所謂五液注下、臍築揪痛、命將難全、即是此症、治與噤口相彷彿、間有用溫補者、殊非常法、石頑謂五色痢、宜實脾提水、益火消陰、失此不治、乃一偏之見、惟痢見五色、終屬危候、十愈一二、已屬奇功矣、

（休息痢）　若痢轉休息、時發時止、腸中必有寒積、徐氏之治最合、方用溫脾飲、溫寒去積、積去則痢自止、病深者、非溫脾所能差、又當用趙氏感應丸法（巴豆黄蠟）治之、溫瀉宿垢、感而不猛、宿垢一淸、更不復發、此即通因通用也、痢必有垢滯於腸中、痢而不異、仍宜通利、故通因通用、爲治痢常法、非如水瀉之斷言止澀、惟久痢虛滑、則不可通耳、

（痢下血水）　若血痢純下血水、日夜無度、臨圊爽利、并不艱窘者、亦不宜妄用通利、先以白頭翁湯、苦寒直清血熱、繼以桃花湯或駐車丸止之、駐車尤佳、千金法也、仲聖烏梅、亦可借用、倘大孔開如竹筒、日夜數百十次者、不治死症、雖有靈丹、無能爲力矣、

（痢分五禁）　醫家治痢、每宗五禁、時下名流、尤侈言之、以爲枕中鴻秘、不妄傳授、偶有犯其禁者、必大加譏諷、病家既深信而從之、醫者亦怡然而自尙、陽春難和、下里同聲、此眞世間無可奈何事、其所謂五禁者、一禁分利、二禁升提、三禁溫補、四禁發汗、五禁火下、五禁之中、惟火下一忌、最爲的當、分利水瀉法也、利小便、即所以實大便、痢由腸胃積滯膠結、津液結澀、而成、更利其水、則津液愈耗、滯澀愈甚、分利一忌、頗爲有理、惟小便赤澁甚者、略用分利、以殺其勢、亦屬無妨、不必一定懸爲禁例也、其禁升提者、以胃濁上升、則禁口升提之藥、易於引濁上升也、不知胃宜降、而脾宜升、中氣轉旋、上下交泰、痢症初起理氣以枳桔湯爲首、方枳降桔則升也、久痢肝脾氣陷、後重腹痛、升柴爲必用之藥、虛者并用參芪、即有溫滯未楚、局方亦有平胃升柴升降合用之法、可見升提原不忌也、不過初起實症、濕熱重而嘔噁者、不宜用耳、亦不必懸爲禁例、一定不可用也、其禁溫補者、以痢爲積滯非通不可、痢無補法、痢爲暑熱、非淸不可、痢無溫法、若參芪朮地、濕熱滯得補膠固、必至不可救療、不知痢症不獨濕熱爲病、其濕熱者、誤投溫補、誠如所言、若虛寒下痢、則非溫補不生、不能執一而論、痢症寒熱虛實、前文已詳、執一熱病、而禁溫藥、執一實症、而禁補藥、將謂天下之病、均如此熱此實耶、無此理也、其禁發汗者、謂痢之身熱頭痛、此非外感、乃內毒薰蒸、雖有表症實、非表邪發汗、傷正助邪、表虛於外、邪熾於內、鮮不斃者、粗看其論、似亦振振有辭、不知痢由表邪引動而發、初起必先見寒熱、其見寒熱時、痢尙未見、或見而未劇、能謂爲內熱薰蒸耶、身熱頭痛、因間有由於內熱者、惟必痢重、邪熾時有之、初起必不見也、令硬指初起表邪寒熱及一切表症、均爲內熱內毒、悉用寒諒、使來邪悉陷於內、正喻氏所謂不死不休者矣、夫先撤外邪、勿令裏應外合、乃詒痢第一要着、前文已詳論之、當汗而汗、決無傷正之理、汗出邪解、決無助邪之理、若從禁汗之例、將聽其表邪化熱內陷、坐視不救、待其自斃耶、五禁之中、此禁最壞、以禁分利、禁升提、禁溫補、獨有其一偏之得在、若發汗一禁固毫無所得、惟有害耳

、至於痢重邪熾身熱、當用淸理者、當有熱無寒、輕按熱微、按重熱甚四肢熱微、腹內熱甚、與表邪寒熱者不同、久痢陰虛、發熱氣虛、發熱均有其他之的症、在方可言補萬、不能以籠統之論了之也、

（痢分初中末） 又有定初中末之法者、謂初起氣實、可散不攻、中病稍虛、兼攻兼補、末病大虛、以補爲主、雖爲經驗之設、要亦通常之治、可從不可拘也、人有老少强弱虛實體質不同、豈能該以一定之法、然老弱氣虛者、初起便不勝攻尅、强壯氣實者、久病亦尙可微攻、施以常法、危乎殆矣、參芪朮艸、亦有用於初起、枳朴查麯、亦有用於沉痾、以症立論、不以時立論、仲景隨症治之、一語爲最美善、遵而用之、萬全無弊、

（瘧後痢） 更有瘧後痢痢後瘧之症、古法均從重治以瘧後元氣下陷、脾不升舉、故似痢非痢之後、陰陽兩虛、陰虛發熱、陽虛惡寒、故以瘧非瘧、當陰陽幷補、而抹元氣、然當細察絲毫、無邪狀方可、蓋瘧後痢、亦有瘧邪未盡、而復成痢者、痢後瘧、亦有裏邪達表、而成瘧者、均不能從補了事、若瘧痢幷作治瘧爲先、表解則裏自和、若先治痢疾、惟用苦寒、瘧邪內陷、與合併爲害滋甚、後先之辨、不可不知、若治前下痢與常法、同當下者、亦可下之、書所謂有故無殞也、惟盡信書、不如無書、攻下之品、終宜謹愼、仍以理氣和榮爲妥、和榮則便膿自愈、理氣則後重自除也、至於胎前下痢、產後不止、最爲危候、古有七日必死之例、張石頑謂以伏龍肝湯、丸隨症加減、每多獲效、可見亦非必死之症、惟不易治耳、伏龍肝湯丸、温通去瘀、和脾而不傷胃、久痢積未淨而體虛者、均宜之不獨產後、但以產後忌苦寒、苦寒傷胃氣、產後忌攻下、攻下傷正氣、故伏龍肝湯丸、更爲有效耳、

附伏龍肝湯丸、

黑山查（一兩）熬枯砂糖（一兩）二味一半爲丸一半爲末用伏龍肝（一兩）煎湯代水煎末（二錢）送前丸日三夜三晝夜盡氣虛加人參虛熱加炮姜二三分於湯內

說痢

費澤堯遺著

痢疾一症、內經名爲腸澼、難經名爲大瘕泄、宋元降、又有滯下之名、痢疾則爲通俗之稱焉、是症恒發見夏秋之交、霍亂時疫流行之後、病者症狀差同、實亦傳染病之一種、多由暑穢食積而成、故生冷不潔之飮食、每爲是症之媒介物也、難經所謂大瘕泄者、裏急後重、數至圊而不能便、（當作不暢便）莖中痛、（當作腹中痛、）實痢疾之主要症候、他如或身熱、或嘔噁、便下積垢、或赤或白、或赤白雜下、則無定也、更或挾同他病、均宜隨症化裁、總之、腸胃壯實者易治、腸胃衰弱者難愈、是故患霍亂時疫之後、腸胃耗傷未復、續病下痢、每多粘纏、苟能謹口腹、重衛生、先事預防、則雖處痢疾流行之時、何患傳染、是亦上工治未病之道也、 痢疾與泄瀉不同、故治療之法、宜通不宜止、又泄瀉不止、有利小便一法、而痢疾不能也、素問至要大論云、通因通用、必伏其所主、確爲痢疾唯一之治法、蓋無積不成痢、積不去痢必不愈、故消導攻積之劑、爲治痢之主力軍也、或佐以芳香化濁、或佐以苦寒淸暑、藥到無不病除、苟以止澀之法以治痢、溫補之法以治痢、其至或用升提、或用滲利、是則盲人瞎馬、夜半臨池、其危險不可勝言矣、

古方如仲景黃芩湯、葛根芩連湯、白頭翁湯、直指香連丸、潔古芍藥湯、子和木香檳榔丸等、均爲治痢妙劑、隨症擇用、加減的當、無不奏效如神、而永禪老僧以蘿蔔纓爲治痢妙藥、東坡居土立麥茶飮爲治痢良方、看似平淡無奇、屢試確有特效、 痢疾不比霍亂、無須禁食 然當忌口、凡油膩生冷及堅韌難化之食物、切莫食嘗、木草彙言云、瀉病食鴨則成痢、痢疾食鴨爲難治、

誠不可不知也、　痢疾中較難治者、當推血痢、暑毒痢、噤口痢、與休息痢、茲特分條詳說之、痢下純血名血痢、屬肝病、治以當歸黃芩湯香連丸金鈴子散爲主方、張氏醫病簡要曾詳論之、若屬血熱痢紅、當以外臺黃連阿膠湯及金匱白頭翁湯各爲主方、而荆芥炭銀花赤芍地榆尤須加入、若血痢不止、身熱如焚者不治、內經云、腸澼便血、身熱則延、至計也、

暑毒痢爲熱痢之至重者、當以苦寒大劑投之、昔喻西昌與徐洄溪對於是症、均有治案、大可爲學者楷模、喻氏之案曰、朱孔陽二十五歲、形體清瘦、素享安佚、夏月因搆訟、奔走日中、暑濕合內鬱之火而成痢疾、晝夜一二百次、不能起床、以粗紙鋪於褥上、頻頻易置、但飲水而不進食、其痛甚厲、肛門如火烙、揚手躑足、躁擾無奈、余診其脈、弦緊勁急、不爲指撓、謂曰、此症一團毒火、蘊結在腸胃之內、其勢如焚、救焚須在頃刻、若二三日外、胃腸朽腐矣、於是以大黃四兩、黃連甘草各二兩、入大砂鍋內煎、隨滾隨服、服下人事稍甯、少頃仍如前躁擾、一晝夜服至二十餘碗、大黃俱已煎化、黃連甘草俱煎至無汁、次日病者再求前藥、余診脈勢稍柔、知爲可愈、但用急法、不用急藥、遂改用生地夏冬各四兩、另研生汁、而以花粉丹皮赤芍甘草各一兩、煎成和汁大碗嚥之、以其來勢暴烈、一身津液、隨之奔竭、待下痢止、然後生津養血、則枯槁一時難回、今脈勢既減、則火邪俱退、不治痢而痢自止、豈可泥滯潤之藥而不急用乎、服後果然痢全止、惟遺些少氣沫耳、第三日思食荳腐漿、第四日略進陳倉米清汁、緩緩調至旬餘、方能消完、徐氏之案曰、崇明施姓子、患暑毒血痢、晝夜百餘行、痛苦欲絕、懇余診之、余曰、此熱毒蘊結、治以黃連阿膠等藥、一服而去十之七八矣、明日再往、神清氣爽、面有喜色、適余因事歸、其父改延某醫、進以人參干姜等藥、服而痛愈劇、痢愈增、口乾如出火、欲啖西瓜、醫者云痢疾吃西瓜必死、欲求涼水、尤禁不與、因給其童取井水嗽口、奪飲其半、號呼兩日而死、近治暑毒痢者、皆用傷寒論中治陰寒入藏之寒痢法、以理中湯加減、無不腐腸慘死、甚至有七竅流血者、可哀也、觀喻徐之說、足見暑毒痢之危重、及治法用藥之一斑、誤投溫補、不嘗抱薪救火、適促其死耳、

噤口痢者、下痢不食、或嘔逆食不下也、痢而能食、知胃未病、治之易、噤口痢下則胃亦病、治之較難、若初起病痢、即嘔逆不食、乃屬濕熱壅滯陽明、治以苦降辛開黃連半夏之類即愈、惟其久痢不止、胃氣耗傷、而成噤口者危、祇用獨參湯合連肉陳倉米濃煎頻服、以調胃氣、或用藕汁煮熱、稍和沙糖、頻服以養胃陰、間或一效、若有嘔呃、當加入吳萸炮薑旋覆刀豆殼之屬以止之、然久痢至此、病已甚危、不治者多、內經云、陰陽虛、腸澼死、又云、腎移熱于脾、傳爲虛、腸澼死、要非故甚其詞也、

時作時止、久而不愈、名休息痢、多因不節口腹、不戒嗜好、或誤用止濇、積滯內停、所以屢止屢發也、當參脈症、辨其虛實、於春分前後圖治之、必奏除根之效、

述痢疾初起時之簡效方

郭受天

痢疾一病、在吾國病理上、大抵以濕熱二字爲主　因陽明一經、爲多氣多血之府、濕陰邪也、所謂濕勝於熱、則傷陽明氣分而爲白痢、熱陽邪也　熱勝於濕、則傷陽明血分而爲赤痢、濕熱俱盛、則爲赤白俱見、至張景岳則謂痢症、是畏熱貪涼、過傷生冷、至大火西流、新涼得氣、則伏陰內動、而爲下痢　初起宜仰扶煎、佐關煎、溫藥以調之導之、久痢用胃關煎、溫補命門眞火、以扶脾土、則痢自止、但西醫亦謂此種痢疾、爲晚春初秋之頃、晝夜寒暖差異甚著時發之、便通有先秘結而後下痢者、亦有自初即

下痢者、次覺身神違和、感劇甚之腹痛、及裏急後重、初排尿色之便、次而瀉下混有血液之黏液、上圊後、仍覺有便意、故患者不得安甯、熱度雖不高、亦易致衰弱、陷於不眠、食慾欠損、嘔吐煩渴、利尿困難、顏面削瘦、必俟其裏急後重緩解、排泄物漸帶尿色後、始可漸至就愈、彼雖分痢疾爲細菌性與阿米巴性、主張稍異、然與吾國所謂疫痢等之名稱、又相近似也、至其治法、於初起時　卻與吾國所謂通因通用者相似、多用蓖麻子油等下劑、以去其裏急後重、後再用收斂藥以斂之、收效頗迅速、偶閱本草、蜂蜜有治痢之功、因參考民間治便秘法、得一簡效方、價廉而效妥、今述之於下、

附方

一基本　傳自民間、

二功效　治痢疾初起時、腹痛裏急後重者、以及大便秘結等症、

三方藥　蜂蜜一兩　麻油一兩　開水適宜

四用法　以蜂蜜與麻油期勻、和以適宜之開水、頓服之、

說明

查蜂蜜、氣味甘平無毒、係草木之精草、合露以釀成、生性涼、能清熱、熱性溫、能補中、甘而和、故解毒、柔而滑、故潤燥、甘緩可以去急、故止心腹肌肉瘡瘍諸痛、甘緩可以和中、故能調營衞、通三焦、除衆病、和百藥、(故丸藥多用之)而與甘草同功、止嗽治痢、又李時珍亦曰、蜂蜜生涼熟溫、不冷不燥得中和之氣、故十二臟腑之病、罔不宜之其入藥之功有五、清熱也、補中也、解毒也、潤燥也、止痛也、有此五種功效、而與味甘性平之芝麻油伍用、故滑潤而不劇烈、較之西醫所用單純之蓖麻油、實高一籌矣、因蓖麻子油、有惡劣之味、不易服而害胃、若芝麻油、兼具有芳香性、不但不害胃、而反易服、且蜂蜜據歲近藥物學之新理、謂蜂蜜爲最易消化之含水炭素、並含有維他命比鈣燐鐵、蟻酸等、能經久貯、且極滋養　觀於此、本方簡單而有效、以之治大便秘結、及初起時之痢疾、宜其奏效也、

治痢三方

張錫純

方書論治痢者多矣、即俗傳治痢之方、亦較他方甚夥、而究於痢之易治者、用之恒效、若遇難治之痢、用之鮮有效者、痢之原因、大抵因腹有積熱、又有外寒乘之、其寒熱激薄之氣、遂留滯於腸中而爲痢、(痢之究竟　雖有偏寒偏熱、而其初期、大抵寒熱交併、)其初紅白黏滯、乃寒熱交併之所凝結也、繼則所下者、夾雜脂膜、時時微疼、是腸中之脂膜、已腐敗矣、繼則所下者腥臭異常、狀如爛炙、且時時切疼、是腸中之血肉更潰爛矣、此時虛熱上浮、飲食懶進、腸中之生機、必然減少、而又時時潰爛其肌肉、其人何以能堪乎、痢證至此、已至極點、投以尋常治痢之藥、實百中無一效者、歷觀古方、惟仲景白頭翁湯、較諸治痢之方獨優、而當此極危險之時、用之亦未盡胳合、拙著衷中參西錄、治痢共有七方、皆係自擬、其中有三方、治此危險之痢、均能隨手奏效、每方後皆載有治愈之案可徵、(參觀本期張君痢症治驗筆記、)

一爲解毒生花丹　治下痢日久、鬱熱生毒、腸中腐爛、時時切疼後重、所下者、多似爛炙、且有腐敗之色臭者、方用金銀花一兩、生杭芍六錢、粉甘草三錢、旱三七細末三錢、鴉胆子(俗名鴨蛋子去皮揀成實者)六十粒、左藥五味、先將三七鴉胆子、用白糖水送服一半、(鴉胆子須囫圇服)繼將餘藥煎服、過四五點鍾、再將所餘之三七鴉胆子如前煎送服、即將湯藥煎渣再服、

一爲通變白頭翁湯　治熱痢重腹疼甚劇、及患痢之人、從前有阿片之嗜好者、方用懷山藥一兩、白頭翁生杭芍各四錢、秦皮生地黴旱三七細末各三錢、甘草二錢、鴉胆子(去皮揀成實者)七十粒

、右藥八味、三七鴉胆子分兩次送服、餘藥煎服如前方、

一爲三寶粥　治痢久下血腥臭、腸中腐爛、兼下焦虛憊、氣化滑脫者、方用懷山藥(軋細)一兩、旱三七(軋細)二錢、鴉胆子去皮揀成實者四十粒、右藥三味、先用涼水四鍾、調和山藥末煮作粥、煮時不時以箸攪之、一兩沸即熟、隨便調以百糖、(取其適口)即用其粥服三七鴉胆子、病劇者、一口宜服兩次、

痢疾治驗筆記

張錫純

豐山縣署差役高瑞亭、年五十二、因大怒之後、中有鬱熱、又寢冷屋之中、內熱爲外寒所束、愈鬱而不散、遂致大便下血、延醫調治、醫者爲其得於寒涼室中、謂係脾寒下陷、投以參耆溫補之藥、又加升麻提之、服藥兩劑、病益增重、腹中切疼、常常後重、所便之物、多如爛炙、更延他醫、又以爲下焦虛寒、而投以八味地黃丸、作湯服之、病益加重、後僕爲診視、其脈數而有力、兩尺愈甚、確知其毒熱鬱於腸中、以致腸腐爛也、投以解毒生化丹、兩劑全愈、

鄰莊南馬村王媼、年過五旬、素吸鴉片、又嘗惱怒之餘、初患赤痢、滯下無度、因治療失宜、漸至血液腐敗、間如爛炙、噁心懶食、少腹切疼、其脈洪數、純是熱象、治以解毒生化丹、加知母白頭翁各四錢、連服數劑全愈、

奉天白塔寺旁懷姓某、年三十餘、少腹時時切疼、大便自下數次、狀若爛炙、不便時、亦當下墜、心中煩躁、不能飲食、每日延醫服藥、病轉增劇、其脈弦而微數、重按有力、知其腸中蘊有實熱、其切疼而下如爛炙者、腸中已腐爛也、投以解毒生化丹一劑、腹疼即止、脈亦和緩、所便亦見糞色、次數亦減、繼投以通變白頭翁、兩劑全愈、

陸軍團長王劍秋奉天鐵嶺人、年四十餘、已未孟秋、自鄭州病歸、先瀉後痢、腹疼重墜、赤白稠黏、一日夜十餘次、先入奉天東人所設醫院、東人甚畏此證、處以隔離所、醫治旬餘無效、遂出院歸寓、求爲診治、其脈弦而有力、知其下久陰虛、肝胆及腸中、又蘊有實熱也、投以通變白頭翁湯一劑痢愈、仍變爲瀉、日四五次、自言腹中涼甚、急欲服溫補之藥、僕因其證原先瀉後痢、此時痢愈又瀉、且恒以熱水囊自熨其腹、疑其下焦或有伏寒、遂少投以溫補之藥、纔服一劑、又變爲痢、下墜腹疼如故、知其病原無寒、不受溫補、仍改用通變白頭翁湯、一劑痢又愈、繼用調補脾胃、兼消食利水之品、數劑、其瀉亦愈、

奉天儲蓄會總理范重三、年五十餘、身形羸弱、時烟禁甚嚴、强遏嗜好、遂致泄瀉、繼下赤痢、日久不愈、血液淋漓、腐敗腥臭、且腹疼異常、脈雖弦細、仍然有力、投以通變白頭翁湯、一劑、病愈强半、又加龍眼肉五錢、連服三劑、全愈、

鐵嶺李濟臣、年二十八歲、下痢四十餘日、膿血雜以脂膜、色臭腐敗、下墜腹疼、歷次服藥、病達增劇、羸弱已甚、恐即不起、遣人問卜、卜者謂此證之危險、已至極點、然猶可救、俟天醫星至、即可轉危爲安、數日、僕自漢口遠來奉天、其家人聞之、求爲診治、其脈細弱而數、兩尺之弱尤甚、治以三寶粥、服後兩點鐘、腹疼一陣、下膿血若干、病家言從前腹疼、不若是之劇、所下者、亦不若是之多、似疑藥不對證、僕曰、腹中瘀滯、下盡即愈矣、俾再用白糖水服鴉胆子五十粒、此時已屆晚九點鐘、一夜安睡、至明晨大便、不見膿血矣、後間日大便又少帶紫血、俾用生山藥末煮粥送鴉胆子二十粒、數次全愈、

右所論之痢輕重不同、約皆偏於熱也　然其證有純寒者、有先熱後寒者、又不可不知、今略登數案於左、以備參考、

奉天陸軍連長何閣臣、年三十許、因初夏在鄭州駐防、多受潮濕、患痢數月不愈、至季秋回奉、病益加劇、下多紫血、雜以脂膜

、腹疼下墜、或投以龍眼肉包鴉胆子方、服之下痢與腹疼益劇來院求爲診治、其脈微弱而沈、左部幾不見、俾用硫黃研細、搀熟麵少許作丸、又重用生山藥、熟地黃、龍眼內、煎濃湯送服、連服十餘劑、共用生硫黃二兩許、其痢始愈、由是觀之、即純係赤痢、亦有寒者、然不過百中之一二耳、

又戊午中秋節後、僕自漢口赴奉、路過都門、小住數日、有劉發起者、年三十餘、下痢兩月不愈、持友人名片、造寓求爲診治、其脈近和平、按之無力、日便五六次、血液腐敗、便時微覺墜疼、治以三寶粥方、一劑病愈强半、翌日將行、囑以再按原方、服兩劑當愈、後至奉接其來函、言服藥二劑、效驗不如從前、至第三劑、轉似增重、恍悟此證下痢兩月、其脈毫無數象、按之且無力、其下焦當伏有寒涼、俾用生山藥粥、送服炒熟小茴香末三錢、連服數劑、全愈、

又奉天二十七師砲兵第一營營長劉鐵山、于初秋得痢證甚劇、赤白參半、脈象弦細、重按仍然有力、治以通變白頭翁湯、兩劑全愈、隔半月、痢又反覆、自用原方治之、病轉增劇、復來院求診、其脈細弱兼遲、不任循按、知其已變爲寒、所以不受原方也、俾用生山藥粥、送服小茴香細末一錢、生硫黃細末五分、數次全愈也、

又景州桑園鎮吳媪、年五十六歲、于季夏下痢赤白、遷延至仲冬不愈、延醫十餘人、服藥百劑、皆無效驗、亦以爲無藥可醫、其母家德州盧氏、雅雨先生裔、與僕係通家、其弟月潭、强僕往爲診治、其脈象微弱、至數略數、飲食減少、頭目有時眩暈、心中微覺煩熱、便時下墜作疼、然不甚劇、詢其平素、下焦畏冷、是以從前服藥、略加溫補、上即煩熱、略爲淸理、下又腹疼泄瀉、故難治也、投以三寶粥方、兩劑即愈、後旬餘因登樓受涼、舊證陡然反覆、日下十餘次、腹疼較劇、其脈象微弱如前、至數不數、用生山藥粥、送服生硫黃末四分、一日連服兩次　翌晨又服一次、心覺微熱、繼又改用三寶粥、兩劑全愈、

以上諸痢證之外、又有至危險之痢症、方書所謂身熱不休者、死也、然此證究有治法、蓋因其夾雜外感、雖無寒溫之大熱、而其熱隨痢下陷、永無出路、即痢爲邪熱薰灼、而永無愈期、醫者不能細心研究、誤認其熱生於痢、而但以治痢之藥治之、何以能愈、惟治以拙擬通變白虎加人參湯、皆可隨手奏效、其方亦載于衷中參西錄痢疾門、今並詳錄之、以質諸同道諸大雅、

通變白虎加人參湯、治下痢或赤或白、或赤白參半、下重腹疼、周身發熱、服涼藥而熱不休者、方用生石膏細末二兩、生杭芍八錢、生懷山藥六錢、野黨參五錢、甘草二錢、右藥五味、用水四鍾、煎取清湯兩鍾、分二次溫服下、此方即傷寒論白虎加人參湯、以芍藥代知母、山藥代粳米也、方中之義、用人參以助石膏、能使深露之熱邪、徐徐上升外散、消解無餘、加以芍藥、甘草、以理下焦腹疼、生山藥以治久熱耗陰、且能和腸胃、固氣化、連服數劑、無不熱退而痢愈者、方後復載有治愈之案數則、中有純下白痢者、大熱神昏、亦重用生石膏輔以人參治愈、茲不俱錄者也、

東人志賀潔、著赤痢新論、言熱帶有阿米巴赤痢、其證稍及于北方、爲一種動物之毒菌、(察以顯微鏡、宛然見其活動之狀、)侵腸粘膜下組織、而崩潰其組織、次乃侵蝕粘膜、而形成囊狀之潰瘍、其證爲慢性之經過、由輕漸重、恒有輕年不愈者、其治法用硫黃、甘汞、爲內服藥、規尼涅、沃度仿謨、爲注腸藥、

按赤痢新論之論痢、可爲精矣、而僕右所列治愈之醫案、若何閣臣、若吳媪、醫案中皆用生硫黃、彼時猶未見赤痢新論、而用藥竟與赤痢新論符合、病亦遂愈、豈所治者亦係阿米巴赤痢乎、(其論中原言溫帶寒帶亦間有之、)然其書中載有未治愈之案二則

、皆係痢證夾雜外感之熱、若投以涌變白虎加人參湯、皆可救愈、乃不知出此、卒致僨事、是又其長中之短也、

痢病要藥白頭翁之研究

吳公

科屬及名稱 屬毛茛科、有丈人、胡王使者、奈何草等名、日本名翁草、

釋名 別錄陶宏景曰、近根處有白茸、狀似白頭老翁、故名焉、李石珍曰、丈人、胡使、奈何三者、皆狀老翁之意也、

性味 苦寒無毒、

主治 本經味苦温、無毒、主治温瘧、狂惕寒熱、癥瘕積聚、癭氣、逐血止痛、療金瘡、別錄止鼻衄、

前代記載 逢原味苦微寒、無毒、入手足陽明血分、本經言苦温者、係傳寫之誤、其治温瘧狂惕寒熱者、皆少陽陽明熱邪固結之病、結聚則積血去、而腹痛止矣、別錄止鼻衄、弘景止毒痢、亦是熱毒入傷血分之候、仲景治熱痢下重、有白頭翁湯、蓋腎欲堅、急食苦以堅之、痢則下焦虛、故以純苦之劑堅之、男子陰疝偏墜、小兒頭禿鼻衄、及熱毒下痢紫血鮮血、幷均用此、

用量 一錢至四錢

禁忌 胃虛及大便完穀不化、痢久下稀淡血水者勿服、

古方 小兒禿瘡、取白頭翁根槌敷一宿、半月愈、（肘後方）治陰癩、取白頭翁根生者、不限多少、槌之、隨偏腫處敷之、一宿當作瘡、二十日愈、（外臺方）外痔腫痛、取白頭翁根、搗塗之、逐血止痛、（簡易方）

仲景方 熱利下重白頭翁湯主之 白頭翁二兩、黃蘗、黃連、秦皮各三兩、

近世應用 赤痢藥

泡製 酒洗

今人研究 袁淑範按白頭翁係屬毛茛料植物、依寇波氏言凡屬毛茛科之植物、往往能使人畜中毒、可爲芫菁之代用品、塗抹其有效成分於皮膚時、呈強烈之刺激作用、使發生水泡、故嘗用作發泡藥、如內服其新鮮植物或津汁時、則刺激胃腸炎、吸收後則起搐搦麻痺等中毒症狀、依死後解剖檢驗時、亦不外胃腸炎腎臟及腦髓等之刺激症狀、用其新鮮植物、雖有此種種之毒性症候、然用其乾枯植物時、則毫無作用、如外臺祕要載治陰癩偏腫用白頭翁生者、不限多少、搗敷炎腫處、一宿當作瘡、二十日可愈、亦可證古來已知白頭翁生者、有強烈之刺激作用、可用作發泡藥也、

許小士曰、本品之主治、逢原已詳說無遺、據內經學說、凡苦藥有降下之作用、近人統以本品爲痢症要藥、蓋痢症初起、皆係腸中有積、生理乃起反應、遂誘起腸壁發炎、痢症作矣、本品之寒能勝熱、苦能下降、故用於熱痢、確爲有效、據植物學、則謂本品有刺激性之毒質、鄙意本品之刺激性、必於腸胃有於特殊效力、故治初痢甚效、因腸壁神經受激刺、其蠕動必劇、故順生理之要求、助腸壁以驅逐腸中積滯、然必用於急性痢症、若緩性下痢、則無效矣、

編者按 如許君所說、本品之效能、僅限於初痢、以其富有刺激性可以增加腸壁蠕動之故、顧吾之所知、則異於是、

許君謂痢症初起、爲腸中積有食滯誘起腸壁發炎所致、其實此種痢症、按之西醫籍實爲急性腸加答兒、腸膜以食積之刺激遂潮紅腫脹而發炎、分泌加多、故而下利、其主要之症狀爲腹鳴腹脹、治療方法仲景則理中圓、生姜瀉心湯、時方木香、白朮、神麯、山查、其目的誠如許君所說、助腸壁以驅逐積滯、按之古人傳說、吾曹經驗、白頭翁可用於此等症候否耶、許君又謂本品用於熱痢、確爲有效、所謂熱痢、當然是糞便中渾有血液之赤痢、夫腸粘膜由發炎而至出血、據許君謂本品之刺激性用於腸胃有特殊效力、然用於赤痢不更促進腸膜之出血、與穿潰耶、

白頭翁之功用究如何、此當於仲景白頭翁湯分折之吾嘗以吾國之熱痢、可當西籍有傳染性之赤痢、仲景白頭翁湯、黃連可以減低局部充血、有收斂性可以遏止腸膜分泌、黃柏秦皮、可以消腸膜之發炎、白頭翁之作用或屬於殺菌方面、又別錄謂本品可治鼻衄、宋元以後謂本品入血分可淸腸熱、則本品即無殺菌作用、亦必有減低局所充血及消炎作用、若更渾合兩種作用、則本品可得一結論、(完)

噤口痢以攻法收效之實驗

葛蔚堂

痢疾一症、秋時患者甚夥、雖不致爲流行病、然亦係普通病之一種、秋令除溫邪瘧症外、餘者以痢疾爲最多、醫生對於該症、莫不加以注意、因此症發生時、甚爲激烈、一日夜竟有瀉至百餘次者、腹部異常疼痛、所下不多、或赤凍、或白凍、或赤白兼有、經書所請裏急後重者、即此狀也、緣夏令炎熱浸入、却暑之術、暑濕逼留於內、輸運能力衰微、至秋飲食不愼、生冷油膩不易消化之物、均能致病、勞勳界有夜深納涼飲冷冷浴之類、皆爲痢疾之媒介、痢疾之原、良由於此也、篋街王某、年約四旬、向習布業、年來賦閑無事、居恒鬱鬱、初秋時、天氣甚熱、親戚某、六十生辰、前去酬應、夜半乃歸、多食油葷堅硬之物、夜深於途中又感受新寒、翌日、即患腹痛自利、痛甚立瀉、瀉後稍已、飲食較減、初猶不以爲意、三日後赤白凍下、臟痛愈烈、延醫調治、久不見痊、呻吟床褥、一月有餘、骨立形消、危象已露、先後更數醫、均無效果、鄰人某、余之舊診處也、無論大小病症、皆延余者治、數載以來、治皆應手、因信之深、遂不避間言、力爲介紹、病家允可、持片來邀、余午後四時至該處、病者已臥床不起、色暗而灰、舉室倉皇、不知所措、家屬將病情始末陳述後、余遂診脈辨症、問其所苦、是時病者、不進飲食已數日矣、食則嘔吐不堪、氣從上逆、腹仍痛、痢仍下也、苔色深黃而厚、脈象沉實有力、余曰、此噤口痢也、宜速治、病屬實症、痢無止法、痛無補法、下之即已、此症由食滯油膩、壅遏腸胃、至今宿垢猶存、用宣導之劑、以枳實爲君、佐以理氣推滯之物、方立後、閱前診者諸方、或溫或補、或澀或淸、余不敢云其不當、然以此時診斷、非用此重劑不可也、服藥後、連得溏解數次、堅硬而多、胸次覺寬、腹痛驟減、旋飲米粥一小盞、亦不作嘔吐、次日再診、略爲加減前方、一星期後、病症全消、調理而愈、嗚呼、醫道豈易言哉、假無此重劑、無此魄力、病根不去、安能收霍然之效於一日乎、

患痢須知

余彥怡

(病因)夏令感受暑氣、及飲食不潔、葷油與水果並進、於是濕熱滯蘊積大腸、而痢疾作、

(病症)欲大便而不爽、便出如痰涕膠凍、物少不多、時作時止、裏急而後重、未解則似即出、既解而又不出、其色或白或紅或膿、或紅白相雜、或腹痛、或胸悶泛噁、或不能食、或發熱、而時作時止、

(分別)白痢屬寒、濕重故也、其人必啖水果太多、或素體脾虛、下血乃濕熱侵入營分、逼血外出、下膿係結於腸邊、使大腸發腫、紅白痢相雜而下、此當察其脈象舌苔見症、而定其寒熱之偏勝、

腹痛為應有之症、蓋滯積停留、大腸氣機窒塞、不得流通、不通則痛矣、

胸悶怄噁、濁之氣上冲也、胸中為清氣聚會之所、穢氣干犯、如身厠所、則不舒泰矣、

不能食者、腸胃中完全停留積滯、人以食為本、胃既喪失消化力、綿延日久、險症作矣、此乃痢中重症、有噤口痢之名、

發熱若因感冒、治尚易易、如渦傷寒、則內外相攻、恐正氣不支、所以熱不退、為痢家所忌、

時作時止、名休息痢、積滯不清故也、此外有五色痢、則須細察五臟而治之、

痢之所以不爽者、氣不流通也、病名後重、凡患胃氣痛者、大便每不能暢行、亦此理也、

(治法)痢無止法、痛無補法、視人濕熱滯之輕重、而方藥為之進退、純白者不可用苦寒藥、純紅者不可用辛燥藥、腹痛者理氣、後重者攻滯、胸悶泌噁加芳香之品、噤口須養胃、發熱先治外、不可專攻裏、老人虛體、婦人胎產、及久痢不愈、亦不可泥定無補法、此大要也、

(預防)夏天不可貪涼瓜果、不可過進生冷、切忌與油膩並進、夏宜避蚊蠅、并不可過飽、以免傷食、

(已病)痢已作矣、即當禁忌一切飲食、飯米宜炒焦泡湯代茶、食須煮化、既可養胃、又不停滯、一方再服湯藥以去宿積、此養生之道也、

痢疾應用之三方

靜珠

一　木香檳榔丸

功用　治一切滯氣、心胸腹脅痞滿、二便澀滯、

藥品　木香一兩、檳榔一兩、枳殼一兩、青陳皮各一兩、蓬莪朮一兩、黃連一兩、黃柏三兩、香附三兩、大黃三兩、牽牛頭末四兩、

製法　研為細末、朴硝泡水和丸、如豌豆大、

服法　每服二錢至五錢為度、食遠姜湯送下、以利為度、

二　枳實導滯丸

功用　治脾胃困於濕熱、不得運化、胸悶腹痛、積滯泄瀉、

藥品　枳實五錢、白朮三錢、黃芩三錢、茯苓三錢、黃連三錢、澤瀉二錢、神麯五錢、大黃一兩、

製法　共研細末、湯浸蒸餅或神麯煮糊為丸、如梧桐子大、

服法　每服三錢、食遠熱湯送下、

三　香連丸

功用　治下痢赤白、白多於赤者、

藥品　木香五錢(煨、一作不見火)川黃連二兩(去蘆、姜汁拌炒、一作用吳萸同炒、去吳萸)

製法　共研細末、陳米飯或煉蜜或醋煮米糊爲丸、如綠豆大、
服法　每服五分至錢許、米飲或砂仁湯送下、調六一散亦可、

治痢之禁忌

蔣去病

痢疾古稱滯下、滯則宜疎、此痢無止法之緣起也、從此錦紋大黃幾爲治痢不祧之藥、甚至甘遂大戟芫花牽牛續隨芒硝等、亦且有用之者矣、然此等藥投於壯年體實者、當能勝任、否則其能勝任乎、在富於學識經驗之醫、諒克因時制宜、隨機應變、萬不至蹈斯陋習、然吾固不敢謂醫林中皆庸劣之醫也、吾亦不敢謂醫林中皆明達之醫也、故今大聲疾呼、爲庸劣之醫告、以不可攻之痢疾詳言之、亦時羸弱者不可攻、形色虛薄者不可攻、大汗者不可攻、久病者不可攻、懷孕者不可攻、新產者不可攻、腹痛喜按者不可攻、肛脫難舉者不可攻、凍膠鼻涕者不可攻、虛生努責者不可攻、既攻而已傷之氣者、痢雖未停、不得再攻、既攻而稍有餘積者、痢雖未淨、不必再攻、然則以上諸不可攻之痢疾、當若何治之乎、則曰氣不順者順其氣、血不和者和其血、陽陷者升其陽、陰耗者養其陰、妊娠則注意三禁五審、分娩則注意去瘀生新、脾大虧則以補中爲主、腎大虧則以固下爲主、如是斟酌、應識鹵莽滅烈之愆、蓋凡病俱分初中本三期、即痢疾亦何獨不然、所謂滯下宜疎者特就之初起、濕熱蘊積膠滯於腸胃時而言耳、延期則必易轍改弦、斷不能一成不變、矧疎字云云者、磨刮疏通並非大下之說也、如苓連青陳查麵、枳檳榔萊菔木香之屬、隨可施治、就今略誤方針、亦無甚關係、若下大則大傷正氣、強者猶可支持、弱者其能免危亡乎、慣用下法者其慎旃、然予非言下法必不可用也、如偶奇恒痢疾、喉塞嗌乾、三陽並至、三陰莫當、死生在於俄頃、亟宜服大承氣湯、或得挽回、又如身熱不渴臍腹脹痛、如刺如劄、裏急後重、下利日夜百度左右、其症因暑燥之邪、合內鬱之火而成、症勢亦險、設以苓連青陳查麵枳檳榔萊菔木香等治之、則緩不濟急、必以加味三黃湯重劑、差堪撲滅其燎原之餘、不然者、其不僨事也幾希、總之治痢須圓轉如環、幸毋膠柱鼓瑟、刻舟求劍、若專以酸澀求速效者、一見下利頻頻、即用訶子粟殼之類、是無異資寇兵而齎盜糧、非徒無益、而又害之矣、更烏足與言治痢哉、

痢症特效藥

苦參子

（張麟善）

苦參子、即苦參所結之子也、在北方俗名鴉胆子、又名鴨蛋子、外裹有黑殼、質頗堅硬、藥用須去殼、惟破時、宜愼、不可傷內仁、因內仁含味極苦、其味一出、服之必先令人嘔吐也、昔提丹、即以苦參子、外裹益元散爲衣、蓋防其入胃即化也、取法至佳、惟近人用苦參子、內仁無論破碎與否 概裝入西藥房出售之糯質吞藥囊內吞服、法雖簡易、然利權外溢矣、此藥大苦極寒、痢之遍於熱者爲宜、以治噤口痢、尤有奇效、

瘧疾專號

瘧邪不專在少陽說

馬湯孫

今日一般時醫
一遇寒熱往來
便爲少陽症候
與以小柴胡湯
其實大謬不然

古今言治瘧者、頗皆專責少陽、幾乎定論不易 愚竊疑之、傷寒邪在少陽、必見口苦耳聾脅痛、瘧疾惟寒熱往來、與少陽傷寒不異、耳聾等候無聞焉、且少陽汗下皆禁、若瘧之汗出不透者、必用表藥發之、遇有實邪、硝黃攻下亦可、不應病發少陽 治法犯少陽禁忌也、西醫療瘧、專治胃、必以除痰爲大綱、中國俗傳亦謂無痰不成瘧、截瘧以常山爲最神、惟祛痰之力猛也、彼法效如桴鼓、豈如我之墨守少陽乎、或謂仲景瘧生於風、風脈本弦、且瘧有伏痰、痰證見弦脈也、然則小柴胡可不用乎、則又不然、寒熱往來、柴胡爲解肌主藥、況瘧不專在少陽、而治法必自少陽始、蓋瘧爲蓄積之邪、邪所在痰即聚之、今世截瘧膏藥必貼於第二脊椎、每獲神效、僕十年以來、背有停痰、雖暑覺冷、某年秋瘧淹久、因用極大膏藥、發時以極大熱度貼之、時手足已覺寒冷、椎背受熱氣薰蒸、痰漸散而瘧乃止、經此試驗、知治瘧必重祛痰、而痰之伏、大率在背、湯惟入腸胃、求其直達病所也甚難、惟少陽脈行乎身側、故內經云、少陽爲樞、欲引藥至背、非轉其樞不爲功、陳修園瘧疾詩訣曰、人說能知半表裏、誰知功在轉其樞、此其聰明、頗出悟及、惜爲舊說以象、不敢輕於翻案耳、

瘧疾之中西談

吳公

■中醫言瘧由於外邪
■西醫言瘧由於瘧菌
■中醫言瘧邪留於營分
■西醫言瘧菌侵入血中

言論雖不同其學理則一也

夫內經之論瘧也、所謂邪客風府、邪舍深遠、邪氣與衛氣併居、皆無形跡之可求、惟邪舍於營、衛氣會而始發、已實指瘧邪之所在矣、又曰 夏傷於暑 秋必痎、瘧又實指瘧疾之病源矣、言夏傷於暑、暑邪舍於營分之中、斯時衛氣無病、故不即發、即發者亦必如傷暑之自汗身熱、而無寒熱相爭競也、惟至秋而涼風外襲於皮毛、皮毛者、衛氣之所流行也、衛氣爲涼風所襲 而流行不暢、斯爲惡寒、此惡寒之時 其衛氣已退縮至營絡、遂引動營分暑邪、乘脈絡之彈力而外越、乃爲發熱、得汗方解者、衛氣有所泄也、至明日或二日三日復發者、營分之伏邪未盡也、以西醫言、即根於瘧菌之消長變化、種種不同是矣、其發作之久暫、即根於瘧菌變化之遲速是矣、至作止有定時者、營絡既爲瘧菌所侵入、則血質不純 而有所瘀滯、可知衛氣日行一週、行經其處、則擁擠不通、而病乃作、凡積滯有定處、而能阻氣血之流行者、其發熱亦有定時、如腹有燥屎、日晡潮熱、熱入血室、入夜發熱之

類、與瘧疾之作止有時、其理一也、若按營衛運行之道、以定其作止之時、則循環不已、似無終始之可紀、然經謂一日夜大會於手太陰、則營衛之行、當從手太陰始、西醫雖不言衛氣、然其論營絡也、謂血管入右房後、復從肺脈管至肺、經肺氣吹出紫血、乃從肺回管回入左房、據此則與內經會於手太陰之說、尚相證而可通者也、但行陽行陰云云、所謂陽所謂陰者、果指何者而言、所謂二十五度、又復如何算法、營衛之行度不明、則果於何處相遇、而始猝作之問題、終難解決矣、或曰瘧疾之源、既云夏傷於暑矣、復以瘧菌何也、曰中醫言氣、西醫言菌、菌即氣也、中醫言氣 故風寒暑濕燥火、外又有嵐瘴之氣、疫癘之氣、蛇蠱之氣、死屍之氣等 種種邪氣、西醫言菌、中有虎列剌、實扶的里亞、肺癆病菌等種種病菌、實指其物、須映於日光中之飛塵屑越、隨風遊行者是、是氣有於物、即能收攝、各物之原質而生腐爛、若方生、即各具其氣之性質而生種種疾病、故西人藏物之罐、必以機械抽出空氣、使之絕少不壞、又西醫於割治時、必器防空氣飛入 謂血腐爛血肉、而有潰爛之虞也、

至後人以瘧屬少陽者、蓋根傷寒少陽篇有往來寒熱之症、及金匱瘧脈自弦上推測而知、實則仲聖並未以瘧屬少陽之文、謂瘧屬少陽者、以其少陽三焦、外合腠理、肌肉之內、瘦肉之外之一層夾膜也、謂腠理之外、屬表屬陽、腠理之內、屬裏屬陰、所謂表裏陰陽者、蓋指營衛而言也、外觀西醫脈絡亦則皮毛以內、無不密佈血絲、斷非腠理如斯脈絡 可知是與內經營衛之說不合、與西醫瘧菌之說亦難證矣、惟內經邪舍於營、衛氣會而始發、實為瘧疾不刊之論、內經言邪、西醫言菌、內經言瘧、邪舍於營分、西醫言瘧菌侵入血中、其互相印證者乎、至夏傷於暑、秋必瘧、是舉其大概而言也、若風寒痰濕食瘧之種種不同、苟與西醫專主瘧菌者言之、則界說較廣、而治法亦較多矣、

瘧疾之來源

王耀堂

內經論瘧曰、夏傷於暑、秋必痎瘧、蓋瘧之成也、必有遠因、瘧之發也、必有近因、經謂夏傷於暑、熱氣盛藏於皮膚之內、腸胃之外、此榮氣之所舍也、可見夏傷暑熱 熱伏榮分、為瘧之遠因也、熱邪伏榮 逼液作汗、故人汗出空疎、腠理開發、則為近因之根、及乎秋日、或因汗出以遇風、或 汗出而沐浴、水氣藏於皮膚、致衛氣并居、而瘧疾作、是秋傷風水、襲於衛分、然瘧之近因、此夏傷於暑、暑熱伏榮之瘧之遠近因也、若夏傷於寒之氣、秋傷於風者、水寒之氣、伏于衛分、由腠理而內薄三焦者與此正為此例、一則伏榮入絡、久則成痰、一則伏衛戀膈、久則凝痰、瘧母痰瘀之來、正由此也、若伏邪內蘊藏府、道遠氣深、不得與衛氣相合、則為間日瘧、邪伏之陰、則為三陰之瘧、三日而作、最為纏綿難治、若日作日晏者、乃邪氣客於風府、循膂而下、日下一節也、下至骶骨、入脊、注於伏膂之好、其氣上行、故日作日早也、此論日作間日作日早日晏之原因、雖不可必盡從、然亦所當曉、大概日作輕、間日作重、三日者重、日早輕、日晏重、依準時刻者重、散亂無時者輕、則為一定不移者也、

瘧症集要

余鴻孫

心瘧 心瘧者、令人煩心甚、欲得清水、反寒多、不甚熱、刺手少陰、按此症先煩後渴、脈浮緊而大、翕翕發熱、宜桂枝黃芩湯、

肝瘧 肝瘧者、令人色蒼蒼然、太息、其狀若死者、刺足厥陰見血、宜四逆湯、或通脈四逆湯、

肺瘧 肺瘧者、令人心寒、寒甚熱、熱間善驚、如有所見者、刺手陰陽明、按此症宜桂枝加薄荷湯、

脾瘧 脾瘧者、令人寒、腹中痛、熱則腸中鳴、鳴已汗出、刺足太陰、按此症宜小建中湯、薄荷甘草湯、橘皮散之類、

腎瘧 腎瘧者、令人洒洒然、腰脊痛、宛轉大便難、目眴眴然、手足寒、刺足太陽少陰、按此症宜桂枝加當歸薄荷湯、

溫瘧 溫瘧者、得之冬中於風、寒氣藏於骨髓之中、至春陽氣大發、邪氣不能自出、因遇大暑、腦髓爍、肌肉消、腠理發泄、或有所用力、邪氣與汗皆出、此病藏於腎、其氣先從內出之於外也、如是者、陰虛而陽盛、陽盛則熱矣、衰則氣復反入、入則陽氣虛、陽虛則寒矣、故先熱而後寒、名曰溫瘧、金匱謂溫瘧者、其脈各平、身無寒但熱、骨節疼煩、時嘔、白虎加桂枝湯主之、此症由蓄受非時之邪、伏藏骨髓之中、至春可溫熱氣發而發、發則先熱後寒、或但熱不寒、春日用小柴胡之屬、夏日用白虎桂枝湯之屬、

癉瘧 癉瘧者、脈素有熱、氣盛於身、厥逆上衝、中氣實而外泄、因有所用力、腠理開、風寒舍於皮膚之內、分肉之間而發、發則陽氣盛而不衰、則病矣、其氣不及於陰、故但熱而不寒、氣內藏於心、而外舍於分肉之間、令人消爍肌肉、故命曰癉瘧、其但熱而不寒者、陰氣先絕、陽氣獨發、則少氣煩冤、手足逆而欲嘔、名曰癉瘧、按此症因感受暑邪、陰微陽盛、但熱不寒、傳若燔炭、裏實不泄、煩渴且嘔、法宜香薷白虎湯加參等、

風瘧 陽氣者、精則養神、柔則養筋、魄汗上盡、形弱而氣爍、發為風瘧、風瘧之發、汗出惡風、按此症多因避暑乘涼、汗出當風、邪閉毛孔、不得泄越、法當解表、用桂枝羌湯、

寒瘧 柴胡桂枝湯、治瘧寒多微有熱、或但寒不熱、服一劑如神、此症必有腰脊及項疼痛、

濕瘧 此症內外著濕衣、或內停水液、日久而伏太陰、發則盡痛、手足沈重、小便不利、嘔逆脹滿、法宜解表除液、用胃苓湯、二陳湯、蜀漆散、若多寒少熱、慘慘不樂者、宜柴胡桂姜湯、

胎瘧 幼孩發瘧之統稱、人生初次發瘧也、此症最纏綿難愈、蓋胎瘧之作、隧道少疎通之機、毛竅非熱由之路、纏綿不已、正氣愈虛、邪氣愈陷、宜益氣透邪、使營衛強盛、則邪自去、

瘴瘧 此症因山嵐瘴氣、濕熱熏蒸、邪鬱中焦、時發鬼悶、甚則叫妄、乍寒乍熱、一身沈重、治宜祛瘴滌痛、用正氣散、

疫瘧 此症內感時行不正之氣、變成寒熱、口渴多汗、多於夏秋之間、沿門闔戶皆患之、須參氣運而為療、宜達原飲、五瘟丹、正氣散之類、

痰瘧 此症因夏月多食瓜果油麵、或乘涼飲冷、鬱結成痰、多見寒熱不已、胸痞嘔吐、甚則昏迷卒倒、治法痰在上吐之、在胸者化之、體壯者用蜀漆常山之類攻而去之、體虛者用四獸散之屬補而逐之、餘如二陳導痰等湯均可用、

血瘧 瘧之兼有血病者、或衄血、或便血、或婦女月經適至、宜於治瘧藥中、加桃紅蓬朮延胡索之屬、

食瘧 此症飲食不節、榮衛失和、中脘生痰、而風氣乘之、故善飢而不能食、食而支滿腹大、善嘔、寒已而熱、

熱已而寒、宜參入枳實青皮草果檳榔山查神麴之類、

鬼瘧 瘧之如有鬼憑附者、因邪入陰分、發於六陰者、宜四物加知母紅花升麻柴胡、或因感冒時行不正之氣、發必譫語、如見鬼狀、可與平胃散中加蒼朮白芷桃仁之屬、

陰瘧 此症由瘧邪陷入陰分、發時多在夜深、宜用血藥与之、如川芎當歸紅花升麻之屬、均可酌用、

勞瘧 瘧之將成虛勞者、因瘧症煎熬日久、元氣衰耗、內熱不清、或由勞役過度、營衛空虛所致、或素有勞症、患瘧致舊疾更深、症見氣虛多汗、飲食少進、宜用十全大補倍加鱉甲、或小建中湯八味丸人參烏梅散等方也、

厥瘧 其症因氣血兩虛、調理失宜、或因寒而厚衣重被、致過傷於暖、發熱不去、或因熱而單衣露體、致過傷於寒、而惡寒不已、遂成厥瘧、因熱者宜升陽散火湯、因寒者宜建中湯及附子關於之類、

牝瘧 瘧多寒者、名曰牝瘧、蜀漆皆主之、或邪伏於腎、則陽氣又行於外、故外寒精聚、津液凝而成痰、用蜀漆雲母祛濕逐痰、發越陽氣、龍骨固斂安正、

久瘧 此病多因元氣虛弱所致、蓋氣虛則寒、血虛則熱、胃虛則惡寒、脾虛則寒、血虛則熱、胃虛則惡寒、脾虛則發熱、若陰火下流、則寒熱交作、宜當分別陰陽治之、

痢後瘧 痢止而瘧作也、此症係太陰經病漸轉入少陽經、為自裏達表之象、當用補中益氣湯加溫補藥、參透邪藥扶正化邪、

間日瘧 瘧之隔一日而作者、其間日而作者、邪氣之舍深、內薄於陰、陽氣獨發、陰邪內著、陰與陽爭不得出、是以間日而作也、常先寒後熱、或寒多熱少、宜桂枝石羔湯、

三陰瘧 瘧之三日一發者、瘧有間二日、或至數日發、或渴或不渴、邪氣與衛氣客于六腑、而有時相失、不能相得、故休數日乃作也、按此症由元氣內虛、衛氣不甯、邪客於募原之間、其氣淺固、卒不得出、故深者間一日發、極深者間二日一發、或數日一發也、治法初起發於夏秋者、二陳加生朮檳榔常山、體虛者用補中益氣合桂枝湯、升其陷於陰分之邪、

足太陰瘧 意不樂、善太息、不嗜食、病至即嘔、嘔已乃衰、然後發熱、熱過汗出乃已、甚者或渴、或不渴而喜火、宜小建中湯、異功散、

足太陽瘧 令人腰痛頭重、寒從背起、先寒後熱、熇熇暍暍然、熱止汗出、難已、宜羌活生地黃湯、用小柴胡加桂枝湯、

足少陰瘧 腰痛脊強、口渴嘔吐甚、小便短赤、欲閉戶牖而處、寒從下起、寒熱俱盛、熱多寒少其病難已、宜先用人參白虎湯、次用鱉甲牛膝湯加減、

足少陽瘧 令人身體解㑊、寒不甚、熱不甚、惡見人、見人心惕惕然、熱多汗出甚、宜小柴胡湯加減、

足厥陰瘧 腰痛少腹滿、小便不利如癃狀、意恐懼、善太息、先寒後熱、甚者色蒼如欲死、或頭痛而渴、宜先用三黃石羔湯以祛暑邪、次用鱉甲牛膝湯加減、

足陽明瘧 令人先寒洒淅、洒淅寒甚、久乃熱、熱去汗出、喜見日月光火氣、乃快然、按此症宜大劑竹葉石羔湯、或桂枝白虎湯治之、

論瘧疾之治療

郭受天

瘧疾一症、吾國內經金匱言、之極詳諸、家方論無、有能出其範圍者、然欲治療瘧疾、不可不先知瘧疾之原因、及其症狀、茲特參考中西學說大要、略述之於下、

▣中醫學說及其治療方法

內經云、痎瘧皆生於風、又言夏傷於暑、秋爲痎瘧、又言汗出遇風、及得之以浴、此皆以風寒暑濕、發明瘧疾之病原者也、又曰、瘧之發也、先起於毫毛欠伸、乃作寒慄鼓頷、腰脊俱病、寒去則內外皆熱、頭痛如破、渴欲飲冷、又言陽勝則熱、陰勝則寒、陰陽相爭、而瘧以作、又言熱多寒少、則爲癉瘧溫瘧、寒多熱少、則爲牡瘧、此以陰陽勝復之說、發明瘧疾之症狀者也、仲師因之、其著金匱要略曰、瘧脈多弦、弦數者多熱、弦遲者多寒、弦小而緊者下之差、弦遲者溫之、弦緊者可發汗、浮大者可吐之、此雖寥寥數語、實深得治療法之大要、蓋仲景以弦之一字、爲瘧病之本脈、以寒熱往來、爲少陽之本症、遂立小柴胡湯一法、再辨其爲寒爲熱、爲表爲裏、而加減出入之、此吾國瘧病之原因、症狀、診斷、治療之大法也、

▣西醫學說及其治療方法

至近世流行之西醫學說、則異於是、其論瘧病之原因、全根據於細菌學、謂有一種胞子之微蟲、名麻拉利惡病菌者、蕃殖於蚊體腸壁、并集合蚊之唾腺、侵入人體血液內、而發生本病、故夏秋間小溪池沼之所、敗荷腐草之地、以及不清潔之水竇處、蚊之發育最盛、故瘧疾之發生、亦恆在此時、其論症候、有潛伏期、惡寒期、灼熱期、發汗期之不同、又有惡性、弛張性稽留性、惡液性之各別、其療法、雖因各種症狀性質而異、但其一般之治療、則以規尼涅爲最普通、所以東西各國、均視規尼涅爲治瘧疾之特效藥、又因其製法之不同、而有硫酸規尼涅、鹽酸規尼涅、三項之區別、然名稱雖有三種之不同、其功效却無甚相差、蓋均由規那樹皮中、製出一種精質爲主品也、（按規那、俗名金雞納、本草從新曾收入之、）規尼涅雖爲治瘧之聖藥、其服用、先後也有一定之程序、不可稍有忽略者反之則有害而無益、因本品須於瘧之未發前、及熱之已退後、方以服之、若正發大熱時、脈數而洪大、皮膚乾燥、舌生厚苔等症狀、萬不可遽服此藥、如誤服之、則嘔吐頭痛、體熱更盛、甚至發狂、極爲危險、此服規尼涅者一定之程序、與他種解熱劑不同之要點也、在外國病院中、每日需用規尼涅、恒達數磅其應用之廣、何以想見矣、

▣常山爲瘧疾之特效藥

吾國近年以來、以規尼涅服用便利、亦頗爲暢消、每歲外溢之利、誠不可勝計、每思在國產藥品中、擇其性質相同者以代之、卒不可得、歐洲戰爭時、外貨來源短少、規那價值奇貴、於無法替代中、偶見肘後方有治瘧法一則、其方用常山一兩酒一升、漬二三日、分作三服、平旦一服、少頃再服、臨發又服、或加甘草煮服之、於是臨診瘧疾時、遂用常山一味、仿西法製成丁幾劑、令患者一日三次分服、（忌酒者以常山和水煮服亦可、）多獲奇效、故數年來、每遇瘧疾毫不感規那之必要、查常山一物、性微寒而味苦辛、本經謂其主治傷寒、寒熱、發溫、瘧鬼毒、胸中痰結、吐逆、甄權謂其治諸瘧、吐痰涎、法項下瘤癭 李士材曰、常山發土 哺生用多用爲然、與甘草同亦必吐、若酒侵炒透、但用錢許、每日奇功、未見其或吐也、世人泥於雷斆老人久病忌服之說、使良藥見疑、沈痾難起、仰何愚也、李氏之言如此、可謂眞得常山治瘧之三味者、若遇惡性重症、則以小柴胡加減爲合方、其效尤佳、良以惡性重症、用規尼涅、亦無如之何、故與少陽經之方合用、宜其有特效也、

瘧母病症及其治法

程門雪

■瘧疾久發不愈便恐有瘧母作祟

■鱉甲煎丸治瘧乃簡便而且靈效

▲鱉甲煎丸方藥

鱉甲　鼠婦　黃芩　柴胡　蜣螂　乾姜　大黃
桂枝　石葦　厚朴　紫葳　半夏　阿膠　芍藥
丹皮　䗪蟲　葶藶　人參　烏扇　瞿麥　蜂窠
赤硝　桃仁　海藻　大戟

（經文）病瘧以月一日發、當十五日愈、設不差、當月盡解、各其不差、當云何、師曰、此結爲癥瘕、名曰『瘧母』、當急治之、宜『鱉甲煎丸』、

（病原）按此論瘧母之治也、其云以月一日發者、乃假定以一日爲標準、非謂瘧病必月一日發也、傷寒外感、以七日爲一候、一候不愈則必二候始解、瘧爲副病、其行也緩、故以二候爲一候、一候不差、則當二候、假定以月初一日發、當十五日愈、若不差必再十五日、至月盡乃解、如再不愈、則其瘧有根、非去其根、瘧必不止、即當問病人少腹兩傍脅下、可有痞塊之類、時有時無者爲瘕、其根猶淺、常有不動者爲癥、其根深固矣、瘧母之成、由於伏邪痰瘀、凝結瘧邪不解、由經入絡、邪痰夾瘀而凝於大氣難到之處、榮衛氣行、相遇則發、故其熱也、必從瘧母所結處熱起、細心診察、自然可得、

（方解）鱉甲煎丸、方中用藥甚雜、挈其綱領言之、則參阿姜柴芩桂爲一類、扶正達邪、調和榮衛、即小柴胡桂枝二湯之法也、葶藶厚朴海藻大戟蜂房赤硝石葦瞿麥爲一類、泄氣化痰、軟堅利水之法也、鱉甲䗪蟲鼠婦蜣螂桃仁丹皮紫葳爲一類、搜邪通絡、破血祛瘀之法也、合扶正達邪、去瘀通絡、化痰泄氣、三法爲一方、則爲鱉甲煎丸、瘧母由久瘧而來、正氣必虛、故治之以扶正達邪、瘧母由痰瘀而結、故治之以化痰破血、方症極合、故成效亦著、其方中多用異類蟲介動物者、取其靈動入血、走竄破結散血、與大黃䗪蟲丸法用意、

（服法）惟以經驗言之、此丸祛癥極佳、扶正氣不足、久瘧正氣虛甚者、從有瘧母、純用鱉甲煎丸、非但不能消結、且有傷正減食之虞、宜以益氣觀榮扶正之品爲湯、送下鱉甲煎丸、或朝湯暮丸、或湯丸間日均可、虛實兼顧、方有力量、且氣血一旺、自能消痞、不獨治虛也、凡瘧虛人有痞積者、均當以此爲法

瘧病淺說

靜珠

瘅瘧

病因　內經言寒邪內藏骨髓者、爲瘅瘧、仲景以邪氣內藏於心者爲瘅瘧、二者微有出入、然內經言其深者、仲景言其淺者、總由陰氣先傷、陽氣獨發、可互相發明、

診斷　熱多寒少、或但熱不寒、骨節疼煩、肌肉消爍、汗出頭痛如破、煩渴而嘔、脈弦數、苔黃或厚膩、

傳變　熱甚傷陰、傳變遺精便血、甚至狂煩躁亂、以至痙厥、

用藥　柴胡白虎煎、青蒿鱉甲湯、及小柴胡加香薷黃連、或加生地、知母、白芍、首烏、丹皮、杏仁、象貝、花粉、梨汁蔗漿、甘寒養津、視其輕重與之、

調理　瘅瘧亦猶乎溫病、陽邪傷陰者多、清涼養陰、鮮斛蘆根等類、煎湯代茶頻飲、

寒瘧

病因 暑月乘涼沐浴、感受寒邪、伏於太陰、不能外出、而與陽爭、故多寒少熱、北人謂瘧為脾寒也、

診斷 多寒少熱、或但寒無熱、腰背與項疼痛、無汗、脈弦遲、傷食則弦而短、多痰則弦而滑、舌上白苔、不能食、脈代散者死、遲緩者愈、

傳變 寒濕久留、脾陽虛弱、納穀不化、或脾胃兩虛、因而肢寒泄瀉、怯冷愈甚、湯火不溫、常日如此、或大腹飽滿、成為瘧臌、

用藥 法宜溫解、用達原飲、及小柴胡湯加桂枝、乾姜、羌活、紫蘇等、 虛久不愈、宜截瘧飲、六君子湯、四獸飲、加砂仁、神曲、穀芽、泄瀉者、附子理中湯、參苓白朮散、

調理 責在太陰、宜護脾陽為主、禁冷食厚味、用藥調理、不外理中湯等方、

間日瘧

病因 夏暑內伏、秋涼外束、邪入於內、陰陽相搏、淺者病在三陽、隨衛氣以為出入、故一日一作、深者病在三陰、邪氣不能與衛氣並出、故間一日二三四日而作、

診斷 寒熱往來、發有定時、頭痛胸悶納少、小溲渾黃、脈弦、隔一日者、謂為間日瘧、隔三日者、謂之三陰瘧、愈久愈重、

傳變 暑溼追注、失於解散、由經入府、則繼痢疾、祇宜治痢、痢止瘧亦止、脏腑氣怯、因勞輒發、寒熱不清、則成勞瘧、

用藥 初邪在表、間日寒熱、脈浮弦、宜柴桂各半湯、轉痢者、宜表裏分消、用柴胡、半夏、黃芩、枳殼、陳皮、紅麯、滑石、茯苓、炙草等味、勞瘧宜、截瘧中加黃耆、鱉甲等品、

調理 發日愈久、邪伏愈深、而正氣亦愈虛、善後調理、非補不能復元、視其陰陽虛實而治之、

瘧母

病因 瘧邪夾瘀血痰溼結塊脅下、伏於肝經、今所謂瘧病一月不差 此為結癥瘕、名曰瘧母、

診斷 寒熱時作、或不作、少食、痞悶有塊、結於左脅 硬痛、此症先由瘧而來、故曰瘧母、

傳變 瘧母纏綿難愈、正氣受傷、失治或治不如法、則成痼疾、遺害終身、或促人壽命、

用藥 治法不可專以癥積、純用攻下、宜疎通血絡、瘧母丸、鱉甲煎丸之類、虛即宜用四獸散、

調理 初宜主疏通絡、繼宜和營調氣、如歸芍苓草黃耆之類、忌麵食厚賦之物、

瘧疾碎語

趙成文

瘧發午前、是陽分受病易愈、發於午後、是陰分受病難愈、

瘧初起宜散邪消導、日久宜養正調中、

寒熱有常期而往來者、瘧也、無休止無常期者、風寒症也、

瘧症諸經有邪、總不離乎少陽與厥陰也、

瘧脈自弦、弦數多熱、弦遲多寒、弦短傷食、弦滑多痰、

邪傳陽分則作日早、為向愈之徵、

邪陷陰分則作日晏、為病重之象、

無汗欲使有汗、散邪為主而兼托、

汗多欲令汗少、養正為主而兼散、

衛虛則先寒、營虛則先熱、

表邪多則寒多、裏邪多則熱多、表裏相半、則寒熱相等、

瘧之寒、湯火不能溫也、及其熱、冰水不能寒也、良工不能止、

必須其自衰、乃治之、無刺熇熇之熱、無刺渾渾之脈、無刺漉漉之汗、藥法飲食亦皆然、瘧之未發也、陰未幷陽、陽未幷陰、因而調之、眞氣乃安、邪氣乃去、瘧者陰陽更勝也、或甚或不甚、故或渴或不渴、

瘧疾應用成方輯要

王一仁

一、柴胡白虎煎　柴胡、石羔、黃芩、麥冬、生草、竹葉、癉瘧病在陽明、熱邪最易傷陰、此方淸熱之中、微寓養陰之意、而更以柴胡升少陽之淸氣、頗爲周匝、

二、青蒿鱉甲湯　青蒿、知母、桑汁、鱉甲、丹皮、花粉、瘧之偏于熱重、舌絳、脈弦細數者、用之有養陰淸熱、宣邪退瘧之功、

三、小柴胡湯　柴胡、半夏、黃芩、人參、甘草、生薑、大棗、瘧發少陽、治有特效、他經用之、究嫌隔膜、甚致變端、正氣不虛、參宜愼用、

四、達原飲　檳榔、草果、常山、厚朴、黃芩、知母、菖蒲、青皮、甘草、柴胡、升麻、瘧邪伏於膜原、必現壯熱脅痞等症、此方專達募原之邪、用藥以消痰理氣爲先、所謂無痰不作瘧、氣利邪自怯也、

五、截瘧飲　黃耆、人參、白朮、茯苓、橘紅、砂仁、草果、五味子、甘草、烏梅、久瘧必虛、而邪氣不退、寒熱往來、神疲納少、脈象虛弦、此方補正化邪、用以截瘧、與專用攻削者不同、惟初起忌服、恐斂邪也、

六、六君子湯　人參、白朮、茯苓、甘草、陳皮、半夏、補氣化痰、備中和之德、治脾弱陽虛、有濕痰者宜之、借治寒瘧善後、極爲平允、

七、四獸飲　六君子湯加烏梅、草果、瘧久正虛、或素稟虛弱而患瘧者、宜此扶正截瘧、力較截瘧飲爲輕、而平妥過之、

八、參苓白朮散　人參、白朮、扁豆、陳皮、山藥、甘草、蓮子、砂仁、苡仁、桔梗、去溼調中、理氣化痰、功用與六君子湯相彷彿、且力和平而不燥、能養胃陰也、

九、柴桂各半湯　柴胡、半夏、黃芩、甘草、桂枝、白芍、生姜、紅棗、內經論瘧、以先傷於寒、故先寒後熱、此方和解之中、隱寓疎散之義　乃太陽少陽同治之方、治間日瘧最佳、

十、瘧母丸　鱉甲、青皮、桃仁、神麯、麥芽、三稜、莪朮、海粉、香附、紅花、合消積逐瘀於中扶正之品而成、法頗完善、瘧母初起、宜用此方、實鱉甲煎丸之初步也、

談金雞納霜

蔣去病

金雞納霜、用金雞納（即規那）樹皮、合礦强水製成、近印度羣島皆植之、其性熱無疑、本草從新收之、則此藥之入中國久矣、西醫本草、誇其補虛、勝於中國人參、夫中國之治瘧、於初發時、每用小柴胡湯、必去人參、恐其補住邪氣也、參不敢用、而謂功勝人參者、可早用乎、西醫治瘧、又謂若無納霜、可以中國山茱萸代之、考山茱萸味酸性温、濇精固氣、列入收斂品內、既能以代納霜、則於瘧之邪氣正熾時、不慮其固濇邪氣乎、且瘧者暑熱內伏、風寒外乘、邪正相爭、出表爲熱、入裏爲寒、斯時也、若

不開解其外邪、而補之濇之、庸有濟乎、余曾用之、大約邪盛正虛者、服之即能截止、若大寒大熱之瘧、恐服之無功、乃化學本草、將納霜並蒼朮同列於解熱清涼品內、夫蒼朮中國本草皆謂其苦温性烈、而化學又稱其解熱清涼、何相反之甚也、大約濕熱相雜之症、濕去熱亦去、自覺清爽非蒼朮之性本清涼也、余謂納霜之性、蓋亦與蒼朮同、

民間用椶櫚繩桃樹梢截瘧見效質疑

章聘

瘧疾一症、考中醫書籍、有風寒暑濕瘴之不同、用藥宜隨症變化、因於風者治其風、因於寒者治其寒、因暑濕瘴者、亦必暑濕瘴而治之、斯瘧可已、參之西說則不然、謂本病原因、由蚊刺傷、傳染血液菌所致、其療法以金雞納霜為主藥、或皮下注射、務在殺滅病原菌、不使在體內發育蕃殖、則瘧可不發、中西醫籍、說雖不一、其論症用藥、各具至理故各有治療之可能、今鄉野民間、每患瘧疾、發至三次後、即於未發之先、取椶櫚繩繫患者腰間、或採取桃樹梢七個、置患者懷中、（諸如此類、不勝枚舉、此就民間最通行者而言、）瘧遂不發、屢試屢效、其理眞有不可意會者、查中西治瘧、並無此種療法、未悉倡自何人、其理何在、雖窮思極想終莫明其奧義、良因醫理無窮、一人知識有限故耳、用特登諸報端、務希讀報諸君、博學同志、共同研究、特我解釋、是所厚望、

常山之研究

張麟善

常山味苦辛、氣寒無毒、得甘草善吐、畏玉札忌葱菜、及菘菜伏砒石、性暴入口即吐、能逐飲能驅痰破癥痞、本經主傷寒熱發、

濕瘴鬼毒、胸中痰結、吐逆、甄權治諸瘧吐痰涎、項瘤癭、皆取苦洩辛散、陰寒祛熱之義、而時方惟用以治瘧最多、古人云、無痰不成瘧、瘧家多有蓄痰、涎黃水、或停溺心下、或結澼脅間、乃生寒熱、法當吐痰逐水者、必得此開痰之劑以治之、況嶺南西粵等方、或多山嵐瘴癘之氣、所感邪氣、充於榮衛皮膚之間、欲去其皮膚毛空中瘴氣、根本非常山不可、以其性能祛逐老痰、積飲、善散山嵐、瘴癘之氣故也、但瘧有不同、有六經瘧、有五藏瘧、有痰濕食積瘧瘴疫鬼邪瘧陰陽虛實、不可一概而論、苟能審此而於當吐者、佐甘草、於當利者佐大黃、當入肝者、佐烏梅、鮫鯉甲、當入心者、佐以小麥竹葉、當入肺者、佐以秫米麻黃、當入腎者、佐以龍骨附子、當入脾者、佐以草菓檳榔、於不當吐者、酒蒸炒熟、佐以七寶散冷服之、而又用於發散表邪、及提出陽分之後、其效立見、不爾則開痰甚速、眞氣必傷、雷公老人久病切忌之戒、甚不可忽、苗名蜀漆、功用略同、尤善消堅、積破瘕癥、

治瘧小言

用倪涵初瘧疾三方第一方極有效驗近來治瘧多用金鷄納霜然必須發三四次後服之如果一發即服必致邪氣閉塞出意外症候孕婦染瘧不可服金鷄納霜服之動胎產後尤忌近有某女校長產後患瘧某西醫投以金鷄納霜血崩即亡考產後血虛不可用熱劑血遇熱則妄行金鷄納霜性熱西醫極不講究以致如此中國醫書治產後類瘧醫方甚多如延中醫治之數劑即愈何致送命（逸名）

民間治療

治久瘧方（一）

張麟善

久瘧不愈、用蛇蛻塞鼻孔中、男左女右、約半時拔去、旋出黃水一滴、即不復發、屢試屢驗、

治久瘧方（二）

黃志仁

鄰某患瘧日久、服藥無効、而日對藥爐、心殊煩惱、因囑彼日以生薑紅棗煮湯食之、取其調和營衛、半月而不復發、此由經方而悟也、

編者按、此法頗良善、生姜紅棗、辛甘發散爲陽、調和營衛之上品、補不滯邪、散不傷症、但初起及久瘧而患瘧母者、不宜服此、服亦無效、其惟久瘧不已、面黃肌瘦、胃呆納少、神疲乏力者、久久服之、自見神奇、

治久瘧方（三）

張麟善

小兒患瘧、纏綿六月、服藥無靈、乃遍求方書、見驗方新編中、有小兒久瘧、煮食甲魚、多則兩次、無不立愈、乃購甲魚一、微入陳酒、不加鹽醬、清熱與食、兒見之甚喜、食去其半、入夜再食、而寒熱竟止、眞保赤良方也、爰錄之以備採擇焉、

編者按、鱉甲爲滋陰津退虛熱之良品、久虛陰傷、服之良得、其見功之奇、自在意中、惟須知傷陰者始可服、其症象舌紅或乾絳、脈弦數口渴欲飲、飲喜冷者、形體瘦削、熱發於夜、五心煩躁等症、設久瘧而陽虛者、又須大忌、其症納小便溏舌白脈緩等、服之反劇、祈注意之、

三陰瘧疾驗方

趙成文

藥品 青皮三錢 陳皮三錢 當歸三錢 知母三錢 烏梅五枚

水煎、露一宿、臨發於前一時、燉溫服之甚効、此類三陰瘧疾、發病多間日且在午時之後也、

三陰瘧疾又一驗方

前人

藥品 乾姜五錢 白朮三錢

煎服多食、不逾三服即之、

按上兩方得之民間傳出、歷試屢効、唯前方性涼、宜熱症舌紅者、後方性熱、宜於脾虛納少脈緩者、不可不辨、凡瘧疾口乾、宜薑湯乘熱飲之、發散邪氣、忌一切冷飲食、再瘧疾熱未退盡、便爾進食、必致痞積、尤忌雞鴨子、蓋邪氣留連、結爲瘧母、無法可截矣、

治瘧簡便効方

陳彝

檳榔、烏梅、草果、甜茶、常山、

右藥各等分、（即每藥 錢、或皆一錢半）以老陳米一杯、白酒一杯爲引 于當期日煎服 帖愈、多則二帖、雖三陰瘧、亦不過三帖、藥雖平淡、功效神奇、已試驗多人矣、

札臍治瘧之妙法

郁也參

▲治間日瘧更有神效

當歸、川芎、防風、甘草、陳皮、蒼朮、杜仲、檳榔、草果、半夏 常山、荆芥、知母各用一錢、眞烏梅五錢、（燒熱打碎）共炒熱、於瘧未發之前、用稀布包裹、捆紮臍上、臍內先以藥末三分塡滿、其發必輕、再炒再捆、無有不效、間日瘧更效、

精氣津液釋

徐宗瑾

人之所常欲者、健康也、人之所常畏者、疾病也、然而常欲者未可保、而常畏者、輒易致、吾人日處於塵俗之世、繁華之境、熙來攘往、無時或息、外有六淫之侵、內有七情之傷、在在有致人疾病之機、非有健康之體力、安得常保其不病、况邇來世風奢靡、人欲漸繁、益以近人元氣薄弱、怠於修養、恆見青年壯士、未幾而白髮弓腰、不半百而衰矣、體力之不足、實由於精氣津液之被無形消奪耳、內經曰、精脫者耳聾、氣脫者目不明、津脫者腠理開、汗大泄、液脫者骨屬屈伸不利、脛酸耳數鳴、可知精氣津液、實爲維繫生命之唯一要素、可不寶哉、按精氣爲神、本于先天所生之精也、見精之合而始成形、故曰兩精相搏、合而成形、常先身生、是謂精、又曰腎生精、精耗而腎氣衰、耳爲腎竅、腎衰故耳聾也、但精之解釋、有廣義狹義之分、如上述者 均屬狹義之精、今試再按廣義言之、經曰、營衛者、精氣也、又曰、熱者邪氣也、汗者精氣也、又曰、五臟六腑之精氣、皆上注於目、又曰、精氣日脫、邪氣乃幷、是不啻以精爲營養身軀之一切精華也、又按人受氣於穀、穀入於胃、以傳於肺、五臟六腑、皆以受氣、故肺氣開發則熏於膚、充於身、澤於毛、若霧露之溫潤、而溉養遍身、故經曰、上焦開發、宣五穀味、熏膚充身澤毛、若霧露之溉、是爲氣、因氣脫而清陽不升、故目不明也、又按汗即津之泄、本經曰、陽加於陰、謂之汗、陰即指津、故陽浮而陰弱者、身壯熱而無汗、津內竭也、故曰、腠理發泄、汗出溱溱、是謂津、又按、液即津之屬、津乃液之清者、水穀之精氣充足、則濡潤骨骼、而屈伸自如、經脈流行、而洩其澤、腦髓皮膚皆受灌溉、故經曰、穀入氣滿、淖澤注於骨、骨屬屈伸洩澤、補益腦髓、皮膚潤澤是爲液、又按腎主液合骨、故液脫而骨屬屈伸不利、色夭腦髓消、脛痠耳數鳴也、精氣津液之義如此、而精脫、氣脫、津脫、液脫、之爲患又若彼、其於人生之健康疾病、長壽夭折、其關係豈不大哉、

中國人死的問題（上）

沈振寰

（一）死問題的研究

死的問題自來也沒人注意這個問題、自來也不去研究這個問題、我們離了家鄉出外求學、每一個暑假寒假歸家、在家居的親戚朋友總要告訴我們某人死了、某某人也死了、我們聽了之後感想總是、好一些的、便是嘆口氣說一聲唉、此人死了很可惜、壞人或無賴漢、便說此人早巳該死、現在死了也好、此外便再無其餘感慨、今天我突然提出這個問題來討論、不是太希奇了嗎、不、不希奇、因爲我們中國現在的死亡率太高了、這個死亡率的增高不是東省邊境的礮聲轟轟的緣故、也不是黃河決口的洪水滔滔的緣故、都是平常經過的先鋒—疾病—而向閻羅殿上去的、其中有好多不應當死的、也都到了陰司裏枉死城中去了、這等不應當死而死的死、便成了問題、便是我要討論的問題、中華民國有四萬萬同胞、三歲的小孩子也知道了、在什麼時候講出來的、是八國聯軍外國人到中國的京部裏去估計出來的、到現在已隔二十五年了、口中還稱的四萬萬 我平時總是想這句話是不確了、二十餘年的生聚、到如今至少要加上二倍、那個是可以想像得出來的、一個四口之家、二十餘年之後變成八口、可以說是退步到萬分的解釋、那不知道竟是出乎意外、據十一年的海關統計的報告、我國人口不過四億四千三百四十三萬八千人那是甚麼道理、難道不生殖嗎、不、決不是的、我國人生小孩子的本領是特別大、難道調查不確嗎、也不是的、海關的統計是可靠的、那末何以人口的增高會如此之難呢、就是可信死亡率高的一個明證啊、再就社會學

者的調查、我國的人口生產率比世界各國的生產率爲低、(其中法國有特別原因除外)、那不是一件是希奇而又特別的奇聞嗎、(這個不是我國人生小孩的本領不如人、是生產後即死嬰孩多的緣故、)再想法調查一下子死亡率、那末更使我驚愕而祇好作舌了、別的地方沒處尋找可靠的死亡統計、我們把上海工部局衛生處的死亡統計看一看、以此惟算全國、便可得一大概、一九二〇年居住租界上之華人共計爲七五九八三九人、其中男子三三三二五七人、女人二〇八四七九人、兒童二一八〇三八人、而其死亡人數共計八六一〇、(也以租界爲限)、其中男子死者四五九五人、女人死者四〇一五人、兒童死者二七〇五人、其死亡率爲每千之一一〇人、我們把他詳細核算到全國人口上去、那末每年中國人要死去四百四十萬人、而那些爲着戰役土匪水旱災瘟疫而死的還不算、啊喲—怎樣了得　生產不足以抵死亡、假如再是一年一年的混下去、怕要自亡其種了、我們還能說不成問題嗎、我們還好睜開了眼睛看大出喪嗎、

(二)死的直接原因

死亡會如此之高是甚麽道理、你們要曉得嗎、那末你們不要看別的、祇要看各處的城隍廟和尙菴、你們不要看別的、祇要看牆壁上的賣藥廣告醫生招牌、你們不要看別、祇要看小便處的奇怪的字條、總括一句、生病尋到閻羅王、自己要死、自己送死的緣故、一個人覺鼻孔有些不痛氣、貪慾有些不大貪、那是已經呈露了病理狀態了、便應當即刻尋醫的、無奈他有特別高明的法子、便在小便處貼了一張「出賣重傷風、一早就成功、」的字樣、等到出賣不了的時候、他自己也就躺在床上哼聲不止了、結果是驅向死路上去了、還有的是高明一層了、他的媽媽和奶奶在平時是念阿彌陀佛的、他們替他去向救苦救難的觀世音求仙方來醫療他的疾病、那末如求到的丹方是「地上紅筋草、藥中夏枯草、各自用三錢、服之病即好、」還算運氣、因爲總還有些藥湯灌到肚裏、不幸而求到的仙方是、「你來果誠敬、無須藥力攻、暗中來救按、方外神有功、」那便大糟其糕了—可保管會回家去皺着眉頭對那病人、等候神力求救、可恨神總是不來、而他返走到神路上去了、十個病人倒要死掉九個半、至于這半個乃是僥天之幸、逢到一個送命老手、幸而治好、那便是不死也脫了層皮了、假使一旦瘟疾盛行、趕快檀香十斤、香燭無算、希望把煙火燻迷瘟神眼目、無奈瘟神不在天上而在他的家中、而在他的身上、不要講燻不掉、便是燒也燒不掉、於是漫涎數省、死人成千成萬、那個時候和尙道士的符咒仙丹、大盛其行、剃頭司務的萬病一針、生意興隆、唉、不說了罷、醫學知識缺乏到如此地步的中國、要沒不病、要病是非死不可的、因此他們有一個很好的哲學思想、賭錢應輸、生病應死、再不然他們便歸到命運、他們決沒想到有不死的方法、有可治的醫學、他們既然歸功於命運、他們既然生病應死的、那末他們家裏死了人應當安之若素、嬉笑自若、不當大哭小喊、叫苦連天、喲！可見他們並沒有到完全不成問題的地位、對於這個死、

闢虛不受補之謬說

李健頤

邪氣在於人體、變幻百出、其害最酷、故宜急以驅邪爲主、邪之所湊、其正必虛、又當補正、正氣强、則身體內之抗毒素强壯、可以抵抗病菌、自然無他變之患、此即治病之大綱也、如邪氣未離、早投補藥、補藥有堅固腠理、使邪不出之弊、夫邪氣受補藥固結、勢必內陷傳裏、邪陷於裏、遂蒸成熱、其禍之甚、不可盡述、故病者、若有伏邪、即不宜服補藥、世人以邪不受補、誤認爲虛不受補、是以虛弱之人、坐視而不敢服補、日虛一日、甚至肌肉瘦弱、臟腑羸敗、遂發全身貧血之症而死、蓋人之病至於虛

極、急宜投補、雖有伏邪、亦當補正、而兼驅邪、不然、正氣不復、邪氣泛濫、爲禍之烈、已不堪言、然則虛者之服補藥、更爲綦要、云何虛不受補耶、其所以不宜補者、是在邪氣尙强、外熱猖獗之際、夫邪熱當盛、若服補藥、是助邪爲虐、抱薪救火、其害與虛不受補者等耳、爲醫者、須審症用藥、應補應破、在乎診斷時主决而已矣、切勿迷信虛不受補之謬說、而坐視其害者可也、

齒病論治

嚴蒼山

齒統屬足少陰腎經、男子八歲、腎氣實、髮長齒更、三八眞牙生、五八齒槁、八八則齒髮去、女子以七爲數、蓋腎主骨、齒乃骨之餘、髓之所養、故隨天癸之盛衰也、齒分上下齦、上齦乃足陽明胃脈之所貫、喜熱飮而惡寒、下齦乃手陽明大脈腸之所過、惡熱飮而喜寒、腎實則齒堅牢、虛則齒浮動、熱則齒袒動、寒則齒木痛、故齒病不一、有虛痛、有火痛、有虫痛、有風痛、有寒痛、有濕熱、有風熱、有骨槽風、有牙疳瘡等、要之不外乎足少陰經與手足陽明經之病而已、治法亦於是乎得焉、

虛牙痛　腎經陰虛而痛者、六味丸加骨碎補、腎經虛而痛者、八味丸加細辛、

火牙痛　胃火牙痛、赤腫出血者則爲血分、宜用清胃散、若僅腫痛、牙齦不出血者、則爲氣分、宜於清胃散中加荆芥、防風、細辛、以散其熱、若腸胃積熱、腫痛爛腐、宜用涼膈散、加升麻、石膏、以下其熱可也、凡火牙痛得冷則減、

虫牙痛　用不蛀皂角一筴、去皮子、於皂子處安巴豆一粒、鹽泥封固、燒灰研細末、用烟耳抄少許、塡入蛀孔內、白芷細辛煎湯、漱出虫自愈、或用食鹽滷漱二三次、以攝其虛陽、其痛即止、但可暫用、以其能損齒也、

風牙痛　不甚腫痛、不怕冷熱、爲風牙痛、宜用溫風散、

寒牙痛　不腫痛、喜飮熱湯、爲寒牙痛、宜溫風散加羌活麻黃以附子溫而散之、藥須服一半、漱一半、連涎吐之自好也、

溫熱牙痛　若善飮者、齒痛腮頰㷱腫、此胃經濕熱、清胃散加葛根、

風熱牙痛　牙痛而腫、牽痛頭腦、宜用羌獨活防風川芎細辛薄荷生地之類、清而散之、

骨槽風　生於耳前腮頰、痛引筋骨、寒熱如瘧、牙關緊閉、不能進食、不待腐潰而齒便脫落、此風毒竄入骨槽所致、初則堅硬難消、急艾灸其外針刺齒齦、以泄其毒、用冰片硼砂玄明粉爲散吹搽、內服降火化痰消腫之劑、久則瘡口難合、非參蓍歸芎補托、兼肉桂冬味之類、不能破結斂肌、其治法詳於外科各書、茲不類並及之、

牙疳瘡　牙齦腫腐作痛、口嗅流血、此亦胃經濕熱所致、多患於小兒、以小兒喜食糖果、或痘疹癖疾之後而成、宜內服清胃解毒之藥、外用人中白靑黛玄明粉爲散摻之、

小兒瘕瀉中西治法

李健頤

●瘕瀉由於消化不良

●瘕瀉漸積卽成慢驚

小兒腸胃柔弱、食物碍難消化、稍有不愼、即成脹瀉、故脹瀉一症、是小兒所不免之病、爲養毋者、不可不謹愼飮食、細心喂養也、余觀世之育兒者、惟恐小兒飢餒、任意與之食物、消化不良、遂爲積聚、甚至轉成脹瀉、日久月深、即變慢驚、是慢驚之症、由於脹瀉漸積以成也、治當以溫補脾胃爲主、時醫不知慢驚之原因、每誤以急驚之藥、以治慢驚、甚且以一藥謂能治急慢驚風

、誤人頗多、獨不知慢驚屬虛、急驚屬實、虛實之症、判如天淵、用藥豈不分別施治哉、鄙人見世之治小兒腹瀉、不知治法、且小兒無知、每多不肯服藥、坐視待斃者、比比皆是、俯思之間、莫不痛心、乃專心考驗、始明此症治法、有虛實之分、用藥宜中西合配、應中應西、審證用藥、無不蓋功、其實瀉者、中法用猪苓湯、去阿膠加白蔻花、川樸花、萊菔子、山查之屬、西法先服蓖麻油、(Oeum Riclni)八錢、分二次服可除積毒 繼用單寧酸、(Acium Tannicum)一厘、沙那(Salol)一厘、分三次服、如腹痛甚者、加鹽酸莫兒比涅(Morphnae Hydrochlorium)半毫、其虛瀉者、中法用理中湯、桂枝人參湯之屬、西法用單甯酸一厘、次蒼沿(BismuthiSudniras)一厘、分三次服、或用天竺酒(Opium)半厘、調滾水分三次服、然此法經試驗頗多、未審合否、望海內之中西醫、賜教是盼、

口病治法

嚴蒼山

口鹹 腎液不攝而上乘也、六味地黃湯、加五味子、煅牡蠣、烏賊骨主之、

口苦 經云、有病口苦、名曰膽癉、夫膽者中正之府、五臟取決於胆、咽爲之使、此人數謀慮不決、故胆虛氣上溢、而口爲之苦也、龍胆瀉肝湯、或小柴胡加麥冬、棗仁、不應加川連、胆草、若係病中口苦、祇治痛而口苦自愈、與平人口苦不同也、

口辛 肺氣上溢也、生脈散加桑皮、地骨皮、黃芩、

口甘 經云、有病口干者、此五臟之溢也、名曰脾癉、治之以蘭、除陳氣也、宜竹葉石膏湯、加知母、佩蘭葉、中消病口甘者治同、

平人口甘欲飲、舌苔黃膩者、此濕熱內蘊、土氣勝也、宜佩蘭葉、陳皮、藿香、茵蔯、茯苓、六一散、銀花、苡米、蘆根、蔻仁等以化之、

老人虛人、脾胃虛熱、不能收斂津液而口甘者、當滋補脾氣、補中益氣湯去升麻、柴胡、加佩蘭葉、煨葛根、

口淡 屬濕者苔白、宜服平胃散、病後胃虛口淡者、六君子加黃蓍當歸、

口澀 肝邪逆於肺、氣虛火旺也、宜黃芩、葛根、防風、薄荷、括蔞、茯苓等主之、

口臭 年長水弱、奉養太過、高粱厚味、及多服補陽藥、口靡臭不可近、甘露飲加犀角茵蔯、及濃煎、香薷汁含之、徐徐嚥下、

口中如膠而臭者、知母、地骨皮、桑皮、山梔、麥冬、甘草、食鹽、煎湯嚥下良、

壯盛之人、及常苦便結者、涼膈散最宜、倘痰壅氣濁而臭者、宜鹽湯探吐之、

口瘡 心火上炎、口舌糜爛者、導赤散主之、甚者涼膈散亦主之、如不效、宜瀉南補北法 用六味湯加川連、

又方口舌生瘡吳茱萸研末 好醋調敷兩足心、用布紮好、過夜嘗瘥、因性能引熱下行也、或用五倍子末滲破爛處、吐出涎水亦效、

霍亂治驗談

李健頤

際此天氣炎熱、秋金乾燥 地質之毒氣上升、天上之熱氣下降、地中之毒、遂發生一種虎拉菌、飛揚四佈、每由人之食物、而入於腸胃、復因腸胃中之鹽酸素缺少 毒菌盤踞作祟、揮霍撩亂、即成霍亂、甚至轉筋痧迷而死、近日福州此症發生甚劇、死者頗多、雖經中西醫治、十僅愈一二而已 茲有平潭大富村陳姓者三

人、同至福州作商、遂中斯毒、潛伏體內、九月十日回家、初無異狀、至八點時、三人同病、後午一者忽然昏痧轉筋而沒、其餘二人、正在千鈞一髮之危、幸余在該鄉里治病、病家聞知、急來延請、即用吳萸一錢黃芩黃連各二錢　乾姜一錢、蘆根四錢、澤瀉三錢、滑石一兩、川樸花木瓜各二錢、蠶沙五錢、天冬三錢、佩蘭葉錢半　竹茹三錢、紫雪丹一錢、(勻吞)同黃土水鹽水各半合煎　頻頻灌服外用鹽炒熱布包渾身擦之、其兩脚轉筋者、用手揩之、使其柔軟、口渴者、用鹽湯代飲、至夜半、吐瀉遂止、其轉筋抽搐者、亦漸少、至次日一者已獲全愈、一者轉爲大熱口渴、改用竹葉石膏湯　加女貞子旱蓮草金釵天冬蘆根雪梨汁等、服二劑、熱久不減　再與增液白虎而收功　嗣按平潭街有某妓女、由海口染病回家余亦用前法而愈、然此法連試三人、皆奏奇功、特選一篇、請海內有患　證者、再試之、

中國人死的問題(下)

沈振寰

(三)死的遠因

死是有病做先鋒的、死的怎樣多、便是病的怎樣多啊、但是何以故會有許多病人發生的呢、我們不得不考究到此層、並不難、很容易、我們只要去看人家的廚房、看內地街頭巷尾的糞缸、看內地陰溝、不講清潔至於極頂　那許多病的發源機關永遠存在、病是永遠特別發達、而同上增加、那是社會不衛生而造成的、至於個人的不衛生、說不盡、起居飲食無定時、工作休息無限制、早晨起身後漱口不曉得是什麼一回事、簡直對着洗臉水也要搖搖頭、兩三個月身體沒有洗澡、還沒有想起要洗浴、這是個人的不衛生而造成病的、再有個人與社會互相爲病的、便是社會上沒有正當高尚的遊憩機關、於是人們公餘事罷之暇、沒得法想、只好張開大口抽鴉片、放大肚子灌燒酒、不論日夜打麻雀、放縱肉慾逛窰子、唉、一個人的生活違背生理作用、一至於此、而欲求其不病者、亦難矣、女子的諱病和性教育之缺乏、更爲不得了的事、如若有了違背生理現象的變態、在她們的避諱處(陰戶及乳房)、那沒直到死了才可以曉得、或者簡直至死也不知道、可憐呵　以這樣的父母而欲其生產能力增高、不亦難到如上青天麼、以這樣的父母所生的小孩、而想他的生命要活到壽終正寢、眞是青天白日做長夢了、我們現在輾轉病榻的時候、還不請教醫學、平時連夢也沒有做到　然而又有希奇的事情可述　山東人的江湖、拿着一根鐵錘在胸口上拚命的乒乓捶打、打出一個高腫的形態、拿張虎骨膏或狗皮膏望上一貼　停了幾分鐘、把膏藥去掉、那高腫盡也去消了、再是把小刀在大腿上、白刀子進紅刀子出、看好了鮮血直流、一貼膏藥便見功效不流了、於是他們立着看呆了　這個膏藥一定是眞傢伙　由不得也挖出腰包購買兩張　那兩張膏藥買了之後、他們便不論何處身上發了腫瘍、總是用他去顯本領、再是那些小熱昏賣梨膏糖　唱得好聽、也買兩塊甜甜嘴　這個是他們的衛生之至者了　啊啊、一個社會上醫學智識缺乏到如此地位、一個社會上不講衛生到如此田地　而欲求其不死亡做得到嗎、可是要曉得他們不是歡迎死的、不管他們去求仙方也好　請骨董醫生也好、找剃頭司務也好　甚麼道人也好　追根揭底　他們總是要治好疾病、可憐的是受了知識的毒、是不認識醫生、祇認識閻羅皇、我們明白了這一點、我們便可以解決這個問題了、

(四)減少死的方法

我們應當怎樣、我們應當教他們平時身體好好的不要自己想法造病、既然病了、教他們也請醫生醫治、不要去請閻羅送命　換句話說、就是教他們未病的怎樣可以不病　已病的怎樣可以不死、(當然老頭子和老太婆除外、)我們有甚麼方法呢、第一樣是普及衛生教育、第二樣是宣傳醫學智識、現在列述於下以供大家討

論、

（一）各地設立衞生局、專司清潔和預防傳染病、如街頭巷尾的糞缸、總汚聚集的陰溝、以及一切不潔物之去除、傳染病起源時、則呼起民衆速行預防醫治等等、現在一時難於實現、則內地的警察所、本來兼理此事、有智識的市民、急起督責警察所的曠職、使他們起來行最小範圍的淸潔運動、

（二）發行極淺近的醫學雜誌、用簡單的文字說明人體的解剖、生理和病理等等的重要事項使他們由智識增高的方面而解除一切迷信觀念、使他們猛然驚悟從前走了死亡大路、此後知道平時衞生的重要、

（三）具有醫學智識的人、最適宜的是醫學校裏的學生、組織衞生演講團、在每個假期之中、聯合同志向各路出發演講、隨帶各種畫圖、詳行指示、備了顯微鏡、取汚穢物中的細菌叫他們當塲實驗，使他們知道疾病的原因、當時聽衆中有懷梅毒或疥瘡的、即刻取其濃汁而檢查其細菌給民衆看、尤爲功用奇妙、

（四）學校教育的生理衞生、解剖等功課之注重教師、也要醫生擔任才好、現在的各學校中都是一些看看書籍懂得解釋的教師是不中用的、他那裏懂得這等精微的科學呢、因此教者感着毫無興趣、而學者坐在課堂裏打呵欠、關於生命的重大功課設了等於不設、實在是一件很可惜的事、假如是精通醫學的人教起來、那末兩受其益、而社會上也添了好多醫學知識的健全分子、間接也是添了健全的國民、

以上幾種都是減少死的方法的簡括言、全是教育問題、至于說優種學、婚姻限止、隔離傳染病患也、和各種法律的取締病人等等、在我國實在是談不到、即使談也不中用、祇好暫時不提、祇要照上面的四種能有方法做到、我便已經可以對着青天白日旗莊嚴的鞠躬、萬呼的對他們說道、老國民的病夫雅號已取消了、你也張開睛來定定神到底望那裏開步走罷、

（五）附言

我所說的死亡率每千之一一〇、乃是根據於平時的患贖疾病而死的、不是概括社會上的一般現象而死的、死亡率我國的總死亡率是、每千分之三〇•〇乃至四〇•〇、就是每千人中平均每年要死去四十人乃至五十人、這個是更大的一個社會問題、死亡的原由、——即是天災、如水旱、地震、山崩、海嘯、和一種荒年等、一種爲人禍、如戰爭、生計缺乏、意外的自殺、或被殺等、這個更不容易解決　也非本篇之主旨、然而死亡問題不管他是局部的也好、普遍的也好、在我國中國社會上總成了問題、留心時事的人、快請大家注意、

痔瘡治療

尙謙

痔瘡一症、患者甚多、其種類亦甚夥、患之者幾如附骨之疽、連年累月、終成怯弱之症、僕舊有此病當年壯時肛門突起小瓣、遇發時稍覺肛門坐足不適、亦不大累事、初不所爲意、近則氣血漸衰、彼亦漸次逞威、按紅瘡有流濃血者、有翻肛門如碟碗大者、僕之所患、則純爲血痔、發則肛門腫如胡桃、累累不一、惟其流血而無膿、其病形似較膿血幷流者少輕、而其疼起坐不便則一也、醫者治此、多用刀割、然以余聞割之而愈者固多、害事者亦復不少、揆其原理、當氣血壯盛、身無他病、則割之多愈、若氣血既衰、更身有宿病、如風濕久積筋絡者、如妄用刀割、鮮有不僨事者、此在愼疾者不可不知也、吾曾趙簡齋所遺兩方亦甚佳、然治氣血壯盛之人易效、余曾服過牛劑、因皂刺太動肝、故不敢盡劑而止、近約兩方、最簡便而功效甚大、亟錄出以供研究、凡有是病者、不妨取以試之、

甲用純白毛公鷄、開水煮透、不加鹽料、使患者頓食之自愈、按

此方治氣虛人當尤對症、

乙用槐樹上磨菇、（色黃、同木耳、綱目有木耳、而無磨菇）、同土蜂窠、仝煎當茶服、服久自愈、

又薰洗痔方

連翹 二錢　刺蝟皮二錢　桔梗 二錢
片松 三錢　川椒 二錢　山葱 三錢
生甘草二錢　地丁 一錢　防風 三錢
馬前子三個　皮硝 二錢　青鹽 二錢
蛤蟆草三錢　透骨草二錢

是方屢試屢驗、患者是輕則薰洗三四次、重則是十餘次、無不收效、

洋瀉葉之功用

李健頤

□大黃蕩有形積聚
□瀉葉逐體中水分
□瀉葉多用
□往往虛脫而死

中國醫學大辭典云、「洋瀉葉係大黃苗、有淸腸熱、瀉大便之能也、」

余觀其葉之性質、與大黃不同、大黃功力宏著、多用能除腸中積聚、胃內瘀垢、以及陽明胃家實之症、少用有補胃之功、仲景用大黃、謂承氣、即此之意也、化學實驗新本草一書、於大黃有微補之功、已詳論矣、鄙人研究瀉葉之性質、及其功用、約有年餘、先由試用以後得於實驗者、蓋瀉葉性質輕淸、氣味淡薄、只能滑疎發瀉、追逐體中之水分、由大便以出、如有形食物積聚者、彼則不能爲力也、且瀉葉逐水之宏大、如身體有缺乏水分者、最忌、因恐水分涸盡、即有生命之危、用者故宜愼之、平潭醫生嘗用瀉葉、每用數兩之多、以致虛脫者、比比皆是、余親目所覩、前車之鑑、特錄于茲以告於世、

治驗錄

余冷波

「隨其所得而攻之一語、爲醫家之成語、其言雖淺而其旨實深、誠能神而明之、亦治病之一助也、其意即爲凡百病症、以常法治之而不愈、則當研究其得病之由、乃隨其所得而治之、則治無不愈矣、攻即治也、非專指下也、茲集合根據此法而治病之醫案兩則、錄之於下、以供讀者參考、」

（一）宋徽宗因夏令飲冰過多、丁秋病胃、太醫投以理中湯不愈、異焉、上因請當時名醫楊易老治之、楊仍以原方、不加一藥而令以冰水代湯煎服、一劑即愈、其後揚詒人白、上因夏令飲冰過多、胃中寒濁特重、太醫投以理中、自覺格格不入矣、吾故以冰水爲引、此非太醫之不善治病、特不明此理耳、

（二）遜淸時有一富戶、患怔冲、心常懸懸、名醫治之不愈、後請張聿青先生診症、先生索前方觀之、皆安神之品、因思此症惟有服此等藥、然而不愈者、想必別有所因、因問其症從何而起、據謂者在江中乘舟、遇颶風舟覆、受驚而得病又問其其是否落水、曰然、且曾吃水數口、幸爲人救起、不致從屈大夫遊也、先生曰、得之矣、是病落水時吃水成飲所致、諸醫但治其怔冲、而不知內有水飲、宜其不愈矣、遂書十棗湯與之、囑其服後必瀉、時時以紙承之、視其四週、必有白沫、即攻下之水飲也、不然再服、以水飲攻下爲度、既而果然、數年痼病、一旦痊愈、某氏不勝雀躍焉、

（按）十棗湯即大戟、芫花、甘遂、大棗、四藥、爲金匱攻痰飲之峻劑、近世多不敢用、然有病病當之、故某富戶雖體虛怔冲、而聿青敢重用也、否則如諸醫之一味安神、養癰遺患

、病無愈時矣、
除此以外、民間曾傳一法、凡飲食過多、或滯者、即以其所食之物燒灰吞服、蓋亦本隨其所得而攻之一語而取法也、

疑案三則

許勤勛

方橋劉伯莊君、予之莫逆友也、劉又與謝君相友善、謝之令壼、患病月餘、偃臥床榻、別無所苦、目爲奇症、乃偕予診之、病之誘因、爲驚怖之餘、復感時邪、某醫作陰虛夾濕治之、雖見減瘥、而神倦言懶、杳不思穀、舌無苔而勻潤、身有熱而輕微、頭部汗淋、劑頸而還、似挾表邪、無寒熱情狀、表散徒耗氣液、欬聲清高、痰白而稀、確類蓄飲、第真元虧虛、溫化恐刼營陰、脈左細小近駛、右微似欲絕、尺脈全無、胃氣頓困、正合內經不治之候、措手棘難之時、繼思友誼肯棨、固却爲難、提毫踟躕、煞費輪迴、除和中醒胃一途、別無對症療法、聊處一方、藉以塞責、奈病家復懇予治、予愧不能質盧扁於仕古、而洞見其癥結也、後延城中徐勁松君會診、(徐爲同學九仍叔、諸暨人、曾在姚懸壺)商用湖廣子雲茯神、醒頭草、白扁豆、生苡仁、生穀芽、淮山藥、車前子之屬、據云自服該方、大有轉機之兆、乃草木無靈、人工難挽造化、數日之後、奄奄一息、盍然長逝、可嘅也夫、

邵左、操鏝爲業、戊辰八月、因家道顛沛、憤鬱之餘、遂患腹疾、乃恃力賈勇、工作弗輟、本年春、診脈弦硬、予用柔肝和營未效、乃雇棹就診於吳某、用川楝子、延胡索、蔻仁、木香、青皮、枳殼、伐肝破氣、予固知其矛盾也、又更一醫、用阿魏消痞丸、服後便瀉數行、雜藥亂投、胃口傷殘、猙獰爬挖　慘不忍覩、彼遂謂中醫之無能、擬延請西醫診之、西醫用止痛劑、診治旬餘、仍復爾爾、逼不得已、吞煙膏聊止其痛、冀希苟延而已、一日、又思予治、予悟治肝妙諦、無有過於內經者、內經云、肝苦急、急食甘以緩之、肝欲辛、急食辛以散之、於是用建中湯去飴、加茯神、遠志、蒺藜、香附、竹茹、陳皮、代代花之屬、一劑而胃納開、再劑而腹痛除、誰料一波未平、一波又起、肝鬱之極、復投前藥、仍歸無效、彼時形瘦立骨、語音輕微、偶聞聲響、惕惕不安、用紫石英炒棗仁、丹參、霞天曲、香附、當歸、杞子、桑寄生等、初服甚投、繼復如故、徒呼負負、爲備後事、嗣因大便不通、服燕醫生補丸、攻下積糞、臭穢異常、而捻衣撮空、此元渙散之候、用獨參湯支持數日而卒、查是症經過、可疑之點則多、癥屬血而堅積、瘕屬氣而散聚、今痛作則有形如鏁、痛止甚杳無踪跡、其爲瘕非癥、固無疑義、將謂肝癌耶、則前藥例不相投、然前藥投矣、而無效果者何、毋乃被煙膏所牽累乎、又一疑問、甚矣、醫道之難言也、

病有寒熱虛實、治有溫涼補瀉、古人言之屢矣、然立言易、而實踐難、姚西有某甲者、生活艱苦、無力延醫、予憐其窘、乃往診之、病之現狀、面目微黃、頭部汗淋、劑頸而還、肢冷脈伏、渴欲飲冷、反覆顛倒、確似煩躁、此水濕襲於太陽之表、陰寒乘於厥陰之裏、寒濕侵淫、陽氣頹唐、發表溫中、是爲要圖、彼時親鄰麕集、謂時當火令暑熱沸騰、辛溫之藥、恐不中用、殊不知病有真假、治有反正、此症唇舌淡白、合之小溲清長、的係虛寒之候、果有實熱、唇舌必焦而燥、小溲或短或赤、有諸內而形諸外、事理之趨勢必然也、爲用豆豉、黑梔、省頭草、半夏、茯苓、川朴、藿梗、吳萸、炮姜、炒銀花之屬、服後周身微汗、吐痰碗許、煩躁渴飲、諸證悉除、惟睡中兜起、自能行走、恐非佳兆、即於前方去豆豉、黑梔、吳萸、炮姜、銀花、加貝母、蘇子、茅朮、縮砂、茵陳、車前子等、雖踰險嶺、未涉坦途、暴食除中、脫在頃刻、後偵得某甲病中、謂曾經遺滑、予悔不用桂枝龍牡、而羼入車前茵陳、功虧一簣、良深惋惜、爰特誌之、以爲一般濫等者戒、

與吳君討論治疫方

胡詠霓

前清雍正癸丑、吳中大疫、邑令懇請葉天士先生擬丸方二、一甘露消毒丹、治邪在氣分、舌苔淡白或厚膩乾黃、二神犀丹、治邪在營分、神情昏躁、目赤舌黑、當時救活無算、厥功偉矣、考吳閶葉公天士、身閱三朝、躬歷九域、生平著作、有臨證指南、醫案存眞、葉氏女科、景岳發揮諸書、殊少廬山眞面目、惟此二方、確係先生手定、認定氣分營分、開後學兩大法門、可法可階、譬如日月經天、雲霞煥其采、江河行地、溝澮亦從其流、淵源追溯、仰企彌殷頃閱本報第三十六期吳君夢徵霍亂證治概論、其治法用神犀丹、蒙竊似有過當者矣、以爲芳香逐穢、而方中只有菖蒲一味、其餘犀地金汁等大劑清營、設霍亂初起、率爾用之、未免引邪入營、蒙意不如易甘露消毒丹爲妙、方中藿薄蔻菖芳香宣氣、芩喬茵滑等洩熱化溼、王孟英先生云、凡霍亂都屬溼鬱化熱、挾穢濁之邪、擾攘於中州、夫彤彤徂暑、溼自何來、茲勝今人蘊溼者多、兼之飲食不節、將息失宜 所以一觸即發也、前翟張聿青云、熱霍亂必有溼邪外遏、寒霍亂本屬陰寒閉塞陽氣、大抵初起之時、不論寒熱、概用芳開、爲行軍散、紅靈丹、蘇合丸、玉樞丹等、皆可選用、使火熱之氣、透於溼外、陰凝之氣、宣暢運行、然後審證用藥、果屬熱象、輕則地漿調六一散、重者白虎湯竹葉石羔湯、果屬寒象、理中四逆、因症而施、可謂要言不煩矣、邇來鄉間、亦有是症、致命不至數小時、謂之子午痧、或其然歟、

癒牙痛奇法

陸陽鈞

備大酒漏斗一個、斗嘴套以竹管（若用箋爲斗身以雙皮紙糊之竹管爲斗嘴更佳）飯碗一隻、（碗須比漏斗低小）碗內盛水及半、水上覆以壹小酒鐘、鐘底須露水面五六分、另用銀元大之瓦四片、放炭火上、燒至極紅、（非極紅不可）以鉗鉗出、置鐘底上、速以生韭菜子四五十粒、撒瓦上、再速以豆油或菜油十餘滴、滴韭子上、瓦與韭子得油即燃、令煙上升、速以漏斗覆碗上、患者急以口含漏斗嘴上、漏斗嘴端置近患部、待煙燼時揭視之、水碗內浮有小蟲甚多其色白、嘴黑、身粗如針、長及半米、如是連烝四瓦、其痛立瘳、永不復發、眞奇法也、願患者試之、始悉愚言之不誣也、

新舊

（致銘）

自從西醫余巖將中西醫學分爲新舊之後、中醫界莫不引爲大辱、章次公上次在本報上、曾經提議、將西醫名爲舊醫、照我看來、也可不必、西醫當中醫似舊醫、那正顯我們中醫的好處呢、洋臘燭是人人都曉得的、但是買的人都要老牌、而不要新牌的、這是什麼原故呢、因爲老牌是靠得住、新牌是靠不住的、這眞是中西醫的一個極妙比較、

民間治療

催產奇方

李健頤

用西洋參三錢、黃耆四兩、當歸一兩、牛膝八錢、淸水煎服、服後一句鐘、即順產而下、靈驗無比、

婦人血虛不受胎驗方

李健頤

內人素體血虛、不能受胎、嗣後研究一方、試驗最靈、即用黃耆四兩、(蜜炙)當歸龍眼肉二兩、大棗四兩、同好酒四碎、浸一星期、每次、用一杯、燉熱空心温服、服一個月外、即得胎、誠非虛語也、

尿血奇驗方

李健頤

尿血之症、是因輸尿管破傷、兼以熱氣所迫、以成此症者、急用生赤芍川芎歸尾牛膝白茅根車前草茜草各味煎湯冲水糖服、即效、前年有林姓者、患尿血症、諸藥罔效、余投以此方、而愈、

疳疾驗方集

▲集聖丸

人參　蟾蜍　川連　歸身

川芎　陳皮　五靈脂　蓬莪朮

夜明砂　使君子　蘆薈　砂仁

右藥共研細末以公豬胆一個和藥爲丸如龍眼大每服一丸

按此方不寒不熱亦補亦瀉最爲妥善

▲安蟲散

胡粉　檳榔　川楝皮　鶴虱各三錢

白米粉錢半置鐵器內　火熬砧杵共爲細末每服三分重則錢半米飲湯下

按此爲殺蟲消積之方

▲一味金鷄散

用鷄內金不經水洗者不拘多少烘乾爲末不論食何物皆加之

按此爲消積之方

▲又方

胡黃連　川黃連各一兩童便浸春秋五日夏三日冬七日浸透煮熱食之

按此爲瀉熱之方

▲竈馬散

竈上蟑螂酒浸新瓦焙乾研細開水吞服

按百草鏡云兒疳初起用蟑螂去頭足翅新瓦焙乾常與食之百個病愈觀此可知本方早爲先民經驗而箸之於篇矣

▲又方

全蝎三錢烘乾爲末每用精牛肉四兩作肉團加蝎末少許蒸熟令兒逐日食之以蝎末服完爲度

按全蝎疏脾之鬱牛肉益土之虛一通一補相得益彰

▲治疳奇方

羊尿脬六七隻吹脹陰乾頂上汾酒一瓶將酒灌入尿脬用綫紮緊掛小兒心口胃脘之間症重者不過數時其酒自然消滅必須秤準方知減否加減再易一個入酒掛上易至數個不消滅即愈無汾酒好燒酒亦可

脾胃內傷論

許勤勛

著脾胃之論、莫過於東垣、所以東垣學說、實爲內傷家之開山、而今之論內傷者、僅僅以陰虛一端了之、何其所見之小耶、但脾胃內傷、亦可分之爲二、有脾胃之陽虛、有脾胃之陰虛、惜乎東垣祗有脾胃陽虛之說、而未出脾胃陰虛之治、以致後人輒詆毀之、殊不知五藏驗用、各有陰陽、不可偏廢、彼庸俗者流、謂東垣、補中益氣諸方、類於溫升、忌不敢用、獨不思仲景小建中湯之治中虛損怯、且用桂姜飴糖之辛甘、以視微些之芪姜參草、能助陽化火乎、此必無之事也、且陰無驟生之理、必得陽氣以溫煦之融解之、庶陰凝之物質、入胃以後、經脾陽之運化、經謂水經四佈、五經並行、非指脾陽之功用而何、又曰陽氣者精則養神、柔則養筋、設無脾陽、則人之一身、有秋冬而無春夏、有肅降而無生發矣、可乎哉、我故曰東垣之脾胃論、其有功於斯道、有斷然者、或以爲陰虛成病者、十有八九、陽虛成病者、百無一二、又引丹溪日月之盈虧、陽常有餘陰常不足之說、此乃一偏立見、未可爲例、蓋陽有生陰之功、陰亦有長陽之理、陽爲乾而陰爲坤、陰陽之功用平均也、且世醫謂芪朮參草之助陽、予謂芪朮參草能生水、何則水即是氣、氣即是水、彼用冬地阿膠、補水中之水也、芪朮參草、補氣中之水也、此等奧義非闡明陰陽造化之理者、不能洞澈其微、況現今社會、勞動者多而享用者少、故虛損一症、亦自脾胃內傷者居多、飲食少思、脾胃之陽虧也、口乾咽燥、脾胃之陰虧也、或補陽以過陰、或和陰以降陽、東垣雖未出脾胃陰虛之治、而其理可反面以悟出、世醫稱許養胃陰一法、歸之天士之功、試反側於東垣補中益氣之方藥分量、斟酌盡善、其矯世之弊、究高出於天士、且學說獨創較難、闡發爲易、經文奧旨、引而不發者居多數、推其意無非教人之尋繹自得爲上乘、非特此也、凡古人倡行學說之時、對於時代趨化、亦頗有關、有利於此而利於彼者、有利於彼而不利於此者、東垣當饑荒之餘、又兼勞役、論到虛損、自當脾胃論治、非若今之治虛損者、一以滋陰降火概之、況虛損症以脾胃爲吃緊關頭、無論上損下損、胥攸賴之、秦越人云、上損過胃、下損過脾、俱屬不治、許學士云、補腎不如補脾、斯言信哉、

論痰飲之病理

邵仲訪

醫人治病、其學說不可斯須離者、生理病理而已、生理明、病理得、診斷處方、自必精密周詳、反之、雖操術嫺熟、有典有則、終不免於游移誤會、此自然之評判也、即如痰飲一症、至雜極矣、在金匱有痰飲、懸飲、溢飲、支飲、伏飲之不同、在方書有濕痰、食痰、驚痰、鬱痰、酒痰、虛痰等之互異、歷來醫家詮釋是症、各抒心得、莫不詳且備、然而後之學者、往往因病名多、原因雜、而無把握者、得毋生理病理、或有未盡明者歟、經云、飲入於胃、游溢精氣、上輸於脾、脾氣散精、上歸於肺、通調水道、下輸膀胱、水精四布、五經並行、又云、腎者水藏、主存津液、時賢謂腎者、收吸精氣、以爲陽生之基、此論脾肺腎之生理、已極明瞭、蒙即於此而得其病理焉、以爲痰飲之生、雖有種種不同之點、而論其大綱、總不外曰肺、曰脾、曰腎、試略言之、夫人處於空氣間、得天之五氣、得地之五味、身內精血于以生、臟府生理于以行、匪惟滲透肌膚、營養筋骨、血液常清、即流行三焦、滲灌谿谷之津液、亦常流通、所以然者、肺清肅、脾健運、腎吸納、而排泄與吸收之機能盡得也、設或外爲風暑燥濕之侵、內爲驚怒憂思之擾、與夫飲食勞倦、酒色無節、胥足致三藏失職、而爲痰飲之患、然痰與飲、似同而實不同、在脾爲飲、以脾主濕、濕動斯爲腫爲脹、至其變化、乃爲他病、即溢飲、支飲諸

症、是在肺為痰、以肺主燥、燥動斯為濇為閉、至其變化、乃為他病、即痰火肺癰諸症、是腎具水火為濕脾之根蔕、病則多虛少實、一則火不制水、水反侵脾、一則火盛爍金、金木相殘、而其見證、大都小水不暢、血液漸濁、心火或熾或衰、不僅游溢精氣、無以歸壑已也、

夫痰飲一生、輕則止現輕度之咳嗽而已、劇則實足障碍全體運行之生理、而為種種之重恙、茲分論風痰、老痰、風熱痰、虛勞痰四症、以就正當世、外受風寒諸邪、不即透達、津鬱成痰、痰鬱生熱、此為風痰見證、為頭疼寒熱、為胸窒肢楚、為痰咳氣逆、甚至肺為之痺、肝為之動、現喘促悶亂、神昏肢掣、目泛背反諸危狀、治分辛溫、辛涼一途、疏肺豁痰、宣展氣機、務使痰涎得從口鼻排泄、然以治肝風已動、治法當有轉機、投輕散劑後、氣逆必更甚、即宜佐以降肺平肝、俾已化之痰、改從糞便排泄、夫如是、則上下通、陰陽和矣、其由情志鬱悒、肝脾不遂、每成老痰、氣滯生痰、痰滯生火、相因而至、凝結粘塊、停蓄於胸膈咽喉之間、久之火日熾而難清、痰日結而難消矣、世之患哮喘、患噎膈、患癲狂、病情纏綿、未能剷除者、大率有此老痰、在內作祟也、治分急治緩治二意、如白金丸、王節齋化痰丸、緩治意也、如控涎丹、王隱君滾痰丸、急治意也、然是症或寒或熱、在上在下、變動不居、是宜隨邪所在、採取何方、以意調之、非上數方可籠統治也、至於患感之邪、鬱久化熱、醫者又復表散太過、或因驚因怒動肝、風木驟起、痰涎壅於肺胃、此為風熱痰、療治之法、以熄風清熱滌痰、為唯一目的也、

因於寒體若燔炭汗出而散說

張懋森

■寒邪與體溫相抗則熱度高

■助體溫邪寒散則一汗自解

今夫盜之得叩門行刧也、必從己之疎於鍵戶、而賊始襲之、邪之得中於人身也、必由於皮膚空疎、而後邪始侵之、設人體強力旺、榮衛俱充、邪安得侵入耶、然病有萬種、治亦各殊、欲求一簡單之句、以包括病原病狀者、總不逃乎風寒暑濕燥火之六淫、而發現寒熱表裏虛實之六症、故太陽一篇、第一法即曰寒水為病法、而風寒為六淫之主、諸邪病人、多由風寒而變、故內經有因于寒、體若燔炭、汗出而散之說、予請申其義焉、今夫人身之所以能溫分肉、充皮膚、肥腠理、司開闔者、全賴衛氣之強使然、即近今新說所謂體溫是也、夫體溫之功用有三、(一)以化生氣血精神、為本身之護衛、(二)以排洩汗液、使污垢從毛孔而出、以清潔肌膚、(三)體溫有調和氣候之功、能如天熱即體溫自減、以平均外熱、天寒則體溫聚于肌表、使其外界之冷氣相衡、由此觀之、衛氣之功用、如是之大、今若其人皮膚空疎、寒邪遂入、輕者侵入肌肉、皮毛為之閉塞、衛氣——體溫——因而鬱遏、集中於表、以人身體溫、不能太過、今被寒遏、不能外出、乃壅而發熱、凡體溫強盛之人、其相搏力愈大、故其熱度亦愈高、久按之而熱益灼手、體因之似燔炭之狀、當斯時也、設衛氣得直達皮毛、汗孔開闔得宜、自無發熱惡寒之狀、以熱能得外出、而寒不自退、此時宜利用汗法、以助體溫之驅除寒邪、寒邪退則無傳經變症之患、苟不汗散、或(一)寒邪入裏、化為陽明熱病、(二)或病者身體太弱、(宜用助陽發汗、如用參附再造湯之類、)寒邪內延陰分、而成寒症、故汗出以散表寒、誠為治「因於寒、體若燔炭、」之要着、以病在太陽、誤治則萬病根源、均從此起、所以傷寒八篇、可歸納于表病之內、其此之謂乎、

中国近现代中医药期刊续编·第一辑

冬傷於寒春必病溫義

許弁靈

夫六淫者、百病之所由生也、其爲病各不相合、如春之傷於風、夏則生飧泄、夏之傷於暑、秋則成痎瘧、秋之傷於濕、冬則生咳嗽、冬之傷於寒、春則必病溫、夫寒者、陽氣不伸、陰氣反盛、于是陽無陰則熱、陰無陽則寒、其所以受于冬、病在于春者、以冬屬閉藏、萬物之所以沈也、春屬發盛、萬物之所以生也、故陽得陰則不熱、陰得陽則不寒、夫陽者、發于外也、陰者藏於內也、故內經所云、冬傷於寒、春則病溫、蓋皆陽氣之不伸、陰氣暴盛、寒入於內、陽氣無以禦之也、夫冬足少陰腎也、其屬水、爲陰中之陰、其傷於寒、則爲腎之部位、此症每由於冬不藏精、以及辛苦勞動之徒、以逆冬氣、則陽不藏、陽泄太過、陰分不足、至春陽旺之時、遂成陽邪、鬱而發熱、蘊而成溫、張景岳輩、以爲伏氣者、實誤也、

急慢驚風之治療

沙衡秋

▲急慢驚風

■其搐搦雖一

■有虛實之分

夫幼科中至重至危之候、莫若驚風、甚則有傾命之虞也、以其氣體未充、臟腑柔弱、偶一不慎、易致驚風、惟其因寒熱不同、故有急慢之別、若陰虧肝旺、心火內熾、則痰熱內阻、鬱塞中焦、風火相搏、熱邪充斥、而見體者燔炭、目赤唇紅、、四肢搐搦、脈象洪數、氣機上逆、痰火隨之、於是氣促牙緊、痰聲漉漉、神明內亂、昏糊煩急、氣血內滯、腑氣無以下達、大腸失其傳化之司、二便祕矣、症屬實熱、治宜涼瀉、惟因感時略殊、故其治法亦異矣、如耳目觸驚所致者、宜清熱鎮驚湯、或安神鎮驚丸、以鎮逆清火、若因痰而成者、投以牛黃丸、淸其痰熱、或因火鬱而成者、用至寶丹涼膈散、以清解之、至於慢驚則不然、或因先天稟賦不足、或因吐瀉日久、脾陽耗損、或因病急驚時藥峻所致、面色淡黃、脈象遲緩、搐搦時作時止、神識慘淡、喜睡露睛、症屬虛寒、治宜溫補、以視其脈象若何、而定施治、如挾痰者、當以六君子湯隨證加減之、夫人身之所以不病者、賴氣血以循行也、蓋血者、生化於脾、統主於心、榮養於肝、環行五臟、灌溉全體、若血液枯涸、則木失涵養、若心火內熾、則熱極生風、故急慢兩候、症固虛實不同、而其搐搦則一也、惟其緩急有別耳、

補虛方中四君子湯之加減法

葛堂蔚

四君子湯、爲補虛之主藥、局方之要劑也、大凡虛羸之疾、服之恒有效驗、以其藥味純正、氣質雄厚、虛者服此、自然恢復原狀也、

虛症維何、如病久之元氣不足、瀉久之脾氣不升、勞熱多煩、神衰形瘦、正氣不能宣發者、則肢冷而厥、衛弱不能持護者、則表虛自汗、果能認症眞確、損病投之、有如桴鼓之應焉、

加減之法者、湯藥之變化也、四君子湯、係人參、白朮、甘草、茯苓、四味、氣質和平、故名君子、溫而不燥、補而不滯、爲鞏固中陽之第一藥也、

古之所謂人參者、即今之黨參是也、人參價貴、後世始有之、未可混爲一談、、四君子之人參、即黨參耳、

加半夏陳皮二味者、更名爲六君子湯、袪痰補氣、利濕溫中、汪氏註云、四君補氣、二陳除痰、此亦和濟局方、藥品良貴、除却半夏者、名曰異功散、錢仲陽以之治小兒脾虛痰滯諸疾、有攻補兼施之妙、故以異功名也、

或有加香砂者、名香砂六君子、是健胃而兼理脾、益氣並可固中、寒濕傷脾、積滯傷胃、均可以治之、

四君子湯、治虛弱之症也、當矣、余閱時疫白喉提要篇中、有銀花四君子湯、治脾胃素虛、兼有伏熱之喉症、其藥品即四君子湯、加銀花、首烏、冬桑葉、三味、此乃獨開生面、足見四君子之功用宏也、

六神散者、六君子、助山藥、扁豆、是也、治脾虛泄瀉、食物不運、或小兒表熱退而復作、由於正氣不足者、服之甚驗、

柴芍六君子湯、健脾退熱劑也、肝胃不調、腹膨脅脹、前人謂之木乘土位、服此湯、有斂肝助脾之效、

疾病後、脾胃大虛、消化困難、食慾不振者、投黃芪六君子湯、有補益奇功、即六君子加黃芪山藥也

三白湯、即六君子去參、加白芍藥也、虛煩之疾、服諸藥而不除、久利口乾、飲清涼而不驗、此湯治虛煩瀉利口渴者、爲無上之妙劑、

竹瀝麥冬六君子者、六君子加竹瀝麥冬也、四肢不舉、體虛夾痰者、誠有絕大之效力、服之可也、

假患半身不遂者、緣脾虛生濕、濕熱釀痰、一朝驟發、勢若燎原、急以姜汁竹瀝六君子湯、無不應手而愈、

燕肆中之金水六君子丸方、六君子加天冬熟地黃也、治金水兩虧、氣血不足、咳嗽痰喘、脾虛胃弱等疾、

歸芍異功者、六君子加當歸白芍也、爲滋養血液之劑、人身五臟六腑、必藉血以充之、凡氣鬱困倦、嘔吐痰涎、營虛氣弱諸症、此丸服之有效、每次二錢、宜白滾湯送下、

至理中湯、(黨參白朮甘草黑姜)參苓白朮散、(黨參、茯苓、白朮、甘草、扁豆、陳皮、山藥、黃連、砂仁、苡仁、桔梗、大棗、)四獸飲、(黨參、茯苓、白朮、甘草、烏梅、草菓、甘姜、大棗、)八珍湯、(黨參、茯苓、白朮、甘草、熟地、白芍、當歸、川芎、)七味白朮散、(黨參、茯苓、白朮、甘草、木香、白芍、葛根、)補中益氣湯、(黨參、白朮、甘草、升麻、黃芪、當歸、柴胡、陳皮、)十全大補湯、(黨參、茯苓、白朮、甘草、熟地、白芍、當歸、川芎、黃芪、肉桂、)之類、皆四君子湯加減而易名也、均屬藥味溫和、强壯身體、學者辨症既明、自無差誤、苟能融會而貫通之、則左右逢源、頭頭是道矣、

藥話

▲用藥有四時之辨　春氣生而升、夏氣長而散、長夏之氣化而興、秋氣收而斂、冬氣藏而沉、人處氣交之中、元氣因之、自然流通、是故生者順之、長者敷之、化者堅之、收者肅之、藏者固之、此用藥之順乎天者也、春溫夏熱、元氣外泄、陰精不足、藥宜養陰、秋涼冬寒、陽氣潛藏、勿輕開通、藥宜養陽、此用藥之應乎時者也、雖然、假令陰虛之人、雖當隆冬、陰精虧竭、不能制火、陽無所依、外泄爲熱、藥宜養陰、以固其本、設從時令、誤用溫藥養陽、反促其命、假令陽虛之人、雖當盛夏、陽氣不足、不能衞外、腠理空疎、洒淅戰慄、病屬虛寒、藥宜溫補、設從時令、誤用寒藥養陰、亦必立斃、盛暑冒寒、藥　宜辛散、嚴冬病溫、藥宜涼解、則用藥當舍時從症矣、血虛之人、不利苦寒、一旦中暑、暴注霍亂、黃芩黃連、反屬主要、則用藥又當舍症從時矣、且時有未至、至而不至、至而不去、至而太過、四時所傷、因而致病、從違之際、權其輕重可也、

藥品生熟及製法

藥之生熟、補瀉在焉、蓋生者性悍而味重、其功也急、其性也剛、主乎瀉　燥者性淳而味輕、其功也緩、其性也柔、主乎補、補瀉一差、毫釐千里　則藥之利人者、反害人矣、如補藥製熟者、欲

得其醇厚、所以成其資助之功、瀉藥製熟者、欲去其悍烈、所以成其攻伐之力、用生用熟、各有其宜、要歸於補瀉得中、毋損於正氣耳、豈爲悅聽美觀而已哉、夫藥宜熟而用生、生則性烈、臟府清張中和之氣、服之常無損傷、苟宜生而用熟、熟則性緩、臟府鬱滯不正之氣、服之難以驅遂、故亦不以專尚炮製稱奇也、

凡藥製造、貴乎適中、不及則功効難求、太過則氣味反失、火製有四、煅、炮、炙、炒、煅則通紅、炮則留藥於煅灰中、轉轉令熱拆用、炙則以藥畢于火上而燔之、炒則火上炒熱令其氣出、或令色黃或焦黑、水製有三、漬、泡、洗、漬則浸也、泡與淘同、多洗潔也、洗則滌即出水、水火共製者二、蒸、煮、餘外倘有多端、酒製升提、薑製發散、入鹽走腎、仍仗軟堅、用醋注肝、且資住痛、童便製除劣性降下、米泔水製去燥和中、乳製滋潤回枯、助生陰血、蜜製甘緩難化增益元陽、烏豆湯甘艸湯漬曝並解毒、

七方

方有七、劑有十、方不七不足以盡方之變、劑不十不足以盡劑之用、方不對病、非方也、劑不蠲疾、非劑也、今列而論之、七方者、大小緩急、（須作治有緩急者爲妥）奇偶復是也、

大方之說有二、一則病有兼證、而邪不專、不可以一二味治之、宜君一臣三佐九之類是也、二則治肝腎在下而遠者、宜分兩多、而頓服之是也、

小方之說有二、一則病無兼證、邪氣專一、可以君一臣二、小方之治也、二則治心肺在上而迫者、宜分兩微、而頻頻少服之、亦爲小方之治也、

緩方之說有五、有甘以緩之爲緩者、爲糖蜜甘艸之類、取其戀膈也、有丸方者、蓋藥味衆多、各不能騁其性也 有無毒治病之緩方者、蓋藥性無毒、則功自緩也、有氣味薄之緩方者、藥氣味薄、則常補於上、比至其下、藥力已衰、爲補上治上之法也、

急方之說有四、有急病急攻之急方者、如腹心暴痛、前後閉塞之類是也、有急風蕩滌之急方者、謂中風不省口噤是也、湯劑蕩滌取其易散而施功速者是也、有藥有毒之急方者、藥之氣味厚者、直趣於下、而力不衰也、謂補下治下之法也、

奇方之說有二、有古之單行之奇方者、爲獨一物是也、有病近而宜用奇方者、爲君一臣二、君二臣三、數合陽也、故宜下、不宜汗也、

偶方之說有二、有兩味相配而爲偶方者、有病遠而宜用偶方者、君二臣四、君四臣六、數合於陰也、故宜汗、不宜下也、

複方之說有二、有二三方相合之爲複方者、有分兩勻同之複方者、又曰、重複之複 即二三方相合而用、反複之複、謂奇之不去則偶之是也、

人體內之蘊毒

吳有恒

天下事有往往出於吾人意料之外者、如吾人日食三餐、藉以果腹、兼以補助人身體力消耗之不足、此吾人所同然耳、俗語一日不食則飢、七日不食則死、良以飲食物、實爲吾人生活之要品 是以人無論賢愚貴賤、莫不以吃飯爲第一問題、又孰知此第一問題之飲食物、反能誘起種種疾病之根原、短折吾人之壽命、其誠吾人意料中所萬不能及者、夫吾人日常恃爲生活之飲食物、亦竟含有毒質、苟非經多數衛生學者之證明、、則吾亦殊未敢信以爲據也、茲將其確切之學說、介紹之於下、

近世衛生家之言曰、現今之世界、直一有毒之世界也 吾人生活之周圍、無不有毒以圍繞之、如飲酒之中、有酒精毒、煙草之中、有尼古丁毒、化粧品之白粉 有鉛毒、鏡子之裏面、有水銀毒、玩具之中、有色彩毒、人若無毒之知識、不知有毒、而觸於毒

、如此死者、蓋非無之、此不注意衛生之結果、又日常所用之砂糖、食鹽、茶醋等等、過用其量、亦害健康、誤其用法、亦變爲毒、其他飲食物品、稍不得宜、亦莫不化成毒質、因常人對於生活要素之飲食品、有三大誤解、

第一、多食、所謂努力加餐、

第二、專食濃厚煎炒及肥甘之物、所謂好菜多下飯、

第三、食之過快、咀嚼不細、所謂男子吃飯如虎、

有此三大誤解、體內焉有不蘊毒之理、此殆由於誤解食飲既多、身體諒必強壯、殊不知飲食物、初入口中、宜細細咀嚼、以減輕胃腑之疲勞、及入腹中、在於能速消化、其有殘渣未能消化者、在於得充分之排泄爲宜、若只知多容納食物、而不問其能消化與否、又不使其得充分之排泄、則此種不消化物質、殘留於身體之中、日久即化成毒質、戕害其身體、查人身排泄之器官有四、一膚、二肺臟、三腎臟、四內腸等是也、但欲知此排泄器官與蘊毒之關係、不可不先知四器官之生理作用、現分述之如左、

一、皮膚

皮膚分眞皮表皮二層、表皮之外、附有髮爪甲等、眞皮之內、藏有分泌汗液之汗腺、此種汗腺、爲細小之腺、埋沒於皮膚中、歷多數微血管纏絡之、有排泄管開孔於皮膚表面、血液經過皮膚內之微血管時、將水及老廢物、滲入肝腺之內、即由此排出體外、其清潔血液、與腎臟之分泌尿液相同、吾人平時在皮膚上陸續發汗、隨即化散、若氣候遇熱、或身體勞動、則發汗較多、汗津沾於體外、此時體溫放散、故皮膚之發汗、於清潔血液以外、又有調節體溫之效、若皮膚中之汗腺、受某種原因、忽爾閉塞、不但體溫變常、則肺臟與內腎、亦同時交相受累、代償其功作、經云、肺與皮毛相表裏、驗之良然、(未完)

服藕與葛粉之利害

王錫光

世人有血病肝病、每以藕粉葛粉爲常服之品、考藕與葛之性味既別、而利害亦不相同、今試析而辨之、藥性載藕莖性平味甘氣香、其功大都在補脾平肝涼血、若渣粉服之、功亦相同、肝血等症服之是矣、葛粉乃葛根所渣之粉、本草葛根氣辛味甘、治大熱嘔吐、傷寒中風頭痛、解肌發表、出汗、開腠理、仲聖傷寒發表等方、麻黃桂枝葛根同爲發散之藥、若爲葛粉服之、性亦大略相同、乃世之患肝血症、竟以服葛粉爲佳者何也、推其原、富貴之家、即無病、每以服藥爲保身之具、其不辨功利之與否、其所服用、必重貴而輕賤、藕粉之價不及葛粉故也、世以貴賤誤事、豈鮮者哉、孟葉醫案、載一溫病用清肅之品、治之已退、一日忽發熱神迷、耳聾不語、復邀先生診之畢、問近日所服何藥、病家曰、並未服藥、只服藕粉數碗、先生曰藕粉以吾杭爲佳、本是涼血之品、奈市儈雜以葛粉僞充、價雖廉、其性已升散矣、此病之反復、職斯故也、由此觀之、葛粉與藕粉之利害、已早爲先生揭出、何世人習焉不察耳、當先生之時、葛粉之價廉、不過雜入藕粉中服之、其害猶如此、今則較藕粉價貴、而人反喜專服之、其害不待言矣、獨富者固不足多責、通人達士、其趨向亦與世俗相同、豈不奇哉、

飲食衛生小言

胡　捷

諺云、病從口入、蓋飲食爲吾人不可免之事、飲食之不清潔、實足爲吾人致病之源也、夫吾人之所以不能免乎飲食者、厥惟補助體中之營養物、則于飲食清潔之外、尤當注意于物品之選擇、無疑義也、因撰衛生數則、以爲世告、信筆所至、愧無序次、惟閱者諒之、

獸類中之最合于人體者、首推乳汁、而牛乳尤佳、故世人往往用代人乳、以供小兒之營養、

獸肉鳥肉魚肉、均富滋養品、而以魚肉爲最易消化、

卵中大抵卵黃含脂肪、卵白含白蛋白質、均足供營養料、其中以雞子爲最、煮半熟食之、易消化、而極有益于人體、若生則消化較難、熟者更甚矣、

穀類中自以米爲最貴、以含澱粉質甚富也、

菜有清潔血液之功、吾人偏重肉食、于體有碍、故必以菜蔬佐之、內經于膏粱之變、炙煿之害、固慎重言之矣、況菜蔬中之營養分、實與肉類相埒也、

植物中之富蛋白質者、則當推豆腐、特製不如法、碍于消化者、求易消化者、惟豆腐而已、若豆漿則尤益人也、

果類中多水分、而鮮補益者、惟桂圓棗子、最能益人、吾人處方時、常用之、然殊不易消化耳、

吾人日間常食之品、不過如上所述、然所述之中、不無污穢混雜、則臨食之時不可不本清潔、若宿食及爲蠅類麝集之物、切勿入口、慎之慎之、

雖然、吾人于日常飲食之外、往往有嗜好品、如烟酒茶類、此三者之有害、類能言之、今舍不論、惟總以戒除爲是、

他若生姜辣椒之類、具刺激性、祇能少佐以調味、不宜多嘗、而過鹹過酸之物、亦非所宜、內經有五味多食之變、讀者當猶憶之也、

此外如遠行方止勿進食、途中勿飲冷、臨臥勿食、食勿過飽、食後緩行以資消化、勿即坐、勿急行、亦不可不知者也、

風寒與人體的關係

葉勁秋

西醫崇實、中醫務虛、故中醫以風寒暑濕六氣爲百病症之主因、西醫以各病症之特種病菌爲主因、以風寒暑濕者、無形無跡、目不可得而見、而病菌得可按鏡而窺也、然病菌之不足以爲致病之主因、我中醫界對之懷疑者最深．終不得其要領、故目下治醫者、所急欲當知而最宜深究者、即爲「風寒與人體究有何等的關係」、是西誤謂傷風症云、

傷風雖因受冷而起、然必須染着特種之細、菌方得成傷風症、因此種細菌、于人體息然受冷時、最宜于舒長而顯其致病之作用也、

此謂傷風之症、乃成于未受風冷之前之傷風細菌、感受風冷、特其誘因耳、但風寒之與傷風症、亦非全無關係者、再觀中醫內經則曰、

邪之客于形也、循毫毛而入腠理、或復還、或留止、留而不去、入舍于孫脈、留而不去、入舍于絡脈、留而不去、入舍于經脈、內連五藏　、于腸胃、此邪從皮毛而入極於五藏之次也

此邪字、大概指風寒而言、言之鑿鑿、一若亦有形跡可尋、但風寒而固可以入客體內、深入臟腑而爲病、則治々者、祛其風可也、散其寒亦可也、在皮膚者祛散皮膚之風寒、在藏府者祛散藏府之風寒、法至簡易、祇此數語可畢、然有始病風寒而終不以風寒之藥收功者、其故何也、蓋另有生理的關係故也、今欲明「風與人體的關係、」當先明皮毛與肺的關係、中醫之學說曰、

「肺合皮、」「皮毛者、肺之合也、」

此說徵之實驗、確屬不妄、但肺何以與皮毛相合、此理非旁參生理學則不能明晰、生理學云、

據精細則試驗、發現皮膚之作用　有同一於肺者、謂其吸收空中之酸素、放出炭酸瓦斯是也、

吾人之身體無數汗腺、發汗無感間息、然出於皮膚、直蒸發

散去、不觸於人目者、是曰潛發汗、若因運動及溫熱發汗激急、則見多量成滴、凝結於皮膚上者、是曰顯發汗、夫汗腺專收血液中之老廢物、送之於體外、其中之成分、爲百分之中、水分九十九、固形物僅一分而已、發汗之作用、無論其方法如何、若瞬息間斷、則精神頓覺不爽、若全身俱止、久則必至於死矣、

汗之多寡無定、大概壯者每日約出二磅、汗管爲身體之泄水管、苟有阻塞、人即不快、或且危險、如全身塞沒、則人立死、古時羅馬城舉行大賽會、以一小兒全身裹金箔、以表天使之榮、越數小時、小兒即斃、時人之愚、尤以爲有干神怒、致遭譴罰、其實則因皮膚之管、有被阻塞、故有此禍、

皮膚肺腎三者、異體而同功、俱任身內掃除之役、皆自血中提出水液廢料、是故三者病其一、則餘二者、必分任其功而加勞、設皮膚出汗之功有礙、則肺腎二經、各增其工、往往因疲乏而致病、

此西醫學說之論肺與皮膚的關係頗明、再觀我中醫界中之學說、

唐氏容川曰、

今人但知口鼻出氣、而不知周身毛竅、亦無不出氣、鼻氣一出、則周身毛竅皆張、鼻氣一入、則周身毛竅皆斂、若毛竅之氣不得外出、則反入於內、壅塞於肺、上出口鼻而爲喘滿、治法但將皮毛發散、使氣外泄、不壅於內、則喘自止、

趙晴初曰、人知息道從口鼻出入、不知徧身毛竅、俱暗隨呼吸之氣、以爲鼓伏、所以外感實證、毛竅阻而氣機不能相引則發喘、內傷表虛證、汗多亡陽、毛竅開而氣機過泄、則息微、

肺與皮毛的關係既明、然後當明風寒與皮毛的關係、西籍云、

凡外感寒熱、汗管壅閉、大病多由此起、發表之劑、爲治標之急務也、

通常由於着薄衣服、或始全體生熱、忽處於寒冷之場所、皮膚冷却而止發汗、於是血液不能復因汗腺作用、排除不潔物、故欲遂其目的、即赴肺藏、肺藏爲之壓迫、呼吸甚困難、由其粘液膜分泌多量粘液、發咳嗽而咯出之、鼻腔之粘液膜、亦生此同樣之感應、是曰冒、

觀此兩條、從可知風寒與人體的關係、確爲致病之主因、其不能循毫毛入腠理、盤踞腸胃、亦可以明矣、因感冒而變生百病者、其大概情形如下、「人體之肌表、受風冷之戟刺、而起反應、因反應而障礙自然之生理、因障礙自然之生理而變化爲病、」傷寒論首篇、以中風傷寒爲兩大綱、但風之與寒、頗難辨別、且可不必辨別、嘗攷各家註解如下、

風寒二氣、多相因而少相有寒時不皆無風、有風時不皆無寒、

惡風者必兼惡寒、惡寒者必兼惡風、

冬月風寒、本同一體、故中風傷寒皆惡風惡寒、營病衛必病、中風之重者、即是傷寒、傷寒之淺者、便是中風、不必在風寒上細分、須當在有汗無汗上著眼、

不問其爲中風傷寒雜病、但見此病、即用此方、

風寒本是一氣、故湯劑可以互投、論中有中風、傷寒互稱者、如青龍是也、中風傷寒並提者、如小柴胡是也、仲景細審脈證而施治、何嘗拘拘於中風傷寒之名是別乎、若仲景既拘拘於中風傷寒之別、即不得更有中風見寒傷寒見中風之渾矣、

藥物索隱

祝天一

薺苨一名沙參

李時珍本草綱目薺苨釋名杏參、亦名杏葉沙參、言其根似沙參、

葉似杏葉也、黃宮繡本草求眞云、似人參而無心、似桔梗而味甘、今市上無薺苨、人亦少有識者、吾鄉有草、葉似杏葉、花紫形如鈴鐸、根似萊菔、時人名之曰鮮沙參、采而曝乾入、名爲南沙參、按本草載沙參、本無南北之別、綱目只云產於沙土者、根長而大、產於黃土者、根矮而小、蓋土性之鬆堅使然也、吳儀洛本草從新、分南北兩種、復出一空沙參、註即薺苨、今人徒知有薺苨之名、無復能識薺苨之藥、豈不惑哉、余考諸本草、驗諸藥物爲辨、今市上之南沙參、即古之薺苨 南北沙參功用同、毋須泯分、人孰槩諸口實、則棗陽與海南、非沙土產者、皆可稱之爲南矣、

馬蘭與馬藍

吳地呵哇有草、葉似澤蘭、青而滋、花似野菊、瓣紫蕊黃、莖圓而赤、嫩時野人摘而充饌、味頗美、因値賤、亦不甚惜、鄉人名之曰馬藍、言此草係藍屬、繁植而賤、可供馬食故稱焉、根名爲馬藍根、亦賤名也、味辛涼、能解毒、東垣普濟解毒飲用治時行大頭、有奇效、搗汁敷暑毒、滴喉痺、療響其疾、誠良藥也、綱目有馬蘭、釋名紫菊 註云葉似澤蘭、花似菊、抑即馬藍歟、蘭與藍音同、故出此、綱目藍條下、另有馬藍、蓋指蓼藍而言也、或曰蘭與藍既音同、不必名之爲蘭、何必名之爲藍、余曰蘭、芳草也、此草 香、不可稱蘭、蘭貴名也、此草托身田坂、安可自稱尊、而僭亂其名乎、

木通與花通梗通

本草通草、釋名木通、通脫木 釋名通草、今市上有木通、梗通、花通三種、木通味大苦、甚於黃柏、體輕則浮、味苦則降、故必瀉心胞小腸之火 然則大敗胃氣、素有胃虛而非實火者、用之能致吐嘔下利、本草從新但言其甘淡 醫者不察、率意用之弊矣、產婦乳汁不通、俗用豬蹄木通湯、每致嘔噦、余常勸人以花通易之、亦效、古人有指爲防己苗者、非無因也、梗通濕草也、吾鄉多有之、潔白輕虛、故利肺氣、味淡、故滲泄、生於下溼濕地、故利下焦濕熱最捷、李時云木通有紫白兩種、白者皮薄味深、或即此也、花通即所謂通脫木矣、潔白如紙、婦人用以裝花、故得名、性味同梗通、但不知本經之通草、究屬何證、尙希博者垂教焉、

蘭草

夫蘭、香草也、珠蘭、蕙蘭、玉蘭、建蘭、均非蘭屬、得以蘭名者、言其花香擬蘭、非所謂蘭也、蘭者何、即澤畔繁生、俗呼爲省頭草也、寇氏疑呵哇賤草、不足附雅名、而指建蘭爲蘭草、陋矣、建蘭葉似韭、叢生無莖、花時一蕊獨起、楚辭有秋蘭兮靑靑、綠葉兮紫莖之句、抑寇氏未審耶、李時珍辨之甚詳、葉天士遵經審藥、不爲俗囿、用省頭草除陳氣、徐靈胎批之爲臆說、王孟英亦步徐武陶、寃矣、蓋夫三閭既放、行吟澤畔、見葳蕤香草、菲菲而立、不爲俗激、不隨時阿、是以紉佩而與比焉、假使富時名重貴品、則逸士又何屑而道也、余謂淵明之菊、亦作如是觀、

蒺藜

市上蒺藜有兩種、一曰刺蒺藜、亦名白蒺藜、一曰潼蒺藜、亦名沙苑蒺藜、蓋刺者言其形也、白者言其色也、潼與沙苑皆地名、綱目以沙苑蒺藜爲白蒺藜誤也、夫蒺藜係草也、毛詩有牆茨之譏、言有刺而不可掃也、無刺者不當稱蒺藜明矣、今之曰刺曰白者、不果與曰潼曰沙苑之對待耳、李時珍曰潼蒺藜、苗如初生皂莢葉 莢長寸許 內有子如脂蔴、狀似羊腎、據此說、頗近吾鄉之野豌、豈非苜蓿之一種歟、今人多呼爲沙苑子者得矣、

苦蒿

吾鄉俗例婦人產後、必服苦蒿湯、尤多尤妙、不論寒暑、不擇强弱、通律也、其草形似青蒿、而爲大 莖褐色黃、味極苦、氣甚

芳烈、故亦名香蒿、夏月有患腹痛痧脹者、俗飲以苦蒿湯，殊效、推測其功、類乎艾葉、求諸本草、無有類是品者、抑苦蒿之一屬歟、

大青

今市上有大青草、小青草、鮮大青葉、乾大青葉四種、綱目只有大小青兩種、而無以上等名、集解大青、葉長莖紫、似石竹苗、合於市上之大青算也、今之所謂之大青者、叢葉無莖、葉如菘、大似芥、味鹹根黃、乾者較小於鮮、如蒲公英、葉無剪股形、用透斑毒、均有效、識者謂是甕靛之大藍小藍也、卽本草所爲之菘藍歟、

傷風咳嗽釀成肺病說

▲深秋傷風——一經誤治——釀成肺癆▼

紹興徐雲階

▲爲輕忽微恙的病家喝一棒

▲作不愼於始的醫家下一砭

夫人生抱病於深秋、凡我醫家、辨症果難、而用藥更難、偶一不愼、最易誤治、病有似輕而實重者、有似重實輕者、何謂似重實輕、譬如溫熱時邪、一發而熱霍熾盛、飲食不思、起居不適、岌岌乎有不可終日之勢、若夾痰夾食夾穢、則見症尤重、或昏沉不語、或奔走如狂、病之足以嚇人者、莫此爲甚、然苟治療得法、一經輕解、病霍逐減、旬日半月之間、必能平復如常矣、此所謂似重而實輕也、何謂似輕而實重、假使秋令之傷風咳嗽、初起之時、不過微微惡寒、微微發熱、起居如故、飲食如故、人皆視爲微恙、而忽之、不知此乃生死攸關之重病也、所以先賢有言曰、不忽於微必愼於始、誠哉是言也、吾常見有成血症者、有成肺癆者、有成肺瘵者、有成痰火者、有成哮喘者、而溯病所由來、無非自傷風始、無非自咳嗽始、此所謂似輕而實重也、先賢徐洄溪有言曰、傷風疾、由皮毛以入於肺、肺爲嬌臟、寒熱皆所不宜、太寒則邪凝而不出、太熱則火爍金而動血、太潤則生痰飲、太燥則耗津液、太洩則汗出而陽虛、太澀則氣閉而邪結、又曰咳嗽由於風寒入肺、用藥最難、誤扶一味、即能受害、若用地黃麥冬萸肉五味等滋膩酸斂之品、補住外邪、必至咯血失音、喉癬肺癰喘急寒熱、近者半年、遠者三年、無有不死、蓋其服此等藥物之日、即爲催其絕命之時也、甚哉、洄溪之言、不啻痛哭流涕、大聲疾呼、爲當時後世之醫家、發聾而振聵、無如病者仍漠然不察、醫者亦茫然不解、吁可衰也、僕行醫十四年、凡遇傷風之症、悉遵洄溪治法、疎風則蘇葉荊芥之類、消痰則象貝半夏之類、降氣則蘇子前胡之類、潤津則蔞皮元參之類、理肺則桑皮牛蒡之類、清火則黃芩山梔之類、和營則桂枝白芍之類、養血則當歸阿膠之類、以上八類爲主方、餘則隨症加減、無不獲效、每見不讀洄溪之書、而私心自用、初則用桔梗甘草、辛燥升提、使氣從上逆、繼則用萸肉五味、酸斂收澀、使痰無出路、終且用地黃麥冬、柔膩滋補、阻遏肺氣、不得清降、迨遷流日久、必爲泉下之人、即性命無憂、亦終身之害、果誰之咎耶、僕之此說、非敢拾前人牙慧、第以傷風一症、治宜如是、洄溪之言、固千古不刊、洄溪之法、亦萬世不易、故推行其說、發明其意、登之於報、爲病家患傷風咳嗽而不知小心者喝一棒、爲醫家治傷風咳嗽而亂投雜藥者下一砭者也、

問病之道

問病非醫生之識淺 要知問病能得其功 於診斷上大有補助 而治療法即不差誤

趙朋

秦越人言曰、望而知之謂之神、聞而知之謂之聖、切而知之謂之巧、問而知之謂之工、嗚呼、神聖之事、豈易爲哉、無已、求之於切、然而心中瞭了、指下難明、巧工豈尋常人所盡能工耶、無已退而求之於問、夫問果盡人所能矣、然亦非易也、何以故、請就淺近者言之、一曰問寒熱、表邪有寒熱而有表裏太陽陽明陽等之殊、況更有陽虛而外寒、陰虛而內熱者乎、二曰問汗、汗非全屬表症也、有陽虛之自汗、陰虛之盜汗、陽明病之溱溱汗出、三曰問頭身、頭有痛脹眩暈昏冒之差、身有痛而因濕滯者、因血泣者、因風入絡者、四曰問便、有熱盛之不大便、即有陰虛之不大便、亦有寒結之不大便、有小便而痛者、有小便而不痛者、五曰問飲食、有脾虛而欲食、有食阻而不欲食、有濁而狂飲、有濁而不欲飲、六問胸、有痞有滿之輕重不同、七問聾、有肝火上逆之聾、有精不上承之聾、疑似之間、有豈容一例神耶、矧夫婦人多羞澁而能盡情以告、小兒更無從以詢、則問亦豈非難事哉、噫嘻、爲醫大難、苟不精思殫慮、鮮有不殺人者、余觀所謂名醫者、診方下指、略洵一二、即便處方、其虛實之間、斷難明辨、於是不得不借輕清無毒之品以草率從事、自此派興而四診亡、不禁感慨係之矣、

五行新解(上)

王愼軒

論者、謂中醫五行之說、徒託空譚、且爲醫學進步之極大障礙、此吾未之信也、夫徒託五行之說、而不研究於實際者、固足爲進步之障礙也、若能研究其所以然之理、則所謂五行者、猶算學之比例與代數也、算題之繁而複者、豈可以普通之算法而解之哉、故必比例代數以解之、醫學之繁而複者、豈可通之醫法而解之哉、故必陰陽五行以解之、此實爲醫學之上乘法也、豈真足爲進步之障礙哉、爰將五行所以然之原理、分生理病理治法三端、一一詳解而闡明之、使五行之真義畢顯焉、

(一)五行關於生理之原理　心屬火、肝屬木、脾屬土、肺屬金、腎屬水、此中醫以五行解生理之說也、茲分五臟五行之原理、分解於左、

一、心屬火之原理　火之爲物、摩擦而生、遇養氣而燃燒者也、心爲血液循環之臟、其血液之敷布於遍身也、受流動之力、即生摩擦之熱矣、其血液之環歸於肺葉也、受呼吸之氣、即生養氣之化矣、火之色赤、血之色亦赤、火之性熱、血之性亦熱、化學家謂紅色之物多養氣、又謂血液以養化鐵爲要素、然則血爲心所主、養爲火之主、以心屬火、豈非宜哉、

二、肝屬木之原理　木之爲物、具生生之氣、引土膏吸炭氣而生成者也、肝之作用、實與草木相類、其肝體之生珠、能變化膽汁、貯於膽而輸於胃、化水穀以榮養全身、猶植物之引土膏也、其肝臟之生氣、能吸收血管之炭氣、循靜脈管而總匯於肝旁、故西醫以肝爲迴血之總匯處、此猶植物之吸炭氣也、證於物理、肝之與木、作用相同、此肝之所以屬木也、

三、脾屬土之原理　原夫混沌初闢、地球初成、僅爲初凝之土質而已、水也、火也、動物也、植物也、必不能先地球而生也、是萬物之化生、皆由於土、而人身氣血之生化、皆由於脾、故曰脾屬土也、蓋水穀入胃、脾輸甜肉之汁、注入胃中、以助消化、更能吸收水穀之精微、上輸於心肺、灌輸於百骸

、諸組織之滋長發育、莫不有賴於脾、脾爲生化之源、土爲萬物之母、以脾屬土、不亦宜乎、

四、肺屬金之原理　肺爲呼吸之器管、又爲小循環之總樞、蓋大靜脈之紫血、還歸於心、復循肺動脈分布於肺微血管、肺能排除血內之炭氣、吸收空中之養氣、使紫色之血變爲紅色、其變化之方程式爲（鐵Fe炭C養O＋養O_2—炭C＝鐵Fe_2養O_3）其鐵二養三、即爲赤色血液之要素、換言之、即血液主要之成、爲二份鐵質與三分養氣所化合而成也、是則鐵質之變爲血液、全賴肺之呼吸、試觀氣絕之人、血即變紫、是鐵質失肺藏變化之作用故也、由是觀之、肺爲變化鐵質之要樞、古人以肺屬金者、豈不然歟、

五、腎屬水之原理　膀胱之水、賴腎中熱氣蒸動、化氣上騰、是水津之四布、乃發源於腎也、水津週行全身、血液灌輸百骸、其諸組織廢物、除排泄於毛竅及肺管外、餘皆下輸於腎、由腎分其清濁、血之清者、仍還於心、水之濁者、仍入膀胱而化氣、其混濁而無用者、則由輸尿管排泄而爲尿、是則腎也者、又爲津液水氣變化之所也、人身之水、源於是、化於是、泄於是、故曰腎屬水也、（未完）

噎膈忌用香燥

虞公

噎膈病—胃中津液枯槁

香燥藥—更使津液乾涸

▲惟初服不見功効

▲而久投禍不旋踵

內經云、三陽結謂之膈、又云、一陽發病、其傳爲膈、黃帝針經云、胃病者、膈噎不通、飲食不下、歷觀噎膈一證、名雖不同、大抵由於喜怒憂思悲恐驚七情怫鬱、或恣情縱欲、或貪於酒食、以致陽結於上、陰涸於下、而成者也、逆氣結於胸中、因而生痰、久則痰結成塊、膠於上焦、道路梗塞、不能通暢、水飲可下、食則難入者、名爲噎也、血液衰耗、胃脘乾稿、不能容物、水食難入、胸中拒痛者、名爲膈也、由此觀之、噎膈一證、受病之因既殊、而治法亦不容淆混也、治噎之法、宜調養心脾、而舒氣鬱、治膈之法、宜填補津血、而滋枯燥、然此證均忌純用香燥者何也、蓋陽結者、乃鬱結而不行也、陽爲氣、氣不宣則上焦不和、舒氣解鬱之法爲當、若純用香燥、則益破其氣、此非氣之太過、乃氣之不行、氣愈傷則病勢愈極、勢必由噎證而變爲膈證矣、陰涸者、乃枯槁不潤也　陰爲血、血不足則津液乾燥、養血生津之法爲妥、若純用香燥、復奪刼其津血、陰更涸而病更加極、勢必由膈症而變爲難治矣、故香燥之品不可純用、即偶一用之、又當佐以清潤之品、監制其燥烈之性、雖然噎膈一證、由於氣血兩虧、然其所以兩虧者、則當責之脾胃、脾胃爲氣血生化之源、熟腐水穀、變化精微、以灌輸周身、何病之有、今脾胃衰弱、飲食不化、則健運失職、氣鬱生痰、痰生則壅塞不通、氣則上而不下、道路阻隔、故噎膈之證生也、諺語云、老不成癆、少不成膈、以之證諸噎膈一症、由於脾胃衰弱、當益信而無疑矣、

五藏與四診

葉仁

心…望　紅色赤、赤如雞寇者生、赤如衃血者死、凡舌尖紅赤、或裂而起刺者、心中有火也、

心…聞　在音爲徵、爲聲爲笑、爲變動爲憂、仲景則云語聲喑喑然不徹者心膈間病、

心…切　其脈鈎、來盛去亦盛者謂太過、來不盛去反盛、此謂不及、但鈎無胃氣者死、

心…問 心爲一身主宰、凡憂樂喜怒、莫不關切、故貴賤貧富、及得志失意、均須考慮焉、

肝…望 其色靑、靑如翠羽者生、靑如草滋者死、終以枯澤爲主、此內經之大法也、

肝…聞 在音爲角、在聲爲呼、在變動爲握、惟人之所恃者神氣、故神氣之變動、亦不可不察也、

肝…切 其脈弦、來實而強、此謂太過、來不實而微、此謂不及、但弦無胃曰死、終以有胃氣無胃氣決生死也、

肝…問 肝最善鬱 須問事業與近況、庶內經所謂營失精等、可瞭然胸中矣、

脾…望 其色黃、黃如蟹腹者生、黃如枳實者死、凡察舌而苔見厚者、大抵脾胃有濕濁也、

脾…聞 在音爲宮、在聲爲歌、在變動爲噦、仲景則云語聲喑喑然不徹者頭中病、按頭字疑腹字之誤、內經所謂聲如從室中言也、

脾…切 其脈軟緩、來如水之流者、謂之太過、如鳥之喙者、此謂不及、善者不得見、惡者可見焉、

脾…問 脾主消化、當問飲食、且善寒喜熱、欲飯不欲飲、而陰陽可定矣、

肺…望 其色白、白如豕膏者生、白如枯骨者死、凡失血者恒面色恍白、不榮于外也、

肺…聞 在音爲商、在聲爲哭、爲變動爲欬、肺主氣、若言而微、終日乃復言者、奪氣也、

肺…切 其脈毛、來而中央堅兩旁虛、此謂太過、來而微、此謂不及、但毛無胃曰死、

肺…問 肺主皮毛而屬表、宜問寒熱、有者表有邪、而無者表無邪也、

腎…望 其色黑、黑如烏羽者生、黑如炲炱者死、腎主五液、故舌枯燥者津必竭、舌潤者津未盡也、

腎…聞 在音爲羽、在聲爲呻、在變動爲慄、

腎…切 其脈石、來如彈石者、此謂太過、去如數者、此謂不及、但石無胃曰死、

腎…問 腎司二便、問及大小溲、以知其虛實、所謂中氣不足、則溲便爲之變也、

孕婦須知

濟綱

▲略舉數則。似覺尋常

▲種族盛衰。實有關係

婦人懷孕、母子所關、其講求衛生之法、較常人尤宜注意、不特免小產難產之虞、且胎前少病、生兒亦無胎毒夭殤之患也、愚敢效獻曝之忱、略摘數端、詳述於下、自愧學問淺薄、伏乞諸公評政、以爲研求胎前衛生者之鑑、

一胎前宜節慾 婦人受孕一月、胎元如露珠、精華浮泛未安其區、最宜將息絕慾分床獨宿、不共夫寢 清心靜養、使胎元日固、勿嗜慾過度、致慾火動中、氣血沸騰、胎繫胞中、藉血營養、當此之時、猶風前置燭、隨得隨失、夫腎主閉藏、肝至疏泄、久而久之、疏泄用事、而閉藏失職 致有絕孕不育之結果、人但知其無受孕之能力、多未明其暗墮之所以然、若在三四月間、亦有胎漏胎動半產之慮、在五月以後、每致胞厚難產、（考近世婦人科生殖譚、謂婦人受孕、由輸卵管輸精蟲於卵巢、初孕之時、游泛未定、情慾頻擾、遂失涵養之能力、摧殘不甯、在四五月後、被男精注射激烈、多有射胞膜、流出羊水、胎多墮壞、）且頻泄母陰、母氣不足、無能供蔭其胎元、生子多不壽、兼多豆毒、試觀貓犬羊受孕後、絕不交合、牡者近則踢之

蓋愼重護胎之意、故胎胎易、個個存、人爲萬物之靈、不能禁絕、矧有縱慾無度者乎、人蓄不同、稟生則一、可不愼諸、

一胎前宜節制飲食　婦人受孕、添入有餘之物、衝份滯逆、氣少運行、不免轉輸遲而運化緩、故飲食須有節制、惟淡泊養身、最爲適宜、勿亂飢飽、勿恣意厚味、恐消化不易、聚飲停食、妨得胎元、諸病叢生、且母子一氣、呼吸相通、平時母體奉養厚者、兒體多肥、平時母體奉養薄者、兒體多瘦、恐孕虛而用大補、嗜厚味以求健壯、多致胎肥難產、胎前多病、試觀糟糠之婦、胎前少病、臨產甚易、其理可知、

一胎前宜小勞身體　婦人懷孕、藉氣血營養、宜時時行動、使氣血周流、胞胎活動、骨縫關節亦常鬆動、則胎前少病、臨產自易、難經云、氣主呴之、血主濡之、氣血循環、一身無有間斷、久坐久臥、貪逸惡勞、氣不運行、血不順流、胎亦沈滯而不活動、骨節緊而不鬆、胎前不免多病、臨產自然多難、試觀田間勞動之婦、旦夕工作、忙碌不止、其胎前少病、至臨產時、一開腹痛、立即生產、其理可徵、

一胎前宜安心靜養忌內動七情　少婦初孕時、常使歡心怡意、心君泰然、不可動怒鬱勃、宜舉動安常舒徐、從容弗迫、則胎安寧、初孕之婦、未曾經過臨產、不可與語產難之事、恐懷憂懼、心懸氣餒、致胎痛胎動、及難產之患、

五行新解（中）

王愼軒

(三)五行關於病理之原理　其曰肝病傳脾、脾傳腎、腎傳心、心傳肺、肺傳肝、此中醫以五行之刑剋、定病理之變化也、茲亦分解於左、

一、肝病傳脾之原理　肝主變化膽汁、輸入於胃、以助水穀之消化、然僅有膽汁未能全其消化之作用、必藉脾輸甜肉之汁、同注於胃、苦甘合化、即具淡硫酸之性質、乃能腐化水穀、若肝有病、則所輸化之膽汁、或致太過、或致不足、太過則胃中苦汁太多、不及則胃中苦汁太少、皆能使脾胃之運化、失其常度、此肝病傳脾之理一也、且肝藏有邪、其自輸送膽汁之道、傳於脾胃、本自易易、此肝病傳脾之理二也、

二、脾病傳腎之原理　脾爲運化精微之主、腎爲藏蓄精微之所、脾若有病、則無以化生精微而藏之於腎、此脾病傳腎之理一也、脾能輸送胃中水穀、下輸於腸、腎能輸送腸中之物、下輸肛門、脾能輸化水津、上歸於肺、下輸膀胱、腎能蒸化膀胱之水而四布、排泄尿管之水而下出、是脾之與腎、互相爲用、脾病則腎亦受困、久則腎亦病矣、此脾病傳腎之理二也、

三、腎病傳心之原理　血中之炭素、必入肺以化去之、血中之鹽素、必入腎而排泄之、蓋血液週行全身、搜取諸組織之廢料、以炭素鹽素爲最多、必藉肺與腎之能力、使其血液之濁者、仍化爲清也、若腎有病、則血之循腎動脈而入於腎者、腎不能濾去其鹽水、即循腎靜脈而上輸於心、心亦必病矣、此腎病傳心之理一也、且腎靜脈直通於心、則腎邪傳心、本甚容易、此腎病傳心之理二也、

四、心病傳肺之原理　心主血液之循環、由左心室輸血於大動脈管、分布於全身、匯歸於大靜脈管、復還於右心房、此爲大循環、復由右心房入右心室、循肺動脈而分布於肺微細管、化去炭氣、復循肺靜脈而歸入左心房、此爲小循環、若心藏有病、則輸入於肺之血、異常混濁、肺爲嬌嫩之藏、必難忍受、於是心病而肺亦病矣、此心病傳肺之理一也、且心肺所居之位、最相接近、又有肺動脈以直達於肺、則心病本易傳肺、此其原理二也、

五、肺病傳肝之原理　肺爲十二經之始、肝爲十二經之終、血自

週行全身、歸心輸肺、復化爲清潔之血、再行全身、此肺所以爲十二經之始也、肝乃迴血匯聚之處、故以肝爲十二經之終也、肺若有病、則血中之炭氣、不能化盡、再由心而分布於全身、由全身而匯於肝旁之大靜脈管、一而再、再而三、反覆如是、則大靜脈之炭氣、異常壅多、肝當其衝、則肺病遂有傳肝之虞矣、（未完）

嘔吐噦辨

王一仁

□嘔吐噦辨　有聲有物爲嘔、嘔屬陽明氣血俱病、生姜主之、有物無聲爲吐、吐屬太陽血病、橘紅主之、有聲無物爲噦、即乾嘔也、噦屬少陽氣病、半夏主之、其原皆屬脾胃虛、

□吐分胃寒胃熱辨　食久乃吐、手足冷胃寒、宜丁香砂仁、食已即吐、手足熱胃熱、宜黃連梔子、又不渴而吐清水者寒、渴而吐濁水者熱、

□吐因停食食積辨　吐而脅痛者停飲、宜二陳湯化痰、腹脹者食積、宜保和丸化滯、

□嘔吐分經辨　見物即吐、嘔物不化、屬大腸經、嘔吐清水、屬膽經、欲嘔而不嘔、屬小腸經、口吐白沫、欲嘔而不出者、屬膀胱經、欲嘔而不嘔、面發紅、眼流淚、屬三焦經、

□作吐因氣積及寒辨　上焦在胃口主納、上焦吐者因於氣、食已即吐、渴欲飲水、治當降氣和中、中焦在中脘、主熟腐水穀、中焦吐者、因於積、或先痛後吐、或先吐後痛、當去積和氣、下焦在臍、下主出而不納、下焦吐者、因於寒、朝食暮吐、暮食朝吐、溺清便秘、治當通其閉、溫其寒、

□吐屬上中下何焦辨　上焦吐、暴吐、口渴、噎塞、中焦吐、食下良久吐出、下焦吐、醉臭不化、即反胃病、皆由血虛胃冷胃槁而成、

□翻胃反胃辨　翻胃病、食入即翻而出、或痰或熱、阻塞膈間、非如反胃早暮有定候也、

□吐利屬寒濕濕熱辨　太陰腹痛吐利、一屬寒濕、六脈沉細、舌潤不渴是也、宜溫中散寒、一屬濕熱、舌燥口渴小便短赤是也、宜清利濕熱、

□吐分寒症熱症辨　吐有寒熱之分、熱者寸口脈數、發熱煩渴、渴欲飲水、水入即吐者、水熱上逆、食入口即吐者、痰熱上拒、寒者口不渴而吐、

□噦屬中焦下焦辨　連聲噦者屬中焦、聲斷續時微時甚者屬下焦

□吐由肝火、胃火、胃陽虛、濁陰泛、伏飲、寒邪、胃陰虛、虛逆辨　凡痞痕食入即吐、并嘔酸水、口渴舌黃、此肝火犯胃、宜吳萸、川連、半夏、茯苓、厚朴、枳實、姜汁、竹茹之類、凡陽明熱病、舌苔燥黃、煩渴嘔惡、脈來洪滑、米飲入口即嘔、惟涼水可納者、胃火冲逆、宜白虎湯、加重活水蘆根、又食入嘔吐、或納少不變、脈細小而弦、或右脈弦大、腹中滿痛、大便欲解未通、此胃脘陽虛、肝木未亢、治宜專益胃陽、有氣從少腹上衝、爲嘔爲脹、所吐皆黑綠苦水、此屬下焦陰濁、衝逆犯胃、厥陰穢氣上逆也、宜川椒、吳萸、烏梅、川連、茯苓、醋炒川楝子、鹽水炒小茴香、姜汁炒黑梔等、凡氣衝偏左、厥逆欲嘔、嘔盡方適、此伏飲在肝絡也、宜辛以通之、嘔吐不渴、舌苔白滑、或兼咳嗽者、此痰飲兼寒邪也、如大汗後、胃中津液大虛、嘔吐不納、口渴、舌苔白嫩者、胃經虛也、宜和胃陰、嘔吐不已者、此有升無降、宜鎮逆法、用旋覆、代赭、半夏、茯苓、新會皮類、虛者加人參、

□吐屬寒屬熱屬水逆辨　口不渴、厥而吐、屬寒、渴而得食即吐、屬火屬熱、渴而飲、飲而吐、吐而復渴、屬火逆、

□嘔吐出自上中下何脘辨　隨食隨吐爲嘔、小半夏湯、食入乃吐、爲暴吐、生姜橘皮湯、食已後吐爲嘔吐、橘皮半夏湯、枳殼湯、

加參芍半夏、食久乃吐爲反胃、金花丸理中湯、食再而吐者、爲翻胃、紫沈丸、早食暮吐、暮食早吐、爲下焦病、半夏生姜大黃湯、此從食下久暫分上中下脘、而爲治也、

◘寒吐熱吐辨　寒吐者、肢冷脈細、熱吐者、煩悶脈洪

◘嘔吐在肝在胆爲飲爲寒辨　嘔苦邪在胆經、吐酸責諸肝臟、嘔清水者多停飲、吐涎沫者以脾寒、

◘嘔吐爲火爲虫爲血虛辨　嘔吐而心痛、當作火治、口作清水、當作虫治、心中各火、當作血虛治、

◘噦逆出自中焦下焦辨　中焦噦逆、其聲短、是水穀之病、爲胃火易治、下焦噦逆、其聲長、是虛邪之病、爲陰火難治、

◘噦逆虛實辨　低聲頻密相連、爲實易治、半響噦一聲、爲虛難治、暴病發噦、必由痰食血、或怒氣所干、易治、久病發噦者、多難治、

◘噦吐分三焦辨　上焦吐者從於氣、氣者天之陽也、脈浮而洪、頭暈不已、氣上冲胸、食已即吐、渴欲飲水、當降氣和中、中焦吐者從於積、有陰有陽、氣食相加、脈浮而弦、胸中痞悶、或先痛後吐、或先吐後痛、當消積和氣、下焦吐者、從於寒也、脈大而遲、四肢清冷、朝食暮吐、暮食朝吐、小便清利、大便不通、當通其閉塞、温其寒氣、

◘嘔噦辨　乾嘔即噦之微、噦即乾嘔之甚、嘔聲低小而短、噦聲重大而長、嘔爲輕噦爲重、

◘嘔惡屬胃寒胃有痰火辨　胃氣寒氣惡心者、嘔清水不渴、脈遲、胃有痰火惡心者、嘔酸水、煩渴脈洪、

◘吐酸吞酸辨　吐酸者、吐出酸水、平時津液上升之氣、鬱滯清道、濕中生熱、故從火化、遂作酸味、如內穀之類、得熱則易酸也、吞酸者、鬱滯日久、不能自湧而出、伏於肺胃之間、咯不得上、嚥不得下也、

◘吐酸屬寒屬熱辨　積滯中焦、久鬱成熱、則木從火化、因而作酸者、酸之熱也、若客寒犯胃、頃刻成酸、本無鬱熱、因寒之所化者、酸之寒也、

○五行新解(下)

王愼軒

(三)五行關於治法之原理　難經曰、虛則補其母、實則瀉其子、此中醫以五行之生化、定爲治病之法也、欲究其所以然之理、先當研究五臟相生之理、則奥義顯然矣、今亦縷述於左、

一、脾土生肺金之原理　經曰、飲入於胃、上輸於脾、脾氣散精、上歸於肺、蓋飲入於胃、滲出胃旁微細管、藉脾氣上升之力、循三焦油膜、上輸於肺、使肺葉濡潤、呼吸通調、此即脾土生肺金之理也、

二、肺金生腎水之原理　水津自脾上輸於肺、得肺氣肅降之氣、乃折回下行、仍循三焦之油膜、下輸膀胱、腎居膀胱之旁、得肺臟輸來之水、於是洒陳於五臟六腑、灌漑於四肢百骸、或外泄而爲汗、或下泄而爲溺、其用雖在於腎、其源却來於肺、故謂肺生腎也、

三、腎水生肝木之原理　肝能製造膽汁、輸入於胃、而助消化、其製造膽汁之機能、自於肝內之生珠、生珠係髓質所組織、髓生於腎、則肝藏最要之機能、由腎所生、謂爲腎水生肝木不亦宜乎、

四、肝木生心火之原理　心火云者、血之熱度也、血之熱度、何由而生、由於肝聚炭素於大靜脈、(義詳肝屬木條)輸心入肺、使遇養氣而起無形之燃燒、則血乃熱、苟無肝輸炭素、則無炭之火、何自存、肝木生心火之義、豈不彰明較著哉、

五、心火生脾土之原理　脾胃之能消化水穀者、實重賴於心火輔助也、何則、胃中之熱、用以腐熟水穀、胃旁之血、用以輸

化水穀、其熱其血、均生於心、且脾旁分內汁、亦必藉心火之蒸、心血之化、始能分泌入胃、以助消化、然則心火生脾土之說、豈虛語哉、

綜上五條則五藏配五行相生之理、彰彰明矣、因甲臟能生乙臟、則甲爲母、乙爲子、子本仰給於母、子虛則供不應求、急補其母、母足則供給多而子不虛矣、故曰虛則補其母也、母本輸給於子、母實則濫給太過、急瀉其子、子虛則仰給多而母不實矣、故曰實則瀉其子也、再舉二例解釋于左、

一、虛則補其母之原理　例如脾虛不能運化、用理中湯以補之、然理中湯之乾薑、係辛熱助火之品、蓋欲取其心火充旺、則胃中之熱度增高、胃壁之蠕動增速、脾液之分泌增多、不治脾而脾氣自足、此即虛則補其母之例也、

二、實則瀉其子之原理　例如肝火太旺、用左金丸以瀉之、然左金丸之黃連、係苦寒瀉心火之品、蓋欲其心火不足、則心藏求需于之孔亟、吸收增甚、不治肝而肝火自平、此即實則瀉其子之例也、

總觀以上三綱十七目、則五行之道、確非虛談特借五行爲代名詞而已、吾常推究古聖人所以立五行之意、良由造物變化、千萬無倪、不執其要安能盡知其理哉、且醫藥之理、變化尤多、若欲一一贅言、雖數十部內經、亦不能盡其奧義也、、且簡而明者、尚易筆述、若其繁鎖而複雜者、言之猶難明、安能筆之于書哉、故立五行之義、使後之學者、可以知一推十、知十推百、斯此道足以盡其應用矣、試觀今日之西醫、其科學之精、說理之明、可爲至矣備矣、然其治療複雜之病、何以反不如中醫、豈非彼無哲理學之研究乎、夫以奧妙無窮之生理、變化無窮之病理、必欲以板定之法而治之、宜其有時而窮矣、然西醫之弊、弊在不講哲理、而中醫之弊、弊在濫託虛言、以致哲理之原理、湮沒不稱、未可以五行解之者、亦必以五行强解之、有必須眞理以推之者、亦託於空言以推之、斯五行之說、反足以有碍醫學之進步矣、吾願中醫之太空、與西醫之太實、兩者和而匀之、則醫界前途之光明、不可勝量矣、(完)

頭痛醫頭之怪劇

鄧可則

▲七歲女孩
▲險遭暗殺

威海衛路、謝某、乃英商電車公司之查票員、今秋八月、其七歲之孩、患秋溫症、始病頭痛身熱不揚、得病之先一日、曾因嬉戲跌仆、及病、以鄰近某大醫院、聲名素著、至則盡其診察之用具以診之、遂斷爲身內無病、病由於跌傷腦筋、無須服藥、只用冰冰其頭部、自可告痊、病家如法行之、三日皆然、小兒痛果不叫、而漸入昏境、謝以連延某氏、大拉司無以爲繼、且病又未起、乃展懇余診、診得脈滑數、身熱固不揚、四肢耳厥、口噤不開、頭不易轉表示仍有痛狀、余即斷爲秋溫症、非身熱透達不可、乃進以銀翹散加減、一劑、次日、身熱果出、脈仍滑數、口開、舌見灰黃、頭可動而仍不言、細按遍身、觸腹欲哭不得、知溫邪始由過遏、結此陽明不解、經府同病急當救裏之症也、乃以大承氣湯、佐以清化之品、三日、身熱全透、得便二次、始下黑硬、繼之如膠漆、脈來細數且促、舌苔灰色已退、神識亦清、但以燎原之後、歸去無家、府病雖解、經病未除、故脈目促而手足搐搦、是陽明餘邪、有乘虛襲肝之象、乃以竹葉石膏湯、加鮮生地、羚羊角、投之、四日、身熱溫和、飲食亦進、諸症全退、見余至、且欲躲避、其活潑可愛之狀、直令余爲之心花一開、乃開一養胃清餘熱之方、以清理之、此症苟設再用冰帽冰頭部者、必早爲泉下客矣、蓋愈冰則熱愈不退、雖至胃爛腸穿、亦祇覺神昏而已、

質之諸君

在不知醫學者觀之、因深信身內無病、爲腦筋傷也、即死亦惟歸答於一跌而已、

便血問答

王愼軒

問、何謂便血、

答、便血有廣義狹義二說之分、廣義之所謂便血、卽以大便血小便血、皆括入便血類中、狹義之所謂便血、僅指大便血、而言、即糞中帶血是也、

問、便血有幾種、

答、考于古書、便血之種類甚多、如大便血之中、有遠血、近血、結陰便血、腸風便血、臟毒便血、濕熱便血、中寒便血、傷損便血、酒積便血、暑毒便血、中蠱便血、虛勞便血等之分別、然名目愈多、反多散漫而不切實、莫如金匱僅分近血遠血二種、以病之局所爲分類、最爲簡當、更能從此兩大綱中、求其所屬之細目、則大便血之種類明瞭矣、至若小便血之種類、其最確切者、莫如以痛不痛爲區別、小便出血而痛者爲淋血、小便出血而不痛者爲尿血、

問、便血之原因若何、

答、便血之症、爲失血證中之一種、失血之種類、約可分爲三大類、一則血向上溢、卽鼻衄、吐血、耳衄、眼衄等是也、一則血向肌肉而外溢、卽肌衄血箭、等是也、一則血向下流、卽大小便血是也、三者之中、以便血爲最輕、蓋血之向上向外而溢出者、必有厥逆橫行之氣、逼近其間、非若便血向下而流之順也、然血本循經脈而行、何致下流而爲便血、此必因血管擗裂、血溢于腸胃中所致、然血管擗裂之原因、甚爲複雜、綜其大要約可分爲三端、詳述于下、

一、因于熱者　凡物遇熱則漲、此物理之公例也、試以舊皮球之氣不足者、向火上微烘之入球即轉軟爲硬、久之球卽破裂、此因球中之氣、遇熱則膨脹故也、人身血管因熱而擗裂者亦猶是也、

二、因于氣虛者　血之流行、全賴以氣爲主、故有氣方能攝血、血賴氣行氣爲血帥之醫語、證于物理、亦頗有理夫地球本爲圓形之物、以地面之水、各循江河海洋而流、不致濫溢于天空耶、蓋賴乎包圍地球之大氣以統攝也、人身之血、亦猶江河之水、氣足則血循行血道、不致妄行氣不足、則血循行失常、或甲處輸血過少、乙處輸血過多、則過多之處、血管必致擗裂、血遂從其擗裂之處、泛溢妄行、不受氣之統攝矣、

三、因于損傷者　損傷有外傷內傷兩種外傷因于金屬木石、及跌撲懸打、努力負道等、以致血管破裂、內傷或因大怒則肝氣膨脹、損破血管、迫血妄行、或因醉飽入房、腎靜脈及肝脈受傷、或久咳嗽絡受傷、皆足致血管擗裂也、

問、治療便血之法可有要訣否、

答、約有數條分舉于左、

一、初起以逐邪袪瘀爲主、蓋病邪去則血不妄行、瘀血去則血得歸經、

二、久病宜益氣補脾爲主、蓋氣足則血有統攝之主、脾强則血有生化之源、

三、治淋血以疎利爲主、治尿血以調養爲主、蓋痛者多屬實、不痛多屬虛、

四、治近血以淡化濕熱爲主、治遠血以補養中州爲主、蓋近血、屬濕熱者多、遠血屬中虛者多、

五、淋血最忌止血之藥、愈止血則其痛愈甚、尿血最忌利尿之藥、愈利尿則血愈多、

六、近血忌用甘緩之藥、慮其藥力不能達病所、遠血忌用苦降之藥、恐傷脾胃而更增其劇、

椒粟眼病

▲不可僅擦血出即算筆事

▲當用湯劑煎服方可斷根

曹朗生

近世大多數之中醫、莫不自稱、以爲數千年來之老牌、是故祇知保守、不思發展、更不肯宣傳特效治法、所以閉口不言、以致近來、許多中醫之病名、忽變爲西醫之病名矣、如痙病、則曰腦膜炎、如霍亂、則曰虎烈拉、如痴癲、則曰神經病、如眼病之椒粟瘡、則曰砂眼、其餘尙多、不必細述、實佘、嘆息再三也、在下因見世人、患椒粟瘡眼病者甚多、特此不量文醜學淺、姑妄言之、尙請高明正之、茲將椒粟瘡之形狀、病原、顏色、治法、除根等詳言如後、

椒粟瘡之形狀　上下胞內之臉肉、起有芝蔴大小之細粒形狀、或稍大如粟米、或一鱗一鱗如小魚鱗相似、若馬馬虎虎視之、無甚分別、（故西醫一見是項形狀槪曰砂眼）、殊不知、病狀雖無甚分別、然而、

椒粟瘡之病原　則各別也、椒瘡症、患者、或淚多、或赤絲、或似砂擦、或疼兼痒、甚者胞必腫砂、不便開張、磨成翳瘴、而入盲途、粟瘡患者、雖與椒瘡相似、若劇者、間有目疼頭痛、倘目疼頭痛、則必有變症、椒瘡屬風熱、粟瘡屬濕熱、欲別其症、須看、

椒粟之顏色　有一症、必有一症之顏色、椒瘡與粟瘡之患處雖同、而顏色則各異也、椒瘡凸起之粒硬性、顏色發紅、粟瘡凸起之粒軟性、顏色發黃、椒瘡粟瘡之病、既各不同、則治法亦當各異也、姑先述西醫對於

椒粟瘡之治法　嘗觀西醫、治是症、不管椒粟、輒以棉捲於細桿上、擦出其血、後點以藥水、卽算畢事、是故有有效、有無效、有雖效後、不久仍又復發、吾中醫治法、雖是蘇繁、然極妥當、茲將中醫治

椒粟瘡之除根　法詳述於後、中醫治眼病、每每內服外治、誠有特效、如椒瘡初起、可以不必擦出其血、祇須點以行瘀散風之眼藥、服可活血驅風之煎劑、即可痊愈斷根、時日已久、而瘰疹連片、體低不平、及血瘀滯甚者、不得已而擦出其血、導之中病即止、不可太過、蓋目得血而能視、若過血、則大害目光也、治粟瘡之內服劑、則用除風化濕清脾之味、自可漸愈、若症勢劇者、則佐以烙鐵熨之、定可斷絕根蒂也、但近世病者、大多怕繁就簡、故中醫療治是症之手續、亦不肯用耳、

討論苦參子止痢方

胡成章

夫方藥者、固療疾之品、然用之不當、亦未庶無害於人耳、故不可輕以傳人、蓋同時一症、有受病之原因不同、稟體之強弱各異、未可執一方以概治、嘗見好善者、印送驗方、人用之亦益與害各半、此何故也、好仁而未深研其學也、前日讀上海醫報痢疾特刊號中、有休息痢秘方一則、用桂圓肉包苦參子服之而愈、然推其病之原、無非由暑熱蘊結、初起時醫者、給之以消導藥、不與清暑之品、遂致經年累月、而津液受傷、大腸無所滋養、則失其傳導之力、自有炎炎之勢、一得苦參子（又名鴉膽子）之苦寒、豁然而瘳、然此不可爲定論也、痢疾雖屬熱症居多、間有貪食生冷、因而成痢者、亦復不少也、況痢久脾胃未有不傷者、再以苦參子之大寒大涼、服之最易敗脾傷胃、故非濕火極盛者、不可輕嘗、否則積滯未去、宿邪不清、更損其脾胃、流弊百出、挽救較難、故愚以方藥惟外搽敷者、不妨傳之、而內服須極平淡者始可、否則反覺益少而害多也、質之諸君、以爲然否、

單方奇治錄

霞軒

世有沉病宿瘤、經多醫而不能除、服一二單方而病若失、以目之所見耳之所聞、錄其尤者四則、用供研究藥物學者、

瘡疥外治妙法

▲桑葉誘虫外出

▲可稱異想天開

一人賣水爲生、好酒、夏日臥處菅濕、病寒熱旬日、遍身發出瘡疥一瘡中生一蟲、痒不可耐、以針挑取、小者如粟大者如米、或令以鷄蛋攤餅貼之、不能遍及、一醫命采取桑葉一石、晒乾鋪樓板、夜臥其上、桑葉能去風濕、蟲聞桑香、盡皆鑽出、再以黃柏苦參作湯浴之、數日而愈醫者意也、此不藥之藥也、

枇杷膏治肺病

▲簡便……節省……靈驗

一人病咳經年、皮膚甲錯、肌肉盡脫、胸中隱隱難過、醫作肺痿治、久不效自度必死、時逢初夏、枇杷正熟、一醫令取熟枇杷數十觔、去皮核、熬成膏、約一大斗、每日早晚開水溶服二合、嗽止胸開、皮膚漸潤、肌肉漸生、此潤肺之功也、肺喜潤、脾喜燥、潤肺之藥、多不利於脾、二冬之類是也、枇杷色黃味甘、能補脾土、以生肺金、勝於二冬多矣、此其所以効也、

古法確有切効

一人患鼻淵、濁涕腥穢、無肯與近者、時逢長夏一醫命取艾茸四兩、攤作二餅、用新瓦兩片、烈日中曬熱攤艾茸於凹凡上、先安一枕以額抵之、冷則頻易、數日而病痊、此之謂方灸、針鋒相旣、腦寒去矣、大凡病久不愈者、藥未至病所耳、

久年痼疾 一旦霍然

▲莫說江湖醫生無能

▲須知見聞即是學問

一友人作客湖南、見一行主人風疾在榻、交易寫算、尙能應客、一遊方賣藥者在門、擁擠多人、有礙客、商行主人惡之、命驅去、賣藥者顧謂主人曰、勿驅我、我爲爾起足疾主人耐之、至夜沽酒邀入、賣藥者問足廢幾年矣、對曰三年矣、又問痛否、對曰陰雨時掣痛、問此地有騾馬坊否、對曰有、引至坊中、剷取騾蹄底下皮兩許、至行中酒洗、瓦炙爲末、瓶中傾出炙過乳香一錢、和入、分三日淡酒冲服、三日之後、下榻移步、再服一料、足疾愈矣、此友人親見其治、歸而述之、夫騾蹄治瘋疾、書雖未詳、核其意義騾馬善走、去風、其力在蹄、加之乳香酒力、所以取効捷、阿膠、驢皮、所煎尙能去風、況騾蹄乎、

尿急病之特效藥

鄧可則

尿急一病、婦女最多、其痛苦實有難言之隱、此病由於肝旺腎虛、操勞太過、不可用利小便藥、愈利則愈短數不禁、或用濇劑、則反增澁痛、普通治法、每多不效、余近由友人處、覓得一特效藥、試驗多人皆奇效、因報之報紙、以告天下、方用、酒浸木瓜一枚、煎水服、病輕者一服即愈、重者亦不過四次必除根、此木瓜須至賣藥酒之酒坊購辦、並非難覓之品、再木瓜既經酒浸、芳香可口、又爲平淡無毒之劑、能舒肝攝胃、患者曷嘗試之、

秋令衛生談

葛蔚堂

◉注重起居

寒燠不齊、旦夕更變、隨時珍衛、以養天和、溯自歐風東漸以來、我國民研究衛生學者、一日千里、幾於婦孺咸知、其成效頗爲捷速、而人民之進步驟矣、夫衛生者、衛我生生之機、精神氣血流行、毫無障礙、消疾病於萌芽、驅風寒於軀殼之外也、吾儕對於衛生、視起居一節、尤爲注意、起居衛生之首、務實驗之、切近法也、人每忽焉不講、可因循以自誤哉、按四時之中、秋爲肅殺之氣、起居不愼、患孰大焉、夫眠宜早起、朱子有黎明即起之言、早起之效、排洩胸中濁氣、吸入新鮮之空氣、以補助之、濁氣常輸、自無疾病、至於所居之處、地勢宜高、免生濕患、多設痰盂、免生細菌、溝通地潔、使呼吸中不致有纖介之塵、窗牖常開、多置花草、延年却病、不外是夫、

◉養陰淸肺

火剋肺金、刼陰爍液、秋風一起、溽暑漸消、夫夏時酷暑炎炎、肺金受爍、時遷月易、忽又秋來、凡人之習衛生者、宜隨時如意、庶幾體强身健、雖有疾而不陷於殆也、肺本屬金、性尤畏火、經夏日之熱度頻煎、陰液日形薄弱、夏令炎威之際、人恒烹西洋參麥冬二味、用以代茶、其意何居、蓋即防刼奪津液之主體、秋時衛生之法、故以養陰肺爲攝養之最要、而不容片刻緩也、養陰淸肺者、假甘寒之藥品、以補衛生之不足、而使肺陰津液、作完全恢復、養陰淸肺、湯書多備載、玆不贅述、該時可購服二三帖、則津液自充、肺氣淸肅、秋時應生諸疾、可以潛形斂迹矣、

◉生冷油葷

人之一身、後天爲主、病從口入、切勿犯之、夫脾胃後天之根本、氣血所賴也、胃爲倉廩之官、脾有諫議之責、李東垣立論神奇、法重脾胃、羅謙甫曰、脾虛多食、弗可剋伐、大哉斯言、誠後世之準則也、夫脾與胃者、一膜相連耳、脾胃本不自虛、因生冷也、油葷也、食不知節、飲不知愼、其傷也、未有不如是者、多食生冷、則傷脾胃之陽、多食油葷、則損脾胃之氣、脾土失職、胃弱不興、夏秋之時、常現霍亂吐下、攪腸痧、癟螺痧等症者、皆生冷油葷、病及脾胃所致、故此症一見陰陽失位、變生莫測、易於死亡、生冷油葷、爲秋時莫大之險品、秋時疾病之介紹物也、脾胃强、則六淫七情不爲害、弱則危機伏矣、此篇所論以脾胃爲主、而以生冷油葷爲脾胃之勁敵、觀霍亂之危、而知預防之益也、

◉柿蟹殺人

食物相反、最易殺人、不事講求、有傷生命、夫本草所言十八反、人盡知之、所謂反者、藥品之反也、藥品之反、在司命者、詳加考核、而負有完全之責也、家常食物、易於混淆、稍不致愼、誤食相反之物、發現之時、異常暴烈、而不自知、其咎良可概也、書云、柿蟹同食、有殺人之虞、柿本性寒、病人腹胃、即不與蟹同食、亦或生腹痛瀉利之疾、蟹性大涼、較柿尤甚、試思食蟹之翌日、則口中極其淡白、此至寒之驗也、倘不幸柿蟹並食、則兩寒相遇、眞火全消、大吐大瀉、狀必駭人、食物相反、劇戰於中、氣血乖離、禍生倉卒、急投大劑回陽、恐不能制其相反之力、爲口傷身、世之通病、隨時加愼、庶無失焉、

婦女之終身大事（上）

常公

◉少女當發育至月經初潮時

◉對於生殖部分之衛生常識

◎務須除去羞愧而加以注意

◎勿養癰成疽致拖終身之憾

發育期的衞生　少女當發育至月經初潮時、往往發生驚異及恐怖、或因羞愧、不肯與父母說明、反求不相干之伴侶、爲之解說、以致招來軌外行動、此乃忽視性敎育的緣故、爲母者、當女兒身體將已發育時、必須告知其女子所必經的現象、及月經成熟的徵候、最好就動植物雌雄的區別及蕃殖的狀態、借來說明其大概、使她們了解、近時德國女校、關於性的智識、多由女敎員講解、亦有請醫師講授者、茲就應當注意的、說明於下、

(一)發育期的發育狀態　據瑞典小兒科學會的調查、「少女十歲至十五歲、其身長及體重的增加、通常不甚著明、至十七歲時身長增加較著、此後則體重增加顯明、至二十歲而肉體的發育終止」一年之內、其發育狀態、亦有差等、大概可分三期、第一期——冬季——即十一月至初春期間、於此期發育狀態比較靜止、第二期由春季至初夏期間、在此時期身長的增加顯著、體重的增加僅微、第三期由晚夏至秋季期間、此期身體的發育頗著、尤其是體重的增加著甚云、

(二)清潔　肉體上的衞生、以清潔爲主、外陰部、宜力求清潔、爲防內生殖器的發炎腐敗、——即防細菌之侵入、(例如於外陰部附着乾燥的經血時、卽易腐敗分解、致內部發炎性症狀)、此外不必要的處置、須嚴加禁止、例如膣內洗滌、世人多以此爲能預防生殖器的種種疾病、而抑知有不然者、蓋健全的處女、行膣內洗滌、不但無益、反使種種有害的細菌、乘機侵入深部而誘起疾患、即遇必要時、亦須詢明醫家而後行之、

(三)沐浴　少女宜於每晨起床時、行冷水浴或冷水摩擦全身、有增加身體寒冷之抵抗力、並促進健康之效、但水溫不可低下列氏十六度以下、入浴時間亦不可超過五分鐘以上、若溫度愈低、則入浴時間、亦應減少、浴罷且於大氣中作柔軟體操、或各種運動、至感溫暖爲度、此外於每週仍須行一次溫浴、以保身體的清潔、如此養成習慣、不但身體逐漸强壯、且可增進肉體的美、雖然、患貧血及顏容發靑的少女、宜禁冷浴、蓋冷浴反能使其症狀增劇、如不慣冷浴的人、可漸次將水溫低減練習、但月經前一二日、須終止冷浴、不然則易患月經停止、或起痙攣性下腹部痛疼、如月經後猶有下腹充血時、可先以列氏二十七度的微溫湯沐浴、漸次恢復其冷浴的狀態、其他宜注意者、外陰部之摩擦時、不可用海綿、最好法蘭絨布片、若分泌物多時、更須將布片煮沸而後使用、

(四)運動　在氣候佳良的季節、必須於室外使行、但遇風雨、可於風雨操場內使行、以柔軟體操、網球、司令球、游泳等爲合宜、乘馬及脚踏車雖可、但在下腹臟器充血及心悸亢進時、即須中止、不然、有惹起肺病等的患害、貧血及顏面蒼白的少女、運動更宜緩和而永久、同時若兼服補血劑、則不難逐漸强壯、要之、運動宜視身體的强弱、勿使過度爲宜、

(五)睡眠　小兒期及發育期時的睡眠、必須充分、但標準的時間、因身體的强弱、及氣候的關係、亦頗難定、但據歷來的經驗、少年時代、每日須有十至十一小時的睡眠、壯年每日須八至九小時的睡眠、故發育期的少女、須於午後九時就寢、朝七時起床　較爲合適、但現在入學校的少女、多不得此長間的睡眠、是誠有礙於發育耳、深望學校當局宜充分注意、

(六)衣服　爲人生的第二住室、能調節體溫而保護健康、故其式樣色彩等、要能達此目的爲主、決不可隨波逐流、趨時髦爲美觀、反礙身體的發育、如西洋婦女用帶束腰、日久於橫隔膜肝臟生壓窄溝而呼吸困難、吾國束胸之緊襯衣、壓迫肺臟、亦障碍呼吸機能、其他如着緊小的鞋襪等、致下肢充血、靜脈努張、皆與身體有害、要之、着用衣服、宜擇其質較暖、肥瘦適體、能保

護身體爲主、就是了、

(七)常習性便祕　而不注意食物的攝生、及不規則便通之謂、婦女最易犯着、其原因概一方由於小兒時代、母親及乳母對於小兒便通規則、多不注意、一方由於處女於學校或集會時、對於大便多積壓、以致養成此惡習慣、然世人多不注意此等症狀、以爲不關緊要、不知因此往往使子宮轉位、——而爲病害、故在幼時應養成規則的通便(每日便通次數、及時間須一定)、即屆時無便意、亦須忍耐赴廁、久之自易養成、若患便祕者可先試食餌療法、多食野菜、果實、牛乳等、多飲飲料、殊於空腹時、飲用煮沸的清水尤佳、無效時、可用下劑、或行灌腸法、然反覆服用則成習慣、亦難奏效、宜注意、其他並宜常運動身體、最可注意者、於月經前數日、必須將便祕除去、不然於月經時易來惡心、嘔吐、食慾不振、頭痛、並有起痙攣性下腹的痛疼、

(八)自瀆　處女於看不良的戲劇、及性慾的小說、每易引起此類惡習慣、至小兒時代即有犯之者、此等行爲、爲日後貧血症及神經衰弱症的主要原因、誘發膣及子宮頸管的加答爾、

(九)預防之方法　爲父母或學校管理者、須時時留意、食用易消化且少刺激性的品物、不可過度運動、須促大小便通利、殊於就寢前應排盡小便、其他被褥等勿過暖、早晨醒後、即刻起床、能行冷水浴及摩擦法爲更妙、

(十)學校衛生上的注意　少女當發育的季節、年歲的大小、授課及休息時間、亦因之而異、即春機發動期直前的少女、精神共肉體、務須安靜、而十七歲至二十歲正在發育旺盛時期、勞動亦須有節制、必須於二十歲以後、始可充分努力於精神及肉體的作業、據侃易博士的調查、瑞典高等女校的疾病、多由於發育期之不攝生所致、且恢復甚困難、即於此時期怠於攝生而致病此占多數、次爲顏面蒼白而患習性頭痛、次爲子宮後屈症、再次爲腺病性云、德國學校醫生、亦有同樣的報告、且於以上諸症外、尙有呼吸促迫及齒痛等、故學校時期的衛生、頗關重要、其他應注意者、講究室內光線的强弱、桌椅的高低、亦很緊要、桌椅不合式、尤易患着脊柱後彎症、及骨盤變形等、

(十一)月經來潮時的教訓　月經雖屬生理現象、究係身體一時的變常、於此期間最易感受各種疾病、即此時子宮粘膜破潰、其對於病原菌侵入的抵抗力減弱、假若此時有細菌侵入、則由下腹臟器的充血而催進其發育、更由酸性的膣液變爲亞爾加里性、益利細菌的發育、遂得大發其毒力、而使因月經充血變爲粗鬆的子宮、膣　及喇叭管發炎、故月經時必須嚴守衛生方法(膣分泌液、平常爲酸性、亦自家防禦的機能、能殺滅由外部侵入的細菌、殊於姙娠時作用顯著、惟有月經時、因流出許多的粘液致中和其酸性、而反使其變爲亞爾加里性　遂失其殺菌力了、)

(十二)月經時的衛生　第一要務、即清潔、但有人謂月經時洗滌爲有害、而使出血增劇、或有人則獎勵全身浴、謂可避却疾病、種種說法、莫衷一是、蓋月經時、外陰部及其周圍因排出多量血液、從而不潔、故每日必須二三次用煮沸的温水及石鹼洗滌局部、不然於此部附着的乾燥經血、與皮脂腺及汗腺的分泌物、互相混合、甚易腐敗分解、特肥胖者當夏季於會陰部及股部的皺襞等、因該腐敗物之刺激而皮膚來剝傷或發疹、且此腐敗物、轉向內方蔓延時、因而發生膣及子宮粘膜的炎症、尤其是已經結婚者、於月經時不注意清潔、更易招此危險、月經時膣的洗滌、亦不必、即全身浴亦應禁止、蓋此時子宮口多開大、更利細菌自外部侵入、若行全身浴時、其不潔且含細菌的水、總不免進入膣內、恐此時膣及子宮粘膜的抵抗力減弱、仍誘起炎症、其有洗滌時好以手指探助、其結果更不堪設想了、月經前試爲催進、雖有行熱水洗滌、或全身浴的、但易誘起下腹的過度充血、亦宜謹愼　至

月經終後、行全身溫浴、甚爲至當、則非其例、月經時爲保持身體的清潔而使排泄的血液吸收、最好用月經帶、宜選其不妨害下腹運動、而且易除去的、坐臥進退時、摩擦股部者即爲不良、宜設法改正、又鄉間有用棉球塡入膣內的、此爲蠻法、且因此易犯自瀆、不可不注意、

（十三）月經帶　月經帶的緊要、已如上述、最簡單者、用三四公分（C.M.）長的消毒或撒爾矢爾酸棉花、壓抵局所、再以棉紗帶保持、於兩股間爲丁字形、其前後各以小帶固定於腰間、若出血量多時、一日二三回交換、用過的即棄去、市上所賣的各種護漠製者、大抵覆蓋面積較大、特於夏季其覆蓋之部分、因汗液及經血的腐敗分解、發生奇臭、鄉間婦女因缺乏衛生常識　於月經時、常以不潔的棉花、破布、或極粗的草紙、壓抵外陰部、尤不相宜、

（十四）月經時的運動　於此期間不可爲激烈運動、例如舞蹈、競走、網球、自轉車、乘馬、登山、長時間之直立及提舉重物等、凡能使下腹充血的運動、均須避免、又月經時唱歌及歌唱爲業的、亦應中止、因歌唱亦能起月經的障害云、（未完詳本期）

中國歷代醫學之發明

王吉民

古時對於外科發術
已經有驚人之發明
後世之人不能承繼
遂謂中法不如西法

一　麻醉藥

歐西外科能達今日完善之域者、實由麻醉法與防腐法二大發明、考麻醉法爲英醫單伯森氏於一千八百十七年發明、時在淸道光二十六年、而此法當吾國周朝已盛行、例證於左、

列子、魯公扈趙齊嬰二人有疾、同請扁鵲求治、扁鵲遂飲二人以毒酒、迷死三日、剖胸探心、易而置之、投以神藥、既悟如初、二人辭歸、

按吾國有麻醉藥當肇基於此時、在紀元前一千餘年、先單氏二千八百餘年、可知中國古代已諳此法、

後漢書華陀傳云、疾發結於內、針藥所不能及者、令先以酒服痲沸散、既無所覺、因刳腹破背、抽割積聚、若在腸胃、則斷截煎洗、除去疾穢、既而縫合、傅以神膏、四五日創愈、

按華陀中國古今第一外科手術家也、其奏效之神、有如庖丁解牛、動中肯綮、然使無痲沸散、恐亦無所用其術、

玉堂閒話稱高駢時有術士善醫大風、置患者於隙室中、飲以乳香酒數升、則黯然無知、以利刃開其腦縫、排出蟲、可盈掬、長僅二寸、然後以膏藥封其創口、別與藥服之、而更節其飲食動息之候、旬餘創盡愈、纔一月、眉髮已生、肌肉光潔、如不患者、

按大風爲可畏之傳染病、古來中西名醫無治法、豈區區術士能治之耶、且其致病之細菌、俗眼不能見、則所謂挑出蟲、可盈掬、長僅三寸、全屬附會之談耳、

陳士鐸石室祕錄碎治法門云、先用忘形酒、使人飲醉、忽忽不知人爲、任人劈破、絕不知痛痒、然後以神膏異藥縫其破處、後以膏藥貼敷一晝夜、即全好、徐以濟生湯藥飲之、如夢初覺、而前症頓失矣、

上述四段、爲吾國典籍論及麻醉法之事實、惜扁鵲之毒酒、華陀之痲沸散、高駢時之乳香酒、陳士鐸之忘形酒、藥物爲何、無由稽考、後人謂蕓蓉、曼陀羅花、番木鼈之類有麻醉之效、其說列后、

本草載、茉莉根以酒磨服一寸、則昏迷一日乃醒、二寸二日、三寸三日、

紀曉嵐云、閩女飲茉莉花伴死、與私夫同逃、則茉莉亦可醉人、
桂海虞衡志云、曼陀羅花、盜採花爲末、置人飲食中、服之皆醉、
梅元實藥性會元云、曼陀羅花與川烏草烏合末即蒙汗藥、（蒙汗見本草綱目泉水條、及七修類稿、水滸傳等書、其義未詳、或云蒙汗隱語、以其害人、故諱其名也、）說見敗鼓錄中、
張介石資蒙醫經云、蒙汗一名鐵布衫、少服止痛、多服則蒙汗、其方鬧洋花、川烏、瓦龍子、自然銅、乳沒、熊膽、朱砂、麝香、凡九味、研爲極細末、作一服用、熱酒調服、乘飲一醉、不片時渾身麻痺、

■二　灌腸術

灌腸云者、以器插入穀道中、注以藥水出汚物、此法行於中土久矣、
經云、其高者因而越之、其下者因而竭之中滿者瀉之於內、所謂越者、以藥物上提而吐之、瀉者以藥物下壓而出之、若夫竭則以器以引、不必內服藥餌也、可知灌腸下引之法、周前已有之、
傷寒論云、津液內竭、雖大便鞕、不可攻之、當須自欲大便、宜蜜煎導而通之、若土瓜根、及猪膽汁皆可爲導、
其猪導方註曰、取大猪膽一個、瀉汁入醋少許、用竹筒長三四寸、以一半納穀道中、將膽汁灌入、如一食頃、當大便、
陳藏器云、治大便不通、以葦筒納入下部三寸、灌以猪汁立下、
肘後方治大便不通、采土瓜根搗汁、用筒吹入肛門內、
北齊道興治疾、方用猪膽汁通葦管、
聖氣方、以生瓜根擣汁、少許水解之、竹筒傾納下部即通、
十便良方、療大便閉塞不通、用猪膽以筒灌三合許、令深入即出無不盡、須臾更灌、
醫學正傳、小兒大便不通、合香油、以小竹筒擠入肛門、以油吹入、過半時許下黑糞、
右論灌莫、簡而明、與今之西法無異、第其器械、或爲竹管、或爲葦筒、皆粗硬不精、易傷穀道、又以吹灌、不便殊甚、中土導法之所以廢、職是故耳、
灌腸之用、除通大便外、又有滋補、收斂、灌藥種種功用、宋唐以前有以此法治病、今人不復識之、深可惜也、其方如左、
袁枚云、回回病不飲藥、有老回回能醫、熬藥一桶、令病者覆身臥、以竹筒入穀道中、將藥水乘熱灌入、用大氣力吹之、少頃、腹中汩汩有聲、拔出竹筒、一瀉而愈矣、
必效方中有療久利成疳灌方、用樗根汁、麻子、脂酢、泔淀、椒豉六味、先以水六升煮椒豉、取二升和樗汁麻油泔淀三味、分爲二分、用一分灌、隔一日、更取餘者復灌、其用藥時溫溫即得、
又療疳利、下部竅生惡瘡、惡寒、壯熱、以桃白皮、苦參、艾、大棗等、水五升者、取二升灌下部、
又有樗根汁和米泔、療泔利曉夜無間、

■三　探尿管

探尿管、名曰導尿管、測泡子、爲法醫拿力敦氏、在一千八百六十年發明、凡小便不通、腹漲欲死者、如藥石無效、可用探管引尿外出卽愈、西醫常用此以救危急、收效極速、爲世所稱、而此法在中土素有也、
唐千金方、凡尿不在胞中者爲胞屈僻、津液不通、以葱葉尖頭納陰莖孔中、須三寸、微用口吹之、胞漲、津液大通、即愈、
外臺引救急方、主小便不通、其方用印成鹽七顆、擣篩作末、用青葱葉尖䃺鹽末、開便孔、納葉小頭於中吹之、令鹽末入孔、即通、
泰西之探管、多製以金屬、或膠質、器械神良、大小適用、與中醫之青葱葉尖不可同日語、然其理一也、

下行灌腸法

衞生寶鑑、小便不通、諸藥不效、或轉脬至死危困、此法用之、小便自出而愈、法所猪尿脬一個、底頭出一小眼子、翎筒通過放在眼兒內、根底以細線紮定、翎筒子口細枝堵定、上用黃蠟、尿脬口吹滿氣七分、紮定後、再用手捻定翎筒根、放了黃蠟、塞其翎筒、放在小便口裏頭、放開翎筒根手捻、其氣透於裏、小便即出、大有神效、杏林摘要、亦利用翎管、吹藥入莖、以通小便、按葱葉性軟易斷、欲達膀胱、頗非易易、且口吹不便、可知此已較前進步、

張介賓雜證謨方云、治膀胱有溺、或因氣閉、或因結滯、阻塞不能通達、諸藥不效、危困將死者、用猪溲脬一個、穿一底竅、兩頭俱用鵝翎筒穿透、以線紮定、並縛住下口根下出氣者一頭、乃將溲脬吹滿、縛住上竅、卻將翎尖插入馬口、解去根下縛、手捻其脬、使氣從尿管透入膀胱、氣透則塞開、塞開則小水自出、大妙法也、

又通塞法云、凡敗精、流血或溺孔垢阻水道、小便脹急、不能出者、令病人仰臥、亦用鵝翎筒插入馬口、乃以水銀一二錢、徐徐灌入、以手逐段輕輕導之、則諸路皆通、路通而水自出、水出則水銀亦從而出、毫無傷礙、亦最妙法也、

自唐至明、由葱葉口吹、而至猪脬翎管、自明迄今、垂六百年矣、其中不但無進步可言、乃並此法亦廢置而不用、古人不作、斯道淪亡、可勝浩歎、

疾病時之看護問題

可法

▲舉例兩則

▲虛損病之調攝法

▲小兒病之看護法

泰西醫學、分醫師藥劑師看護三類、治療賴乎醫師、配方則歸藥劑師、防衞責諸看護、殆有交相爲用、而不可偏廢者也、是看護一道、誠與醫師藥劑師相維並重、我國則以看護之責、視若鴻毛、不屬於醫者、而專屬於病家、如其善而爲之也、不亦善乎、如不善而爲之也、不亦殆乎、蓋吾人處於氣交之中、六淫侵其外、七情攻其內、復以飲食勞倦雜其間、而欲畢生無病難矣、病則醫師而外、終日防衞於床第之間、負看護之責者、非平日具有普通醫學知識者不可、古人云爲人子者、不可不知醫、此類是也、余撮其大要、以作舉例云、

▲舉例一溫病方面

爾嘗攷溫病者、熱病也、指春溫濕溫秋溫冬溫風溫而言、即江浙人所謂傷寒也、其病既非眞傷寒、而其治法、又與眞傷寒大異、故醫經云、治諸熱病、飲之寒水、必寒衣之、居此寒處、身寒而止、王孟英曰、今人不讀內經、雖溫熱暑疫諸病、一概治同傷寒、禁其寒飲、厚其衣被、閉其戶牖、因而致殆者、我見實多、由是言之、凡溫病病室宜通空氣、透日光、衣服適其寒溫、飲食調其冷熱、此其要也、且溫病往往有戰汗解邪之變、是以葉香巖曰、戰汗透邪、邪從汗出、解後胃氣空虛、當膚冷一晝夜、待氣還自溫暖如常矣、蓋戰汗而解、邪退正虛、陽從汗泄、故膚漸冷、未必矣、蓋戰汗而解、邪退正虛、陽從汗泄、故膚漸冷、未必即成脫症、此時宜令病者、安舒靜臥、以養陽氣來復、旁人切勿驚惶、頻頻呼喚、擾其元神、使其煩躁、但診其脈、若虛軟和緩、雖倦臥不語、汗出膚冷、卻非脫症、若脈急疾、躁擾不臥、膚冷、汗出、便爲氣脫之證矣、更有邪盛正虛不能一戰而解、停一二日再戰而愈者、不可不知、葉氏之言如此、其亦慨夫世人不知溫病有戰汗一途、因而僨事、在所不免、故反覆丁甯以告誡也、

▲舉例二痢疾方面

他如痢疾、俗每謂多吃、是不死之症、古名滯下、滯下者言腸胃

積滯、阻遏氣機也、故其用藥、大都理氣消導之品、苟拘俗見、恣食無已、是宿垢未去、新積復增、眞不啻抱薪救火、薪不盡火不滅、夫如是、治法雖中肯、安望能速愈乎、至於忌食生冷腥膩粘滑堅硬之物、不獨痢疾爲然、卽凡百感症、皆宜如之、

▲虛損調攝之法

若夫調攝虛損之法、則莫如法廣成子所謂必靜必淸、無勞爾形、無搖爾精、乃可長生之言、加以能遠房幃、戒惱怒、釋憂思、免勞碌、以補救之、食品中如百合甘梨苡米蓮子芡實扁豆紅棗桂圓燕窩銀耳等物、宜順序食之、然不宜過食、過食則傷脾胃、若姜椒芥蒜辛酸之味、切不可食、卽感症所忌之物、亦宜戒絕、夫如是治療之力、事半功倍矣、更有進者、方其病也、旁人切不可行祈神問卜之事、作交頭接耳之談、甚則哭泣憂思、終日不休、病險旣無補於病者、病輕又易增病人之愁、可不禁乎、顧此亦人情之常、但能彊制之則妙矣、非惟虛損爲然、卽凡病均宜如之、

▲小兒病之看護法

至於小兒驚厥之疾、則華氏岫雲之論最能體貼入微、其言曰、最可惡者、尤在病家之父母、失於調治、名爲愛之、實欲殺之、何則、小兒諸症、如發熱無汗、煩躁神昏譫語之頃、或戰汗大汗將止之時、或嘔吐泄瀉之後、斯時正元氣與病邪交戰之際、若能養元氣一分、卽退一分病邪、此際小兒、必有昏昏欲睡、懶於言語、氣怯神弱身不轉動之狀、此正當養其元神、冀其邪退正復、乃病家父母偏於此際張惶驚恐、因其不語、呼之喚之、因其鼾睡、而頻頻叫醒之、因其不動而搖之拍之、或因微有昏譫、而必詳詰之、或急欲以湯飲進之、或屢問其痛癢之處、曉曉不已、使其無片刻安甯、如此必輕變爲重、重變爲死矣、更有豪富之家、延醫數人、問候者多人、房中聚集者多人、或互談病情狀、夜則多燃燈燭以照之、或對之哭泣不已、或信巫不信醫、祈禱疊興、舉家紛擾、此非愛之、實以殺之也、試以大人之病情體貼之、抑好安然寂靜乎、抑好喧嘩動擾乎、此理概可知也、可見無論大人與小兒諸病、總宜安然寂靜爲妙、其調養之法、有非筆墨所能罄者、亦惟是病家能細心體會耳、嗟乎、此眞切中時弊之言也、縱上所論、非敢矯世俗之偏、實本先哲之經驗、余又親歷之而不爽、故剖衷告、幸病家三復於斯、

婦女之終身大事（下）

常公

●少女當發育至月經初潮時
●對於生殖部分之衛生常識
●務須除去羞愧而加以注意
●勿養癰成疽致抱終身之憾

（十五）精神的過勞　月經時肉體過勞固不可、精神過勞亦屬有害、如平日月經頗有規則而無痛疼的婦女、因試驗等身神過勞、常起强烈的月經障害、乃神經系統障害、是乃最常見的事實、故已達春機發動期的少女、不可不注意於此、雖然、月經時亦不可過度迷信衛生、如月經本無異常、如絕對的保持安靜、不敢稍稍勞動、此亦太過、若月經旣呈異常的、如感痛苦大出血等發作時、必須靜臥安養、

（十六）月經時由不注意所起的障害　凡月經時感冒、殊下半身的浸濡、身體組織對於細菌侵入的抵抗力、卽減弱、例如旅中遇雨時、往往惹起子宮粘膜的急性炎症、月經急劇閉止、下腹部起劇烈痙攣性痛疼、其他强烈的精神感動、亦擴張血管、又由收縮的神經（血管運動神經）而應響於月經的經過、例如驚愕過度時、於不意間而月經閉止、或早期來潮、或月經過多、卽由於此、有便祕癖的、月經前宜調養使大便通利、遇必要時、可行灌腸法

、或服瀉和下劑、至於服用緩下劑、則有大出血的患害、故不可不知

(十七)代償性月經　月經時由鼻腔、肺臟、腸管、膀胱、口唇、皮膚、眼窩、齒齦等出血、以代償子宮出血之謂、就中由鼻腔出血者爲最多　彼患肺病時時咯血而月經不潮、此不能認爲代償性的、

(十八)無月經　婦女在生殖器成熟期內而月經不來潮的、稱爲無月經、或月經早期閉止、或非全然缺失不過其量極少者、皆得視爲無月經、處女的月經不行、通常多因生殖器發育不充分所致、即內外兩生殖器未達成熟期、即停止發育、時有缺膣子宮及卵巢的、然最常見者、即子宮及卵巢於月經初潮前、其發育狀態、僅如未發育時的形狀及大小、且其精神及肉體的發育亦皆遲延、然亦有生殖器的發育狀態不完、而體格偉大、營養佳良的、總之於無月經時、必須先詢問該少女有無規則的月經樣痛疼、及月經障害、如有此等症狀、則可判定其卵巢尙有排卵機能、後來尙有月經來潮的希望、反之、於一定時間內而無月經狀的痛疼者、可認爲無卵巢或發育不充分的證據、

(十九)無月經的原因　若月經不潮而有規則的反覆痛疼、從月數的延長、而其度亦增加、恰帶陣痛狀的性質、雖有月經而停留不泄、例如處女膜全閉鎖時、或膣及子宮頸管等癒着時、屢屢有的、如此、經血漸積其量、致膣及子宮擴大、遂於輸卵管形成大血囊、若遷延不急行手術、則輸卵管破裂、漏泄其內容於腹腔、有惹起腹膜炎的危險、故於破瓜期無月經、而覺有規的反覆樣痛疼、宜速延醫診治、

若向來行規則的月經、一旦閉止時、或係妊娠、在授乳時、亦有此現象、但此乃生理的常規、若由病而月經閉止、則爲病徵、例如衰弱者、榮養不良者、重症神經病等、又局部的生殖器疾患及其變形等皆如此、又患羅痲質斯(即筋骨疼痛之痺病)(Rheumatismus)、質扶斯(Typhus)、霍亂(Cholera)、猩紅熱(Scarlatina)等的急性熱性病時、月經多閉止、殊質扶斯的恢復期爲然、慢性症中如結核症、萎黃病、惡液質等、亦患月經閉止、在生殖器成熟期內、若還不見月經、當疑爲肺結核的初期、無論其咳嗽咯痰與否、現羸瘦與脫力時、宜即就醫診治、他如患糖尿病、腎臟病等、關於榮養狀態一面的、如大出血後、嗎啡中毒、脂肪過多、又如生活法及營養狀態急劇變化、如鄉間女子驟入都會、又如精神強劇興奮時(異常驚恐、過度悲哀等)、都是爲月經閉止的原因、即長期授乳時、不但月經閉止、且常發生局障害(子宮及卵巢早期萎縮、)

因局部變化而患月經閉止、如重篤的產褥熱後、腐蝕藥過用後、或因內膜搔爬過度、子宮粘膜及筋纖維強烈變化時、或卵巢的濾胞消滅時、卵巢切除時等、然亦有不屬以上的症狀、而月經長時間閉止的、大概爲內分泌異常的原故

(二十)無月經的處置　宜先診斷其原因、兼服用滋養強壯劑等、若因小兒性子宮及內分泌障碍者、可行轉地療養、冷水摩擦、海水浴、及適宜的運動、定時起臥等全身療法、若因營養不良、生殖器的血行不足者、可行坐浴、蒸氣浴、下半身日光浴等皆有效　並用通經各種鐵劑等亦可、凡此種種、必須受醫生診治服藥方不致誤

(二十一)月經痛　由於子宮筋的收縮、所起之一種痛疼、爲全身或局部疾患時所現的徵候之一、亦爲婦人終身所最苦痛的、月經痛、通例可大別爲三種、即神經性、器械性、及炎性、

(二十二)神經性月經痛　患歇私的里亞(即臟燥症)神經衰弱的婦女多如此、但此等婦女的生殖器、並無何等病狀變化、只因神經感覺通敏、凡精神及肉體健全的婦女、月經時由子宮筋的收

縮、並不感覺何等神經刺激症狀、或只於下腹部有不快及牽引之感、少有痛疼者、至患歇私的里亞性的婦女、以神經中樞機衰弱、感覺過敏、雖單一的收縮、亦感激痛、又不患歇私的里亞的婦女、於子宮神經異常興奮、或子宮粘膜高度刺激時、例如月經流出被阻、亦起强激且痛疼之子宮收縮　但後者之例、居於神經性及器械性的中間、

（二十三）器械的月經痛　生殖器官有病的變化、例如位置異常狹窄或閉鎖、妨害月經流出而起、凡血液停留於子宮內、對子宮有一種異常刺激、從內子宮筋肉、强起收縮、以努力排出血塊、致來陣痛狀之痛疼、器械的月經痛的特徵、於月經前即感覺痛疼、蓋月經前子宮粘膜因充血而腫脹、充滿狹窄的子宮腔、痛疼性的子宮收縮、即因其刺激而起耳、然既出血後、子宮粘膜腫脹消去、痛疼亦即消失、如上述因處女膜的全閉鎖、或生殖器管的閉鎖時所來的痛疼、若遷延不治、將來月經爲行澀滯、從而月經痛亦愈劇烈、且帶陣痛狀、其他子宮口狹窄、圍繞子宮口的環狀筋則來陣痛樣之收縮、又腫痛(例蕈腫)或子宮位置異常時、被排出的經血因難通過排泄管、子宮遂收縮而起痛疼亦有的、

（二十四）炎性月經痛　生殖器及隣接臟器有炎性變化時、即子宮粘膜炎、輸卵管、卵巢、骨盤、腹膜、乃至結締組織、膀胱、腸管(殊盲腸炎)等發炎、且月經時因充血而感受性激烈、由子宮筋收縮感强劇的牽引、因而起月經痛疼、如合併神經性及器械的障害時、痛苦更甚、屬於炎性神經痛有稱所謂膜狀月經痛的、(很少有)膜狀者、全體或小片及細屑、於强烈痛疼後排出、顯微鏡檢之、可知其爲子宮粘膜、因慢性發炎粘膜上層被掀起而剝脫排出的、又有稱爲中間痛疼的、即於兩次月經間、血液共粘液排出時隨有較微的痛疼、亦因子宮粘膜的慢性炎症結果而起、如此各種的月經痛、若月經前及月經中注意衛生、皆可預先防患、

（二十五）月經痛的處置　可就醫生探察其原因加以治療爲要、若只爲減去痛疼、用嗎啡鴉片等麻醉劑、不但不能治療、且易患嗎啡中毒、若知其病原所在、例如生殖器何部有狹窄及閉鎖、則施手術除去使經血得自由流出、痛自減去、其他因炎性的、則行消炎療法、神經性的行食餌及理學的療法、此外全身摩擦、體操、水浴療法等、可以試治、肉體及精神的勞動與休養、可注意轉換適宜爲度、神經性月經病、其原因不明時、可施神經系統的適宜處置、

（二十六）月經過多　月經平時持續二日至五日、其平均量大概爲三十五至五十公撮(C.C.)、若其量過多、且持續至六七日以上、則稱爲月經過多、乃疾病的現象、凡月經時、出血量忽多忽少、或一旦停止後、又出過量、致全體呈高度貧血現象、及他種障害者、皆屬此類、通常月經出血、殆不見衰弱、惟月經過多者、不僅月經中感覺疲勞、即過後亦頗難恢復、且易發生心悸亢進、及無力等、又健康婦女的月經、一度强盛、再徐徐消失以爲常規、然月經過多者、出血急劇、且其初甚强烈、時來時止、反覆持續、有延至二週之久者、血液凝固、則爲小塊、反之、尋常血液、則不凝固、

（二十七）月經過多的原因　分爲局部及全身原因兩種、屬於局部的、如子宮炎症、及增殖、其他蕈腫、筋腫、更年期月經、子宮癌腫、輸卵管及卵的慢性炎性疾患、惡性卵巢腫瘍等、子宮位置異常、殊後屈症及子宮翻轉、均易起子宮出血、屬於全身的第一爲萎黃病、Wirchow氏謂少年的萎黃病患者、起强度出血且持續頗久云、又身體過勞、例如有自瀆癖者、亦患之、其他有腎臟肝臟等疾患之婦女、殊有膽石及慢性黃疸者、絞窄肝患者過多、急性傳染病、如猩紅熱、痘瘡、殊流行性感冒、多起月經過多症、又Nodle氏就患婦的年齡、而區別月經過多的原因爲三、（

一）少女的月經過多、概由於神經系統的障害而起、（二）中年婦人的月經過多、概由於分娩產褥所致、（三）四十歲以上的婦人月經過多、概由於腫瘍（惡性腫瘍最多）但無論其爲何種原因、宜速就醫診治、免貽後悔莫及、

（二十八）月經過多的處置　無論其爲全身或局部的原因、不可不施相當的處置、例如有萎黃病之處女、肉體及精神宜使其絕對安靜、注意其食物及空氣、行藥餌及別種療法爲必要、有大出血的使靜臥、行冰罨法、給以易消化的食物、有便祕者、則通暢之、宜用緩和下劑及浣腸亦可、如有著甚貧血、心臟衰弱、痙攣等的重症患者、則多不易治、（完）

預防感冒

蘊方

金風令中尤須注意　傷風不愈便是癆病

尋常之人、每多視感冒爲微小之疾患、無足介意、殊不知此大誤也、吾國患感冒者、因無統計表、無從考察、茲據北美合衆國之調杲、其人民因頭部感冒、爲害滋巨、就經濟方面言例如美民、每歲罹是疾者五百萬人、每人平均曠工一日、每日代價一元、則五百萬人、每歲所耗之數、不下五百萬、而個人醫藥等費、猶不在內、況感冒一症、能煽起咽喉發炎等疾、頗礙吞嚥、能喉頭腫脹、則傷經營、歌曲家、演說家、因是而失其所長者、比比皆是、若害及氣管枝則妨呼吸、幼童與老者患此、尤屬可危、所以感冒病、不特損人資財、更能促人壽命、健者當此、精力爲之大減、弱者犯之、遂留軀體之禍根、惹舊症之復發、而由感冒轉成之病症尤夥、如腎臟病其一也、蔓延最廣之肺結核病、亦多有因感冒遷延而誘起者、我國俗云、傷風不治變成癆、其言洵不誣也、故欲強健其身體、預防感冒之發生者、必須嚴守左列之二十一條件、

一慎用飲食、免傷腸胃、以絕其醞化毒質之機、

二作事有節、睡眠充足、以養成抵抗病邪之能力、

三行適當之運動、以助血液之流通、

四無論早晚冬夏、均宜洞開窗戶、以通新鮮空氣、

五凡用汚之手帕毛巾、須時入鍋煮沸、以殺微菌、

六在室內所着之衣、勿使過於溫暖、

七感寒時、不可張衣薄服、

八沐浴之時、能行冷水浴固佳、然體力心臟、未臻十分健全時、仍以溫浴爲宜也、

九冬令室內、若裝置火爐、其旁須備清水一盆、防空氣之過燥、

十氣候變化時、須注意衣服之厚薄、

十一出門時、須覆以厚衣、

十二衣服爲雨雪濕透時、應速更換、不可忍耐、

十三與人談話時、其有沫衛人者、勿與之近、咳嗽不知掩口者、亦勿與之近、

十四於午後假睡時、不可受寒、

十五一日之間、華服與洋服、不可多次交換、以洋服狹小、華服寬大、其習慣上既各不同、往往易致感冒之虞、

十六能每日晨起時、在窗外潔淨處、作深長之呼吸則更佳、

十七凡有患傷風欬咳者、宜遠離之、以防傳染、

十八患者之室內、其一切器皿萬勿與之公共、

十九如本病已發生後、當從速延醫診治、切勿視爲無足輕重、遂致後悔莫及、

二十服藥發汗後、不可冒風外出、

二十一在病期內、宜嚴禁烟酒、

汗泄之研究

◘汗乃津液外世
◘冬今萬物收藏
◘尤當注意本文
◘勿使汗出傷身

蔣去病

一　自汗

原因　自汗屬陽虛、陽者衞外而固密者也、陽氣內虛、陰中無陽、則汗隨氣泄、經謂陰勝則身寒、汗出即其候也、過服汗劑則亡陽而汗不止、即其證也、

診斷　陽虛者、不因勞動、不因發散、譏然汗自出、或每至天明時汗出、身寒而冷、脈象虛微、

傳變　久延不治、津虧液虧、易成損證、于前虛勞類就之、甚者出因而亡陽者、

用藥　宜補氣以衞外、固衞則表氣實而腠理不疎、補陽湯主之黃耆建中湯亦主之、

調理　此證往往愈而復發、可常以黃蓍浮小麥黨參棗仁四者、煎湯代飲、能杜不發、曾治數人皆效、

二　盜汗

原因　盜汗屬陰虛、陰者內營而斂藏者也、陰氣虛弱、則生內熱、而迫液外泄、經謂腎病者寢汗憎風、即此意也、產後脫血、孤陽無依、大汗不止即此證也、

診斷　陰虛者、寐中汗竊出、醒後倏收、自不知汗何時泄、惡風口渴、脈虛細而散、仲景云、男子平人脈虛弱細微者、善盜汗也、

傳變　久不已、亦延入損門、若汗出如珠不流者、此爲絕汗、死不可治、

用藥　宜補陰以營內、塡營則裏實固而津液不泄、益陰湯主之、當歸六黃湯亦主之、

調理　宜時以經霜桑葉爲末、茶調服、然宜自加養性、不可暴怒、引動肝火注意及之、

三　黃汗

原因　黃汗者汗出黏衣作黃色也、因脾熱汗出、用水浸浴、水入毛孔而衣、仲景所謂黃汗得之汗出入水中浴、水從汗孔入得之是、蓋氣從汗孔而入 鬱蒸爲熱、濕熱相蘊、結于孔而不能、遂成黃汗也、

診斷　身腫而冷、狀必周痺、胸中塞、不能食、反聚痛、暮躁不得眠、汗出而渴、狀如風水、汗沾衣、色正黃如柏汁、脈自沉、

傳變　黃汗兩脛自冷、假令發熱、此屬歷節、若汗出已反發熱者久久其身必甲錯、發熱不止者必生惡瘡劇者不能食、

用藥　宜黃耆桂枝芍藥苦酒湯、晝熱者加防風、夜熱者加當歸、食少者加白朮茯苓、

調理　黃汗小便亦黃、謂清者邪已盡、可勿藥、黃耆可以蔓精子爲末 平日以井華水服一匙、漸漸去之、亦單方也、

四　藏府汗

原因　藏府汗、即五藏六府之汗也、大抵一因于熱、一因于勞、勞則傷陽、熱則傷氣 皆能致汗、故偶然者、不能謂之病、若過度久長、則不免傷五藏之精、即不免于治矣、

診斷　飲食飽甚汗出于胃、驚而奪精、汗出于心 持重遠行、汗出于腎、疾走恐懼、汗出于肝、搖體勞苦 汗出于脾、此見內經、言間而大可玩味也、

傳變　此屬自然、非爲疾病、並無傳變之候、然五藏因虛者、亦

不當任其不治也、若胃則所謂食入于陰、長氣于陽、不治可耳曾有友人、每食必汗無傷也、

用藥 肺虛者、固其皮毛、有玉屛風散、心虛者、益其心脈宜硃砂安神丸腎虛者助五藏宜六味丸、脾虛者、壯其中氣、宜補中益氣湯、肝虛者禁止疎泄白芍湯、

調理 無須服藥餌調理、惟能養生以節操作、安居處、攝身心耳、

沐浴之益

逸民

■冬令懶于沐浴

■實足妨礙衛生

人體由多數細胞、集合而成組織、更由多數組織、相合而爲器官、其一擧一動、一顰一笑、莫不賴於組織成分之酸化、但酸化一久、廢物生焉、此種廢物、非惟無益、而且有害、故必放棄於體外、放棄之道有三、在上曰肺、在下曰腎、在全身曰皮膚、緣各組織放棄之廢物、隨血液以流行、行至肺、藉呼吸以吹之、行至腎、賴尿道以排泄之、行至皮膚、由汗腺以放散之、夏令之汗、冬日之膚屑、即組織內酸化而生之廢物、與空中塵埃相併、即成汚垢、黏附表皮、設不勤事沐浴、以除去之、則纖小之汗腺、爲其塡塞、而一條排洩之路斷矣、此路既斷、血中廢物、轉輸於腎、假道膀胱而出、腎以過勞而疲弱、不克盡濾血之責、即有成水腫之虞、矧汗腺之功用、不僅排除廢物、猶能放炭吸養、以輔呼吸所不逮、而成清血之偉效、今因充塞而失作用、則肺臟之蒙害、又在不言中矣、是以怠於澡身、爲釀病之大原、而勤浴殊衞生之要務、冬令習俗、懶于沐浴、則尤須注意及此、

食物宜知細嚼緩嚥之原理

沈仲圭

吾人消化之途、大要凡三、一曰口腔、飲食入口、經齒片之咀嚼、唾液之混和、變爲碎屑、且將澱粉質分解爲糖、二曰胃、碎屑由咽等經食道而入於胃、胃壁遂分泌胃液、並起迴旋運動、以溶解蛋白質、而化碎屑爲食糜、三曰小腸、食物經二度之消化、猶未盡淨、故輸入小腸、以行最後之化分焉、他若膵液胆汁、注於小腸之上端、(即十二指腸)以助消化之不逮、乃消化系之相傳也、徵諸中說、昔賢言飲食有三化、一曰火化、二曰齒化、三曰胃化、三者並重、不可缺一、而經曰、小腸者、受盛之官、變化出焉、則相合而爲四化矣、據此以言、口腔爲人身消化之第一步、齒牙之盡責與否、關係於胃腸之强弱甚大、蓋未經細嚼、遽爾嚥下、食物不曾十分細碎、澱粉何由充分溶解、胃腸必出全力、以代口腔之勞、言其結果、一則以少用而朽腐、一則以過用而致病、胃腸既病、穀納以減、各組織之消耗、莫由補償、而衰弱貧血諸病、相因屢起矣、是以狼吞虎嚥、雖曰細事、而一研其害、覺足影響全體、吾人安可漠然視之、而不注意乎、昔英相格辣斯頓、食物一口、嚼之二十四五次、德哲學家康德、(德人多廢止早食氏進而行一食主義)日食一餐、每餐至一小時之久、皆壽登耄耋、矍鑠逾恒、其他因行細嚼緩嚥、而享遐齡者、亦所在恒有、西諺曰、以其齒牙、掘其坟墓、中諺曰、病從口入、吾人細味此言、亦可審其害之巨矣、綜觀上論、細嚼之學理既如彼、緩食之功效又若此、原爲人類正當之食法、獨惜世人狃於積習、未能改良、則提倡宣傳之功、豈容一日已乎、

瘧後宜補血

沈仲圭

痎瘧之疾、據西國學者之病理檢查、係痳拉利亞原蟲、侵入血中

之紅血球、生長發育、待小環長成、(原蟲長成形如小環)毀此血球入彼血球之際、人體遂發寒熱、如此生生不息、乃顯寒熱往來之象、此項原蟲、約分爲三、生長之期、各不相侔、故有一日瘧間日瘧三日瘧之別、原蟲在血中繁殖、既須消耗多量之紅血球、以故病瘧之人、無不面黃唇白、肌瘦體疲、緣血液爲紅血球白血球血漿所組成、紅血球係淡黃色之無核細胞、其多於白血球之量、爲七二〇與一之比、故血色鮮紅、若紅血球一減、血即變淡、此瘧後之所以宜補血也、昧者不察、見其面黃肢輭、以爲餘濕逗留、姿用滲泄、致血愈利愈虧、而體更不支、豈不悖哉、善後方藥在西法厥爲鐵劑、中藥如四物湯當歸養血丸、僉可加減措治、苟於補血之中、參以行氣之品、(如陳皮蔻仁砂仁之類)俾滋補之味、不失呆滯、則尤善矣、(凡補劑宜視脾胃之强而定其輕重不然食而不化有何益處)

癲狂癇淺說

張濤

癲狂與癇三者、症狀相似、而有輕重虛實之不同焉、癲症者、精神恍惚、語言錯亂、或歌或笑、或悲或泣、如醉如狂、言語無次、穢潔不知、其受病之原因、皆由抑鬱不遂、侘傺無聊、鬱痰鼓塞心包、神不守舍所致、此種症候、每致經年不愈、狂症者、猖狂剛暴、妄作妄爲、好歌好舞、甚則棄衣而走、踰牆上屋、其尤甚者、披頭大叫、不避水火、若有邪祟身者、此證多因七情過度、五志之火內燔、煎熬成痰、上蒙心竅所致、症情似比癲症爲劇烈、然此病輕最易驅除、癇症者、或發或不發、發時則昏不知人、猝然眩仆、甚則瘛瘲抽搐、目上視、或口眼歪斜　或口作六畜聲、將醒時吐涎沫、醒後　有間一日發、或連發、或有隔數日、數月一發者、(俗以是病發生之聲、比之以猪羊牛馬等聲而命名、且有方書謬然分屬五藏之說、不知患病者體質各異、聲帶亦因人不同、一旦痰涎壅塞、聲帶不利、遂發出有類似畜類之聲、與臟器無涉不可不闢　)皆由腎中龍火上升、肝火助之、釀爲痰涎、鬱於經絡、故有此昏仆搐搦之象、迨痰涎排泄於外、而正氣甦回、則病退矣、綜合觀之、癲狂與癇三者、雖造因各有不同、然鼻不由於痰火爲患也、治之之法、癲症、以安神豁痰爲主、如甯神導痰湯、(遠志菖蒲芎連硃砂星夏枳橘苓草薑)滋陰甯神湯、(當歸芎芍地參白朮遠志南星棗仁茯神黃連甘草)治久不愈者、如抱膽丸、(水銀鉛硃砂乳香)活虎丹、(用活蠍虎一個剪取四足爪細研入硃砂冰片麝香各少許研勻先用礞石散控下痰涎次用薄荷湯調此藥作一服化下)狂症、以下痰瀉火爲主、輕則涼膈散加星半苓連、重則大承氣湯以下之、勝金丹涌吐兼利以刼之、但此種方法、惟形脈俱實者、始可用之、若因慮傷魂而狂者、則當以調補之品、加入清熱化痰劑中用之、癇症、可補腎爲本、豁痰爲標、脈浮者、爲陽癇、脈沉者爲陰癇、屬於陽者精神湯、(黃連茯神棗仁柏仁遠志菖艸牛星竹瀝瓜蔞霜)屬於陰者靈砂丹、虛者、八珍、十全、及乾薑、桂附均可酌用、癲狂癇諸症、除藥石治療外、尤宜消息經旨相傷、相勝、相解、之旨、診察其由以平之、怒傷於肝而病者、以憂勝之、以恐解之、喜傷於心而病者、以恐勝之、以怒解之、憂傷於肺而病者、以喜勝之、以怒解之、恐傷於腎而病者、以思勝之、以憂解之、思傷於脾而病者、以怒勝之、以喜解之、驚傷於胆而病者、以恐解之、悲傷於心包者、以恐勝之、以怒解之、即治一切情志病者、亦當究此也、

水獺肝治小兒急慢驚風之應驗

周祚民

余鄉有王氏婦、曾有秘傳小兒急慢驚風之方、用之無不應手效靈

、而不識者疑其方出於神仙、以致每日踵門求藥者、頗不乏人、余自習醫以來、欲得其方、貢諸同人、奈婦堅守秘密、不肯傳授、直至今年八月中旬　余堂姪昌予偶患此症、而余乘機往求、婦云、奴今年老、又無子女　深恐此方失傳、汝若肯費五十元、與我作養老之用、奴即授汝可也、余聞此言、喜出望外、遂與之金、而該婦始得示余　但此方自得之後、歷試多人、皆得應驗、而舍姪亦得此而安、鄙人素抱公開主義　今依原方、貢諸同胞、患者其一試之、

水獺肝（一錢乾者）磨銀湯服之、

對於藥物上三個討論

胡九功

一、蒼白朮功能之比較

蒼白朮　功能相彷、皆能健脾燥濕、惟強胃燥濕之功、則蒼朮爲勝、補脾甘潤之力、則白朮較優　蒼朮能升陽解鬱、白朮能補氣生血、蒼朮辛燥無壅滯之患、白朮無汗能發、有汗能止、總之、蒼朮辛烈　燥濕力足、白朮甘潤、補益功多、

二、細辛何以能治咽瘡

咽瘡之症、皆由邪火上升、熱結咽部所致、細辛溫燥上升之品、其所以能治咽瘡者、取引火歸源之意也、凡藥辛者能散、治咽瘡之用細辛、又賴其能辛散上焦之浮熱、蓋火鬱發之、引而歸源之義也

三、艾葉能療崩帶及灸瘡症之理由

艾葉之能療崩帶者、指屬於寒濕之崩帶而言也、因其宣香能理氣、溫燥能逐寒濕、寒濕去則氣血融和、子宮亦自暖、而崩帶之疾自愈矣、

其又能灸瘡症者　藉芳香以宣通氣血、賴辛熱以殺蟲辟惡、蟲死惡去、氣血調和、則瘡症之疾自瘳矣、

嬰孩病症之鑑別及豫防

葉一得

病的徵象、千狀百態、尋常所說的症狀如何如何、不過爲外面的表示、往往有病狀相似而其本原全不相同、究非區區小冊中所能記其大概、今祇就小孩最易常患的數種病　略說其一二的豫防法於下、

嬰孩的膿性眼炎　此病大概在小孩生後二三日而起、眼中有膿狀物流出　急請醫生治療、以免後日不治而爲盲目、如母體有淋病及白帶等、常有這等禍患、故分娩前母驗的必先有相當的治療　萬一仍留有餘毒、或在臨產時用五十倍淡硼酸水、將污物洗淨、以防延害、

皮膚病　共有種種、小孩皮膚很弱、受傷後易起膚爛、若任他過去、每難措手、宜早用適當的治法　此等病概因濕尿布久搭於嫩皮而釀成、次爲濕疹、宜豫先清潔小孩頭部、因此疹　概先從頭部起、漸次延及面部、不易醫治　濕疹滿頭滿面的小孩、晝夜吵鬧、深覺可憐　急應請醫治療爲宜、

消化不良　呈吐乳或糞便緩慢而帶青色的微象、或不能安眠、顏色蒼白　時時啼泣、手縮腳彎　頗有腹痛症狀、食慾又行減退　大概因飲母乳太多、或喂孩的牛乳哺育瓶不清潔與哺用腐敗的牛乳以及給不消化的食物所致、消化不良　各病多由此誘起、宜先時預防爲要、

鵝口瘡　由口腔不潔而起　凡小孩舌頭、運動不靈、唾液分泌很少　自然有乳溜集而之細菌作用、滿口呈白色　就成此病、預防治、可用十倍的重炭酸曹達水、蘸於毛筆而洗試之　或以二十五倍的硼酸水代用亦可、以牛乳哺育小的易罹此病、不可不知

、總由積穢而起的、

鼻加答兒　卽鼻孔內粘膜滲出粘液、有鼻塞呼吸不通患害、宜先時預防鼻孔、不使吸取冷熱不調的空氣　若已見朕兆、可用熱水浸手巾在鼻外濕罨、使鼻內血液流通、至粘膜退腫卽愈、

痙攣　就是驚風、或稱腦膜發炎、當小孩漸漸成長、神經發育時　身體衰弱的常患之、其症狀驟然厥去、手足抽搐、眼上翻、面色青白、呼吸急促、這樣稱爲急驚、再進一層、則神志更覺昏迷　稱爲慢驚、大抵不能救治、我國向來稱說、驚風由小孩受了風寒及驚嚇而起、此雖不知其原因在腦膜、然知其因精神衝動而發現此病、亦非全無理想、平日所宜注重的、首在不給難消化的食物、次爲風寒、而於便閉不通時之宜通洩、驚恐不安時之宜安慰、皆屬預防的方法

耳漏　卽耳內漏出濃黃的液汁、小孩亦常患之、宜早治、不然、變爲慢性、竟有終生不能脫去此患、不可不先爲留意、

睡眠中魘　小孩在睡中驚喊　皆日中受了驚恐、刺戟腦神經而起　或因腸胃中受蛔蟲的寄生及消化器不良、亦易患此、當受醫生的指示治療、他如睡眠中咬齒、膽語、等、都屬與此相似的病狀、

蛔蟲　小孩腸胃中　往往有蛔蟲寄生的患害、受害較深的、孩鼻下呈赤色、漸漸加甚而發熱及腹痛、預防的方法、可取孩糞少許、用顯微鏡檢查、有否蛔蟲的卵子、有則給以打蟲藥、如『山道寧』等藥爲宜、

跛足　小孩跛足、每在腰部及足關節有病、決不可等閒視之、宜早請醫生治療、不然、則終生成爲殘廢了、

貧血　爲營養上受了障礙血顯的表徵、或由親體虛弱、或斷乳時調養不合法、這等小孩、面色蒼白、齒齦嘴唇等無血色、體力很弱、宜請醫生早日治療、

腺病質　由先天虛弱或乳養不足、缺少營養之故、這等小孩、皮少色澤、毛髮柔軟、上唇肥厚、頸間的淋巴腺腫脹、後來肺結核及關節病、不免依次發現、亦宜早日治療、

佝僂病　頭大、骨骼柔軟、不能直立、宜給以適當的滋養品及運動操練、使身體漸健、當受醫生的指示、善爲調理、

小孩的傳染病

傳染病、種類很多、今只就小孩所常患的、略說於後、這等傳染病、約可分三類、一、從空氣中傳染的、如痘瘡白喉、猩紅熱、百日咳、痲疹、流行性感冒、流行性耳下腺炎、水痘　肺結核等、二、從飲食傳染的、如赤痢、霍亂、傷寒、等、三從接觸傳染的、如皮膚病、眼病等、

白喉　爲可恐的病、傳染很速、當此病流行時、小孩宜少出門爲是、如覺略有異狀、宜檢查他的咽喉、果有白點、令宜延醫診治、決不可使別個小孩接近他、他的室內所用的器物等、亦須消毒、此病先以感冒而咳嗽、聲啞、喉痛、漸漸加重、不可輕視忽略、現在有所謂『白喉血清』的藥液依打針法注入病體　可以保其生命

猩紅熱　此亦是可怕的傳染病、小孩患此、決不可猶豫輕忽、宜早日施治、病象初似感冒而發大熱、口內及咽喉很腫、嚥下食物極覺困難、不久發出紅疹、自頭部漸次蔓及全體、卽他日體上脫下的皮屑、亦有傳染的能力、

百日咳　小孩常易患此　初似感冒而咳嗽、漸漸加劇、聯咳不已、咳時呼吸不調、面紅　吐食、不咳時一如平常、必綿延多日纔愈、無病的小孩與病孩接近、因神經上的感觸而似有傳染之力者、

瘄及水痘　都是皮面發疹的病象、通常要發熱的、瘄有輕重一種、因人的體質及流行的性質而異、輕性的瘄、有故意使無病

的孩傳染的、水痘亦如此、因此等傳染病、一次患過以後就有免疫性的、

流行性感冒　此病有發熱、頭痛、腰痛、等、俗稱傷風、輕則越一星期而愈、重則綿延一二個月不等、極易感染、小孩與老者、不可接近患此病的人、

流行性耳下腺炎、俗名痄腮、初起時似感冒、數日後、耳下兩旁腫脹、因於咀嚼及吞下、在春冬間多流行的、宜早就醫診治爲是、

肺結核　凡腺病質的小兒、有瘰癧的又易患此、此病最難治療、宜早醫爲是、如能轉居於海岸近旁、治療較易爲力、

傷寒霍亂及赤痢　此等病毒流行時、身體、衣服、住室、等、固宜淸潔、即如飲食非熟煮决不可入口、嗽口、洗茶碗時、亦勿用生水、此等病、雖很可恐怖、先事預防、必不易傳染、

疥癬　由疥癬蟲寄生而起的皮膚病、平時不好淸潔而與患者接觸的人、多患此、他如頭部的鱗癬、匐行疹、大水泡疹、等、都是與疥癬同、由皮膚接觸而發現的、宜先時淸潔及十分避忌爲宜、

沙眼　爲容易傳染的眼病、亦因不潔而起、患者多從手巾等物傳染而得、患者眼瞼肉面發生沙粒狀而覺乾痛、不容易治愈、宜速醫治、

痘瘡　別名天花、爲小孩容易的傳染病、患者百人中約有五十人不幸而死亡的、調理不善、則成痲臉、甚或爲瞎眼、俗稱天花回毒、幸而種痘的方法、我國早已先發明、但不及現在種牛痘的爲穩妥、尙有知識、未廣的人民、仍信用舊法、應當早日覺悟的、

牛痘種後、約有一年間的有効期、有謂須要連種六年、或一年一次、二年一次、纔有功効、

種牛痘的經過、無甚大避忌、唯種痘苗處的局部、不使受水濕及擦傷、襯衣以淸潔柔和爲佳、飲食亦須取其易的消化的、若痘胞因癢搔傷而痛、恐將腐爛、早請醫診察、免得拖延爲累、奏功甚遲、不可不注意、

溺血症治論略

◎附溺血與淋濁辨

靜夫

外感溺血、乃太陽陽明傳經之熱、結於下焦、其證身有寒熱、口渴腹脹、小便不利、溺血疼痛、宜仲景桃核承氣湯治之、小柴胡湯加桃仁、丹皮、牛膝、亦治之、

心經遺熱溺血、心遺熱於小腸、則虛煩不眠、口渴舌紅、咽乾作痛、血出澀痛難忍、宜導赤散加黑山梔、丹皮、桃仁、土牛膝、

胞遺熱尿血、經云、胞遺熱於膀胱、則癃尿血、胞之熱乂肝經所傳也、其證口苦自痛、或寒熱往來、脈象弦數、宜龍膽瀉肝湯、加桃仁、丹皮、土牛膝、鬱金、

腎虛溺血、多欲之人、陰虧損、下焦結熱、血隨溺出、脈必洪數無力、治當壯水以制陽光、六味加生牛膝、

濁後溺血、白濁乃精竅之病、予治一同鄉王志奉、白濁月餘、變爲溺後有血、管中作痛、係濕熱去而腎陰已虛、脈右弦滑、左細數、舌光絳、予用生熟地、土牛膝、赤白芍、桃仁、草梢、粉丹皮、赤苓、澤瀉、淡秋石、歸尾、蒲黃炭、一劑而痛減、二劑加旱蓮草而痛愈、三劑去桃仁、歸尾、草梢、加地榆炭、生龜板、而血亦止、後用六味湯加驢龜膠調理、遂不復發、

氣虛溺血、肺氣虛不能攝血、制節失常、血色淡薄、脈必虛息、形色無神、宜補中益氣湯主之、如日久不愈者、幷可加五味以斂之、龍骨牡蠣以濇之、

治溺血不外淸心涼肝滋腎養肺爲主、

溺血與淋濁辨

予觀方書、尿血與血淋赤濁、恒分別不清、有言淋濁溺管作痛、尿血不痛、有言淋濁屬實、尿血屬虛、其實皆不然、尿血亦有痛者、亦有實熱者、試詳分之、淋字、說文淋淋山下水貌、又曰淋漓渥貌、蓋淋症皆熱氣結於膀胱、氣化失常之故、精溺並出者爲膏淋、遇勞即發者爲勞淋、下如沙石者爲石淋、氣虛而發者爲氣淋、因熱動血者爲血淋、是謂五淋、然皆小便澀痛、欲去不去、欲止不止、淋漓不斷、有如痢症之裏急後重、此謂淋病、責在膀胱、不關精竅、若濁者、渾濁之謂也、濕勝熱者爲白濁、熱勝濕者爲赤濁、莖中熱痛、甚者如火灼刀割、溲溺自清、惟竅端時流穢濁、如膿如血、陸續不斷、與溲溺不相渾濫、責在精室、不關膀胱、至溺血之症、其色清不似濁症之渾濁膏膩也、其出爽、不似淋症之欲去不去欲止不止也、血有尿前見者、有尿後見者、有時清血者、不似濁症之竅端終日糢糊也、溺血有屬實者、有屬虛者、實者管痛血色赤、虛者不痛血色淡、不若淋濁之尿管多痛也、然淋症之所以淋漓不爽者、或先由肺腎氣鬱、或由瘀精阻竅、然後以成五淋、溺血之因、非此之故、故病與淋症不同也、三者治法、雖皆在下焦、亦自有分別、濁症須清利濕熱、視赤白而以偏利爲治、淋症無論何淋、而以通利理氣爲一宗旨、因其氣滯精阻故也、所以八正散之爲淋症而設、再審其寒熱虛實斟酌爲治、至溺血可無事理小便、治法詳前、不復再贅、

嬰孩啼哭之原因

趙友朋譯

夫强健之嬰兒必須有適量之啼哭、以行其肺臟之運動及助送血液達於四肢、

正常之啼哭

正常之啼哭其聲高朗雄壯、嬰兒每喜時爲之、即至面紅耳熱、亦健康之哭泣也、凡謹慎觀察之母親、不久即能辨別其因與苦痛、饑餓、不安、而啼哭者迥異、雖然、嬰孩亦有因飢渴而啼哭者、亦有因圍巾、尿布等淋濕而號泣者、或由驚懼、或由入睡、或因衣被之不適、或因睡眠姿態太呆定、甚或無故而使性、冀得加以溺愛者、故當其啼哭時、應察其身體之是否安康、巾、布、之是否潮濕、手足是否溫暖、身下衣被是否勻致、或有無針尖、虱、之刺吮、若其啼哭之原因皆不在此、則變動其睡眠之姿態可耳、

腹痛之啼哭

若其爲腹痛而哭泣、則聲必壯烈尖銳、忽急忽緩、旋作旋輟、且常雜以縮腿斂容之表現、

耳痛之啼哭

耳痛之哭、其聲曼長哀怨、時欲舉手近頭、

飢餓之啼哭

飢餓之哭、每連接於其既食之後、或發生於其下次食時之前、其聲綿長而煩躁、同時每有吮指之舉動、

病痛之啼哭

嬰孩正在患病或體弱時、則其哭聲呻吟低微、

發脾氣之啼哭

此種啼哭、聲調雄大而强烈、同時必亂踢其雙足、硬挺其身幹、且極易與別種哭泣辨識、因嬰孩一經得到其所欲之事物即停止哭泣故也、但對於此種使性之蠻哭、爲親長者決不能姑息愛之以順其情、否則將陷於後悔已遲之境、然此種訓練施之太早亦非所宜、因嬰孩幼稚每有畏懼而啼泣、故應懷抱之、撫慰之、待其甯靜安泰而後再眠之於床上、

嬰孩若除使性外絕無他種原因、則宜任其暢哭、即哭至一小時亦在所不顧、蓋其於第二次使性時、自知毫無效果必不若前次之長

久矣、第三次則更短少矣、所應注意者、即視其腹帶裹紮是否妥適、此外則並無危害之結果也、

多哭習慣

若嬰兒有常哭之習慣、則必別有原因、宜就詢於醫生、不可堅信一定訓規而忽之也、

價廉物美國產良藥

善能殺蟲之榧子

與西藥知母兒效力相等

實為治小兒腹痛之上品

麟善

漢藥中具有殺蟲功效者甚多、不僅使君子一味、例如榧實、其功效頗與西藥中之知母兒效力相等、茲述之於左、

考本草云、榧實氣味甘平濇無毒、主治常食治五痔、去三蟲、蟲毒、鬼疰、惡毒、又云、食之療寸白蟲、

李時珍曰、榧實亦名被子、亦作榧、其木名文木、木斐然章采、故謂之榧、信州玉山縣者為佳、故蘇東坡詩云、彼美玉山果、粲為金盤實、

寇宗奭曰、榧實大如橄欖、殼色紫褐而脆、其中子有一重黑粗衣、其仁黃白色、嚼之久漸甘美也、

朱震亨曰、榧實殺腹間大小蟲、小兒黃瘦有蟲積者宜之、蘇東坡詩云、驅除三彭蟲、已我心腹疾、

按十二指腸症患者、大抵有貧血(即黃瘦)頭痛、疲勞、心悸、耳鳴等症狀、查揚起簡便方云、凡小兒面黃瘦者、食榧子七枚日食之、以愈為度、此吾國古醫方、以榧子治十二指腸蟲之證也、茲再錄日本西醫岡山醫學士、安積一郎所述榧實、能治十二指腸蟲症者以證明之、

其言曰、所謂寸白蟲者、即現今之[illegible]蟲、而小兒黃瘦有蟲積者、恐為十二指腸蟲症也、余曾以漢藥榧實治之、竟得良好之成績、今摘錄實驗例中之一二如左、

實驗例一

患者氏名、木大郎、二十一歲、初診、大正九年十二月九日、

診斷 十二指腸蟲(由集卵法)

治療 (一)榧實每回二個、一日三回服用、(二)規鉄丸十五粒、(一日分)

經過 至十二月三十日、蟲卵全無、

實驗例二

患者氏名、由正、十九歲、初診、九年十二月十一日、

診斷 十二指腸蟲、(由集卵法)

治療 (一)榧實、每回三個、一日三回分服、(二)規鉄丸十五粒、一日三回分服、每回五粒、

經過 至十年一月十五日、蟲卵全無、

以上之成績、或非偶然、由榧之實得驅十二指腸虫、使吾人不感困難、且不必經醫家之手、民間可自行治療之、其便益誠絕大也、又平素食之、有預防之效、亦理之當然也、其他之治驗例甚多、茲從略、

由此觀之、可見中西學說、毫無差異、榧實誠為殺虫劑中之不可多得者、且知母兒較榧實性質劇烈、價值又較榧實昂貴、寄語海內諸同道、慎勿忘此價廉物美之國產良藥也、

汗之原因

王慎軒

汗者、水穀之精氣所化也、其原有三、一原于胃、即胃中之水、滲出胃傍之微細管、環油膜腠理而外泄也、一原于膀胱、即膀胱之水、得命火之蒸動、上為口津而外為汗液也、一原心、即心臟之血、分布于周身微血管、與汗腺中之腺體相接近、分泌血中穢濁之水液、排泄于外而為汗、惟平時排泄之汗、其量甚

少、若出多量之汗、則其原因甚繁、大抵可分爲三類、一因于病一因于藥、一因于事、分述如左、

(一)汗之因于病者、

一、因于風　經曰、風從外入、令人振寒汗出、傷寒論曰、太陽病發熱汗出惡風脈緩者、名爲中風、蓋風爲無形無質之空氣、入于腠理、則腠理疎泄、故汗出、

二、因于暑　經曰、因于暑汗、煩則喘喝、靜則多言、傷寒論曰、太陽中熱者、暍是也、其人汗出惡寒、身熱而渴也、蓋暑則傷氣、氣傷則表不固、且暑爲熱邪、熱則蒸迫津液而外泄、故汗出也、

三、因于濕　經曰、風寒濕三氣雜至合而爲痺、其多汗而濡者、此其逢濕甚也、傷寒論曰　濕家但頭汗出、蓋濕爲蒸潤之邪、故多汗出、若濕與熱合、則蒸鬱而出黃汗、

四、因于火　經曰熱則腠理開、榮衛通　汗大泄、傷寒論曰、陽明病發熱汗多者　急下之宜大承氣湯、蓋火熱內熾、五液受其煎熬　宛如籠上薰蒸　露、急用大承氣湯、即釜底抽新之法也、

五、因于陰虛　經曰　陰虛者陽必湊之、故少氣時熱而汗出也、蓋陰虛則陽偏旺、虛熱蒸偪津液而外泄、故陰虛亦有汗出之證、

六、因于陽虛　經曰陰勝則身寒汗出、蓋陰勝則陽虛、陽者衛外而爲固也　陽虛則表不固　因而汗泄、

七、因于邪正相爭　傷寒曰、陽明病小便反不利、大便自調其人骨節疼、翕翕如有熱狀、奄然發狂　濈然汗出而解者、此水不勝穀氣、與汗共併、脈堅則愈、此即後賢所稱之戰汗、骨節疼痛　翕翕發熱、小便反不利、是太陽病、大便自調、是陽明之穀氣尚盛、太陽之邪欲入陽明、反爲陽明之穀氣所拒絕、互相爭戰、兩陽相幷而爲狂、邪與水穀氣幷而爲汗、若見浮緊之脈　是爲邪有外發之勢、故愈、其云水不勝穀氣者、言太陽寒水之邪、不能勝陽明之穀氣也、

八、因于陰陽脫離　內經曰、六陽氣絕、則陰與陽相離、離則腠理發泄、絕汗乃出、故旦占夕死、夕占旦死、此因元氣虛極、陰不能斂陽、陽不能固陰、陰陽互相脫離、陽氣爲向外泄而爲汗也、

(二)汗之因于藥者　邪在表者　法當用辛散之藥以取汗、蓋發邪求出路也、然發汗不宜太過、太過則津液外泄　病反增劇、考傷寒論過汗之變病、約可分爲三類、是謂汗之因于藥者、論列于后、

一、過汗而亡心中之陽　傷寒論曰、發汗過多、其人叉手自冒心、心下悸欲得按者、桂枝甘草湯主之、蓋汗爲心液、過汗則心中之陽氣、亦隨汗而外泄、故心下悸甚、用桂枝補心中之陽　甘草補已傷之津液、

二、過汗而亡腎中之陽　傷寒論曰、太陽病發汗、汗出不解、其人仍發熱、心下悸、頭眩、身瞤動、振振欲擗地者、眞武湯主之、此因發汗太過　衛陽亦從外泄　衛氣源于膀胱、根于命火、亡衛陽即亡腎中之陽、故用眞武湯溫腎回陽、

三、過汗而亡胃中之陰　傷寒論曰、服桂枝湯、大汗出、大煩渴不解　脈洪大者、白虎加人參湯主之、此因發汗太過　傷其胃中之津液　胃火熾盛、故大煩渴而脈洪大、用白虎加人參湯清胃生津、汗後變證甚多、但從以上三法求之、則有端倪可索矣、

(三)汗之因于事者　經曰、驚而奪精、汗出于心、持重遠行、汗

出于腎、疾走恐懼、汗出于肝、搖體勞苦、汗出于脾、飲食飽甚、汗出于胃、醉飽行房、汗出于脾、此皆汗之因于事者、蓋汗爲人身之津液、津液無臟不有、因事勞傷、虛陽迫津液而外泄也、

此種肺病惟中醫知之

鄧可則

▲足腓腫脹無力
▲從肺熱治而愈

滬西南姚、葉姓子、習成衣、今秋患兩足小腿吐微腫、自覺痠楚且脹、舉步無力、口乾鼻燥而納少、初就診於西醫、星期餘不效、乃就余診、診其脈、右部滑數、此內經以謂肺熱葉焦則生痿躄之症也、所以然者、由於新秋邪傷肺而肺熱　肺熱則肺中高源之水、不能下潤胃經、以致胃之脈絡失養、足腓乃胃經所行之部、故上爲鼻如出火、而下爲腓痠脹也、西醫缺乏此種學說、徒知脚痛醫脚、宜乎如水沃石、余爲處方、用光杏仁三錢、淡黃芩錢半、生苡仁三錢、地骨皮三錢、馬鞭草根三錢、炒萆薢錢半、木防巳錢半、連皮苓三錢、雞蘇散三錢、五加皮三錢、車前草錢半、十一味平淡之藥、以清肺燥、通利肺中津液使之下行於胃、一劑而左足愈、二劑兩足均愈、後再加半夏麥芽以行水開胃、調理獲痊、前後不過三日耳、

大痲瘋丸經驗談

蕭季良

大胡麻二十兩　小胡麻二十兩　白蒺藜二十兩　苦　參十六兩
淮牛膝四　兩　苡米仁四　兩　川撫芎四　兩　青防風八　兩
細地炭八　兩　荆　芥八　兩　當　歸六　兩　蒼　朮六　兩
共爲細末、水泛爲丸、如皂子大、每服三十粒、日三次、白開水送下、再前藥滓末一觔、另加大楓子霜一兩、尤其效驗、

如病在上起加白芷二兩、如病在下起加木瓜二兩、白朮二兩、如兩手起者加桂枝五錢、如兩足起者加五茄皮二兩、靈仙二兩、甘草五錢、原方無川撫芎、有川續斷、二味不妨同入、

大痲瘋丸說明

蓋風者、起自八方、應其時則物生、違其時則物殺、凡人中氣不足、如持虛受物、乃感受此肅殺之氣、鬱而成濕、久而成熱、氣濁血汚、歷受臟腑、生虫潰肌、流行爲害、虫食心則膝腫足底穿、食肝則眉落、食肺則鼻崩聲啞、食腎則耳鳴啾啾、或痺或痛如針刺、食脾則皮癢如虫行、自上起者爲順、自下起者爲逆、總由濕熱之毒、流結而成也、邪正交攻、氣血沸騰、而濕痰死血充滿於經絡之中、熱勝則肉腐、故生虫生瘡痛癢痲木也、速以此丸服之、能通臟腑、和經絡、養營衛、補正逐邪、而虫瘡痛癢痲木逐漸自愈、輕則半年、重則一年、久服爲妙、不可以病愈而棄丸也、亦須首尾斷酒戒色、忌吃發風動火等品、葷腥鹽醬炙炒生冷之物、清心寡慾、二三年、方保無虞、宜愼重之、

鸕鶿涎丸方解

蕭季良

（藥方）杏　仁六兩、細　芯一兩、甘　草四兩、桔　梗二兩、射　干一兩、花　粉三兩、麻黃一兩六錢大力子二兩、蛤　殼一兩、青　黛一兩、煅石羔四兩、鸕鶿涎一杯、量入白蜜

（主治）專治小兒鸕鶿咳嗽、連聲咳者、嗆血音啞、面目浮腫、爲父母者、任兒出外、其初因感冒風寒或冷熱時氣所致、以至常嗽不已、此丸能化痰止咳、驅逐時氣、則百病自消、

（服法）每日早晚各服三丸、燈芯竹葉湯送下、

（合法）共研細末、以鸕鶿涎打丸、量入白蜜、如皂子大、礦燥白臘封固、

十二經脈為百病的綱領

從陰陽氣化說到

徐宗瑾

拿手太陰肺經做個比例

海通以還、歐化東漸、一般時髦學子、沒有不假着科學的名號來出風頭、好像科學是是可以處置任何事物的、中醫家說的陰陽氣化、認為不合科學、不合實用、我想凡百事物、能久立於社會、而始終受人信仰的、一定有特異的長處、現在社會上所以信仰中醫、也就是信抑他的陰陽氣化、所以陰陽氣化、是中國醫學數千年的結晶、我們拿他來做一個假定的目標、好好的下一番研習、未必一定是不合科學、不過這是先科學而產生的、新學家不能懂得、不能拿他歸納到科學裏去罷了、

陰陽究竟是什麼、却空空洞洞的聽不見看不到、但是陰陽是立於相反的地位、科學上拿電子來分析、也有陰陽和陽電的判別、但是醫學上所講的「陰」就是陰證、換句話說、也是寒的意思、病勢沉伏、難以顯發、其脈却沉遲沉弱、沉細沉微、而無力、大概屬於裏證、所以裏亦為陰、「陽」就是陽證、換句話說、也是熱的意思、病勢發揚、無不顯露、脈也就浮數浮大滑大洪大、而有力、大概屬於表證、所以表亦為陽、如是可以懂得陰陽、是生理上病理上對列的名詞、有脈證可以見得到的、是俱體的、不是抽象的、氣化又是什麼東西呢、却也是看不見聽不到、是大地上六氣的變化、譬如空氣盪動則為風、這是誰都知道的、但是六氣又可以包含許多物質、如包含冷氣則為寒、包含熱氣則為暑、包含水氣則為濕、又空氣中包含水氣驟然減少則為燥、包含的熱力驟然增高則為火、這風寒暑濕燥火謂之六氣、六氣之正常者、叫做正氣、六氣之反常者、叫做邪氣、正氣能益人、邪氣能傷人、所以六氣的變化、都能夠隨時引起疾病的動機、

六氣侵犯人體、却有一定的途徑、這途徑就是本文所討論的十二經脈、

樞鍼灸銅人圖、及針灸療傷各書、都指點得清清楚楚、西醫偏重於解剖實驗、繪圖着彩、自謂精美、視是一個臟腑有了病毒、單認着一個臟腑去治、豈知病毒有經脈連帶的關係、中醫積四千多年的研究、才得把幾千萬億的疾病、攏統歸納到十二經脈裏去、然後審察病毒的行走、就可明瞭任何經脈的疾病了、

十二經脈就是手太陰、足太陰、手厥陰、足厥陰、手少陰、足少陰、手太陽、足太陽、手陽明、足陽明、手少陽、足少陽、等、

現在就拿手太陰來解釋做一個例、

「靈樞經脈篇」云肺手太陰之脈、起于中焦、下絡大腸、還循胃口、上膈屬入肺、復肺系橫出腋下、下循臑內、行少陰心主之前、入肘中、循臂內、上骨下廉入寸口、上魚循魚際、出大指之端、

按肺在軀殼的裏面、裏為陰、所以稱為陰脈、走手、故屬手、而循臂習時走在少陰厥陰之前、手三陰脈中、此脈列位最前、最字就是太字、所以叫做手太陰、既明白手太陰脈、行赴的途徑、就可推廣到疾病上去解釋了、

內經又曰、「是動肺脹滿、膨膨而喘欬、缺盆中痛、甚則交兩手而瞀、臑臂內前廉痛厥、掌中熱、」

如是可知「肺脹滿、膨膨而喘欬、」因經脈上膈屬肺、「缺盆中痛」因從肺系橫出腋下、「甚則交兩手而瞀」、因脈環肘臂入寸口、「臑臂內前廉痛厥」因脈循臑內、「掌中熱」因脈循魚際過掌中、可見經脈不是只泛泛無稽、先攷察病毒的所在、再參攷經脈的行止、便可決斷病毒在何經、再用何種經脈的藥去治療、沒有不手到病除、所以十二經脈、實為治療百病的綱領、和西醫各種臟腑獨

立治療、其立意的深淺、其結果的良窳、當可不剖自白、不解自明、彼尚翩翩以科學化自居、豈知中醫學說、亦正合乎、科學原理、但學無止境、古有明訓、兼總理遺訓、謀醫學之革新、將來我大醫學的旗幟、或可在世界飄揚鼓舞、這才是醫學的革命成功、

心爲主動腦爲被動說

◉以學說實驗證明之

王作民

按心理生理科學中云、腦主記憶、記憶者如冥府然、又云腦主知覺運動、又云大腦皮、與心靈攸關、乃後來增加、富於可型性等、證諸內經、腦者陰也　地氣之所生也、腦髓者、聚臟腑之精氣也、又云頭爲精明之府、腦爲奇恒之府、蓋臟腑在內爲陰、合而言之、則陰府也、其陰府冥府、若合符節也明矣、夫腦主記憶、唐宗海、以人身自有照影留聲記事之妙、實足以互相發明者處、然腦皮後來增加、富於可型性、則腦豈非猶爲聚髓所、陳列府者乎、由是觀之、即知各感官、可合爲一複雜之照相鏡、而心實爲主動也明矣、而腦直可爲留影藥陳列品之被動也、亦明矣、蓋夫腦皮、與心靈攸關、故心靈照耀、腦中記憶事物隨見、猶乎吾人、參觀陳列、事物昭然在前、故古聖云、所以任物者謂之心也、況生理學云、人體休閒時、心之跳動有序、若一旦有事、須急赴之、身體未動以前、心跳已徒行增加、若已知腦部、與各筋肉、將有工作、需多量之血脈　以供給之也、蓋供給即主動也、將有工作、即被動也、此則西云、心不主知覺、但腦主知覺之說、不攻自破耳、故古聖內經、以官職而定臟腑之功能、心爲君主之官、神明出處、腦爲奇恒之府、（舊注奇者異也神奇也祕也北方恒山恒者常也萬物伏藏于北方有常也）此豈非古聖、早已知心腦、爲神奇之構造者矣、按腦者、爲各神經中樞之共和國、諸部各有其特殊機能、一切互相照應者也、又云種子細胞元素、爲發展機能、與生俱生者、此豈非猶爲國民會議之最高機關者歟、抑亦天下者、天下之天下、非一人之天下者歟、按血液從心臟發出、爲十七種組織之營養料、此豈非政在養民、永底烝民之生之意者歟、抑亦目受血而能視、耳受而能聽、手足得血、而能攝步、臟腑得血、而能液脈之神妙者歟、按已消化之物質、從各吸收等、由其筋纖維之收縮、以行於心臟、此豈非猶臣民之貢賦者歟、抑亦民非后罔事、可愛非君、后非圜罔以辟四方之意者歟、總合而論即取聚之於民、而用散之於民、通工易事、分工合作、各盡極能、君民合德、相附而行、以平天下者耳、故古聖之君、南面而立、垂拱而怡者此也、抑亦民智發達、而君權自滅之意者歟、抑亦心之功能、腦神經足以代表之者歟、然近世學者、謂人生有一自體、可以管樞神經系統、如樂師之操琴、又有謂人生之有感覺思想、及意欲、乃一種意識之自體、此乃生命最奇之現象　與心爲君主之官、神明出處、而爲主動、甚爲吻合、惜彼着迹以求、不知臟腑氣化分配、故難以解釋　再腦氣筋、通於心、此豈非猶腦爲總電局、而氣筋、即爲心之通電機者歟、是否有當、公開發表、質諸高明、幸指教我、古哲云、眞也無可徵、無徵仍似眞、二語最妙、

南洋地屬熱帶常多寒溼之病

余初元

夫人之生也、本天親地、秉天地陰陽之五運六氣、而生五臟六腑、人得天地之正而生、亦感天地之偏則病、理所然也、南洋爲亞洲羣島、海洋洲之一部　在亞洲之南、澳大利亞之北、爲呂宋、婆羅洲、爪哇、紐思蘭　斐濟、等處、皆屬南洋之一部耳、然則原非地理學上固有之名辭詞、可以廣狹二義概括之、取廣義者、

不讀指婆羅洲、爪哇、紐思蘭、斐濟、屬南洋之一部、即海威夷、安南、暹邏、各地亦併入其中、水陸面積、共計四千三百萬平方里、取狹義而言、則指新幾尼亞、婆羅洲、馬來半島、菲律羣島、等處者是也、所謂海洋洲、爲五大洲之一、亞細亞東南太平洋諸島之總稱也、半在赤以南、熱帶之間、以形而論、地球之水偏於南、故水多而陸少、以氣而語、南方之地卑溼、應離卦外陽而內陰、陽氣外發、是爲熱氣、南方正當赤道、日爲衆陽之精、日行赤道、而生熱氣、所謂熱帶者此也、然赤道在地球距南北兩極、各九十度之大圈也、地球面積、分五線、是爲五帶、熱帶居地球表面、南北各二十三度半之間、溼帶最高之處、而二十三度半之內、溼帶最低者、謂南寒帶、北寒帶、寒熱之間、氣候溫和、謂之南溫帶、北溫帶、吾國在溫帶之中、稟中和之氣、故稱日中土、是以地氣溫和　四時有序、人稟之而得中和之氣、日出黃道、春氣西行　月行青道、風從東至、夏氣北行、月行赤道、風由南生、秋氣東行、月行白道、肅殺之氣、是謂燥金用事、冬氣南行、月行黑道、風則北來、此四時正化之常、故地之至高者、冬氣常在、地之至下者、春氣常存、然則世界之大、地輿各殊、余以足跡未及、殊非易於測度、今單就暹邏一處而主論、暹國爲亞洲東南隅、安南之西、緬甸之東、地屬熱帶、氣候炎熱、居熱帶溫帶之間、南風多旺於四季、天氣炎而地氣溼、是霧露所聚之鄉、土薄水深、下則寒而上則熱、人感其氣、外應熱而內應寒、土之薄者、陽氣外泄、地之卑者、陰濕內存、陽氣泄兮、冬無積雪、人居其中、腠理不密、皮膚多汗、陰氣盛兮、熱霧蒸騰、人感其氣、下體多寒、四肢困倦、熱者天氣爲火、寒者地氣爲水、水火相蒸、是成爲濕、濕者無形之氣、正水火於交而成、火不蒸水、則爲寒水、不名爲濕、水不濡火、則爲烈火、亦非濕也、譬之飯中之米、無火以蒸則不濕、無水以濡亦不濕、所謂濕者、必水火於蒸、而後成焉、是以暹邏卑濕之地、熱氣薰蒸、多生熱霧、西人謂之炭氣、人之濕病、多感於此、濕熱相搏、乘人之虛、積於營衞、初則不覺其寒、惟覺其熱、既則不見其熱、惟覺其寒、是以地氣之寒、人身應之、多成寒濕、故經云、五方之氣、感之於人、因之而病、所謂寒濕者、固在人體之別、即應人之寒熱而言焉可也、此余管窺之見、惟明者敎之、

人參生津補氣之研究

章鶴年

夫物各有性、而其所以成此性者、稟於陽氣而生者、其性陽、稟於陰氣而生者其性陰、或稟陰中之陽、或稟陽中之陰、視其所由生之理、與氣味形色、而定其功用效能也、今試觀人參一味、有言其生津、有言補氣、生津屬陰、補氣則屬陽、言之矛盾、是不可不一究之、攷人參爲植物五加科之一、產遼東、種有天然人工之別、須植樹林陰濕之處、其得水陰潤澤之氣、則能生津也明矣、然生於陰而其苗則三椏五葉之陽數、氣味則甘苦陰味中、含有生發之陽氣、爲陰中生陽、則能補氣也又可想見矣、況遼東北方屬水、於卦爲坎、坎外陰而內陽、人參生於北、又得陰中生陽之義、而五臟屬水者腎、坎爲水天陽之氣、發於水中、人身之元氣、由腎水中而上達於肺、以灌溉諸器官、獨以火煎水而氣升、氣蓄物而化水、水爲氣之母、氣從水而出、是人身元氣、生於陰而出於陽、與人參由陰生陽之理一貫、故其以類從類、以性從性、本陰陽互根之義、以其能生津也、言其功之本、以其能補氣也、言其功之標、此其中蓋有陰陽之玄妙寓焉、若以氣味苦寒獨能生津、甘苦溫、獨能補氣、則小視乎人參、而不究所生之理、湮沒其功矣、

醫易平

秦愼安

一知半解之輩 江湖術士者流 讀之當有愧色

吾國醫學最早、故醫藥之書、汗牛充棟、決非淺嘗者之所能知也、如內經靈樞素問難經、文字之高古、參考之精詳、學醫者必讀之書也、無一而非研究實驗而成、不知者、以爲中醫全憑理想、乃痴人之說夢也、追想時日文明程度、必高出於此時萬倍、其時知醫者極多、不過推崇黃帝耳、卽此數書、必須天資聰穎、記憶性強、非三五年手不釋卷、莫能領悟、然尙不能看病立方、乃醫之原理也、其次如傷寒金匱、(俗稱一百一十三方三百九十七法)又須三五年、方能通其精妙、對病用藥、應如桴鼓、其他于丹溪之主苦降、東垣之主溫升、景岳之主滋補、守眞之主攻散、天士之主輕清、此數家之書、亦非三五年不能盡讀、加之歷代名家著作、卽前清一代有名者、亦不下數十家、加以各種醫案、以及經驗之方、必須孜孜不倦、隨症查考、由廿歲學醫、至此已四十年矣、再加臨證閱歷、多問多聞、欲造就名醫本領、必在四十以後、閱歷已深、臨症已多、然後識見方定、方能游刃有餘、尙不能自足、遇有疑難、必須查考舊案、以資參考、如此者方得謂之學醫、故僕以爲非淺嘗者所能知也、若曰三字經湯頭歌括時方從衆醫宗必讀、夕購書而朝懸壺者、此不得謂之醫也、乃世之陽無常也、敢勸病家宜敬而遠之、

冬令衛生談

江誠卿

首在調適寒溫

四季之衛生、惟冬季最不易、以貧富之區別、較爲顯著、而吾人處境之苦樂、則由此懸殊也、何也、當歲暮天寒之際、雨雪飄零、堅冰不解、吾人以此柔脆血肉之軀、何能與此如刀似鐵之冷氣敵乎、是在於自衞者之有方耳、在富者養尊處優、固不難度此凜冽可提之隆冬、彼夫身被狐貉、坐擁圍爐、居乎暖閣之中、食羊羔而飲美酒、其樂固在普通人之上矣、而不知樂極悲生、古有明訓、吾人所稟之祿、不可享之太急、恐速其亡也、茲推論之、彼富人貲財豐裕、行動自由、一己之奉養、何得受外界之限制、然其中大有可注意者在焉、須知富厚之人、年老者、及身虛怯冷者、固不必不被狐貉、衣重裘、擁圍爐、居暖閣、以適其性、然亦不可不知節制、以貽後患、若今時富厚家之子弟、年在沖齡、或甫成丁、則往往重裘覆體、甚則羔裘尙嫌簡陋、居然狐貉之厚以居矣、不知年輕之人、體骨柔嫩、必能耐得寒冷、方可堅固、若至冬過於溫暖、則肌膚愈嬌、骨髓愈鬆、易生未老先衰之弊、曷若稍事節儉、無過侈奢、務宜常作運動、使筋骨血脈活潑、以順少壯之時機、足可延年益壽、却病強身、嘗見一鄰女、幼時家道豐裕、嘗用牛皮作暖袖、及長、則手腕至冬卽大凍腐破、痛不可忍、其奉養不宜過厚也明矣、又聞先輩云、昔一富人某、乘肩輿於雪天出行、其衣狐貉、擁暖爐奉養必極盛矣、適天酷冷、輿夫失足仆矣、某責之、輿夫云、天酷冷、某云、我不以爲冷、輿夫求免罪、某伸一指試之、則痛如刀割、遂傷寒、病數日沒、時人稱爲一指傷寒、況富厚之家、聲色當前、動其中而搖其精者多矣、經云、冬不藏精、春必病溫、此尤重要之訓戒、吾人不可不遵守者也、卽如冬令之溫補補丸藥、尤宜服之適當、不可太過、恐春令發生瘍症也、至若貧人、又不可與富人比矣、所衣者一棉衣亦足矣、間有極貧者、卽一棉衣亦難完備、凍體颼颼、飢腸轆轆、詩所謂無衣無食、何以卒歲也、然吾人必不可爲境遇所窘、要有以矯正之、是在能勤勞爲第一要義耳、彼苦力之人、若拉車者、往往於風雪中能出汗、舂米者、雖冷天赤膊、亦能汗出、此其

能不為境遇所窘也明矣、總之持身之道、貴乎中庸、富者稍事撙節、貧者力求勤作、則難度之嚴冬、亦可坦然過去、君子貴有道、昔仲子路衣敝縕袍、與衣狐貉者立、而不恥、此其能以道持躬、不因貧而增其煩惱、斯為能知衛生之大者也、即鄉間野者、無力衣裘、彼負喧獻曝、亦可當貴綿之襖、而暖其筋骨、劈松柴、煨榾柮、闔家團聚、食糙米飯、嚥白菜羹、未嘗非自得之樂也、貧富之境、又何嘗能限制我哉、總之冬季衛生、當令身體鍊之使堅、不可養之使嬌、則到陽生春來之候可以無病無災、而暢遂其生機矣、

氣虛淺說

楊蘊芳

△所舉兩張藥方

△是補氣方中鼻祖

人的生活、專靠着這個元氣、充滿了全身、纔能免除了疾病、就是外面的風寒暑濕邪氣、也一時受不進去、並可以借着這個元氣的力量、生化裏面的血、人就能堅實肥壯、若是這元氣一虧、各樣的疾病、都漸漸有了、這補氣的方法、須用四君子湯、或是用補中益氣湯、至於別的成方、却是很多、不便一齊出來、只好拿兩個方子、作個舉例罷了、

(一)四君子湯

(方藥)黨參、白朮、茯苓、甘草、

(說明)這個方子、是補氣的祖方、黨參、味微甘、性溫、大補元氣、白朮、味苦甘、性溫、可以燥脾的濕、茯苓、味甘淡、可以和脾利水、甘草和中、可以補土的意思、是要脾胃的土旺、以生長肺經的氣、只要肺氣一旺、那脾土自然可以運化、吃飲食的量、亦比平日更好、別的臟腑、都可以受益、身體就強健了、

(二)補中益氣湯

(方藥)黨參、白朮、黃芪、陳皮、升麻、柴胡、當歸、甘草、

(說明)這個方子、就是四君子湯、除去了茯苓、加上黃芪、陳皮、升麻、柴胡、當歸、這五味藥在內、因黃芪是補肺固表的、黨參、甘草、是補脾助氣和中瀉火的、白朮是燥濕除痰的、當歸是和血的、升麻是升陽明的清氣、柴胡是升少陽的清氣、陳皮化痰、利周身的滯氣、把這脾胃的氣一旺、各臟腑也就自然強健、那全身的疾病、自然可以免除了、

蘿蔔之效用

姜烈日

一、消化作用

(一)有消化小粉質之功用　蘿蔔含有一種消化素、能化植物質、中之小粉為糖分、可助膵液營消化之功用、故吾人若食米麥芋百合等含小粉質最多之食品、則胃中唾液及膵液不能調潤、乃失其消化作用、而小粉質積滯於胃腸、將釀成食積之疾、若吾人患此症、以蘿蔔治之最宜、

(二)有消化各種肉類之功用　蘿蔔又有溶解動物肉類結締組織之作用、故有消化各種肉類之效能、遇有多食肉類而積食者、速服蘿蔔治之、

此二症之普通服法、可用蘿蔔數兩、切絲加白蜜煮食之、或用生蘿蔔打汁服一二杯、若食積腹痛者、用蘿蔔汁一杯與生薑汁半匙、置鍋上燉熱服之、日服二三次可也、

二、防禦作用

(一)有防疫之功能　取生蘿蔔切細、以食鹽拌浸之、約經二十分鐘、更入生麻油攪和、每餐食之、可以防止鼠疫喉痧之傳染、

(二)為預防喉症妙藥　在霜降時、取蘿蔔葉置諸屋瓦上、任其飽

受風霜、至立春節前取下、洗淨侯乾、則收而藏之、若遇任何種喉症、均可煎湯服之、或漱其口、立即見效、若切細而蒸熟、調以鹽、常為下飯之品、則可永免喉症之發生也、

三、治療作用

(一)為治療火毒之良劑　蘿蔔汁能解烟毒煤毒酒毒火毒幷能化痰、疏中滿、

(二)可治療痢疾　夏秋之間、恒多患痢疾、若治療不週、易致死命、用霜蘿蔔葉二三兩、煎汁服之、無論紅痢及水瀉無不利也、

(三)可治凍瘡　冬令吾人手足易患凍瘡、若破爛、則苦痛異常、宜搗蘿蔔汁揉擦之、或用大者一個挖一孔、注入桐油兩許、置火上蒸熟、取其油揉擦之亦可、

醫話

郁濟瑛

肺之所以主氣心之所以主血

經云、清者上注於肺、又云、濁氣歸心、是血濁而氣清也、清中之濁為衛、濁中之清為榮、故曰、清者為營、濁者為衛、其氣衛未分則曰精、脾氣散精、上歸於肺是也、血營未分亦曰精、化其精微、上注於肺脈是也、糟粕則下行、所含之汁、別迴腸、(不入迴腸)注於膀胱、而滲入為液、迴腸濟泌別汁、循下焦而滲入膀胱為津、故曰、膀胱者、州都之官、津液藏焉、如將穀以分清濁、汁清而滓濁也、若專指汁言、則又稀者為清、厚者為濁矣、

衛出於下焦解

大抵衛氣必由肺下輸膀胱、提淨至粗之水質、然後從下焦蒸騰上升、方得並脈而行、故曰、衛出於下焦、衛氣為所謂不循經者、即為並脈而行也、故下文有精氣之行於經者為營氣、陰陽相隨、內外相貫、云云、

肝氣血腎藏精合解

經云、五臟者、所以藏精神血氣魂魄者也、又云、五藏者、藏精氣而不瀉、乃血之精藏於肝、精之精藏於腎、因精血精微之氣、藏於肝腎有藏精血之權耳、肝火動則血溢、腎火動則精泄、是其驗也、由此推論、肝以血養、腎以精養、實亦以精血精微之氣養之耳、否則既非中空之物、如革囊之可盛精血、何由以養之耶、

說三焦之生化

黃帝願聞三焦之所出、歧伯答以上焦出於上口云、謂上焦所出者、由中焦而出於上焦者也、中焦所出者、亦同自胃中起、而出於上焦之後者何、蓋此所受盛其氣者、小腸也、小腸能泌糟粕、蒸津液、又化其精微、由腸壁管而上腸壁管、由下焦漸次集合而上、成一總管、出中焦、上接大靜脈合結於心之右耳房右心室、又結合肺動脈、而上至肺、小腸所化之精微至總管內、出中焦時、其胃中上之精氣、固已藉脾散出於上焦矣、然總管內之精、此時猶未成血也、待入右心房而成為血質、然其色猶紫也、必待上注於肺脈、呼出濁氣、乃能化赤而為血耳、

色誡

蘊芳

羅念菴誡弟遜夫曰、害身莫甚於色、故色慾聖人之豫戒、書曰不邇聲色、孔子曰戒之在色、未有邇而能戒者、

史搢臣曰、獨宿之妙、不但老年、少壯時亦當如此、日間紛擾、心神散亂、全藉夜間安睡以復元氣、若日裏心猿意馬、控制不定、及至醉飽、又復恣情縱慾、不自愛惜、如泥水一碗、何時得清、盧眞人曰、世人動輒言命、甚至縱慾至死、亦指為命、此大謬事、所謂命者、舉凡人力難為、如機緣湊合事、是有鬼神鑒臨主之、天定勝人是也、凡自力可以作主者、如定心志、節嗜慾、固精

髓、調氣血、全在自身謹慎持之、則不得謂之命、人定勝天是也、如專以天命而言、不復謹修人事、則以刀刎頸、亦可不殺乎、鬼卒尚未來勾引、自己先投到、深可歎也、

又曰、多慾傷生、斷非藥餌能補、好色者恃藥以恣慾、此亡身之本也、草根樹皮之品萬難爲髓塡精、其能滋補者、不過偏陰偏陽、藉以流通氣血、及氣血既虧、雖藥石亦無從補救、古云、服藥百顆、不如一宵獨臥、愼勿恃藥可補身、而不謹愼於色慾也、

趙羲存曰、閨房之樂、欲非邪淫、當無傷礙、然而樂不可極、慾不可縱、縱慾成患、樂極生悲、况人之精力有限、淫慾無窮、以有限之精力、供無窮之色慾、無怪乎年方少而遽夭、人未老而先衰也、

傷寒新解(續)

大梁鄭壽鼎

傷寒大下後復發汗心下痞惡寒者表未曾解也不可攻痞當先觀表表解乃可攻居解表宜桂枝湯攻痞宜大黃黃連瀉心湯

此必陽氣素盛之人、雖經誤於大下、表邪猶未內陷、陽氣因大下而無外達之力、鬱遏於胸腔、故爾作痞、緣陽氣素盛、則心下之痞、尚不至結胸之心下鞕滿而痛也、復發其汗而惡寒仍在者、則所用之發汗劑、必麻黃湯也、蓋陽氣雖屬素盛、大下之後、其勢已餒、此時表邪雖未內陷、而用麻黃湯之開泄、未曾重加桂枝以助其陽氣、是以祇可開其毛竅以發其汗而不能解其邪、則惡寒之表證、仍自若也、此表證仍在、雖有心下痞之裏證、亦當先解其表、而不可遽爾攻痞也、須表邪既解、而後攻痞、否則、表邪未解、先攻其痞、則表邪立陷、而所謂心下痞者、即變爲心下鞕滿而痛矣、今欲解此惡寒之表症者、必用桂枝湯之興奮其陽氣以拒其邪也、若表邪解後、而欲攻其痞者、必用大黃之推蕩、黃連之苦泄、以解胸腔之鬱熱、胸腔之鬱熱既解、則心下之痞自瘉矣、

脈浮而緊而復下之緊反入裏則作痞按之自濡但氣痞耳

此言傷寒誤下、陽氣失其抵抗之力、不敵外部之表邪、於是蘊鬱於胸腔、此其所以作痞也、按之自濡者、是陽氣素盛、雖經誤下、抵抗之力、尚未全失、內鬱之熱勢、猶不能將縱膈膜爍灼而固定、故陽氣內鬱而作痞者、氣質耳、宜乎按之自濡也、

心下痞按之濡其脈關上浮者大黃黃連瀉心湯主之

此詳言此數條所謂之心下痞、皆結胸之輕症也、心下痞、按之濡者、是抵抗之力尚未全失、已詳論於前條矣、緣抵抗之力尚未全失、所以其脈不至沉伏過甚、而關上寸部之皮膚較薄者、猶有浮象也、主以大黃黃連瀉心湯者、以大黃蕩其鬱、以黃連泄其熱、解其氣質之鬱熱耳、所以不用陷胸湯者、心下痞、按之濡、病勢未至結胸之心下鞕滿而痛之甚也、

心下痞而復惡寒汗出者附子瀉心湯主之

此必表病誤下之後、又用麻黃湯大發其汗之所致也、表病誤下、裏應結胸、不成結胸而作痞、可知患者陽氣之素盛、此誤下之後、陽氣雖內鬱而作痞、表邪猶未內陷也、表邪未陷、宜乎表症之仍在、但此種誤下以後之表症、陽氣雖未脫陷、已乏外達抵抗之力、縱係傷寒、亦當重加桂枝、以使陽氣之宣佈、方能拒邪而外出、若用麻黃之成方、以大開其毛竅、則表邪未解、而皮下之陽氣已脫、此心下痞而復惡寒汗出者、是內臟之陽氣鬱於胸腔、皮下之陽氣由毛竅而外脫也、故附子瀉心湯用附子之辛熱、以固皮下之陽氣、用芩連大黃之苦泄、以解胸腔之鬱熱、則惡寒汗出之症既瘉、而心下之痞亦除矣、

傷寒中風醫反下之其人下利日數十行穀不化腹中雷鳴心中痞鞕而滿乾嘔心煩不得安醫見心下痞謂病不盡復下之其痞益甚此非結熱但以胃中虛客氣上逆故使鞕也甘草瀉心湯主之

耳疾論治

王一仁
秦伯未

(一)耳聾

原因 內經曰、精脫者耳聾、蓋耳爲腎竅、腎主藏精、精虛則不上榮于竅、而失其聰明、然亦有氣閉猝聾者、不當專責之虛、肝肺虛聾者、不當專責之腎耳、

診斷 腎虛而耳聾者、有因于勞役過度、昏昏聵聵、脈見細微、有因于病後精血不足、眼見黑花、脈軟弱而小、因肺虛而耳聾者、則少氣不能報息、嗌乾、因肝虛而耳聾者、則目䀮䀮無所見、善恐、若猝聾者、則大抵風熱上壅、必現頭痛寒熱脈浮而數、

傳變 耳聾無甚傳變、惟須知有不用治者、若聾而色黑筋骨健壯、此精氣俱有餘、固藏閉塞、是聾爲實、乃高壽之兆也、經曰、不知調陰陽七損八益之道、早衰之節也、其年五十、體重耳目不聰明矣、此亦無治也、若虛者不加補養、則陰虛之象、勢必畢現、

用藥 房勞者、滋陰地黃湯主之、左慈丸亦主之、病後者、腎氣丸加磁石龜板主之、內經所謂精不足者補之以味也、肺虛者、宜生脈散嚼下蠟彈丸、肝虛者、宜四湯加防風羌活柴胡菖蒲茯神等、猝聾者芎芷散主之、

調理 耳聾屬於腎虛者、病後調治、不外補嗇精氣、宜時以帶衣合桃肉鹽炒食之、即肝肺虛者亦可食、蓋乙癸同源、金水相生也、

(二)耳鳴

原因 耳雖腎竅、但手足少陽之脈、俱會其中、少陽主相火、風火痰氣上逆、亦能使耳不聰、則皆爲耳鳴之類、而亦有虛實之分、不可不辨、凡耳鳴以手按之而不鳴或少減者、虛也、手按之而愈鳴者實也、

診斷 耳鳴有數種、肝胆之火上升者、如聞蟬鳴、口苦咽乾、脈象弦數、痰火上升者、氣粗欬嗆、脈象滑數、其有腎經熱者、則右耳重纖、其鳴不劇、總之、耳鳴一症、以手按之、辨其甚不甚而分虛實、爲一法、而不按鳴甚者爲痰火、氣微者、爲腎虛、又一法也、

傳變 耳聾耳鳴、往往與他證雜見、譬之傷寒論少陽爲病、寒熱往來之外、恒見耳聾咽乾口苦目眩、故于傳變、殊難確指、終須視其他證爲何如耳、若痰火耳鳴者、往往神糊、胆火耳鳴者、往往寒熱交作、甚者則因鳴而爲聾是也、

用藥 肝胆之火上升者、龍胆瀉肝湯主之、痰火上升者、加減龍薈丸主之、以清肝胆、平痰火、爲不二法門、腎經熱者、地黃湯主之、以育陰清熱、爲切近治療、蓋虛則補之、實則瀉之、寒者熱之、熱者寒之、內經之訓、固昭昭也、

調理 耳鳴善後、無甚調理、惟最要者爲節慾二字、節慾則腎陰足、水而涵木、自鮮肝胆火逆之患、不僅耳鳴然、即耳聾亦然、

(三)耳漏

原因 肝火挾濕熱爲患、則生耳漏、耳漏者耳內流膿也、若耳內津液結聚、則爲耳聤、又有耳蕈耳痔耳癰等、總因濕火之爲病、亦有耳痒者、則因腎中有風、煩擾於內也

診斷 耳漏者耳中時流膿水、痛而且痕、耳聤者痛痕而有垢內結、耳蕈耳痔者有贅肉突出、不寒熱、不作膿、耳痒者、時覺奇痒、如蟲蠕動、耳癰者、內外紅腫而痛、亟宜消解之、

傳變 耳漏不止、則耳內生管、當以拔管藥消去之、耳聤則有數年不愈者、耳癰不愈、勢必釀膿破潰、則當外用提膿解毒藥、可于外料門中求之、諸此數症、治不除根、均能致聾、不可不慎也、

用藥 耳漏者、柴胡聰耳湯主之、耳聤者馬勃散主之、耳蕈耳痔者、普濟消毒飲主之、耳痒者、四生散主之、耳癰者、活命飲主之、凡此除耳痒外、均屬于外科、當更外滲以藥、庶見效較速、普通用柳花散、最爲穩妥、

調理 症涉外科、宜于飲食一途、加意禁忌、凡辛辣發熱之物、不可入口、患耳漏者、則宜時時以新綿捲去其膿、勿使內結而發熱、

老人耳聾治驗

葉一得

耳之聾否、視腎藏之精氣爲轉移、老年之人、腎陰不充耳聾不聰、蓋常事也、經所謂年四十而陰氣自半矣、年五十而體重、耳目不聰明矣、然亦有可治者、若鎭江人徐某是蓋精虛耳聾、其來也緩、否則其來也驟、緩者無治而驟則可爲也、徐某家素小康、每歲必進膏滋藥一大料、人以年高宜用溫補、不知溫藥亦能助相火而消陰液也、如是者三載、一日忽耳內刺痛、如割、繼而鳴、繼而不能聞、乃求治于余、余切脈尺部沉數有力、幷詢得其詳、因曰、此相火旺也、王冰雖有壯水之主、以制陽光之語、然不適用于此時、乃書龍胆瀉肝湯、一劑而又鳴、余曰正恢復之機也、接用大補陰丸加磁石與服、二劑而復聰、

小兒耳鳴治驗

葉一得

天下惟小兒之病爲難治、以其不能言而惟在醫者以意測之也、吾姪肖齡方一歲、忽時時號泣、父母見其無寒熱、飲食如常、置之不問、數日後、余道至其家、詢余止啼之法、余見其泣時恒以手抓耳、脈左手微數、因曰殆耳有疾乎、視之耳內無恙也、凝思久之、大笑曰、耳內無恙、安知非耳鳴乎、如蟬之鳴、如風之急、喧擾耳膜、小兒不知、得不驚怯而泣乎、乃書生地、黃芩柴胡山桔梗菊花六藥與服、傾杯少睡、不復啼矣、於是自信不謬焉、蓋小兒腎陰不足、肝陽易升、肝脈絡于耳、不足異也、特難在以意測之耳、

呵欠之益

謝安之

張口呼吸、謂之呵欠、故凡人於勞倦時、或沈悶時、因胸中養氣缺乏、所以呵欠入之氣、以補其欠缺也、由此觀之、呵欠乃天然治疾之良方、有益於身體、不可不察也、因人於呵欠之時、不但下頰之肌活動、即胸中吸呼肌亦活動、目閉耳塞、鼻舉、舌變硬而彎上頸伸而僵、呵欠之甚者、每歷時秒或一秒半、耳不聽聲、即如略距一鐘、呵欠之時、欲聽亦不聽焉、此皆證人當呵欠之時、多肌運動、其係非淺、人見雖非雅觀、而其己甚覺適意、而爲天然操練養肺之一法、故每人宜朝夕强作呵欠、不拘多少次數、能令肺痰瀦消、愼勿忽之、又耳痛喉腫諸症、每日能呵欠、則足助其痊愈、奠仲璵詩曰、覺來一呵欠、色澤神亦充、觀此呵欠之益早有人研究矣、

勞傷見血並非弱證

張可人

有平時必胃不斷、並無弱證、偶有房勞、猝然嘔血者、其血從胃中來、不得怯論、治宜分理安胃爲主、不必用黃芩、花粉、元參之涼、亦不必用黃芪、白朮、山藥之補、祇須柴胡、貝母、桔梗、麥冬、白芍、丹皮、澤瀉之類治之、至有奔走力作、勞傷其筋力而得之者、尤惟調其胃氣自愈、

民間治療

外科紅靈丹

葉友玉

專治皮膚紅熱諸瘡毒、婦人乳頭潰爛紅痛、屢效、生石羔五錢、寒水石五錢、研極細末、黃連、黃芩、黃柏、生梔仁、生軍、生甘草、煎濃汁、將二石入內、漬之使乾、黃丹三分、共磨鮮紅色、加冰片二分、麻油調敷患處、神效、

跌打至聖散

葉友玉

專治跌打損傷、接骨亦效、用土鱉虫去足、小便霜（如不及製則人中白亦良、）各等分、研末、酒調下數錢、隨輕重酌服、予治一人脊下被大石塊一擊、倒地半日不醒、投多種藥不效、隨付此藥澁服、少時即能起立、歸家連服二次全愈、又治一舍親包姓小孩、因上樹摘菓失足跌下、脚骨折斷、入院經西醫接之、日敷藥水、經二閱月未續、且折處仍甚疼痛此時該醫生適被上杭延去診病、遂用該藥數錢、酒調盡盛、僞作茶、攜至院中、托言探病、緣不欲看護生知也、囑其服之、當晚痛減、連服而漸愈、不數日即出院矣、由斯徵之、可見皆上藥內助之能力也、否則何如在西醫院中日敷藥水、經久調治、猶不效耶、

治金錢癬効方

葉友玉

硼砂一錢、調勻瓣擦、日數次、屢驗甚效、

治耳常流膿方

葉友玉

用菖蒲搗汁洗之、綿杖攪去膿、使淨、再以枯礬一錢、龍骨二錢、黃丹一錢半、胭脂七分、蛇蛻灰一錢、加麝香或冰片、少許、共爲細末、另用綿杖子蘸藥入之、其效如神、

吐血良方

濮昂千

竊維吐血之疾、苟非速治、患害非淺、輕則形容憔悴、重則或因戕身、皖南養性子、自吉林傳來、吐血一方、神效異常、前見一友、痰內帶血、遍醫罔效、骨瘦如柴甚至病垂呼吸、一息奄奄旋服此方、得以全愈、不敢矜誇、實有起死回生之功、茲因靈驗若斯、特此抄行方便、登諸報端、以爲吾人共知焉、紫丹參三錢、麝木香八分、川鬱金二錢、全當歸三錢、淨紅花一錢、炙乳香二錢、炙沒藥二錢、大蘇梗三錢、桃仁泥一錢二分、炒青皮一錢五分、扶撫芎一錢三分、廣陳皮二錢、酒炒白芍藥三錢、淨炒棗仁二錢、參三七八分、紅棗三枚、藕節四個、重者、用陳酒一盃煎服、輕者、減半、河水煎服、一帖即愈、連服三四帖、庶可復原、此方治暴吐爲宜、

破口傷方

王則樵

以初生紅皮鼠子投入石灰缸中、七日後、鼠子已化、即取灰塊納入小瓶封固其口、遇有患破口傷者用之輒效、

（則樵按）鼠子血肉初生、同氣相求、石灰定痛生肌、故佳、又按礦石灰、亦同此意、

燙傷方

王則樵

初傷時、急以口唾抹、乾則再抹、自無起泡破爛之病患、勿以其平淡而忽之也、

（則樵按）口中津唾、甘鹹而平、其源生發於腎經、用於湯火傷而效者、即以水制火之義也、傷重者、加食鹽更妙、

色字分析談

吳漢仙

■色字　從刀從己從心
■好色　是引刀殺己禍從心起

（爲有益世道人心之文字）

色字之形狀、危狀也、從刀從巳從丶、(音主)論者謂引刀殺巳、而其禍實起于一點(當中一點心之象也)不可禁制之邪心、夫心爲君主之官、神明出焉、(見內經)我苟屏絕其邪念、自足以保守其聰明、而有用之精神、可以建造無窮之事業、否則聽其搖蕩、一任嗜慾之攻心而莫能制、則一臟傷、(心也)而四臟敗、(肝)(脾)(肺)(腎)其禍有不可勝言者矣、

試取內經圖說證之、五臟以心爲主、心發四系、一系從左透膜而通於肝、一系從右透膜而通於脾、一系上連於肺、一系下連於腎、邪念突起於中心、不覺搖動於四藏、心累於肝、則肝藏敗、而眼昏頭眩之症生、(內經、肝開竅於目、肝虛眼則昏、肝主血、血虛則頭眩、)心累於脾、則脾藏敗、而肌削肢倦之病作、(脾主肌肉、脾敗則肉削、脾主四肢、脾虛則肢倦、)心累於肺、則肺藏敗、而咳嗽吐血之疾起、(咳血之病、五藏俱有、實始於肺、今之少年、往往有之、)心累於腎、則腎藏敗、而骨痿精枯之患深、(腎主骨主精、故然、)由是精神日減、神色日衰、遂成癆瘵不治之症、所謂引刀殺己、禍從心起者非耶、

今之少年、不知節慾、往往沉溺於愛慾海中、老葬於溫柔鄉裏、豈知色之殺人、甚於兵革、搖散五藏之精華、(時書謂行房爲摘五藏六府之精華、)斷送一生之性命、紅羅帳內、無限歡情、青草山頭、可憐坏土、嗚呼少年、當知警惕、覩此殺機、能不畏避、毋咀漏脯以充饑、毋酣鴆酒而止渴、

謹從色字繪形、維妙維肖、中段根據內經、切指其害、足令閱者觸目警心、不第以危言動聽也、

李佩文謹識、

食物消化之原理

吳公

■由於養氣化合作用

嘗考人身消化食物之原理、緣非胃液膵液及膽汁之功用、端賴吸入空中養氣化合之力也、蓋養氣與他類原行各質物合時、能生出熱力、焚燬諸物、若與血液化合、即增加血中之燃燒、驅除各部之不潔物、與心中之精汁化合、即增加心臟之燃燒、鼓動血液之循環、與命門之眞氣化合、即增加命門之燃燒、遊行三焦、溫養臟腑、推之各臟各腑之熱、莫不藉養氣與津液之化合也、然可與養化合者、皆純一原行之質物也、若異類合成之質物、則不能與之化合矣、夫胃膵液膽汁、皆純一原行之物質也、故知其中必富含養氣、始能消化食物、不然、脾胃陽衰中寒之病、何以食物不能消化者耶、且也蔬食入胃消化易、肉食入胃消化難、此人人皆知者也、蓋蔬食所含養氣富厚、肉食所含養氣簡單、於此益知消化全仗養氣之力也、英人合信氏謂食物入胃消化時、胃中之熱、較不消化時更烈、脾中亦放出熱氣、擁動食物、以助胃之消化、此即養氣與胃液膵液化合生熱之明驗也、然則食物不消而成積成癥成瘕者、爲養氣缺乏也明矣、夫世界之動物、非養氣不足以生活、人爲動物之最靈者也、其養氣之原、一則由口鼻而吸入、一則受之於食物、(植物中俱含養氣、以吾人一日所食計算、十分中即有七分植物、初生小兒不食植物、故其消化不及大人而祇宜乳食、)若口鼻無養氣吸入、則炭氣充滿於內、必致悶塞而死、食物無養氣、必致不消而成病也(然必其人胃中缺乏養氣、消化力不足、始得成積、否則不然、)緣其物不消、而腸胃之脂膏痰涎、轉縛之成形、所謂瘕者假也、假物以成形也、癥者證也、有形

而可證也、若久而久之、更藉吸入養氣以生活、(如蟲之化生類)故有能動能伸能避針藥之異矣、甚矣哉、飲食之不可不愼也、

氣化非器械所能測量說

王作民

案近世生理學家云、有一種無管腺、爲較小的腺、能由血中吸收質料、而其分泌、卒未嘗外洩、故成內分泌之現象、生一種化媒、名曰合而孟、注入血中、血脈往各機關之流注、受其管束、且此腺、爲人身全體之生活及發達幷人種、悉賴諸是焉、然無管腺、分泌卒未嘗外洩、故成內分泌、以腎上腺而論、此豈非古聖內經、腎主閉蟄封藏之本、精之處也歟、(與彼云人運動過劇、腎有移動之虞、及合而孟所合之成分極爲暗合)案合而孟、與人種關係、此豈非人生之來之謂精者歟、案腦上腺、於骨架之長大之影響猶大、此豈非古聖謂腎生精、精生髓、髓生骨之意歟、蓋髓由脊上腦、故古聖謂腦爲髓海、在頭者爲腦、在衆骨者爲髓、亦一而二、二而一也、案無管腺分泌液、甚有影響於身體之長大、工作之速卒、與各部之合作、此豈非腎爲作強之官、技巧出焉歟、案各無管腺分泌液、在血管中、逐血流前進、週巡全體、各自尋其所須至之處而止、克依斯曾言、可以認此項黏液腺、爲調節人身生長之機關中、一種重要調節、實足以互相發明、且脊髓有自主之特能、運動而反射生焉、案生殖機官之一部、曰間隙組織、其功能如一腺所產之一種分泌液、有影響於一切、與兩情有關之身體性格、與激動兩性之本能、此豈非腎臟精、精舍志之意歟、(舊注志者、意慕也)克伊思氏、謂合而孟行動、起首於十二指腸中之血管、蓋十二指腸即小腸、爲心之府、受盛之官、此如當爲調節機關之始歟、然各處無管腺、猶夫委員制度中、以腎上腺爲主席、餘各腺爲執委、分工合作、而爲調節人身各機關之意耳、由是觀之、合而孟與精、一而二、二而一、猶乎吾人、平時則爲民、戰時則爲兵、曰民、曰兵、均是人也、此豈非猶曰合而孟、曰精、俱爲人之眞氣者歟、蓋人未意慕交媾時、爲合而孟、調節人身各機關、當意慕交媾時、睾丸生招引之力、集中合而孟於精囊化爲精、待時而下總攻射擊、此豈非古聖、謂腎生精、整委者、身中之機、陰精之候、津液之道也歟、夫着迹之論、人身各器官、科學機械之精、西人知其層析、其臟腑氣化、分配功能、西人昧其指歸、此豈非氣化非器械所能測量 可以想見其一斑者歟、故西之謂病灶、即中之謂傳經、六淫七情之病 西多所短、中多所長、由是觀之、中西合化、急則治標當從西、緩則治本當從中、亦可見諸言外者矣、

傷寒釋義之理論

仲偉

考傷寒一書、全是活潑天機、氣化理論、總在陰盛陽乘、陽盛陰乘、陰陽迭運、寒熱變更、顧仲景以傷寒二字、創立三百九十七法、一百一十三方、謂之六經、太陽、陽明、少陽、太陰、少陰、厥陰、各節中、論熱病者、十之七八、論寒病者、不過二三、可見傷寒二字、全括六經、而六經之上、六氣所屬、六氣之下、標本中見、吾人研究傷寒、非從此標本中見之義着手、則六氣無所分晰、其治法將何所而從乎、六氣者何、即風、寒、熱、濕、燥、火、蓋內經少陽之上、火氣治之、中見厥陰、陽明之上、燥氣治之、中見太陰、太陽之上、寒氣治之 中見少陰、厥陰之上、風氣治之、中見少陽、少陰之上、熱氣治之、中見太陽、太陰之上、濕氣治之、中見陽明、所謂某經之上、某氣治之、即此本也、中見某某、即中見之氣化也、如少陽以火爲本、陽爲標、風即爲中氣、陽明以燥爲本、陽爲標、濕即爲中氣、太陽以寒爲本、陽爲標、熱即爲中氣、太陰以濕爲本、陰爲標、燥即爲中氣、少陰以

熱為本、陰為標、寒則為中氣、厥陰以風為本、火即為中氣、是三氣有從本化者、有從標化者、有從中氣化者、有不從標本而從中氣化者、有從標本而不從中氣化者、內經明言、太陽少陰、從本從標、太陰少陽、從之於本、陽明厥陰、不從標本、從乎中氣、要之標本中氣生化之理、無一不統之於傷寒、而傷寒六經之理、亦無一不本之於氣化、是氣也、何氣也、乃寒水之化、無形無象、宇宙間全繫乎此、而人身之中、亦猶是也、然則宇宙以寒水起氣、充塞太虛、成不可遏、遏則非化風、即化熱矣、人身內、亦以寒水起氣、瀰綸肌膚、故不可傷、傷則非惡寒、即發熱矣、顧內經熱論篇云、黃帝問曰、今夫熱病者、皆傷寒之類也、岐伯曰、人之傷於寒也、則為病熱、仲景一熱字、窺破經旨、以傷寒二字立論、開始明言太陽病、病則必先有所傷、而傷之一字、從對面看來、不外六淫客邪乘襲所入、襲於裏、則為傷、襲於表、則為中、故論中六經篇內、均有中風、均有傷寒 而越人五十八難言之、傷寒有五、有中風、有傷寒、有濕溫、有熱病、有溫病、一中字促開、乃先受病之意、先受而後傷、傷則迫於氣機、氣機阻遏、固名之曰傷寒、鄙見略發微言、釋以經論、與同道諸君商榷、

補宜注重脾胃

沈仲圭

嘗讀普明論子補法一篇、未嘗不嘆其議論精鑿、措詞清顯、庸流閱之、當可瞭然於補之宜忌、而不致濫施、裨益醫林、詎淺鮮耶、惟僕謂運用補劑、尤應注重脾胃、蓋脾胃為生化之源、胃為水穀之海、一則統血以運液、一則釀液以化血、為一生榮養之路、各藏府皆賴以資生、設脾胃健全、多納能消、則飲食以化之精微、胥為藏府無上之補品、初無待於無情之草木、而厥疾有瘳也、故裘兆期先生曰、『補虛之最切要者 在扶胃氣、胃氣強、則飲食進、飲食進、則血氣生、補何如之、所謂得穀者生、失穀者死、理甚易明耳、今之不善補虛者、概用當歸地黃人參白朮甘草黃芪等類、（按椱朮平補中州無甚流弊未可厚非、）以為補虛之法、莫此若矣、不思此等品類、雖能補虛、要皆甜滯壅膈之性、胃之強者則幸矣、胃之弱者、其可當乎、不脹則瀉、不瀉則嘔吐、而不能食矣、有謂病不轉加、誰其信之、』斯與見道之言、而先獲我心矣、至於虛損勞瘵、亦以健脾強胃為要務、俞東扶先賢曰、『陽虛易治、陰竭難復、譬之盆花、泥乾根槁、日以一匙之水澆之、豈復望活、惟靈雨霢霂、庶可復生 夫雨從何來、惟地氣上而為雲、斯天氣降而為雨、但能脾胃健旺、嗜食善化、則水穀之精華、上供於肺、可擬諸雲、而肺以其精華、下溉百脈、可擬諸雨、此雖老生常談、實係養陰要旨也、』乃昧者非惑於脩園之說、動手桂附、即泥於彥脩之論、恣投陰膩、以致輕病轉重、重病告危者、蓋比比也、進以建中培脾之言、反謂土能尅水、嗟夫、蒼生何辜、蒙此浩刼、爰述往哲名論、敬告同道、不知閱此篇者、或有憬然悟而翻然改乎、

血虛證治淺說

人的一身、必要飲食充足、血液滋養、方能生活、但是飲食入口、必須先經胃腑、爾雅上說、胃之為言圍也、圍受食物、所以三才圖會、又稱他為倉廪之官、據近來之考察、胃的體質有三層、外層叫做胞膜、包裹胃經、使之堅固、中層叫做動肌、能動盪食

物、內層叫做涎膜、能生津液、使食物消化、要是用現在的新名詞來說、胃腸肝膽、總稱爲消化器官、所以人吃了飲食、經過消化器官、消化後、就變血液、長養一身、目得血、方能看得明、耳得血、方能聽得淸、手得血、方能做事、足得血、方能走路、筋骨得血、方能活動、臟腑得血、方能長養、皮毛指甲得血、方能滋潤、若是血一虛、人要衰敗、百病叢生、可見這補血的方法、是很重要的、然而這補血的成方、非常繁夥、只好就通常的方法、舉出兩個方子來、

一、四物湯

（方藥）當歸、芍藥、地黃、芎藭、

（說明）這四物湯、是因爲心能生血、脾能統血、肝能藏血、血虛、故從這三臟醫治、因當歸、味辛甘苦、性温、入心生血、地黃性温味甘、入心腎滋血、芍藥酸寒斂脾陰、芎藭味辛性温、能通上下、行血中的氣、

二、歸脾湯

（方藥）黨參、白朮、棗仁、黃蓍、當歸、龍眼肉、遠志、炙甘草、木香、

（說明）這歸脾湯、是用黨參、白朮、黃蓍、甘草的甘温補脾、茯苓、遠志、棗仁、龍眼肉的甘温酸苦補心脾、當歸滋陰養血、木香行氣、氣旺亦能生血、亦是前方的意思、淸名醫陳修園說、此方彙集補藥、雖無深意、然亦純而不離、可見歸脾湯、卻是滋陰補血的正法了、

胸部之衞生

孤峯

■我國老習慣當改除

■爲母親的應當注意

無論男女老幼、胸部扁平、都是體質孱弱的一種表徵、女子乳部較男子發達、故健康的女子體格、其胸部比男子尤爲隆起、胸部發達所以有關全身的健康、因胸腔內是肺臟的住宅、而肺臟則爲人體內部呼吸空氣以淸血液之要件、、所以胸部扁平的身體、雖然未生癆病、也稱爲癆病的體格、因爲他患癆病的可能性及機會比別人多、比別人易、依通常的健康體格言、肺體容氣之全量、男子平均約三千立方釐、女子平均數約二千五百立方釐、女子的隆起胸部、在表面上看起來雖比男子的高、但容氣全量反較少者、因爲一部分地位被乳部所佔、女子的肺量本已較小、如再不肯任其發達、反把牠壓得平平的、癆病體格的程度更加深了、

我國的老習慣、以俯首灣背爲恭敬的表示、在尊長前尤其注重、流弊所至、無論老幼、對於胸部的發展、簡直不知道有加以充分注意的必要、我好幾次在法國公園裏、看見西人之做母親的、看她子女在草地上跑着、偶有胸部俯着跑的、總要再三再四的敎他們改正、自己跑給他們看、叫他們學樣練習、非至改正不止、這種事情、在我國做母親者、似乎很少看見、這不是她們不肯做、實在是不懂做、至於成人在辦理的時候、坐的時候也大都是不知注意胸部的正當姿勢、拚命灣着背磨桌子、所以凹胸曲背的好看現象、幾於觸目皆是、

發達胸部最簡易的運動是把深呼吸及雙臂旋轉合併起來練習、在空氣新鮮的地方、直立、昂首、挺胸、勿令腹部凸出、將雙臂向前伸直、然後緩緩向上伸、盡量向後轉、最後轉到前面復原位、雙臂伸出時緩緩吸入空氣、雙臂將復原位時則緩緩呼出空氣、最初可練習五次、漸可加多、

育子良方的原理

徵求解釋

田其誰

生育子女、爲人生的本能、所以男女成婚之後、無不逐漸產生、

然而因疾病和身體的關係、也有瓦璋無弄的、要補這個缺憾、當然要借助藥物、但是民間所傳的種子方、雖是很多、恐怕成效未必張張佳妙、並且不經醫生審定、盲從亂服、尤其是危險、今年偶在朋友那邊看見一方、照他的叙述、誠有意想不到之佳妙、然而據知醫學的人說、「這張方子、對於體肥痰多子宮寒冷而無子的、或可試服、若他陰虧火旺的、那就牛頭不對馬口、有害而無益了、」他的說法、不知對不對、爲特將原方抄在後邊、請海內高明將他的原理、在本報發表、那是十二分感激和希望的、

育子良方原方

遼細辛、炒枳殼、炙川烏、海南沉、川大黃、粉甘草、紫蔻仁、炙雲香、

以上八味各一錢、研末、鷄蛋白爲丸、如梧桐子大、男女各一料、每服三粒、早晨服、女用胡椒湯送下、男用川烏良薑湯服、餌服之後、不可再服、如再吃、必生雙子、切記、此方係順天府宛平縣夫人三十餘未嘗生育、服此方後、連生九子、如有不信、可將此丸投於母鷄食之、所生之蛋、可出兩小鷄、俱是雄鷄、其效如神、得此方者、所貴傳佈也、

(註)月經來時即服至下期爲止

診病神秘 病人之人情

郭受天

世有謂醫者之難、不難於治病、而難於知病人之情、旨哉斯言、蓋病人之情、種類至爲繁夥、欲一一而知之、誠非易易、據日醫扶氏之分類、則可大別爲數種、有恐懼者、輕忽者、信任者 不信者、順從者、遲惑者、孤疑者、略解醫道者是也、其狐疑者與略言醫道者最難治、因不信醫者之處治、常以其治策商於醫者、或並欲增減藥方故也、其說與吾國古醫家之言論、正復相同、是醫者之治病、不在於病之難治、而在於人情反復之間、已毫無疑意、故經書所云、病勿肯治、則勿治之、治亦無效、所以洞悉乎病人對於醫者信念之厚薄、大有影響於疾病之治療者也、不明乎此、即使盡力療治、亦恐難於奏效、而雲間李氏所論不失人情、較扶氏之論斷、尤爲詳透、茲摘錄如左、

其言曰、所謂病人之情者、五臟各有所偏、七情各有所勝、陽臟者宜涼、陰臟者宜熱、耐毒者、緩劑無功、不耐毒者、峻劑有害、此臟氣之不同也、動靜各有欣厭、飲食各有愛憎、性好吉者、危言見非、意多憂者慰安云僞、未信者忠告難行、善疑者深言則忌、此好惡之不同也、富者多任性而禁戒不遵、貴者多自尊而驕恣悖理、此交際之不同也、貧者衣食不周、況乎藥餌、賤者焦勞不適、懷抱可知、此調治之不同也有良言甫信、謬說更新、多岐亡羊、終成畫餅、此無主爲害也、有最畏出奇、惟求穩當、車薪杯水、難免敗亡、此過慎之爲害也、有境緣不偶、營求未遂、深情牽掛、良藥難醫、此得失之爲害也、有急性者遭遲病、更醫而致雜投、有性緩者遭急病、濡滯而成難挽、此緩急之爲害也、有參朮沾唇懼補、心先痞塞、硝黃入口畏攻、神即飄揚、此成心之爲害也、有諱疾不言、隱情難告、甚而故隱病狀、試醫以脈、不知自古神聖、未有舍望聞問、而獨憑一脈者、且如氣口脈盛則知傷食、至於何日受傷、所傷何物、豈能以脈知哉、此皆病人之情、不可不察者也、

由是觀之、不失病人之情、誠爲醫者惟一之要務、然欲解決此惟一之要務、則又非有知人之明、觀變之方、通俗之才、不足以達其目的、若流於粗慢輕率、便爲墜落之基、注意復注意、周密復周密、始能收圓滿之效果、此古醫之賢者、對於不失人情、猶有難色、況淺學如吾輩者乎吁、可懼已、

枕之衛生

▲欲求終夕安適睡眠
▲欲求腦筋不受壓迫
▲當注重所需要之枕

憶芬

吾人日常應用最適宜而人不注重之物、即枕是也、枕爲吾人睡眠時不可缺少之物、而吾人一夕安眠、亦惟枕之安適與否、歐美人時講求之、而我國人則以木爲枕者有之、以瓦者亦有之、通常爲枕、大都製布袋實以菜子之殼、或蕎麥之皮、不知我人每夕睡眠之時、頭部必須置於枕上、設若此枕堅硬異常、或以一切不合式之物製者、睡之不惟不得終夕適宜之安眠、而久之頭部因堅硬相壓、時受損失、(更以小孩爲甚)且腦筋亦受有震動壓迫之損傷、故枕爲起居上必須注意之一物、某西書有言曰、「枕爲最愛護人類之一物、試觀吾人於忿怒或怨恨之下、赴床安眠、頭部置於柔軟枕上、雖有無限氣恨滿於胸中、不一時必深入睡鄉、而不自覺者、更謂人類雖以巨大頭顱之壓力置於枕上、枕終無大反抗、無非使我人以安適、其愛護人類、自有勝於他物」、觀此數語、亦可知西人之講求睡眠矣、蓋人於日中工作若干小時、困乏疲倦、如夜間再不得良好睡眠、第二日必不得良佳矣、

枕之製造、分爲二類、即用布製與橡皮製者、布製者、以布作方袋、中置以鳥絨、即鳥之軟羽毛、或置棉花木棉、再有中置石棉者、石棉爲堊類、形如石灰、而細如粉屑、置之枕中、亦甚柔軟、此石棉、我國京綏鐵路一帶有產之、有謂睡之可以補腦云、橡皮枕、乃以橡皮製袋、留以氣孔、以打氣筒打之、使氣充滿於袋中、硬軟合式爲度、總之以軟適寬大爲宜、得合式之睡眠、方有合式效力之工作、我國人每忽略之、於頭腦殊受其害、用爲談屑、而資改良焉、

受胎之原理

(李健頤)

人胎、即精蟲與卵珠相合而成、女子之卵、月生一次、隨月經溢出於子宮、而需待精蟲而後受胎、男子之精、與女子之卵、所生不同、其精之生、是由血精所成、日生日積、藏於睪丸、交媾之時、受摩擦之力、發生電氣、刺戟睪丸、壓迫擠出於外、女陰戶之內、即子宮、經淨之後　羣卵集聚、於宮口、互相突起以待精蟲吸入、精蟲擾入核之後、精蟲之尾、即消失於外、是爲男性前核、漸漸近於女性前核、名曰胚胎、由胚胎再起變化過一月之間、其變化乃異、月更月異、至十月滿足、五臟六腑皆成完備、其胞膜即破烈、胎兒隨之而產出矣、此只論卵與精、吻合爲受胎之原因、至欲明受胎之詳細情形、及胎兒發育之層次、當再研究產學專書、庶得瞭然胸中矣、

心痛之研究

吳蘊鼎

心者、君主之官也、神明出焉、義不受邪、故無眞心痛、若病心痛、則手足青至節、死不治、蓋心痛者、是包絡受病也、寇臨城下、勢巳可危、而況犯主乎、太半所患、是胃脘痛、胸痛、及心包絡耳、因不揣愚陋、分條辨之於左、

(一)類別　心痛有十一種、一曰氣、二曰血、三曰熱、四曰寒、五曰飲、六曰食、七曰虛、八曰蟲、九曰疰、十曰痰、十一曰悸、

(二)病因　氣痛因惱怒憂恚、叫號傷氣而得、血痛則因跌仆損傷、有婦人經水適來、偶爲憂鬱所觸、故血凝於中不行、亦能致此、熱痛因蓄血在胃、又嗜辛辣、寒痛因身受寒氣、口傷冷物、飲痛則水飲停積於心下也、食痛是傷於飲食、或憂鬱而得食、虛痛者、因傷神凋血、而心失所養、蟲痛因內有濕熱而生蟲、所謂必物先腐、而後蟲生也、疰痛者、因觸冒邪祟、惡疰屍挂、痰痛者、肺中鬱而痰火也、悸痛者、因七情之傷、心氣於是耗散而痛也、

(三)症狀　氣痛者、胸中閟結、得噫則寬、攻刺走痛、坐臥不安、血痛者、搔抓無措、眠臥不安、心下如刮、痛有定處而不移、轉側若刀錐之刺、熱痛者、面帶陽色、舌燥唇焦、溺赤便閉、喜冰畏熱、痛則或作或止、其脈洪大而有力、寒痛者、其症暴發、面冷唇白、口吐清水、手足厥冷、喜熱畏冷、痛則綿綿不巳、脈沉細無力、飲痛者、惕惕然引痛、或如針刺、時吐黃水、按之作聲、脈則弦滑、食痛者、按之愈痛、心胸間高脹突起、吞酸噯腐、不能飲食、或大便祕結、虛痛者必悸怔忡、按之則緩、蟲痛者、唇之上下有白斑點、面青白而少光、或口吐白沫、飢時更甚、疰痛者、神昏卒倒、面目青黯、昏憒譫語、脈則乍大乍小、或兩手如出兩人、痰痛者、心膈大痛、攻走胸背、或嘈雜不甯、如飢如飽、怏怏欲吐、吐即稍寬、悸痛者、驚悸怔忡、如痛非痛也、

(四)治法　氣痛主調氣寬胸、如沉香木香香附砂仁等類、血痛宜怯瘀爲主、如玄胡五靈沒藥等類、重者用薑附湯溫胃湯出入「、飲痛主以小半夏加茯苓湯、食痛則以保和湯、虛痛則以歸脾湯、蟲痛則主以化蟲丸、疰痛則如蘇合香丸、神朮散之類、痰痛則用導痰湯、悸痛則用妙香散、要當臨症因病而施、不拘泥於成法、方不愧爲司命者也、

(五)結論　久痛無寒、新痛無火、初病宜溫宜散、久病宜補宜和、然此亦宜審察者也、如其人素其積熱、或受暑濕之熱、或熱食所傷而發、豈溫散可能治乎、如其人本體虛寒、經年累月、屢發不休、是久痛亦屬寒矣、溫補並行、方克有濟、然必臨症審確、逐一明辨、方可無誤、果屬實痛、則不可補、虛而且寒、必須溫補、若寒而不虛、則專此溫藥療之、質之高明、以爲何如、

諸溼腫滿皆屬於脾辨

費志清

濕爲六淫之一、其感於身也、則病腫滿、腫滿之原因甚多、難於枚舉、而腫滿之病理則屬於脾、內經所謂「諸濕腫滿、皆屬於脾、」西醫釋脾包括消化系統而言、又謂人體週身吸收水份之淋巴管、皆稱曰脾、此說極爲精當、頗合於病之事實、蓋脾臟受病、則消化系失職、不能健運水穀、水穀停滯、則病腫滿、或週身之淋巴管受病、不能吸收水份、水濕橫溢胞膜、則病滿腫、此指全部之症狀而言、又有局部腫滿者、則局部之淋巴管受病也、陳無擇所謂『經絡不通、樞機不轉、水乃不行、滲透皮膚、』其所謂經絡者、即指淋巴管而言也、淋巴管機能失職、則水濕停留而不通

、此中西兩說之脗合處也、然則腫滿之病屬脾者、祇能包括一部份之病、如內經所謂『諸濕腫滿、皆屬于脾、』以有包括全體之病症、蓋內經以理想之說、雖有精當、然不免漫延無統、試不觀乎腎臟水腫乎、該症由于腎臟受病、分水之機能失職、不能分泌水液、以致水濕內停、此病不屬于脾者一也、至於論脹之中、血脹之血停經絡、發爲脹滿、在左者可稱屬脾、在右者則屬于肝、此病之不屬于脾者二也、虫脹之由于瘀血水飲停滯、白血珠失其殺菌之能力、而致虫聚成脹、此病不屬于脾者三也、凡此三者而與屬脾之說、於是風馬牛不相及焉、故吾謂腫滿之屬於脾者、祇能包括一部份之病、內經以理想而得立其說、安可盡信其書哉、是不得之爲之辨、

悶痧症針刺治驗談

吳藻江

夏四月、正値刈麥插田、蠶事紛忙之候、吾家蠶桑農業、世守遺風、新時婦女之操作、自必倍於平常之辛勞、唐人詩云、子規啼徹四更時、起視蠶稠怕葉稀、卽此宵短日長、不得穩睡一件、足徵爲致病之由、荆入連宵睡起飼蠶、未免感受寒邪、一日 早起神疲、腹覺微痛、尙可支持任事、至嚮午非常煩悶、遽輟工作、擬入臥室小睡、未行數武、幾乎猝倒、幸有家人、急爲扶托、大聲呼余至、見病者口唇面色、竟變晦暗滯深、余駭極、知是寒邪入營之悶痧險症、擬購藥與服、萬不能待、急以銀針刺其要穴三處、(一少商穴)屬手太陽肺經)在手大指內側去爪甲角如韭葉(一中衝穴)屬手厥陰心包經)在手中指之端去爪甲如韭葉)一肺腧穴(屬足太陽膀胱經)其穴認法以病者之手由肩搭背左取右右取左當中指末處卽是)以期活血透邪、針刺後、果然煩悶紋脹立時止定、口紫面晦隨轉潤活、卽能自行就榻而臥、余友洪居恬人聞之贊曰、妙哉針法、九轉丹不是過也、若不識其寒邪入營與平時淺學針穴之法、急瘳斯疾也難矣、信哉內經治病、針居其先、爰是錄入、俾同斯疾者、倉猝中知有治驗之救法在焉、

白血球卽營說

（王作民）

按生理中云、血液中有紅白二血球、其中云白血球、能呑噬細菌、以維持身體之健康、又云脾爲產生白血球之所、證諸內經、營行脈中、脾藏營、營舍意、若合符節、（舊注營字史記黃帝紀、以兵師爲營衞、正義曰、環繞軍兵爲營、以自衞轅門、卽其遺象、）此豈非古聖、但有哲學玄學、非有科學知識、親自解剖而檢定者歟、夫內經一書、代遠年衍、焚坑之遺、方士各承家技口授、累成卷秩、難免損益之虞、未得眞本、實爲吾人之一大痛恨事焉、

傷寒新解(續)

大梁鄭鷸梟

此言表邪誤下、消化器以外之陽氣、蘊鬱於胸腔、消化器以內之陽氣、隨瀉而虛脫、以致心臟之部位、雖見痞鞕而滿、則下利日數十行、穀不化、腹中雷鳴、乾嘔、心煩不得安、等現象、皆胃腸失其消化之機能使然、醫者見心下之痞、謂病不盡、復下之、則消化器以內之陽氣益虛、於是胃中溫和之陽氣、一變而成寒濕之氣矣、宜乎上逆而使鞕、以致消化之不良也、消化器以外之陽氣愈鬱、宜乎其痞之益甚也、所謂非結熱者、不僅結熱之病也、言其消化器以外、雖屬結熱、消化器以內、實屬虛寒也、主以甘草瀉心湯者、用甘草大棗之甘溫健胃、以冀消化之機能、漸次恢復、用乾薑之扶陽煖胃、以復消化器以內之常溫、用半夏之蠲濕降衝、以療上逆之使鞕、又用芩連之苦泄、以解消化器以外之鬱熱、俾胃腸以內之虛症既瘉、而食管以外之痞病亦除、有斯雜合之疾病、故有雜合之處方也、

傷寒汗出解之後胃中不和心下痞鞕乾噫食臭脅下有水氣腹中雷鳴下利者生薑瀉心湯主之、

此言患者之陽氣素虛、消化不良、是以胃中不和、腹中雷鳴下利、三焦(即連網)之決瀆失職、故脅下有水氣、復受外感、虛熱內蘊、於是胃中之內容物發酵、以致乾噫食臭、此心下痞鞕之用生姜瀉心湯、雖有芩連以解胸腔之鬱熱、猶同人參乾姜以補其陽氣、生薑以使陽氣之興奮、實治標之中、不捨根治之法也、用甘草大棗以和胃、用半夏以降衝、則胃中自和、乾噫食臭、亦自瘳矣、

傷寒五六日嘔而發熱者柴胡湯證具而以他藥下之柴胡證仍在者復與柴胡湯以雖已下之不爲逆必蒸蒸而振却陰熱汗出而解若心下滿而鞕痛者此爲結胸也大陷胸湯主之若滿而不痛者此爲痞柴胡不中與之宜半夏瀉心湯

傷寒五六日、嘔而發熱者、是表邪久鬱、蘊熱已成、皮下所鬱之炭氣既多、是以發熱、胃起酸化之作用、故反射而嘔、此種病變、悉因氣機滯塞之故也、用小柴胡湯以宣通氣機、則熱自解、嘔自已、諸症自退矣、故曰柴胡證具、言其當用小柴胡之症也、此時不用小柴胡、而用他藥以下之、誤矣、若誤下之後、柴胡證仍在、未變他種之病者、是患者之抵抗力、足以當此妄下之誤、雖經逆治、未可云逆、仍當復與小柴胡湯、宣通其氣機、以冀戰汗而愈也、若誤下之後、心下滿而鞕痛者、是因誤下而致結胸、大陷胸之症也、小柴胡湯不可與矣若滿而不痛者、是內陷之鬱熱、不敵固有之寒濕、神經不至受此劇烈之鬱熱以熾灼、故爾不痛、蓋本症致病之原、同乎結胸 成病之型、與結胸異、是患者之素質、本有虛實寒熱之偏、宜乎病因雖一、成病之型、而有虛實寒熱之別、所謂病發於陰因作痞者、即此是也、今柴胡之症已變、故柴胡之方、亦不可與矣、緣本病之原、亦由當宣誤下、陽氣內陷、鬱熱所致、故用半夏瀉心湯主芩連、以解其鬱熱、而治其標、患者之稟賦、素屬陽虛、炭養缺乏、濕盛、(淸淡過盛)斯症乃成、故有人參乾姜之補陽溫中、半夏之滌濕降逆、以治其本、標本並治、又有甘草大棗以健胃、試恐久病誤治、服藥既多、以致消化之不良、故有消化器之預防法、正內經所謂上工治未病者、是也、

本以下之故心下痞與瀉心湯痞不解其人渴而口煩燥小便不利者五苓散胸之、

此內臟之體溫過低、不能化水爲寒、以致蓄水於膀胱之內、氣化欲行、胸廓失其氤氳之氣以溫化、此寒濕滿腔、是以作痞、況小便不利、又爲水結之特徵、口渴而煩燥、乃上部不得內臟之水蒸氣以滋潤而然、其用瀉心而痞不解者、(未完)

中國內科普通療法（續）

許半龍

五、癇

癇病由心腎虛怯、肝氣挾痰上壅心包、迨痰涎外排、則正回而愈、——頓然昏不知人、肢仆、瘈瘲抽搐、目上視、口眼喎斜、將醒時、吐涎沫、脈細緩、龍腦安神丸主之、——此症與癲彷彿、惟癲則終日如醉、癇則時發時止、經久不治、每成癇疾、眞氣日以虛弱矣、

處方

龍腦安神丸、冰片、麝香、牛黃、犀角、人參、茯神、麥冬、硃砂、桑皮、地骨皮、馬牙硝、金箔、甘草、

六、不寐

（一）病後虛弱、或年高血衰、煩熱、不能安臥、心悸盜汗、脈細數、酸棗仁湯主之、（二）脾虛濕阻、上佈胸廓、亦不能寐、則必現胸悶頭脹納少、脈濡、舌苔白膩、半夏秫米湯主之、（三）有因濕聚而反多臥者、則見四肢不收、大便泄瀉、怠惰脈緩、胃苓湯主之、

不寐每屬心血不足、多寐每屬寒濕爲患、

處方

（一）酸棗仁湯、棗仁、茯苓、知母、川芎、甘草、

（二）半夏秫米湯、半夏、秫米、

（三）胃苓湯、蒼朮、白朮、厚朴、陳皮、茯苓、甘草、猪苓桂枝、澤瀉、

七、驚風

驚風以小兒爲多、（一）急驚風、因肝膽火升、痰熱相搏、手足抽掣不定、面紅頰赤、夜啼、煩躁口乾、舌黃或焦黑、脈弦滑數、鈎藤飲主之、（二）劇者神思昏迷、目瞪上視、清心滌痰湯主之、（三）慢驚風、以稟氣素虛、過服寒凉、神昏氣喘、面色淡白、四肢乍冷、眼翻易驚、便溏溲白、脈沈遲、朮附湯主之、（四）劇者角弓反張、喉內痰鳴、逐寒蕩驚湯主之、

急屬實而慢屬虛、急主熱而慢主寒、此其大較也、

處方

（一）鈎藤飲、鈎藤、麻黃、甘草、蟬衣、升麻、川芎、龍膽草、天竺黃、羌活、獨活、防風、薄荷、竹葉、

（二）清心滌痰湯、竹茹、橘紅、半夏、茯苓、枳實、甘草、麥冬、棗仁、人參、菖蒲、黃連、南星、生姜、

（三）朮附湯、白朮、附子、

（四）逐寒蕩驚湯、胡椒、炮薑、肉桂、丁香、

八、驚悸

心虛血少、則神舍空虛、惕然心動、惶惶不寧、目見耳聞、無非恐怖、（一）甚則夜不安寐、平補正心丹主之、（二）心火不足、水停心下、築築悸動、脈必沈弦、半夏茯苓湯主之、（三）若覺有氣自少腹而升、漸衝胸次、因而驚悸、即爲腎邪、名曰奔豚、奔豚湯主之、

一虛一實、攻補偶誤、即易遭殃、可不慎哉、

處方

（一）平補正心丹、龍齒、黨參、遠志、茯神、棗仁、當歸、柏子仁、生地、山藥、肉桂、麥冬、五味子、硃砂、菖蒲、

（二）半夏茯苓湯、半夏、茯苓、

（三）奔豚湯、甘草、當歸、川芎、黃芩、芍藥、半夏、生姜、李根白皮、

九、眩暈

眩暈者、眩冒而旋轉不定也、由於血不養目、（未完）

發揚我國氣化之學理（上）

爲治虛損之方針

吳漢仙

西醫尙形質、中醫尙氣化、形質之學、顯而易見、氣化之學、微而難知、故病在形質、爲剖解化驗所能及者、西醫有特出之專長、病在氣化、爲剖解化驗所不能及者、中醫之實理、亦有特效之確據、夫形質之學、根於細胞、（西醫講形質、首重細胞、而不知氣化爲細胞之母、余已發明此義、俟再錄刋、）氣化之學、由有形之細胞、窮極於無形之氣而判爲陰陽、醫者不究陰陽、妄治虛勞、寃殺無辜者不少、何也、病在陰虛而補陽、則陽盛灼陰、譬之燈膏本少也、而益揚其炬、則其膏必涸、所謂陽賊陰則焦枯是也、病在陽虛而補陰、則陰盛抑陽、譬之爐火本微也、而益沃以水、則其火必絕、所謂陰賊陽則寂滅是也、

是故五藏之虛、陰陽各有偏勝、如心病怔忡、陽虛氣弱者、宜益氣寧神、陰虛火勝者、宜養陰泄火、肝病魂怯、陽虛氣浮者、宜溫以斂陽、陰虛氣盛者、宜酸以斂陰、脾病不食、陽虛挾寒者、宜辛溫開胃、陰虛挾熱者、宜甘寒生津、肺病欬嗽、陽虛外寒者、宜溫中透表、陰虛內熱者、宜潤燥滋陰、

若病涉於腎、已爲窮極所歸、故有眞陰虧損、水不制火、而爲骨蒸瘵咳煩燥吐衄等症者、蓋以陽元乘陰而失其守、故腎中無陰而枯涸至此也、宜甘寒救陰、又有眞陽敗竭、火不歸原、而爲戴陽之面赤、格陽之發躁、陽陷之溺赤便膿者、蓋以陰盛逼陽而陽失其守、故腎中無陽而飛越至此也、宜辛溫斂陽、若夫血虛發熱、晝靜夜劇、此陰不敵陽也、宜滋陰降火、氣虛發熱、夜靜晝劇、此陽不敵陰也、宜補氣升陽、又有惡寒滑泄、此陽虛下陷也、宜補氣升陽、津枯久泄、此陰虛下陷也、宜補陰益氣、又有陽陷於陰而發熱者、當分三陰而治之、陽邪陷入太陰者宜益氣、陷入少陰者宜壯水、陷入厥陰者宜淸血　若兼外感、陽虛邪陷者、宜補陽托邪、陰虛邪陷者、宜補陰托邪、此正虛邪陷、不拘拘於發熱也、又如汗不出而補血、氣不足而補精、此從陽引陰而佈於外也、六味用附桂、水中引火、四物加炮薑、血中除熱、此從陰引陽而入于內也、

又如氣生於腎水、而上主於肺、水足則化氣、氣升於上而爲津、氣化于下而爲溺、氣達于外而爲汗、此精能化氣、氣能生精、精與氣本不相離也、又如血生於心火、而下藏於肝、心主火、化生血液以濡周身、火爲陽、而生血之陰、即賴陰血以養火、故血足而火不亢烈、此火能化血、血能養火、火與血亦不相離也、此陰根於陽、陽根於陰之至理也、

又如咳血既久、發熱脈浮、此陰血被傷、陽氣無歸、所謂陰虛陽不附也、惡寒脈絕、大吐大衄、此陽氣既去、陰不能留、所謂陽虛陰必走也、凡此皆病之危篤難治者、至若陰陽兩敗、而孤陰無陽、孤陽無陰、寒之不可、熱之不能、此則病在不治、非醫之過也、（未完）

王孟英醫案之辨疏

林德星

醫偉王孟英爲屠敬思治陰虧案、「久患痰嗽、動即氣逆、夜不能眠、左脈弦而微數、右則軟滑兼弦、治法、早服溫腎水以淸肝、午服培中土而消痰、暮服肅上源以化獨、三焦分治、朝午暮別服、「於是引起痛詆薛氏醫案、」每以補中益氣湯、與地黃丸並用爲治、雖盧不遠之賢、亦効尤、其實非用藥之法也、如果淸陽下陷、而當升舉者、則地黃丸之陰凝滯膩、非所宜也、設屬眞陰不足、當用滋塡者、則升柴之耗散、不可投也、自相矛盾、紀律毫無、然上下分治、原有矩矱、」噫嘻、孟英淸季醫偉、畢生長於溫

病、善治陰虛發熱、經緯中叮嚀要語曰、『柴胡動肝陰』而今成醫界中之厲禁、甚至巴人言及柴胡、談虎變色、此語風行全國、余不揣愚昧、爰爲之辨、蓋薛立齋李東垣二賢、以脾胃爲本、履素先生謂養生家奉爲蓍蔡者也、黃承昊曰、「薛立齋先生治虛勞諸症、大概以補中益氣湯六味地黃丸二藥兼服、取効最爲純正妙理、」而此藥亦須經久歲時、方奏其効、若服之一二個月、病勢不見日退、而置之不服則謬甚矣、」記予前病咳嗽、亦曾遵服、一個月後、未見其効、遂爾易方、纏綿二十年後、竟以二方收功、孰謂其不可、承昊爲明代之名醫也、自述其治驗一則、予少年時爲色慾過度、腠理虛疏、不禁風寒、十日九病、據此症屬陽虛、陽虛久而陰亦虛、其脈浮大而無力、名曰脫力虛勞、朝服補中益氣湯、暮服六味地黃丸、持之期年、始克奏効、」觀此兩案、何以有此卓効、孟英之言、亦容有未必然者、夫病以千計、治以萬計、同以一病、其中有陰陽虛實急緩等等之分、孟英治屠案、是陰虛勞病、黃案用薛法、是陽虛勞病、屠案其氣逆者、陽浮而肺失清肅也、自不能以升藥升之、其飲食漸減、稍沾厚味、嘔腐吞酸、土[illegible]之症明矣、而左脈弦數、則肝木亢強、古脈軟滑兼弦、又屬痰濕爲殃、自不得再以六味丸之滋膩、而滯其痰濕、以益土之敗、故一日之中、間用清培肅三法、總而言之、治法亦不脫出陰虛久而陽亦虛之圈子、薛立齋治色慾過度、陽虛而氣血不足、勞倦傷脾、肝木仰鬱、清陽下陷、不得不朝用益氣、蓋朝晨氣血上行、順其上行之勢而舉之、升柴是也、而木之抑鬱者、同時舒而平之、孟英痛詆升柴、亦智者千慮一失、暮則氣血趨下、故用六味丸乘其下時之勢、引而滋其陰、修園謂「六味丸之妙、在乎利水」小便短者宜之、又何有膩升柴之升耶、孟英與薛氏治案不同、而妄以已之治案、而繩詆諸薛氏、其誰服耶、誠如其言、則補中益氣湯六味地黃丸二方、今之醫者可删去乎、

研究咳嗽用遠志之利害

倪夢若

▲遠志對於咳嗽
▲宜於老人內傷
▲不宜於一切外感
▲小兒痲疹咳嗽
▲尤爲切忌

考咳嗽、乃是除去氣道上之障礙、即是保持氣道之順利也、是以微論何邪、苟犯氣道、則咳嗽作焉、譬如風邪襲肺之咳嗽、是喉管發癢所致、肺癰之咳嗽、是肺絡熱鬱發炎所致、肺萎之咳嗽、良由肺腎陰虛而生內熱、肺部不勝外界冷空氣壓迫（裏而熱就覺得外界冷、裏面是實熱、自然歡迎外界的冷、裏而是虛熱、所以抵抗外界的冷、）準是以譚、是抵抗外界冷空氣所致、斯數種咳嗽、皆不可妄用遠志、其用遠志能見效者、厥惟老年人之咳嗽也、蓋老年人、其腎臟必虛、腎陽不能上蒸、致氣管壁膜上生黏痰、其咳嗽是驅逐黏痰而作的、遠志功能補腎陽、腎陽充、氣管壁膜黏痰即不生、而咳嗽即不作矣、所以遠志治老年咳嗽、其效如影形之相隨、桴鼓之相應、奈時下醫士、（淵博者例外）對於咳嗽、不究其所以然之理、貿然效顰用之、太半咳勢有加無已、是以良藥受屈者、不知凡幾、最可恨者、妄用遠志、以治小兒痲疹之咳嗽、殊不知痲疹咳嗽、是風寒之邪、襲入肺經、氣管發癢所致、用藥方法、若邪在太陽、則麻黃葛根、可以採用、至於杏仁、象貝、爲不可挪移之品、蓋去其外邪、肺經清肅、其咳自止、若誤用遠志、則腎陽上蒸、支氣管勢必發炎、其害可勝道哉、此非藥之不靈、乃人自不明、而妄用之辜耳、僕不揣譾陋、謬拾往哲今賢之偉論、爰筆記之、未識然否、尚祈世之方家教焉、

奔豚說

肝陰既虧
腎水不足
腎氣內動
肝木上逆

簿奎芳

夫奔豚之病、就字義而釋、奔速行也、豚水畜也、就病名而說、奔豚腎之積也、而患斯病者、以婦人爲多、男子較少、高年爲多、少壯較少、其故何歟、因婦人產育頻多、營血易虧、營血虧矣、肝木橫逆、高年眞陰不足、腎水失充、水失充矣、氣不攝納、所以罹此病爲多也、觀其發也、實由腎陽不能化水、寒水之氣、隨衝脈上逆、至胸至肺、即人於心也、作已、則氣衰復還於腎而止、是爲腎氣淩心之奔豚、又若胞宮肝氣不靜、肝火上逆、則爲奔豚上氣、是爲肝氣、此即金匱『氣從少腹、隨衝咽喉、發作欲死、復還止、』以及『奔豚、氣上衝、胸腹痛、往來寒熱、』者是也、由是言之、則肝腎二經爲病、己洞若觀火矣、或曰、金匱謂此病皆從驚恐得之、予則限於婦人高年爲獨多、得無與經旨相左乎、曰唯唯否否、因少壯腎水充實、抵抗力強、縱有大驚大恐、不能犯也、不若婦人高年之肝腎不足、氣血不充者之易病也、肝木既虧、又觸驚駭、腎水不足、必受恐怖、肝腎一傷、升降乖戾、腎氣內動、肝木上逆、病斯作矣、考其治法 金匱奔豚湯、所以治火逆、而桂枝茯苓二湯、則以治水逆、此更不越乎肝腎者也、

前賢對於中風之論治

余彥怡

黃帝 內經言風、參迭互見、大旨須分寒熱、其言曰、風者善行而數變、又曰、邪之所湊、其氣必虛、又曰、風中五藏六府之俞、亦爲藏府之風、各入其門戶所中、則爲偏風、雖治法未詳、但學者尋源竟委、能明其致病之源、則亦無難于治矣、

張仲景 辨別中風與痺症、語短而明、曰風之爲病、當半身不遂、或但臂不遂者、此爲痺、分邪之在絡在經、入府入藏、邪中於絡、肌膚不仁、邪中於經、軀殼重著、邪入於府、即不識人、邪入於藏、舌即難言、口吐涎沫、後人論中風者、有所依憑、全由于此、其言少陰脈浮弱、弱則血不足、浮則爲風、已開後人論類中之門、先哲精言、稀而愈貴、於茲可見、

劉守眞 風病多因熱甚、俗言風者、言末而忘其本也、所以中風有癱瘓者、非謂肝風實甚、而卒中之也、亦非外中於風、良由將息失宜、而心火暴甚、腎水虛衰、不能制之、則陰虛陽實、熱氣沸鬱、心神昏冒、筋骨不用、而卒倒無知也、

張潔古 人之氣以天地之疾風名之、故中風者、非外來風邪、乃本氣自病也、凡人年逾四旬、氣衰者多有此疾、壯歲之時無有也、若肥盛之人、則間有之、亦是形盛氣衰、故如此、治法和藏府、通經絡、便是治風、

李東垣 東垣亦謂多由氣虛、其意與潔古同、主用補中益氣湯、

朱丹溪 丹溪謂東南之人、多由濕蘊生痰、積痰釀熱、熱極風自內生、亦致卒然昏仆、則用至寶丹芳香宣竅、或辛涼清其痰熱、如天麻鈎菊羚羊角桑丹梔子等屬、其或風陽痰熱內蘊、 營衛脈絡失和、而見舌強語濇喎斜偏廢等症者、則用養氣益血 消痰清熱、及宣通經隧之劑、使氣血充盈、脈絡通利、則其病可除、

李士材 士材謂冬中於寒、則身體強直、口噤不語、四肢戰慄、

眩暈無汗、宜急散其寒、如麻黃桂枝理中之類、

按自古論中風者、悉主于外感、而劉張諸子、則主于內傷、折衷言之、蓋因先傷於內、而後感於外、相兼成病者也、但有標本輕重之不同耳 是以古人所論外感風邪者、未必不由本體虛弱、營衛失調之所致、而諸子所論火盛氣虛濕痰者、未必絕無風邪外侵之所作、觀中風之人、有暴仆暴瘖、口眼喎斜、手足不遂 舌廢不用 昏不識人等症 可知亦有外風、未必專由火盛氣虛濕痰也、

發揚我國氣化之學理（下）

吳漢仙

爲治虛損之方針

夫陰陽之道、卷之爲一本、放之爲萬殊、其變化無窮之妙理、有難以楮墨宣者、茲特舉其所經驗、證以各家之學說、調劑盈虛、以俟同人之攷究、且以見我國四千年氣化之學理、確有可憑之價值、早已駕於全球、歐西各國、如英之巴姆醫士、著中醫初步、法國巴黎大學、著中醫講義、我之長者、彼將藩籬、入我堂奧、而取我之珍寶也、而我國醉心歐化者、不思擊我之長、以與他人並駕、反以氣化爲不足憑、並欲屏棄其學、以供外人之研究、噫、岐伯剖屍、神農試草、形質之學、自我倡之、自我失之、已爲外人所獨得、倘仍故步自封、不與其謀發展、長策保存、吾恐今日之氣化、亦將與昔日之形質、同爲外人所獨得矣、可勝痛哉、

闡發各家學說之精華、示後人以圭臬、不獨醫病、而且醫醫、是文之有價值而可傳者、宜急錄載、以壽同胞、李佩文謹識

■附錄吳師長尚虛勞治案

（病者）五十一師師長吳尚寓長沙小吳門外韭菜園吳公館、

（證候）舊病虛勞吐血二十餘年、近病上部頭目暈眩面色痿黃、中部咳嗽氣喘、驚悸怔忡、下部腳膝痠痛、小步艱難、

（診斷）左寸虛微、主心陽不足、右尺濡弱結代、主命火大衰、命爲生氣之根、根氣不強、百體痿弱、惟眞陽既旺、蒸水化氣、氣達於上部而暈眩去、氣達于中部而喘悸平、氣達于下部而痠痛解、

（療法）當先補腎陽、次達心陽、方用附桂硫黃益火、棗仁遠志龍眼通心、主要在重加芪朮、峻補黃庭、佐以血肉有情之動物、扶陽濟陰、務使其氣之能達、

（處方）野參二兩、北芪一觔、野朮八兩、遠志二兩、棗仁四兩、龍眼四兩、荔枝八兩、茯苓四兩、炮姜二兩、烏附塊二兩 粉草五錢、紫河車四具、共十二味、熬濃汁、另加鹿茸二兩、鹿膠二兩、龜膠四兩、綠水桂末一兩、天生硫黃末五錢、冰糖一斤、白蜜一斤、再煉成膏、早晚沖服、

（效果）服膏一月、上下兩部、諸症悉去、飲食倍進、健步如常、惟中部積年喘咳、尚未盡除、仍本前法、加入胡桃故子蛤蚧等類、膏丸並進、半載全安、

論癰瘍之發源及治療法

周壽松

癰疽之生、其因有三、三因者何、如六淫外襲、氣血凝結、是爲外因、七情內鬱、絡脈壅塞、是爲內因、膏粱厚味、及多服丹石之藥劑 則爲內外因、蓋人之一身、氣血行走、循環不已、寒邪客之則血泣而凝、故生癰腫 壅極則熱 熱則血肉腐而成膿、故補托之劑、多用參芪、蓋提高其熱度、使其速釀成膿、不致腐及筋骨也、茲將其大略言之、毒之初起 紅腫大痛、由小至大、不滿三四寸者、名之曰癰 此由六淫外襲、氣血之流行失司所致、其病爲癰 雖待其自潰、不致傷及筋骨、此屬陽症、易於治療、

病之始起、僅覺痿木、或遊行無停、至一月或數月後、而發現者、曰疽、此由七情內鬱、留阻筋骨而成、先施以溫熱之劑、以逐寒邪、即不能消散、亦可使速于釀膿、不致焦及骨髓也、然癰疽現於外、內有所屬、如發于喉舌者、心之毒也、發于皮毛者、肺也、發于肌肉者脾也、發於骨髓者腎也、部位亦然、如腦疽之發於正者輕、而偏者重、亦因督脈係純陽、太陽乃多氣少血之故、蓋氣血充足、毒易外達、營衞不足、易於內陷、亦有氣血雖盛、毒邪太盛而內陷者、如面部之疔毒是也、故十二經之氣血少多、亦不可忽視也、又有五善七惡之分、五善則五臟皆寧、是以易治、七惡則五臟傷損、故爲難療、凡臨症之時、必先審陰陽虛實、表裏寒熱、臟腑經絡、顏色之或紅或紫、或黑或白、再察其脈之順逆、大凡癰之初發、雖屬陽症、脈必遲緩、以其尚未化熱、此時或用調和氣血之劑、猶可消散、若脈已洪大、則已化熱、乃將釀膿之象、宜補托之、然亦有初起而脈洪大者、則宜清涼以化其毒、如仍執補托之法、必致腐爛、故有癰毒而變腐爛症、陽症而變陰毒、此皆用藥太過及不審愼之故、陰疽初起、宜審其爲風爲寒、或痰氣凝結、然後可投以宜補宜瀉、及將成膿、宜溫托之、必不使其內擾筋骨、然後可斷其病在何經、如此對症調治、鮮有不奏效者也、

傷寒愈後紅眼談

曹朗生

▣大忌苦寒通利之品

▣誤治必致增劇失明

嘗見人於大病愈後、臟腑尚未十分健全、因而胃口稍開、而圖貪食慾、無論、烘者、炒者、煎者、薰者、腥者、辛者、香者、硬者、生者、冷者、亂吃妄食、以致每多復發疾病者、傷寒愈後、間亦有此貪食者、殊不知傷寒愈後、不可起床太早、胃口雖動、而五臟尚未安和、若餘熱未曾十分解盡、而妄貪口腹之慾、過食種種、烘炒煎薰腥辛香硬生冷等物、則體虛未復、臟腑又受食傷、每多邪熱上冲于目、致使眼見黑花昏暗、瞳神開大、如誤於失治、則易成內瘴焉、

如其病、隱澀、赤眼、生翳、羞明、頭腦骨痛等狀、則須用羣隊升發之品、配煎湯劑內服、可得速效、若病者、以爲此是火氣上升、赤眼也、即投不悉病理之醫處治之、僅知點以數滴藥水、服以數包瀉藥、則是症不可收拾矣、因爲緊要之時、失之毫厘、差以千里矣、蓋錯過治病機會、必致病者失明、而無法挽救也、是故如患此症、亟當速請各地、能開內服湯劑之專科醫家處治之、方不致誤也、

衞生常識

謝春塘

近來市上的燒酒、有鮮紅者、假名曰加皮、有濃綠者、假名曰碧綠、皆爲顏料所造成、復以氣味惡劣、又加糖精以避之、飲者頭昏心悶、舌燥口乾、最有碍於衞生、爲何以清清白白的酒、定要造色來賣而害人呢、我願各界諸君、勿以此酒燕客、勿買此酒送入、尤望各酒店從速改良、講究公共衞生、

今寒菌新出、味極甘鮮、久爲各界所嗜好、考此物因寒熱蒸氣而生、無根暴長、凡有痔瘡牙痛瘧痢等病者、食之必發、愼之愼之、其煮時投以燈草姜片飯粒、以試其毒之有無、色黑勿食、人皆知之、毋庸多贅、間亦有中其毒者、宜急掘地漿水、(厠旁者佳)飲之可解、香菰蒂煎湯、多飲亦可解、

九月團臍十月尖、此時正是喫蟹之時、但蟹突目橫行、號無腸公子、因含銅汁而生、故無血液、死後渾身通赤、其專主氣分也可知、雖有養筋散血之功用、而其性鹹寒微毒、凡胃冷有氣痛病切忌之、幸勿嗜此佳味、而自貽伊戚也、姙婦尤忌、中毒者、可飲

蘇葉水解之、芙蓉稟秋金氣、爲清涼之品、花葉根(取東行不露者)搗爛如泥、皆可療瘡癤火毒、再合蜂蜜赤小豆末、調敷更佳、今趁此花盛開之時、折其鮮白者、以文火合水煮汁、用瓶裝好三伏時、凡遇小兒有瘡癤痼癩癬斑皮膚等疾、頻頻塗洗、立見消愈、功用在花露之上、

產後宜服生化湯的研究

胡協心

生化湯能痲痺子宮璧神經而止腹痛
生化湯能鼓動陽氣消化瘀血排出子宮
生化湯能撫血歸正軌使血液循環復原

我從前看見過中醫雜誌上沈仲圭先生著的產後不宜服生化湯論一篇、又看見朱秉權先生討論一篇、後來沈君再著產後生化湯申義一篇、據沈君說來、這生化湯是攻血外出的方子、產後斷斷不宜服的、考這生化湯的方子、是明末清初時代、傅青主先生所編的、研究這方所用的藥、當歸生薑、强壯身體、川芎桃仁、痲醉鎮靜神經、且能止痛、甘草緩和諸藥、藥僅五味、功用能通滯和榮、補虛消瘀、治產後惡露不行、瘀血積滯、至成血塊腹痛等證、照我歷年所經驗的、凡新產後的婦人、若小腹有塊、惡露不行的、將這生化湯服下、就能將這惡露積成的瘀血、在小腹中消化了、立刻排泄出子宮外面、這腹痛就不痛、產婦居然能平穩康健、考究他的原因、是胎盤與胎兒脫離子宮後、那子宮壁血管破裂、頓成巨創、血液汩汩流出、這血瘀積子宮內、所謂惡露不行、成爲瘀血、所以小腹有塊作痛的毛病發生了、試問那子宮壁血管流出的血、爲什麽要淤積在子宮內呢、這是因爲產兒時出血太多、耗傷陽氣了過度、這時候產婦氣血很虧、所以子宮內無陽氣鼓動、不能將所淤積子宮內的血、送出外面排泄去、凡血有陽氣、即能溶潤流通、無陽氣、即凝結而停蓄、所以惡露不行、淤積子宮內、結成瘀血了、主治之方法、第一重用當歸、當歸是補血止血、使血歸經的聖藥、又有强壯身體、將子宮壁所破裂的血管、能保養他、不使血再流出、將血撫歸了正軌、使血液循環復原、第二用川芎桃仁、川芎桃仁是痲醉藥、能鎮靜神經、將子宮壁血管的創面痲痺、而止腹痛、又有消化瘀血的功能、第三用生薑、生姜炮黑、黑能止血、又製去大辛之性、化爲平和純陽、專能鼓動化生陽氣的妙品、第四用甘草、甘草是緩和藥、能調和諸藥起化學的作用、遂攻入子宮內、將所淤積的血、溶解消化了、則一齊湧送出子宮外、從產門排泄去、那諸病一切解除了、這生化湯用藥、面面周到、純粹是補血止血化瘀的方子、並非攻血外出的方子、也是婦人產後必服的方子、

藥物之研究

高思潛

甘草

甘草、以味甘得名、其主要成分爲甘草酸、Glycyfhizinsdufe 乃甘味之糖原質也、Glykoside 及其他一種辛烈性之軟脂阿斯巴拉肯Aspdfdgin 護謨等、甘草性質和平、故藥物學列入緩和劑中、然用大量、則反能起下痢、不可不知、調胃承氣湯用大黃芒硝甘草、自來說者皆以爲甘草爲緩硝黃之性而設、不知此湯之用甘草、正所以助硝黃而協成通下之功也、

外科精要、治一切癰疽毒發及丹石烟火毒、民間治療、治毛蟲螫嚙、馬肉中毒、菌蕈中毒、諸藥中毒、皆以甘草多量濃煎與服、查中毒療法、不外吐下二法、甘草之所以能奏解毒之效者、殆以其具有通下之作用歟、

甘草在西藥中爲和緩藥、爲矯味藥、爲賦形藥、無單獨用之者、中國則不然、傷寒論治脈結代、用炙甘草湯、湯名甘草、以之爲君也、此用甘草爲君藥也、聖濟總錄之治舌腫塞口、傷寒類要之治傷寒心悸脈結、兵部手集方之治懸癰、直指方之治痘瘡煩渴、金匱玉函之治小兒撮口、得效方之治小兒遺尿、皆以一味甘草爲妙用、此單用而成單方者也、

中國之用甘草、究竟單用者少、而用爲佐藥者多、人第見甘草之宜於佐藥、而不知甘草亦堪作君藥也、某說部載詠甘草詩曰、歷事五朝長樂老、未嘗獨將漢留侯、此門外漢語也、

麻黃與附子

凡麻醉藥與發汗藥同用、則其發汗力量更大、西藥方中有阿片吐根散、以阿片與吐根伍用、即根據此理也、

傷寒論中發汗之方、如麻黃湯、如大小青龍湯、如麻黃附子甘草湯皆是也、諸方並以麻黃爲主藥、以麻黃爲發汗特效藥也、其實此外尚另有作用、所以助成麻黃之功者、是不可不知也、今將上列五方、分作三組、而各說明之、

第一、麻黃湯之桂枝、大青龍湯之薑桂、皆健胃藥也、佐之以助麻黃之吸收者、其說另見他篇、

第二、麻黃附子細辛湯之辛附、麻黃附子甘草湯之附子、皆麻醉藥也、佐之以刺戟發汗神經中樞、而麻黃之作用、乃由之而大活動焉、

第三、小青龍湯既用薑桂半夏之健胃藥、又用細辛附子之麻醉藥、蓋參合上列二法而組織者、

枳實與厚朴

枳實與厚朴、皆芳香健胃藥也、含揮發油、有香氣、其香氣能刺戟嗅覺味覺、而促進消化機之機能、其揮發油能直接刺戟消化機粘膜、以增進消化液之分泌、且也因消化機能之促進、胃粘膜之蠕動益以強盛、故服此等藥後、腹中作響有聲、蓋以此也、

大承氣湯枳朴與硝黃伍用、小承氣湯與大黃合用、以健胃劑與下劑複而成方、是何故哉、先賢雖有種種解說、余皆認爲不能徹底、近讀藥理學乃知其理、蓋加健胃劑於下劑之中、尤其是多加於鹽類下劑之中、則可因芳香之性、刺戟腸之粘膜、而亢進其蠕動下劑之功用、遂得愈逞其長也、

他如木香檳榔丸、枳實導滯丸、溫脾湯、備急丸等、其組織成方之意、皆與大小承氣相同、

桂

五苓散利尿劑也、而用桂、桃仁承氣湯、下劑也、而亦用桂、此其理由、千古以來諸說紛紜、雖各執一是、而終無正當之解決也、考西洋藥學家言、凡以健胃劑之藥物、加入於他種藥物中、則可以促他藥之吸收、又加入於下劑中、則可以刺戟其陽而助長其效、執是言也、則五苓及桃仁承氣用桂之理、不難解決矣、

夫桂芳香性、健胃藥也、用於五苓者、所以促進四苓之吸收、用於桃仁承氣者、所以協助硝黃之作用也、

他如麻黃湯發汗劑也、而用桂、炙甘草湯、強壯劑也、而用桂、桂枝湯、芍藥所以退熱也、而以桂枝爲主藥、皆可以上說通之、桃核承氣湯之必用桂、以桂亦芳香消化藥也、

（完）

「猩紅熱」與「痧子」之辨異

朱阜山

痧疹爲近日流行性之疾病、今之醫者認爲「痧子」即西醫所稱之猩紅熱、實有未當、茲將丁福保所譯日本河內龍若之內料全書傳染病篇、「猩紅熱」與「痧子」之鑑別法、謹錄如下、下走固述而不作也、

猩紅熱

一喉咽頭皆充血而咽頭充血獨著

二頸腺淋巴腺皆腫脹

三蕾疹多發於四肢背面(多於膝關節前脛部前膊部)

四始初發於頭部其後蔓延於他部

五結膜炎鼻加答兒氣管枝炎皆非其特有

六有牛咽下困難者

七經過及於三周

八蕾疹集合而蔓延

九皮膚落屑爲板狀

十高熱四十度以上

十一有合併腎炎實扶的里等症者

痧子

一喉頭充血較咽頭充血著明

二頸腺淋巴腺之腫脹甚稀

三顏面四肢掌背等處無不發之

四初發於顏面其後蔓延全身

五結膜炎鼻加答兒氣管枝炎皆所必發

六不然

七經過及於二周

八疹子個個分離

九皮膚落屑爲糠狀

十熱候三十九度至四十度

十一合併腎炎實扶的里等症者甚稀

肝之治法

(高思潛)

木之性條達、故肝宜暢遂、惟暢遂有一定程度、不及此程度者、謂之肝陽鬱、逾乎此程度者、謂之肝陽升、越鞠逍遙、爲肝陽鬱而設也、當歸蘆薈龍胆瀉肝、爲肝陽升而設也、

古人云、肝無補法、據肝陽言之也、後人創補肝之法、則補肝陰也、蓋滋營養液柔潤熄風之劑、如山萸熟地阿膠雞子黃之類、皆補血劑也、以補血劑補肝、是非補肝之陰耶、

雖然肝之實質可補、肝之作用、亦何嘗不可補、特所謂補者、助其循環、使無壅滯、前列二法之外、餘如仲景新絳旋覆花湯繆氏蘇子降香湯之類、宣氣和血、通絡逐瘀、方爲正法耳、由此以觀、肝陽亦未始無補法、不過補者、乃宜通流利之謂、固在此而不在彼也、

肝升之病極多、輕則新絳旋覆蘇子降香、重則當歸蘆薈龍膽瀉肝、因宜施治可耳、若泥肝喜條達之語、一味用直衝直上之逍遙等法以助肝、則血液本易上行而亢甚者、又益之升藥以助其勢、其不眩仆聾瞽者、未之有也、

傷寒新解(續)

大梁鄭霨暴

是瀉心湯用之未得其當也、蓋瀉心湯所治之痞、熱結也、本病之痞、水結也、以治熱結致痞之瀉心湯、施於水結所致之痞、宜乎其不解也、故用五苓散之澤朮二苓以利水、佐桂以助陽氣之宣佈、則小便利、氣化行、口渴自止、煩躁自除、痞亦自解矣、此條所謂本以下之、故心下痞者、言本病之痞、雖係亦由誤下而成、實非瀉心之症也、蓋瀉心症由於誤下所致之痞、表邪誤下也、陽氣內蘊、鬱熱也、本病由於誤下所致之痞、陽虛誤下也、水結於下、寒濕之氣上蓬也、原因有虛實之分、成病有水氣之異、寒熱之殊、故治法處方、亦有瀉心五苓之不同也、詳細鑑別、判然矣、

傷寒服湯藥下利不止心下痞鞕服瀉心湯巳復以他藥下之利不止醫以理中與之利益甚理中者理中焦此利在下焦赤石脂禹餘糧湯主之復利不止者當利其小便

傷寒誤下、表邪內陷、熱結胸廓、以致心下痞鞕、固宜瀉心之苦泄、下利不止者、是內臟之熱度過高、胃腸之蠕動過劇也、所謂服瀉心湯巳者、非心下痞鞕之症巳、乃下利不止之症巳也、何也、若心下之痞鞕既巳、必無可下之症矣　雖係庸醫、亦不至無故妄下也、觀其後以他藥下之者、是心下之痞鞕未除、倘有易於誤認爲下之症、利不止者、可知服瀉心湯後、其利巳止、又經誤下、復利不止也、時醫誤認虛寒、遂與理中、致利益甚、是不知本病之但虛不寒也、蓋屢經誤下、既結鬱於胸廓、而胃腸之生理連受其擊刺、於是結腸直腸失其括約之作用、所以與以理中湯、適足以助其上部之鬱熱、以促進胃之蠕動、對於下部之虛脫、實無所裨益也、故曰、理中者、理中焦、此利在下焦、言其理中湯、可增胃中之溫度、而不能固其結腸直腸之虛脫也、必用石脂餘糧之固澀、方能止此下虛之利也、若用石脂餘糧而不能獲效者、是蓄水所致、又當利其小便、以求根治之法也、

傷寒發汗若吐若下解後心下痞鞕噫氣不除者旋覆代赭石湯主之

傷寒發汗、必用麻黃之開洩、則周身之陽氣、俱從毛孔而外泄、若再或吐或下、則內臟之陽氣、又從胃腸而外泄、於是陽氣虛弱、體溫低落、縱膈膜凝固、故心下痞鞕、橫膈膜凝固、則腹腔之氣機不利、所以衝氣上逆、故噫氣不除、此旋覆代赭石湯之重用生姜、以使陽氣之興奮、人參以補陽氣之不足、乃治本之法也、再用旋赭半夏以降衝、乃治標之法也、標本並治、則噫氣自除、心下之痞鞕亦瘥矣、又恐鎮衝降逆之劑、致傷胃氣、故有甘草大棗以健胃、實處方愼重之義也、

傷寒大吐下之極虛復極汗出者以其人外氣怫鬱復與之水以發其汗因得噦所以然者胃中寒冷故也

大吐大下之後、則胃中之陽氣　虛弱巳極、復汗出者、則周身身之陽氣、俱將外脫、神經不得氤氳之氣以溫化、故外痞怫鬱、面色慘淡、有如外感惡寒之狀態、醫者不察、遂誤認爲外感、即陽氣虛脫之極汗出、亦認爲中風之自汗矣、於是再發其汗、則陽氣益虛、胃中之溫度過低、胃壁因之而凝固、此反射所以作　噦之所以得、實胃中寒涼之故也、

色慾傷身譚

靜君

夫慾火焚燒、精神易竭、遂窒其聰明、短其思慮、有用之人、不數年而廢爲無用、皆色念慾火傷身之病也、蓋不必常近女色、只在獨居時、展轉一念、遂足喪其生而有餘、故孫眞人曰、莫敎引動虛陽發、精竭容枯百病侵、

中國內科普通療法（續）

許半龍

頭為清氣之所盤旋、受邪則壅遏而作痛、故半屬外感、(一)雖有正偏之分、苟痛無休止、如破如裂、脈象見浮、終以祛風為是、川芎茶調散主之、(二)自內發者、由氣血痰飲之鬱、蔽覆清陽、阻塞經絡、則脈滿而痛、痛勢梢緩、時作時止、順氣和中湯主之、隨機增損、適應症候、不可固執也、

處方

(一)川芎茶調散、荊芥、防風、細辛、白芷、薄荷、甘草、羌活、

(二)順氣和中湯、黨參、黃芪、白朮、當歸、白芍、升麻、柴胡、川芎、甘草、陳皮、蔓荊子、細辛、

十一、脚氣

脚氣、壅疾也、多由地氣卑濕、或脾不運化、寒濕下注而成、(一)初起甚微、漸至兩足軟弱、自跗至膝、麻痺浮腫、按之窅然、脈沈弦、鷄鳴散主之、(二)腫漸上升、腹脹嘔噁、胸悶欲絕、名曰脚氣衝心、危殆殊甚、半夏湯主之、(三)如因水土不服而起者、應用轉地療養法、

處方

(一)鷄鳴散、紫蘇、木瓜、檳榔、桔梗、陳皮、吳萸、生姜

(二)半夏湯、半夏、黨參、肉桂、乾姜、附子、甘草、細辛、蜀椒、

八、感覺器病

一、耳聾

腎精充盈、則耳聰、衰微則不能上承而耳聾、(一)頭暈神疲、面目黧黑、甚或遺精、脈微弱、磁石地黃丸主之、(二)肝火上升、亦有耳聾、聾而且鳴、或覺脹痛、口苦渴、脈弦數、梔子清肝湯主之、

處方

(一)磁石地黃丸、磁石、地黃、丹皮、山藥、澤瀉、茯苓、山萸、

(二)梔子清肝湯、山梔、柴胡、丹皮、茯苓、川芎、白芍、當歸、甘草、牛蒡、黃芩、黃連、石膏、

二、目赤

風熱壅遏、因而目赤、(一)惡風流淚、羞明不能開視、甚且作痛、脈浮數、還素湯主之、(二)肝腎兩虛、虛火上浮則目赤而眩暈耳鳴、久不治、使生內障、乙癸湯主之、(三)必經有實火、則驀然目痛、一二處如針刺、小便赤澀、洗心散主之、

處方

(一)還素湯、荊芥、菊花、蟬衣、桑葉、青箱子、穀精珠、桔梗、薄荷、夏枯草、

(二)乙癸湯、生地、丹皮、芝蘇、石決、元參、蟬衣、山藥石蟹、菊花、茯神、

(三)洗心散、當歸、大黃、赤芍、荊芥、生地、黃連、

三、鼻血

風熱與肝火蘊結、驟犯肺臟、火性炎上、逼血上行、則血從鼻出、(一)頭眩口渴而苦、脈弦數、豢龍湯主之、(二)又連及齒牙而出血者、乃胃火熾盛、血熱而上壅、脈洪大、甚則面紅目赤、煩擾不安、蒼玉潛龍湯主之、

本病與吐血不同、彼則肺受熏灼、氣管受傷、此則一時之火勢上沖、血隨氣湧、反射而出、故火熄而血自止也、

處方

(一)豢龍湯、羚羊角、牡蠣、石斛、沙參、麥冬、夏枯草、丹皮、荊芥、薄荷、茜草、牛膝、茅根、藕